리핀코트의 그림으로 보는

미생물학 제3판

Lippincott's Illustrated Reviews:
Microbiology

리핀코트의 그림으로 보는

미생물학 제3판

Lippincott's Illustrated Reviews: Microbiology

■ 저 자 ■

Richard A. Harvey
Cynthia Nau Cornelissen
Bruce D. Fisher

■ 역 자 ■

김 수 기
권 명 희
김 원 용
백 순 영
신 호 준
정 연 준

BIOSCIENCE

(주)바이오사이언스출판

이 도서의 국립중앙도서관 출판시 도서목록 (CIP)은 e-CIP 홈페이지
(http://www.nl.go.kr/cip.php)에서 이용하실 수 있습니다.
(CIP 제어번호: 2014005304)

This is a translation of Lippincott's Illustrated Reviews: Microbiology 3e by Harvey, Cornelissen, Fisher, and co-published by arrangement with Lippincott Williams & Wilkins/Wolters Kluwer Health, Inc., USA

Disclaimer
Accurate indications, adverse reactions, and dosage schedules for drugs are provided in this book, but it is possible that they may change. The reader is urged to review the package information data of the manufacturers of the medications mentioned. The authors, editors, publishers, or distributors are not responsible for errors or omissions or for any consequences from application of the information in this work, and make no warranty, expressed or implied, with respect to the contents of the publication. The authors, editors, publishers, and distributors do not assume any liability for any injury and/or damage to persons or property arising from this publication.

리핀코드의 그림으로 보는
미생물학 제3판

초판 인쇄: 2014년 3월 3일
초판 발행: 2014년 3월 10일
지은이: Richard A. Harvey • Cynthia Nau Cornelissen • Bruce D. Fisher
옮긴이: 김수기, 권명희, 김원용, 백순영, 신호준, 정연준
발행인: 문정구
편집팀: 이종률, 홍수희, 정지혜, 김지훈
영업팀: 한상정, 김태진, 최태웅
기획총괄: 최성원
발행처: (주)바이오사이언스출판
주 소: 137-060 서울특별시 서초구 효령로2길 10, 201호(방배동, 호산빌딩)
전 화: (02)581-4057~8 팩 스: (02)581-4059
이메일: inquiry@biosciencepub.com
홈페이지: http://www.biobooks.co.kr
ISBN: 978-89-6824-011-9 93510
등록 번호: 제22-3079호
값 42,000원

(주)바이오사이언스출판

역자 소개

대표역자 **김수기**	연세대학교 원주의과대학 미생물학교실
권명희	아주대학교 의과대학 미생물학교실
김원용	중앙대학교 의과대학 미생물학교실
백순영	가톨릭대학교 의과대학 미생물학교실
신호준	아주대학교 의과대학 미생물학교실
정연준	가톨릭대학교 의과대학 미생물학교실

(가나다 순)

역자 서문

리핀코트의 그림으로 보는 미생물학 제3판은 책의 체제와 구성이 탁월하고 기초에서 임상에 이르는 내용이 요점정리 형식으로 잘 체계화되어 있어, 번역 시 무엇보다 이런 내용이 잘 전달될 수 있도록 용어 및 문장을 꼼꼼히 살폈습니다. 특히 의학 미생물학은 병원균, 감염 및 이와 관련된 의학적인 설명이 많아 현직 의과대학 교수들로 구성된 각 필진들이 세부 전공의 전문성을 살려서 원문의 뜻을 잘 살렸다고 생각합니다.

국내 미생물학 번역 용어는 통일이 잘 안되어 있어, 이 책에서는 대한의사협회의 공식의학용어집 및 대한 미생물학회에서 공인 용어를 기준 삼아 여러 직종의 국가고시에 출제될 용어를 우선순위별로 표시하였습니다. 이외에 없는 용어들도 질병코드 및 관련 학회의 용어를 참고하여, 적어도 용어 기술면에서 완벽을 기하였습니다.

주요 독자가 학생들이므로 가급적 한문투의 문장보다 자연스러운 한글로 표현하였으며, 의학적 관점에서 감염과 병의 과정 및 논리를 원문의 흐름에 맞추어 설명하려고 애썼습니다. 그러나 혹시 부족한 부분이나 오류, 또는 의문사항은 연락을 주시면 다음 판에 반영토록 하겠습니다.

끝으로 이 번역의 기회를 주신, (주)바이오사이언스출판의 문정구 대표이사님과 교정과 편집에 애쓰신 홍수희 팀장님과 이지혜 대리님, 그리고 이 책이 수월하게 나올 수 있도록 리핀코트사와 전반적인 진행을 맡아주신 최성원 부장님께 감사드립니다. 또한 기꺼이 필진을 허락하여 주시고, 재촉에도 관용을 베푸신 참여 교수님들에게 진심으로 감사의 인사를 드립니다.

2014년 2월

대표역자 **김수기**

감사의 말

신시아 나우 코넬리센은 남편, 크리스토퍼와 자녀, 제레미와 에밀리에게 집필 내내 지지와 격려를 해 준 것에 대해 감사를 드립니다.

브루스 디 피셔는 부인 도리스에게 변함없는 지원과 격려에 감사하며, 저지쇼어 의료원 내과 과장이며 존경하는 동료이자 훌륭한 임상교육자인 엘리오트 프랭크와 도널드 암스트롱에게 35년간 멘토로서 조언과 영감을 베풀어주셔서 감사드립니다.

리처드 하베이는 이 책을 아주 정확하고 쓸모 있도록, 시간과 노력을 아끼지 않으신 많은 친구들과 동료들에게 감사드립니다.

재능있는 예술가가 없었다면, 이 책의 삽화제작은 불가능했을 것입니다. 이 책을 진행하는 내내 마이클 쿠퍼 씨와 일을 하게 된 것은 큰 행운이었습니다. 그 분의 예술가적 감각과 전문 컴퓨터 그래픽 기술을 통해, 미생물학 개념들을 독자들에게 생생하게 전달할 수 있었습니다. 또한 의사 김해숙 씨와 진단 검사의학과 의사인 린다 두켄필드 씨에게도 촬영사진을 제공해주셔서 특히 감사드립니다.

리핀코트 윌리엄스와 윌킨스 사의 편집자와 제작 스탭들도 성원과 내내 지원을 아끼지 않았습니다. 저희 저자들은 이 책의 담당 편집자인 수잔 라이너의 무한한 지원과 창조적인 기여에 특히 감사드리고 싶습니다. 그녀의 상상력과 긍정적인 태도 덕분에 이 복잡한 과제를 완수할 수 있었습니다. 이 책의 도안, 내용, 편집 및 체제는 켈리 호바스 양의 노력에 힘입어 아주 훌륭하게 정돈되었습니다.

독특한 임상적 특징

세균과 그 질환 요약

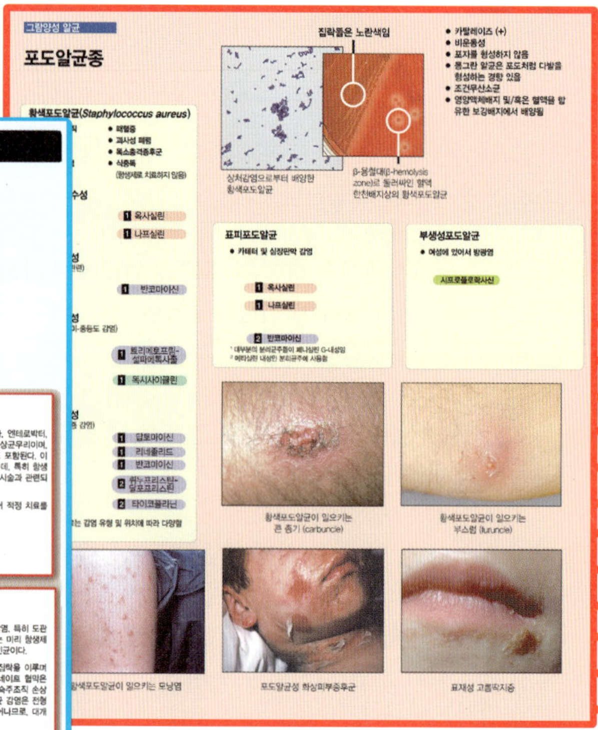

그람양성 알균

포도알균종

황색포도알균(Staphylococcus aureus)

- 패혈증
- 괴사성 폐렴
- 독소충격증후군
- 식중독

(항생제로 치료하지 않음)

1 옥사실린
1 나프실린
1 반코마이신
1 트리메토프림-설파메톡사졸
1 독시사이클린
1 답토마이신
1 리네졸리드
1 반코마이신
2 퀴누프리스틴-달포프리스틴
2 타이코플라닌

집락들은 노란색임

상처감염으로부터 배양한 황색포도알균

β-용혈대(β-hemolysis zone)로 둘러싸인 혈액한천배지상의 황색포도알균

- 카탈레이즈 (+)
- 비운동성
- 포자를 형성하지 않음
- 둥그런 알균은 포도처럼 다발을 형성하는 경향 있음
- 조건무산소균
- 영양액체배지 및/혹은 혈액을 함유한 보강배지에서 배양됨

표피포도알균

- 카테터 및 심장판막 감염

1 옥사실린
1 나프실린
2 반코마이신

[1] 대부분의 분리균주들이 페니실린 G-내성임
[2] 메티실린 내성인 분리균주에 사용함

부생성포도알균

- 여성에 있어서 방광염

시프로플록사신

황색포도알균이 일으키는 큰 종기 (carbuncle)

황색포도알균이 일으키는 부스럼 (furuncle)

황색포도알균이 일으키는 모낭염

포도알균성 화상피부증후군

표재성 고름딱지증

그림 8.12

포도알균이 일으키는 질환 요약. 1 일차 약 2 대체 약

흔한 질환 요약

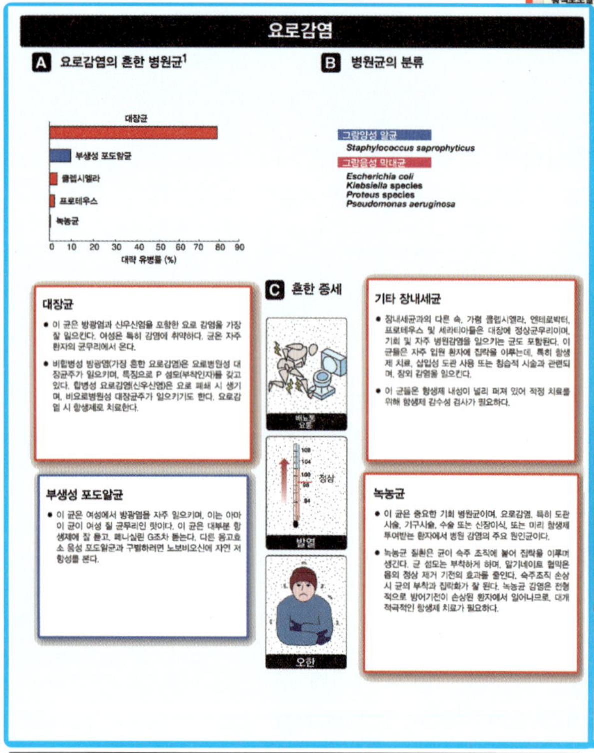

요로감염

A 요로감염의 흔한 병원균[1]

대장균, 부생성 포도알균, 클렙시엘라, 프로테우스, 녹농균

0 10 20 30 40 50 60 70 80 90

대략 유병률 (%)

B 병원균의 분류

그람양성 알균: Staphylococcus saprophyticus

그람음성 막대균: Escherichia coli, Klebsiella species, Proteus species, Pseudomonas aeruginosa

C 흔한 증세

빈뇨통 요통 / 발열 / 오한

대장균

- 이 균은 방광염과 신우신염을 포함한 요로 감염을 가장 잘 일으킨다. 여성은 특히 감염에 취약하다. 균은 자주 환자의 균무리에서 온다.
- 비합병성 방광염(가장 흔한 요로감염)은 요로병원성 대장균주가 일으키며, 특징으로 P 섬모(부착인자)를 갖고 있다. 합병성 요로감염(신우신염)은 요로 폐쇄 시 생기며, 비요로병원성 대장균주가 일으키기도 한다. 요로감염 시 항생제로 치료한다.

부생성 포도알균

- 이 균은 여성에서 방광염을 자주 일으키며, 이는 아마 이 균이 여성 질 균무리인 탓이다. 이 균은 대부분 항생제에 잘 듣고, 페니실린 G조차 듣는다. 다른 응고효소 음성 포도알균과 구별하려면 노보비오신에 자연 저항성를 본다.

기타 장내세균

- 장내세균과의 다른 속, 가령 클렙시엘라, 엔테로박터, 프로테우스 및 세라티아들은 대장에 정상균무리이며, 기회 및 자주 병원감염을 일으키는 균도 포함된다. 이 균들은 자주 입원 환자에 집락을 이루는데, 특히 항생제 치료, 삽입성 도관 사용 또는 침습적 시술과 관련되며, 장외 감염을 일으킨다.
- 이 균들은 항생제 내성이 널리 퍼져 있어 적정 치료를 위해 항생제 감수성 검사가 필요하다.

녹농균

- 이 균은 중요한 기회 병원균이며, 요로감염, 특히 도관시술, 기구시술, 수술 또는 신장이식, 또는 미리 항생제 투여받는 환자에서 병원 감염의 주요 원인균이다.
- 녹농균 질환은 균이 숙주 조직에 붙어 집락을 이루며 생긴다. 균 섬모는 부착하게 하며, 알기네이트 협막은 몸의 정상 제거 기전의 효과를 줄인다. 숙주조직 손상 시 균의 부착과 집락화가 잘 된다. 녹농균 감염은 전형적으로 방어기전이 손상된 환자에서 일어나므로, 대개 적극적인 항생제 치료가 필요하다.

그림 33.4

요로감염의 질병요약. [1]비합병성 방광염

도해식 증례 연구

증례 1: 엄지 발가락이 괴사된 남자

63세된 남자 환자는 장기간의 당뇨로 여러 달 동안 왼쪽 엄지발가락의 궤양 치료로 입원 중 임상적으로 급격히 악화되어 의뢰받은 경우이다. 그림 34.1은 당뇨환자의 진행적인 궤양을 나타낸다.

궤양치료를 위한 약물요법(구강/비경 항생제 치료)을 할 수 없어 무릎 아래로 왼쪽 다리를 잘랐다. 수술 후 첫째 날 38.3℃까지 열이 오르고 둘째 날은 의식이 혼란해지고 열이 40.7℃까지 올랐다. 절단 후 남은 다리는 주홍색으로 변하고 다리 가장 끝쪽에 괴사가 현저했다. 염발음(crepitus; 손가락으로 누를 시 가스가 밀리는 감각)이 무릎덮개 위로 만져졌다. 왼쪽 하지의 엑스선 촬영에서 연부조직에 가스가 보였으며 무릎 위를 지나 대퇴골 끝쪽까지 퍼져 있었다. 괴사조직 도말표본의 그람염색이 그림 34.2에 보인다.

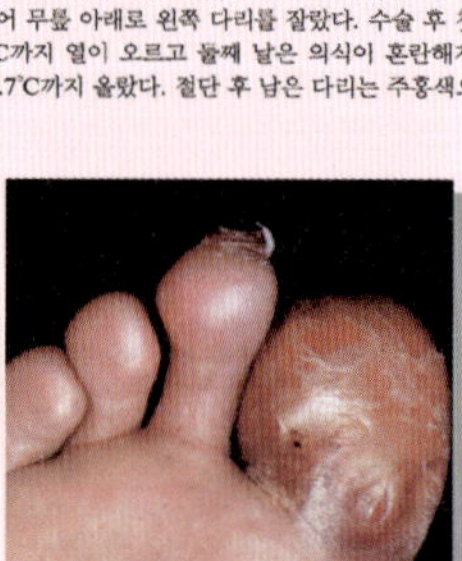

그림 34.1

엄지발가락의 천공성 궤양

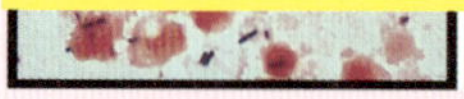

그림 34.2

염발음을 내는 심부 병소의 도말된 그람염색 소견. 많은 다형핵백혈구와 그람양성의 막대균이 보이며 드물게 그람음성 세균과 알균도 보인다.

빠른 리뷰

Herpesviridae
Epstein–Barr virus
Herpes simplex virus, Type 1
Herpes simplex virus, Type 2
Human cytomegalovirus
Human herpesvirus, Type 8
Varicella–zoster virus

두/이중가닥, 외피 보유

일반적 특성

- 선형의, 두 가닥의 DNA 유전체
- 핵 안에서 복제
- 외피는 항원성의 종 특이 당단백질을 포함
- 캡시드와 외피사이의 피막(integument)에는 많은 바이러스가 부호화한 효소와 전사인자가 있고, 이것들이 감염 주기를 개시한다.
- 모든 헤르페스바이러스는 일차 감염 후에, 잠복기에 접어들 수 있고 이후 나중에 다시 활성화 될 수 있다.

목 차

제 4 단원 바이러스

제 5 단원 임상미생물학 훑기

제 1 단원
미생물의 세계

미생물학 안내 1

I. 개요

미생 물은 모든 환경에서 발견되며 모든 유기체와 매우 긴밀한 관계를 맺고 있다. 특히 건강한 인체에 많은 수로 정상적으로 거주하며(정상균총으로, 7쪽 참조) 다양한 기능을 수행한다. 예로 소장내 물질을 분해한다. 이 장에서 우리는 우선 미생물(세균, 곰팡이, 프로토조아/원생동물, 바이러스)의 역할에서 인체 질환을 유발하고 퍼뜨리는 점에 초점을 둘 것이다. 즉 상대적으로 적은 수지만 직접 감염이나 유독 분자를 내어 인체에 해를 끼치는 미생물을 병원균/병독균(pathogen)이라 한다.

많은 감염병의 개시는 집락화/균의 정착(즉 피부나 점막에 증식미생물이 정착함, 그림 1.1)에서 비롯된다. 가장 큰 예외는 균이 직접 혈류나 내부 장기로 들어올 때다. 미생물이 집락화/정착하게 되면 1) 숙주에 별 영향없이 제거되거나 2) 균이 증식하여 감염을 유발할 수 있다. 즉 숙주 체내에서 면역반응이나 질병을 일으킨다. 감염병은 균이 조직을 파괴하여 기능을 방해할 때 일어난다.

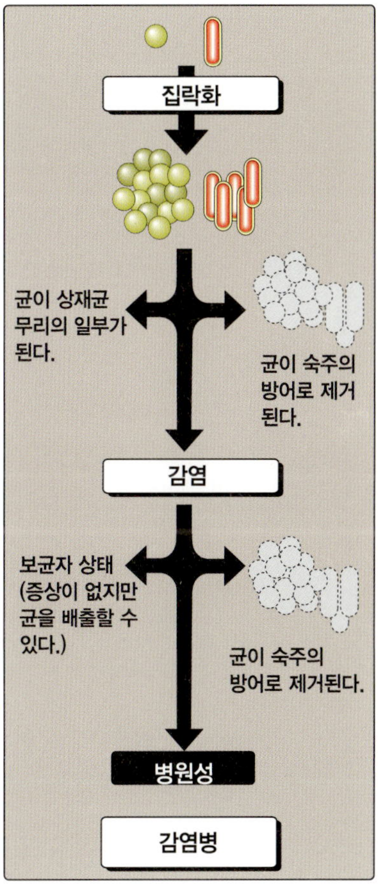

그림 1.1
미생물에 노출후 발생 가능한 결과

II. 원핵 병원균

모든 원핵/생물균체는 세균으로 분류된다. 반면, 진핵성 균체란 진균/곰팡이, 원생동물, 원충류, 윤충류와 인체세포를 말한다. 원핵균체는 두 군으로 나누어 진다. 의학적으로 중요한 진성세균(eubacteria)과 진화상 특정군의 고생세균(archaebacteria) 등이다. 원핵균체와 진행균체는 그림 1.2에서 보는 바와 같이 몇 가지 중요한 차이가 있다.

A. 전형적 세균

대부분 세균은 막대(간균)나, 구(원형)나 꼬인 모양을 보인다. 원핵세포는 진핵세포보다 작다(그림 1.3). 거의 모든 세균은, 미코플라스마를 제외하고, 세포막 주변에 단단한 세포벽을 지녀 균의 모양을 유지한다. 이런 세

특징	원핵세포	진핵세포
염색체	대체로 한 개, 원형[1]	여러 개
핵	핵막 및 인이 없다	있다(막에 싸임/부착), 인도 있다
막부착 소체	없다	있다(예로 미토콘드리아, 소포체)
세포막	당과 스테롤이 없다	당과 스테롤이 있다
리보솜	70S	80S(세포소기관에는 70S)
평균 직경	0.2~2 mm	10~100 mm

그림 1.2

원핵세포와 진핵세포의 비교. [1]어떤 세균은 유전체로 한 개 이상의 원형 분자를 갖는다. 예로 비브리오는 두 개의 원형 염색체가 있다. 보렐리아는 선형 염색체와 크기가 다른 많은 종류의 플라스미드를 갖는다.

포벽의 차이로 그람양성과 음성균으로 나뉜다(21쪽 참조). 세포벽 밖엔 편모(flagella), 섬모(pili), 협막(capsule) 등이 있을 수 있다. 세균은 이분법(binary fission)으로 분열한다. 그러나 대부분 세균들은 유전정보 및 항생제 내성 발현에 필요한 정보를 플라스미드(자기복제가 가능한 작은, 특화된 유전물질)에 실어 나른다. 세균의 구조, 대사와 유전학, 세균에 의한 인체질환 등이 49쪽 제2단원에 자세히 나와 있다.

B. 비전형적 세균

비전형 세균은 미코플라스마와 클라미디아, 리케차균을 말한다. 이들이 원핵세균이나 전형적인 세균과는 달리 구조와 대사에서 큰 차이를 보인다.

III. 진균

진균은 비광합성이며, 대체로 부생성이며, 진핵균체이다. 어떤 진균은 막대형이며 흔히 몰드(mold)로 불린다. 반면에 어떤 진균은 이스트(yeast)로 단세포이다(203쪽). 진균의 생식은 무성생식, 유성생식 또는 양쪽 가능하며 모든 진균은 포자를 만든다. 병원성 진균은 피부감염(표재성 진균증)에서부터 중증의 전신적 감염(심부 진균증)을 일으킨다.

IV. 원충류/프로토조아

원충류는 단세포이며 비광합성, 진핵균체로 모양과 크기가 다양하다. 많은 원충류는 자유생활을 하며 일부는 임상적으로 중요한 인체 기생체다. 이 균체는 인체의 모든 조직과 장기에 침투하여 세포내, 또는 세포외(혈류, 비뇨생식기, 장관) 기생체로 살 수 있다. 감염은 대체로 감염성 균체를 먹거나, 곤충에 물려서 생긴다. 원충류는 217쪽 21장에 논의된 다양한 질병을 일으킨다.

V. 윤충류

윤충 다세포, 지핵성 균체로 복잡한 체부조직을 갖는 기생체다. 이들은 세 군인 편충류(cestodes), 흡충류(trematodes), 원충류(nematodes)로 나눈다. 기생충은 인체에 거주하며 소화된 내용물에서 영양소를 흡수하며, 체액 또는 조직을 삼키기도 한다. 이 기생체는 체내 어떤 장기에도 기생할 수 있다.

VI. 바이러스

바이러스는 절대적인 세포내 기생체로 세균 같은 세포구조는 없다. 내부에 DNA(DNA 바이러스)나 RNA(RNA 바이러스) 중 하나를 갖으며 외부는 단백 껍질로 둘러싸여 있다. 바이러스의 외각껍질은 바이러스가 방출된 숙주의 플라스마막에서 생길 수도 있다. 바이러스는 자신의 복제를 지시하는 유전정보를 갖지만 완전한 복제과정을 이루려면 숙주의 세포구조 및 효소계가 필요하다. 바이러스 감염 후에 숙주세포의 운명은 급속한 세포용해로 인한 비리온 자손(progeny)들의 방출에서부터 점진적이고 장기간의 바이러스 입자의 방출까지 다양하다.

VII. 미생물의 조직/구성체계

저자들은 2색 컬러코드 그래픽 형식을 채택했다. 1) 확장된 계통학적 구성 2) 임상적으로 중요한 세균과 바이러스의 목록.

A. 계통학적 구성

첫 번째 계통학적 구성은 가계도(그림 1.4와 1.5)와 비슷하다. 이 그래프는 특정균의 주요 특성을 요약해준다. 예로 포도알균의 족보를 뒤지면 이 균이 단단한 세포벽과 단순한 단세포의 자유생활하는 그람양성균임을 알 수 있다.

B. 중요 세균과 바이러스 목록

계통학적 구성은 여러모로 유용하나, 너무 많은 정보로 독자를 헷갈리게 할 수 있다. 저자는 임상적으로 중요한 바이러스나 세균의 특정군을 나타내기 위해 좀 더 단순한 컬러 코드 목록 형식을 사용하였다. 예로 세균은 그람염색, 모양, 생화학적 특성 및 기타 특성에 따라 8개의 군으로 나뉜다. 목록의 9번째 부분은 "기타"로 명명되며 8개군에 속하지 않는 균을 가리킨다(그림 1.6). 이와 비슷하게 병원성 바이러스들은 유전체 특성, 모양의 대칭성 및 지질 껍질의 유무에 따라 7개군으로 나눈다(그림 1.7).

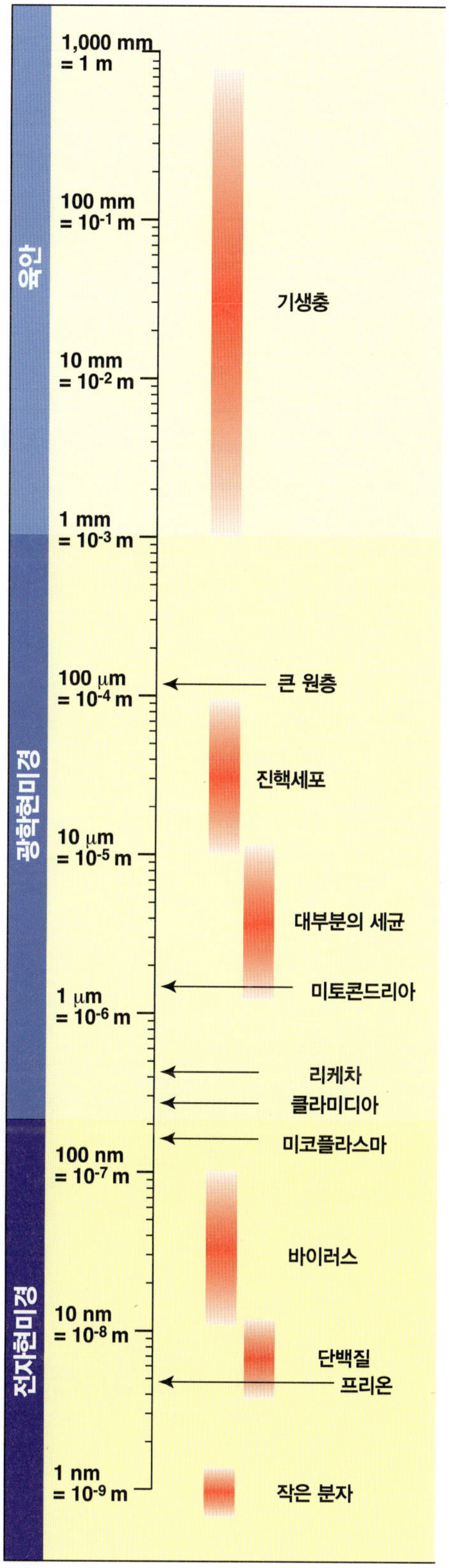

그림 1.3
균과 분자의 상대적인 크기 비교

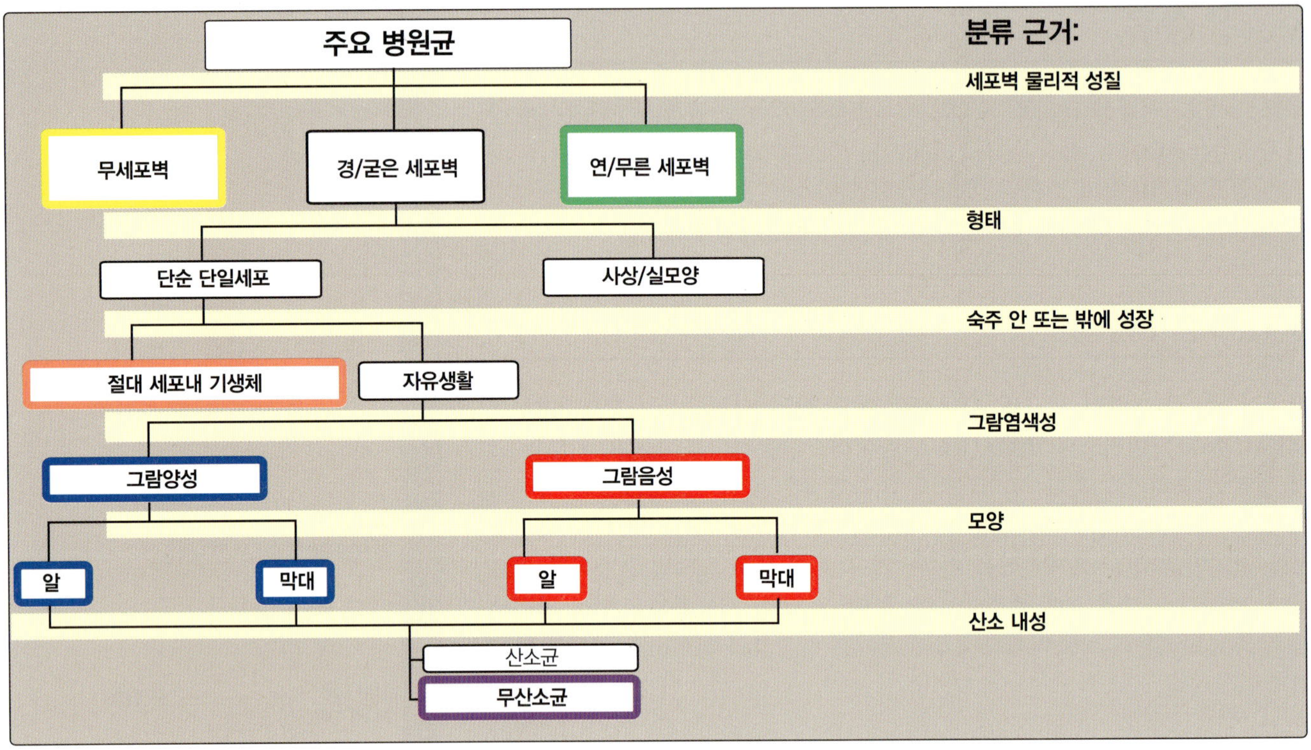

그림 1.4

의학적으로 중요한 세균들의 분류

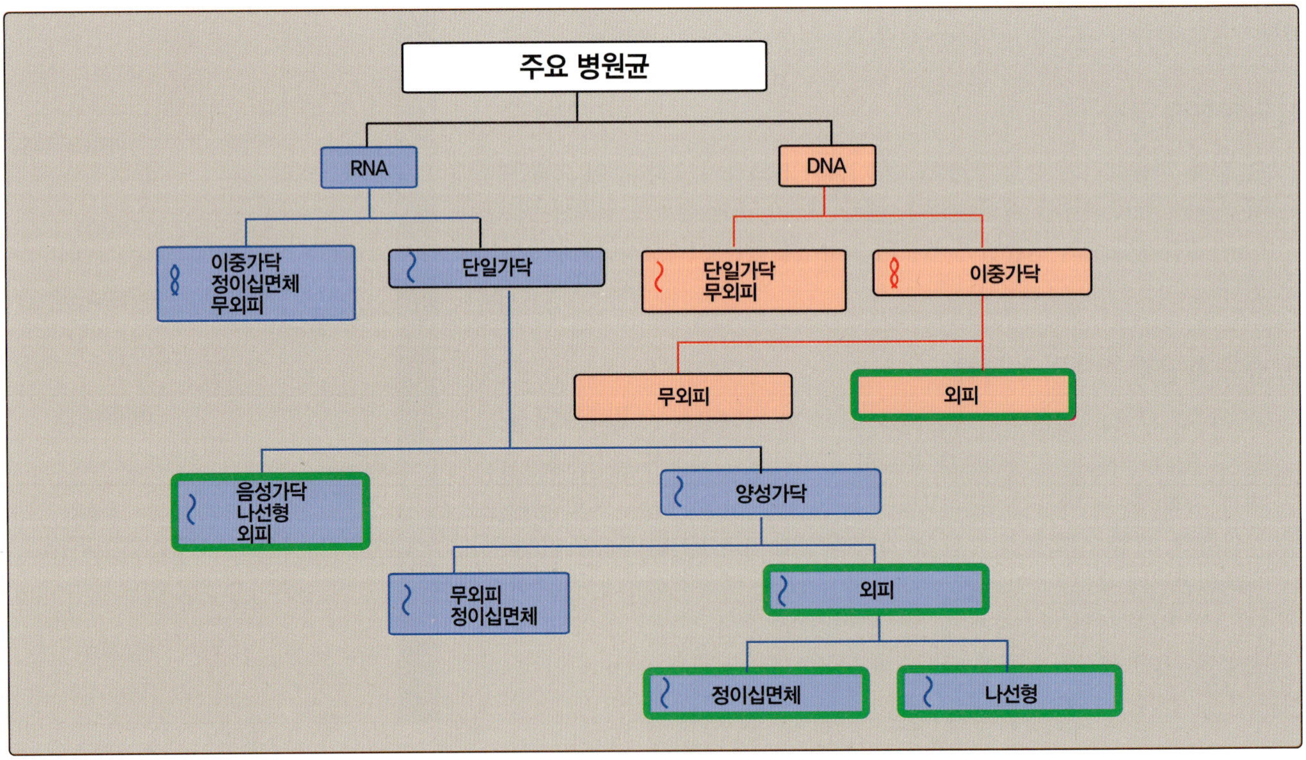

그림 1.5

주요 병원성 바이러스의 분류

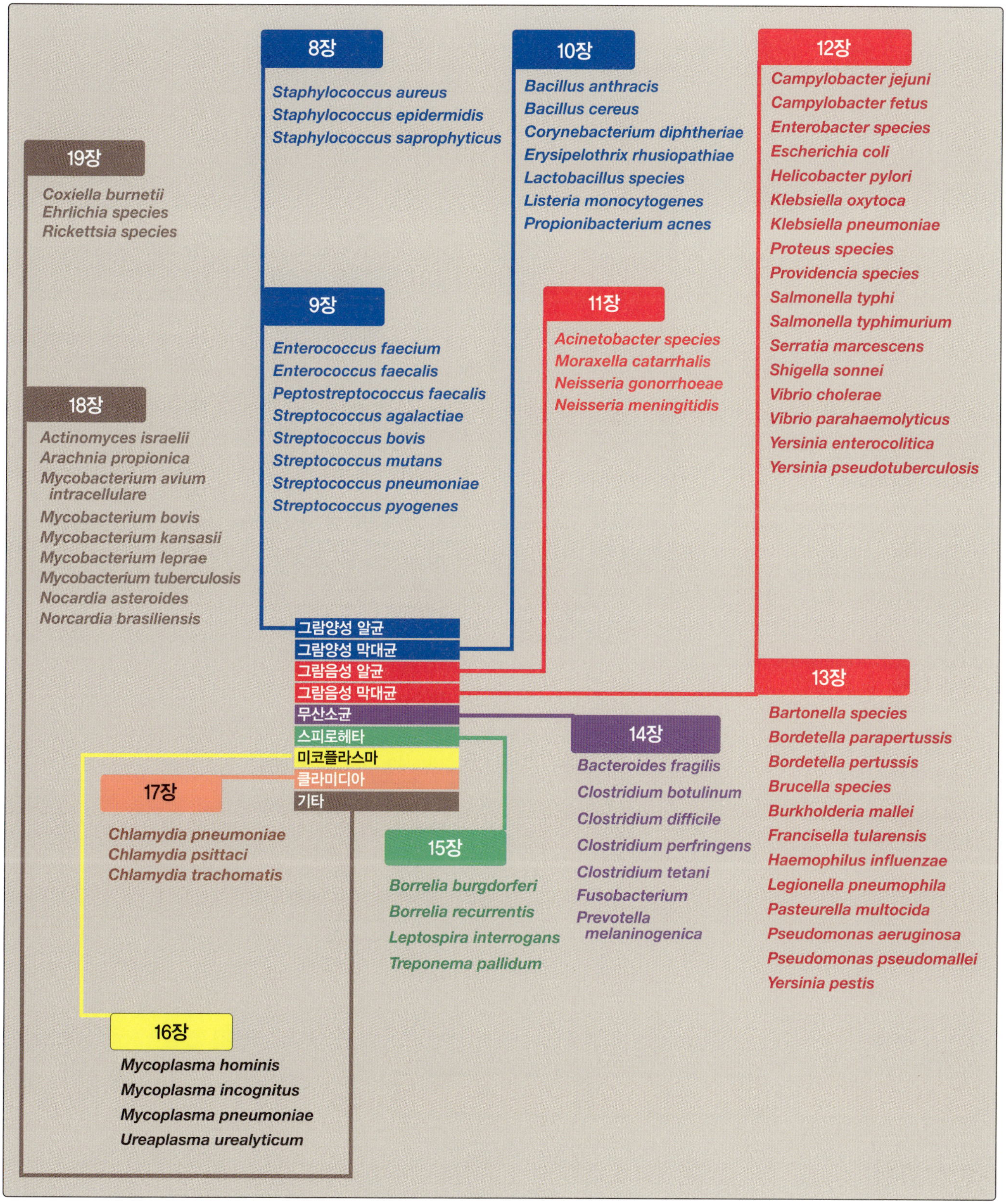

그림 1.6

이 책에 나오는 의학적으로 중요한 세균들: 모양, 생화학적 특성 및/또는 염색에 근거하여 비슷한 군으로 묶음

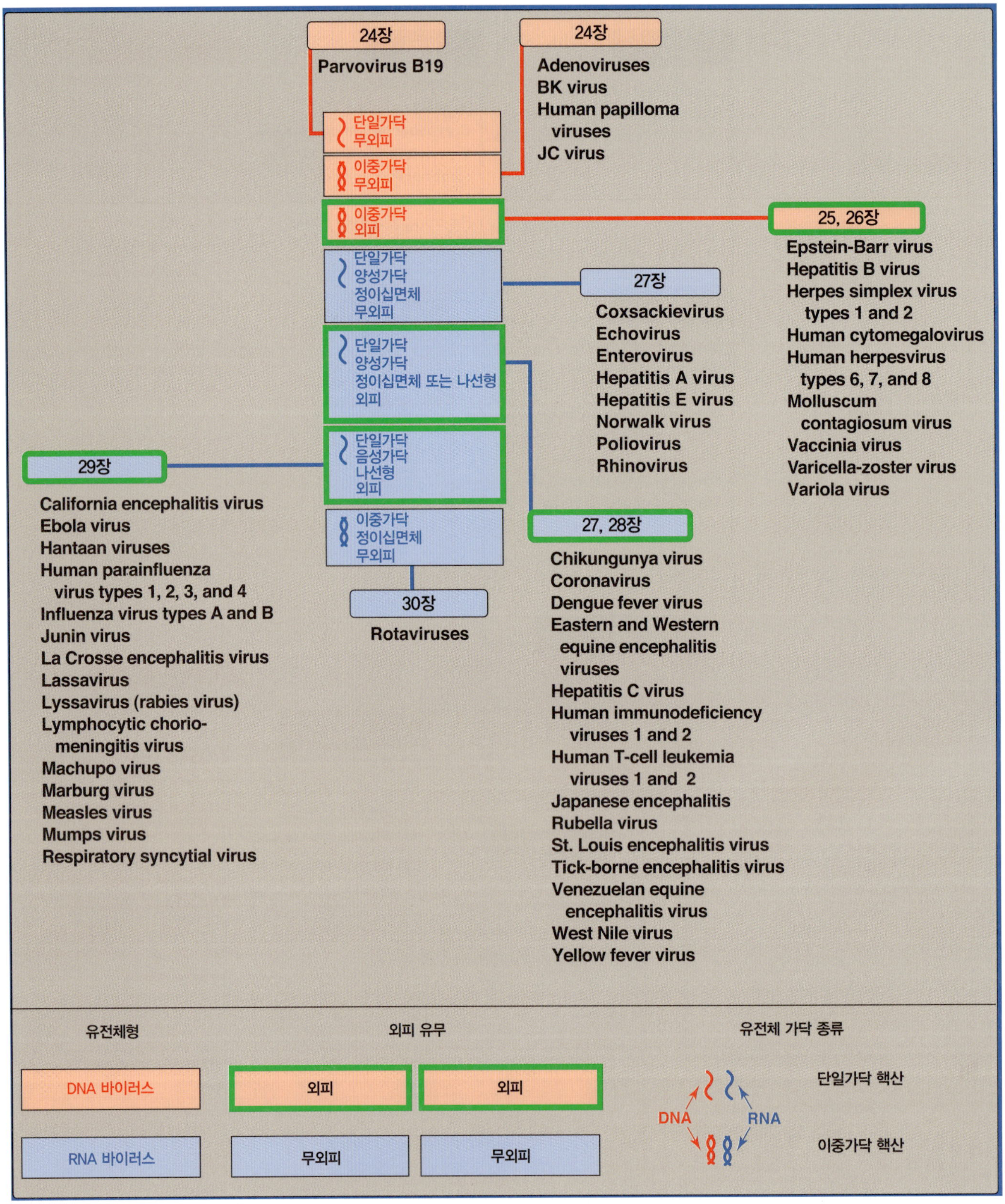

그림 1.7

이 책에 나오는 의학적으로 중요한 세균들: 유전체 성격, 모양의 대칭성 및 지질 껍질의 유무에 따라 비슷한 군으로 묶음

정상균무리

2

I. 개요

인체에는 다양한 미생물들이 지속적으로 거주하는데(대부분이 세균이지만 진균 및 다른 미생물도 포함됨), 이러한 미생물들은 건강한 사람에 있어서 정상적인 환경에서는 인체에 해를 끼치지 않으며, 심지어 유익할 수도 있다. 이 미생물들을 "정상균무리(normal flora)"라고 한다. 정상균무리를 공생체균(commensals)이라고도 하는데, 이 용어는 글자 그대로, 함께 먹고 사는 생물을 의미한다. 이따금씩 일시적으로 몸 안에 침입하는 미생물을 제외하고는 비장, 췌장, 간, 방광, 중추신경계 및 혈액을 포함하는 몸 내부기관 및 내부 계는 무균상태이다. 건강한 아기가 세상에 태어날 때는 무균상태이지만, 출생 후에 음식, 환경, 또는 다른 사람으로부터 정상균무리를 신속하게 획득하게 된다.

II. 사람의 미생물군유전체

사람의 미생물군유전체(human microbiome)란 몸 안팎에서 발견되는 미생물의 총수 및 다양성을 말한다. 과거에는 인체조직 및 임상검체들로부터 미생물을 배양하는 능력이 정상균무리와 세균성 병원체들을 동정하는데 황금기준이 되었었다. 그러나 최근, 배양이 필요 없는 DNA 염기서열분석(28쪽 참조)에 근거한 분자검출 방법의 적용으로, 예전에 인식된 것보다 인체가 훨씬 더 큰 세균 다양성을 가지고 있음이 밝혀졌다. 전통적 미생물 배양 방법들과 달리, 분자검출 방법은 어떤 미생물의 사전지식도, 배양 능력도 필요로 하지 않는다. 따라서 분자적 방법으로 까다롭고 배양이 불가능한 미생물을 종을 검출할 수 있다. 그러나 진보된 분자기술을 이용하더라도 사람의 미생물군유전체를 정의하기 어려운데, 왜냐하면 서로 다른 생리적 차이, 음식, 나이, 지리적 거주지에 따라 미생물 종들이 개인마다 다양하게 나타나기 때문이다. 이런 한계에도 불구하고 토박이 균무리(resident flora)의 우세한 유형 및 분포를 아는 것은 유용한데, 왜냐하면 이 지식들을 통하여 특정 인체부위의 손상으로부터 초래될 수 있는 감염들을 이해할 수 있기 때문이다.

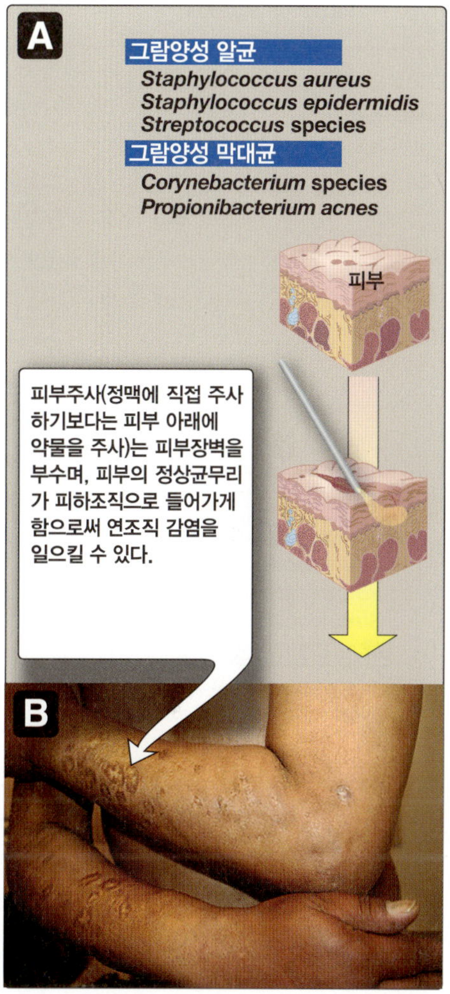

그림 2.1

A. 피부에 거주하는 세균들의 예

B. "피하주사 (skin popping)"로 마약을 투여한 사람의 팔

III. 인체 정상균무리의 분포

정상균무리가 가장 흔하게 서식하는 인체부위는 예상할 수 있듯이, 바깥 세계와 접촉하거나 소통하는 곳, 즉 피부, 눈, 입, 상기도, 위창자길, 및 비뇨생식기길이다.

A. 피부

피부는 일시적인 환경으로부터 우연히 어떠한 세균도 획득할 수 있지만, 이러한 떠돌이 균무리(transient flora)는 세척 시 죽거나 제거될 수 있다. 그럼에도, 피부는 피부 다중 층들에 상주하는 영구적인 세균집단(토박이 균무리: resident flora)을 유지한다(그림 2.1). 이 토박이 균무리는 피부를 심하게 문질러서 씻은 후에도 다시 형성된다.

1. **전통적 배양기술을 이용한 피부 미생물군유전체 추정:** 피부 바깥층에 서식하는 표피포도알균(*Staphylococcus epidermidis*) 및 혈장응고효소-음성(coagulase-negative)인 다른 포도알균들(76쪽 참조)이 피부 산소성 세균(aerobes)의 약 90%를 차지하는 것으로 보인다. 프로피오니박테륨 아크네(*Propionibacterium acnes*)와 같은 무산소성 세균(anaerobes)은 좀 더 깊은 피부층, 모낭, 땀샘 및 피지샘에 서식한다. 비록 표피포도알균이 피부를 관통하는 플라스틱 도관(catheter) 및 의료 장치물에 부착하여 집락을 형성할 수 있어서, 때때로 심각한 혈액감염을 일으키기도 하지만, 일반적으로 피부 거주 세균들은 해를 끼치지 않는다.

2. **분자 염기서열분석 기술을 이용한 피부 미생물군유전체 추정:** 피부 검체에 존재하는 세균 종을 동정하기 위하여, 세균의 유전물질로부터 직접 16S 리보솜 RNA 유전자의 염기서열(28쪽 참조) 분석결과를 사용함으로써, 피부 세균 종류의 추정 값은 급진적으로 변화해왔다. 이전에는 세균 종의 동정이 미생물 배양에 의존했는데, 많은 다양한 세균들이 배양조건에서 자라지 않았기 때문에 검출되지 않았다. 배양에 기초한 연구로부터는 표피포도알균과 황색포도알균(*Staphylococcus auresus*)이 피부에 우세하게 존재하는 세균으로 생각되었다. 그러나 DNA 분석 연구를 통하여, 이들 종은 단지 피부 세균의 5%만을 차지한다는 것이 밝혀졌다. 피부는 정말로 풍요롭고 다양한 세균 서식지를 제공한다.

B. 눈

눈의 결막에는 일차적으로 표피포도알균이, 그 다음으로는 황색포도알균, 산소성 코리네박테리아[corynebacteria(디프테로이드균, diphtheroids)] 및 폐렴사슬알균(*Streptococcus pneumoniae*)이 집락을 형성한다. 피부에 정상적으로 서식하는 다른 세균들도 존재하지만 그 빈도는 더 낮다(그림 2.2). 항미생물 효소인 리소자임(lysozyme)을 함유하는 눈물은 결막의 세균 개체수를 제한하는 데 도움을 준다.

그람양성 알균
Staphylococcus aureus
Staphylococcus epidermidis
Streptococcus species

그람양성 막대균
Corynebacterium species
Propionibacterium acnes

그람음성 알균
Moraxella
Neisseria species

그림 2.2
결막낭에 거주하는 세균들의 예
[주: 항미생물 활성을 지닌 효소인, 리소자임을 함유하는 눈물은 결막의 세균 수를 제한하는 데 도움을 준다.]

C. 입과 코

입과 코에는 산소성 및 무산소성의 많은 미생물들이 있다(그림 2.3). 그 중 가장 흔한 것은 디프테로이드균(산소성 코리네박테륨 종), 황색포도알

그람양성 알균
Staphylococcus species
Streptococcus sanguinis
Streptococcus mutans

그람양성 막대균
Corynebacterium species
Propionibacterium acnes

그람음성 알균
Neisseria species

그람음성 막대균
Haemophilus species

무산소균
Bacteroides species
Fusobacterium
Prevotella species

스피로헤타균
Borrelia
Treponema

그 밖의 것
Actinomyces

가장 자주 치석형성과 관련된 것은 *Streptococcus mutans*인데, 이 세균은 치석물질을 구성하는 끈적끈적한 글루칸을 생산한다. *S. mutans*는 그 외 다른 산(acid)을 생산하는 종들과 더불어, 치석에 달라붙어서 치아 표면을 탈염시킨다(demineralize).

그림 2.3
입에 거주하는 세균들의 예

균 및 표피포도알균이다. 게다가, 치아 및 잇몸조직에는 특별한 종의 세균, 즉 스트렙토코쿠스 뮤탄스(*Streptococcus mutans*)가 서식한다. [주: *S. mutans*는 치과수술 후 혈액 내로 흘러들어가서, 손상된 심장판막 또는 인공심장판막에 집락을 형성함으로써 치명적인 감염성 심내막염을 일으킬 수 있다.] 코인두에 사는 몇몇 정상균무리 역시 질환을 유발할 수 있다. 예를 들어, 많은 건강인의 코인두에서 발견되는 폐렴사슬알균은 특히 나이가 많고 저항력이 떨어진 사람들에서 급성 세균성 폐렴을 일으킬 수 있다. [주: 폐렴은 흔히, 바이러스에 의한 상기도 또는 중기도 감염이 일어난 후에 유발된다. 상기도 혹은 중기도가 바이러스에 감염되면 폐의 연조직이 폐렴사슬알균에 의해 쉽게 감염된다.]

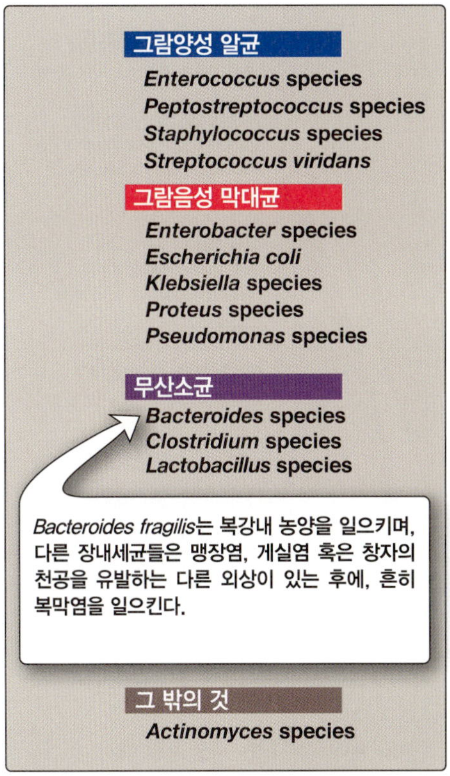

그림 2.4

위창자길(gastrointestinal tract)에 거주하는 세균들의 예

D. 창자길(Intestinal tract)

성인 위장에서의 세균밀도는 비교적 낮은데(10^3~10^5/g 내용물), 이는 위장 효소들과 산성 pH 때문이다. 세균밀도는 소화관을 따라 증가하여 돌창자에서는 그람 내용물당 세균수가 10^8~10^{10}개에 이르고, 큰창자에서는 10^{11}개까지 이른다. 대변 덩어리의 약 20%는 많은 다른 세균 종들로 이루어져 있으며, 그 중 99% 이상이 무산소균이다(그림 2.4). 박테로이데스(*Bacteriodes*) 종들은 큰창자에서 세균의 상당한 %를 차지한다. 조건 무산소균(facultative anaerobes)인 대장균(*Escherichia coli*)은 창자길에 있는 전체 세균집단의 0.1% 미만을 차지한다. 그러나 이 내인성 대장균은 요로감염의 주된 원인균이다.

E. 비뇨생식길(Urogenital tract)

성인 여성 질의 낮은 pH는 정상균무리의 일차적 구성성분인 젖산균종(*Lactobacillus species*)에 의해 유지된다. 만약 질에서 젖산균 수가 감소하면(예를 들어, 항생제 치료에 의해), pH가 올라가게 되고 잠재적인 병원체들이 과도하게 증식하게 된다. 이러한 과잉증식의 가장 흔한 예는 효모양(yeast-like) 진균인 칸디다 알비칸스(*Candida albicans*, 213쪽 참조)로서, 이 진균은 질, 입, 및 작은창자에 있는 정상균무리의 소수 구성원이다. 신장과 방광의 소변에는 균이 없지만 더 아래쪽에 있는 요로에서, 피부와 회음부의 바깥층에 거주하는 균들에 의해 소변이 오염될 수 있다(그림 2.5).

IV. 정상균무리의 이로운 기능

정상균무리는 숙주에게 몇몇 분명한 유익을 끼칠 수 있다. 첫째, 아래쪽 창자와 입에 있는 무해한 세균의 총수를 고려해 볼 때, 건강인에 침입하는 병원체는 영양분 및 수용체부위 점령 경쟁에서 이기지 못할 것이다. 둘째, 몇몇 창자내 세균은 자기 자신에게는 영향을 미치지 않는 항균성 물질을 생산한다. 셋째, 신생아에서의 세균집락화는 면역체계 발달에 있어서 강력한 자극제로서의 역할을 한다. 넷째, 창자내 세균은 비타민 K와 같은 중요한 영양분들을 제공하며, 영양분의 소화, 흡수를 돕는다. [주: 사람은 음식물로부터 비타민 K를 얻을 수 있지만, 만약 영양상태가 나쁘다면 세균이 중요한 보충적 공급처가 될 수 있다.]

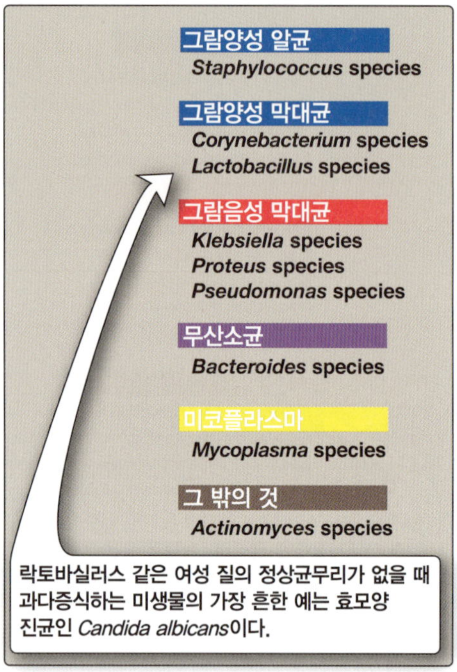

그림 2.5
여성의 질에 거주하는 세균들의 예

V. 정상균무리의 해로운 기능

정상균무리에 의해 발생하는 임상적 문제는 아래와 같은 방식으로 일어난다: 1) 미생물이 신체의 정상 부위에서 비정상 부위로 옮겨질 때이다. 이미 언급했듯이, 피부의 정상균무리 세균인 표피포도알균이 혈액 안으로 들어가 도관과 심장판막에서 집락형성을 할 수 있고, 그 결과 세균성 심내막염을 일으킨다. 2) 무해한 세균의 수가 감소하여, 잠재적인 병원체가 경쟁적인 우위를 점령할 때이다. 예로서, 항생제 치료로 창자내 정상균무리가 없어지면 중증 잘록창자염(colitis)을 일으킬 수 있는 항생제 저항성 클로스트리듐 디피실리(*Clostridium difficile*)가 과도하게 증식하게 된다. 3) 해가 없는 흔히 섭취되는 음식물은 큰창자에 있는 세균에 의해 발암성 유도체들로 전환된다. 잘 알려진 한 예로, 감미료인 시클라메이트(cyclamate)는 세균의 술파테이즈(sulfatases)에 의해 발암물질인 시클로헥사민(cyclohexamine)으로 전환된다. 4) 사람의 면역기능이 저하될 때, 정상균무리가 과잉증식하여 병원성을 나타낼 수 있다. [주: 정상균무리(잠재적으로는 해로울 수 있지만)에 의한 집락형성은, 진짜 병원균이 건강인에서 무증상으로 잠복해 있으면서 다른 사람에게 옮겨지고 병을 유발하는, 보균자 상태와는 구별되어야 한다. 장티푸스(typhoid fever)는 보균자로부터 옮겨질 수 있는 질병의 한 예이다(116쪽 참조)].

학습 문제

정답을 하나 고르시오.

2.1 성인의 질에 있는 젖산균(lactobacilli)의 일차적인 효과는?

A. 알칼리 환경 유지
B. 산성 환경 유지
C. 방어적 점액층 형성
D. 수정능력 증가
E. 일정한 생리주기 유지

정답 = B. 젖산균이 산을 생산해서, 잠재적 병원성 세균과 진균의 증식을 억제한다. 다른 답들은 모두 젖산균에 관한 내용이 아니다.

2.2 한 환자가 아래쪽 창자 내에서의 클로스트리듐 디피실리(*Clostridium difficile*)의 과잉증식과 관련된 중증 잘록창자염(colitis)에 걸렸다. 이 원인으로 가장 맞는 것은?

A. 보툴리눔 식중독
B. 위궤양
C. 면역체계 저하
D. 항생제 치료
E. 큰창자의 기계적 봉쇄

정답 = D. 항생제 치료는 창자내 정상균무리의 수를 감소시킬 수 있고, 이때 보통 때는 적은 수로 존재하던 병원체가 과잉증식할 수 있다. 다른 답들은 모두 클로스트리듐 디피실리의 과잉증식을 설명하는 내용이 아니다.

2.3 사람 피부에서 집락을 형성하는 주된 세균 종은?

A. 젖산균(*Lactobacillius*)
B. 칸디다 알비칸스(*Candida albicans*)
C. 폐렴사슬알균(*Streptococcus pneumoniae*)
D. 표피포도알균(*Staphylococcus epidermidis*)
E. 박테로이데스 프라질리스(*Bacterioides fragilis*)

정답 = D. 사람 피부에는 cm^2당 1만 개에 달하는 표피포도알균이 있다. 피부에 서식하는 다른 세균도 있기는 하지만 훨씬 더 적은 수로 존재한다. 칸디다 알비칸스는 효소양 진균이며 세균이 아니다.

미생물의 병원성

3

I. 개요

병원성 미생물은 병을 일으키거나 일으킬 수 있는 미생물로 정의할 수 있다. 어떤 미생물은 항상 병을 일으키지만 다른(대부분의) 미생물은 무해하다. 또한 어떤 미생물은 숙주 방어기전이 잘 작동 시에 감염을 일으키지 않고 침입하기도 한다. 이런 무증상 감염은 환자의 혈청에 균에 대한 항체 생성으로 알 수 있다. 특정 감염은 균을 잠복시키는데, 이는 균이 휴면하지만 재활성화되면 증상이 재발할 수있다. 더욱이, 특정 병원체는 특정 조건(예로, 균이 없는 몸의 부위로 들어가거나, 면역약화 숙주에 감염 시)에서만 병을 일으킨다. 그림 3.1에 다양한 감염을 설명하기 위해 쓴 몇 용어들을 요약하고 있다.

무증상
- 외부 증상이 없는 감염
- 예 : 무증상 임질

잠재/잠복
- 언제간 현성으로 갈 감염
- 예 : 매독과 결핵

기회
- 정상 숙주방어 기능이 손상 시 나타나는 감염
- 예: HIV 감염환자의 폐포자충폐렴

일차
- 잠복했다 다른 질환의 징후를 보이는 감염
- 예: 매독

이차
- a) 잠복감염의 재발 또는 b) 감염의 제2기
- 예: a) 결핵 b) 매독

혼합
- 두 개 이상의 세균 감염이 같은 조직을 침입 시
- 예: 임질균 또는 트라코마균은 골반염증질환을 일으키나 무산소균들은 이 질환을 확산시킨다.

고름/화농성
- 고름형성
- 예: 포도알 및 사슬알 감염

전격
- 갑자기 강하게 발생한 감염
- 예: 고름사슬알균에 의한 살 파먹는 세균

그림 3.1

감염을 설명하기 위한 용어들

II. 세균의 발병기전

감염 과정의 기전이 세균마다 다르지만, 세균이 질환을 일으키는 방법으로 대체로 여러 단계로 나눌 수 있다(그림 3.2). 미생물의 병원성은 이런 단계를 일부 또는 전부를 잘 수행할 수 있는데 달려 있다. 독력/독성(virulence)과 병원성(pathogenicity)이라는 용어는 자주 바꿔 쓴다. 그럼에도, 독력은 병원균에 노출된 동물에서 50%가 질병이 생기거나(ID_{50}, I는 감염성이 있는 D는 용량을 뜻한다) 또는 50%가 죽는데(LD_{50}, 여기서 L은 치사) 필요한 균수를 정량화할 수 있다. 질병을 일으키기 위한 균수는 병원성 세균마다 큰 차이가 난다. 예로, 100마리 이하의 시겔라균은 위장관에 감염되어 설사를 일으키나, 살모넬라균의 감염성 용량/감염량은 약 10만 마리다. 세균의 감염량은 우선 자신의 독성인자에 달려 있다. 감염성 질환이 생기는 확률은 감염균 수 및 독력/독성과 숙주의 방어 면역력의 강도, 이 두 가지에 좌우된다.

A. 독성인자(Virulence factors)

독성인자는 병원성을 강화시키는 세균의 특징으로, 즉 미생물이 특이 숙주 겉이나 안에서 정착하여 복제할 수 있는 성질이다. 감염 과정에서 좀 더 중요한 몇 단계를 아래에 설명한다.

1. **숙주로 침입:** 감염 과정의 첫 단계는 미생물이 숙주로 침입하는 과정이다. 이는 기도, 위장관이나 비뇨생식기관을 거치거나 손상된(베이고,천공되며, 또는 탄) 피부 등의 여러 경로 중 하나로 침입할 수 있다. 일단 침입해도, 미생물은 다양한 숙주 방어를 이겨내야만 정착할 수 있다. 숙주 방어는 포식작용, 위와 비뇨생식관의 산성 환경, 침, 위와 소장의 각종 가수분해효소 및 단백분해효소가 있다. 세균은 겉에 다당질 협막/피막이 있어, 예로 폐렴사슬알균이나 수막염균(*Neisseria meningitidis*) 같은 세균은 숙주의 일차적 방어를 잘 견딜 수 있다.

2. **숙주 세포에 부착:** 같은 몇 세균(예로 대장균, 111쪽 참조)은 섬모(pili)를 사용하여 숙주 세포 표면에 부착한다. 사슬알균 A군도 비슷한 구조를 가지고 있다(fimbriae, 80쪽 참조). 기타 세균들도 표면 부착 분자나 특히 소수성의 세포벽이 있어, 숙주 세포막에 붙을 수 있다. 이렇게 부착하면, 독력이 증강되는데, 이는 세균이 점액이나 소변 같은 액체가 흐를 때 씻겨나가지 않도록 한다. 부착 후에는 세균은 증식하여 작은 집락을 형성한다. 이러한 부착의 역할을 보여주는 좋은 예로, 섬모가 없는 임균은 병원성이 없다.

3. **침습성(Invasiveness):** 침습성 세균은 숙주 세포에 침입하거나 점막 표면을 뚫어서, 감염의 최초 부위에서 퍼지수 있는 세균이다. 침습성을 몇 가지 세균의 효소가 촉진하며, 가장 알려진 것은 아교질분해효소(collagenase)와 히알루론산분해효소(hyaluronidase)다. 이 효소는 세포외 기질(extracellular matrix)을 분해하여 세균이 숙주 세포 표면에 쉽게 가도록 한다. 많은 병원균은 "침습소(invasin)"로 알려진 막단백질을 발현하며, 이는 숙주 수용체와 작용, 신호전달 연쇄반응을 일으켜 포식작용을 유도해 세균이 섭취되도록 한다. 침습 후에 염증이 오며, 이는 세균에 따라 화농성(고름을 만듦) 또는 육아종(결절 염증병변) 염증이 될 수 있다. 화농성 염증의 고름은 거의가 호중구로 이루어져 있고, 육아종 염증 병변엔 섬유아세포, 림프구 및 대식세포가 있다.

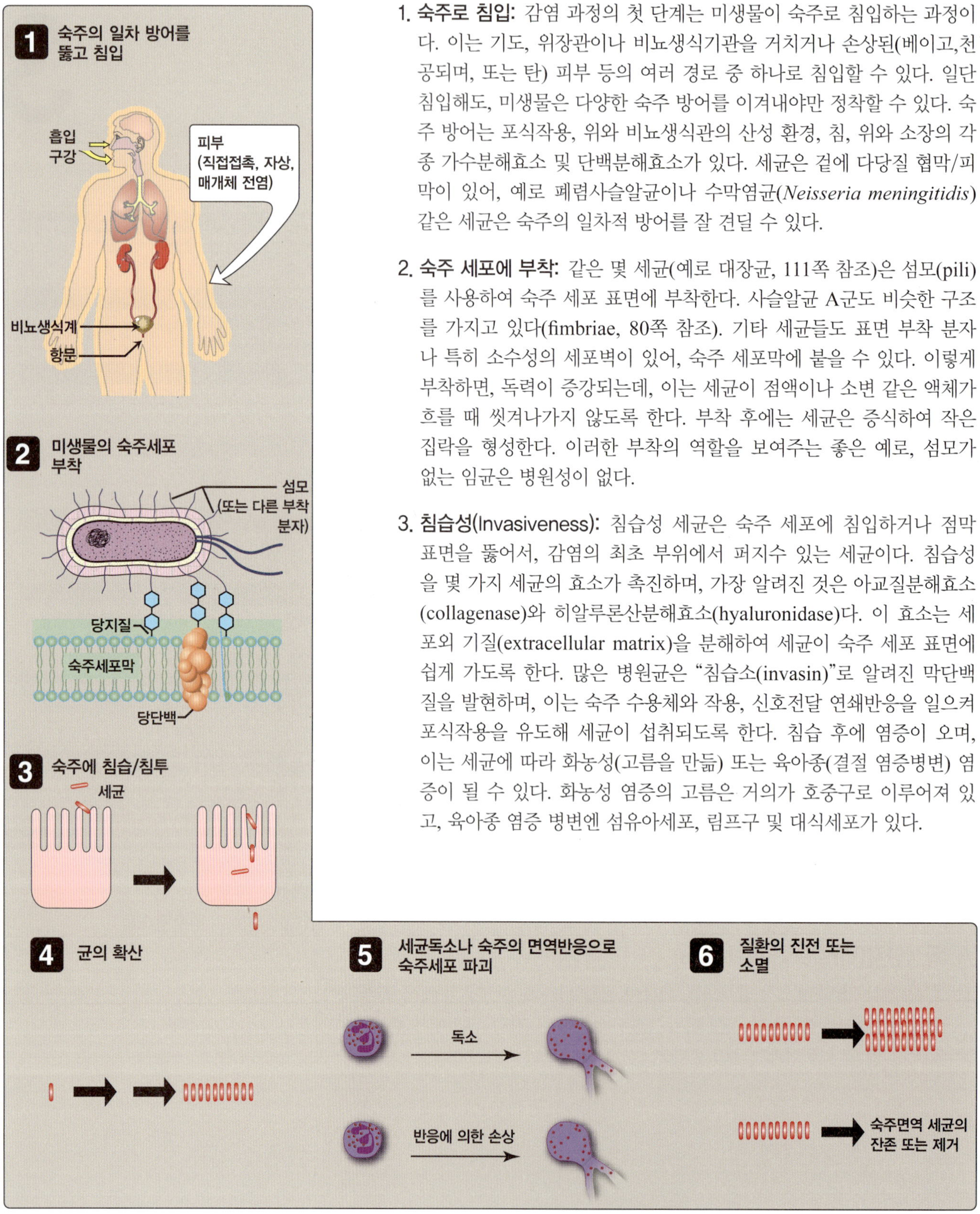

그림 3.2
감염 과정의 기전

4. **철의 포획** : 철은 대부분 세균에 필수 영양소다. 성장에 필요한 철을 얻기 위해 균은 철결합 화합물, 즉 철결합체/철포획체를 만든다. 이 화합물은 킬레이트화로 숙주에서 철을 포획한다. 다음, 철이 결합된 철결합체는 세균 표면에 특이 수용체에 붙는다. 철이 세균에 활발히 운송되어, 시토크롬 같은 필수 화합물에 포함된다. 병원성 나이제리아 균종은 예외인데, 이는 이 균들이 철결합체를 만들지 못하나, 대신 숙주 철결합 단백질인 트랜스페린과 락토페린을 철의 공급원으로 이용하기 때문이다. 이 균들은 이런 숙주 단백질에 붙는 전용 수용체를 발현하여 이 단백질을 얻은 뒤, 철을 제거하고 내재화(internalization)한다.

5. **포식작용을 억제하는 독성인자들** : 가장 중요한 항포식 구조는 세포벽 밖의 협막으로, 가령 폐렴사슬알균과 수막염균에 있다. 두 번째 군의 항포식 인자는 그람양성 알균의 세포벽 단백질, 가령 포도알균의 단백질 A와 A군의 사슬알균(70, 80쪽 참조)의 M 단백질이다.

6. **세균의 독소** : 특정 세균은 독소를 만들어 질병을 일으킨다. 이 중 두 가지 일반형이 외독소와 내독소다. 외독소는 세균이 분비하는 단백질이며 그람양성균과 그람음성균 모두 생산하나, 내독소는 그람음성균의 지질다당질(지질다당류; lipopolysaccharide, LPS)이며 이는 세포벽의 성분으로 분비되지 않는다.

   a. **외독소** : 이 중 어떤 것은 가장 강력한 독소다. 테타누스 외독소는 1 μg으로도 성인을 죽일 수 있다. 외독소 단백질은 대개 두 개의 펩티드 성분으로 구성되어 있다(그림 3.3). 이 중 한 성분은 독소가 숙주 세포에 붙게 하며, 다른 성분은 독 작용을 나타낸다. 몇 가지 독소에서는 이들의 작용기전이 정확히 밝혀져 있다. 예로, 디프테리아 독소는 단백질 연장인자(elongation factor EF-2)에 ADP-리보스를 붙여 단백질 합성을 억제한다(92쪽 참조). 대개의 외독소는 적정한 가열(60°C)로 빨리 불활성화되나 포도알균의 장독소와 대장균의 열저항성 독소(heat-table toxin, ST)는 예외다. 덧붙여, 희석한 포르말린으로 외독소를 처리하면 독성은 없어지나 항원성은 유지돼(toxoid), 이를 백신 제조에 쓴다(36쪽 참조). 외독소 단백질은 흔히 플라스미드나 온순/잠재 세균파지가 전달한 유전자 지령으로 만들어진다. 한 예로 디프테리아독소는 세균파지의 *tox* 유전자에 의해 만들어진다. 이런 세균파지를 가진 디프테리아균(*C. diphtheriae*)은 병원성이며, 파지가 없으면 비병원성이다.

   b. **내독소(Endotoxins)** : 이는 그람음성균에만 있는 외막의 열에 안정한 지질다당질(LPS)이 성분이다. 이는 세균 용해 시 숙주의 혈액으로 유리된다. 지질다당질은 제일 바깥쪽에 위치한 다당류(반복 당 아단위로 구성됨. O 항원), 핵심 다당질, A 지질의 3부분으로 구성되어 있다. A 지질 부분이 독성을 나타내는 분자다. LPS 내독소의 주요 생리학적 활성은 발열, 쇼크, 저혈압과 혈전이며 이를 패혈쇼

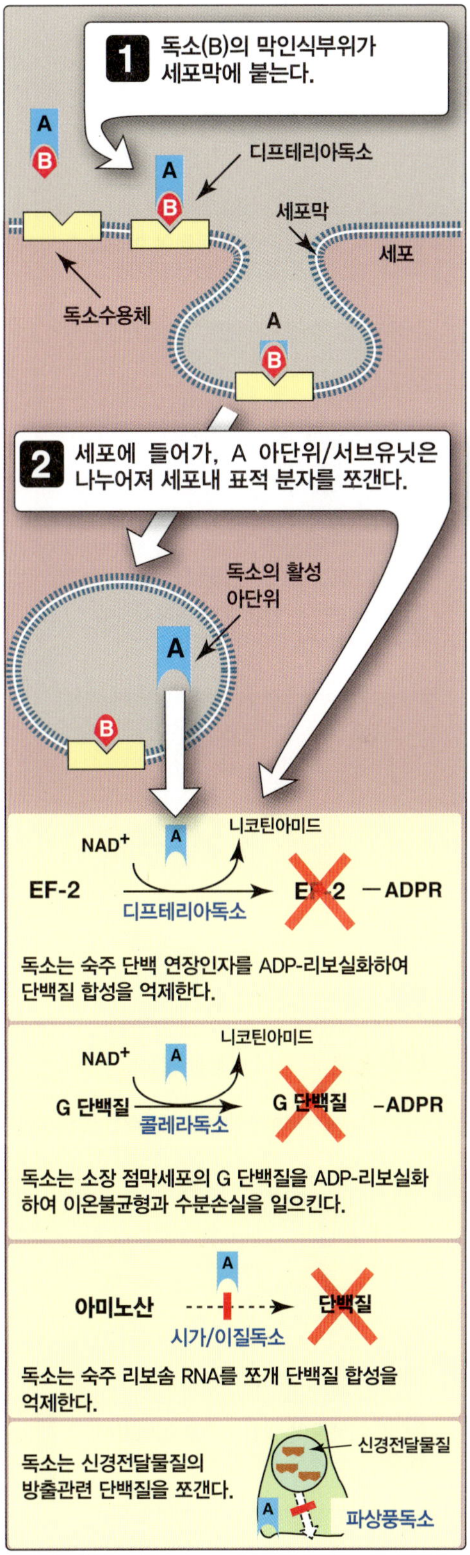

그림 3.3
외독소의 작용기전

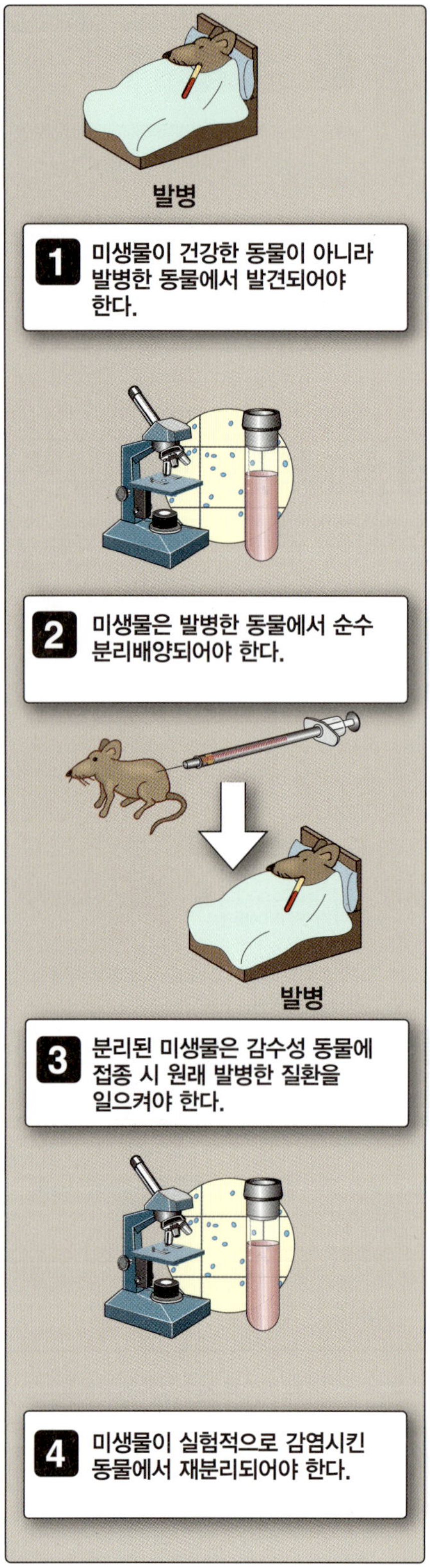

그림 3.4
코흐의 가설

크(septic shock)라 한다. 이는 대식세포의 활성화가 간접적으로 일으키며, 시토카인의 방출, 보체 활성화 및 혈액 응고계의 활성화가 동반된다. 그 결과 여러 장기 부전으로 사망할 수 있다. 항생제로 세균을 제거 시, 초기에 병의 증세가 심해질 때도 있는데 이는 갑자기 대량의 내독소가 혈액으로 방출되기 때문이다. 그람양성균은 LPS은 없지만 세포벽의 펩티도글리칸과 벽산(teichoic acid)이 LPS에 의한 쇼크와 유사한 쇼크 증후군을 일으킬 수 있지만, 대개 덜 심하다.

B. 숙주 매개 발병기전

많은 세균 감염의 발병기전은 세균의 요인이라기보다 숙주반응으로 생긴다. 숙주반응 매개 발병기전의 전형적인 예는 그람음성균 패혈증, 결핵 및 결핵성 나병에서 보인다. 이들 감염에서 조직 손상은 림프구, 대식세포 및 다형핵 백혈구에서 방출된 다양한 사이토카인들이며, 이 세포들은 감염부위나 혈류에 있다. 자주 숙주반응이 너무 지나쳐서 숙주조직이 파괴되면, 잔존하는 세균이 증식하게 된다.

C. 항원 변이

진짜 병원성 세균이라면 세균 표면의 항원을 인식하는 숙주 면역계를 피할 수 있어야 한다. 이 중 가장 중요한 면역회피 기전은 표면 항원을 변화시키는 것이다. 이는 여러 기전으로 이루어진다. 한 가지는 상변이(phase variation)라 불리는 기전으로, 이는 세균은 표면 항원을 만드는 유전자를 필요에 따라 키거나 끄는 유전학적으로 가역적인 방법을 쓴다. 다른 기전으로는 항원 변이라 불리는 기전으로 표면 항원의 유전자를 현재는 발현 안 되는 변이 유전자와 재조합하여 변형시키는 방법이다. 이런 식으로 발현된 표면 항원은 다양한 항원 구조를 갖게 된다(그림 11.3 참조).

D. 병원체 증명

감염된 조직(예로 괴사된 피부 병면)에서 미생물이 분리되었어도 그것이 병변의 원인균이라고는 단정할 수 없다. 왜냐하면 이 미생물이 예로, 정상 피부균무리(7쪽 참조)에 속한 무해균으로 우연히 병변 근처에 있을 수 있기 때문이다. 또는 이 미생물이 피부에 정상적으로 살지 않더라도, 기회병원체로 기존 괴사병변에 이차적으로 감염될 수 있다. [주 : 기회 병원체는 건강한, 면역력이 있는 사람에는 질병을 못 일으키나, 방어기능 손상된 사람을 감염시키는 미생물이다. 19세기의 독일의 미생물학자인 로버트 코흐는 이런 고충을 감안해 한 미생물이 병을 일으킨다는 것을 증명하는 기준(코흐의 가설)을 제시하였다(그림 3.4). [주: 이 기준이 대부분 감염의 원인을 증명하지만 원인 미생물이 시험관 배양이 안되면, 기준은 소용 없다.]

E. 인간 집단에서 감염

세균성 질환은 세균에 따라 사람에서 사람으로 전염되거나, 전염되지 않을 수 있다. 예로, 콜레라는 고전염성이나(원인균인 콜레라균은 잘 퍼진다), 보툴리눔독소증/보툴리즘은 비감염성이다. 이 질환은 보툴리눔 외독소를 섭취하는 사람만 생긴다. 콜레라 같은 고전염성 질환은 흔히 국지적인 유행(epidemic)을 일으킨다. 이 유행이 전 세계적으로 일어나면 범유행(pandemic)이라 부른다. 1918년 독감의 범유행이 발생했다. 이는 인간 집단이 인플루엔자 바이러스의 특이 주에 노출된 적도 없어, 면역 능력을 전혀 가지지 못했기 때문이다.

III. 바이러스의 발병기전

바이러스는 오직 살아 있는 세포 내에서만 증식한다. 그러므로 바이러스 감염의 첫 병원성 소견은 세포 수준에서 보인다. 어떤 바이러스는 감염 후 빠르게 증상을 보이는 급성 감염(acute infection)의 경과를 나타내고, 어떤 바이러스는 경하거나 증상을 일으키지 않는다. 첫 감염 후 가장 흔한 결과는 면역계가 바이러스를 완전히 제거한다. 특정 바이러스에서 첫 감염이 후 지속 또는 잠복 감염이 온다.

A. 세포수준에서 바이러스 발병기전

세포는 바이러스에 감염되면 세포 형/타입과 바이러스의 종류에 따라 다양하게 반응한다. 많은 바이러스 감염시 세포의 형태나 기능에 가시적인 변화는 없다. 변화가 생기면, 여러(겹칠 수 있음) 반응이 온다(그림 3.5).

1. **세포사/세포사멸:** 바이러스는 세포를 직접 죽일 수 있다. 이는 대개 세포의 DNA, RNA 및 단백질의 합성을 억제함으로 일어난다. 어떤 바이러스는 특별한 유전자로 이렇게 억제한다. 새끼 바이러스는 죽거나 죽은 세포에서 나와서 다른 세포를 감염시켜 복제 과정을 반복한다. 예로 아데노바이러스(250쪽 참조)와 폴리오바이러스(283쪽 참조)는 숙주 세포를 죽인다.

2. **형질전환(Transformation):** 어떤 바이러스는 정상 세포를 암 세포로 전환시킨다. 여러 면에서 세포 사멸과는 반대되는 현상으로, 형질전환된 세포는 정상 세포보다 증식을 잘하며 오랜 기간 생존한다. 형질전환은 바이러스의 DNA가 숙주의 DNA에 삽입되어 생기는 비가역적인 유전적 과정이다(243쪽 참조).

3. **세포 융합:** 특정 바이러스에 감염된 세포는 서로 융합하여 다핵 거대세포를 만든다. 헤르페스바이러스(257쪽 참조)와 파라믹소바이러스(312

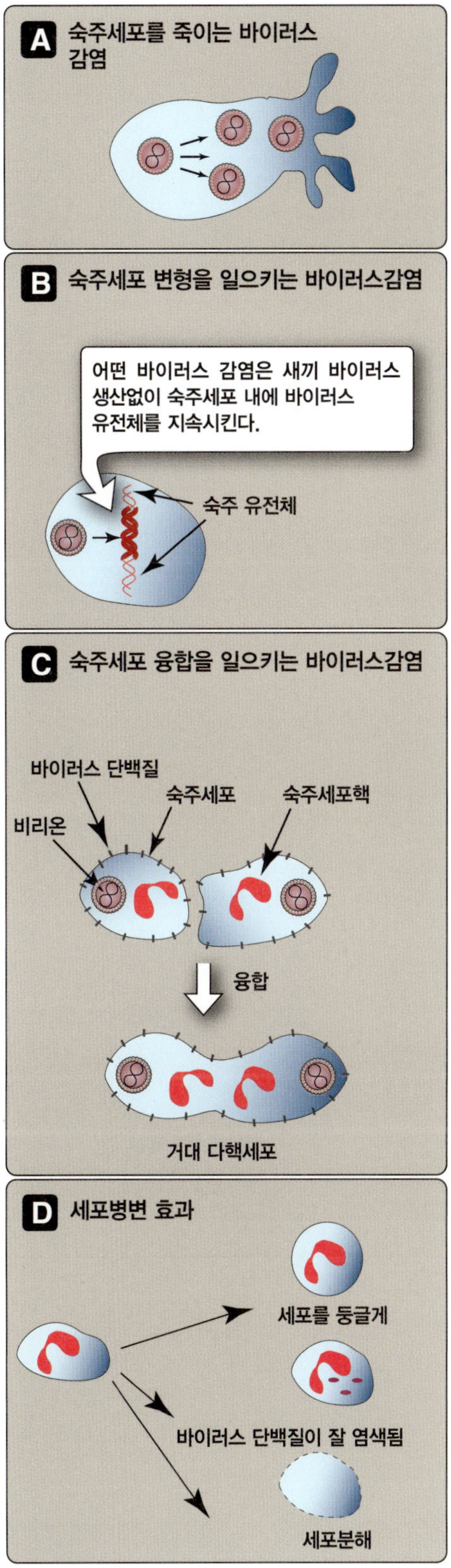

그림 3.5
세포수준에서 바이러스 발병기전 형/타입

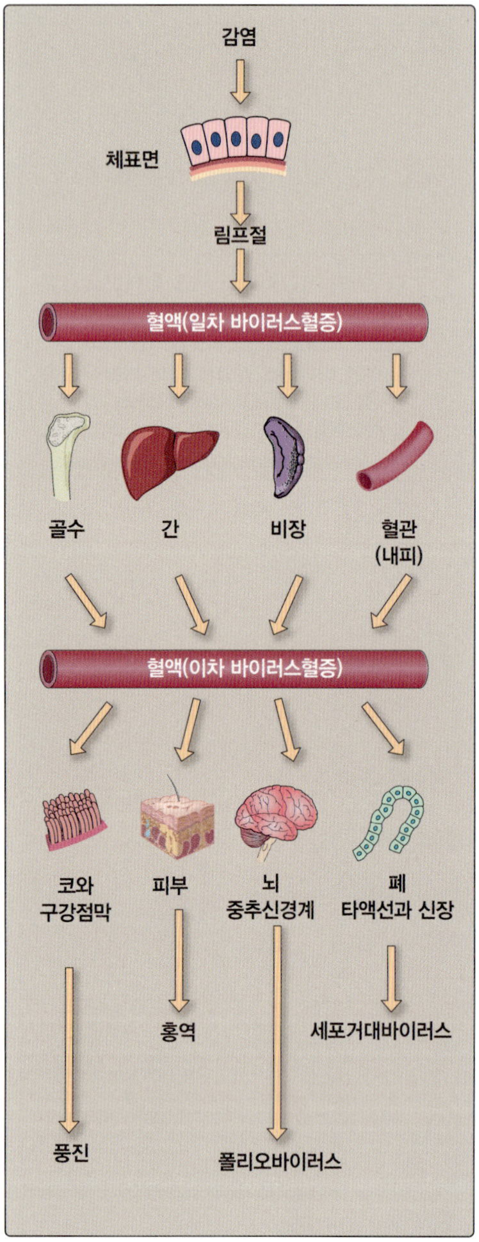

그림 3.6
바이러스가 몸의 이차 부위로 전파되는 예

쪽 참조)가 이런 성질을 지닌다. 이런 융합 능력은 바이러스가 숙주 세포막 구조를 변화시켜서다.

4. **세포병변 효과(Cytopathic effect, CPE):** 세포병변 효과는 바이러스에 감염된 세포에서 나타나는 모든 가시적인 변화를 가리킨다. 이 변화는 세포의 원형화, 염색 가능한 세포 내의 단백질 뭉치 및 세포의 해체 등이 있다. 세포 배양에서 CPE 시작과 유형 및 그 해당 세포형으로 어떤 종류의 바이러스가 감염되어 있는지 거의 동정할 수 있다.

B. 초기 감염

바이러스는 일차 침입 부위에서 최초 증식을 한 후에 감염은 국소화 또는 퍼질 수 있다. 감염은 무증상(불현성)일 수 있다. 또는 전형적인 증상이 올 수 있는데, 자주 두 가지 형이 뚜렷이 보인다. 1) 일차 감염된 부위에서 초기 증상 2) 지연 증상으로는 이는 일차 감염된 부위에서 퍼져서 오며, 이차 부위의 감염을 일으킨다. 바이러스의 전파는 전신적 증상이 나타나기 전에 가능하므로, 질환의 확산 제어가 어렵다.

1. **침입 경로와 이차 부위/장소로 확산:** 바이러스가 몸 안으로 침입하는 경로는 본시 세균과 같다(즉, 피부나 기도, 소화관 또는 비뇨생식관을 거침). 특정 바이러스는 일차 감염된 부위에서 머무르나, 다른 바이러스는 일차 부위에서 증식 후 증상이 올 수 있으며, 림프계와 혈액에 침입한다. [주 : 혈액에 바이러스가 있으면 바이러스혈증(viremia)라 함]. 바이러스는 혈류를 타고 전신으로 퍼질 수 있으며, 이차 부위에서 세포를 감염시킨다. 이 표적 세포들은 각 특이 바이러스형마다 다르며, 각 바이러스는 전형적으로 그 종(species)과 연관된 질환을 일으킨다.

2. **전형적인 감염의 이차 부위 또는 거점:** 감염의 이차 부위에 따라 지연된 증상의 성격과 대개 질환과 연관된 주요 특징이 좌우된다. 바이러스는 자주 특정 조직이나 세포에 친화성(tropism)을 가진다. 이는 세포표면에 바이러스와 반응하는 특이 수용체가 있기 때문이다. 어느 조직이나 장기도 바이러스의 목표가 될 수 있으며, 특히 태아도 바이러스감염의 중요한 이차 거점이다. 임산부 순환계에서 온 바이러스는 태반을 감염시키고 태아의 순환계로 들어가, 끝내 자라는 태아의 모든 조직에 침입한(그림 3.7). 그 결과 자주 태아가 죽거나 발달 장애가 생긴다. 신생아 감염은 출생 시 엄마의 감염된 체액에 닿거나 출생 후 감염된 모유를 먹을 때 생긴다.

3. **바이러스 배출과 전파 방식/모드:** 바이러스 질환의 전파 방식은 감염 조직 및/또는 감염 체액으로 주로 결정된다. 여기 조직에선 자손/새끼 바이러스를 만들고, 체액에선 바이러스가 배출된다. 이 둘은 감염의 이차 부위일 필요는 없지만, 사실상 흔한 일차 감염 부위다. 즉 증상이 생

기기 전 바로 그 부위다. 바이러스를 흔히 배출하는 조직은 피부, 기도, 소화관 및 체액 등이다.

4. **급성 감염의 종료 인자:** 전형적인, 비합병증 급성 감염에서는 2~3주면 바이러스는 몸에서 모두 제거된다. 이는 숙주의 세포성 및 체액성 면역반응의 결과이다. 바이러스와 병의 성질에 따라 양 면역반응의 중요도가 다르다.

   a. **세포성 면역반응:** 바이러스 감염에 대한 가장 처음 면역계 반응은 전신적 염증반응이며, 더불어 자연살해(NK)세포가 감염된 세포를 비특이적으로 죽인다. 이 NK 활성은 바이러스 특이 면역반응이 시작되기 전에 나타나며 인터페론과 다른 시토카인에 의해 강화된다. 이후, 세포 표면에 발현된 바이러스의 펩티드를 인식하는 바이러스 특이 세포독성 T 림프구가 감염된 세포를 죽인다. 이런 세포반응들은 자손바이러스가 배출되기 전에 감염된 세포를 죽여 바이러스 전파를 막는데 특히 의미있다. T 림프구가 인식하는 세포 겉에 바이러스의 펩티드는 흔히 바이러스의 비구조 단백질이나 내부 단백질에서 온다. 그래서 이 반응은 바이러스의 캡시드나 외피 단백질에 대한 체액성 항체의 작용을 도와 바이러스를 비활성화한다.

   b. **체액성 면역반응:** 순환 항체는 바이러스의 어느 단백질로도 생기나, 가장 중요한 점은 이 항체가 비리온 표면의 에피토프에만 붙어 감염을 조절하고, 결국 바이러스의 감염력을 떨군다. 이 과정을 중화라 한다. 중화는 일차로 중요한데, 바이러스 혈증기에 질환을 억제하지만, 분비항체(예로 IgA)는 기도나 위장관의 일차 감염을 막는데 중요하다. 체액성 항체는 두 가지 기전으로 감염된 세포를 죽인다. 첫째 기전은 항체의존성, 세포매개 세포독성(antibody-dependent, cell-mediated cytotoxicity, ADCC)이며, 이는 Fc 수용체가 있는 자연살해세포와 기타 백혈구의 항체의 Fc 부위가 감염된 세포의 바이러스 항원에 결합하여 일어난다. 둘째 기전은 보체매개 세포용해로, 감염된 세포에 바이러스 특이 항체가 붙어 용해된다.

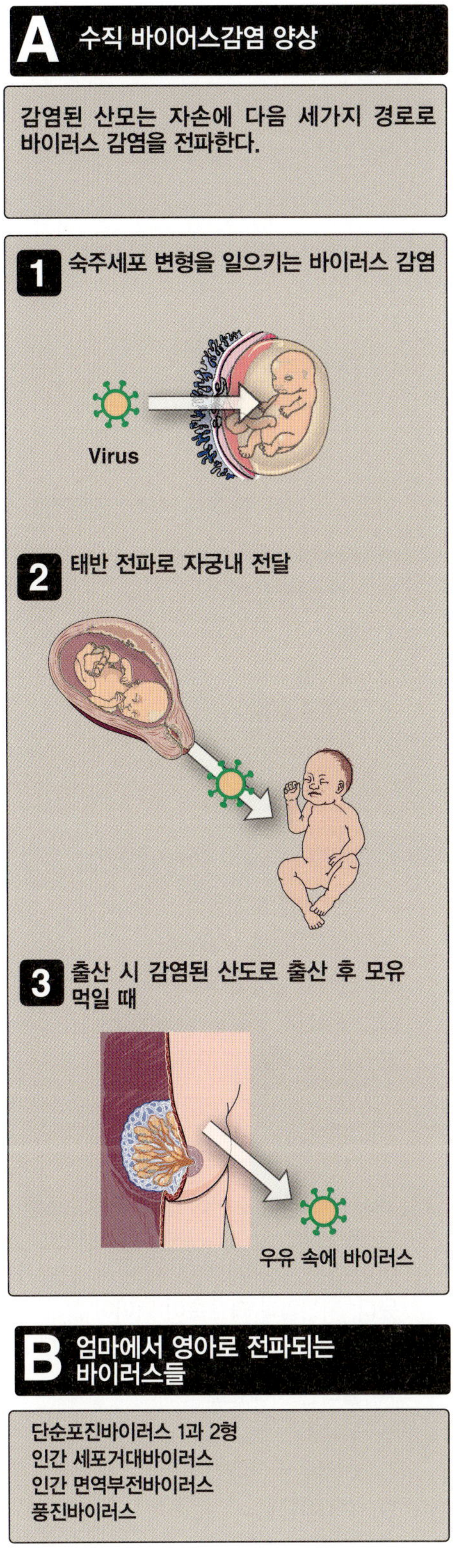

그림 3.7
바이러스 감염의 엄마에서 태아(수직) 전파

학습 문제

정답을 하나 고르시오.

3.1 내독소는 다음 중 어떤 종류의 생물학적 분자에 속하는가?

A. 점액다당질(mucopolysaccharides)
B. 지질다당질류(LPS)
C. 핵산
D. 단백질
E. 펩티도글리칸

정답 = B. 내독소는 그람음성균 외막의 지질다당질의 한 구성 성분이다. 펩티도글리칸은 그람양성균에 다량으로 있고 독성을 나타내나, 내독소는 아니다.

3.2 외독소는 다음 중 어떤 종류의 생물학적 분자에 속하는가?

A. 점액다당질(mucopolysaccharides)
B. 지질다당질류(LPS)
C. 핵산
D. 단백질
E. 펩티도글리칸

정답 = D. 외독소는 독성을 가지는 분비 단백질이며 대부분, 세포에서의 작용부위가 잘 알려져 있다.

3.3 디프테리아 독소의 작용기전은?

A. 세포막을 파괴한다.
B. 핵산 합성을 억제한다.
C. 단백질 합성을 억제한다.
D. 신경신호 전달을 방해한다.
E. 세포의 핵을 파괴한다.

정답 = C. 디프테리아 독소는 단백질 연장인자(EF-2)를 비활성화하여 단백질 합성을 억제한다. 테타누스 독소는 신경전달을 방해한다.

3.4 48세의 여성이 소변이 급히 마렵고(소변 절박), 옆구리 통증으로 응급실로 왔다. 소변을 현미경으로 보니 그람음성 막대균이 보였다. 항생제 치료 시작 전, 갑자기 발열, 오한과 섬망이 왔다. 저혈압과 과호흡이 뒤이어 빨리 생겼다. 이런 소견은 다음 중 세균이 방출한 어떤 성분에 대한 반응인가?

A. 콜라겐 분해효소
B. 외독소
C. 히알루산 분해효소
D. 지질다당질
E. 펩티도글리칸

정답 = D. 이 환자는 패혈증 쇼크일 가능성이 가장 높다. 이 병의 3분의 2는 대장균, 클레브시엘라, 엔테로박터, 프로테우스, 슈도모나스 또는 박테로이데스 등, 주로 그람음성균 감염으로 생긴다. 균혈증은 다른 질환으로 방어력이 약해지면 더 생긴다. 그람음성균은 내독소나 열에 안정한, 외막의 성분인 지질다당질를 방출한다. 이의 주 생리학적 작용은 발열, 쇼크, 저혈압 및 혈전이며 이를 패혈성 쇼크(septic shock)라 한다. 여러 장기의 손상으로 죽을 수도 있다. 그람양성균은 외독소를 방출하여, 쇼크 증후군을 일으킬 수 있으나, 그람음성균처럼 심하지 않다.

진단미생물학

4

I. 개요

감염병의 원인을 규명하는 것은 효과적인 항균 치료와 보조적 치료를 위해서 필요하다. 초기 치료는 염증을 유발하는 미생물의 유행 양상과 환자의 증상을 토대로 경험치료로 시작한다. 그러나 감염병의 정확한 미생물학적 진단을 위해서는 의사가 가능한 원인체를 좁혀가기 위한 다음의 다섯 가지 기본적인 실험 기술 중 한 가지 이상이 사용된다: 1) 현미경상에서 원인체의 직접적인 확인, 2) 원인체의 배양 및 동정, 3) 미생물 항원의 검출, 4) 미생물의 DNA 및 RNA의 검출, 5) 미생물에 대한 숙주의 염증반응 및 면역반응 확인(그림 4.1).

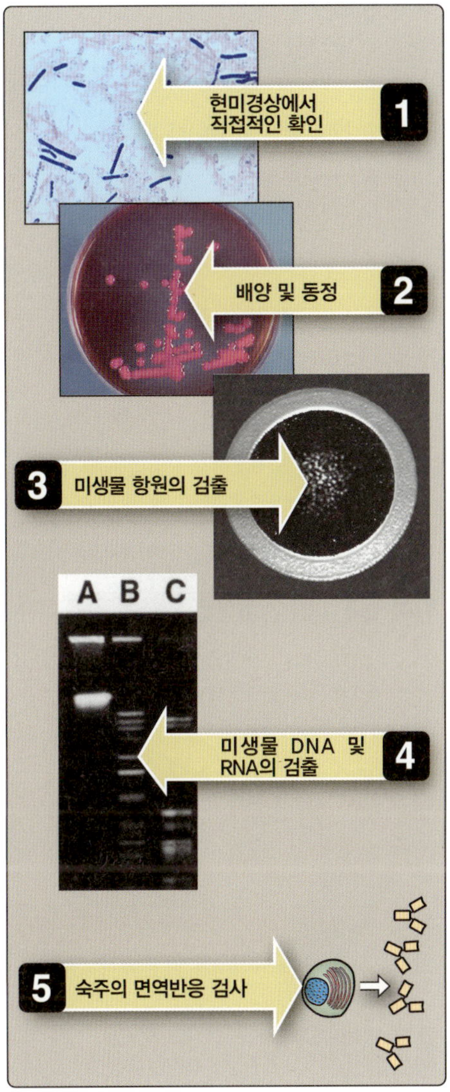

그림 4.1
감염병 진단에 유용한 실험기법들

II. 환자병력 및 신체검사

환자를 진단하기 위해서 가장 중요한 것은 환자의 병력(clinical history)이다. 예를 들어 기침에 대한 병력을 통해 기관지 염증을 유추할 수 있으며 배뇨곤란은 요도감염을 시사한다. 개발도상국으로의 여행력으로 외래 병원체의 관련을 유추할 수 있다. 예를 들어, 나일강에서 수영을 하였다면 주혈흡충증(schistosomiasis) 감염의 가능성이 높아진다. 환자의 직업에 따라서 특정 병원체에 노출될 확률이 높아지는데 푸줏간에서는 브루셀라병(brucellosis)에, 농부는 탄저병(anthrax)에 노출 확률이 높다. 환자의 나이도 병원체를 예측하는 지표가 될 수 있다. 예를 들어 신생아 척수액에서 검출된 그람양성 구균은 폐렴사슬알균[*Streptococcus pneunomiae* (pneumococcus)]보다는 *Streptococcus agalacticae* (group B)일 가능성이 높으며 이 균은 페니실린 G에 감수성이 있다. 반대로 40대 환자의 척수액 내 그람양성알균은 폐렴사슬알균인 경우가 많으며, 이 균은 페니실린 G에 내성이 있으므로 3세대 세팔로스로핀(cefotaxime 또는 ceftriaxone)이나 반코마이신을 사용해야 한다. 따라서 환자의 나이로 추정한 병원체는 초기 치료방침을 설정하는 데 중요하다. 이학적 검사를 통해 종종 질병의 존재나 양상(국소적 또는 전신적)에 대한 확정적 증거를 얻을 수 있다. 예를 들어 유주성 홍반(erythema migrans) (주변부의 밝은 붉은색과 중앙부의 깨끗한 부위를 가지는 넓은 피부 병변, 165쪽 참조)은 초기 단계의 국소성 라임병(Lyme disease)을 의미한다. 균혈증(전신으로 파급된 염증)이 의심되는 징후로는 오한과 열(때때로 저온증) 또는 폐혈성 쇼크를 나타내는 불규칙한 심혈관 장애가 있다. 폐 경화증의 이학적 소견이 나타난다면 이는 폐렴을 의미한다. 어떤 사람이 이런 증상과 함께 뒷목의 뻣뻣함과 마비증상을 동반한다면 이는 폐렴이 뇌수막으로 전파되었기에 뇌척수액 검사를 추가로 해 보아야 한다는 경고이다. 모든 실험실적 검사는 환자의 병력과 이학적 검사를 바탕으로 하며 검사의 민감도와 특이도를 감안해야 한다.

III. 병원체의 직접적인 관찰

다양한 염증 질환에서 병원체(바이러스 제외)는 환자의 검체, 예를 들면 객담, 소변, 뇌척수액 등에서 현미경을 이용하여 확인할 수 있다. 이들 원인체의 현미경상의 모양과 염색 특징은 동정을 위한 첫 번째 과정이다. 대상 병원체는 살아 있을 필요가 없으며 증식시킬 필요도 없다. 현미경을 이용한 검사는 신속하고 저렴하며, 앞서 뇌척수액의 검사에서 언급한 바와 같이 임상의사가 배양 결과를 기다릴 필요 없이 초기 치료를 시행할 수 있다.

A. 그람염색

염색을 거치지 않은 미생물은 광학 현미경상에서 관찰하기 어렵기 때문에 대부분의 환자 검체는 관찰하기 전에 염색 과정을 거친다. 가장 일반적이고 유용한 방법인 그람염색을 이용하면 세균을 세포벽의 성상에 따라 두 가지로 구분할 수 있다. 환자 검체를 크리스탈 바이올렛(crystal violet)으로 처리한 후 요오드로 고정하면 세균의 세포벽은 자주색이 된다. 이들 염색된 세포를 알코올이나 아세톤으로 처리하면 그람양성균은 염색을 유지하며 그람음성균은 탈색이 된다(그림 4.2). 사프라닌을 이용하여 대조염색을 하면 염색되지 않은 그람음성균은 분홍 또는 붉은색으로 염색된다. 몇 가지 균을 제외하고는 대부분의 세균은 두 그룹으로 나눌 수 있다. [주: 미코플라스마와 같이 세포벽이 없는 균은 그람염색을 통하여 확인할 수 없다.]

1. **그람염색의 응용 :** 그람양성균과 그람음성균의 여러 항생제에 대한 감수성이 다르기 때문에 그람염색은 치료적으로 중요하며, 따라서 병원

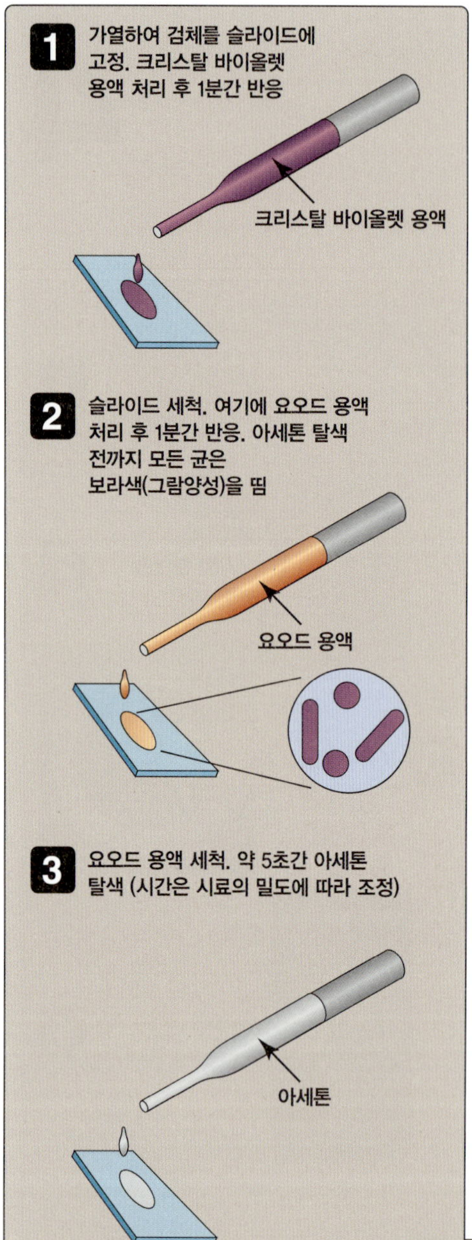

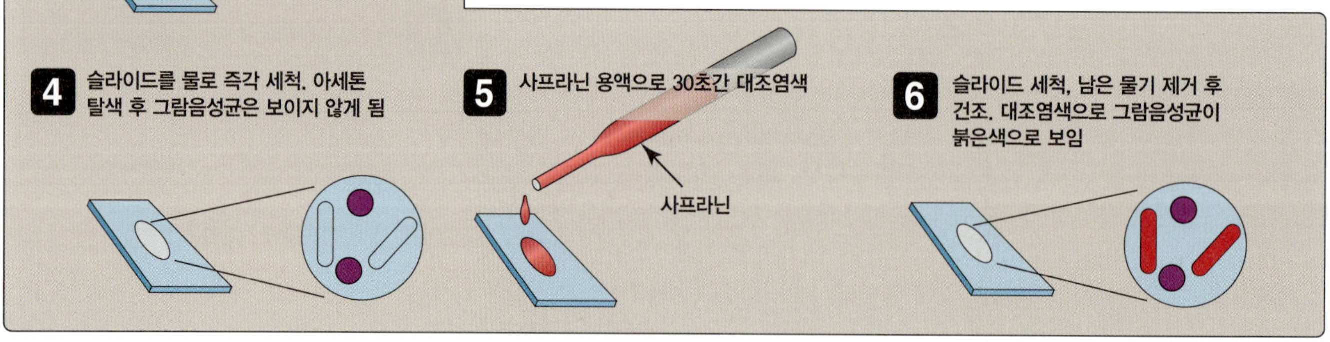

그림 4.2
그람염색 과정
● = 그람양성, ▬ = 그람음성, ⬭ = 무색

체가 동정되기 전에 초기 치료방침을 설정하는 데 유용하다. 또한 염색된 세균의 형태는 진단에도 유용하다. 예를 들어 요도 농 분비물에서 확인한 그람음성의 세포내 쌍알균(diplococci)은 임균의 예측 진단에 도움이 된다. 검체의 배양을 실시하기 전에 그람염색은 종종 배양 결과를 해석하는 데 매우 중요한 도움이 된다. 예를 들어 현미경상에서 병원체를 확인하였으나 배양 결과가 나오지 않은 경우가 있다. 이런 불일치의 경우는 배양 조건이 까다로와서 일반적인 배양배지에서는 증식하지 않으며 성장을 위한 첨가물이 필요한 경우이거나 임질균이나 무산소균과 같이 운반 과정에서 죽기 쉬운 세균인 경우이다. 이런 경우에 그람염색을 이용한 직접 관찰은 염증 원인체의 성상과 다양성 및 수를 유추할 수 있는 유일한 단서가 된다.

2. **그람염색의 한계점 :** 필요한 미생물의 수가 상대적으로 많다. 그람염색을 이용하여 직접 관찰을 하기 위해서는 미생물의 수가 10^4/mL 이상이 되어야 한다. 병원체의 수가 작은 액체 검체(예를 들어 뇌척수액)의 경우 병원체를 원심분리하여 농축하여 침전된 펠렛(pellet)을 염색하여 관찰한다.

B. 항산성 염색

Ziehl-Neelsen(고전적인 항산성 염색) 염색은 세포벽에 지질성분(mycolic acid)이 있을 때 사용한다. 대부분의 세균은 carbol-fuchsin으로 염색한 후 산성 알코올로 세척하면 탈색이 된다. 그러나 항산성 균은 carbol-fuchsin이 산성 알코올처리 후에도 탈색되지 않고 남아 있다. 임상적으로 가장 중요한 항산성 균은 결핵균(*Mycobacterisum tuberculosis*)으로 핑크색을 나타내며 구부러진 막대세균이다(그림 4.3). 항산성 염색은 미코박테륨 감염이 의심되는 환자의 진단에 사용된다.

C. 인디아 잉크 염색

이것은 간단한 현미경 검사법 중 하나이며 뇌척수액의 크립토콕쿠스증(*Cryptococcus neoformans*)을 검사하는 방법이다(그림 4.4). 뇌척수액 원심침전물 한 방울과 인디아 잉크 한 방울을 섞어서 커버 글래스를 덮고 현미경으로 관찰한다. 크립토콕쿠스균은 인디아 잉크 사이에 크고 투명한 캡슐로 확인할 수 있다.

D. Potassium hydroxide (KOH) 도말법

KOH를 이용하여 세포와 세균과 진균을 용해한다(그림 4.5). 객담 한 방울 또는 피부를 긁은 것에 10% KOH 용액로 점적하면 진균의 형태를 확인할 수 있다.

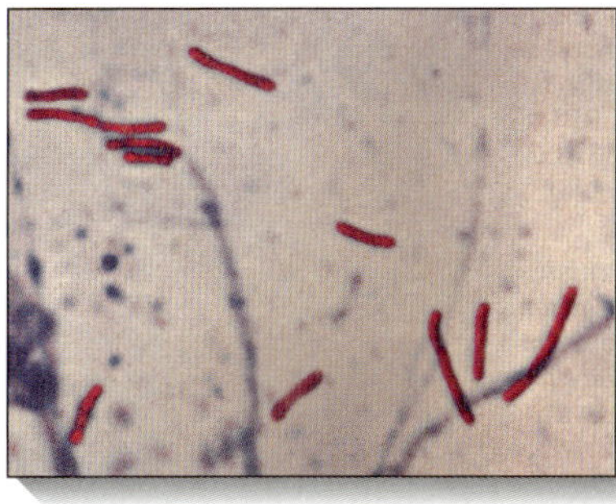

그림 4.3
항산성염색한 결핵균(*Mycobacterisum tuberculosis*) 모습

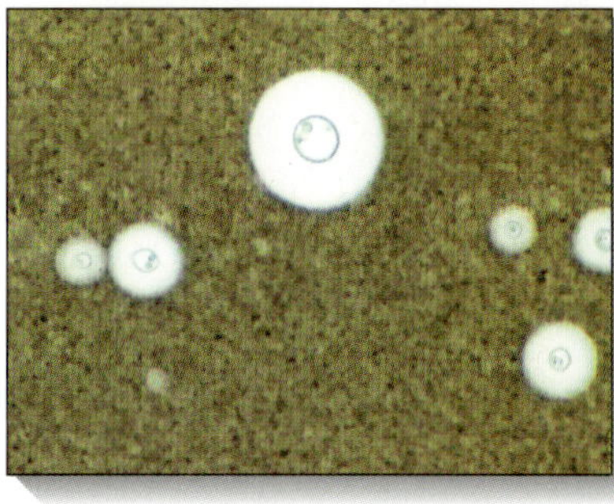

그림 4.4
뇌척수액에서 인디아 잉크로 처리한 크립토콕쿠스(*Cryptococcus neoformans*) 모습. 효모세포는 인디아 잉크 입자와 섞이지 않고 크고 투명한 캡슐로 보임

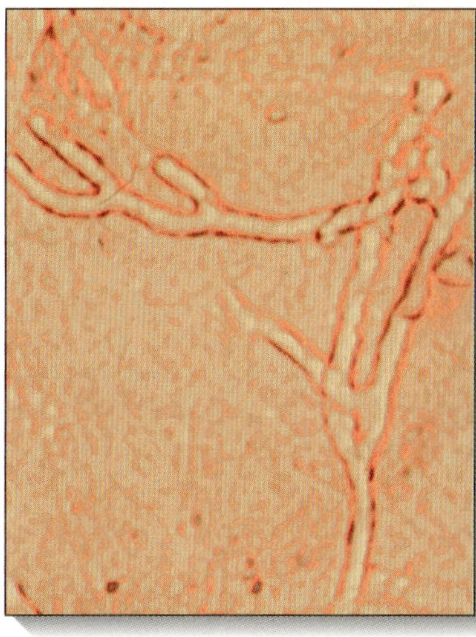

그림 4.5
부비동 삼출물에서 염색하지 않은(KOH 용액로 점적한) 진균의 모습

IV. 배양을 이용한 세균증식

배양은 대부분의 세균과 진균 감염에서 행해지나 기생충과 원생생물 검출에는 잘 사용되지 않는다. 대부분의 병원체 배양 과정은 직접하며, 예를 들어 그룹 A 베타용혈성 사슬알균을 동정하기 위해서는 혈액한천배지에 도말한다. 그러나 일부 병원체는 매우 천천히 증식하거나(예를 들어 결핵균)이나 배양이 어려운 경우도 있다(예, *Bartonella henselae*). 배양을 거쳐 분리한 미생물은 군락의 크기와 모양, 색깔, 그람염색, 용혈반응, 냄새 및 대사성질을 이용하여 동정한다. 또한 순수배양은 항균제 감수성 검사에 필요한 병원체를 제공하는 데에도 활용된다(30쪽 참조). 배양 결과를 얻기 위해서는 적절한 시료 채취와 운송 과정이 필요하며 어떤 균은 특별한 영양소가 필요하므로 적절한 배지 선택이 필요하다. 또한 어떤 배지는 일정한 미생물의 증식을 억제하여 다른 균을 확인하기도 한다.

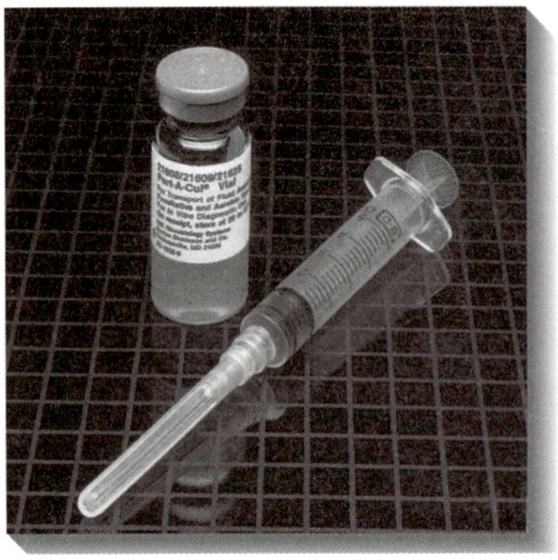

그림 4.6
혐기성 운송배지. 비영양배지는 가검물을 넣은 후 산소의 확산을 지연시켜 미생물이 최대 72시간까지 생존할 수 있다. 농과 같은 액상 가검물은 혐기성 운송배지가 없는 경우 공기가 없는 주사기를 사용하는 것이 도말보다 좋다. 또한 주사기로 바로 옮긴 경우 혼합감염에서 각 균의 상대분포를 정확히 볼 수 있는 장점도 있다.

A. 시료의 채취

대부분의 미생물은 쉽게 죽으며 검사실까지 신속하게 운반되어야 한다. 예를 들어 임균이나 폐렴알균은 열과 건조에 취약하다. 시료는 신속하게 배양되어야 하며 불가능할 경우 운송배지를 이용하여 미생물이 배양될 때까지 살아 있도록 한다. 혐기성 균이 의심되면 환자 시료는 공기 중에 노출되지 않도록 한다(그림 4.6).

B. 배양 조건

모든 임상적으로 중요한 미생물은 성장에 유기탄소가 필요한 종속영양균이다(heterotrophs). 종속영양균은 복합하거나 단순한 유기물질을 필요로 한다. [주: 유기물질은 이산화탄소를 환원하는 데 이용되며 이것이 필요 없는 미생물을 독립영양균이라고 한다.] 대부분의 미생물은 세포성장에 필요한 유기물질인 다양한 성장인자가 필요하지만 세균 스스로 합성하지는 못한다(예를 들어 비타민). 성장인자가 많이 필요하거나 특수한 물질이 필요한 세균의 경우 배양 조건이 까다롭다.

C. 산소 공급

미생물은 증식에 산소가 필요한 것과 필요하지 않은 것으로 구분할 수 있다. 절대 산소균(strict aerobes)은 산소가 없으면 증식할 수 없으며 에너지를 발생하기 위해서 최종적인 전자전달매체로 산소를 이용한다. 절대 무산소균(strict anaerobes)은 발효 과정을 이용하여 에너지를 얻으며 소량의 산소라도 존재하는 경우 죽는다. 조건무산소균(facultative anaerobes)은 산소가 없는 경우에 증식할 수 있으며 산소가 있는 경우 더 잘 증식한다. 공기관용성 산소균(aerotolerant anaerobes)은 산소로부터 보호할 수 있는 기전을 가지고 있으나 산소를 대사 과정에 사용하지 않는다(즉, 산소 유무에 관계없이 증식한다). 미세산소균(microaerophiles)은 대사 과정에 산소를 필요하지만 산소 분압이 대기와 같은 경우 증식하지 못한다. 미세산소균은 호수나 젖은 진흙과 같은 산소 분압이 낮은 곳에서 발견된다.

D. 배지

병원성 미생물을 분리하기 위해서는 임상검체의 특성에 따라 두 가지 방법이 사용된다. 첫 번째 방법은 어떠한 미생물이라도 잘 증식하기 위한 영양강화배지(enriched media)를 이용하는 것이다. 두 번째 방법은 선택배지를 사용하는 것으로 일반적으로 많은 수의 미생물이 혼합되어 있는 시료(예를 들어 분변, 요도 삼출물, 객담)에서 특정 미생물만 성장하도록 하는 것이다. 미생물의 분리는 보통 고형배지를 이용한다. 액체배지는 순수 분리한 균을 대량 증식할 경우 사용한다.

1. **영양강화배지(enriched media):** 혈액, 효모추출물, 뇌조직, 또는 심장조직을 첨가한 배지는 배양이 어려운 균에 사용한다. 예를 들어 면양 혈액 한천은 단백질과 염분 및 5%의 면양적혈구가 첨가되어 있으며 인체 검체에서 검출할 수 있는 대부분의 그람양성 및 그람음성 미생물을 분리하는 데 사용한다(89쪽 참조). 그러나 인플루엔자균이나 임균 같은 미생물은 배양이 몹시 어렵다. 이런 균은 적혈구를 용혈시킨 초콜릿 한천배지를 이용한다(130쪽 참조). 이 배지에는 이들 균의 성장에 필요한 헤모글로빈, 헤민("X" 인자)와 nicotinamide adenine dinucleotide("V" 인자)와 같은 세포내 영양소가 들어 있다. 영양첨가배지는 혈액이나 뇌척수액과 같이 정상적으로 무균상태인 시료에서 질병을 유발하는 병원체를 찾는데 사용한다. 미생물이 증식하기에 배양배지가 부적절하거나 증식 조건이 맞지 않는 경우 배양이 실패할 수 있다.

2. **선택배지(selective media):** 가장 일반적으로 사용되는 선택배지는 맥콩키 한천배지이며(115쪽 참조) 대장균을 비롯한 대부분의 그람음성 간균의 증식을 도우며 그람양성균, 즉 헤모필루스, 나이세리아와 같은 증식이 어려운 그람음성균의 증식을 억제한다. 혈액배지나 초콜릿 배지에서 증식하지만 맥콩키 배지에서 증식하지 않는 미생물은 그람 양성균이나 증식이 어려운 그람음성균임을 유추할 수 있다. 반대로 대부분의 그람음성 막대균은 맥콩키 배지에서 뚜렷한 군락을 형성한다. 이 배지는 미생물이 유당을 이용하는지도 확인할 수 있다(그림 4.7). 임상검체는 보통 혈액배지와 초콜릿 배지 및 맥콩키 배지에 접종한다. 헥튼 장내 한천배지는 유당/설탕 대사 유무와 H_2S 발생 유무를 확인하는 데 사용된다. 이 배지는 살모넬라균과 이질균의 동정에 사용된다. 테이어-마틴 한천배지는 초콜릿 배지에 비병원성 나이세리아균과 여러 정상 세균무리의 증식을 억제하는 항균제가 첨가되어 있다. 이 배지는 임질균을 동정하는 데 사용된다. 시료를 배양하기 전에 임상의사는 독특한 병원균이 의심될 경우 검사실에 의심되는 균을 알려주어야 한다. 보통 일반적인 배양에 사용되지 않는 특수 배지를 사용해야 하기 때문이다. 또한 노카르디아와 같이 천천히 증식하는 미생물은 오랫동안 배양해야 하는 경우에도 알려주어야 한다.

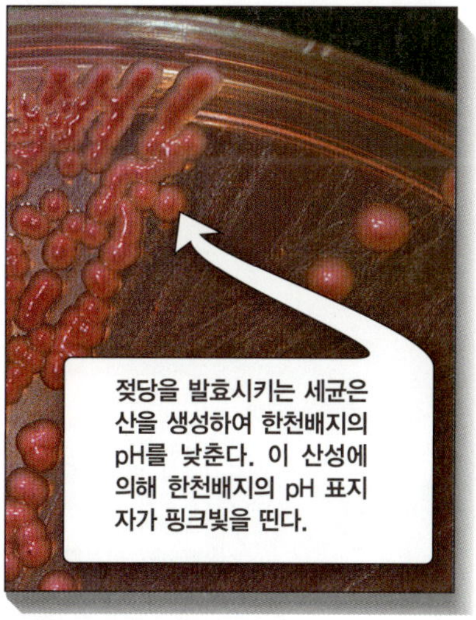

그림 4.7
맥콩키 한천배지에서 젖당발효, 그람음성 막대균이 핑크빛 집락을 보이는 모습

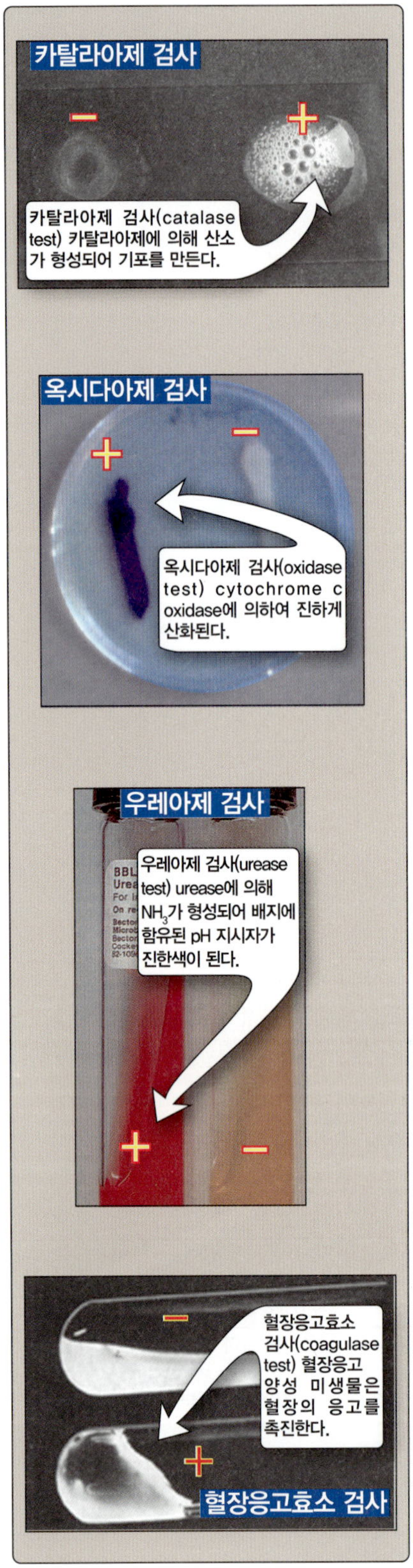

그림 4.8
미생물을 동정하기 위해 사용하는 검사법

V. 세균의 동정

확인되지 않은 세균의 성상을 확인하기 위한 방법으로 가장 많이 사용되는 방법은 기존에 알려져 있는 세균의 형태와 생화학적 대사 특징과 비교하는 것이다. 또 다른 방법으로 염기서열을 이용하는 방법은 29쪽에서 논의될 것이다. 면역학적인 진단 방법은 25쪽에 기술하였다. 세균의 동정은 단일 군락에서 증식한 순수 분리한 세균으로 하는 것이 중요하다.

A. 단일 효소 반응

세균들은 다양한 종류의 효소들을 만들어낸다. 예를 들어 어떤 효소는 세균의 독립적인 대사에 필요하며 어떤 것은 다른 세균과 경쟁하거나 감염을 성립시키는데 도움을 준다. 세균의 단일 효소반응검사는 간단하고 신속하며 해석이 용이하다. 이것은 배양에서 증식이 된 세균에서도 이용할 수 있으며 종종 세균동정을 유추하는데도 사용된다.

1. **카탈라아제 검사(Catalase test):** 카탈라아제 효소는 과산화수소를 물과 산소 분자로 분해시킨다($H_2O_2 \rightarrow H_2O + O_2$). 카탈라아제 양성 세균은 과산화 수소가 포함된 용액을 첨가하면 신속히 거품을 만들어 낸다(그림 4.8). 카탈라아제 검사는 다양한 그람 양성균을 판별할 수 있다. 예를 들어 포도알균은 카탈라아제 양성이며 사슬알균과 장알균은 카탈라아제 음성이다. H_2O_2는 항균작용을 갖고 있으므로 분해되면 호중구가 박테리아를 죽이는 능력을 감소시키므로 카탈라아제 생성은 중요한 독성 요인이다.

2. **옥시다아제 검사(Oxidase test):** 시토그롬 c 옥시다아제(cytochrome oxidase)는 어떤 세균에서는 전자 전달계와 질소 대사과정에 관여한다. 이 효소는 phenylenediamine 유도체와 같은 합성물질에서 전자를 획득하여 짙은 색의 산화물질을 만들어낸다(그림 4.8). 이 검사는 그람 음성 세균을 판별하는데 도움을 준다. 예를 들어 녹농균(*Pseudomosas aeruginosa*)는 옥시다아제 양성이다.

3. **우레아제 검사(Urease test):** 우레아제는 요소를 암모니아와 이산화탄소로 가수분해 시킨다($NH_2CONH_2 + H_2O \rightarrow 2NH_3 + CO_2$). 암모니아의 발생은 pH 지시약을 이용하여 알카리성이 증가하며 색깔변화가 있는 것으로 확인한다(그림 4.8). 이 검사는 장내세균과의 일부 종과 *Corynebacterium urealyticum* 및 위염균의 동정에 사용된다.

4. **혈장응고효소 검사(Coagulase test):** 혈장응고효소는 세균을 혈장과 같이 배양할 때 응고시키는 효소이다. 이 검사는 황색포도알균(혈장응고효소 양성)과 그 외의 혈장응고효소 음성인 포도알균(Staphylococci)을 분별할 때 사용된다.

B. 자동화 시스템

미생물 실험실에서 병인균을 동정하기 위하여 자동화된 방법을 사용하는 경우가 증가하고 있다. 예를 들어 바이텍(Vitek) 시스템은 조그만 플라스틱 반응 카드에 30개의 생화학적 반응 시약이 들어 있어서 세균을 동정할 수 있는 생화학적 성상을 알 수 있다(그림 4.9). 배양한 세균을 넣으면 자동으로 카드에 주입되고 광도계가 주기적으로 색깔의 변화를 관찰하여 세균의 대사 특성을 확인할 수 있다. 자료는 컴퓨터 데이터베이스를 이용하여 분석, 저장 및 출력된다. 여러 종류의 자동화 시스템이 시판되고 있으며 대부분 미생물 동정과 항균제 감수성 검사를 동시에 시행한다.

C. 대사 과정의 유무를 이용한 검사

이 검사는 단일 효소가 아니라 세균의 대사 과정의 유무를 확인하는 방법이다. 일반적으로 사용되는 방법은 다양한 탄수화물(carbohydrate)의 산화와 발효가 일어나는지, 아미노산을 분해하여 사용할 수 있는지, 특수한 물질을 사용할 수 있는지를 확인하는 것이다. 가장 많이 사용되는 검사방법으로 장내세균과 다른 그람음성균을 신속하게 동정하기 위해서 20개의 작은 관에 다양한 생화학 대사에 관련된 물질을 넣어서 검사하는 것이다. 대사물질이 들어 있는 작은 관에 동정이 필요한 세균을 넣고 5시간 동안 배양한 뒤에 각 관의 색깔 변화를 종합하여 세균의 대사 특징을 확인한다. 이런 색의 변화는 세균이 특정 물질을 대사에 이용할 수 있는지를 나타낸다. 그 결과는 기존의 알려져 있는 세균의 대사관련 데이터베이스와 비교한다(그림 4.10). 검사한 세균과 기존의 알려진 병인균과의 일치도를 계산하여 확률로 표시한다.

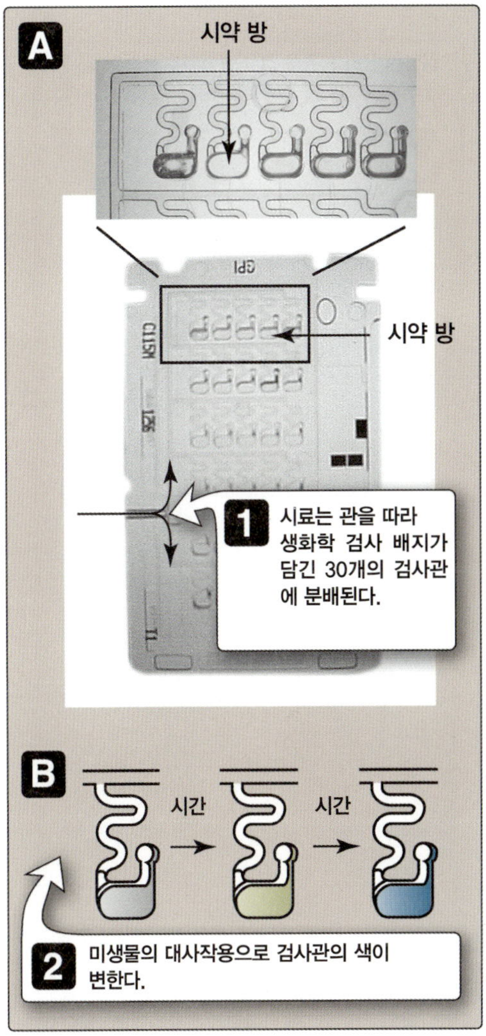

그림 4.9
A. 반응 well을 포함하는 Vitek 검사 카드
B. 시간이 가면서 well의 색 변화가 나타나는 모습

VI. 미생물의 면역학적 관찰

감염병 진단에 있어 면역학적 방법은 항원 항체반응의 특이성을 이용한다. 예를 들어 이미 알려진 항원과 항체를 미지의 세균을 동정하는 데 사용한다. 또

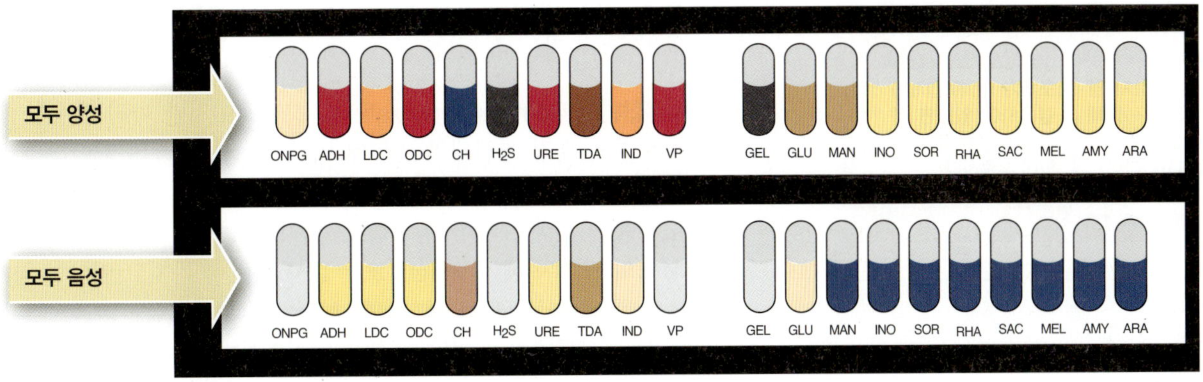

그림 4.10
세균 동정을 위한 신속 수동 생화학검사법. 상단과 하단에서 다르게 나타나는 양상은 각 기질 이용 양성과 음성을 각각 나타낸다.

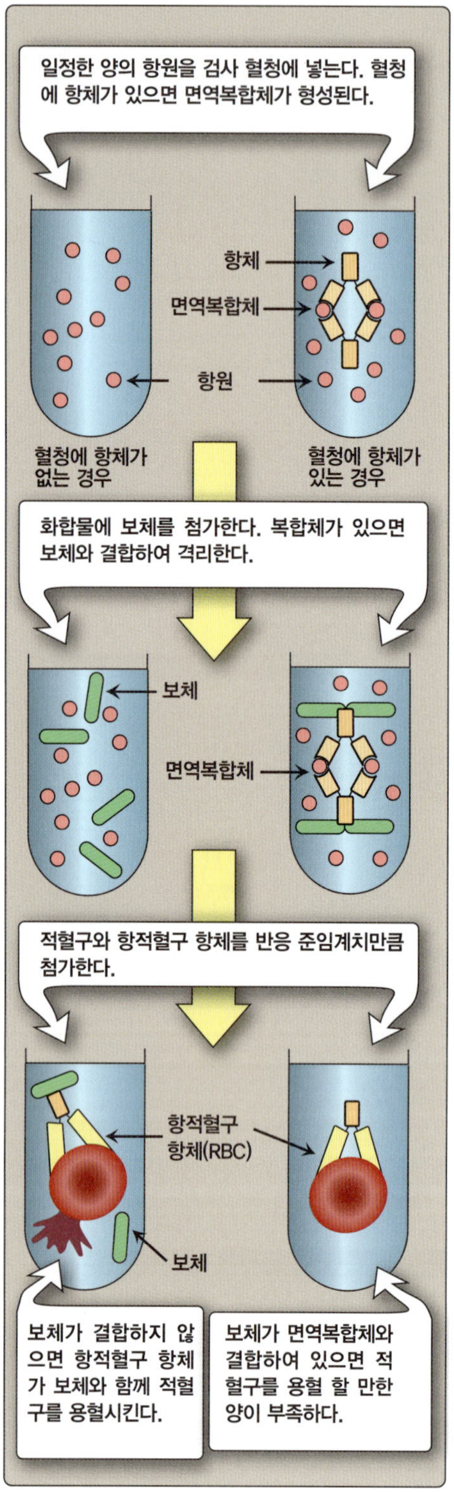

그림 4.11
보체 결합반응

한 환자에서 감염에 대한 면역반응을 혈청학적으로 확인하거나 환자의 체액에서 병원체의 항원 또는 유전자 특성을 확인하는 것도 종종 유용하게 사용된다. 면역학적인 방법은 감염 원인체를 분리 동정하기 어렵거나 불가능할 때 유용하며 이전의 감염을 확인할 때에도 사용한다. 환자의 혈청이나 체액에서 항원 또는 항체의 유무를 확인하는 여러 면역학적인 분석 방법이 이번 단락에 기술하였다.

A. 알려진 항혈청을 이용한 세균항원 검출

이 검출 방법은 신속하며 민감도와 특이도가 양호하다. 그러나 세균 배양 방법과 달리 항균제 감수성 검사와 생화학적 성상을 확인하는 추가적인 검사를 시행할 수 없다.

1. **Quellung 반응(협막 팽창 반응, Capsule swelling reaction):** 협막을 가지고 있는 세균은 특이 항체를 가지고 있는 혈청과 반응하면 팽창 반응이 일어나기에 임상 검체에서 직접 검출이 가능하다(그림 9.10). Quellung 반응은 협막이 굴절력이 있어 잘 보이게 하며 실제 팽창시키지는 않는다. 이 방법은 *S. pneumoniae*, *H. influenzae* type b, 및 *Neisseria meningitides* group A와 B의 혈청학적 분류에 사용된다.

2. **슬라이드 응집 검사:** *Salmonella*와 *Shigella*와 같은 미생물은 현미경 슬라이드에서 부유세균 응집검사를 이용하여 확인할 수 있다. 부유세균의 항원에 대한 특이 항체를 반응하면 세균의 교차연결반응(cross linking)을 유발하여 응집이 일어난다.

B. 혈청내 항체 확인

환자의 혈청에서 세균의 항원에 대한 항체를 검출하는 것은 특정 병원체에 대해 감염이 진행 중이거나 과거의 감염이 있었는지를 알려준다. 항체반응에 대해 해석을 할 때 일반적으로 다음과 같은 부분을 염두에 두어야 한다. 1) 항체는 감염 초기에는 검출되지 않을 수 있다. 2) 환자 혈청에서 항체의 검출만으로 현성감염인지 과거감염인지를 구분할 수 없다. 3) 항체의 역가가 10~14일 이상 증가한 경우 현성감염인지 과거감염인지를 구분할 수 있다. 보체 결합반응이나 침전반응과 같은 방법을 이용하면 항-세균 항체를 정량적으로 측정할 수 있다.

1. **보체결합반응(Complement fixation):** 고전적이지만 아직 유용한 방법으로 혈청의 특정 병원체의 항원에 대한 항체가 보체와 결합하는 것을 이용한다(그림 4.11). 먼저 환자의 혈청을 감염이 의심되는 병원체의 항원과 반응한 뒤에 보체를 첨가한다. 환자의 혈청이 특정 항원(과거 또는 현재의 감염원)에 대해 IgG 또는 IgM 항체를 가지고 있다면 첨가한 보체가 항원-항체-보체 결합체를 형성한다(보체결합). 다음으로 항적혈구 항체로 둘러싸인 면양 적혈구를 첨가한다. 이는 민감한 표지자로서 보체결합이 일어났다면(환자의 혈청에 병원체 항원에 대한 항체가

있다면) 이 반응에서 보체가 대부분 소진되어 항체-적혈구 결합체와 반응할 보체가 거의 없기에 적혈구세포의 용혈이 일어나지 않는다. 만약 보체가 항원항체반응에 의해 소진되지 않았다면(즉, 환자의 혈청에 특정 항원에 대한 항체가 존재하지 않다면) 보체는 항체-적혈구 결합체와 반응하여 적혈구 용혈을 유발한다. 적혈구의 용혈로 헤모글로빈이 유리되며 이것은 흡광도를 이용해서 측정할 수 있다.

2. **직접 응집법(Direct agglutination):** 직접 응집법은 특정 원인균을 실험실에서 배양하기 어렵거나 위험한 경우 사용한다. 이 검사는 환자의 혈청 항체를 특정한 불활성화 세균항원과 (형태는 온전함) 결합하여 응집반응을 확인하는 것이다. 이 검사는 *Brucella abortus* 또는 *Francisella tularensis*와 같은 병원체를 검사하는 데 사용한다.

3. **직접 혈구응집법(Direct hemagglutination):** 다양한 염증의 진행 과정에서 적혈구에 대한 항체가 증가할 수 있다. 예를 들어 Epstein-Barr 바이러스에 의해 유발되는 전염성 단핵구증(infectious mononucleus)에서 이러한 항체가 빈번히 관찰된다(267쪽 참조). 항체로 둘러싸이지 않은 동물 또는 사람의 적혈구를 적혈구에 대한 항체를 만들어 내는 병원체에 감염된 환자의 혈청과 반응시키면 적혈구에 대한 항체를 검출할 수 있다. 환자의 항체는 적혈구와 응집을 유발한다. 이런 반응을 직접 혈구응집법이라고 한다. *Mycoplasma pneumoniae*에 의해 진행된 폐렴의 경우 IgM항체는 4°C에서는 사람의 적혈구를 응집시키지만 37°C에서는 유발하지 않는다. 이것을 저온응집조(cold agglutinins)라 한다.

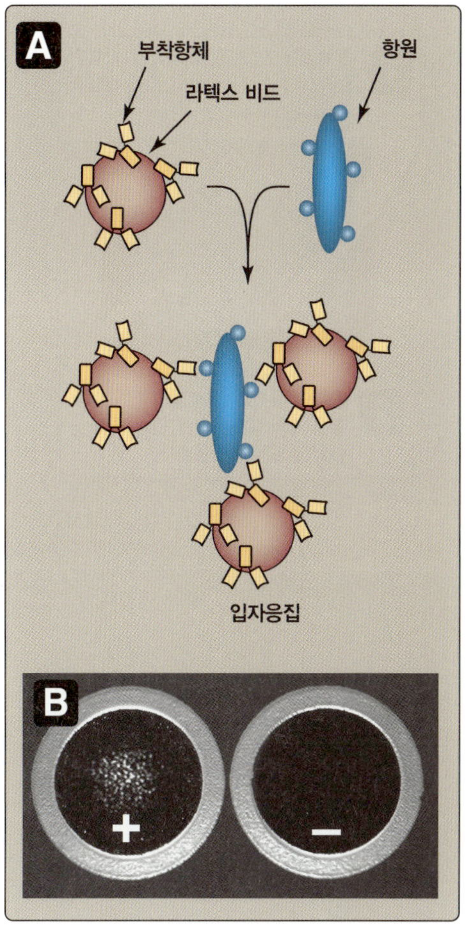

그림 4.12
A. 항체결합 라텍스 비드와 항원이 응집반응을 일으키는 모식도
B. 응집반응 사진

C. 혈청의 항원과 항체를 확인하는 다른 방법들

1. **라텍스 응집반응 검사법(Latex agglutination test):** 라텍스나 다른 입자들은 (항원을 확인하기 위한) 항체 또는 (항체 확인을 위한) 항원들과 쉽게 결합하여 코팅된다. 항체로 둘러싸인 라텍스 입자에 항원을 넣으면 응집반응이 일어나서 육안으로 관찰한다(그림 4.12). 예를 들어 뇌척수액에서 뇌수막염을 유발하는 세균이나 곰팡이에 대한 항원을 신속하게 검사할 수 있다. 항원으로 둘러싸인 라텍스는 환자의 혈청에서 항체를 확인하는 데 이용할 수 있다. 라텍스 응집반응은 베타 용혈성 사슬알균 B군을 동정하는 데 널리 사용된다.

2. **효소면역측정법(Enzyme-linked immunosorbent assay, ELISA):** 이 진단 방법은 확인하고자 하는 항원에 특이적인 항체를 조그만 플라스틱 홈 바닥에 붙인다(그림 4.13). 환자의 혈청을 항체가 붙어 있는 홈에 넣고 반응시키면 혈청에 있는 항원들이 바닥에 붙어 있는 항체와 결합한다. 이것을 세척한 뒤 이차항체를 추가한다. 이차항체는 항원에 특이적이지만 일차항체가 인지하는 항원 결정기(epitope)와 다른 부분을 인지한다. 일정시간 반응 후 플라스틱 홈을 세척하여 반응하지 않은 항체를 제거한다. 이차항체에 기질반응효소를 붙여놓으면 기질 추가로 색

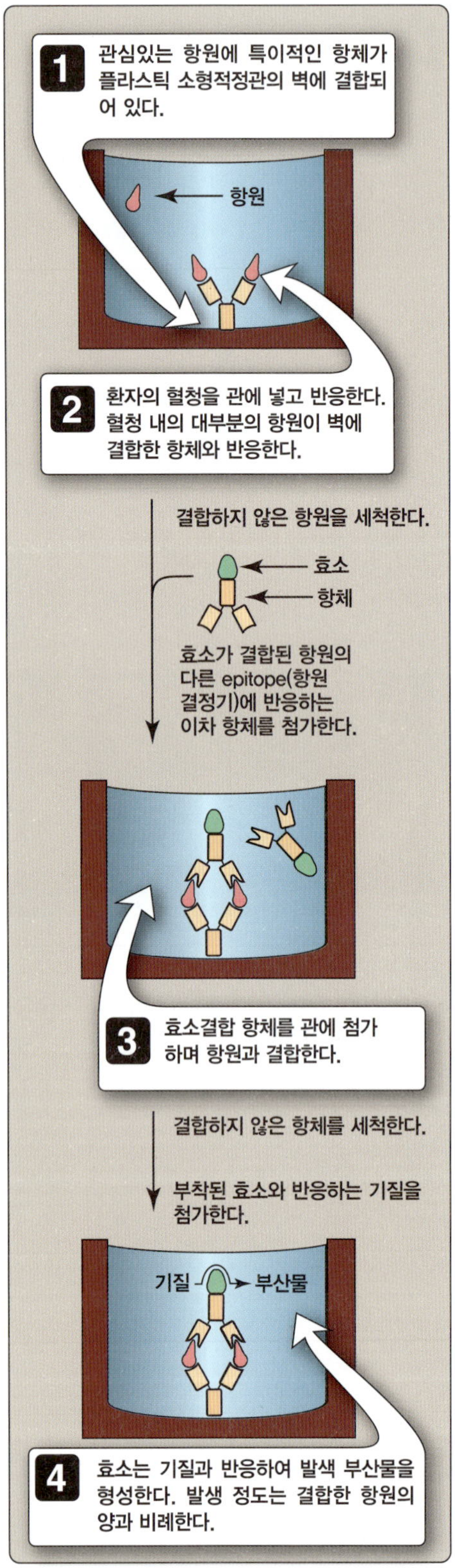

그림 4.13
효소면역측정법(ELISA)의 원리

깔 변화를 관찰할 수 있으며 색 변화의 정도가 항원의 양을 나타낸다. 효소면역측정법은 환자의 혈청에서 항체를 정량적으로 측정할 때에도 사용한다. 이 경우 홈 바닥에 알고 싶은 항체에 대한 항원을 붙인다. 환자의 혈청을 항원과 결합시킨 뒤 홈을 세척하고 발색반응을 일으키는 효소를 붙인 이차항체(환자의 항체를 확인할 수 있는 항체)와 반응한다. 세척 후에 효소에 반응하는 기질을 넣어서 색깔의 변화 정도를 측정한다.

3. **형광항체검사(Fluorescent-antibody tests)**: 임상 검체 내의 원인균은 fluorescein과 같은 형광물질을 특이 항체에 결합시켜 확인할 수 있다. 이런 직접 면역형광항체 검사는 농축된 체액(예를 들어 뇌척수액이나 혈청), 조직 파편(예를 들어 피부 각질) 또는 배양 세포의 표본을 특정 병원체에 반응하는 항체와 반응한다. 형광물질이 결합된 항체는 미생물과 결합하여 자외선을 흡수하여 가시영역의 빛을 발산하며 형광현미경으로 관찰할 수 있다. 또 다른 방법으로 간접 면역형광항체 검사법이 있는데 두 종류의 항체를 사용한다. 첫째는 형광물질을 붙이지 않은 항체(표적 항체)를 앞에서 기술한 검체들의 미생물 항원에 결합시킨다. 여기에 형광물질로 표지한 표적항체인지 이차항체와 반응한다. 형광물질로 표지한 이차항체는 각각의 표적항체와 결합하여 미생물이 형광물질로 염색된 것을 확인할 수 있다.

VII. 핵산 검사 방법

미생물의 DNA를 검출하는 방법은 3가지로 분류한다: 1) 직접 핵산교잡법(hybridization) (비증폭법), 2) 중합효소연쇄반응(PCR) 또는 응용법을 이용하여 증폭하는 방법, 3) DNA microarray 방법이다. 비록 당분간은 미생물 배양 방법을 완전히 대체할 수는 없겠지만, 감염병의 진단에 핵산 검사 방법은 FDA의 승인을 받아 상업적으로 널리 이용되고 있다.

A. 증폭을 이용하지 않고 감염원을 직접 확인하는 방법

이 방법은 병원체를 확인하는 특이도가 매우 높으며, 환자의 시료 또는 배양에서 분리한 원인체에 대하여 병원체의 DNA를 확인하는 것이다. 기본 원리는 병원체를 구별할 수 있는 상대적으로 짧은 DNA 염기서열(target sequence)를 확인하는 것이다. 이것은 상보적인 염기서열을 갖는 단측 염기서열(single strand) DNA 탐색자(probe; 보통 형광물질로 표지됨)로 핵산교잡(hybridization)을 시행한다. [주: 박테리아는 16S rRNA를 전사하는 DNA 염기서열을 주로 사용하며 각각의 박테리아는 특이적인 16S rRNA 유전자를 많이 갖고 있으므로 반응의 민감도가 높다.] 탐색자가 표적에 결합하면 결합하지 않은 탐색자를 세척한 후 탐색자에 결합한 표지물질을 이용하여 확인한다. 직접 핵산교잡법을 사용하기 위해서는 10^4 또는 그 이상의 염기서열이 필요하다.

B. 증폭 방법을 이용한 진단

핵산증폭 방법은 표적 DNA의 농도가 낮은 경우 선택적으로 증폭하므로 직접 검출법이 어려운 경우 사용한다. 박테리아의 16S rRNA 유전자는 미생물 검출 및 동정을 위한 가장 중요한 표지자이다. 리보솜 DNA는 매우 보존적인 부위(primer를 작성하는 표적으로 사용된다)와 그 사이의 종마다 다른 부위로 나뉜다. 이들 염기서열은 DNA 지문과 같다. 16s rRNA 유전자의 특정 부위를 알려진 미생물에 대한 데이터베이스와 비교하면 원인체를 확인할 수 있다. 바이러스 검출을 위해서는 병원체를 구별할 수 있는 보존적인 DNA 또는 RNA 염기서열을 표적으로 primer를 작성한다. 바이러스 유전자의 증폭은 바이러스 양이 매우 적어서 배양이 어렵거나 결과를 빨리 확인해야 하는 경우 유용하다.

1. **고전적인 중합효소연쇄반응**(Polymerase chain reaction, PCR): 이 방법은 DNA 중합효소가 DNA의 특정 부분(병원체에 특이적이며 매우 보전적인 부분이 좋다)을 반복적으로 증폭한다. 각 증폭 단계에서 DNA의 양은 두 배가 되어 반복 증폭에 의하여 지수로 증가한다. 증폭된 염기서열은 gel 전기영동이나 southern blotting, 또는 직접염기서열 분석법으로 확인한다.

2. **실시간 중합효소연쇄반응**(Real-time polymerase chain reaction): 이 PCR 응용법은 염기서열 증폭과 함께 증폭물질의 형광검출을 동일한 폐쇄 자동화 시스템 안에서 시행하는 것이다. 실시간 중합효소연쇄반응은 오염의 위험성이 있으나 빠른 시간(30~40분)에 진단할 수 있다. 실시간 중합효소연쇄반응은 정량적인 방법이므로 다양한 시료에서 병원체의 농도를 측정할 수 있다.

3. **중합효소연쇄반응의 이점**: 핵산 염기서열 증폭 방법은 실험실에서 장기간 배양하지 않고도 병원체에 특이적인 DNA 또는 RNA를 증폭하여 직접 검출하는 이점이 있다. 또한 PCR은 배양이 어렵거나 천천히 자라는 미생물, 즉 항산균(mycobacteria), 무산소 미생물, 바이러스를 검출할 수 있다. PCR은 민감도와 특이도가 높으며 항균제의 사전 사용에 영향을 받지 않는다.

4. **응용**: 핵산증폭 방법은 빠르고 쉬우며 정확하다. 이 방법은 주로 실험실에서 배양하기 어렵거나 배양 방법으로 확인하기가 어려운 경우 사용한다. 또한 배양에 복잡한 배지가 필요하거나 배양 시간이 오래 걸릴 때 사용한다(그림 4.14)

대상 미생물
Bacillus anthracis
Bordetella pertussis
Chlamydia trachomatis
Cytomegalovirus
Enterovirus
Epstein-Barr virus
Hepatitis B virus
Hepatitis C virus
Herpes simplex virus
Human immunodeficiency virus
Human papilloma virus
Methicillin-resistant Staphylococcus aureus
Mycobacterium tuberculosis
Neisseria gonorrhoeae
SARS coronavirus
Vancomycin-resistant enterococci
Varicella zoster virus
Variola virus
West Nile virus

그림 4.14
감염병 진단을 위하여 상용화된 염기서열증폭 대상 미생물. 모든 미생물을 포함하지는 않았음

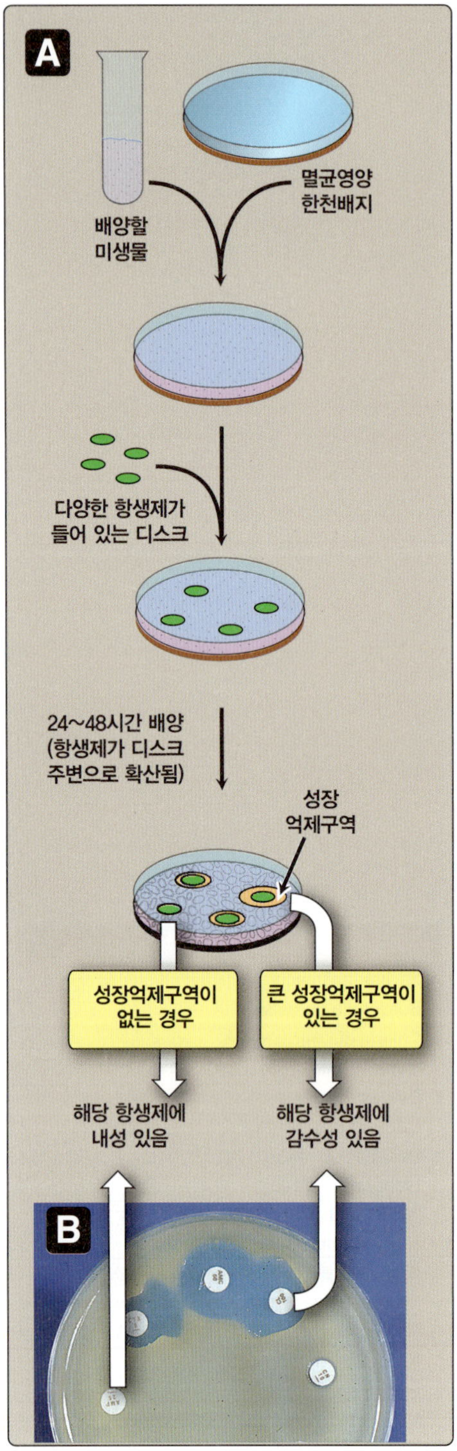

그림 4.15
A. 항생물질에 대한 미생물의 감수성 검사를 위한 디스크확산법 요약도
B. 항생제 감수성검사 사진

5. **제한점:** PCR 증폭은 다른 미생물의 유전자가 감염되어 위양성이 나올 수 있다. PCR 방법은 비용이 비교적 비싸며 숙련된 연구원이 필요하다.

C. DNA microarray

비록 현재 microarray가 유전자 발현을 측정하는데 보편적으로 사용되고 있으나, 이 방법은 미생물 검사실에서는 새로운 방법이다. Microarray는 동일 검체에서 많은 종류의 병원체를 동시에 검출할 수 있는 유래 없는 잠재력을 지닌 방법이다. 예를 들어, 사람 대변에서 장내 미생물 40종을 검출하기 위해 16S rRNA 유전자를 타깃으로 한 microarray가 개발되었다.

1. **DNA microarray 방법:** DNA microarray는 미생물 DNA 염기서열로 구성된 올리고 뉴클레오티드 probe를 미세한 점으로 고정시킨 것이다. 이 probe들은 검사대상 병원체의 특정 유전자 염기서열에 상보적인 염기서열로 구성된다. 임상시료에서 미생물 DNA를 추출하고 PCR반응으로 검사대상 유전자를 증폭하며 이 증폭과정에서 형광물질이 타깃 DNA에 입혀지게 된다. 타깃 DNA를 microarray probe에 노출시키면, 형광표지 DNA와 고정된 probe가 상보적인 염기서열을 가지고 있는 경우 이들이 교잡반응을 일으켜 이 probe는 형광발색 강도가 높아진다. 상보적인 염기서열이 아니어서 비특이적 결합에 의한 형광이 있는 곳은 세척과정에서 제거됨으로써 상보적 염기서열 간의 특이적 교잡반응에 의한 강한 형광 시그널만 남게 된다. 각 probe에서 형광의 강도는 특정 병원체 DNA의 측정량을 의미한다. 즉, probe의 형광 발색 정도를 측정함으로써 특정 병원체를 검출하고 병원체의 양을 측정하게 된다.

VIII. 항균제 감수성 검사

병원체를 배양한 후 항균치료를 위한 지침 마련을 위해 항균제 감수성 검사가 필요하다. *Streptococcus pyogenes*나 *Neisseria meningitidis*와 같은 병원균은 특정 항균제에 감수성 양상을 보인다. 반면에 대부분의 그람음성 간균과 장알균 및 포도알구균들은 많은 항균제에 감수성이 없으며 적절한 항균제 치료를 위해 감수성 검사가 필요하다.

A. 디스크 확산법

항균제 감수성 검사를 위한 고전적인 방법으로 Kirby-Bauer 디스크 확산법이 있으며 이것은 각기 다른 여러 종류의 항균제가 일정량 들어 있는 디스크를 미생물을 접종한 배양접시에 올려놓는 것이다. 이후 미생물이 자라는지(약제에 내성이 있는 경우) 자라지 못하는지(약제에 감수성이 있는 경우)를 확인한다(그림 4.15). 미생물 증식억제 구역의 크기는 디스크에 담긴 항균제의 농도와 확산 속도에 따라 다르다. 디스크 확산법은 자동화 검사가 가능하지 않은 일반적이지 않은 항균제를 검사할 때 유용하다.

B. 최소 억제 농도(Minimal inhibitory concentration)

정량적 검사로 희석 방법을 사용하는데 항균제를 순차적으로 희석한 시험관에 항생제감수성을 확인하기 위한 균을 접종한다. 이 관들을 배양한 후 세균이 성장하지 못하는 최소 억제농도(MIC)를 관찰한다(그림 4.16). [주: MIC는 최근에 자동화된 생화학적 세균 동정 시스템과 연계되어 확인한다.] 효과적인 항균제 치료를 위해서 의사는 체액의 항균제 농도를 최소억제농도 이상으로 맞추어야 한다. 정량적인 항균제 감수성 검사는 환자가 항균제 치료에 실패하거나 치료 중 재발한 경우에 필요하다. 어떤 임상례에는 최소살균농도(minimum bactericidal concentration)가 필요하다. 이것은 세균의 증식을 억제하기보다는 미생물을 100% 죽이게 되는 최소 농도이다.

C. 정균항균제와 살균항균제 (Bacteriostatic vs. bactericidal drugs)

항균제는 정균항균제와 살균항균제로 나뉜다. 정균항균제는 일정 혈청농도에서 세균의 증식과 복제를 억제하며 신체의 면역체계가 세균을 공격하고 제거할 때까지 염증의 확산을 막아준다. 면역계가 미생물을 제거하기 전에 약 투여를 멈추면 아직 생존해 있는 미생물에 의한 이차감염이 유발될 수 있다. 예를 들어 그림 4.17에서 실험실적 방법으로 정균항균제의 투여로 세균의 증식이 억제되는 것을 보여주고 있다. 주의할 것은 정균항균제가 있더라도 상당수의 미생물이 남아 있다는 것이다. 반면에 살균항균제는 세균을 죽이며 미생물의 전체 수를 감소시킨다. 이런 구분이 현실적이지만, 이러한 구분은 너무 단순한데 그 이유는 항균제는 특정 미생물에는 정균작용을 하지만 다른 미생물에는 살균작용을 할 수 있기 때문이다(예를 들어 클로람페니콜은 그람음성 간균에는 정균작용을 하며 폐렴구균에는 살균작용을 한다).

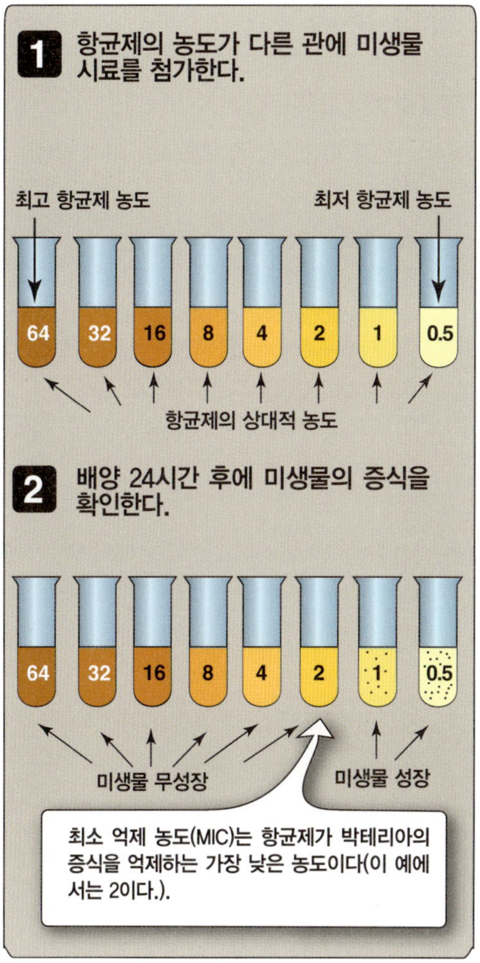

그림 4.16
항생제의 최소억제농도(MIC) 결정

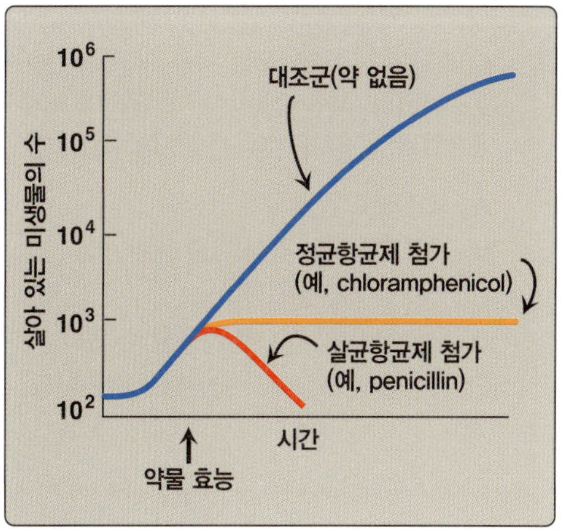

그림 4.17
멸균제와 정균제가 시험관에서 세균 성장에 미치는 영향

학습 문제

정답을 하나 고르시오.

4.1 다음 중 미생물의 염색법 또는 처리 방법이 적절한 것을 고르시오.

A. 결핵균을 인디아 잉크로 검사
B. Fungi를 KOH로 검사
C. *Cryptococcus neoformans*가 뇌척수액에 있는 경우 Ziehl-Neelsen 염색(항산성 염색)으로 검사
D. *Chlamydia*를 그람염색으로 검사
E. *Escherichia coli*를 acetone으로 처리한 후 crystal violet으로 검사

정답 = B. KOH를 처리하면 숙주 세포와 박테리아를 용해하여 fungi가 보이도록 한다. *Mycobacterium tuberculosis*는 Ziehl-Neelsen 염색(항산성 염색)으로 검사한다. *Cryptococcus neoformans*가 뇌척수액에 있는 경우 인디아 잉크로 검사한다. *Chlamydia*와 같이 세포 내에 기생하거나 *Mycoplasma* 또는 *Ureaplasma*와 같이 세포벽이 없는 경우 그람염색으로 검출되지 않는다. 대부분의 박테리아는 크리스탈 바이올렛과 iodine으로 보라색으로 염색된다. 만약 염색된 세포를 아세톤으로 처리하면 그람양성균은 염색이 남아 있으나 *Escherichia coli*와 같은 그람음성균은 색을 잃는다. *E. coli*를 보이게 하기 위해서 사프라닌으로 대조염색하면 분홍색 또는 빨간색으로 염색된다.

4.2 자궁경부에서 임균을 검출하기에 적절한 배지는?

A. 면양적혈구 한천배지
B. Chocolate 한천배지
C. MacConkey 한천배지
D. Thayer-Martin 한천배지
E. Hektoen enteric 한천배지

정답 = D. Thayer-Martin 배지는 chocolate agar에 여러 항균제가 섞여 있어서 비병원성 *Neisseria*와 정상 균무리의 성장을 억제하여 gonococcus(임질균)이 선택적으로 증식한다. 면양적혈구 한천배지는 그람양성과 그람음성균을 포함한 대부분의 박테리아가 증식한다. Chocolate 한천배지는 *Haemophilus influenza* 또는 *Neisseria gonorrhoeae*와 같이 잘 증식하기 어려운 미생물과 대부분의 배양이 어려운 미생물에 필요한 영양성분을 갖고 있다. MacConkey 한천배지는 대부분의 그람음성 막대균, 특히 장내세균 증식에 적합하며 그람양성균과 *Haemophilus* 및 *Neisseria*와 같은 그람음성균의 증식을 억제한다. Hektoen enteric 한천배지는 *Salmonella*와 *Shigella*의 선택배양을 위해 사용한다.

4.3 57세 남자가 고열, 두통, 어지러움, 빛 혐오증 및 경부강직을 호소하였다. 사전 진단에서 박테리아 뇌수막염이 나왔다. 항균제 치료를 하기 전에 시행하여야 할 것은?

A. 해열제로 열을 낮춘다.
B. 혈액과 뇌척수액 시료를 채취한다.
C. 그람염색을 실시한다.
D. 항균제 내성 검사를 사용할 수 있다.
E. 미생물 검사실에서 병원체를 확인한다.

정답 = B. 뇌수막염은 즉각적인 진단과 치료가 되어야 하는 응급상황이다. 가능한 한 원인 미생물 확인을 위한 시료를 약제치료 전에 채취해야 한다. 검사실 진단이 나올 때까지 치료를 지연시키면 안된다.

백신과 항생제 5

I. 개요

백신은 특정 질병에 대한 면역력을 증가시키는 생물학적 제제이다. 전형적으로 백신은 질병을 일으키는 미생물을 닮은 약제를 함유하며 종종 약화시키거나 사멸시킨 미생물, 미생물의 독소, 또는 표면 단백질로부터 만들어진다. 백신은 몸의 면역체계로 하여금 미생물 또는 독소를 파괴하거나 중화시키는 특이적인 항체를 생산하도록 하거나 혹은 특이적인 세포성 면역반응을 일으키도록 자극한다. A형 및 B형 간염(hepatitis), 디프테리아(diphtheria), 파상풍(tetanus), 백일해(pertussis), 인플루엔자균 혈청형 b(*Haemophilius influenza* type b, Hib), 폴리오(polio), 로타 바이러스(rotavirus), 홍역(measles), 볼거리(mumps), 풍진(rubella), 수두-대상포진바이러스(varicella-zoster virus, VZV), 폐렴알균, 독감(influenza), 수막알균(meningococcus) 및 사람 파필로마 바이러스(papillomavirus)에 대한 백신접종은 미국에서 표준으로 여겨지고 있다. [주: 독자는 이 장에서 논의될 몇몇 유년기 질병들의 흔한 이름들이 떠오를 것이다: 백일해 = 쌕쌕거리는 기침(whooping cough); 풍진 = 독일 홍역(german measles); 베리셀라(varicella) = 수두(chickenpox).] 백신사용이 가능하게 되면서 지구상에서 천연두(smallpox)가 박멸되었고, 회백질척수염(poliomyelitis), 파상풍 및 디프테리아가 미국에서 사실상 사라지게 되었다(그림 5.1). 백신접종에 의한 질병으로부터의 보호는 두 가지 형태를 취할 수 있다: 수동면역 또는 능동 면역.

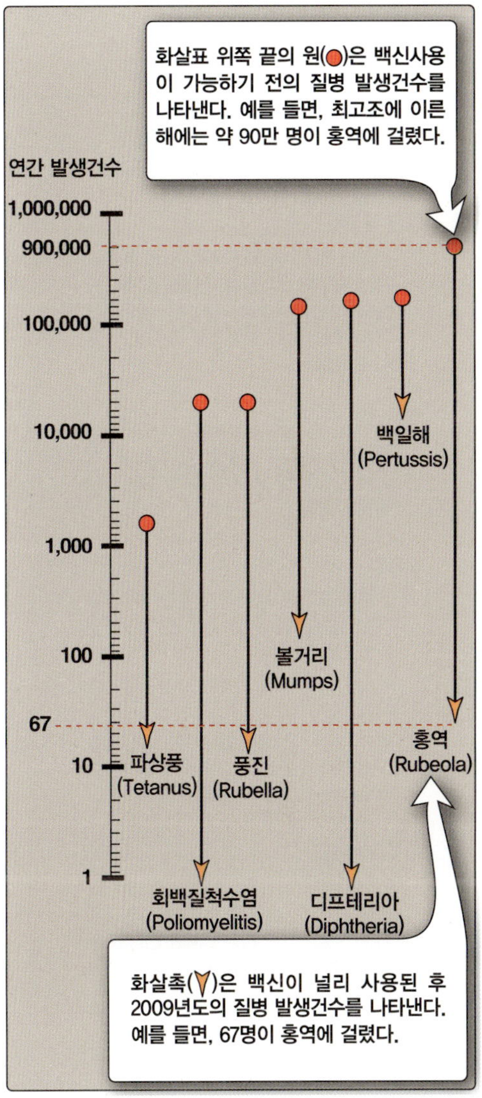

그림 5.1
미국에서 가장 많이 발생하는 백신으로 예방 가능한 질병의 발생건수 및 2009년도 발병건수
[주: Y축은 로그축척]

II. 수동면역

수동면역은 사람(때때로 말)의 혈청으로부터 얻은, 즉 기존에 형성된 면역글로불린(immunoglobulins, Igs)을 수여자에게 접종함으로써 달성된다. 수동면역은 미생물 감염체에 노출된 사람 및 병원체에 대한 능동면역이 결핍된 사람을 즉각적으로 보호한다. 수동면역은 면역체계를 활성화시키지 않기 때문에 기억반응을 유도할 수 없다. 수동면역은 면역글로불린이 수여자의 혈청에서 소실됨에 따라서 수주 내지 수개월 후에 사라진다. 두 가지 기본적인 면역글로불린 조제형태가 개발되었다: 여러 공여자로부터 모은 혈청으로부터 얻은 것과 과다면역된 공여자들(hyperimmune donors)의 혈청으로부터 얻은 것이다(그림 5.2).

III. 능동면역

능동면역은 살아 있거나, 죽인(사멸시킨) 병원체, 또는 정제한 병원체 산물을 접종함으로써 달성되는데 이들은 마치 신체가 온전한 감염성 미생물에 공격을 받고 있을 때처럼 반응하도록 면역체계를 자극한다. 수동면역이 즉각적인 보호 효과를 나타내는 반면, 능동면역은 효과를 나타내려면 수일 내지 수개월이 필요할 수도 있다. 능동면역은 면역상태가 장기간 지속되도록 하기 때문에 미리

표준 사람면역글로불린

A형 간염 혹은 홍역
이들 바이러스에 노출된 적이 있은 것으로 보이는 사람에게 사용함.

과다면역된 사람의 면역글로불린

보툴리즘/보툴리누스 중독(Botulism)
독소에 노출된 후 항독소를 얼마나 빨리 투여했는지에 따라, 치료 시간 및 질병증세의 중증도를 줄일 수 있음.

디프테리아
항체는 단지 독소가 세포 내로 들어가기 전에 독소를 중화시키는 것이므로, 실험을 통해 확인하기 전에, 임상진단이 나오는 즉시 항독소를 투여하는 것이 중요함.

B형 간염
감염바이러스에 노출된 후(예를 들어, 오염된 혈액을 통해) 감염을 예방하기 위해 사용함.

공수병
공수병에 걸린 동물에게 물린 후, 공수병을 예방하기 위해 공수병 백신과의 조합으로 사용함.

파상풍
깊게 찔린 상처를 입은 후, 파상풍을 예방하기 위해 파상풍 백신과의 조합으로 사용함.

수두-대상포진
면역체계가 약화된 사람 및 이 바이러스에 감염된 것으로 보이는 사람에게 파종성 질환(disseminated disease)을 예방하기 위해 사용함.

그림 5.2
수동면역에 사용되는 면역글로불린

생성된 면역글로불린 투여로 단기간 동안만의 면역상태를 지속하는 수동면역보다 일반적으로 더 선호된다. 능동 및 수동면역의 동시 병용은 B형 간염과 같은 어떤 감염에 노출된 후에 필요할 수 있다.

A. 능동면역을 위한 백신 조제

백신은 다음과 같은 것들이다: 1) 살아 있지만 독력이 완화된 미생물(live, attenuated microorganisms); 2) 사멸시킨 미생물(killed microorganisms); 3) 미생물 추출물(microbial extract); 4) 결합백신(vaccine conjugates); 또는 5) 불활성화시킨 변성독소(톡소이드: toxoid). 세균 및 바이러스 병원체 모두 이러한 다양한 백신들의 표적이 된다.

1. **살아 있는 병원체(Live pathogens):** 살아 있는 병원체를 백신으로 사용할 경우, 감염으로 인한 임상문제를 방지하기 위하여 병원체의 독력을 약화시킨다. 독성이 약화된 미생물은 수여자 몸에서 증식하여 보통, 죽은 미생물로 면역시켰을 때보다 더 강하고 오래 지속되는 면역반응을 유도한다. 그러나 약독화 생백신(live, attenuated vaccine)으로 면역시켰을 때, 약독화 생백신 균주가 환자에게 투여된 후 활성을 갖는 병원체로 다시 복귀할 가능성이 있다. 예를 들어, 살아 있는 폴리오 백신 접종 후 240만 명당 1명꼴로 백신관련 회백질척수염(poliomyelitis)에 걸린다. 모든 최근의 미국내 회백질척수염은 백신접종과 관련이 있다. 또한 약독화 생백신은 면역기능이 저하된 사람에게 접종해서는 안 되는데 이는 감염이 몸에 퍼질 가능성이 있기 때문이다.

2. **사멸시킨 미생물(Killed microorganisms):** 사백신(killed vaccine)은 약독화 생백신에 비하여 백신관련 감염의 위험성이 없다는 장점이 있다. 위에 언급했듯이, 사멸시킨 미생물은 종종 약하거나, 단기간 동안의 면역반응을 유도한다. 폴리오 및 장티푸스 백신과 같은 일부 백신은 생백신과 사백신의 두 가지 형태로 이용가능하다.

3. **미생물 추출물(Microbial extracts):** 완전한 미생물을 사용하는 대신, 병원체로부터 추출한 항원 또는 재조합 DNA 기술로 만든 항원 분자(보통 미생물 표면에 위치한)를 백신으로 사용할 수 있다. 이러한 백신의 효능은 다양하다. 몇몇 예에서, 백신항원은 한 미생물의 모든 균주에 존재하는 것이어서, 이 백신은 모든 균주의 감염으로부터 수여자를 보호할 수 있다. 반면, 폐렴알균(pneumococcus)과 같은 다른 병원체에 있어서는 80개 이상의 다른 유형의 협막다당질(capsular polysaccharide) 중에서 오직 하나의 특이적인 협막다당질에 대해서만 보호 항체가 만들어진다. 한 가지 다당질 유형에 대한 면역은 다른 유형의 다당질에 대한 면역력을 부여하지 않는다. 이러한 이유로 폐렴알균 백신은 23가지의 다당질로 구성되어 있고, 이 다당질들은 폐렴을 유발하는 가장 흔한 유형의 폐렴알균들이 생산한 것들이다. 인플루엔자 바이러스와 같은 몇몇 병원체는 그들의 항원결정기(antigenic determinants)를 수시로 바꾼다. 따라서 현재 나돌고 있는 A형 인플루엔자 및 B형 인플루엔자 바이러스 주들(stains)의 다른 항원들에 대응하기 위해서는 인플루엔자 바이러스 백신도 정기적으로 변화해야 한다. 리노바이러스(rhinovirus) 감염에 있어서(감기의 주된 원인) 최소 100가지 유형의 바이러스가 알려져 있다. 이렇게 많은 항원 유형의 바이러스에 대해 보호 작용을 하는 백신을 개발하는 것은 실현가능하지 않다.

4. **결합백신(Vaccine conjugates):** 백신은 항체를 생산하는 B 세포의 증식을 통하여 체액성 면역(humoral immunity)을 유도할 수 있는데, 여기에 조력 T 세포(보조 T 세포, helper T cell)가 관련될 수도, 안 될 수도 있다. 예를 들면, 폐렴알균의 다당질과 헤모필루스 인플루엔자균 혈청형 b(Hib)의 다당질은 조력 T 세포의 관여 없이, B 세포로 하여금 유형-특이적 보호항체를 생산하도록 유도한다. 이들 T 세포-비의존성 반응은 특히 18개월 이하의 소아에 있어서 낮은 항체역가를 나타내는 것이 특징이다. 따라서 전통적인 인플루엔자균 다당질 백신은 3~18개월 유아에서는 보호효과가 없다. 이런 이유로, 과거에 인플루엔자균은 이 연령대 유아에게 심각한 감염을 일으켰다. 그러나 헤모필루스 다당질에 디프테리아 톡소이드와 같은 단백질 항원을 공유결합시켜 만든 헤모필루스 인플루엔자 백신은 생후 3개월 유아에서도 강력한 T 세포-의존성 항체 반응을 유도한다. 그림 5.3은 결합백신 접종 후의 인플루엔자균에 의한 발병률 감소를 보여준다. 현재 폐렴사슬알균(*Streptococcus pneumoniae*)과 수막염균(*Neisseria meningitidis*)에 대한 결합백신이 사용 가능하다. 그림 5.4는 수막염균로부터 추출한 다당질에 대하여 결합백신이 양호한 항체반응을 유도함을 보여준다.

5. **톡소이드(Toxoids):** 톡소이드는 세균 외독소(bacterial exotoxins) 유도체로서, 원래의 독소(toxin)를 화학적으로 변형시키거나 무해한 독소 변이체를 생산하도록 세균을 개량함으로써 생산한다. 톡소이드를 함유하는 백신은 미생물의 병원성이 분비되는 독소에 의한 것일 때 사용된다. 백신에 따라서 근육내 혹은 피하 경로로 투여한다. 그림 5.5는 현재 미국에서 허가를 받은 몇몇 백신제제의 형태를 나타낸다. 다양한 백신에 대한 자세한 사항은 표적 미생물을 논의하는 장들에 기술되어 있다.

B. 백신에 대한 면역반응 유형

사멸시킨 병원체를 함유하는 백신[A형 간염(hepatitis A) 또는 소크 폴리오백신(Salk polio vaccine)], 또는 병원체의 항원성분을 함유하는 백신[B형 간염 아단위 백신(hepatitis B subunit vaccine)]은 숙주 세포 내로 들어가지 않아서, 주로 B 세포-매개 체액성 면역반응을 유도한다. 이러한 백신에 대하여 생산된 항체는 세포 내에서 증식하는 미생물을 공격하는 데는 효과적이지 않다. 이에 반해, 약독화 생백신(일반적으로 바이러스들)은 세포 내로 침투해 들어간다. 약독화 생백신이 세포 내로 들어간 후, 세포 내에서 바이러스 항원이 생산되고, 이 항원이 감염된 세포의 표면에 제시(display)됨으로써, 세포내 병원체 제거에 효과적인 세포독성 T 세포(cytotoxic T cell) 반응을 자극한다.

C. 면역효능에 있어서 연령의 영향

1. **모체로부터의 수동면역:** 신생아는 모체로부터 혈청 IgG 항체를 물려받아서, 모체가 면역력을 지닌 질환들에 대해 일시적으로 보호를 받는다. 게다가, 모유도 분비 항체를 함유하고 있어서 소화기 및 호흡기 감염으로부터 어느 정도 신생아를 보호한다.

2. **능동면역:** 유아의 항체생산 능력은 생후 1년 동안 서서히 발달된다. 면역체계가 완전히 발달되지 않더라도 생후 2개월째에 면역을 시작하는 것이 바람직한데, 왜냐하면 이 연령의 유아들이 질병에 잘 걸리고, 특히

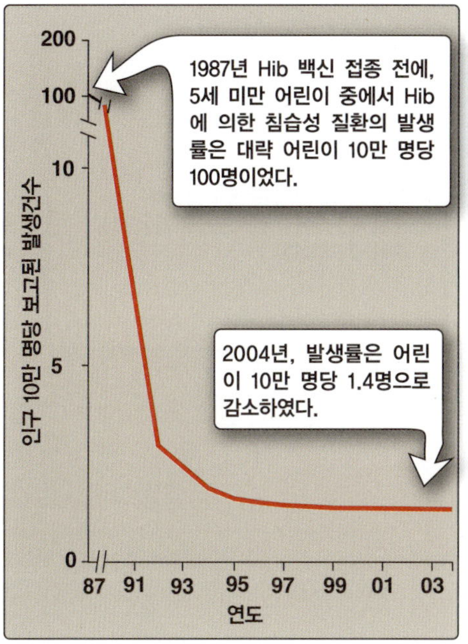

그림 5.3
1987년 결합백신 접종 후, 인플루엔자균 혈청형 b(Hib)의 어린이 감염률

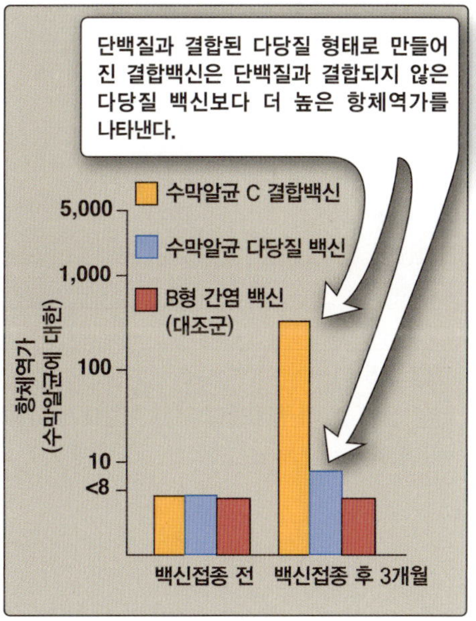

그림 5.4
15~23개월 유아에서 수막알균 C 결합백신, 수막알균 다당질 백신 및 B형 간염 백신(대조군)을 접종했을 때, 혈청내 수막알균에 대한 살균성 항체반응

약독화시킨 병원체

- 약독화시킨 병원체는 사람 숙주 내에서 증식하며, 지속적인 항원(에 의한) 자극을 제공한다.
- 보통 한 번의 백신접종으로, 장기적인(수년에서 일생) 면역반응을 제공한다.
- 흔히 세포매개성 면역반응을 제공한다.
- 흔히 경구투여한다.

사멸시킨 병원체

- 사멸시킨/죽인 병원체는 사람 숙주 내에서 증식하지 않는다; 면역반응은 백신의 항원 내용물에 의해 결정된다.
- 여러 차례의 연속적인 백신의 추가접종이 필요하다.
- 세포매개성 면역반응을 제공하지 않는다.
- 주사로 접종한다.

미생물 추출물 혹은 병원체 산물

- 이 백신은 미생물 전체를 사용하는 대신, 병원체로부터 추출한 항원 분자, 미생물이 증식했던 배양배지의(세포를 포함하지 않는, 비감염성) 여과액으로부터 추출한 항원 분자, 혹은 재조합 DNA 기법으로 생산한 항원 분자로 구성된다.
- 톡소이드(외독소 유도체)로 백신을 만들 수 있다. 이들 백신은 미생물이 분비하는 독소에 의해 병원성이 나타날 때 사용한다.

	질환 혹은 백신성분		
	약독화시킨 병원체	**사멸시킨 병원체**	**미생물 추출물 혹은 병원체 산물**
세균성 질환	장티푸스	콜레라 백일해 페스트 Q열 장티푸스	탄저(비감염성 배양 여과물) 디프테리아(톡소이드) 인플루엔자균 혈청형 b 수막염(협막) 수막알균성 수막염(협막) 백일해(무세포성 백일해균 항원) 폐렴알균성 폐렴(협막) 파상풍(톡소이드)
바이러스성 질환	아데노바이러스 감염 홍역 볼거리 폴리오(Sabin) 로타바이러스 풍진 황열 수두-대상포진 천연두	A형 간염 인플루엔자(바이러스 통째) 일본뇌염 폴리오(Salk) 공수병	B형 간염(불활성화시킨 표면항원, 재조합 항원)

다당질 결합백신

- 항원성 있는 다당질을 단백질과 공유결합시키면, 특히 2세 미만 유아들에게 있어서 백신에 의한 면역반응을 증가시킬 수 있다.

그림 5.5
일부 질환 및 이 질환들에 대해 사람에게 사용할 수 있도록 미국에서 허가된 백신

중증 질병(예를 들어, 백일해와 인플루엔자균에 의한 수막염)에 걸릴 수도 있기 때문이다. 유아에서와 마찬가지로, 나이가 많은 사람도 백신에 대한 항체반응이 약하게 일어난다.

D. 능동면역의 부작용

백신접종의 부작용은 미미한 것에서부터 심각한 정도, 심지어 생명을 위협할 수 있을 정도로까지 다양하다(그림 5.6). 증상은 개개인마다 다르고, 백신의 종류에 따라 다르다. 가장 흔하고 가벼운 부작용에는 접종부위의 압통, 부기 및 미열 등이 있다.

IV. 세균에 대한 백신

가장 흔히 접하는 세균 병원체에 대한 백신은 그림 5.7에 요약하였다. 백신접종 지침에 대한 전체적 설명은 질병통제센터 웹사이트(www.cdc.gov)에 나와 있다. 더 전문적 적응증을 지닌 백신을 아래에 기술하였다.

A. 덜 일반적인 세균 병원체

1. **탄저(*Bacillus anthracis*에 의함):** 탄저(anthrax) 백신은 독력이 약한 탄저 균주를 배양하여 얻은, 죽은 세균이 포함되지 않은, 비감염성 무균 여과액으로 이루어져 있다. 이 여과액을 항원보강제(adjuvant) 중 하나인 수산화알루미늄(aluminum hydroxide)에 흡착시킨다. [주: 항원보강제는 항원과 함께 투여하였을 때 항원의 면역원성을 높이는 역할을 하는 물질이다.] 자연적으로 발생하는 모든 형태의 탄저의 발병률은 낮으며, 특히 흡입탄저(inhalation anthrax)의 발병률이 낮다. 따라서 생화학 무기로 사용될 가능성이 높은 흡입탄저에 대한 백신을 현장실험할 기회는 없다. 백신의 안전성과 효능은 비인간 영장류를 이용한 연구로 얻어지는데, 그 효능은 100%에 가까웠다. 탄저백신은 직업상 노출될 위험성이 있는 염소 및 양모 분쇄 관련업종 종사자, 수의사, 실험실 종사자 및 가축 취급자에게 권장된다. 탄저 백신은 군 병력에게도 투여한다.

2. **콜레라(*Vibrio cholerae*에 의함):** 콜레라(cholera) 백신은 사멸시킨 세균을 함유하고 있으며, 콜레라 발생 위험지역을 여행하는 사람에게 투여한다.

3. **장티푸스(*Salmonella typhi*에 의함):** 가장 흔히 사용되는 장티푸스(typhoid fever) 백신은 독력이 약한 살모넬라 티피(*S. typhi*) 재조합 균주를 함유한다. 고위험지역에 살고 있거나 그 곳을 여행하는 사람 및 군인들에게 투여한다.

4. **페스트(*Yersinia pestis*에 의함):** 페스트(plague) 백신은 사멸시킨 세균을 함유하며 고위험성이 있는 사람에게 투여한다.

V. 바이러스에 대한 백신

바이러스 감염에 대한 면역은 바이러스입자 표면에 위치한 항원, 또는 바이러스로 감염된 세포상에 있는 항원에 대한 면역반응을 필요로 한다. 외피(envelope)를 갖는 바이러스에 있어서, 흔히 바이러스입자 표면에 위치한 당단백질이 항원으로서 역할을 한다. 바이러스 백신의 주요 한계는 유전적으로 불안정한 항원성[즉 인플루엔자 바이러스 혹은 인간면역결핍바이러스(human immunodeficiency virus, HIV)와 같은 바이러스들은 끊임없이 변하는 항원결정기를 표현한다]을 나타내는 바이러스들에서 찾아볼 수 있다. 흔한 바이러스 병원체에 대한 백신에는 다음과 같은 것들이 있다.

A. A형 간염(Hepatitis A)

바이러스입자를 포르말린으로 불활성화시킨 바이러스 백신은 성인에 있어서, 자연 감염 후에 관찰되는 것과 비슷한 항체수준을 나타내며, 면역글로

디프테리아 및 파상풍 톡소이드
- 아나필락시스(과민증)

홍역-볼거리-풍진 백신
- 혈소판감소
- 아나필락시스(과민증)

경구투여 폴리오바이러스 백신
- 백신을 접종받은 사람에게서, 또는 접촉에 의한 회백질척수염

B형 간염 백신
- 아나필락시스(과민증)

그림 5.6
유년기에 접종하는 백신과 관련되어 드물게 나타나는 부작용들

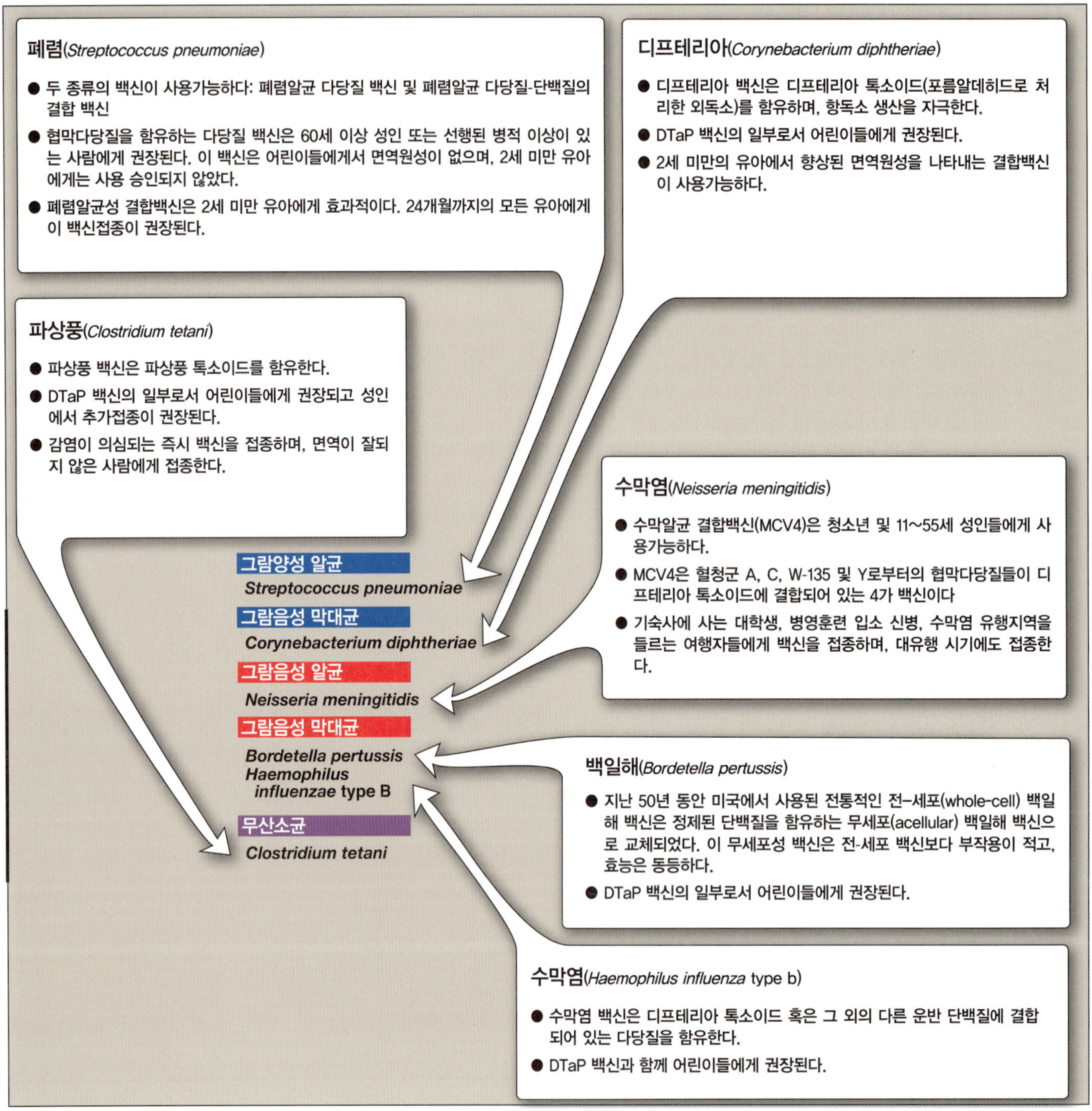

그림 5.7
세균성 질환들에 대해 일반적으로 사용되는 백신의 요약. DTaP = 디프테리아 및 파상풍 톡소이드와 무세포성 백일해 백신

불린의 수동면역에 의해 달성되는 항체수준보다 약 15배 높다. A형 간염에 대한 면역은 두 번의 백신접종으로 약 10년간 지속될 것으로 예상된다. 이 백신은 풍토병 지역을 여행하는 사람, 남성 동성연애자, 약물 주사자 및 보육관련 종사자들에게 권장된다. 현재 미국에서, A형 간염바이러스 백신은 2세 미만 유아에게는 권장되지 않는데, 이는 모체로부터 수동적으로 획득하여 남아 있는 항-A형 간염바이러스 항체(anti-hepatitis A)가 백신의 면역원성을 방해할 수 있기 때문이다.

B. B형 간염(Hepatitis B)

현재 사용하고 있는 백신은 재조합 바이러스 표면항원을 함유하고 있다. 건강한 유아, 어린이, 젊은 성인에 있어서 95~99%의 효능을 가지고 있다. 이 백신의 사용은 혈액과 접촉하는 건강관리 종사자 및 높은 빈도의 풍토성 질병으로 나타나는 지역의 거주자에게 권장된다. 바이러스에 과다면역된 사람으로부터 얻은 면역글로불린을 이용하여, 예기치 않게 바이러스에 노출된 사람을 수동면역시킬 수 있다(예를 들어 바늘에 찔렸을 경우 또는 감염된 모체로부터 태어난 신생아의 경우). 능동면역과 수동면역 치료는 다른 부위에 동시에 투여함으로써 함께 행해질 수 있다. A형 및 B형 간염백신의 사용권장에 관한 것은 그림 5.8에 나타내었다.

C. 수두-대상포진(Varicella-zoster)

수두-대상포진 백신은 살아 있으면서 독성이 약화된, 온도에 민감성이 있는 수두-대상포진 바이러스를 함유한다. 수두 예방에 있어서의 백신효능은 어린이에서 약 85~100%이며 면역력이 오랫동안 지속된다. 항수두-대상포진 항체로, 감염될 위험성이 높은 면역체계가 저하된 사람을 수동면역 시킬 수 있다. 1995년 미국에서 생후 1년 또는 그 이상 유아에게 사용이 승인된 약독화 생백신인 수두백신은 현재, 정기 접종하는 어린이 백신 중 하나로 권장되고 있다. 수두백신 접종 후 경미한 수두가 발생하는 경우가 백신 접종의 부작용으로 보고되고 있다. 수두백신은 전염성이 있는 다른 사람들과 접촉할 위험성이 있으면서 면역력이 없는 성인에게 권장된다. 조스타박스(Zostavax)는 강력한 효능을 지닌 수두백신의 한 종류이며, 이 역시 살아 있으면서 독성이 약화된 바이러스를 함유하고 있다. 미국 식품의약국은 수두 예방 및 대상포진 후 신경통의 완화를 위하여, 50세 이상 성인에게 조스타박스를 투여할 수 있도록 승인하였다.

D. 회백질척수염(Polio)

백신접종만이 회백질척수염(poliomyelitis)을 예방하기 위한 효과적인 방법이다. 불활성화 폴리오백신 및 경구투여용 약독화 생백신 모두, 폴리오바이러스 감염 및 마비성 회백질척수염 예방에 있어 그 효능이 입증되었다 (284쪽 참조).

1. **불활성화 백신인, 폴리오바이러스 백신(Salk):** 불활성화 백신은 회백질척수염을 일으킬 수 없기 때문에 면역력이 저하된 사람 및 이들과 접촉하는 사람에게 사용해도 안전하다. 그러나 불활성 백신은 다음과 같은 단점이 있다: 1) 주사를 통한 접종이 유일한 투여 방법이고, 2) 위창자관은 잘 면역되지 않으므로 정상 폴리오바이러스(다른 사람에게 전파될 수 있음)에 의한 위장차관의 무증상 감염이 초래될 수 있다. 백신관련 마비성 회백질척수염의 위험성을 없애기 위해(다음 부분 참조), 미국에서는 어린이의 정기 백신접종 시, 전 일정에 걸쳐 불활성 폴리오바이러스 백신 접종을 권장하고 있다.

2. **약독화 생백신인 폴리오바이러스 백신(Sabin):** 이 백신의 장점은 다음과 같다: 1) 경구투여가 가능하다, 2) 3회에 걸친 투여로 수여자의 95% 이상이 폴리오바이러스로부터 일생동안 보호된다, 3) 초기에 위창자관이 면역된다. 약독화 생백신의 주요 단점은 240만 명당 1명꼴로, 질병에 걸릴 수 있는 작은 위험이 있다는 것이다.

A형 간염 백신

일상적 예방접종

- A형 간염 발생빈도가 높은 지역사회 및 주기적으로 A형 간염이 유행하는 지역에 사는 어린이

A형 간염 위험증가군

- 풍토성 질병 지역을 다니는 국제 여행가
- 남성 동성연애자
- 무면허 주사약물 사용자

B형 간염 백신

일상적 예방접종

- 모든 유아 및 이전에 예방접종을 받지 못한 11세 까지의 어린이

A형 간염 위험증가군

- 다수의 성교 파트너를 갖는 사람
- HBsAG-양성 사람의 성교 파트너 혹은 가족 접촉자
- 남성 동성연애자
- 무면허 주사약물 사용자
- 풍토성 질병 지역을 다니는 국제 여행가
- 직업적으로 혈액이나 체액에 노출되는 사람
- 신부전증 환자
- 혈액응고인자 농축액을 투여 받는 환자

그림 5.8
간염에 대한 면역을 해야 할 사람들
HBsAg = Hepatitis B surface antigen (B형 간염바이러스의 표면항원)

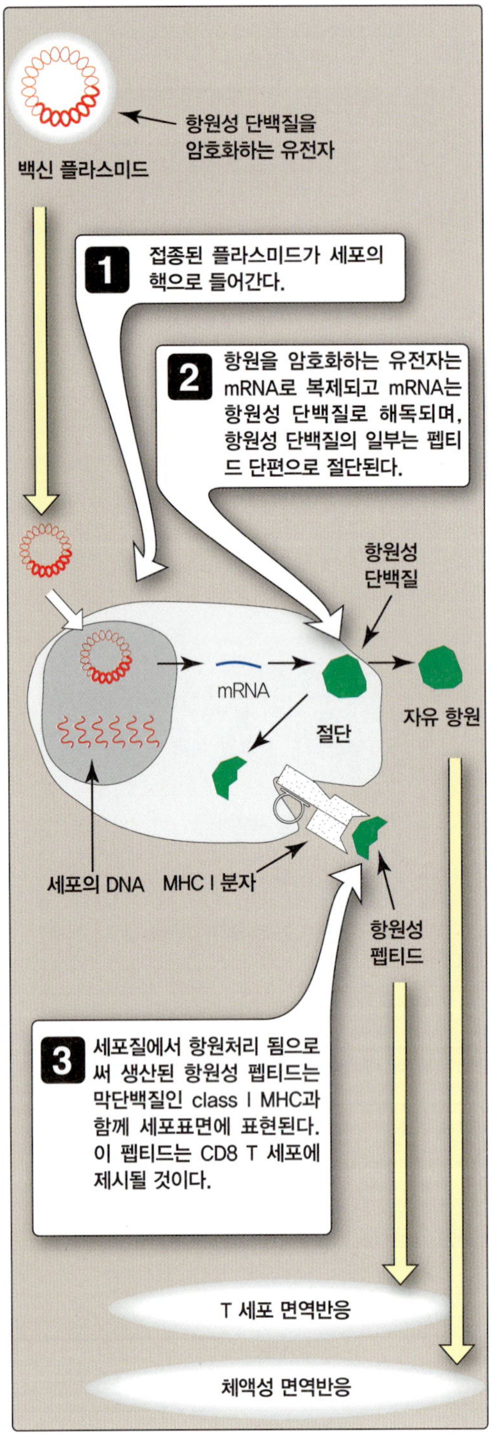

그림 5.9
DNA 백신은 면역력 생성에 필요한 항원을 생산한다. MHC = major histocompatibility complex(주요 조직적합성 복합체).

E. 인플루엔자(Influenza)

전통적인 "독감예방주사(flu shot)" 백신은 포르말린으로 불활성화시킨 바이러스를 함유하고 있다. 반면, 약독화 인플루엔자 생백신은 비강 내로 투여되고, 대략 접종 2주 후에 면역력이 최고에 달한다. 일반적으로 젊은 성인의 70~90%에서 이 백신의 효능이 나타난다. 65세 이상 노인, 고위험성군에 속하는 생후 6개월 또는 그 이상의 유아 및 다른 사람에게 바이러스를 전파할 위험성이 높은 사람에게 백신접종이 권장된다. 인플루엔자 바이러스는 항원 소변이(antigenic drift)를 일으키기 때문에 겨울 독감이 기승을 부리기 전에, 일 년에 한 번씩 인플루엔자바이러스 백신을 접종받을 필요가 있다.

F. 홍역, 볼거리, 풍진(Measles, Mumps, Rubella)

홍역, 볼거리 및 풍진을 예방하기 위한 백신은 혼합백신으로서, 독성이 약화된 살아 있는 바이러스를 함유하며, 취학전 어린이는 이 백신을 투여 받아야 한다. 풍토병 지역을 여행하는 사람도 홍역백신을 투여 받아야 한다.

J. 사람 파필로마 바이러스(Human papillomavirus, HPV)

사람 파필로마 바이러스(HPV) 백신은 11~12살에 들어서는 모든 어린이가 접종 받도록 권장하고 있다. 4가(quadrivalent)의 HPV 백신은 남성 생식기의 유두종(사마귀) 발병예방을 위해 승인된 유일한 백신이며, 4가 또는 2가 백신은 자궁경부암 예방 및 생식기 유두종 발병률을 줄이기 위해 여성에게 사용될 수 있다.

VI. DNA 백신

DNA 백신은 백신접종에 있어 새로운 접근이다. DNA 백신의 작용기전은 다음과 같이 제시되고 있다. 즉 표적항원을 코딩하는 유전자를 세균 플라스미드 벡터에 클로닝하는데, 이때 사용되는 벡터는 포유동물세포에서 표적항원의 유전자발현을 증가시키기 위해 개량된 것이다(그림 5.9). 이 플라스미드 DNA를 접종하면, 플라스미드는 숙주세포 내로 들어가서 에피솜(episome) 형태로 핵 내에 남게 된다(즉, 숙주세포 DNA 내로 끼어들어가지 않는다). 플라스미드 DNA는 숙주세포의 단백질 합성시설을 이용하여, 에피솜 형태로서 암호화하고 있는 단백질을 생산한다. 이 항원성이 있는 미생물유래 단백질은 세포 밖으로 나와서 조력 T세포 및 B세포와 상호작용하거나, 펩티드 조각으로 단편화되고 MHC I 분자와 결합하여, MHC I–항원 복합체로서 세포표면에 제시되어, 결과적으로 살해 T 세포(killer T cells)를 활성화시킨다는 것이다. 지금까지 사람에 있어서 DNA 백신들의 효능은 모두 실망스러운 것이었다.

VII. 항균제 개요

항균제는 선택적 독성(즉, 항균제는 숙주세포에는 해를 끼치지 않으면서 침입 미생물을 죽이거나 증식을 억제하는 능력을 가지고 있다)이 있어서 감염의 치료에 효과적이다. 대부분의 예에서, 선택적 독성은 절대적이라기보다 상대적인 것이라서 미생물은 공격하는 반면, 숙주에게는 해를 미치지 않는 항균제 농도를 신중하게 조절해야 한다. 선택적 항균치료는 미생물과 사람 사이에 존재하는 생화학적 차이점을 이용한다.

VIII. 세균감염에 사용되는 약제

이 책에서는 임상적으로 유용한 항세균제를 6개 부류로 정리한다: 페니실린계, 세팔로스포린계, 테트라사이클린계, 아미노글리코사이드계, 마크로리드계, 플루오로퀴놀론계이다. 게다가 6개 부류에 속하지 않는 항세균제를 일컫는 "그 밖의 것(other)"이라 불리는 7번째 부류가 있다. 이들 7개 부류의 항세균제들을 막대표로 나타내었다(그림 5.10). 특정 세균감염의 치료를 위해 사용되는 각 부류내의 일차선택 약제를 소개한다. [주: 1장에 소개했듯이(5쪽 참조), 임상적으로 중요한 세균들도 그람염색, 형태학 및 생화학적 특성, 또는 다른 특성들에 의해 몇 개 그룹으로 정리하였다.] 이 장에서는 특정 부류의 항생제(antibiotics)로 치료효과를 나타내는 세균 범위를 예시해 보여준다. 항생제의 일반적 작용기전과 주요 항생제 그룹의 항세균효과 범위를 아래에 기술하였다.

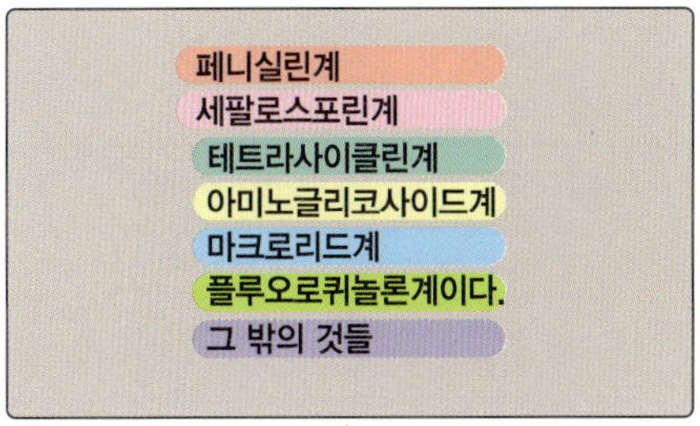

그림 5.10
가장 일반적으로 사용되는 항생제 계열을 나타내는 막대도표. "그 밖의 것들"로 표시된 그룹은 6개 항생제 계열 중 어디에도 포함되지 않는 약제를 말한다.

A. 페니실린계(Penicillins)

페니실린계 항생제는 활성에 필수적인 β-락탐 고리(β-lactam ring)가 있기 때문에 이름 붙여진 β-락탐 항생제이다. 페니실린은 포유동물세포에서는 발견되지 않는 구조인 세균 세포벽의 합성을 선택적으로 방해한다(57쪽 참조). 페니실린은 펩티도글리칸 성분의 세포벽이 없는 생물, 즉 미코플라스마(mycoplasma), 원생동물(protozoa), 진균(fungi) 및 바이러스에 대해서는 활성이 없다. 페니실린이 최대효과를 나타내려면 세균이 활발히 증식하고 있어야 하며, 증식하지 않는 세균에 대해서는 효과가 없다. 페니실린의 작용기전은 일반적으로 살균(bactericidal)이다(31쪽 참조). 페니실린은 가장 널리 사용되는 효과적인 항생제이다. 예를 들면, 페니실린 G는 여러 감염질환 치료를 위한 기본 약제이다(그림 5.11). 페니실린의 주요 부작용은 과민반응이다. 불행히도 많은 세균이 페니실린에 대한 내성을 진화시켜오고 있다.

B. 세팔로스포린계(Cephalosporins)

세팔로스포린계 항생제는 구조적으로 및 기능적으로 페니실린과 가까운 β-락탐 항생제이며, 작용기전 역시 살균이다. 세팔로스포린은 페니실린과 동일한 작용기전을 가지고 있지만, 일부 세균이 생산하는 β-락타메이즈(β-lactamase)에 의한 불활성화에 대해 페니실린보다 더 큰 저항성을 보이는 경향이 있다. 세팔로스포린은 주로, 세균감수성 양상과 β-락타메이즈 저항성에 근거하여 제1세대, 제2세대, 제3세대, 또는 제4세대로 분류 된다(그림 5.12). 이 분류체계에서, 제1세대 약제는 주로 메티실린 감수성(methicillin-sensitive) 황색포도알균을 포함한 그람양성균에 활성이 있으며 그람음성 막대균에 대해서는 제한된 활성을 나타낸다. 제2세대 약제는 그람음성 막대균에 대해 증가된 활성을 지니며 그람양성 알균에 대해서는 다양한 활성을 지닌다. 제3세대 약제는 그람음성 막대균에 대해 상당히 증가된 활성을 지니며 이들 중 몇몇 약제는 녹농균(*Pseudomonas aeruginosa*)에 대해 활성을 나타낸다. [주: 몇몇 사람들은 세페핌(cefepime)을 제4세대 약제로 분류하였는데, 이는 그람양성균 및 녹농균을 포함한 그람음성균으로까지 확대된 범위의 활성을 나타내기 때문이다.]

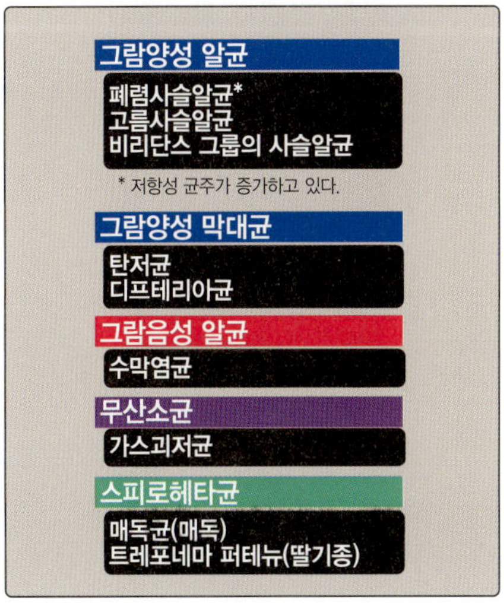

그림 5.11
페니실린 G의 치료 적용에 관한 요약

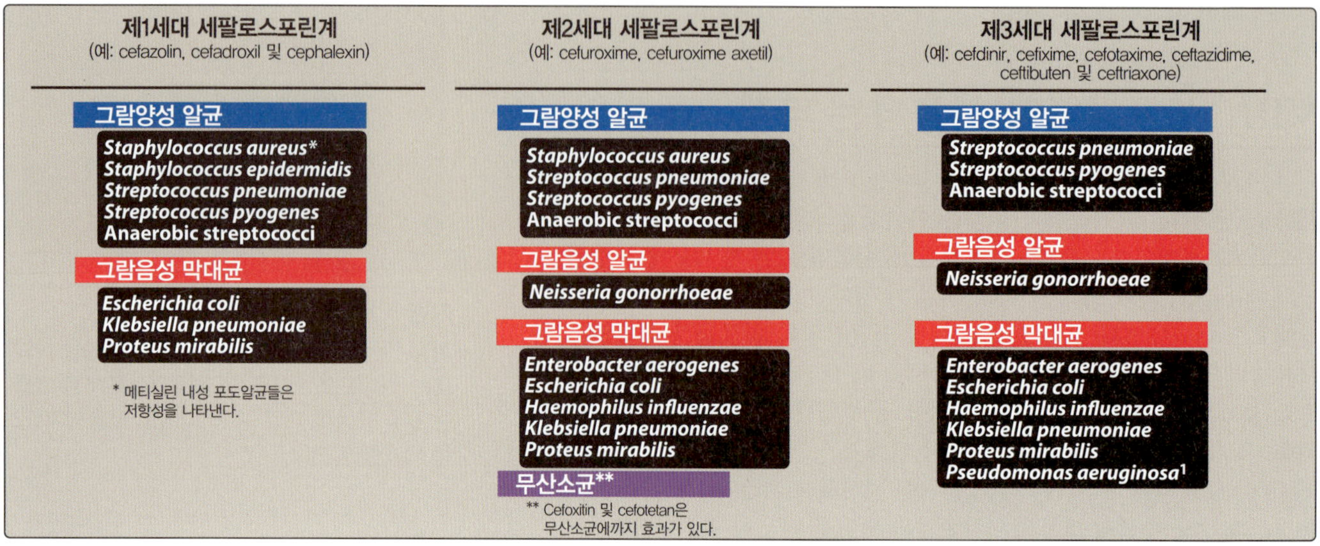

그림 5.12

세팔로스포린계 항생제의 치료 적용에 관한 요약. [주: 세페핌(cefepime, 제4세대 세팔로스포린)과 세프토비프롤(ceftobiprole, 제5세대 세팔로스포린)은 나타내지 않았음. 이들은 특히 유도성 내성 및 염색체성 내성을 가진 세균에 대해 제3세대 세팔로스포린 약제보다 더 강력한 효과를 나타낸다.] [1][주: 녹농균은 세프트리악손(ceftriaxone)에 대해 감수성이 없다.]

C. 테트라사이클린계(Tetracyclines)

테트라사이클린계, 아미노글리코사이드계, 마크로리드계를 포함한 많은 항생제들은 세균의 리보솜, 즉 포유동물세포의 리보솜과는 구조적으로 다른 성분의 리보솜을 표적으로 하여 항균효과를 나타낸다. 세균 리보솜의 30S 아단위(subunit)에 테트라사이클린이 결합하면, amino acyl-tRNA가 리보솜 수용부위(acceptor site)에 있는 mRNA-리보솜 복합체에 접근하지 못해서, 결국 세균의 단백질 합성이 저해되는 것으로 여겨진다. 테트라사이클린은 광범위 항균영역을 가진 항생제이다(즉, 많은 세균들이 이 약제에 감수성이 있다, 그림 5.13). 테트라사이클린은 일반적으로 정균효과(bacteriostatic)를 나타낸다(31쪽 참조).

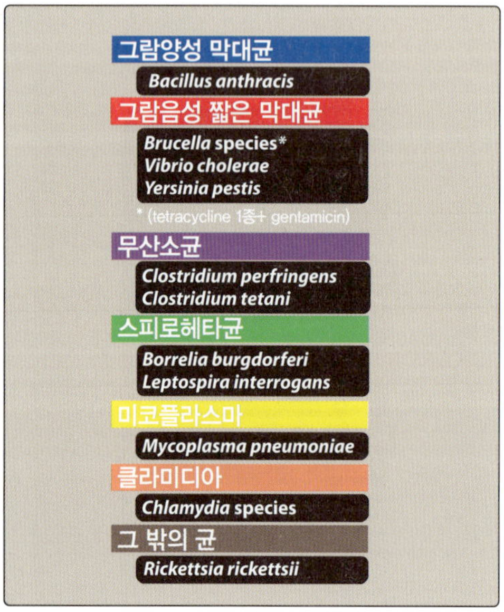

그림 5.13

테트라사이클린계의 치료 적용에 관한 요약

D. 아미노글리코사이드계(Aminoglycosides)

아미노글리코사이드계 항생제는 세균의 단백질 합성을 저해한다. 이 약제에 감수성을 보이는 미생물은 세포막 안으로 항생제를 운반하는 산소-의존성 수송체계를 가지고 있다. 모든 아미노글리코사이드계 항생제는 살균효과를 나타낸다. 이 항생제는 단지 산소성 세균에 대해서만 효과적인데, 이는 무산소성 세균은 산소-의존성 수송체계가 없기 때문이다. 겐타마이신(gentamicin)은 많은 장내세균과(Enterobacteriaceae)에 의한 질환을 포함한 다양한 감염질환 치료에 사용되며(그림 5.14), 비리단스 그룹(viridans-group)의 사슬알균이 일으키는 심내막염을 치료하기 위하여 페니실린과 병행 사용한다.

E. 마크로리드계(Macrolides)

마크로리드계 항생제는 마크로사이클 락톤(macrocyclic lactone) 구조를 갖는다. 에리트로마이신(erythromycin)은 마크로리드계 항생제 중에서 β-

락탐 항생제에 과민반응을 보이는 사람을 위한 일차선택 약제이며, 페니실린을 대신할 수 있는 것으로 확인된 첫 번째 약제이다. 더 새로운 클라리트로마이신(clarithromycin)과 아지트로마이신(azithromycine)과 같은 마크로리드계 항생제는 일부 미생물에 대하여 더 광범위한 항균활성을 나타내며, 덜 심각한 부작용을 일으킨다. 마크로리드계 항생제는 세균 리보솜의 50S 아단위에 비가역적으로 결합하여 단백질 합성의 해독과정(translation)을 저해한다. 일반적으로 정균효과를 나타낸다고 여겨지며(31쪽 참조), 고농도에서는 살균효과를 나타낼 수도 있을 것이다(그림 15.15).

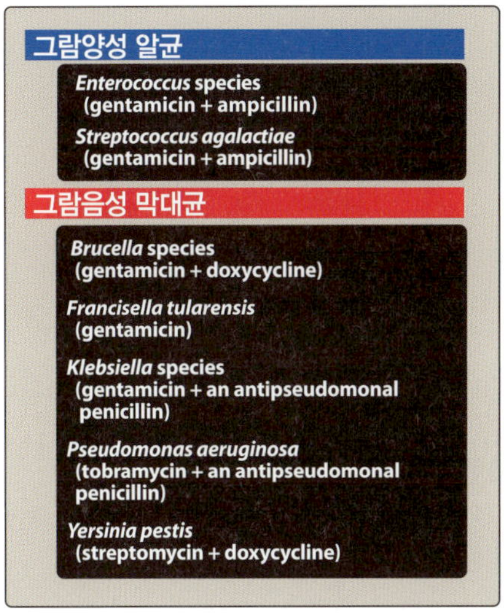

그림 5.14
아미노글리코사이드계의 치료 적용에 관한 요약

F. 플루오르퀴놀론계(Fluoroquinolones)

플루오르퀴놀론계 항생제는 독특하게도, 세균이 증식하는 동안 DNA 자이레이즈(DNA gyrase = topoisomerase II)의 작용을 방해함으로써 세균의 DNA 복제를 저해한다. 효소와 DNA 모두에 퀴놀론계 항생제가 결합하여 3 분자의 복합체가 형성되면, DNA의 접합단계(rejoining step)를 방해하여, 결국 DNA 절단을 유도함으로써 세포사멸을 일으킨다. 치료에 있어서, DNA 자이레이즈가 독특한 표적이기 때문에 더 흔히 사용되는 항균제들과의 교차내성(cross-resistance)은 거의 생기지 않지만, 다제내성(multiple-drug-resistance)을 보이는 세균과의 교차내성은 증가하고 있다. 모든 플루오르퀴놀론계 항균제는 살균효과를 나타낸다. 그림 5.16은 플루오르퀴놀론(fluoroquinolone)과 시프로플록사신(ciprofloxacin)의 일부 적용 예를 보여준다.

G. 카바페넴계(Carbapenems)

카바페넴은 합성 β-락탐계 항생제로서 페니실린과는 구조적으로 다르다. 이미페넴(imipenem), 메로페넴(meropenem), 도리페넴(doripenem) 및 어타페넴(ertapenem)들은 현재 사용되고 있는 이 그룹에 속하는 항생제이다. 이미페넴에는 신장의 탈수소펩티데이즈(dehydropeptidase)에 의해 대사되는 것을 막는 실라스타틴(cilastatin)이 들어 있다. 이미페넴은 대부분의 β-락타메이즈들(β-lactamases)에 의해 가수분해되지 않는다. 이미페넴은 경험적 치료에서 한 역할을 담당하는데, 이는 β-락타메이즈를 생산하는 그람양성 및 음성세균, 무산소성 세균 및 녹농균에 대해 활성을 갖기 때문이다(그림 5.17). 메로페넴과 도리페넴은 이미페넴과 비슷한 항세균 활성을 지닌다. 그러나 어타페넴은 녹농균 치료를 위한 대체 약제로 사용되지 않는데, 이는 대부분 녹농균주가 이 약제에 대해 내성을 보이기 때문이다. 또한 어타페넴은 엔테로코코스 종들(*Enterococcus* species) 및 아시네토박터 종들(*Acinetobacter* species)에 대해 효과가 없다.

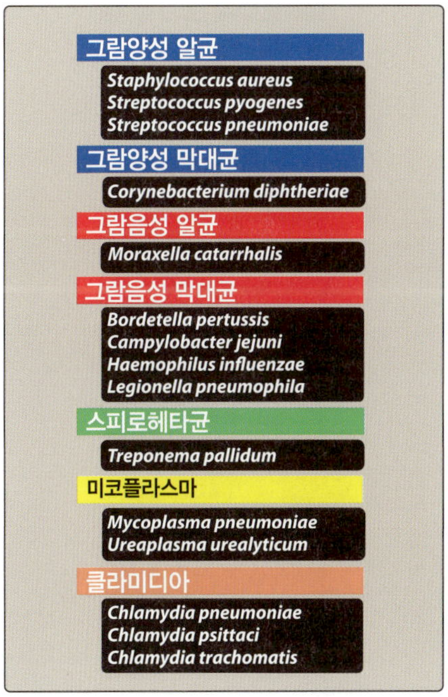

그림 5.15
마크로리드계의 치료 적용에 관한 요약

H. 그 밖의 중요한 항생제들

1. **반코마이신(vancomycin):** 반코마이신은 3개의 환구조를 가진 당펩티드(tricyclic glycopeptide)로서, 메티실린(methicillin) 내성 포도알균처럼 다제내성을 가진 세균에 효과적이기 때문에 의학적으로 중요시되고 있다. 반코마이신은 β-락탐 항생제가 저해하는 것보다 더 앞선 단계에서 펩티도글리칸의 중합작용(polymerization)뿐만 아니라 세포벽의 인지질(phospholipid) 합성을 저해한다. 반코마이신은 β-락탐 항생제에 심각한 과민반응을 보이는 환자와 그람양성 세균에 감염된 환자에게 유용하다. 또한 반코마이신은 클로스트리듐 디피실리(*Clostridium difficile*)

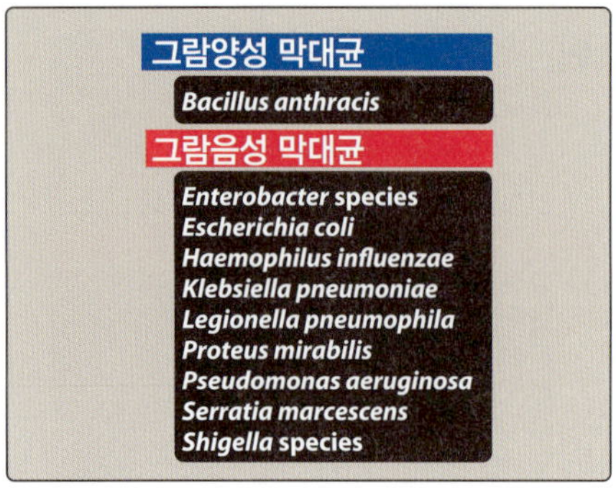

그림 5.16
시프로플록사신(ciprofloxacin)의 전형적 치료 적용

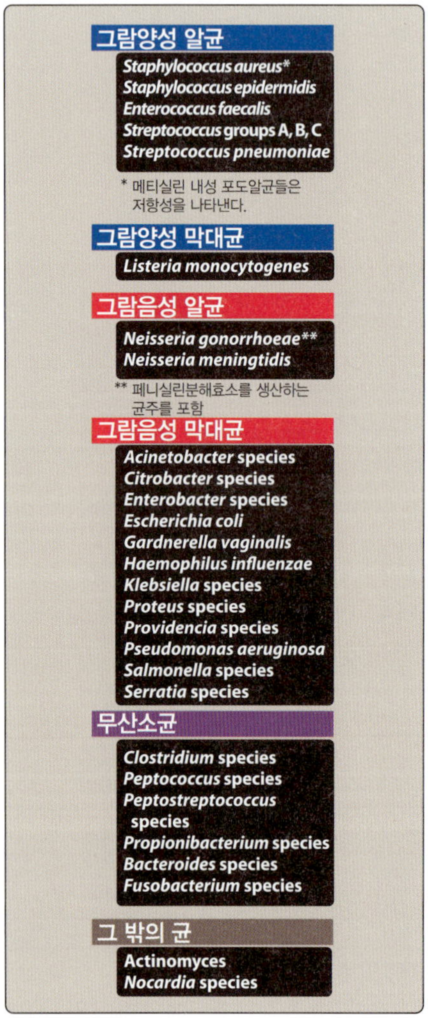

그림 5.17
이미페넴(imipenem)의 항균범위

혹은 포도알균에 의해 유발되는 치명적인 항생제 관련 잘록창자염(colitis)에 사용된다. 반코마이신 내성 세균의 증가를 줄이기 위하여, 반코마이신 사용은 β-락탐-내성 그람양성균에 의한 중증감염치료 목적만으로 제한되어야 한다. 반코마이신은 그람음성균에는 효과적이지 않다.

2. **트리메토프림-설파메톡사졸**(trimethoprim-sulfamethoxazole): 트리메토프림과 설파메톡사졸 약제로 구성된, 혼합 트리목사졸(co-trimoxazole)이라 하는 일종의 병용요법은 한 가지 항균제를 동량 사용할 때 보다 더 강한 항균활성을 나타낸다. 혼합 트리모사졸 요법이 상승적 항균활성을 나타내는 것은 사수소엽산(tetrahydrofolic acid)의 합성에 있어서 두 개의 연속적인 단계를 저해하기 때문이다: 설파메톡사졸은 PABA(para-aminobenzoic acid)가 엽산(folic acid)으로 편입되고 들어가는 것을 막고, 트리메토프림은 이수소엽산(dihydrofolate)이 사수소엽산(tetrahydrofolate)으로 환원되는 것을 막는다. 혼합 트리목사졸은 주폐포자충폐렴(*Pneumocystis jiroveci* pneumonia) 및 암피실린 내성 및 클로람페니콜 내성을 지닌 살모넬라(*Salmonella*) 세균의 전신감염에서뿐만 아니라, 요로감염 및 기도감염 치료에 효과적이다. 혼합 트리목사졸은 메티실린 내성인 황색포도알균에 항균활성을 나타내며, 특히 황색포도알균에 의한 지역사회형(community-acquired) 피부감염 및 연조직 감염의 치료에 유용할 수 있다.

IX. 약제 내성

만약 체내에 최대로 투여할 수 있는 만큼, 혹은 숙주가 견딜 수 있을 만큼의 항생제를 투여하더라도 세균 증식을 멈추게 할 수 없다면 세균이 항생제에 대해 내성을 갖는다고 말한다. 일부 세균들은 항생제 저항성을 타고나는데, 예를 들면 이들 세균이 항생제에 대한 표적을 가지고 있지 않기 때문이다. 그러나 특정 약물에 반응을 보이는 세균이 자연 돌연변이 또는 새로운 유전자 획득을 통하여 항생제 저항성을 갖게 될 수도 있다. 일부 균주들은 심지어 다중내성유전자들을 코딩하는 유전요소(genetic elements)를 획득함으로써 한 가지 이상의 약제에 대한 저항성을 갖게 될 수도 있다.

A. 약제 내성을 초래하는 유전적 변이

획득된 항생제 내성은 원래 존재하던 유전자의 돌연변이 또는 새로운 유전자의 획득과 관련 있다.

1. **자연적 DNA 돌연변이**: 염색체 변형은 유전체 내에서 한 개 또는 그 이상의 뉴클레오티드의 삽입(insertion), 결실(deletion) 및 치환(substitution)에 의해서 발생할 수 있다. 발생한 돌연변이는 계속 유지되거나, 세균에 의해서 교정되거나, 세포에 치명적이 될 수 있다. 만약 세포가 생존한다면, 세포는 복제되고 그 돌연변이 특성을 자손세포에게 전달할 수 있다. 항생제내성 균주를 생산하는 돌연변이는 결과적으로 항생제 존재하에서처럼 선택적 압력(selective pressures)하에서 증식할 수 있는 세균을 탄생시킨다. 한 예로, 단일 항생제로서 리팜핀(rifampin)만을 사용하면 리팜핀-저항성 결핵균(*Mycobacterium tuberculosis*)이 출현한다.

2. **약제 내성 유전자의 전달 :** 특별한 임상적 우려는 하나의 세균으로부터 다른 세균으로의 DNA 전달에 의해 획득된 저항성이다. 저항성의 특성은 종종 R 인자 혹은 저항성 인자로 알려진 플라스미드 DNA에 암호화되어 있다. 이 DNA는 파지(phage)-매개 형질도입(transduction), 형질전환(transformation), 또는 접합(conjugation) 과정에 의해서 공여세포(donor)로부터 수여세포(recipient cell)로 전달될 수 있다.

B. 약제 내성균 단백질의 발현 변화

약제 내성은 몇 개의 다른 기전들에 의해 매개될 수 있는데 그 기전에는 항생제 표적부위의 변화, 세포막 투과성 변화에 의한 약제흡수 감소, 약제배출 증가, 또는 항생제 불활성화 효소의 보유가 포함된다.

1. **표적부위의 변형:** 돌연변이에 의해 항생제의 표적부위에 변화가 생기면 세균은 하나 혹은 그 이상의 관련 항생제에 대해 내성을 갖게 된다. 예를 들어 폐렴포도알균(*S. pneumoniae*)의 β-락탐 약제에 대한 내성은 주요 세균성 페니실린결합 단백질들(penicillin-binding proteins) 중 하나 혹은 그 이상의 변형과 관련이 있는데, 이 변형으로 인해 항생제와 해당 표적과의 결합이 감소한다.

2. **축적감소:** 항생제 흡수감소 혹은 항생제 배출증가로 내성이 생길 수 있는데, 이는 항생제가 세균증식을 억제하거나 죽이기에 충분한 농도로 작용부위로 접근할 수 없기 때문이다. 예를 들어, 그람음성균은 β-락탐 항생제, 테트라사이클린, 클로람페니콜 등의 특정 약제의 침투를 제한할 수 있는데, 이것은 세포외막의 포린(채널형성 단백질)의 숫자나 구조를 바꿈으로써 가능하다. 또한 배출펌프(efflux pump)를 발현함으로써 세균에 축적되는 약제 양을 제한할 수 있다. 예를 들어 세포막에 있는 막 관통 단백질들은 능동적으로 세포내 항생제 분자를 세균 밖으로 배출시킨다(그림 5.18). 이러한 약제 생체이물 화합물(xenobiotic compound)의 배출펌프는 광범위한 기질특이성을 가지고 있으며, 다중약제 내성(multidrug-resistant) 세균에서 약제축적을 감소시키는 원인이 된다. 이 배출펌프는 염색체 및 플라스미드상에 암호화되어 있을 것이며, 따라서 염색체 및 플라스미드는 각각 선천내성(혹은 자연내성) 및 획득내성에 기여한다. 자연내성 기전의 하나로, 배출펌프 유전자는 이를 발현하는 세균으로 하여금 적대적 환경(예를 들어, 항생제 존재)에서 생존할 수 있도록 함으로써 이들 유전자를 과발현하는 돌연변이들이 선택되도록 한다. 배출펌프 유전자들이 플라스미드 혹은 트랜스포존(transposon)과 같은 전달성 유전요소(transmissible genetic elements) 상에 위치해 있는 것이 미생물에게 유리한데, 왜냐하면 특정 종들 사이에 배출펌프 유전자를 쉽게 퍼뜨릴 수 있기 때문이다.

3. **효소 불활성화 :** 세균은 항생제를 파괴하거나 불활성화시키는 능력을 통하여 내성을 갖게 된다. 항생제 불활성화 효소의 예는 1) 페니실린, 세팔로스포린, 혹은 이와 관련된 약제의 β-락탐 고리를 가수분해로 불활성화하는 β-락타메이즈; 2) 항생제에 아세틸기를 전달함으로써 클로람페니콜이나 아미노글리코사이드를 불활성화하는 아세틸트랜스퍼레이즈(acetyltransferases); 3) 마크로리드 항생제의 락톤 고리를 가수분해하는 에스터레이즈(esterases)이다.

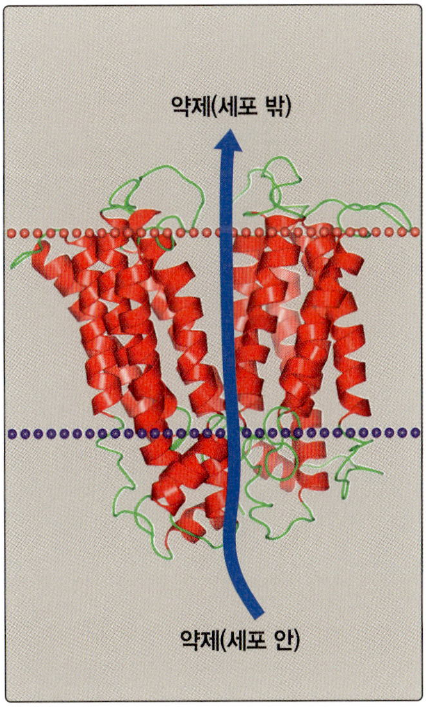

그림 5.18
배출펌프(efflux pump)의 모식도

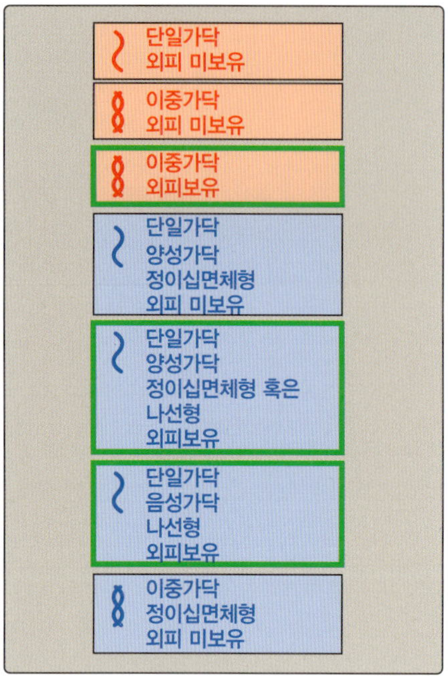

그림 5.19
유전체의 특성 및 지질외피 보유 여부에 근거하여, 비슷한 그룹으로 나눈 의학적으로 중요한 바이러스들

X. 바이러스 감염치료에 사용하는 약제들

바이러스가 증식할 때 바이러스는 상당부분 숙주의 대사기구를 사용한다. 따라서 어떤 약제도 숙주세포의 손상 없이, 바이러스 복제를 막을 만큼 선택적이지 못하다. 또한 바이러스는 항세균성 약제에 의해 영향을 받지 않는다. 그럼에도 몇몇 약제들은 숙주세포와 바이러스 반응을 충분히 분간할 수 있어서, 효과적이며 비교적 독성이 없다. 예를 들어 , 현재 헤르페스 바이러스/단순포진 바이러스(herpes simplex virus), 수두-대상포진 바이러스(varicella-zoster virus), 거대세포 바이러스(cytomegalovirus), A형 및 B형 인플루엔자 바이러스, 만성 B형 및 C형 간염바이러스 및 인간면역결핍바이러스(HIV) 감염에 대한 효율적인 관리전략이 있다.

A. 바이러스의 분류

임상적으로 중요한 바이러스는 유전체의 특성, 구조의 대칭성 및 지질외피의 유무에 따라 편의상 7개 그룹으로 나눌 수 있다(그림 5.19). 선별된 항바이러스제의 치료적 적용을 그림 5.20에 나타내었다.

B. 헤르페스 바이러스감염의 치료

헤르페스 바이러스감염 치료에 사용되는 대부분의 항바이러스제는 뉴클레오시드 유사체(nucleoside analogues)인데, 이 뉴클레오시드 유사체가 바이러스 DNA 합성을 선택적으로 저해하기 위해서는 숙주 인산화효소(kinase), 바이러스 인산화효소, 또는 양쪽 모두의 인산화효소에 의해 1가- (mono-), 2가- (di-) 및 3가 인삼염(triphosphate) 형태로 전환되어야 한다. 이 부류의 항바이러스제에는 아시클로비어(acyclovir), 시도포비어(cidofovir), 팜시클로비어(famciclovir), 간시클로비어(ganciclovir), 펜시클로비어(penciclovir), 발라시클로비어(valacyclovir), 발간시클로비어(valganciclovir), 포미비어센(fomivirsen) 및 비다라빈(vidarabine)이 있다. 헤르페스 바이러스에 효과에 있는 두 번째 부류의 대표적 항바이러스제로는 피로인산염 유도체(pyrophosphate analogue)와 포스카넷(foscarnet)이 있다. 뉴클레오시드 유사체와 포스카넷을 포함한 대부분의 항바이러스제는 바이러스 감염의 급성기(acute phase) 동안에 작용하며 잠복기(latent phase)에는 효과가 없다.

C. 후천성 면역결핍증(acquired immunodeficiency syndrome, AIDS)의 치료

레트로 바이러스에 대한 약제(antiretroviral drugs)는 바이러스 복제억제 방식에 따라 크게 5개 부류로 나뉜다. 첫째 부류는 뉴클레오시드 유사체로서, HIV의 RNA-의존성 DNA 중합효소(역전사효소, reverse transcriptase)를 저해한다. 둘째 부류는 역전사효소를 저해하는 비뉴클레오시드 유사체들(non-nucleoside analogues)이다. 셋째 부류는 단백질분해효소의 저해제들(protease inhibitors)이다. 넷째 부류는 HIV가 숙주 세포로 들어가는 것을 막는 융합 과정 저해제(fusion inhibitor)이다. 다섯째 분류는 인테그라제 저해제(integrase inhibitor)로서 인테그라제의 활동을 막는데, 인테그라제는 숙주세포의 DNA 내로 바이러스 유전체가 삽입되도록 하는 바이러스유래 효소이다. 이들 항바이러스제로 치료 시, 일반적으로 여러 항바이러스제들과 조합 병행하여 사용하는데[고활성 항레트로바이러

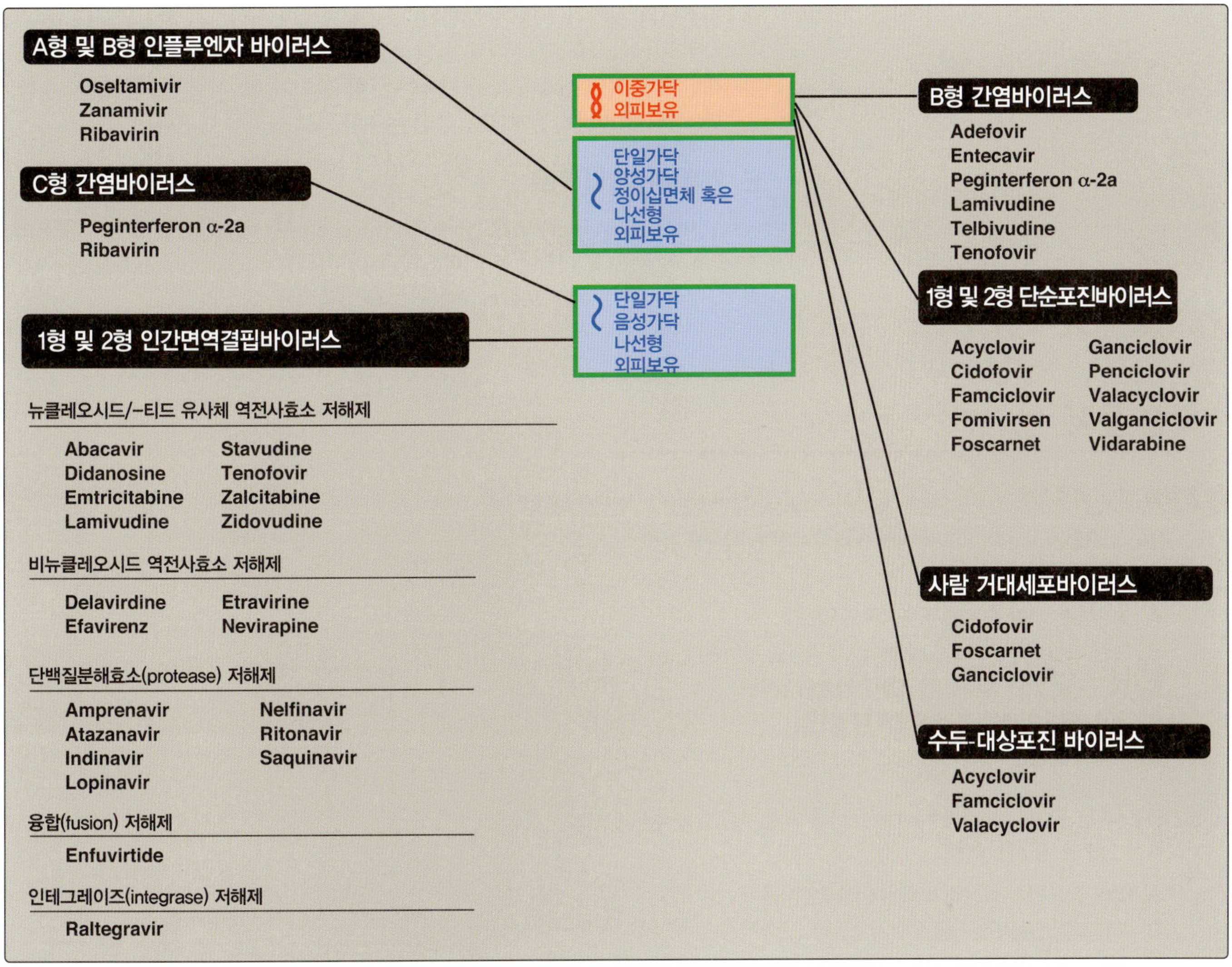

그림 5.20
항바이러스제의 치료 적용에 관한 요약

스 치료(highly active anti-retroviral therapy) 또는 HAART로 불리는 약제들의 일종의 "칵테일"], 이 병용치료는 진전된 HIV 질병을 가진 환자들에 있어서 기회감염 발병률 및 중증도를 감소시키고(적어도 CD4 림프구 수를 부분적으로 회복시킴으로써), 무증상 HIV 감염환자에 있어서 질병의 진행을 지연시켜서 생존기간을 연장하는 데 도움이 된다.

D. 바이러스성 간염의 치료

인터페론-알파(interferon-α)로 지속적으로(수개월) 치료했을 때, 환자의 약 1/3에서 B형 간염바이러스 복제가 감소되거나 징후가 사라졌다. 그러나 치료중단 후에는 감염징후가 다시 나타날 수도 있다. 경구투여하는 뉴클레오시드 유사체인 라미부딘(lamivudine)은 이전에 치료받은 경험이 없는 만성 B형 간염환자를 위한 효과적인 치료제이다. 그러나 라미부딘 치료중단 후에는 소수의 환자만이 치유되거나 관해(remission)가 유지된다. 유지요법(maintenance therapy)을 사용할 수도 있으나 질병의 재출현을 초래할 수 있는 바이러스 중합효소 유전자의 돌연변이가 생길 수 있기 때문에 라미부딘의 장기간 사용은 제한된다. C형 간염바이러스의 최선의 치료는 리바비린(ribavirin)과 인터페론-알파를 병용하는 것이다. 이러한 약제조합에 대한 전반적인 반응률은 인터페론-알파 단독 치료 시보다 3배 정도 더 크다. 그러나 리바비린에 의한 흔한 부작용으로 빈혈이 생긴다.

E. 인플루엔자의 치료

자나미비어(zanamivir)와 오셀타미비어(oseltamivir)는 A형 및 B형 인플루엔자에 효과가 있다. 이들은 바이러스의 뉴라미니데이즈(neuraminidase)를 저해하고, 결국 감염된 세포로부터 바이러스가 방출되는 것을 막는다.

학습 문제

정답을 하나 고르시오.

5.1 살아 있으면서 독성이 약화된 병원체를 함유하는 백신을 가장 잘 설명한 것은?

A. 병원체는 사람 숙주에서 증식하지 않는다.
B. 오랜 기간 동안, 때로는 일생동안 면역력을 부여한다.
C. 병원성을 있는 형태로 복귀될 가능성이 없다.
D. 세포-매개 면역을 거의 유도하지 않는다.
E. 주사로 접종한다.

정답 = B. 독성을 약화시킨 미생물은 수여자 몸에서 증식하여, 대체로 사멸시킨 미생물로 면역시킬 때 얻을 수 있는 것보다 더 강하고 오랜 기간 지속되는 면역반응을 유도한다.

5.2 인플루엔자균(*Haemophilus influenzae*)에 대해 가장 효과적인 백신 성분을 기술한 것은?

A. 살아 있으면서 독성이 약화된 인플루엔자균
B. 사멸시킨 인플루엔자균
C. 인플루엔자균 유래 톡소이드
D. 인플루엔자균 유래 다당질
E. 단백질 항원에 결합되어 있는 인플루엔자균 유래 다당질

정답 = E. 인플루엔자균에 의한 질병을 예방하기 위해 인플루엔자균의 협막 다당질과 디프테리아 단백질을 공유결합시킨 결합백신이 개발되었다. 단백질과 결합되지 않은 협막다당질은 2세 미만의 유아에서 미약한 면역반응을 유도한다. 그러나 공유결합시킨 백신은 높은 역가의 항체 생산을 유도하고, 2세 미만의 유아에서도 더 뛰어난 반응을 나타내며, 반복투여의 효능을 증가시킨다.

5.3 사빈 폴리오(Sabin polio) 백신을 가장 잘 기술한 것은?

A. 위창자관이 면역되지 않는다.
B. 불활성화시킨 바이러스로 만든다.
C. 주사로 접종한다.
D. 질환을 일으킬 위험성이 약간 있다.
E. 수동면역의 한 예이다.

정답 = D. 약독화생 바이러스백신의 주된 단점은 240만 명 중 1명꼴로 추정되는 작은 감염 위험성이 있다는 것이다.

5.4 혈액검사에서 B형 간염 표면항원(hepatitis B surface antigen)에 양성반응을 보인 25세의 여자가 정상 임신기간을 거쳐 출산을 했다. 다음 중 어떤 치료가 신생아에게 B형 간염의 전파를 최소로 하겠는가?

A. B형 간염 면역글로불린을 투여한다.
B. B형 간염 백신을 투여한다.
C. B형 간염 면역글로불린과 B형 간염 백신을 투여한다.
D. 신생아에게 우유를 먹인다.

정답 = C. 감염된 산모에서 태어나는 신생아에게는 출생 시, B형 간염 면역글로불린과 B형 간염 백신을 동시에 투여하고, 생후 1개월과 6개월에 다시 백신을 추가 접종한다. [주: 두 가지 투여는 따로 떨어진 부위에 해야 하는데 이는 접종한 B형 면역글로불린이 접종한 백신을 중화시키는 것을 막기 위해서이다.] 주산기의 신생아 감염은 분만 시에 일어나고 모유수유와 관련이 없다.

제 2 단원
세균

세균의 구조, 성장 및 대사

6

I. 개요

세포들의 세계는 두 개의 중요한 그룹으로 나눌 수 있는데, 세포가 핵(즉, 내부의 막으로 둘러싸인 지역으로 유전물질을 포함하고 있다)을 갖고 있느냐 없느냐에 달려 있다. 명확한 핵을 갖고 있는 세포들을 진핵세포(eukaryotic)라 한다. 반면, 핵이 없는 세포들을 원핵세포(prokaryotic)라 한다. 모든 세균류는 원핵세포들이다. 덧붙여, 세균의 DNA는 진핵세포의 잘 정돈된 여러 가지 염색체 구조를 하고 있지 않으며, 한 가닥의 이중나선 구조를 갖는다. 진핵세포들과 원핵세포들은 세포성장과 생명력을 유지하기 위해 비슷한 대사과정을 밟는다. 그러나 원핵세포들은 세균에서만 독특한 기질과 구조체들을 만들어낸다. 예를 들면, 세균의 펩티도글리칸이 그것이다. 일반적인 원핵세포를 그림 6.1에서 볼 수 있다.

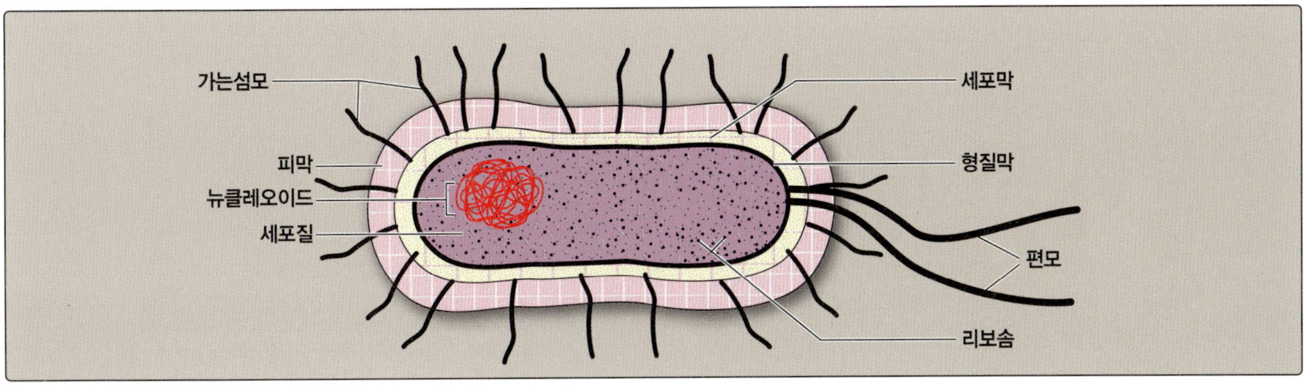

그림 6.1
세균의 일반적인 구조

II. 세포외막

세균성 세포외막(cell envelope)은 바깥쪽에서 세포질(cytoplasm)을 둘러싸고 있는 모든 물질들에 적용되는 용어이다. 그것들은 화학적으로 또 기능적으로 뚜렷한 여러 층(layer)들로 구성되어 있으며, 가장 두드러진 것이 세포벽(cell wall)과 세포막(cell membrane)이다. 세포외막을 갖고 있다면, 협막(capsule) 또는 당질층(glycocalyx)을 포함하고 있다.

A. 세포질막(Cytoplasmic membrane)

세포막(cell membrane)은 인지질(phospholipid)로 구성되어 있는데, 2층의 평행구조형으로 표면을 형성한다(지질 이중층이라 부름). 극성의 인산염(phosphate) 그룹은 이중층의 바깥으로 자리 잡고 있으며, 무극성의 지질(lipid) 사슬구조는 내부 쪽으로 위치해 있다. 세포막은 세포 내로 들어오고 나가는 물질들의 종류와 양을 제한하는 투과성 조절장치로 작용한다.

B. 펩티도글리칸

펩티도글리칸층(peptidoglycan layer)은 세포의 모양을 결정짓게 한다. 세포벽은 서로 연결된 다면체 그물(펩티도글리칸, peptidoglycan)들로 구

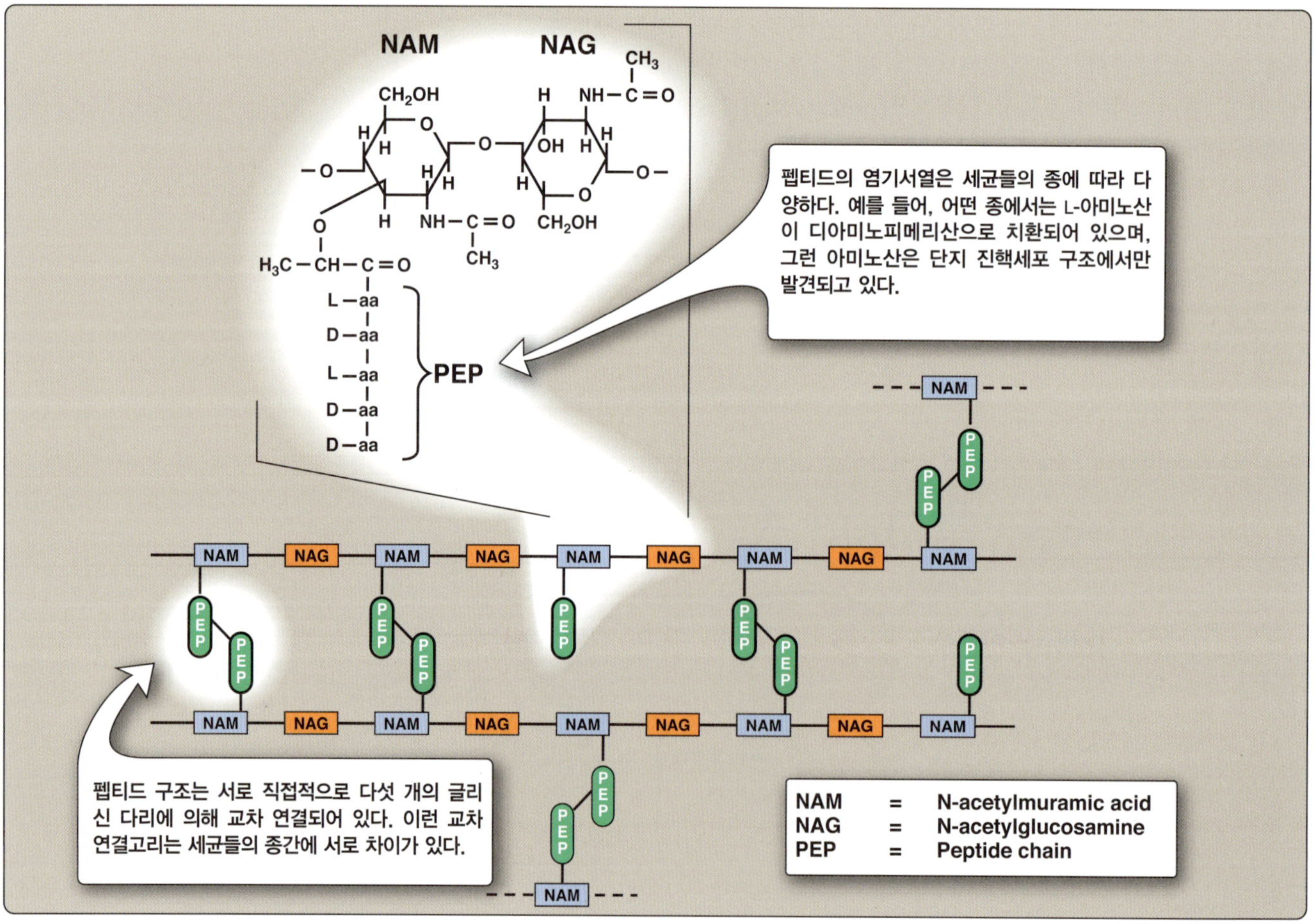

그림 6.2
세균 세포벽의 중요한 중합체인 펩티드글리칸의 구조

성되어 있다(그림 6.2). 글리칸(glycan)층은 변형된 단당류(monosaccharide)의 아단위체(subuits), 즉 N-아세틸글루코사민(N-acetylglucosamine, NAG)과 N-아세틸뮤라민산(N-acetylmuramic acid, NAM)으로 구성된 일직선상 중합체(polymer)이다. 이런 중합체는 그물 구조의 탄수화물(carbohydrate) 지지체(backbone)이다. 중합체의 펩티드(peptide) 부분은 아미노산의 짧은 연속된 줄로써 지지체의 NAM 아단위체 부위에서, 인접해 있는 다당류(polysaccharide)를 연결시키는데 관여하며, 그물구조가 높은 장력을 갖게끔 한다(그림 6.2참조). [주: D-아미노산의 존재는 세균의 세포벽이 숙주의 펩티드가수분해효소(peptidases)에 저항성을 갖게끔 하는데, 소장에서의 펩티드가수분해효소 같은 것]. 세포벽의 합성에 대한 설명은 55쪽에 기술되어 있다.

C. 그람양성균 및 그람음성균 사이의 차이점

그람양성균 및 그람음성균의 좀 더 자세한 세포벽과 세포막의 분자구조는 그림 6.3에서 볼 수 있다. 협막(capsule) 또는 당질층(glycocalyx)과 같은 부가적인 표면층을 몇몇의 그람양성균과 그람음성균들의 세포벽의 바깥층에서 볼 수 있다.

1. **그람양성균** : 그람양성균은 두껍고 다층의 펩티도글리칸(peptidoglycan)의 세포벽을 갖고 있는데 세포질막의 외부이다. 대부분의 그람양성균들에서 펩티도글리칸은 벽산/테이코산(teichoic acid)에 연결되어 있으며, 포스포다이에스터 결합(phosphodiester bonds)들로 연결되어 있는 글리세롤(glycerol) 단위체(unit)를 지지해주는 필수적인 중합체이다. 테이코산들은 중요한 세포표면 항원이다. 테이코산은 펩티도글리칸층으로 통합되어 있으나 세포질막과는 묶여져 있지 않다. 리포테이코이산(lipoteichoic acid)은 세포질막 외부에서 지질과 이런 유도체에 의해 발현되고 융합되어 존재한다.

2. **그람음성균** : 그람음성균은 좀 더 복잡한 세포막 구조인 2개의 막, 즉 내막과 외막(세포질, 막)을 갖고 있다. 두 개의 막은 펩티도글리칸(peptidoglycan)층으로 분리되어 있는데 세포질 주변 공간(periplasmic space)을 포함한다. 세포질 주변 공간은 분해효소들과 다양한 수송단백질들을 함유하고 있다. 그람양성균과는 달리 그람음성균의 펩티도글리칸층은 얇고 결과적으로 물리적 손상을 받기 쉽게 되어있다. 외막은 파묻혀 있는 많은 지질다당류(lipopolysaccharide)의 존재로 확연히 구별된다. 다당류 부분(O-polyasccharide)이 항원성이 있으며, 그로 인해 종과 분리주(strain)들을 구별하는데 이용되고 있다. 지질부분(지질A라 부름)은 인체나 동물에서 독성이 있다. 지질A(lipid A)는 세포막의 통합된 부분이기 때문에 외독소(exotoxin)와 반대로 내독소(endotoxin)라 하며 분비되는 물질이다. 내독소 또는 외독소를 소장의 점막에 독성을 갖는 장독소(enterotoxim)와 혼동하지 마라. 장독소는 어디에서 기원되었느냐 보다는 작용하는 위치를 말해준다.

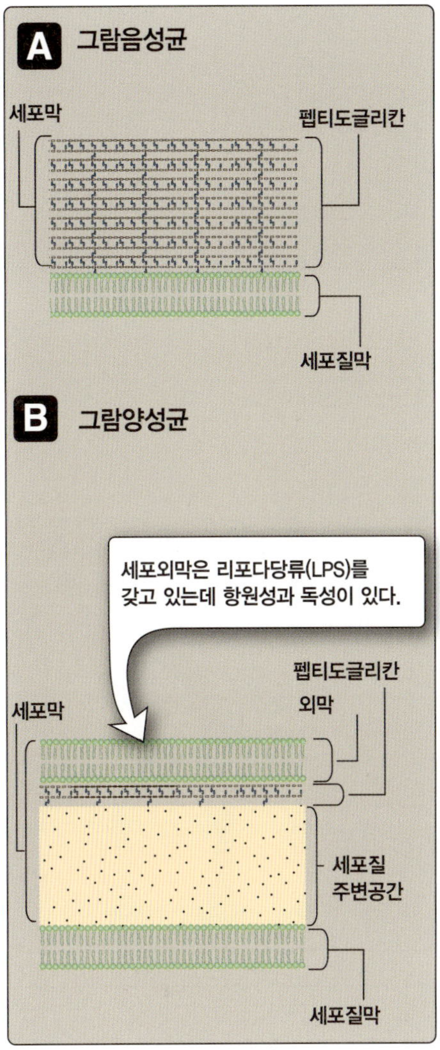

그림 6.3
그람양성균과 그람음성균의 세포벽 비교

D. 협막과 당질층

많은 세균들은 견고하고 점성이 있는 물질들은 분비하는데 세포의 바깥을 둘러싸는 세포외피를 형성한다. 보통 이런 물질은 다당류이지만 병원성 탄저균(*Bacillus anthracis*)은 폴리디글루타민산(poly-D-glutamic acid)이다. 이런 물질이 세포를 둘러싸고 단단한 구조를 이루게 되면 협막이라 부른다(그림 6.1 참조). 이런 물질이 느슨하게 둘러싸고 일정한 형태가 없다면 점성층(slime layer) 또는 당질층(glycocalyx)이라 부른다. 협막과 당질층은 세포들로 하여금 표면에 잘 부착하게끔 해주며, 또한 세균을 항체들과 식세포작용으로부터 보호해 준다. 뿐만 아니라, 어떤 항생제들에 대해 확산을 막아주는 장해물로 작용하기도 하며, 그러하여 세균들이 병원성을 갖게끔 하는데 기여한다. 협막 또한 건열이나 건조에 대해 세균을 보호해 주어 전파를 촉진시켜주는 역할을 할 수 있다.

E. 부속기관(부속지)

많은 세균들은 털모양의 부속지(appendage)들을 갖고 있는데 세포벽으로부터 돌출되어 있다. 2종류의 부속지는 편모(flagella, 단수로 flagellum)와 가는 섬모(pili, 단수로 pilus)들이다.

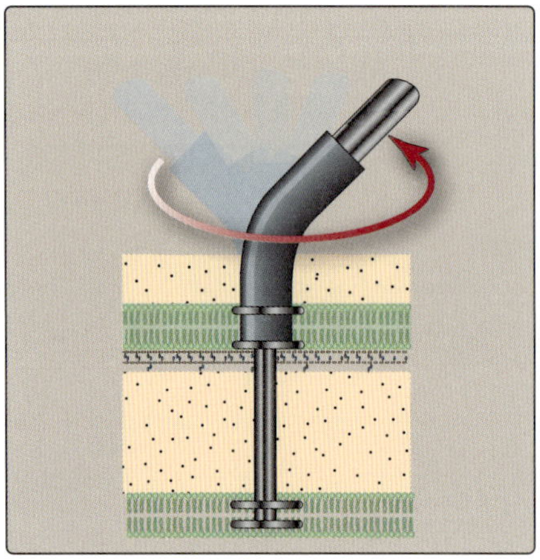

그림 6.4
편모운동기관

1. **편모(Flagella):** 진핵세포성 편모들은 길며 비교적 딱딱하고, 나선상이며 좁은 관모양의 구조를 하고 있는데, 수천 개의 분자들을 갖는 편모단백질(flagellin)로 구성되어 있다. 편모들은 세균들이 그들 스스로 추진력을 갖게 해주는데, 예를 들어 화학극성 자극에 반응하여 움직이게끔 한다. 편모들은 기저체에 의해 세포막에 붙어 있는데, 마치 배의 동력 프로펠러처럼 편모가 회전하게끔 해주는 복잡한 분자 구조체들이다(그림 6.4). 세포들은 하나 또는 그 이상의 편모들을 갖고 있으며, 편모들은 높은 항원성을 갖고 있다. 편모들을 갖고 있는 세균들은 한천배지 위에서 완벽한 군집을 형성하지 못하지만, 그 대신에 한천배지 표면이 충분히 젖어 있다면 잘 헤엄쳐 다니며 찌꺼기 같은 매트를 형성한다.

2. **가는 섬모(Pili):** 가는 섬모(fimbriae라고도 부름)는 편모보다 짧고 얇으며, 특수한 세포와 세포의 접촉을 촉진하는 부착기관으로 기능을 한다(그림 6.1 참조). 접촉은 세균의 세포벽과 숙주의 진핵세포 사이에서 또는 한 세균의 세포벽과 다른 세균의 세포벽 사이에서 일어날 수 있다.

F. 항원 변이

항원 변이(antigenic variation)는 세포 표면에서 다양하게 변하는 항원의 형태들로부터 생긴다. 대부분의 표면 구조물들은 항원 변이의 표적이 되는데 리포다당류(LPS), 협막, 리포테이코산, 가는 섬모들 및 편모들이 포함된다. 예를 들면, *Neisseria* 종들은 빈번하게 다양한 pilin을 발현하여 항원 변이를 보여준다(101쪽). 같은 종들 속에서 분리주들 간의 세포구조물에 있어서 항원성 구별은 혈청학적 검사로 가능하다.

III. 포자와 포자 형성

환경의 적대(영양고갈과 같은) 기간 동안 생존연장을 하기 위해 어떤 그람양성 막대균들은 심오한 구조적 및 대사적 변화를 수행한다. 이런 우성의 내생포자(endospore)라 불리는 유리성 포자들 형성은 세포로부터 방출한다(그림 6.5). 포자(아포)들은 가장 저항성이 있는 생명체로 알려져 있다. 그것들은 놀라울 정도로 열에 강하고(끓여도 산다), 건조 및 자외선에도 견디며 또한, 항세균 화학제에도 견딘다. 사실상 멸균과정은 포자들을 죽일 수 있는 능력에 따라 보증을 받곤 한다.

A. 포자 형성

포자 형성(sporulation)은 세균 DNA의 한 복사본이 새로운 한 형태로 다시 포장되는 것으로 생각하는데, 그 형태는 약간의 물기를 가지며 크게 대사과정이 줄고 분열하지 않으며, 또한 재구성되어 높은 투과성을 지닌 다층으로 형성된 협막을 갖고 있다. 포자 형성은 모체의 세포막이 함입됨으로써 시작되어 이중막을 형성하는데, 포자의 중심부가 될 곳에서 세균 DNA를 분리하여 막으로 둘러싸게 된다. 성숙한 포자의 단백질 합성을 위한 완벽한 구조체이며 새로운 포자에 특이적인 효소들은 포자 중심부에서 합성된다. 그와 동시에, 원래 생식세포(분열하지 않은)의 많은 효소들은 활성을 잃게 된다. 내생포자(endospore)가 완전히 성숙되면 모세포들은 파괴되고 아포를 방출하게 된다.

B 포자 발아과정

생식세포 상태로 돌아가기 위해서 포자들은 맨 처음 포자 외벽을 약하게 하는 처치(가열이나 높은 pH 등)에 감수성을 가져야만 한다. 그리하여 뒤이어 발아과정(germination)이 발생한다. 활성화된 포자들이 영양이 풍부한 환경 하에 있다면, 다양한 중요 대사물질들을 조절함으로써 그 환경을 감지하여 발아가 시작된다. 이런 과정들은 분해효소들에 의한 껍질(cortex)의 파괴를 동반하며, 수분의 흡수를 용이하게 하고 세포로부터 칼슘 다이피콜린산(dipicolinate)의 방출을 가져온다.

C. 포자형성의 임상적 중요성

가장 악명 높은 병원체의 약간은 포자형성체들로써 탄저균(*B. anthracis*, 94쪽), 세레우스균(*Bacillus cereus*, 118쪽), 파상풍균(*Clostridium tetani*, 155쪽), 보툴리눔균(*Clostridium botulinum*, 153쪽), 가스괴저균(*Clostridium perfringens*, 150쪽) 및 위장막 대장염균(*Clostridium difficile*, 157쪽) 등이 이에 속한다. 이런 병원체들의 아포들은 몇 년 동안도 살아남을 수 있으며, 일반적으로 가열해도 죽지 않으나, 가압증기멸균(autoclaving) 즉 120°C 이상에서 높은 압력이 주어질 때 죽는다. 멸균기가 없을 때, 포자들은 대부분 일차적 가열에 의해 감소하며, 발아를 활성화시키게 되며, 짧은 생식세포로 자란 후 이차 가열에 의해 죽일 수 있다.

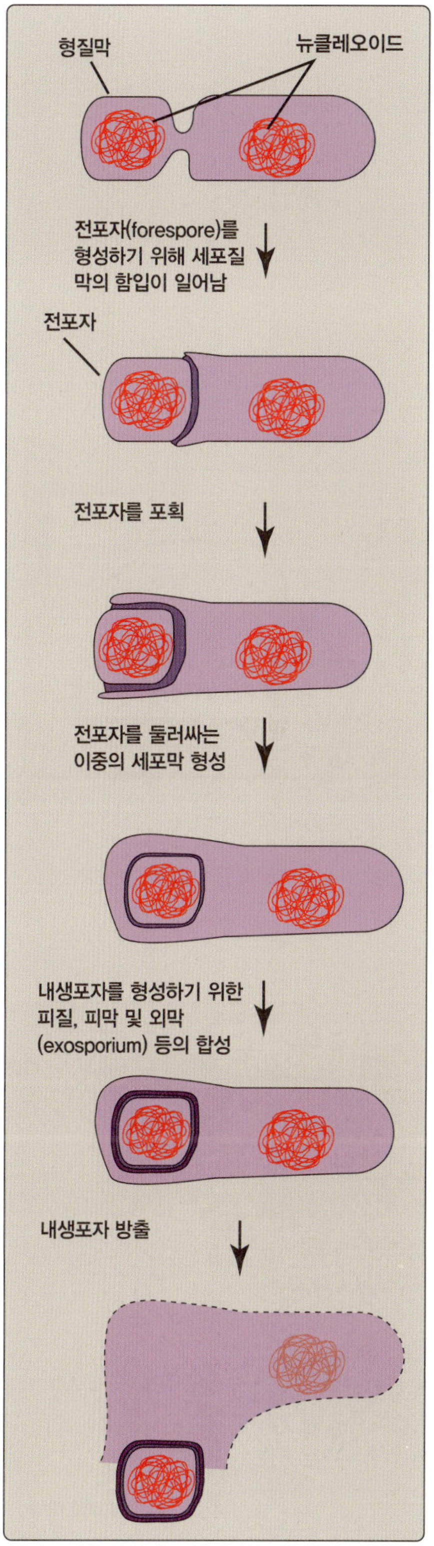

그림 6.5
내생포자의 형성

IV. 성장과 대사

모든 세포들은 성장과 분열을 하기 위해 어떤 대사과정을 수행해야만 한다. 세균이든 사람이든 모든 세포들은 유사한 방식으로 이런 대사과정을 수행한다. 그러나 어떤 물질대사 과정상 중요한 차이점으로 세균들은 진핵세포들로부터 구별되고 있으며, 이런 차이점들은 항세균 치료제 개발에 이용되고 있다.

A. 세균 성장의 특성

세균세포들이 액체 영양배지에 들어 있다면, 늘어난 수와 크기는 어떤 방법으로든 측정할 수가 있을 것이다. 다양한 측정기술, 즉 눈금이 그어진 슬라이드 위에서 현미경으로 세포들을 세는 것, 군집을 형성할 만큼 적당히 희석된 세포 수를 고체영양배지(한천배지) 표면에서 세는 것, 또는 세포들이 뭉쳐진 덩어리를 액체배지에 섞어 배양할 시 혼탁의 정도를 재는 것 등의 기술들을 포함하고 있다.

1. **세균의 성장주기:** 세균은 이분법(하나에서 두 개로, 두 개에서 네 개로, 네 개에서 여덟 개 등등으)로 생식을 하기 때문에, 세포 수는 시간에 따라 기하급수적으로 증가한다(증식기, exponential 또는 log phase). 종에 따라서 최소의 배가시간(doubling time)은 20분만큼이나 짧은 것으로부터 며칠이 걸리는 것까지 다양하다. 예를 들어, 빨리 자라는 종으로는 대장균이 있는데, 완전한 영양상태에서 단지 8시간 내에 하나의 세포가 천만 개의 세포로 불어난다. 실제로 세포들은 전체적으로 느리게 발육하며 중지되는데(정지기, stationary phase), 점차 영양이 고갈되며 독성의 노폐물들이 쌓이는 시기이다. 그러나 정지기에 있는 대부분의 세포들은 죽은 상태는 아니다. 그것들은 새로운 영양배지에 넣어지면 증식기를 거치면서 수가 기하급수적으로 늘어날 수 있다. 세포주기의 단계들을 그림 6.6에서 볼 수 있다.

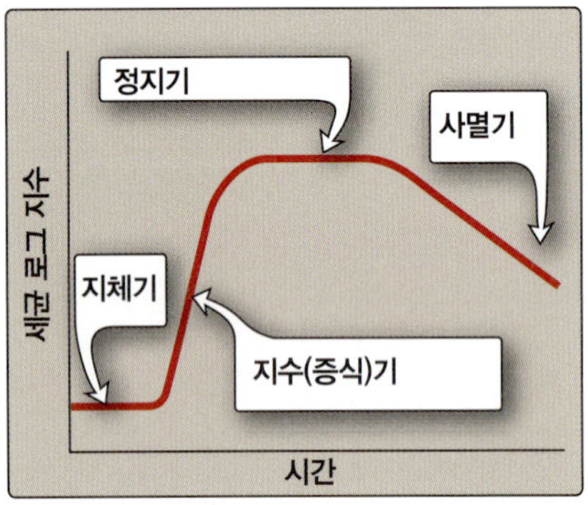

그림 6.6
액체배지 내에서의 세균성장의 동역학

2. **표면성장(Surface growth):** 하나의 세균세포가 고체의 영양한천배지 위에 놓여지면, 이 세포의 자손은 침전 부위 근처에 자리 잡게 되며, 마침내 세포들의 완벽한 무리라 부르는 집락(colony)을 형성한다(그림 6.7). 빠르게 자라는 종들에서 보면, 30°C 내지 37°C 상태에서 하룻밤이면 눈에 보일 만큼의 집락을 형성하며 수백만 개의 세포들을 갖게 된다. 집락의 육안적 특성들(예를 들면, 색깔, 모양, 부착상태, 냄새 그리고 표면 짜임새 등)은 세균의 종들을 구별하는데 유용한 지표로 사용될 수 있다. 어떤 종들은, 특히 배지 표면이 습하다면 배지표면을 이리저리 움직이기 때문에 완전한 원형의 집락들을 형성하지 못한다. 방선균류(actinomycetes)와 같은 종들은 긴 균사(filaments)를 형성하며 자라기도 한다(균사성장, mycelial growth).

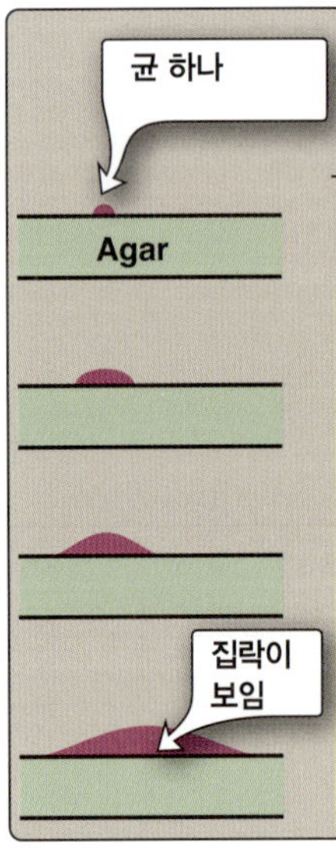

시간	균수
0시간	1
4시간	256
8시간	65,000
12시간	17,000,000

그림 6.7
단단한 영양한천배지 위에서의 세균성 집락의 성장. [주: 세균의 배가시간은 약 0.5시간으로 추정된다.]

B. 에너지 생산

세균성 대사의 뚜렷한 특징은 탄소원들(carbon sources)로부터 에너지를 만들기 위해 다양한 기전들을 이용한다는 것이다. 이용된 생화학적 기전에 따라 세균대사는 세 종류로 나뉠 수 있다. 호기성 호흡, 혐기성 호흡 및 발효가 그것이다(그림 6.8).

1. **산소 호흡(aerobic respiration)**은 전자수송 연쇄반응의 최종 전자수용체로써 산소 분자를 사용하는 대사과정이다. 이 과정에서 산소는 물로 전환된다. 호흡은 모든 호기성 세균들에 의해 이용하는 에너지 생산 방식이다.

2. **무산소 호흡(anaerobic respiration)**은 최종 전자수용체로 산소보다는 무기물(inorganic compound)을 이용하는 대사과정이다. 종들에 따라서 수용체들로 질소 분자나 황 분자가 사용될 수 있다. 혐기성 호흡은 어떤 종들에서는 호기성 호흡의 대체로 사용될 수 있는 반면(우발적 혐기성 생물체), 어떤 종들에서는 필수적으로 요구한다(편성 혐기성 생물체). [주: 어떤 편성 혐기성 생물체들은 에너지 대사를 유지하는 방식으로 발효를 이용하기도 한다. 특히, 이런 것들이 진정으로 의학적으로 중요한 혐기성 세균들이다].

3. **발효(fermentation)**는 약간의 종들에서 보여주는 대체성 혐기성 호흡이다. 이 대사과정은 최종 전자수용체로써 발효성 기질이 쓰여 짐으로써 유기성 대사 중간산물이 생기는 대사과정이다. 기질들은 발효되어질 수 있어야 하며, 마지막 산물은 종에 따라 다르다. 세균의 종류와 발효과정에 상관없이, 발효에 대한 개념은 동일하다. 호기성 및 혐기성 호흡과는 달리 발효는 매우 적은 에너지를 생산하는데, 발효의 목적은 NADH를 NAD로 전환하는 것이다. 따라서 호흡을 통해 에너지를 얻는 능력은 효능성이 그리 크지 못하다. 피루브산(pyruvic acid) 또는 피루브산 유도체들이 호흡에서 최종 전자수용체들이다. 공통점들을 유심이 들여다보면, 발효과정과 최종산물들 간에는 믿을 수 없을 만큼의 다양성이 존재한다. 이런 최종산물은 측정할 수 있으며, 때로는 종간의 진단에 이용할 수 있다. 덧붙여 어떤 발효 최종산물들은 숙주에 독성을 갖거나 조직에 해를 주기도 한다.

C. 세포벽 합성

세포막의 표면을 덮고 있는 세균의 세포벽은 펩티도글리칸의 다면체로 구성되어 있는데, 계속 반복되어 있는 탄수화물 기저단위(back bone subunit)는 NAG-NAM 구조체이다(50쪽 참조). 이런 기저부(backbone) 연쇄구조는 짧은 펩티드(즉, PEP)들로 서로 엇갈려 연결되어 있는데 단단한 그물구조를 형성하기 위함이다(그림 6.9). 펩티도글리칸의 생합성은 다음의 단계를 통해 만들어진다.

1. **탄수화물 아단위체(subunit)의 활성:** 모든 생물학적 중합작용에 있어서처럼, NAM과 NAG 아단위체는 수송체에 부착함으로써 활성화된다. 이 경우 뉴클레이티드 유리딘 디포스페이트(UDP)가 그것이다.

2. **결합 펩티드의 합성 :** 끝 쪽에 2개의 알라닌(alanine) 잔기를 가진 한 개 펩티드를 포함하여, 줄지어 늘어선 아미노산들에 의하여 다섯펩티드(pentapeptide)가 UDP-NAM에 첨가된다. 다섯펩티드는 어떤 정형화된 아미노산들을 포함하는 것은 아니다. 예를 들면, 다이아미노피메린산(diaminopimelic acid, DAP; lysine의 대사 전구물질), D-아미노산(D-amino acid)들이다. 이들 염기서열(sequence)은 RNA 주형(template)에 의해 결정되지는 않으며, 오히려 펩티드 결합띠(peptide bond)를 형성하는 효소들의 특이성(specificity)에 의해 결정된다.

3. **세포벽 단위체의 박토프레놀 인산염으로의 전달:** NAM-PEP의 한 부분(절반, moiety)은 UDP 수송체로부터 다른 수송체인 세포막 안쪽

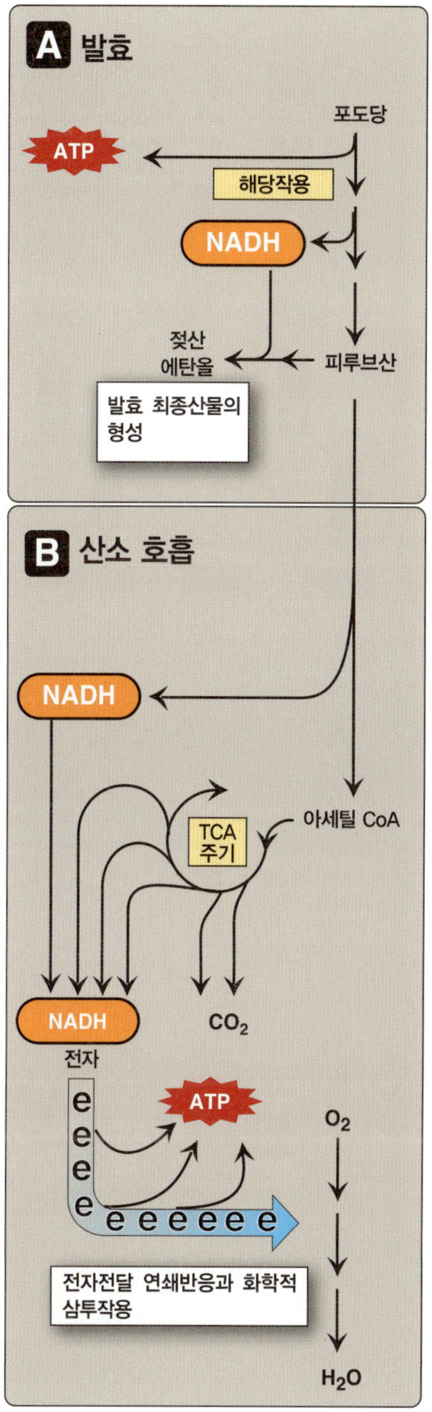

그림 6.8
세균에 있어서 호흡, 발효 및 에너지 생산과정 요약. [주: 산소보다는 다른 화합물들, 즉 질소와 황 같은 것이 혐기성 호흡에 있어서 최종 전자수용체로 사용될 수 있다.]

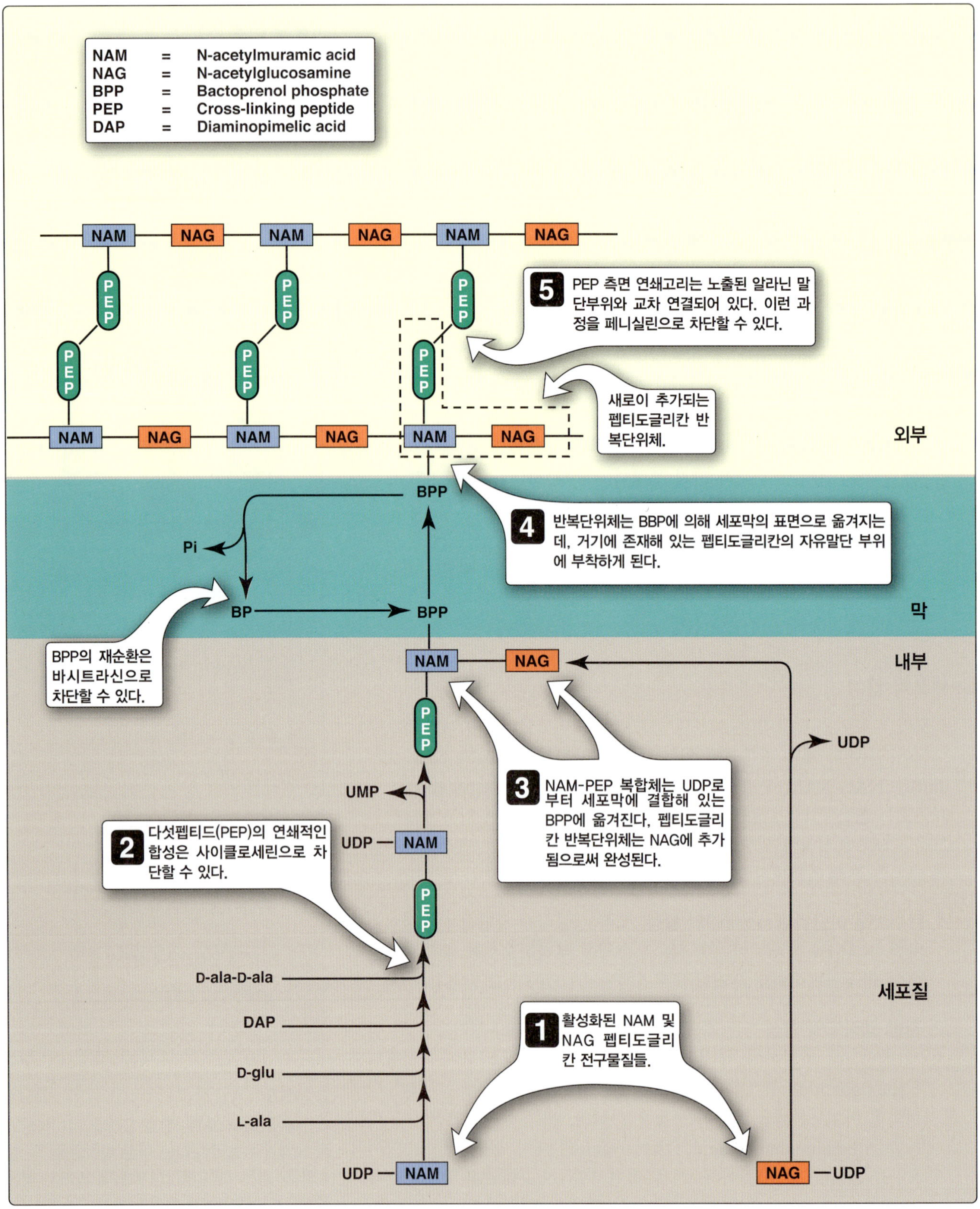

그림 6.9
세균 세포벽의 합성

표면에 위치한 박토프레놀 인산염(bactoprenol phosphate, BPP)으로 옮겨진다. 이 부분에서 UDP-NAG는 NAG를 NAM-PEP로 옮겨 BPP 수용체에 부착함으로써, 펩티도글리칸(peptidoglycan) 반복단위체인 NAG-NAM-PEP를 완성한다.

4. **반복단위체의 기존 펩티도글리칸으로의 추가:** BPP는 NAG-NAM-PEP 반복단위체를 세포막을 통해 외부표면으로 옮기는데, 그곳이 이미 존재해 있는 펩티도글리칸이 세포벽에 자리 잡고 있는 곳이다. 반복단위체는 기존 펩티도글리칸의 자유말단 부위에 추가되는데, 하나의 반복단위체에 의해서도 중합체의 길이가 길어지게 된다. 추측건대, 자유말단 부위들은 이미 존재해 있는 펩티도글리칸의 제한적인 가수분해 풀림작용(hydrolytic loosening)에 의해 만들어진다.

5. **다섯펩티드의 펩티도글리칸 기조체로의 교차연결:** 비록 다섯펩티드(pentapeptide)의 N-말단부위가 기조체 NAM의 일부분에 부착되더라도, C-말단부위는 자유로운 상태(불포화 결합)로 남게 된다. 교차 연결은 펩티드교차반응(transpeptidation reaction)에 의해 일어나는데, 한 연쇄구조에 있는 펩티드의 DAP를 인접해 있는 연쇄 구조 4번째 펩티드 알라닌(alanine, ala)에 묶어주는 반응이다. 이런 직접적인 교차연결 방식은 대장균의 특성이며, 많은 그람음성균들에서도 볼 수 있다. 대조적으로, 황색포도알균과 같은 그람양성균에서는, 다섯펩티드가 PEP의 세 번째인 라이신(lysine, lys)과 또다른 PEP의 글라이신(glycine) 옆 네 번째인 알라닌(ala) 사이에 연결이 일어난다(그림 6. 10).

6. **항세균제 표적으로서의 펩티도글리칸 합성:** 독특한 세균성 펩티도글리칸 생합성 반응들이 세균세포들에서 일어나기 때문에, 세균성 세포벽 합성은 특수한 항세균성 제제들, 특히 베타-락탐(β-lactam) 항체들 개발에 이상적인 표적이 된다.

   a. **베타-락탐(β-latam) 항생제:** 페니실린(penicillins)과 세팔로스포린(cephalosporins)은 세포벽 조합에 있어서 펩티드교차반응(transpeptidation)과 펩티드카르복실기화반응(carboxypeptidation; 펩티드결합을 풀어주는 가수분해효소 반응 중 하나)을 촉진하는 효소들을 억제한다. 이런 효소들을 페니실린 결합단백질(penicillin-binding protein, PBP)이라 부르는데, 베타-락탐 항생제와 결합하는 활성부위를 갖고 있기 때문이다. 한 종류의 결합단백질을 갖는 것은 베타-락탐 항생제의 표적이 되지 못하고, 오히려 세균을 죽이는 효과는 여러 가지 종류의 결합단백질을 불활성시킴으로써 얻는다. 대부분의 PBP들은 세균성 세포벽 합성에 포함되어 있다. 베타-락탐 항생제에 대한 저항성이 발생하는 것은, 베타-락탐 항생제에 낮은 친화력(affinity)을 갖는 변형된 결합단백질들을 만들어 내는 유전학적 변형을 초래할 수도 있다(64쪽 참조).

   b. **바시트라신(bacitracin), 사이클로세린(cycloserine) 및 반코마이신(vancomycin):** 세포벽 활성을 저해하는 다른 항생제들로써는 박토프레놀 인산염(bactoprenal phosphate)의 재순환을 억제한 바시트

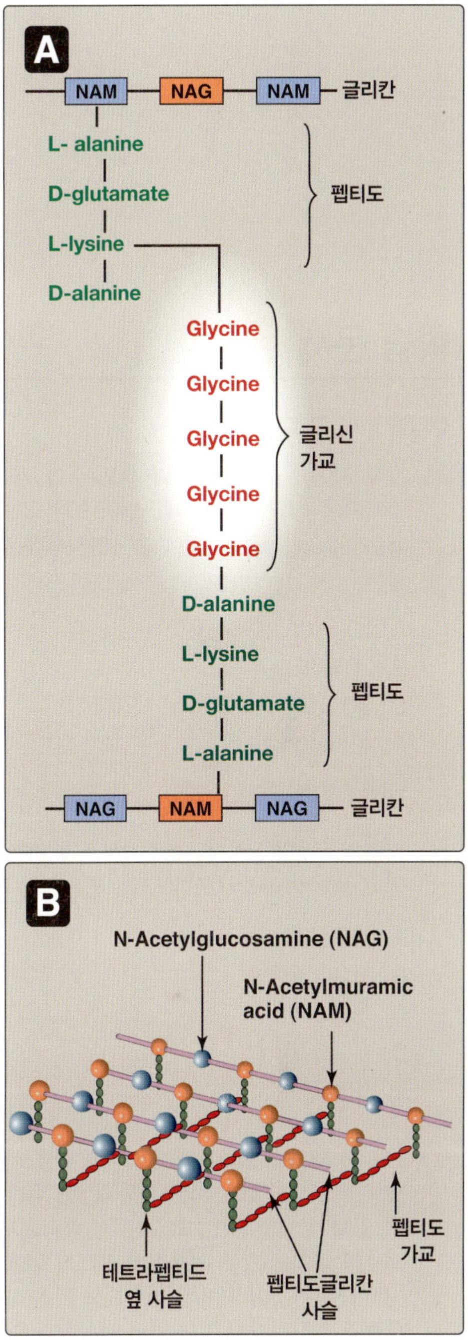

그림 6.10
A. 황색포도알균의 펩티도글리칸 내에 있는 글리신 연쇄고리. B 그람양성균에 있어서 펩티도글리칸층의 구성도

라신, 다섯펩티드의 두 개의 말단부위를 구성하는 D-ala-D-ala 펩티드의 합성을 저해하는 사이클로세린 및 늘어져 있는 펩티도글리칸 연쇄 구조로의 NAG-NAM-PEP 반복단위체의 합성을 저해하는 반코마이신 등이 있다(그림 6.9참조). 반코마이신은 D-ala-D-ala 펩티드와 결합하기 때문에 이런 항세균제제는 결국 펩티드 교차 반응을 억제한다.

학습 문제

정답을 하나 고르시오.

6.1. 시작 시에 1 ml당 10^3개의 세포 수를 가진 세균을 액체 영양배지에 배양하였다. 세균들이 10분의 증식기와 세대시간(generation time)을 갖는다면 30분 후에 세포 밀도는 어떻게 될까?

A. 1.0×10^3
B. 2.0×10^3
C. 3.0×10^3
D. 4.0×10^3
E. 6.0×10^3

> **정답 = D.** 10분간 증식한 후, 20분 귀에는 수가 두 배가 되고, 30분에는 다시 그것의 두 배가 된다.

6.2. 다음의 구성물질들 중 그람양성균의 세포벽에서는 발견되지만, 그람음성균의 세포벽에서는 발견되지 않는 것은?

A. 세포질막
B. 지질다당류
C. 협막
D. 펩티도글리칸
E. 타이코산

> **정답 = E.** 그람양성균은 두껍고 다층의 펩티도글리칸의 세포벽을 갖고 있는데 세포막의 외부이다. 대부분의 그람양성균들에서 펩티도글리칸은 타이코이산에 연력되어 있으며, 포스포다이에스터 결합들로 연결되어 있는 글리세롤 단위체를 지지해주는 필수적인 중합체이다. 타이코산들은 중요한 세포표면 항원이다. 그람음성균은 2개의 막, 즉 내막과 외막(세포질막)을 갖고 있다. 펩티도글리칸층은 세포질 주변 공간 사이의 2개의 막에 위치해 있는데, 이 공간은 효소들과 다양한 기질들을 함유하고 있다. 외막은 파묻혀 있는 많은 지질다당류(lipopolysaccharide)의 존재로 확연히 구별된다.

6.3. 1998년 텍사스 엘파소에서 엄청난 보툴리눔증(botulism)의 대발병이 발생하였다. 이런 식품매개성 질병은 호일에 싸서 구운 감자가 원인이었는데, 그리스 식당에서 딥(dip; 감자칩과 비슷한 과자류)으로 이용되기 전까지 여러 날 동안 실온에서 방치되었던 것이다. 딥은 보툴리눔 독소 A형을 생산하였으며, 대변검사로써 그리고 30명의 의심환자 중 18명은 혈청 검사로부터 확인되었다. 4명의 환자는 산소호흡기가 필요했으나 아무도 죽지는 않았다. 만약 음식으로 만들기 전에 100℃에서도 10분 동안 재가열하였다면 어떤 결과가 예상될까? (힌트: 153~154쪽에 있는 보툴리누스균 독소의 특성을 참조하다).

A. 열이 보툴리누스균의 아포들을 죽일 것이다.
B. 열이 생식세포 단계로 발아하는 것을 촉진할 것이다.
C. 열이 감자 딥에 있는 독소를 비활성시킬 것이다.
D. 열이 독소를 배출하는 세균들의 수를 증가시킬 것이다.
E. 열이 결과를 바꾸지 못할 것이다.

> **정답 = C.** 보툴리누스균(*Clostridium botulinum*)의 포자들은 덜 익힌 감자에서 주로 발견되며, 호일에 싸여 구운 경우 일반적으로 사멸되지 않는데, 습기가 유지되어 감자의 표면 온도가 100℃를 유지하기 때문이다(포자를 죽이려면 120℃ 이상의 온도라야 함). 호일에 싸여서 혐기성 환경의 실온에서 저장되면 포자들은 발아를 하고 독성을 갖게 된다. 100℃에서 가열을 하면 보툴리눔의 포자들은 대부분 죽는데, 손상받기 쉬운 상태에 있기 때문이다. 가열은 또한 실온에서 저장할 때 생긴 독소를 중화시키기도 한다. 그러나 어떤 포자들은 죽지 않고 남아 있기도 한다.

세균유전학 7

I. 개요

단일 종류의 분자로서 DNA는 세균에서 인간에 이르기까지 모든 세포생물체의 유전물질이기 때문에 유전자돌연변이(mutation), 유전자복제(replication), 유전자재조합(recombination) 등의 기본적인 유전현상들은 모든 생명체에서 거의 동일하다. 과거 반세기 동안 세균유전의 연구에 이용된 표준 생물체는 장내 그람음성균인 대장균(*Escherichia coli*)이었다(111쪽 참조). 세균유전학에서 중요한 임상적 의의를 갖는 것은 세균이 같은 종의 혹은 다른 종의 세균에게 유전자를, 특히 항생제저항성(antibiotic resistance)에 관한 유전자, 전달하는 능력이다. 항생제 저항성 유전자의 이동은 비병원성인 세균군을 병원성 세균군으로 만들며 공공보건에 심각한 결과를 초래할 수 있다.

II. 세균유전체

한 개체의 유전체(genome)는 그 개체가 가지고 있는 유전물질의 총체로서 정의된다. 세균의 경우 유전체는 모든 종류의 필수유전자(essential gene)를 포함하고 있는 단일염색체와 보통 비필수유전자를 전달하는 하나 이상의 플라스미드로 구성된다(그림 7.1).

A. 염색체

세균의 생존에 필수적인 모든 유전자와 여러 비필수 유전자들은 하나의 긴 환상 이중나선 DNA 내에 존재한다. 이러한 분자 구조는 염색체(chromosome)라 불리는데 진핵세포의 유전전달자(heredity carrier)와 유사하다. 대부분의 세균은 2,000개에서 4,000개의 유전자를 포함하는 염색체를 갖는다.

B. 병원성 유전자 섬

병원성 유전자 섬(pathogenicity island)은 독력인자, 즉 독소(toxin), 부착소(adhesions), 분비계, 철 전자 단백질 등을 부호화하는 구별되는 유전자 전사체이다. 이 유전자 섬은 10~200 kb 정도이며 박테리아 사이에서 수평 전이가 되어 독성을 강화하고 숙주에 적합성을 갖는다. [주. 수평 전이(horizontal transfer)는 개체의 후대로 유전자를 획득하는 대신 다른 개체의 유전자가 수용개체의 유전자에 삽입되는 과정이며 형질전환(transformation), 형질도입(transduction), 박테리아 접합(conjugation) 등이 해당한다. 반면 수직 전이(vertical transfer)는 개체가 유전자를 선대로부터 획득하는 것이며 진화의 근원종이 해당된다.] 병원성 유전자 섬은 다른 염색

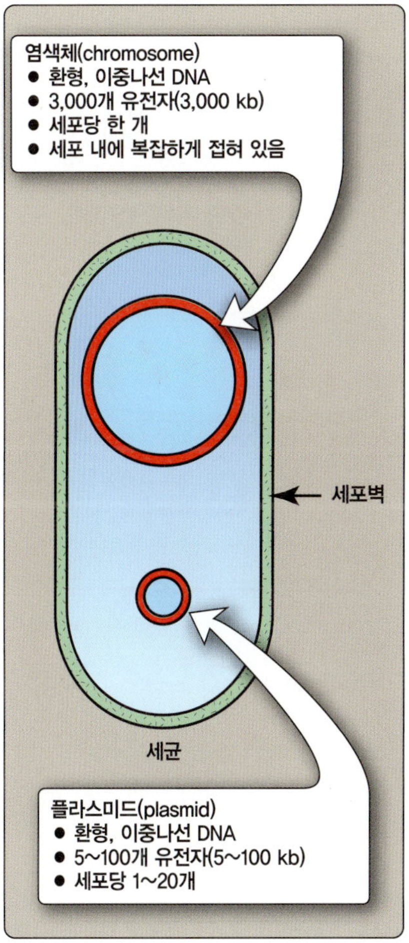

그림 7.1
세균유전체. [주: 나선형의 이중나선 DNA가 두 개의 동심원으로 표현되었다.]

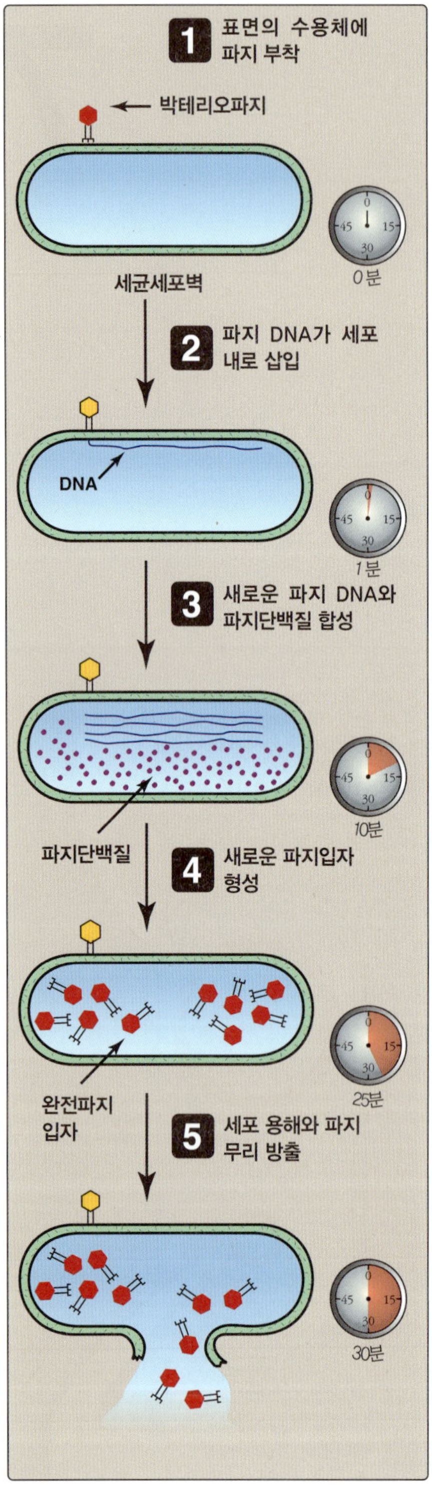

그림 7.2

박테리오파지의 복제. 시계표시는 초기부착(attachment)에서부터 각 과정에 소요되는 시간을 의미한다. [주: 박테리아 염색체와 플라스미드는 표시하지 않았다.]

체부위와 G+C 함량이 다르며 보통 숙주의 유전자와 tRNA를 전사하는 반복염기서열로 접해 있다.

C. 플라스미드(Plasmid)

전형적으로 박테리아는 플라스미드라 불리는 작은 원형의 DNA를 갖는데 이것의 크기는 세균염색체의 크기의 1/10보다 작은 1.5 kilobase(kb)에서 120 kb 정도이다. 플라스미드는 염색체와 독립적으로 복제되며 세포 내에 하나 혹은 그 이상의 플라스미드의 사본(copy)이 있을 수 있다. 플라스미드는 독소(toxin)를 생산하거나? 플라스미드를 다른 세포에 전달하는 것을 촉진하는 단백질을 생산하는 유전자를 갖고 있지만 일반적으로 세포의 성장이나 복제에 필수적인 유전자를 포함하지는 않는다. 많은 플라스미드가 플라스미드 간, 혹은 플라스미드와 염색체 간에 이동할 수 있는 이동 DNA서열(transposon)을 포함한다(63~64쪽 참조). 전위유전단위(transposon)는 많은 항생제저항성 유전자의 저장소 역할을 하며 특정 플라스미드가 염색체 안으로 통합(integrate)되는 데 기여할 수 있다.

III. 박테리오파지

박테리오파지 혹은 파지(phage)는 세균의 내부에서 증식 가능한 바이러스로 보호작용을 하는 단백외피에 싸여진 핵산조각으로 구성된다. 파지의 종류에 따라 핵산의 종류는 DNA 혹은 RNA일 수 있고 이러한 핵산은 이중 혹은 단일나선으로 존재하며 크기는 3000염기(3유전자)에서 200,000염기(200유전자)까지 다양하다. 파지의 전형적인 복제주기(그림 7.2)는 파지가 세포표면의 수용체에 부착하는 것에서 시작하며 이어서 세균 내에 핵산을 주입하고 대부분의 단백외피는 세포 밖에 남겨둔다[주: 이것은 바이러스 전체가 세포 내로 들어간 후 핵산이 세포질 내로 유리되는 척추동물세포의 바이러스감염과 대조된다(236~237쪽 참조)]. 파지의 핵산은 세포의 생합성기구를 이용하여 자신의 유전물질을 복제하고 파지-특이단백질을 합성한다. 충분한 양의 외피단백질과 새로운 파지 DNA가 축적되면 이러한 파지의 구성물질들은 파지외피가 DNA를 캡슐화하는 형태의 성숙된 파지 분자로 자가결합(self-assemble)한다. 새로운 파지입자의 방출은 세균의 세포벽을 용해하는 파지-특이 효소인 리소좀(lysosome)에 의해서 이루어진다. 파지입자의 개수는 간단하고 신속한 플라크(plaque)검사에 의해서 측정될 수 있다. 영양한천배지 표면에서 배양된 세균층(lawn)에 단일 파지입자가 고정되면 감염된 세균의 주위세균까지 감염시키며 수 시간 내에 수백만 개의 파지를 복제하여 세균층 위에 육안으로 확인 가능한 '구멍' 즉 플라크를 만든다(그림 7.3) 파지는 숙주세균과의 관계의 양상에 따라 독성(virulent) 혹은 온순성(temperate) 파지로 구분한다.

A. 독성파지(Virulent phage)

독성파지가 세균에 감염될 경우 세포용해에 의해 필연적으로 세포의 죽음을 유발하며 이때 새로 합성된 파지입자들이 방출된다. 적절한 조건 하에서 하나의 파지입자에 감염된 세균은 20분 내에 수백 개의 자손파지를 생

산할 수 있다. [주: 일반적으로 하나의 세균종을 공격하는 파지는 다른 박테리아종을 감염시키지 않는다.]

B. 온순성 파지(Temperate phage)

온순성 파지에 감염된 세균도 독성파지에 감염된 세균과 같은 운명(감염에 이은 신속한 세포용해)을 가질 수 있다. 하지만 다른 결과가 발생할 수 있는데 파지 DNA가 세포 내에 들어간 후 자가복제되지 않고 숙주세포의 염색체와 융합되게 된다. 이러한 상태의 파지를 프로파지(prophage)라 하며, 파지유전자의 발현은 파지유전체 내에서 생산되는 억제단백질에 의해서 억제되게 된다. 새로운 파지입자의 생성이 억제되어 숙주세포는 생존이 가능하며 파지 DNA는 숙주염색체의 일부로서 복제되게 된다.

C. 용원성 세균(Lysogenic bacteria)

용원성 세균은 프로파지를 가지고 있는 세균으로서 이러한 현상을 용원(lysogeny)이라 명명하고, 이러한 세균은 용원상태(lysogenized)에 있다고 정의한다. 비용원성 박테리아는 온순성 파지의 감염을 통해 용원성으로 만들 수 있다. 프로파지와 세균세포와의 공존은 상당히 안정적이나 숙주 DNA의 손상을 유발하는 자외선 노출 등의 다양한 처치에 의해서 불안정화될 수 있다. DNA 손상이 일어난 경우 파지유전자의 억제가 멈추고 프로파지는 숙주염색체에서 절단되어 나와 자가복제를 시작하고 자손파지입자를 생성해낸다. 이 경우 숙주세포는 독성파지를 가진 경우와 마찬가지로 용해된다. 잠복성(latent)의 프로파지상태에서 바이러스가 생성되는 것을 유도(induction)라고 한다. 프로파지의 존재에 의해 용원현상이 획득되는 것을 용원성 전환(lysogenic conversion)이라 한다.

IV. 유전자 전달

한 세균에서 다른 세균으로 유전자가 전달되는 대표적인 3가지의 기전은 접합(conjugation), 형질도입(transduction), 형질전환(transformation)이다. 일반적으로 전달된 DNA는 복제시작점(origin of replication)을 갖고 있지 않기 때문에 이러한 유전자는 전달된 유전자가 복제시작점을 가진 염색체에 삽입될 경우에만 다음 세대로 전달될 수 있다. 플라스미드는 복제시작점을 갖고 있으며 염색체에 삽입되지 않고도 다음 세대에 유지된다.

A. 접합(Conjugation)

접합(conjugation)은 세포간 접촉에 의해 한 세포에서 다른 세포로 세균의 유전자전달이 일어나는 것이다. 전달세포(웅성)와 수용세포(자성)들은 서로간의 접촉을 위한 적절한 유전적 구성을 갖추고 DNA가 전달될 세포질교(cytoplasmic bridge)를 형성한다. 구체적으로, 이러한 과정에서 전달세포가 성섬모(sex pili)라 불리는 머리카락 같은 돌출구조를 가지고 이것을 통해 수용세포의 표면에 존재하는 특이적인 수용체부위와 접촉한다. 이러한 접촉을 통해 DNA 전달이 시작될 수 있는 비교적 안정한 세포쌍이 만들어진다(그림 7.4)

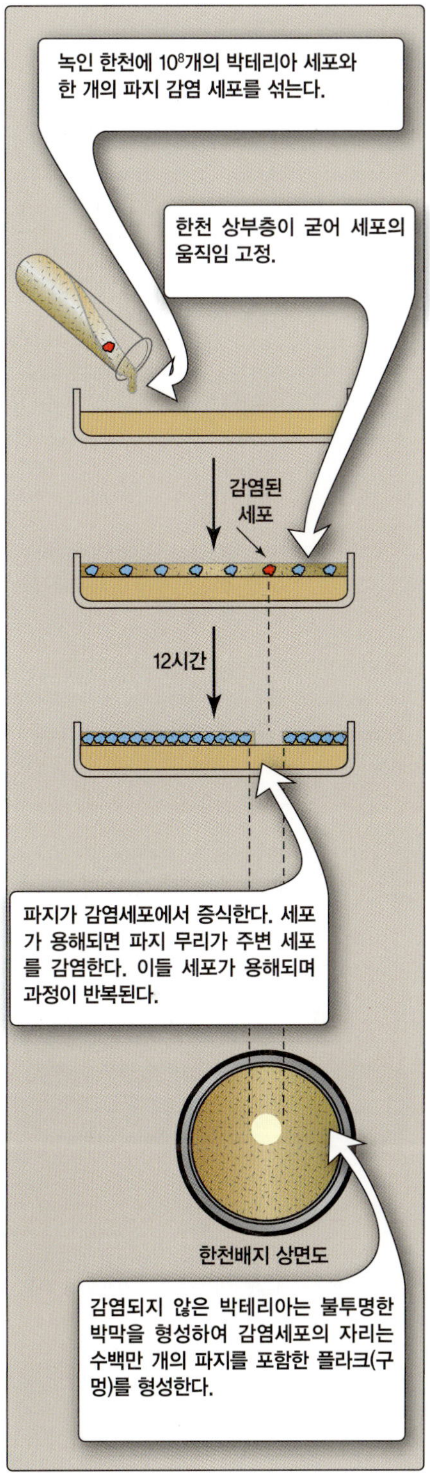

그림 7.3
플라크법에 의한 박테리오파지의 육안 확인

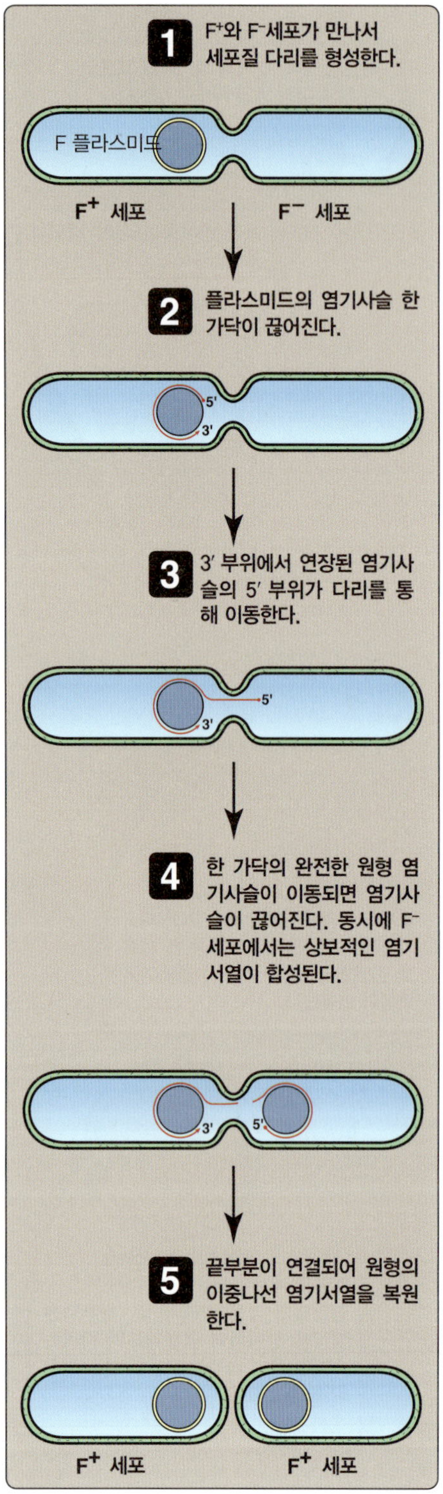

그림 7.4
접합플라스미드의 세포간 전달. [주: 박테리아 염색체는 표시하지 않았다.]

B. 형질도입(Transduction)

형질도입은 세포간 접촉 없이 파지벡터에 의해 한 세포에서 다른 세포로 유전자가 전달되는 과정을 일컫는다. 이러한 현상은 크게 두 가지로 구분되는데 하나는 일반 형질도입(generalized transduction)과 다른 하나는 특수 형질도입(specialized transduction)이다. 두 경우 모두 형질전환파지는 온순성 파지이기 때문에 수용세포는 파지감염 후에도 생존할 수 있다.

1. **일반 형질도입:** 일반 형질도입에서는 파지에 의해 유발된 세균염색체의 분열로 인해 세균의 DNA가 무작위적인 조각으로 잘라지는데 이것이 파지 DNA와 함께 우연히 파지단백외피 내에 포함된다(그림 7.5A). 드물지만 이렇게 형성된 파지가 세포에 감염될 경우 파지는 세포 안으로 세균의 DNA를 삽입한다. 만약 이러한 DNA 절편이 재조합에 의해 수용세포 염색체 안으로 통합될 경우 수용세포는 안정적으로 형질도입된다.

2. **특수 형질도입:** 특수 형질도입에서는 형질전환파지가 프로파지상태에서 삽입되는 부위와 근접하게 위치한 일부의 세균유전자가 형질도입되는 것이다(그림 7.5B). 파지는 드물지만 비전형적인 형태의 절단을 통해 세균의 염색체에서 이러한 유전자를 획득하게 된다. 일반적으로 특수형질전환의 파지입자는 파지와 박테리아 DNA가 단일 분자로 연결된 형태를 갖게 된다. 다른 세포를 감염시킨 후에, 이러한 융합-분자는 파지가 프로파지가 되기 위한 일반적인 과정처럼 수혜세포의 염색체 안으로 통합되게 된다.

C. 형질전환(Transformation)

형질전환은 원형(naked) 상태의 DNA 형태로 세포간 유전자가 전달되는 것이다. 1928년에 발견된 형질전환현상은 생물학에서 가장 중요한 발견 중 하나로 DNA가 유전물질임을 밝히는 데 공헌했다. 형질전환현상 자체에 대한 연구들을 통해 세포의 형질전환 능력(competence)은 세포막을 통해 DNA가 통과할 수 있는 일시적인 생리적 상태에 좌우된다는 것을 밝혀냈다. 유리상태에서 이중나선인 DNA는 수용세포 안으로 들어가며 이중나선 중 한 가닥이 뉴클레아제(nuclease)에 의해서 제거된다. 남은 단일염기가닥은 염색체 안으로 침투하여 염기서열 유사성(homology)이 있는 부위를 찾게 된다. 유사한 서열이 발견될 경우 해당 염기가닥은 기존 염색체의 두 가닥 중 하나를 절단-복제(cut-and-paste)방식으로 치환하게 된다.

V. 유전적 변이

순수 박테리아 배양액 안의 모든 세포는 단일세포에서 기원한 것이지만 이러한 배양은 흔히 원래의 세포와 다른 세포를 포함하게 된다. 전부는 아니지만 이러한 변이체(mutant)의 대부분은 DNA의 변형인 돌연변이(mutation)에 의한 것이다.

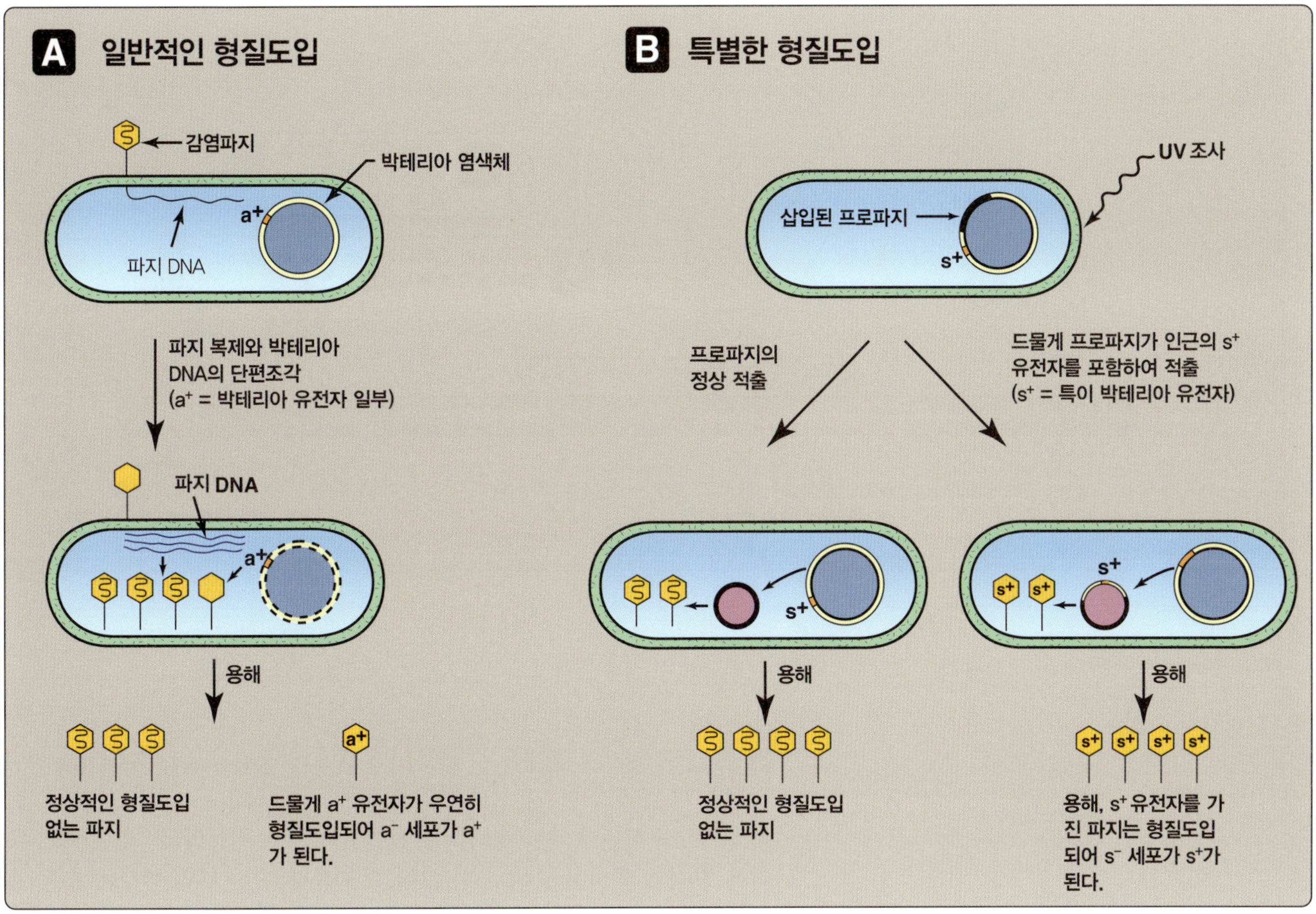

그림 7.5

특정 파지는 세균의 유전자를 포함하여 다른 세균에 전달할 수 있다. (A) 모든 종류의 세균유전자가 전달될 수 있는 기전 (B) 프로파지와 근접한 특정한 유전자가 전달될 수 있는 기전

A. 돌연변이

엄밀한 의미에서 유전물질 구조의 모든 변화, 보다 구체적으로는 DNA 염기서열의 모든 변화는 돌연변이로 간주될 수 있다. 몇몇 돌연변이는 불안정하며(원래의 상태로 흔히 돌아감) 다른 돌연변이는 개체에 뚜렷한 영향을 끼치지 못한다. 통상의 연구 대상이 되는 돌연변이는 일반적으로 안정적인 것이며 개체의 특성에 어떠한 영향을 미친다. 돌연변이는 DNA에 일어나는 화학적 변화의 종류, 언제 돌연변이가 단백질부호(coding) 유전자에 영향을 주는가, 혹은 유전자 메시지의 번역에 돌연변이가 미치는 영향에 따라서 구분한다.

B. 이동성 유전요소(Mobile genetic element)

최근 박테리아의 유전체에서—아마도 모든 개체에서—유전자의 배열구조가 완전하게 안정적이지 않다는 것이 알려졌다. 전위유전단위(transposon)라 불리는 특별한 DNA 절편은 염색체내 한 곳에서 다른 곳으로, 혹은 플라스미드 내에서 외부로 이동하는 능력을 가지고 있다. 전위유전단위는 유

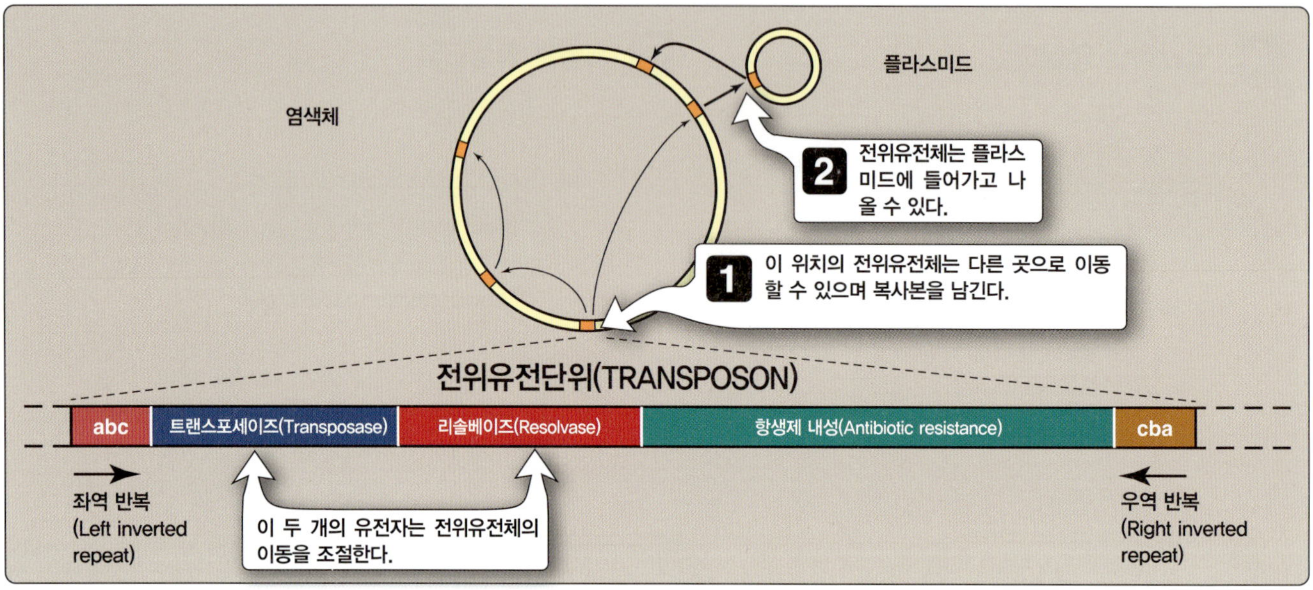

그림 7.6
전위유전체는 염색체 내 한 곳에서 다른 곳으로 이동할 수 있으며 이 경우 원래의 자리에 자신의 사본을 남길 수 있다.

전체와 독립적으로 존재할 수 없으며 유전체내 절편상태로 존재한다. 일반적으로 두 종류의 전위유전단위가 존재하는데, 반복(replicative)성과 비반복성으로 구분된다. 반복성 전위유전단위의 경우 이동하더라도 원래의 위치에 자신의 복사본을 남긴다. 그러므로 전위유전단위의 복사본 수는 유전자전위(transposition) 과정에서 2배가 된다. 만약 전위유전단위가 기능적 유전자의 내부로 삽입되는 경우 해당 유전자의 기능은 대부분 억제된다(이것은 전위유전단위가 처음 발견된 계기이기도 하다). 유전자전위 과정 및 전형적인 반복성 전위유전단위의 구조는 그림 7.6에 나와 있다. 이러한 전위유전단위는 3개의 유전자를 갖고 있으며 5 kb의 크기를 가지고 있다. 트랜스포세이즈(transposase)와 리솔베이즈(resolvase) 유전자는 유전자전위 과정에 관여하는 효소를 만들어내며 항생제 저항성 유전자는 동반유전자(passenger)이다. 전위유전단위는 양 경계에 약 50염기의 짧은 역반복(inverted repeat) 염기서열을 가지고 있다. 이러한 역반복서열은 유전자전위가 시작될 때 트랜스포세이즈에 의해 인지되는 부위이다. 이동성 유전요소는 자연세균군총에서의 유전적 변이의 상당부분을 담당하는 것으로 여겨지며 항생제 저항성 유전자의 확산에도 관여한다.

C. 항생제 저항성 획득기전

항생제 저항성은 세균의 유전정보의 일시적 혹은 영구적인 획득이나 변화를 통해 얻어진다. 대부분의 저항성 유전자는 플라스미드와 관계되어 있으나 플라스미드에 의해서 매개되는 특질은 염색체 내의 요소와 교환될 수 있다. 플라스미드에서 염색체로 유전물질이 전달되는 것은 단순재조합에 의해서 일어나지만 이러한 현상은 전위유전단위에 의해 높은 수준으로 촉진될 수 있다. 플라스미드 기원의 베타-락타메이즈(beta-lactamase), 테트라사이클린(tetracycline)-내성유전자, 아미노글리코사이드(aminoglycoside) 변형효소 등의 많은 종류의 항생제 내성 유전자는 전위유전단위 안에 구성되어 있다. 항생제에 대한 내성은 5가지 주요 기전에 의해서 발생한다(그림 7.7).

1. **항생제 흡수감소:** 그람음성균은 베타락탐 항생제, 테트라사이클린, 클로람페니콜(chloramphenicol) 등의 특정 약제의 침투를 제한할 수 있는데 이것은 세포외막의 포린(채널을 형성하는 단백질)의 숫자나 구조를 바꿈으로써 가능하다.

2. **항생제 배출:** 어떤 그람음성균은 여러 요소로 구성된 세포막에 위치한 배출기전을 갖고 있으며, 세제나 항생제와 같은 다양한 독성물질을 인지하고 배출한다. 이 기전과 관련된 유전자는 엄격히 조절되며 펌프에 의하여 물질을 인지한 후에 유도된다.

3. **항생제의 표적의 변화:** 베타-락탐 계열 항생제에 대한 내성을 갖는 폐렴사슬알균은 주요 박테리아 페니실린결합단백질(major bacterial penicillin-binding protein, 75쪽 참조) 중 하나 혹은 그 이상의 변형이 있으며 항생제와 해당 표적 간의 결합을 저해한다.

4. **항생제를 분해하거나 변화시키는 능력의 획득:** 항생제 불활성화효소의 예는 (1) 베타-락타메이즈(β-lactamase)의 페니실린, 세팔로스포린(cephalosporin), 혹은 이와 관련된 약제의 베타-락탐 고리를 가수분해로 불활성화 (2) 아세틸트렌스퍼레이즈(acetyltransferase)의 항생제에 아세틸기를 전달함으로써 클로람페니콜이나 아미노클리코사이드를 불활성화 (3) 에스터레이즈(esterase)의 마크로리드(macrolide)의 락톤고리(lacton ring)를 가수분해한다.

5. **새로운 표적의 획득:** 어떤 황색포도알균(*Staphylococcus aureus*)은 반코마이신(vancomycin)에 내성을 가지며 주요 펩티드의 D-ala-D-ala (반코마이신의 표적)을 D-ala-D-lac로 전환하는 유전자를 발현한다. 새로운 표적은 중합하여 세포벽의 펩티도글리칸의 안정성을 유지하므로 D-ala-D-lac은 반코마이신과 결합하지 않으므로 항생제의 효과가 더 이상 없다.

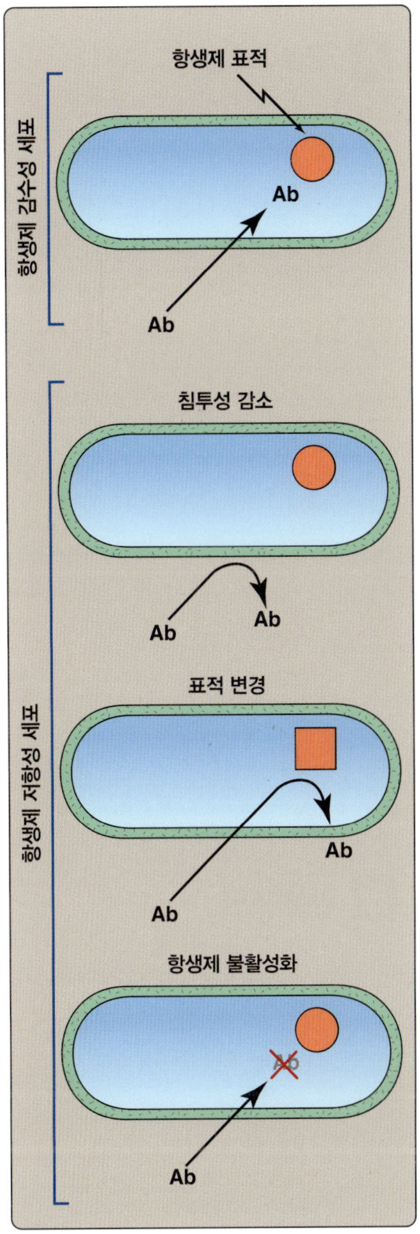

그림 7.7
항생제 저항성을 나타내는 3가지 일반적인 기전

VI. 유전자 조절

대다수의 박테리아는 자신에게 필요한 유기화합물들(아미노산, 핵산, 당질, 지질)의 대부분을 생산할 수 있고 이러한 점에서 고등생물보다 좀 더 높은 적응력을 갖는다. 이러한 풍부한 대사능력은 개체가 영양적으로 불리한 환경에 있을 때 명백한 장점을 제공하지만 영양이 충분한 환경에서는 세균이 불필요한 생합성효소를 항상 사용 가능한 상태로 유지해야 한다는 것이 오히려 비경제적인 일이다. 그러므로 박테리아는 필요할 때만 일정 대사효소를 생산하는 다양한 기전을 진화시켜왔다. 대부분의 대사물질(metabolite)의 조절기전은 mRNA의 단백질 번역을 조절하는 것보다 유전자가 mRNA로 전사되는 것을 조절하는 것이다. 다음의 예는 *E. coli*가 lac 오페론(operon)의 발현을 조절하는 예이다.

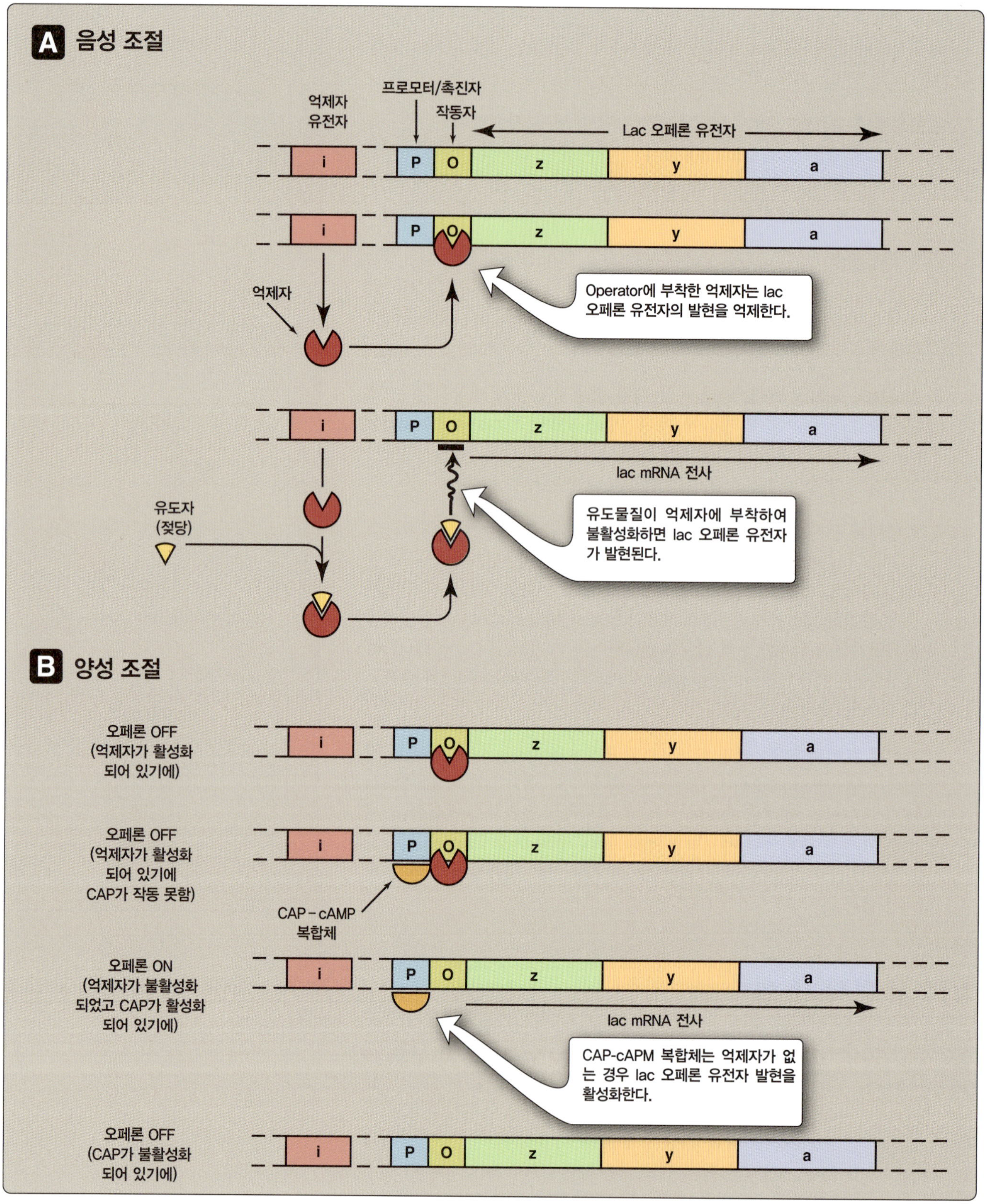

그림 7.8

세균유전자는 억제자에 의해 음성적으로 혹은 활성자에 의해 양성적으로 조절될 수 있다. CAP = carbohydrate activator protein; cAMP = cyclic adenosine monophosphate.

A. 음성 조절(억제)

젖당은 포도당과 갈락토오스로 구성된 이당류로서 유제품에서 관찰된다. 젖당대사의 첫 번째 단계는 베타-갈락토시데이즈(β-galactosidase)라는 효소에 의해 이당류가 단당류로 분리되는 것이다. 비효율적인 낭비를 막기 위해서 세균은 성장배지 내에 젖당이 존재하는 경우에는 베타-갈락토시데이스를 합성한다. 세균의 이러한 조절은 억제(repressor) 단백질을 만듦으로써 수행하는데 이 단백질은 젖당이 없을 때 베타갈락토시데이스 유전자 시작부위에 가까이 있는 DNA(operator site)의 특정한 영역에 결합한다(그림 7.8A). 억제자가 결합되어 있을 때 작동영역의 상위(upstream)에 위치한 프로모터를 인지하는 RNA 중합효소가 유전자의 전사를 시작하는 것을 방해한다. 젖당이 존재하는 경우 젖당은 억제단백질과 결합하여 이러한 억제자가 DNA와 결합하는 것을 막고 해당 유전자가 전사되도록 한다. 베타갈락토시데이스는 실질적으로 3개의 연속된 유전자군 중 하나로 나머지 2개는 락토스퍼미에이즈(lactose permease), 베타갈락토사이드 트랜스아세틸레이즈(β-galactoside transacetylase)이다. 이 3종류의 유전자는 모두 동일한 억제자에 의해서 조절되며 lac 오페론(operon)을 이룬다. 이러한 기전을 총칭해서 음성 조절(negative control)이라 부르는데 이것은 조절요소(억제자)가 전사를 억제하는 역할을 하기 때문이다. 이 경우는 락토오스는 lac 오페론의 유도자(inducer) 역할을 한다. [주: 다른 경우에 유리된 억제자가 다른 종류의 화합물(corepressor)과 결합하기 이전에는 억제를 하지 못하는 경우가 있다. 예를 들어 트립토판(tryptophan) 오페론의 억제자는 트립토판과 결합하여야만 비로소 활성화된다.]

B. 양성 조절(Catabolite activation)

만약 세균이 포도당과 다른 종류의 당을 포함한 배지에서 배양된다면 세균은 포도당을 유일한 에너지원으로 이용한다. 이것은 유도자로서의 당이 존재하더라도 포도당을 제외한 다른 종류의 당을 사용하기 위한 모든 오페론의 전사가 일어나지 못하기 때문이다. 이러한 이유는 lac 오페론 외의 당-이용 오페론들이 CAP(catabolite activator protein)라 불리는 특정한 단백질에 의해서 활성화되어야 하기 때문인데 CAP 단백질은 또한 cyclic AMP와 복합체를 이룰 때만 활성물질로서 작용할 수 있다. [주: CAP는 CRP(cyclic AMP receptor protein)로도 불린다.] 포도당은 cyclic AMP의 수준을 조절함으로써 CAP 활성도를 조절할 수 있다. 포도당이 높은 농도로 존재하는 경우 cyclic AMP의 농도가 저하되어 당-이용 오페론들의 활성화가 억제된다. 포도당이 존재하지 않거나 아주 낮은 농도로 존재하는 경우 cyclic AMP가 증가되어 당-이용 오페론들이 활성화된다(그림 7.8B). 비록 이 과정이 양성 조절이어도 통상 "탄수화물 억제(carbohydrate repression)"로 불린다. 함수탄소 억제는 단일 활성자 단백질에 의해서 조절되는 많은 오페론에 의한 광범위한 조절기전이다.

C. RNA 중합효소 특이성의 변형

세균은 종종 환경적인 악조건에 대응하기 위해 많은 수의 유전자를 켜거나 끄도록(switch on or off) 유도될 수 있다. 예를 들어, 영양결핍 상태에서 많은 종들은 포자를 만드는데 이것은 대사경로들의 많은 변화를 필요로 한다. 유사한 경우로 높은 온도에의 갑작스러운 노출(열충격, heat shock)은 많은 종류의 새로운 단백질의 합성을 유도한다. 두 가지 경우 모두 유전자 발현의 변화는 RNA 중합효소의 변화에 의한 것으로 통상의 sigma단위(σ)가 다른 종류의 프로모터를 인지하는 다른 단위로 치환되는 변화에 의한 것이다.

학습 문제

정답을 하나 고르시오.

7.1 용원성세균은

A. 프로파지를 포함한다.
B. 다른 세균과 접촉 시 그 세균을 용해할 수 있다.
C. 독성파지의 복제가 가능하다.
D. 많은 경우에서 인간병원체로서 작용할 수 있다.
E. 보통 접합에 의한 유전자 전달이 불가능하다.

7.2 플라스미드에 대한 다음의 기술 중 옳은 것은?

A. 모든 종류의 플라스미드는 접합을 통해 세균간 이동이 가능하다.
B. 플라스미드의 유전정보의 대부분은 세균의 생존에 필수적이다.
C. 저항성 플라스미드는 항생제 저항성 유전자를 갖는다.
D. 저항성 플라스미드는 다른 세균에 전달될 수 없다.
E. 플라스미드는 복제원점(origin of replication)을 갖지 않는다.

7.3 온순성(temperate) 박테리오파지가 용원성 상태가 되면 어떤 현상이 나타나는가?

A. 대부분의 바이러스유전자가 발현한다.
B. 세균이 용해된다.
C. 많은 새로운 바이러스가 생성된다.
D. 대부분의 세균 기능이 억제된다.
E. 바이러스가 숙주유전체 안으로 통합된다.

7.4. 독성인자는 공여세포와 수용세포의 접촉과 관계없이 다른 종류의 박테리아로 전달될 수 있다. DNase를 첨가하여도 독성인자의 전파를 막을 수 없다. 이러한 유전자 전달을 무엇이라고 하는가?

A. 접합(conjugation)
B. 형질전환(transformation)
C. 형질도입(transduction)
D. 전위(transposition)
E. 염기변환(transversion)

정답 = A. 용원성 세균은 휴지기(prophage)의 파지유전자를 포함하는 파지를 만들어낼 수 있다. 용원성 상태는 세균에 특정한 용해성(lytic) 특성을 나타내지 않는다. 또한 일반적인 경우, 접합에 의한 유전자 전달에 영향을 미치지 않으며 관련되지 않은 파지의 복제를 도와줄 수 있는 능력을 가지고 있지 않다. 프로파지의 존재는 특정한 세균을 인간병원체로 전환시킬 수 있으나 이러한 경우는 극히 드물다.

정답 = C. 플라스미드는 작은 원형의 DNA 분자로 몇몇 세균에서 관찰된다. 플라스미드는 세균의 생존에 필수적인 유전자는 가지고 있지 않으나 R(저항성)플라스미드 같은 몇몇 플라스미드는 항생제 저항성을 나타내는 유전자를 포함한다. 모든 플라스미드는 자신의 복제원점을 가지고 있어 숙주염색체처럼 복제될 수 있으며 자손세포로 전달된다. 단지 소수의 플라스미드만이 접합에 의해 다른 세균으로 전달될 수 있는 유전자를 갖는다.

정답 = E. 용해성과 온순성의 2종류의 박테리오파지가 존재한다. 이러한 구분은 박테리오파지의 생활사(life cycle)에 의한 것이다. 세균에 들어간 뒤 용해성파지는 파지의 핵산이나 단백질을 만들어 새로운 파지입자로 조립된 후 세포를 용해하여 자손파지가 방출된다. 온순성 파지의 경우 세균 내로 침투하지만 용원성이라 불리는 휴지상태(dormant)를 유지하며 이 경우 대부분의 바이러스 유전자 발현이 억제된다. 세균의 기능은 정상적이며 세균은 손상을 입지 않는다. 몇몇 휴지파지들은 플라스미드처럼 복제될 수 있으나 람다파지는 숙주유전체 내 프로파지처럼 통합될 수 있다. 프로파지 DNA는 세균의 성장과 분열 시 숙주 DNA와 같이 복제된다.

정답 = C. 형질도입(transduciton)은 박테리오파지에 의하여 공여세포와 수용세포에 유전물질을 전달하는 것이다. 이 과정은 세포간 접합이 필요 없으며 DNase에 영향을 받지 않는다. 접합(conjugation)은 공여세포와 수용세포의 접촉이 필요하다. 형질전환(transformation)은 원형(naked)상태의 DNA 형태로 세포간 접촉 없이 유전자가 전달되는 것이다. 이 과정은 DNase의 처리에 영향을 받는다. 전위(transposition)는 전위체(tranposon)가 박테리아 유전자의 한 부분에서 동일한 박테리아의 다른 부분으로 삽입되는 것이다. 그러므로 다른 박테리아로 유전물질 전달은 설명할 수 없다. 염기변환(Transversion)은 유전물질 전달 현상을 설명하는 것이 아니다.

포도알균

8

I. 개요

포도알균(staphlylococci)과 사슬알균(streptococci, 9장 참조)은 의학적으로 중요한 그람양성 알균의 주요 그룹이다. 포도알균에 의한 감염의 결과는 무시할 만한 것에서부터 순식간에 치명적이 될 수 있을 정도로 다양하다. 포도알균감염은 특히 병원에서 감염되었을 때 더 치료하기 어려운데, 이는 포도알균은 항생제 내성균으로 되는 놀라운 능력이 있기 때문이다. 포도알균은 세상도처에 있으며, 10여 종은 사람 정상균무리의 일부로 존재한다. 포도알균속 중 가장 독성이 강한 황색포도알균(*Staphlyococcus aureus*)은 가장 흔한 세균감염의 원인균이며, 식중독 및 독소충격 증후군(toxic shock syndrome)의 중요한 원인균이기도 하다. 독성이 덜 강한 포도알균종들 중에서 표피포도알균(*Staphylococcus epidermidis*)은 보철물 감염의 중요한 원인인 반면, 부생성 포도알균(*Staphylococcus saprophyticus*)은 요도감염을 일으키고, 특히 여성에 있어 방광염을 일으킨다. 그림 8.1은 이 장에서 기술할 포도알균을 요약한 것이다.

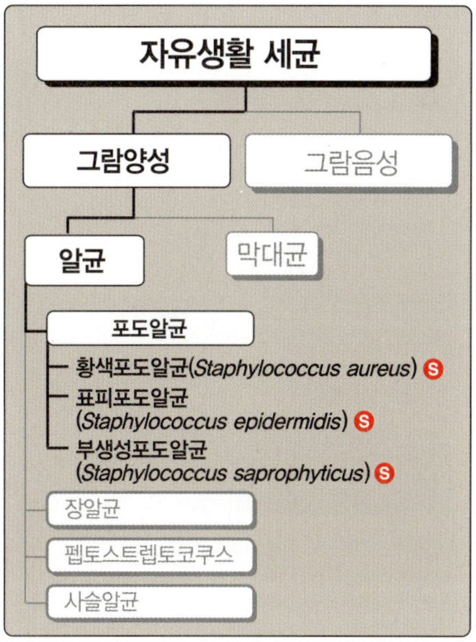

그림 8.1
포도알균의 분류. S 이들 세균에 대한 요약은 349~350쪽 참조

II. 일반적 특징

포도알균은 일반적으로 그람양성으로 진하게 염색되어 보인다(그림 8.2). 이들은 타원형이라기보다는 구형이며, 포도같이 다발형태를 띠는 경향이 있다. 포도알균 증식에는 다양한 아미노산과 증식인자(growth factors)의 보충이 필요하기 때문에 보통, 영양액체배지와 (또는) 혈액이 함유된 영양강화배지(enriched media)에서 배양한다(23쪽 참조). 포도알균은 조건무산소균(facultatively anaerobic organisms)이다. 포도알균은 카탈레이즈(catalase)를 생산하는데, 이는 카탈레이즈-음성인 사슬알균과 구별될 수 있는 하나의 특징이다. 포도알균 중 가장 독성이 강한 종은 황색포도알균이며 이들은 거의 대부분 구연산염이 첨가된 혈장을 응고시키는 혈장응고효소(coagulase)를 분비한다. 이따금씩 질병을 일으키면서 혈장응고효소가 없는 다른 종을, 흔히 혈장응고효소-음성 포도알균 이라고 한다. 포도알균들은 열과 건조 환경에 강하여 감염원(infection sources)의 역할을 하는 매개물(무생물) 상에서 오랜 기간 살아남을 수 있다. 음식 또는 잠재적으로 감염된 사람과의 접촉 전후에 손을 자주 씻음으로써 포도알균성 질병의 전파를 줄일 수 있다.

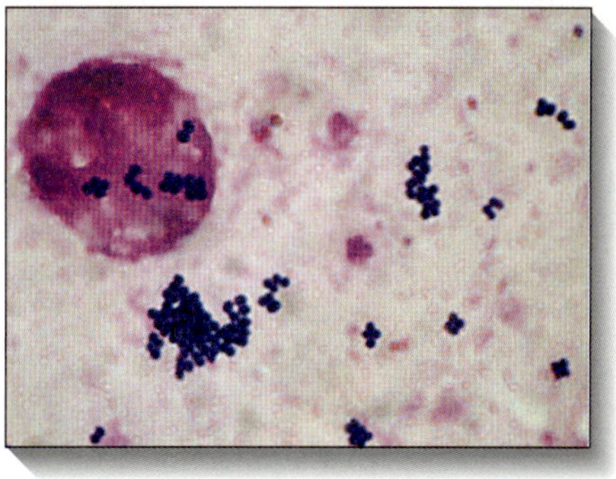

그림 8.2
황색포도알균의 그람염색

III. 황색포도알균

일반적으로 황색포도알균에 감염이 되려면 피부손상 또는 이물체 유입(예를 들면, 상처, 외과적 감염, 또는 대정맥삽입 카테터), 막힌 모낭(모낭염, folliculitis), 약화된 면역체계와 같이 숙주가 취약한 상태이어야 한다. 황색포도알균에 의한 질환은 다음의 결과로 유발될 수 있다: 1) 거의 혹은 완전히 실질적인 침습성 감염의 결과, 숙주 방어기전을 능가한 결과 및 침습을 용이하게

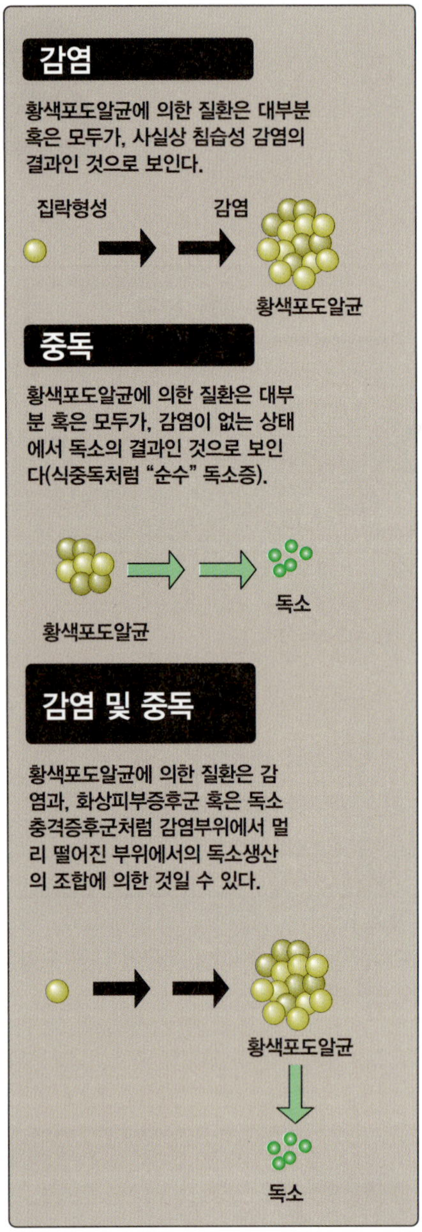

그림 8.3
황색포도알균 감염으로 초래되는 질환의 원인

하는 세포외 물질을 생산한 결과로; 2) 침습성 감염이 없더라도 독소에 의하여 ("순수" 독소증); 또는 3) 침습성 감염과 중독(intoxication)이 혼합되어 일어남으로써(그림 8.3).

A. 역학

황색포도알균은 종종 건강인의 피부와 점막에 존재한다. 보균자들은 보균자 자신 및 다른 사람들을 감염시키는 감염원으로서의 역할을 한다. 예를 들면, 직접접촉으로 무생물성 매개물(감염원이 될 수 있는 문손잡이와 같은 물체들)을 오염시킴으로써, 혹은 식중독을 일으킬 수 있는 음식물을 오염시킴으로써 전파된다.

B. 발병기전

독성인자들(virulence factors)은 미생물로 하여금 질병을 유발시킬 수 있도록 하는 유전적, 생화학적, 혹은 구조적인 특성이다. 감염에 의한 임상적 증상은 병원체의 독성과 이에 대항하는 숙주 방어기전이 얼마나 효과적이냐에 따라 다르다. 황색포도알균은 많은 잠재적인 독성인자들을 발현한다(그림 8.4). [주: 혈장응고효소의 활성으로 다형핵 호중구(polymorphonuclear neutrophils, PMNs) 및 다른 면역방어물질들의 접근을 제한하는 국소적 혈액응고가 일어난다. 이러한 작용으로 인해, 심지어 혈장응고효소를 생산하지 못하는 돌연변이가 동물모델에서 독성을 유지하더라도 혈장응고효소를 독성인자로 여기게 될 것이다.] 황색포도알균에 의한 대부분 질환에서, 발병기전은 여러 가지 독성인자들의 협력 작용에 따라 달라서, 어떤 인자의 역할을 정확히 단정하기가 어렵다.

1. 세포벽 독성인자들

   a. **협막(Capsule):** 임상적으로 분리한 대부분의 균들은 유형 5 혹은 유형 8의 미세협막(microcapsule) 다당질을 발현하고 있다. 협막층은 매우 얇지만, 협막이 있으면 포식작용(phagocytosis)에 대해 강한 저항성을 나타낸다. 임상적으로 분리한 균들은 협막을 생산하지만 시험관 외 배양조건에서는 협막 발현능력을 신속하게 상실한다.

   b. **단백질 A(Protein A):** 단백질 A는 황색포도알균 세포벽의 주요 구성성분이다. 단백질 A는 IgG의 Fc 부위에 결합하여, 항옵소닌(결과적으로 강한 항포식작용을 나타내게 됨) 효과를 발휘한다.

   c. **피브로넥틴결합 단백질(Fibronectin-binding protein, FnBP):** 피브로넥틴결합 단백질 및 다른 포도알균 표면단백질은 세균이 점막세포와 조직 기질에 잘 붙게 한다.

   d. **응집인자(Clumping factor):** 이 FnBP는 혈장이 있는 상태에서 미생물의 응집을 촉진한다.

2. **세포용해성 외독소(Cytolytic exotoxins):** α, β, γ 및 δ 독소는 포유동물 세포(적혈구 포함)의 막을 공격하며, 흔히 헤모라이신(hemolysins)으로 불린다. α-독소는 가장 연구가 많이 된 독소이며, 그 유전자가 염색체에 암호화되어 있다. α-독소는 중합(polymerization)하여 세포막에 구멍을 내는 관을 형성함으로써 세포의 중요 분자들이 소실되고, 결국에는 삼투성 세포용해가 일어난다.

3. **판톤-발렌타인 류코시딘(Panton-Valentine leukocidin):** 구멍형성 독소로서 다형핵 호중구(PMNs)를 파괴한다. 이 독소를 생산하는 균주는 더 강한 독력을 갖는다. 주로, 지역사회(획득)성 메티실린-내성 황색포도알균 주(MRSA)가 이 독소를 생산한다.

4. **초항원 외독소(Superantigen exotoxins):** 초항원 외독소들은 T 세포수용체(T cell receptor)-MHC class II(Major Histocompatibility Complex class II) 항원 복합체에 대해 친화성이 있다. 초항원 외독소는 증강된 T 림프구 반응을 자극한다(일반적으로 처리된 항원들에 대해서는 전체 T 세포 중 0.01%만이 반응하는 데 비하여, 초항원에 대해서는 20% 정도의 T 세포가 반응한다). 이 차이는 초항원이 T 세포 수용체의 비교적 보존된 부분을 인식할 수 있기 때문에 생긴다. 이렇게 한꺼번에 많은 T 세포의 활성화는 독소충격증후군(toxic shock syndrome)을 초래할 수 있는데, 이는 일차적으로는 인터루킨-2(interleukin-2, IL-2), 인터페론-γ(interferon-γ, INF-γ) 및 종양괴사인자(tumor necrosis factor-α: TNF-α)와 같은 T 세포유래 사이토카인(cytokines)이 비정상적으로 많은 양으로 순환계 내로 방출되기 때문이다.

   a. **장독소(Enterotoxins):** 분리된 황색포도알균의 절반가량이 장독소들(6개의 주요 항원형: A, B, C, D, E, G)을 생산한다. 황색포도알균이 음식을 오염시키고 증식하면서, 섭취하면 식중독을 일으킬 수 있는 장독소를 분비한다. [주: 이 독소는 상부 위창자길(gastrointestinal tract)에 있는 신경수용체와 결합함으로써 뇌에 있는 구토 중추를 자극한다.] 창자독소들은 초항원이며, 심지어 황색포도알균 보다 더 열에 강하다. 따라서 의심스런 음식물로부터 항상 세균을 찾아낼 수는 없지만 이 독소는 찾아낼 수 있을 것이다.

   b. **독소충격증후군 독소/독소쇼크증후군 독소(Toxic shock syndrome toxin, TSST–1):** 이 독소는 독소충격증후군의 전형적인 원인이다. 이 독소는 섭취해도 식중독을 일으키지 않지만, 창자독소와의 분자구조적 유사성 때문에 가끔 포도알균성 창자독소 F(staphylococcal enterotoxin F)로 불린다.

   c. **탈락소/표피탈락독소(Exfoliatin/exfoliative toxin, ET):** 이 독소 역시 초항원이다. 어린이에 있어서 화상피부증후군(scalded skin syndrome)을 일으킨다. 표피탈락독소는 데스모솜(세포간 부착에 관여하는 세포 구조물)의 구성 성분인 데스모글래인-1(desmoglein-1)을 절단한다. 그 결과로 피부 표피층이 소실된다.

C. 임상적 중요성

황색포도알균은 조직을 감염시킴으로써 질병을 유발하는데, 전형적으로 농양을 형성하고(하거나) 독소를 생산함으로써 질병을 유발한다(그림 8.5). 보통 몸으로 세균이 들어오는 곳은 피부손상이 있는 곳인데, 바늘에 찔린 상처 혹은 수술상처 부위가 될 수 있다. 또 다른 침입 관문은 기도이다. 예를 들면, 포도알균성 폐렴(staphylococcal pneumonia)은 중요한 인플루엔자의 합병증이다. 포도알균에 대한 국소적 숙주반응은 염증으로서, 붓고 고름이 차고 조직괴사가 나타난다. 섬유모세포(fibroblast)와 이들이 생산하는 물질은 세균과 백혈구가 있는 염증부위 주위에 벽을 형성할 수 있다.

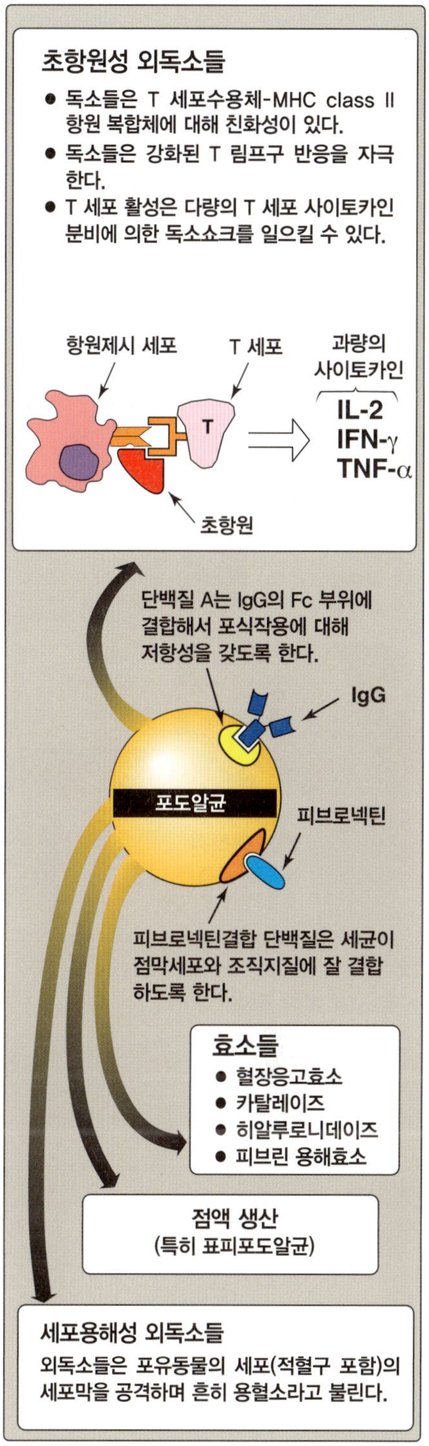

그림 8.4
포도알균 감염의 발병기전에 관여하는 독성인자들. MHC = major histocompatibility complex(주요조직적합성 복합체); IL = interleukin(인터루킨); IFN = interferon(인터페론); TNF = tumor necrosis factor(종양괴사인자); IgG = immunoglobulin G(면역글로불린 G)

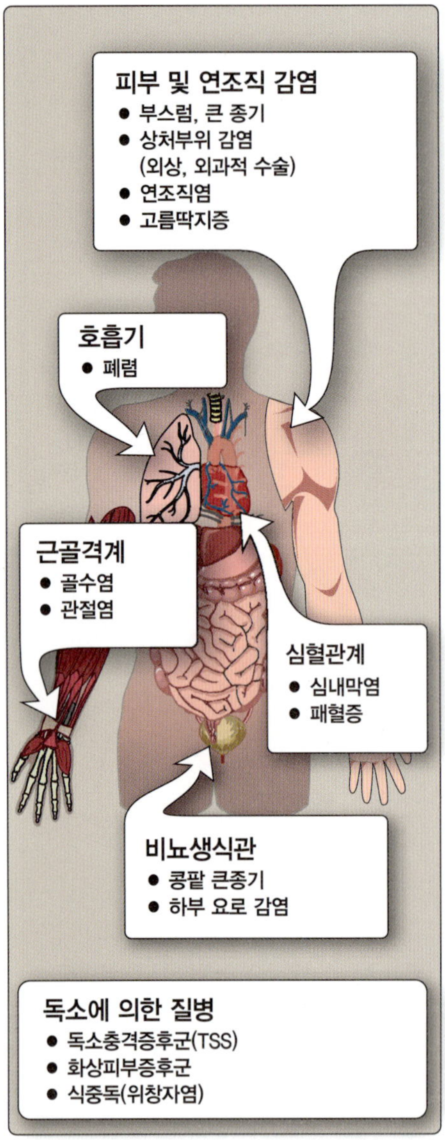

그림 8.5
황색포도알균이 일으키는 질병들

이러한 벽으로 인해 특유한 고름으로 채워진 종기(boil) 또는 고름집/농양(abscess)이 형성된다. 포도알균감염의 심각한 결과는 세균이 혈액 내로 침투했을 때 초래된다. 혈액침투 결과로 생기는 패혈증(septicemia; 혈액내 병원성 미생물 또는 독소의 존재 및 지속)은 순식간에 치명적이 될 수 있다. 균혈증(bacteremia; 혈액 내 살아 있는 세균의 존재)은 심부 농양, 피부 병터, 또는 폐, 신장, 심장, 골격근, 또는 뇌척수막의 감염을 초래할 수 있다.

1. **국소피부감염**(Localized skin infection): 가장 흔한 황색포도알균 감염증은 털집(털집염) 또는 땀샘, 피지샘이 관련된 작은 표피층 농양이다(그림 8.12 참조). 예를 들어, 흔한 다래끼(sty)는 속눈썹 털집이 감염됨으로써 생긴다. 종기/부스럼(furuncles/boils)이라 불리는 피부밑 조직의 농양은 가시파편과 같은 이물질 주위에 형성된다. 이물질을 제거하고 고름을 짜내는 것과 같은 국소적 처치가 이러한 국소피부감염에 효과가 있다. 큰종기(carbuncle)는 더 크고 더 깊은 여러 개의 고름 방을 형성하는 피부감염증으로서, 균혈증을 초래할 수 있고, 치료를 위해서 항생제 투여와 외과적 제거가 필요하다. 고름딱지증/농가진(impetigo)은 국소적으로 피부표면에 생기는, 딱지로 덮힌 피부병터로서 일반적으로 어린이에게서 나타난다. 고름딱지증은 흔히 화농성/고름 사슬알균(*Streptococcus pyogenes*, 80쪽 참조)에 의해 유발되지만, 황색포도알균 또는 고름사슬알균과 황색포도알균의 동시감염에 의해서도 유발될 수 있다. 사람에서 포도알균감염은 정상적인 숙주 방어작용으로 인하여, 대체로 침입해 들어온 부위에 머물러 있다.
2. **심부국소감염**(Deep, localized infections): 심부국소감염은 표재성 감염이나 피부에 있던 균의 전이 때문에, 혹은 외상 때문에 유발될 수 있다. 황색포도알균은 급성 및 만성 골수감염의 가장 흔한 원인균이다. 황색포도알균은 어린이에게 있어 급성 관절강 감염(감염성 관절염, septic joint)의 가장 흔한 원인균이기도 하다. [주: 감염성 관절염은 의학적으로 위급사태인데, 왜냐하면 고름이 순식간에 회복될 수 없는 연골손상을 초래하기 때문이다. 즉각적으로 고름을 배출시키고 항생제로 치료해야 한다.]
3. **급성 심내막염**(Acute endocarditis): 일반적으로 정맥주사용 약물의 남용과 관련 있는 심내막염은 황색포도알균에 오염된 약물 투여 혹은 오염된 주사바늘 사용으로 유발된다. 또한 황색포도알균은 주사한 부위 주변피부에 집락을 형성하며, 만약 주사 전에 피부를 소독하지 않으면 멸균된 바늘을 사용하더라도 세균이 연조직과 혈액 내로 들어올 수 있다. 비록 많은 다른 세균들도 고름집을 생기게 할 수 있지만, 어떤 기관이나 조직에 고름집이 생겼다면 황색포도알균 감염을 의심하게 된다.
4. **패혈증**(Septicemia): 패혈증은 중증패혈증(sepsis) 혹은 균혈증(bacteremia)과 함께 일반화된 감염이다. 중증패혈증 혹은 균혈증은 알려진 병터(예를 들어, 감염성 관절염)와 관련이 있을 수도, 혹은 없을 수도 있다(잠재성 병터).
5. **폐렴**(Pneumonia): 황색포도알균은 중증 괴사성 폐렴을 일으킨다.
6. **병원내 감염**(Nosocomial infection): 황색포도알균이 병원관련 감염 중 가장 흔한 원인균이며, 병원내 감염은 상처(외과수술에 의한, 욕창에 의

한) 또는 카테터관련 균혈증(그림 8.10 참조)을 통하여 일어난다. 종종 패혈증으로까지 진행된다.

7. **독소증(Toxinose)**: 독소증은 독소의 작용으로 유발되는 질환으로, 종종 독소를 분비한 세균은 검출되지 않는다. 황색포도알균에 의한 독소증에는 다음과 같은 것들이 있다.

   a. **독소충격증후군(Toxic shock syndrome, TSS)**: TSS에 걸리면 고열, 발진(광범위 홍반에 이어서 상피탈락이 일어난다는 점에서 화상과 유사), 구토, 설사, 저혈압이 동반되며, 여러 기관에 영향이 미친다(특히 소화기, 신장 및/혹은 간 손상). 1970년 후반에 월경 중인 여성에서 TSS가 대발병했었다. 이는 여성들이 고도의 흡수력을 가진 탐폰(tampon)을 사용하고 있었던 것과 관련이 있는데, 즉 탐폰을 사용한 여성들의 질에서 TSST-양성 황색포도알균주가 집락을 형성한 것이다. [주: 탐폰은 TSST 발현을 자극했고, 결과적으로 이 독소가 혈액내로 들어오게 된 것이다.] 시장에서 탐폰을 회수한 이후로 TSS 발병률은 현저히 감소하였다. 현재 발생하는 몇 안 되는 TSS 경우에서, 약 절반은 평상적인 황색포도알균 감염과 관련이 있다. 나머지 반은, 많은 경우 TSST라기보다는, 혈액 내로 들어온 창자독소에 의한 것이다. 그림 8.6은 TSS에서 나타나는 상피탈락(피부 껍질이 벗겨지거나 떨어져 나감)을 보여준다.

   b. **포도알균성 위창자염(Staphylococcal gastroenteritis)**: 이것은 창자독소를 생산하는 황색포도알균에 오염된 음식을 섭취함으로써 유발된다. 음식물을 다루는 사람에 의해 자주 오염되는 이들 음식물은 단백질 함량이 높거나(예를 들면, 달걀샐러드 혹은 크림페스트리) 햄과 같이 짜고(포도알균은 염-저항성임), 적절하게 냉장보관되지 않았을 경향이 있다. 메스꺼움, 구토 및 설사와 같은 증상은 짧은 잠복기(6시간 미만) 후에 급성으로 나타나며, 세균감염에 의해서라기보다는 소화관에서 창자독소의 국소작용에 의해 유발된다. 음식에서 기인된 병은 372쪽에 요약하였다. 음식을 먹기 전에 이미 음식에 포도알균 독소가 생산되어 있기 때문에 포도알균성 식중독의 잠복기는 짧다.

   c. **화상피부증후군(Scalded skin syndrome)**: 이것은 피부과립층 세포간 접착물질(intercellular adhesives)을 공격하는 표피탈락독소의 작용으로 피부표층에 큰 물집이 나타나는데, 이 물집이 터지면서 상피가 벗겨진다(그림 8.12 참조). 이 큰 물집은 감염에 의한 것이거나 혹은 다른 부위를 감염시키는 세균이 생산한 독소 때문에 생길 수도 있다.

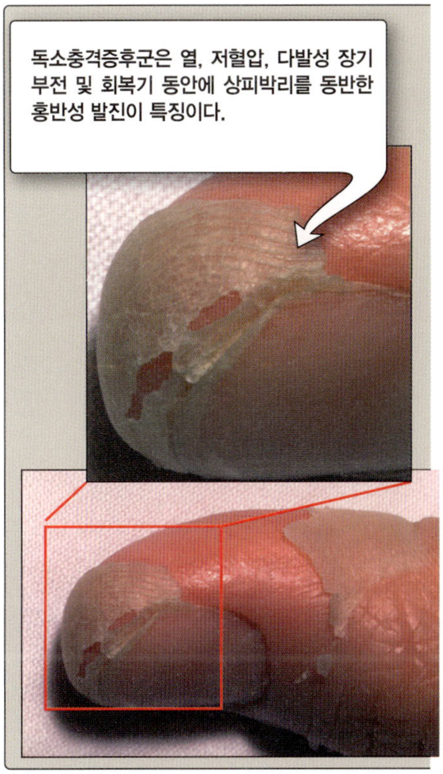

그림 8.6
독소충격증후군을 앓는 사람 피부에서의 상피박리 증상

D. 실험실 동정

포도알균의 동정은 주로 현미경 관찰 결과, 집락형태 및 카탈레이즈 양성반응에 의존한다(그림 8.7). 포도알균은 그람-양성으로 강하게 염색되며, 종종 포도송이 모양으로 보인다(그림 8.2 참조). 황색포도알균은 혈장응고효소-양성이므로, 주로 혈장응고효소-음성인 포도알균과 구별된다. 게다가, 혈장응고효소-음성 포도알균 같이 회색을 띠며 비용혈성인 것과 달리, 황색포도알균 집락은 노란색을 띠며("aureus"는 '황금빛을 띠는'을 의미한다), 용혈성이다(그림 8.12 참조). 또한 황색포도알균은 마니톨-양성이기 때문에 대부분 혈장응고효소-음성인 포도알균과 구별된다.

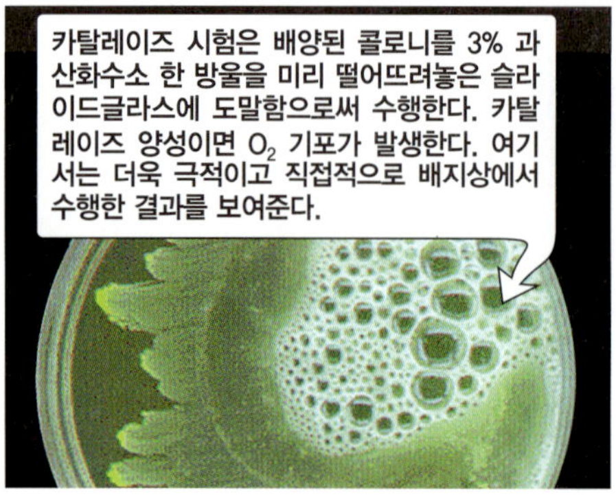

그림 8.7

카탈레이즈-양성 반응을 보이는 배양된 황색포도알균

E. 면역

사람이 평생 끊임없이 황색포도알균 감염에 감수성을 보이는 것으로 보아, 황색포도알균 감염은 강하고 오래 지속되는 면역을 유도하지 않는다.

F. 치료

황색포도알균 감염은 전신적 항생제 요법뿐만 아니라 국소 병터의 절개 및 배농과 같은 적극적인 치료를 필요로 한다. 황색포도알균이 빈번히 항생제 내성 결정인자를 획득하기 때문에 일차선택 항생제를 선택하기가 어렵다(64쪽 참조). 사실상 모든 지역사회 및 병원에서 획득된 황색포도알균 감염은 현재 페니실린 G에 대한 내성이 있는데, 이 내성은 페니실린분해효소(penicillinase)를 암호화하고 있는 플라스미드 또는 전위유전단위(transposon)에 기인한다. 이러한 이유로, 초기에 일차선택 항생제였던 페니실린 G 대신, 세균의 β-락타메이즈에 대해 저항성을 지닌 메티실린(methicillin) 또는 옥사실린(oxacillin)과 같은 항생제를 사용하게 되었다. 그러나 메티실린 및 그 관련 항생제의 사용이 늘어나면서, 메티실린, 옥사실린 및 아목시실린(amoxicillin)과 같은 많은 β-락탐계 항생제에 내성을 갖는 황색포도알균이 출현하게 되었다(그림 8.8). 이들 균주는 메티실린-내성 황색포도알균으로 알려져 있다.

1. **병원내감염 메티실린-내성 황색포도알균(Hospital-acquired methicillin-resistant *S. aureus*, MRSA):** 최근 몇십 년 동안 병원 내에서 분리된 황색포도알균 균주의 높은 비율(종종 50% 내외)이 메티실린 또는 옥사실린에 내성임이 관찰되어왔다. 항생제 내성은 독특한 페니실린 결합단백질(penicillin-binding protein, PBP; 57쪽 참조)인 PBP-2a를 암호화하는 유전자가 염색체로 편입되어 들어감으로써 나타난다. PBP-2a는 현재 모든 β-락탐계 항생제에 대해 낮은 친화성을 갖는 새로운 펩티도글리칸 펩티드전이효소(transpeptidase)라서, MRSA로 감염되면 β-락탐계 항생제 치료에 반응하지 않게 된다. 메티실린-감수성 황색포도알균과 비교할 때, MRSA 감염은 더 나쁜 결과를 초래한다. 즉 더 오래 병원치료를 받아야 하며, 집중치료실에 입원해 있어야 하고, 오랫동안 기계적 환기가 필요하며, 높은 사망률을 보인다. MRSA 균주들은 또한 종종 다른 많은 항생제에도 내성을 갖지만, 반코마이신(vancomycin)과 같은 당펩티드(glycopeptides)에서만은 어느 정도 감수성을 보인다.

2. **지역사회감염 MRSA(Community-acquired MRSA, CA-MRSA):** 1990년대 중반, 병원에 간 적이 없는 사람들같이 MRSA 감염에 대해 사전 위험인자가 없었던 사람들이 CA-MRSA에 감염되었다는 보고가 있었다. CA-MRSA의 가장 흔한 임상증상은 농양 또는 연조직염(cellulitis) 같은 피부 및 연조직 감염이다(그림 8.9). 흔하진 않지만 CA-MRSA는 괴사성 폐렴, 골수염, 패혈증 같은 중증 질환도 일으킬 수 있다. CA-MRSA는 병원내감염과 관련된 MRSA과 구별하는 데 도움이 되는 많은 특성을 가지고 있다. 예를 들어 CA-MRSA는 DNA를 효소로 처리한 후 전기영동하였을 때, 특징적인 DNA 단편 양상을 나타내며, 또한 특이적인 독소를 생산한다. CA-MRSA는 독특한 항생제내성 양상도 나타내는데, 즉 CA-MRSA는 병원내감염-관련 MRSA에 큰 활성을 보이지 않는 많은 항생제에도 감수성이 있다. 이러한 항생제에는 시프

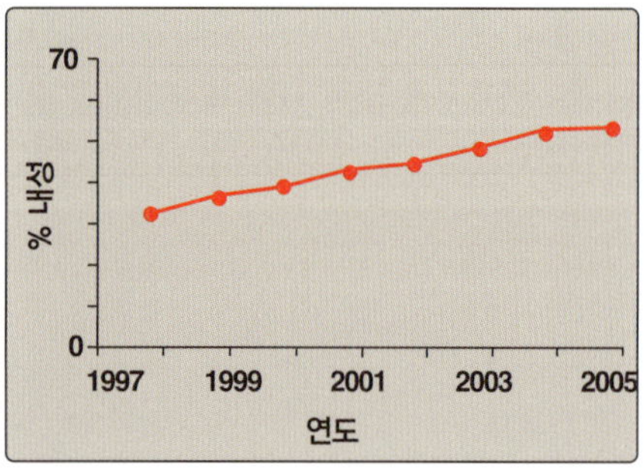

그림 8.8

메티실린 내성 황색포도알균 균주들의 유병률 추세

약제	HA-MRSA (병원감염 균주)	CA-MRSA (지역사회감염 균주)
환자의 특징	환자들은 대체로 나이가 많고 쇠약하며 (혹은) 만성적으로 병을 앓고 있다.	환자들은 대체로 젊고 건강하다. 어린이, 학생, 운동선수, 군 복무자가 감염 위험성이 높다.
감염부위	분명한 감염부위 없이 균혈증이 흔히 발생한다. 외상부위, 개방성 궤양, 정맥주사 및 요도 카테터의 감염이 자주 일어난다.	흔히 피부 및 연조직이 감염되어, 연조직염 혹은 농양이 생긴다. 감염은 괴사성 지역사회 폐렴, 패혈쇼크, 및 뼈와 관절의 감염을 포함한다.
전파	보건의료기관 내에서 전파된다. 단지 매우 드물게, 가족 접촉을 통해 전파된다.	지역사회에서 전파된다. 가족들, 스포츠팀 및 그 밖의 위험그룹들 사이에서 전파될 수 있다.
병력	MRSA에 감염된 적이 있거나, 최근 수술을 받았거나, 병원에 입원했거나, 혹은 가정돌봄을 받은 적이 있는 환자가 더 잘 감염되는 것으로 보인다. 항생제 사용, 투석 및 영구 카테터 삽입한 사람이 감염 위험성이 높다.	환자들은 특이한 병력 또는 보건의료기관과의 접촉 경험이 없다.
감염균주의 독력	지역사회에서의 감염 확산은 제한적이다. 일반적으로 PVL 유전자들을 가지고 있지 않다.	지역사회에서 감염의 확산이 쉽게 일어난다. PVL 유전자들을 가지고 있으며, 괴사성 연조직 혹은 폐 감염을 주로 일으킨다.
항생제 감수성	다중 약제 내성이 자주 생겨서, 효과적인 치료약의 선택이 제한된다.	CA-MRSA 균주들은 종종 HA-MRSA 보다 더 독성이 강하지만, 더 광범위한 항생제들에 대해 감수성을 나타내는 경향이 있다.

그림 8.9
병원내감염 메티실린-내성 황색포도알균(HA-MRSA)와 지역사회감염 메티실린-내성 황색포도알균(CA-MRSA)의 비교. PVL = Panton-Valentine Leukocidin.

로플록사신(ciprofloxacin) 및 클린다마이신(clindamycin)이 있고, 몇몇 CA-MRSA는 심지어 에리트로마이신(erythromycin), 젠타마이신(gentamicin), 리팜핀(refampin), 테트라사이클린(tetracycline) 및 (또는) 트리메토프림-설파메톡사졸(trimethoprim-sulfamethoxazole)에도 감수성이 있다. 건강한 사람을 감염시키는(지역사회감염) 새로운 항생제내성 황색포도알균 균주들은 종종 병원 유래의 더 흔한 균주들보다도 독성이 강하다.

3. **반코마이신 내성:** 반코마이신은 치명적인 황색포도알균 감염의 경험적 치료를 위한 일차선택 항생제였다. 불행히도 1997년에 낮은 수준의 반코마이신 내성을 획득한 몇몇 MRSA들이 분리되었다. 반코마이신 내성균 발생률은 점점 증가해 왔으며, 퀴누프리스틴-달포프리스틴(quinupristin-dalfopristin), 리네졸리드(linezolid) 및 답토마이신(daptomycin)과 같은 대체 항생제의 사용을 부추기고 있다. 이들 항생제는 생체외 실험에서, MRSA 및 다른 임상적으로 중요한 병원성 그람양성세균들에 대해 좋은 활성을 나타낸다.

G. 예방

황색포도알균에 대한 효과적인 백신은 없다. 감염방지에 관한 모든 절차의 준수 및 손과 무생물 매개체의 소독 같은 감염통제절차는 병원에서의 황색포도알균의 유행을 통제하는 데 중요하다.

IV. 혈장응고효소-음성 포도알균

사람 피부와 앞 콧구멍의 정상 공생세균으로서 분리되는 12가지의 혈장응고효소-음성 포도알균 종들 중에서 가장 흔하고 중요한 것은 표피포도알균(*S. epidermidis*)이다. 이런 이유로 일부 임상실험실에서는 모든 혈장응고효소-음성 포도알균을 표피포도알균으로 명명하는데, 실상은 권장되지 않는다. 두 번째 가장 중요한 혈장응고효소-음성 포도알균은 부생성포도알균(*S. saprophyticus*)이며, 특별한 의학적 지위를 차지한다. 혈장응고효소-음성 포도알균 종들은 이식된 보철물 및 카테터의 사용과 관련된 병원내감염의 중요한 원인균이다.

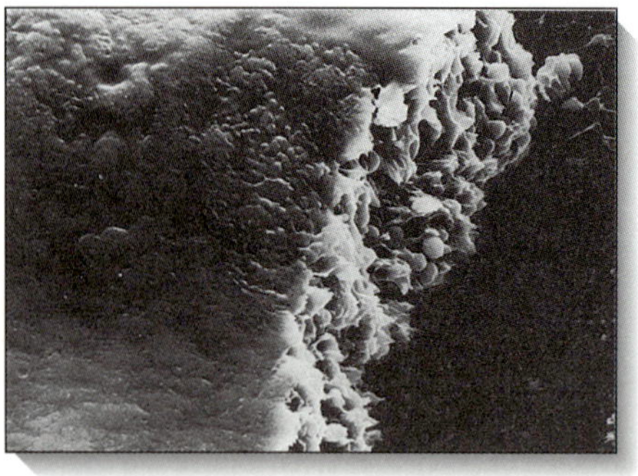

그림 8.10
생물막(biofilm)을 통해 카테터 표면에 붙어서 증식하고 있는 표피포도알균

A. 표피포도알균

표피포도알균은 피부 정상균무리의 일부로서 많은 수로 존재한다(7쪽 참조). 그렇기 때문에 혈액배양 시, 일반적으로 피부에서 유래한 오염균으로서 자주 검출된다. 이 세균은 독성이 약하지만, 심장판막과 카테터 같은 인체이식물 감염의 흔한 원인균이다(그림 8.10). 표피포도알균은 황색포도알균보다 훨씬 더 자주 약제 내성을 획득한다. 반코마이신에 감수성이 있다는 것이 법칙으로 여겨지고 있지만, 반코마이신 내성 분리균주가 보고된 적이 있다. 표피포도알균은 다당질 세포간 부착소(intercellular adhesin)라고 하는 세포외 다당질[가끔 "점액(slime)"이라 불림]을 가지는데, 이 세포외 다당질은 정맥 내 카테터와 같은 생체보철물 표면에 세균이 잘 부착하게 하며, 항생제에 대한 방어벽으로 작용한다.

B. 부생성포도알균

부생성포도알균은 여성 방광염의 흔한 원인균이며, 아마도 여성의 질에 정상균무리의 일부로서 출현하는 것과 관련이 있을 것이다(10쪽 참조). 부생성포도알균은 대부분의 항생제, 심지어 페니실린 G에 대해서도 감수성을 보이는 경향이 있다. 부생성포도알균은 노보비오신(nobobiocin)에 자연적인 내성을 가지고 있기 때문에 표피포도알균 및 대부분의 다른 혈장응고효소-음성 포도알균과 구별될 수 있다(그림 8.11). [주: 소변에서 검출되는 혈장응고효소-음성 포도알균은 자주 부생성포도알균으로 추정되는데, 이는 노보비오신 내성 검사로 확인할 수 있다.] 그림 8.12는 포도알균에 의한 질환을 요약한 것이다.

종	질병 발생빈도	혈장응고효소	집락 색깔	마니톨 발효	노보비오신 내성
황색포도알균	자주	+	황금빛 노랑	+	–
표피포도알균	자주	–	흰색	–	–
부생성포도알균	가끔	–	다양함	–	+

그림 8.11
다양한 포도알균종의 요약

그람양성 알균

포도알균종

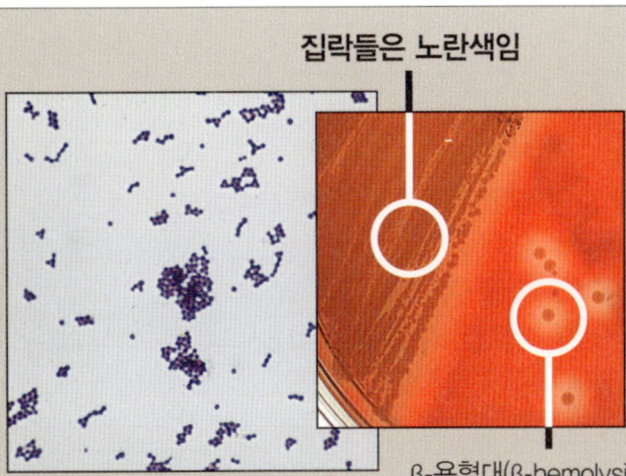

상처감염으로부터 배양한 황색포도알균

β-용혈대(β-hemolysis zone)로 둘러싸인 혈액 한천배지상의 황색포도알균

- 카탈레이즈 (+)
- 비운동성
- 포자를 형성하지 않음
- 동그란 알균은 포도처럼 다발을 형성하는 경향 있음
- 조건무산소균
- 영양액체배지 및/혹은 혈액을 함유한 보강배지에서 배양됨

황색포도알균(*Staphylococcus aureus*)

- 피부 및 연조직 감염
- 골수염
- 패혈성 관절염
- 심내막염
- 패혈증
- 괴사성 폐렴
- 독소충격증후군
- 식중독 (항생제로 치료하지 않음)

메티실린 감수성

- 1 옥사실린
- 1 나프실린

메티실린 내성
(보건의료기관 관련)

- 1 반코마이신

메티실린 내성
(지역사회성; 경미-중등도 감염)

- 1 트리메토프림-설파메톡사졸
- 1 독시사이클린

메티실린 내성
(지역사회성; 중증 감염)

- 1 답토마이신
- 1 리네졸리드
- 1 반코마이신
- 2 퀴누프리스틴-달포프리스틴
- 2 타이코플라닌

주: MRSA 치료는 감염 유형 및 위치에 따라 다양할 수 있다.

표피포도알균

- 카테터 및 심장판막 감염

- 1 옥사실린
- 1 나프실린
- 2 반코마이신

[1] 대부분의 분리균주들이 페니실린 G-내성임
[2] 메티실린 내성인 분리균주에 사용함

부생성포도알균

- 여성에 있어서 방광염

시프로플로락사신

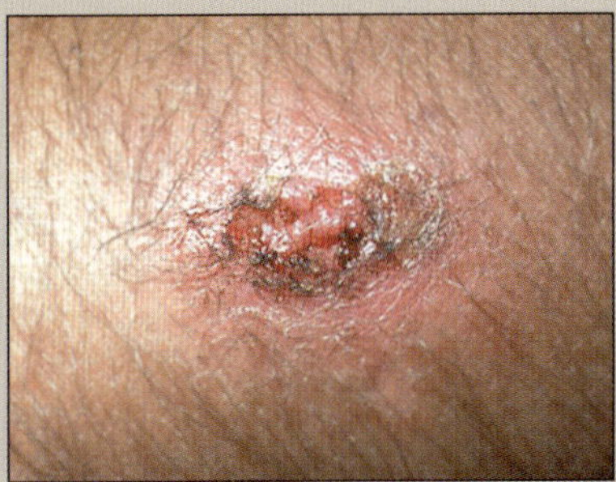

황색포도알균이 일으키는 큰 종기 (carbuncle)

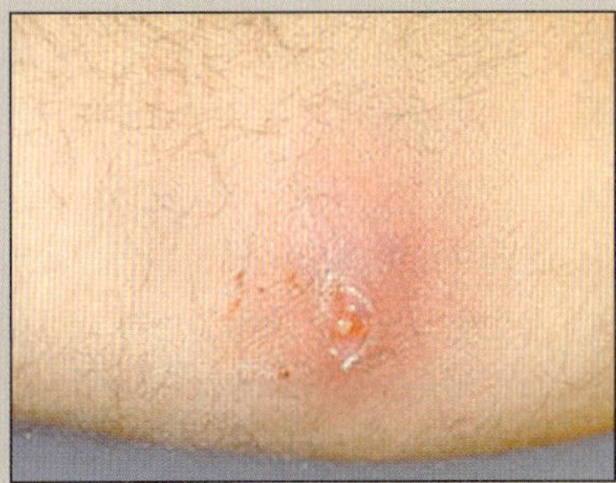

황색포도알균이 일으키는 부스럼 (furuncle)

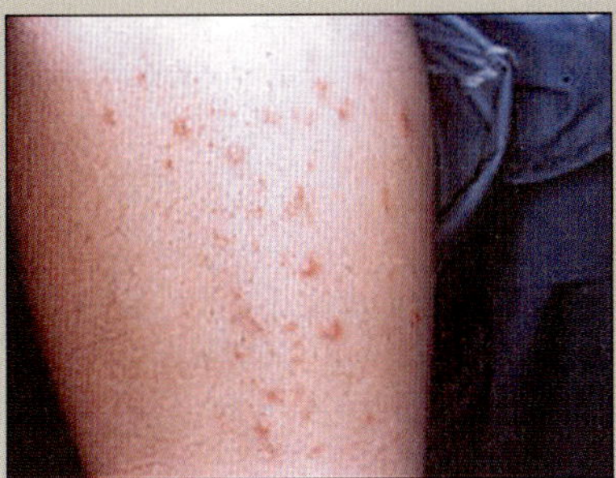

황색포도알균이 일으키는 모낭염

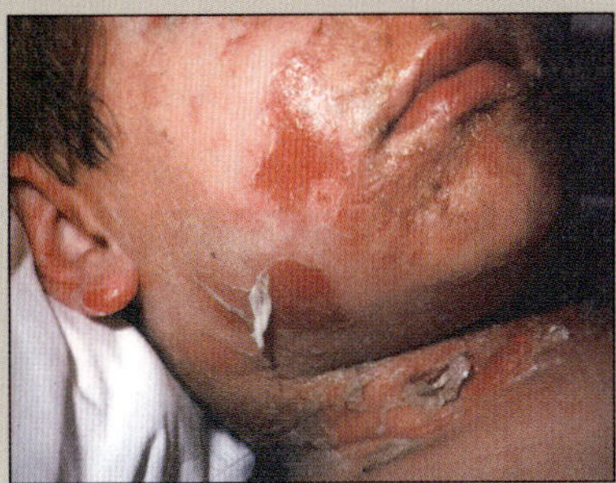

포도알균성 화상피부증후군

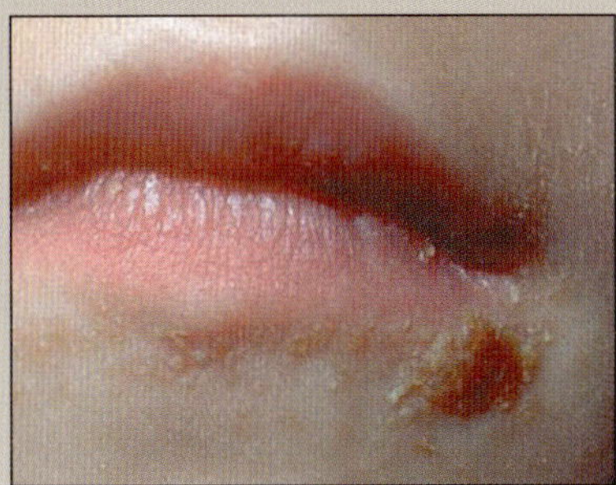

표재성 고름딱지증

그림 8.12
포도알균이 일으키는 질환 요약. 1 일차 약, 2 대체 약

학습 문제

정답을 하나 고르시오.

8.1 32세 여성이 월경이 시작된 후 4일 동안 앓았다. 이 여성은 고열(104°F; 정상은 98.6°F), 백혈구 수치 상승(16,000/mm³; 정상은 4,000~10,000/mm³) 및 몸통과 사지에 홍반과 화상 같은 발진이 나타나 응급실에 왔다. 또한 피로감, 구토 및 설사를 호소하였다. 최근에 패스트푸드점에서 음식을 먹은 적이 있지만 그렇지 않을 때는 집에서 만든 음식을 먹었다. 이 환자에 대해 맞게 기술한 것은?

A. 포도알균성 식중독에 걸렸다.
B. 화상피부증후군에 걸렸다.
C. 부생성포도알균에 감염되었다.
D. 수두에 걸렸다.
E. 독소충격증후군에 걸렸다.

정답 = E. 이 환자는 독소충격증후군 징후를 보여준다. 70년대 후반과 80년대 초반의 대발병 시 정의된 독소충격증후군은 홍반성/피부가 벗겨지는 발진(자반성 발진이 아닌)을 나타내었으며, 초흡수성 위생용품인 탐폰에 있던 무엇인가에 의해 촉발된 황색포도알균의 집락화로 독소충격증후군 독소(TSST-1)가 과잉생산되어 발병하였다. 많은 징후와 증상들은 전체 T 세포 서브클래스(subclass)를 활성화시킴으로써 사이토카인의 과잉생산을 일으키는 TSST의 초항원성 활성 때문에 나타난다. 부생성포도알균은 여성 방광염의 흔한 원인균이지만 독소충격증후군과는 관련이 없다.

8.2 57세 남성이 무력감, 피로감, 수주에 걸쳐 재발하는 간헐적인 열을 호소하면서 응급실에 왔다. 이 환자는 5년 전에 인공심장판막을 이식받았다. 신체검사 결과, 가슴과 위장에서 점상출혈(피내 출혈에 의한 아주 작고, 불룩하게 올라오지 않은, 자주 빛을 띠는 붉은색 반점)이 관찰되었다. 혈액배양 시 카탈레이즈-양성이며, 혈장응고효소-음성인 알균이 자랐다. 이 그람양성균은 마니톨을 분해하지 못했으며, 노보바이오신에 의해 증식이 억제되었다. 어떤 세균에 감염되었을까?

A. 황색포도알균(*Staphylococcus aureus*)
B. 표피포도알균(*Staphylococcus epidermidis*)
C. 부생성포도알균(*Staphylococcus saprophyticus*)
D. 폐렴사슬알균(*Streptococcus pneumoniae*)
E. 젖마름증사슬알균(*Streptococcus agalactiae*)

정답 = B. 이 환자는 아마도 이식된 인공심장판막이 표피포도알균에 감염되어 세균성 심내막염으로 고통 받고 있는 것이다. 표피포도알균은 마니톨 분해능력이 없는 혈장응고효소-음성 세균이며, 노보바이오신에는 감수성이 있지만, 보통 페니실린에는 내성이 있다. 선천적 심장기형 환자, 후천적 심장판막결핍(예를 들면, 류마티스 심장병) 환자, 인공심장판막이 이식된 환자 및 이전에 세균성 심내막염을 앓고 있던 환자에 있어서 세균성 심내막염 발병률이 높다. 정맥내 주사약물 사용자들 역시 감염 위험이 높다. 사슬알균들이(카탈레이즈-양성 포도알균과 구별가능한 특징인) 카탈레이즈-음성이므로 폐렴사슬알균과 젖마름증사슬알균은 배제될 수 있다.

8.3 18개월 남자 어린이가 햇볕화상으로 보이는 증상으로, 부모는 이 어린이가 햇볕에 오래 노출된 적이 없다고 하지만, 소아과에 왔다. 부모는 지난 밤 어린이의 팔에서 붉은 기와 작은 수포들을 본 것이 떠올랐다. 다음 중 어느 독성인자가 이 질환의 증상에 결정적인가?

A. 독소충격증후군 독소(toxic shock syndrome toxin)
B. 판톤-발렌타인 류코시딘(Panton-Valentine Leukocidin)
C. 단백질 A(protein A)
D. 협막(capsule)
E. 표피탈락독소(exfoliatin)

정답 = E. 표피탈락독소는 일부 황색포도알균주가 생산하는 독력인자로서 데스모솜(desmosomes)을 절단하여, 피부 외층이 소실되도록 한다. 이 증상은 화상피부증후군(scalded skin syndrome)으로도 알려져 있다. 독소충격증후군 독소는 일부 황색포도알 균주가 생산하는 초항원(superantigen)이다. 이 독소는 전신적 증상을 나타내며 탐폰사용과 관련이 있었다. 판톤-발렌타인 류코사이딘은 백혈구를 파괴하는 용혈소이며 많은 지역사회성 MRSA 균주가 생산한다. 단백질 A는 IgG의 Fc 부위에 결합하여 항체를 반대방향으로 놓이게 함으로써, 황색포도알균이 면역반응을 피할 수 있도록 하는 독성인자이다. 그리하여 항체는 효과적으로 세균을 옵소닌화할 수 없다. 황색포도알균의 얇은 미세협막은 면역회피와도 관련 있다.

사슬알균

9

I. 개요

사슬알균과 포도알균(8장 참조)은 의학적으로 중요한 그람양성 알균의 주요 그룹을 구성한다. 사슬알균은 그람양성이며, 운동성이 없고, 카탈레이즈(catalase) 음성이다. 임상적으로 중요한 속(genera)에는 사슬알균와 장알균(*Enterococcus*)이 있다(그림 9.1). 이들의 형태는 달걀 모양 혹은 구형이고, 쌍을 이루거나 사슬을 이룬다(그림 9.16 참조). 대부분은 산소관용성 무산소균(aerotolerant anaerobes)인데, 이들은 산소가 존재할 때에도 발효과정을 통해 증식하기 때문이다. 사슬알균은 복잡한 영양요구성을 가지고 있기 때문에, 일반적으로 이들을 분리하기 위해서는 혈액함유 배지가 사용된다. 사슬알균 그룹이 유발하는 질병에는 그룹 A 사슬알균(고름사슬알균, *Streptococcus pyogenes*)에 의한 급성 목구멍 및 피부 감염증; 신생아 패혈증을 초래하는 그룹 B 사슬알균(젖마름증사슬알균, *Streptococcus agalactiae*)에 의한 여성생식관내 집락형성; 폐렴사슬알균(*Streptococcus pneumoniae*)에 의한 폐렴, 중이염 및 수막염; 비리단스(viridans) 그룹의 사슬알균에 의한 심내막염이 있다.

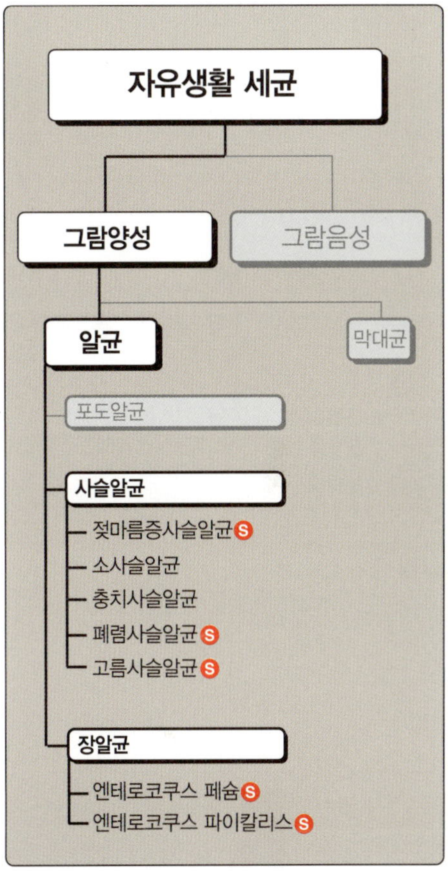

그림 9.1
사슬알균의 분류. S 이 균들에 대한 요약은 p.350–351 참조

II. 사슬알균의 분류

사슬알균은 여러 분류안(classification scheme)에 의해서, 예를 들면 세균의 용혈성 및 면역학적 분석법에 의한 특정 표면항원의 존재유무에 따라서 분류할 수 있다.

A. 혈액한천배지에서의 용혈성

α-용혈성 사슬알균은 혈액한천배지에 들어 있는 적혈구의 헤모글로빈에 화학적 변화를 일으켜서 초록빛 색소가 나타나는데 이 색소가 집락주변에 원형의 띠를 형성한다(그림 9.16 참조). β-용혈성 사슬알균은 적혈구를 완전히 용해시켜서, 집락주변에 투명한 원형 띠가 나타나게 한다(그림 9.16 참조). γ-용혈성 사슬알균은 적혈구의 색깔도 변화시키지 않고 용해도 일으키지 않는 사슬알균을 가리키는 용어이다. 혈액한천배지에서 세균집락의 적혈구 용해능력에 기초한 전통적인 사슬알균 분류는 지금도 사슬알균의 분류에 있어서 첫 단계로 여겨지고 있다.

B. 혈청학적 (란세필드) 분류 [Serologic (Lancefield) grouping]

많은 종의 사슬알균은 항원성이 있고 묽은 산성용액에서 쉽게 추출되는 C-물질(C-substance)이라 하는 다당질을 세포벽에 가지고 있다. 란세필드(Lancefield) 분류안은 일차적으로 β-용혈성 사슬알균을 C-물질에 기초하여 그룹 A에서 U 까지 나눈다. 임상적으로 가장 중요한 β-용혈성 사슬알균은 그룹 A와 그룹 B이다(그림 9.2). β-용혈성 사슬알균을 동정하기 위하여, 그룹 특이적 항혈청(antisera)을 라텍스 구슬(latex bead)에 결합시킨 상업적 키트들(kits)이 현재 널리 사용되고 있다.

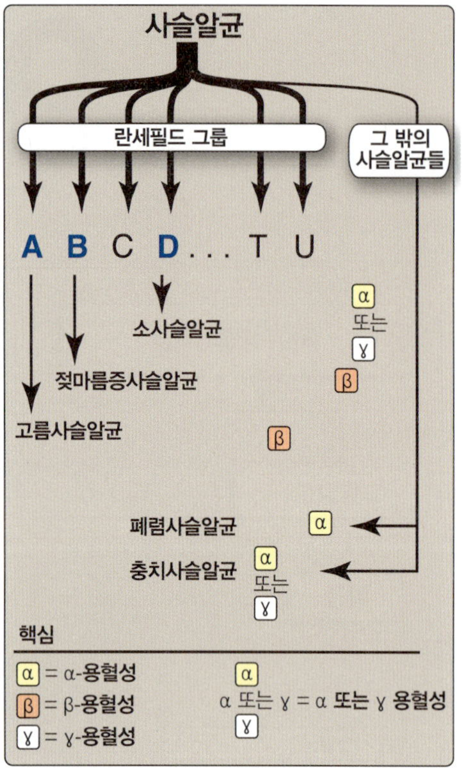

그림 9.2
사슬알균의 분류안(classification schemes)

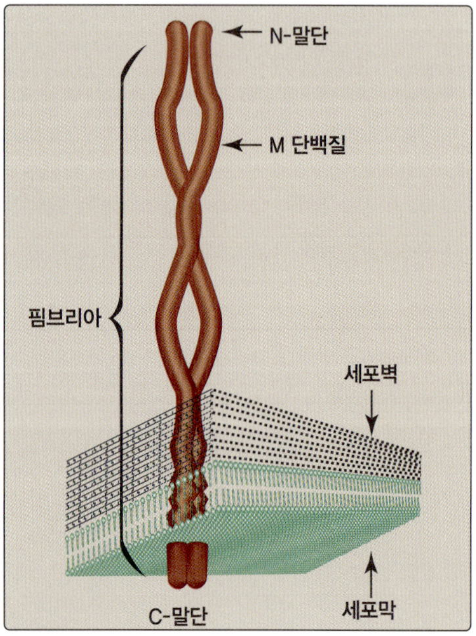

그림 9.3
사슬알균의 M 단백질 모식도

III. 그룹 A β-용혈성 사슬알균

이 그룹에서 임상적으로 가장 중요한 그람양성 알균인 고름사슬알균(*S. pyogenes*)은 전 세계적으로 사람이 가장 흔히 접하는 세균 병원체들 중 하나이다. 고름사슬알균은 건강한 피부 또는 점막을 침범할 수 있어서, 지금까지 알려진 가장 빨리 진전되는 감염증들 중 일부 감염증을 유발한다. 균 접종량이 적더라도 감염시키기에 충분하다. 고름사슬알균의 몇몇 균주들은 류마티스열과 급성 사구체신염과 같은 감염후-후유증을 일으킨다. 코인두에 고름사슬알균의 보균(carriage)은 추운 달에, 특히 어린이들 중에서 흔하다. 포도알균종들과 달리, 고름사슬알균은 환경에서 잘 살아남지 못한다. 대신 고름사슬알균의 서식지는 감염된 환자들과 정상인 보균자이며, 이들의 피부 및 점막에서 산다. 고름사슬알균은 보통 피부접촉 및 기도를 통하여 사람에서 사람으로 전파된다.

A. 구조와 생리

고름사슬알균은 액체배지에서 증식시켰을 때 긴 사슬형태를 나타내지만(그림 9.16 참조), 감염조직에서 채취한 시료를 그람염색하면 하나의 알균, 쌍을 이룬 알균, 혹은 무리를 이룬 알균 형태로 보일 수 있다. 그룹 A 사슬알균의 병리 혹은 동정에 관련된 구조적 특징은 다음과 같다.

1. **협막(Capsule):** 사람의 결합조직에서 발견되는 것과 동일한 히알루론산(hyaluronic acid)이 세포의 가장 바깥층을 형성한다. 이 협막은 인체에서 외부물질로서 인식되지 않으므로 면역원성이 없다. 또한 협막은 포식작용(phagocytosis)을 방해한다.

2. **세포벽(Cell wall):** 세포벽은 임상적으로 중요한 많은 성분들을 가지고 있다. 세포벽의 가장 바깥층으로부터 시작해서, 세포벽 성분들에는 다음과 같은 것이 있다.

   a. **M 단백질(M protein):** 고름사슬알균은 M 단백질이 없으면 감염성이 없다. M 단백질은 세포막에 고정되어 있으며, 세포벽과 협막을 통과하여 뻗어 있으며, M 단백질의 N-말단은 세균표면에 노출되어 있다. M 단백질은 특히 N-말단 부위 변이성이 매우 심해서 80개 이상의 다른 항원형(antigenic types)을 가지고 있다. 따라서 사람은 일생을 통하여 많은 고름사슬알균에 감염될 수 있는데, 이는 새로운 M 단백질 유형을 가진 균에 대해 특이적인 항체를 갖지 않는 사람이 새로운 M 단백질 유형을 가진 균들을 만나기 때문이다. M 단백질은 포식작용을 방해하며 보체(complement)의 결합을 방해하는 외피를 형성한다.

   b. **그룹 A-특이적 C-물질:** 이 성분은 람노스(rhamnose)와 N-아세틸글루코사민(N-acetylglucosamine)으로 구성되어 있다. [주: 모든 그룹 A 사슬알균은 당연히 이 C-물질 항원을 가지고 있다.]

   c. **단백질 F(피브로넥틴결합 단백질, fibronectin-binding protein)**은 인두 상피세포의 피브로넥틴에 균이 부착하는 것을 매개한다. M 단백질과 리포타이코산(lipoteichoic acid)도 피브로넥틴에 결합한다.

3. **세포외 산물들:** 황색포도알균(70쪽 참조)처럼, 고름사슬알균은 광범위한 종류의 외독소를 분비하는데, 이 외독들은 균주마다 다양하며 각 질

환의 발병기전에 관여한다(그림 9.4).

B. 역학

자연에서 고름사슬알균의 저장소(reservoir)로서 유일하게 알려진 것은 사람의 피부와 점막이다. 그룹 A 사슬알균 감염은 호흡비말과 피부를 통해 사람에서 사람으로 확산되며, 특히 교실과 어린이 놀이터 같이 밀집된 환경에서 확산이 잘 일어난다.

C. 발병기전

아마도 흡입된 비말에 있을 고름사슬알균은 단백질 F, 리포타이코산 및 M 단백질의 작용을 통하여 인두 점막에 부착한다. 고름사슬알균은 숙주에 손상을 주지 않으면서 단순히 세균 수를 충분히 유지할 정도로만 증식할 수 있는데, 이런 경우 환자에서는 세균집락이 형성된 것으로 간주된다. 아니면, 세균은 증식해서 독소들을 분비할 수 있는데 이 독소들은 주변 세포를 손상시키고 점막을 침투하며, 백혈구 유입, 체액누출 및 고름형성을 동반한 염증반응을 유도할 수도 있다. 이런 환자는 사슬알균성 인두염에 걸린 것이다. 이따금씩 혈액에 침범하여 패혈증을 일으키고(일으키거나), 감염부위로부터 떨어진 부위에 접종됨으로써 연조직염(cellulitis; 급성 피하 염증질환), 근막염(fasciitis;내부 조직표면을 덮고 있는 피부 밑 조직의 염증질환), 또는 근육괴사(myonecrosis; 근육세포의 사멸)를 급속하게(혹은 모르는 사이에) 일으킨다. 그러나 사슬알균성 피부 및 연조직 감염의 발병기전으로서, 다른 감염된 사람으로부터 직접 피부감염 되는 것이 아마도 더 흔한 경우일 것이다.

D. 임상적 중요성

고름사슬알균은 연조직염의 주요 원인균이다. 더욱 특이적인 증상에는 다음과 같은 것들이 있다.

1. **급성 인두염(Acute pharyngitis) 또는 인두편도염(pharyngotonsilitis):** 인두염은 고름사슬알균 감염의 가장 흔한 증상이다. 고름사슬알균에 의한 인두염("strep throat": 사슬알균성 목앓이/인두염)은 뒤쪽 구강인두 및 편도선 부위의 중증 화농성염증과 관련있다(그림 9.16 참조). [주: 만약 발열외독소(pyrogenic exotoxin)에 대한 항체가 없는 환자에서, 발열외독소 방출에 대한 반응으로 목, 몸통, 및 사지말단에 화상과 같은 발진이 나타난다면 이 증상을 성홍열(scarlet fever)이라 한다.] 많은 사슬알균성 목앓이/인두염은 증상이 약하고, 바이러스에 의한 많은 목앓이(sore throat)는 증상이 심하다. 따라서 실험을 통해 확인하는 것이 사슬알균성 인두염의 정확한 진단과 치료, 특히 류마티스열과 류마티스 심장병의 예방에 중요하다.

2. **고름딱지증/농가진(Impetigo):** 비록 대부분의 고름딱지증에서 황색포도알균이 함께 분리되지만(72쪽 참조), 고름사슬알균이 고름딱지증의 전형적인 원인균이다. 이 질환은 균에 노출된 신체표면에서 시작된다(가장 흔하게 다리에서 시작). 일반적으로 어린이가 감염되었을 때, 얼굴과 팔다리에 심하고 넓은 범위의 병터가 나타날 수 있다(그림 9.16 참조). 고름딱지증은 뮤피로신(mupirocin)과 같은 국소적으로 바르는 항생제로, 또는 전신적으로 투여하는 항생제인 페니실린 혹은 세팔렉신

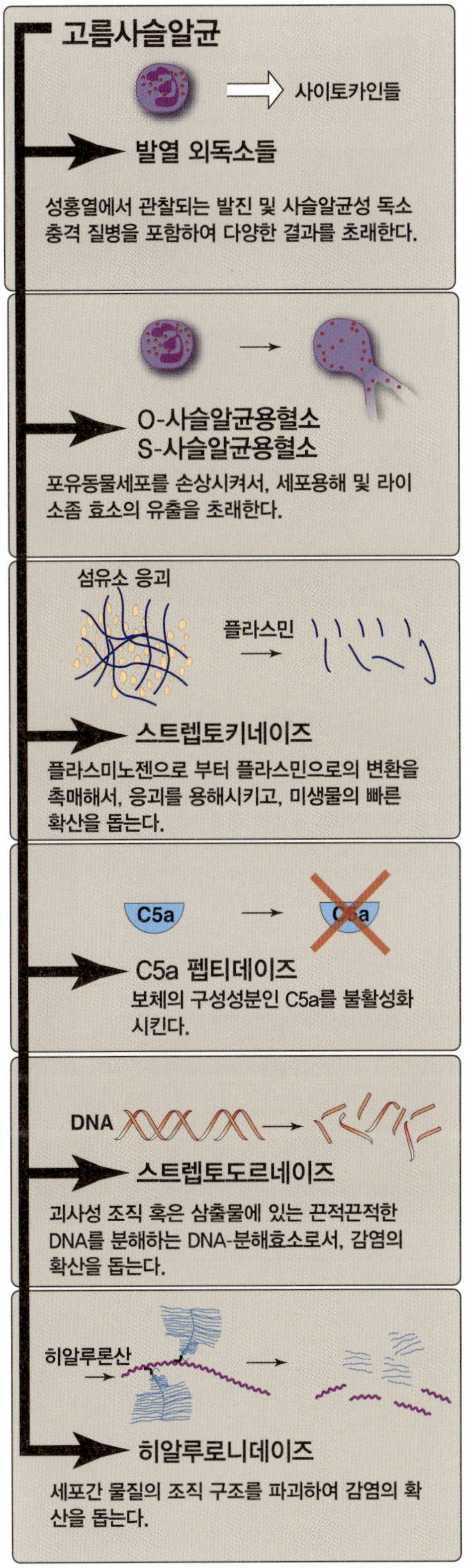

그림 9.4
고름사슬알균이 생산하는 세포용해독소 및 그 밖의 분비하는 효소들

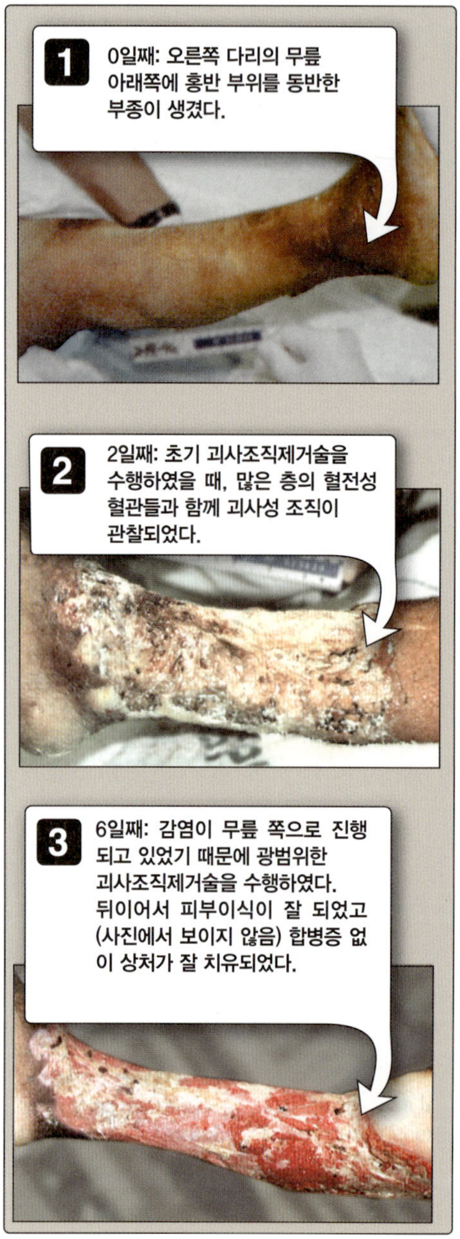

그림 9.5
59세 여성에서의 괴사성 근막염(necrotizing fasciitis)

(cephalexin)과 같은 제1세대 세팔로스포린으로 치료한다. 이들 항생제는 황색포도알균과 고름사슬알균 모두에 효과적이다.

3. **단독(Erysipelas)**: 모든 연령대의 사람이 감염되며, 단독에 걸린 환자에서는 특히 얼굴 또는 다리에 열이 나면서 따갑고, 붉은, 진행성 홍반이 나타난다(그림 9.16 참조).

4. **산후패혈증(Puerperal sepsis)**: 이 감염증은 신생아 출산과정 중 또는 직후에 시작된다. 산후패혈증은 외인성 전파(예를 들면, 감염보균자의 코비말에 의해서, 또는 감염된 기구들로부터)로부터 발병하거나, 산모의 질내 정상균무리 같은 내인성 요인에 의해 발병한다. 산후패혈증은 화농성 질 분비물이 나오는 자궁내막 질환이며 전신적으로 앓는 병이다.

5. **침습성 그룹 A 사슬알균 질환(Invasive group A streptococcal disease)**: 20 세기 전반에 흔한 질병이었던 침습성 그룹 A 사슬알균(group A streptococcal, GAS) 질병은 드문 질병이 되었다가 지난 10년 동안 다시 출현하였다. 환자들에게서는 비괴사성(연조직염) 또는 괴사성(괴사근막염/근육염)의 심부 국소침범이 나타날 수 있다(그림 9.5). [주: 괴사성 심부 국소침범 질환은 “살을 파먹는 세균” 이라는 용어를 만들어 냈다.] 침습성 GAS 질병은 종종 건강한 사람에게서도 급속히 확산되어 균혈증과 패혈증을 일으킨다. 증상은 독소충격유사증후군, 발열, 저혈압증, 다기관 병발(multiorgan involvement), 화상유사발진, 또는 이러한 증상들이 혼합되어 나타난다.

6. **사슬알균성 독소충격증후군(Streptococcal toxic shock syndrome)**: 쇼크 및 다기관 기능장애/부전(multiorgan failure)이 나타난 상태에서, 혈액이나 정상적으로 무균상태인 몸 부위로부터 그룹 A β-용혈성 사슬알균이 분리된다면 사슬알균성 독소충격증후군이라 정의한다. 이 증후군은 사슬알균이 생산하는 발열외독소에 의해 매개되는데, 발열외독소들은 초항원으로 작용하여 막대한 비특이적 T 세포 활성화 및 사이토카인 방출을 초래한다. 환자는 초기에 감기유사 증상을 보일 수 있고, 곧이어 괴사성 연조직 감염, 쇼크, 급성 호흡곤란, 신장부전이 나타난다. 치료는 신속해야 하며, 일반적으로 고용량의 페니실린 G와 클린다마이신으로 구성된 항사슬알균 항생제를 사용한다.

7. **사슬알균감염후 후유증(Post-streptococcal sequelae)**

   a. **급성 류마티스열(Acute rheumatic fever)**: 이 자가면역질환은 인두염이 시작된 지 2~3주 후에 생긴다. 심장과 관절조직의 항원과 사슬알균의 항원(특히 M 단백질의 에피톱) 사이의 교차반응 때문에 일어난다. 열, 발진, 심장염 및 관절염이 특징이다. 시드넘 무도증(Sydenham's chorea)과 같은 중추신경계 이상도 흔히 나타나는데, 시드넘 무도증은 몸이 제멋대로 움직이고 소근육운동(fine motor) 조절이 안되는 증상을 보인다. 류마티스열은 급성 인두염이 시작된 후 10일 이내에 환자를 치료하면 예방할 수 있다.

   b. **급성 사구체신염(Acute glomerulonephritis)**: 드물게 나타나는 이 감염후-후유증은 일부 신장염유발성(nephritogenic) 그룹 A 사슬알균 균주에 의해서 고름딱지증 또는 인두염이 발생한 지 1주일 경과 직후에 발병한다. 항원-항체 복합체는 사구체 기저막 상에서 질병을 일으킨

다. 페니실린에 의한(감염을 근절하기 위한) 사슬알균성 피부질환 혹은 인두염 치료로 급성 사구체신염을 예방할 수 있다는 증거는 없다.

E. 실험실 동정(Laboratory identification)

환자 시료에서 그룹 A 사슬알균을 신속히 직접 검출하기 위한 라텍스항원 키트들이 널리 사용되고 있다. 양성반응 시험에서, 라텍스 입자는 서로 응집되어 나타나는 반면, 음성반응 시험에서는 라텍스 입자가 서로 떨어진 상태로 존재하게 되어 우유 같은 현탁액으로 보인다(그림 9.6). 이런 시험방법들은 높은 특이성을 가지고 있지만, 배양기법과 비교하여 민감도가 일정치 않다. 인두염의 임상증상이 있고 항원검출검사에서 음성반응을 보이는 환자들로부터 채취한 검체는 사슬알균 동정을 위하여 보통, 배양에 들어가야 한다. 질환형태에 따라서 실험분석을 위한 검체를 인후면봉법(throat swab), 고름 및 병터시료, 가래, 혈액, 혹은 척수액으로부터 얻을 수 있다. 고름사슬알균은 면양 적혈구 함유 평판배지상에서 커다란 β-용혈대에 둘러싸인, 특징적이고 작은 유백광(opalescent)의 콜로니를 형성한다(그림 9.16 참조). [주: 혈액세포의 용해는 S-사슬알균용혈소(streptolysin S)에 의해서 일어나는데, S-사슬알균용혈소는 포유동물세포를 손상시켜서 결국 세포용해를 초래한다.] 고름사슬알균은 바시트라신(bacitracin)에 고도의 감수성을 나타내며, 매우 낮은 농도의 항생제를 함유하는 바시트라신 항생제 진단원판과 배양하면 균증식이 억제된다. 또한 고름사슬알균은 카탈레이즈-음성이며 옵토친-저항성이다. 그룹 A 사슬알균의 C-물질은 침전소(precipitin) 반응으로 동정할 수 있다. 혈청학적 검사는 그룹 A 사슬알균 감염 후, O-사슬알균용혈소(streptolysin O)에 대한 환자의 항체역가를 검출하는 것이다(ASO 검사). 항-DNase B 항체역가(ADB 검사)는 특히 피부에 사슬알균이 감염된 후 상승한다.

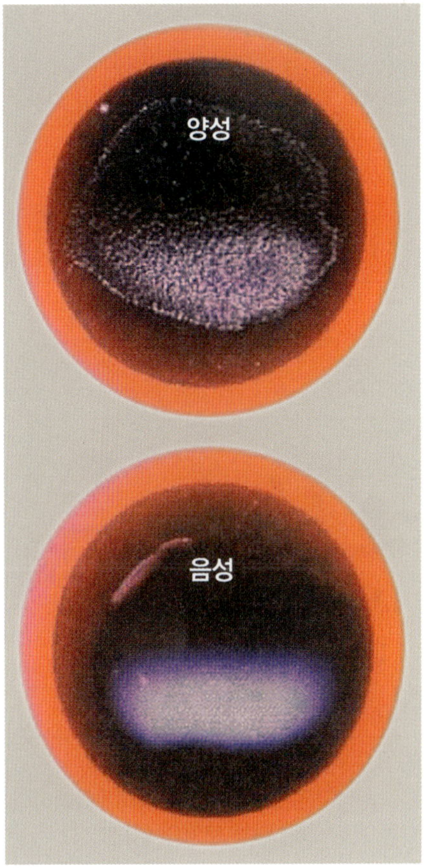

그림 9.6
그룹 A β-용혈성 사슬알균 동정을 위한 라텍스 응집반응(latex agglutination)

F. 치료

모든 그룹 A 사슬알균감염 치료에 항생제들이 사용된다. 고름사슬알균은 페니실린 G에 대한 내성을 획득하기 못했기 때문에, 페니실린 G는 급성 사슬알균감염 질환에 대한 일차선택 항생제이다. 페니실린에 과민반응이 있는 환자에 있어서는 클라리트로마이신(clarithromycin) 또는 아지트로마이신(azithromycin) 같은 마크로리드(macrolide)계 항생제가 선호된다(그림 9.16 참조). 페니실린 G와 클린다마이신(clindamycin)은 괴사성 근막염과 사슬알균성 독소충격증후군 치료에 사용된다. 페니실린에 클린다마이신을 추가하기도 하는데, 이는 단백질(예: 독소) 합성을 막아서 급속히 죽어가는 세균으로부터 갑자기 엄청난 양의 독소가 분비되지 않도록 하기 위해서다.

G. 예방

류마티스열은 감염세균을 신속히 제거함으로써 예방될 수 있다. 류마티스열에 걸린 환자는 장기간 예방적 항생제요법이 필요한데, 그 이유는 자가면역질환인 류마티스열 병력이 있으면 환자가 고름사슬알균에 재감염 시, 류마티스열이 재발될 위험성이 크기 때문이다.

IV. 그룹 B β-용혈성 사슬알균

병원체 젖마름사슬알균(*S. agalactiae*)으로 대표되는 그룹 B 사슬알균은 그람양성이며, 카탈레이즈-음성인 세균이다. 젖마름사슬알균은 위창자길뿐만 아니라 여성 보균자의 질-자궁경부길, 남성 보균자의 요도점막에서 발견된다. 젖마름사슬알균은 성인에 있어 성교를 통해 전파될 수 있고, 감염된 엄마가 출산 시 아기에게 전파될 수 있다. 그룹 B 사슬알균은 높은 치사율을 가진 신생아 수막염 및 패혈증의 주요 원인균이다. 또한 그룹 B 사슬알균은 가끔 출산 후의 여성(자궁내막염) 및 면역체계가 저하된 사람을 감염시켜서 패혈증 혹은 폐렴을 유발할 수 있다. 혈액함유 평판배지에서 배양하기 위한 시료들은 혈액, 자궁경부 면봉법(cervical swab), 가래, 혹은 척수액으로부터 얻을 수 있다. 라텍스응집반응 시험(latex agglutination test)으로도 이들 시료에 있는 그룹 B 항원의 존재유무를 알 수 있다. 그룹 B 사슬알균은 β-용혈성인데, 그룹 A 사슬알균보다 균 집락은 더 크지만 용혈성은 덜하다. 분리된 대부분의 균들은 페니실린 G와 암피실린에 감수성이 있으므로 이들 항생제가 일차선택 치료제이다(그림 9.16 참조). 치명적 감염에 있어서, 아미노글리코사이드(aminoglycoside)가 치료지침에 추가될 수 있다. [주: 임신 중인 보균자에서 양수막 조기파열 또는 장시간 진통 같은 위험요소가 발생하면 분만과정 동안에 암피실린으로 치료해야 한다.] 그룹 B 사슬알균 보균자가 분만할 때, 예방처치와 그들 신생아의 항생제 투여는 그룹 B 사슬알균성 신생아 패혈증을 90% 정도까지 감소시킨다.

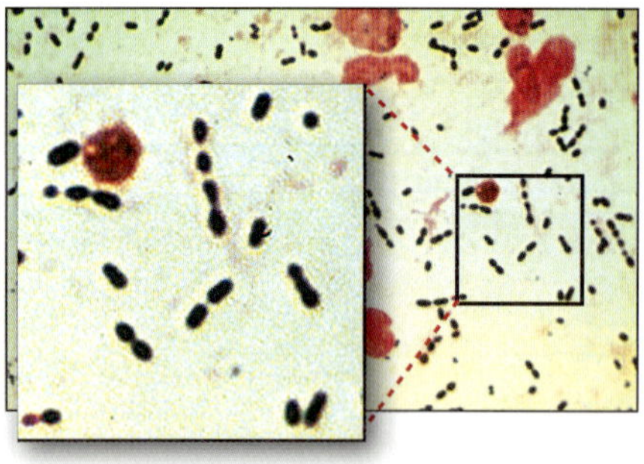

그림 9.7
폐렴사슬알균은 그람양성이고, 비운동성이며, 협막을 가졌으며, 란셋 모양의 알균이다.

V. 폐렴사슬알균

폐렴사슬알균(*S. pneumoniae*)은 그람양성이며, 운동성이 없고, 협막을 가진 알균이다(그림 9.7). 이들은 란셋(lancet) 모양이고 쌍을 이루는 경향을 보이기 때문에 초기에 쌍알폐렴균(*Diplococcus pneumoniae*)라는 이름이 붙었다. 폐렴사슬알균은 지역사회성 폐렴 및 성인에서의 세균성 수막염의 가장 흔한 원인균이며, 중이염(otitis media), 부비강염(sinusitis) 및 유양돌기염(mastoiditis)의 중요 원인균이다. 질환 위험도는 어린이(그림 9.8), 노인, 흡연자 및 특정 만성질환을 가진 사람에게서 가장 높다. 다른 사슬알균처럼 폐렴사슬알균은 까다로운 균이며(복잡한 영양 요구성을 가졌음), 보통 혈액함유배지에서 배양한다. 폐렴사슬알균은 적혈구 세포막을 손상시키는 α-용혈소를 방출하여 α-용혈성 균집락을 나타낸다.

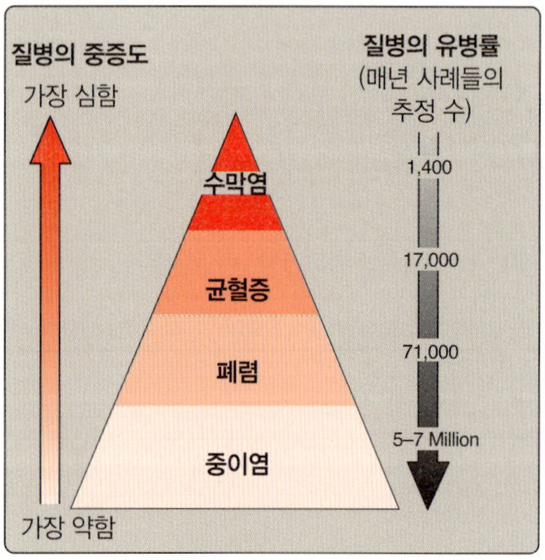

그림 9.8
미국 내 어린이에서 일부 폐렴알균 감염의 중증도와 유병률의 비교

A. 역학

폐렴사슬알균은 사람의 절대기생체이며 많은 건강인의 코인두에서 발견될 수 있다. 이 세균은 환경물질에 극도의 감수성을 나타낸다. 폐 감염은 내인성 또는 외인성 요인에 의한 것일 수 있다. 예를 들어, 내인성 감염은 이 세균에 저항성이 떨어져 있는 보균자의 코인두에 상주하는 폐렴사슬알균의 확산을 수반한다. 감염에 대한 감수성은, 예를 들어 영양실조 혹은 알코올 중독에 의한 쇠약, 바이러스감염에 뒤따르는 호흡기 손상, 또는 저하된 면역체계가 원인일 수 있다. 겸상적혈구빈혈증 환자 혹은 비장 적출술을 받았던 사람은 특히 폐렴사슬알균 감염 위험도가 높다. 감염은 외인성 요인에 의한 것일 수도 있는데, 예를 들면 보균자의 코에서 나온 비말에 의해서이다. 위에 언급한 내인성 감염에 감수성이 있는 사람은 외인성 경로에 의해서도 잘 감염되는 것으로 보인다.

B. 발병기전

폐렴사슬알균의 협막은 가장 중요한 독성인자이며, 폐렴사슬알균의 혈청형을 분류하는데 기초가 된다. 세포에 결합되어 있는(cell-associated) 효소인 뉴모라이신(pneumolysin)과 자가용해소(autolysin)는 세균의 병원성에 기여한다(그림 9.9).

1. **협막:** 폐렴사슬알균의 다당질 협막은 항포식작용과 항원성 모두를 가지고 있다. 협막의 항포식작용은 다형핵 백혈구의 공격으로부터 세균을 보호하여, 협막에 대한 항체가 생성되기 전에 세균증식을 용이하게 한다. 약 85개의 독특한 혈청형이 있으며, 약 20개의 혈청형이 폐 감염의 대부분을 차지한다는 사실이 반영하듯이, 어떤 혈청형은 다른 혈청형보다 더 강한 독력을 세균에게 부여한다.

2. **섬모(pili):** 섬모는 협막을 지닌 폐렴알균이 상기도의 상피세포에 부착할 수 있게 한다. 모든 폐렴알균이 섬모를 가진 것은 아니지만 임상시료에서 분리해낸, 섬모를 발현하는 균들은 독성이 더 강하다. 섬모의 조절과 조립에 필요한 유전자가 모든 폐렴알균 균주에 존재하는 것은 아니지만, 이 유전자들은 작은 병원성 섬(pathogenicity island)이라 하는 병원성 "아일릿"(pathogenicity "islet") 상에서 균주들 간에 수평적으로 전달될 수 있다. 폐렴알균의 섬모 생산에 관여하는 염색체 부위를 *rlrA* 아일릿(*rlrA* islet)이라고 부르는데, 발현에 필요한 조절유전자(regulatory gene, *rlrA*)로부터 이름 붙여진 것이다.

3. **콜린결합 단백질 A(Choline-binding protein A):** 콜린결합 단백질 A는 폐렴알균이 사람 비인두의 상피세포 표면의 탄수화물에 부착할 수 있도록 하는 주요 부착소(adhesin)이다.

4. **자가용해소(Autolysins):** 자가용해소는 세포(세균) 안에서 생산되어 세포의 구성성분을 가수분해하는 효소이다. 자가용해소 LytA, B, 및 C는 펩티도글리칸 분해효소이며, 세균의 세포벽에 존재하며, 정상적으로는 활성을 갖지 않는다. 그러나 이 효소들은 쉽게 활성화되어 (예를 들면 표면활성 물질들에 의해서, β-락탐 항생제에 의해서, 혹은 세균이 정지기에 있을 때) 세포용해를 일으킨다. 따라서 자가용해소는 세포 내의 독성인자들(특히 뉴모라이신)을 세포 밖으로 방출시키는 요인이다.

5. **뉴모라이신(Pneumolysin):** 뉴모라이신은 온전한 폐렴사슬알균의 세포질에 갇혀 있지만, 포유동물 세포막을 공격하는 능력 때문에 중요한 독성인자로 생각되며, 일단 자가용해소에 의해 세균 내부로부터 뉴모라이신이 방출되면 세포용해를 일으킨다. 뉴모라이신은 콜레스테롤에 결합하므로 모든 세포유형에 차별없이 작용한다. 이 독소는 염증성 사이토카인의 생산을 자극하고, 다형핵 백혈구의 활성을 저해하며, 보체를 활성화시킨다.

C. 임상적 중요성

1. **급성 세균성 폐렴:** 특히 노인과 저항성이 떨어진 사람에서 주된 사망 원인인 급성 세균성 폐렴은 매우 빈번히 폐렴사슬알균에 의해 발병한다(그림 9.10). 폐렴은 흔히 폐의 연조직에 폐렴사슬알균 감염이 잘 되도

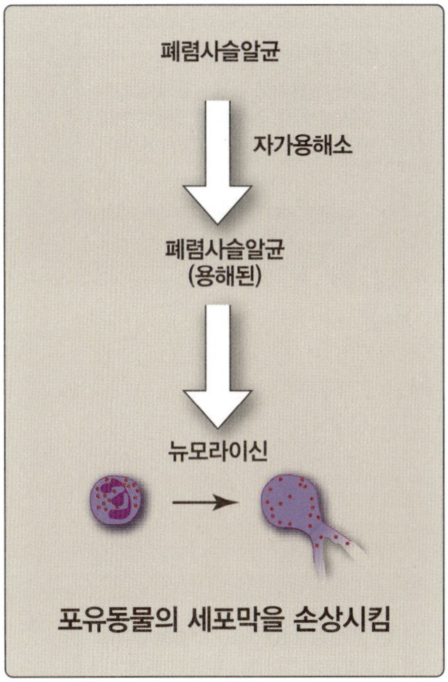

그림 9.9
폐렴사슬알균(*Streptococcus pneumoniae*)이 생산하는 세포용해성 독소들

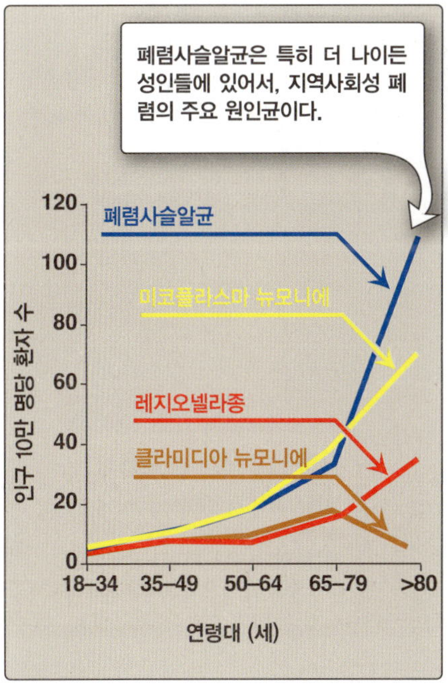

그림 9.10
특정 병원체에 의한 지역사회성 폐렴의 특정 연령대에서의 발병률

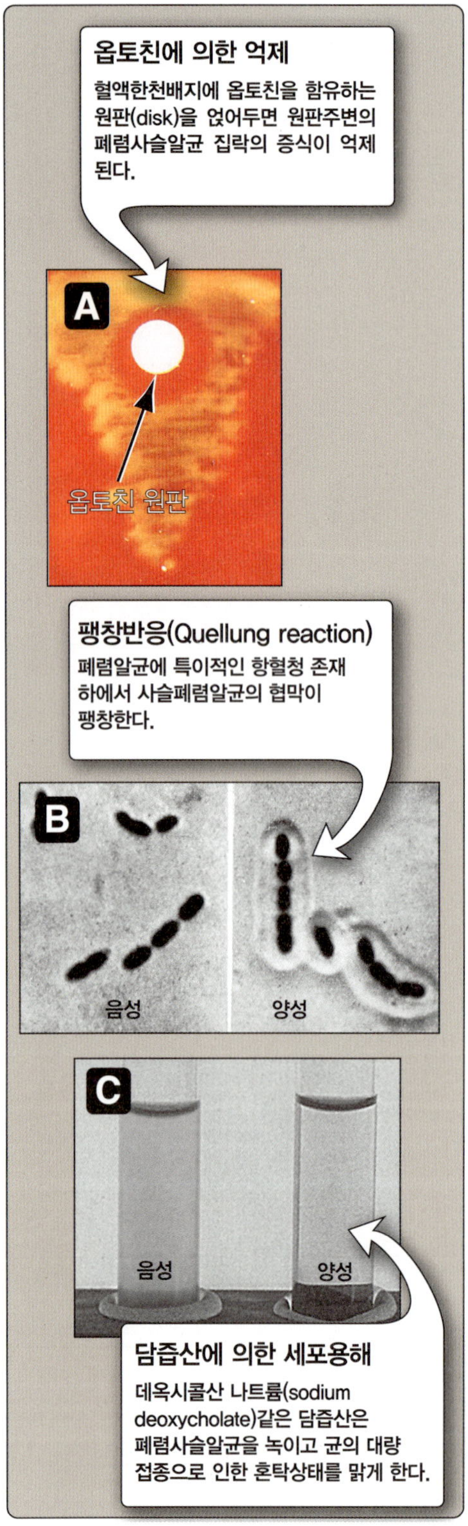

그림 9.11
폐렴사슬알균의 동정에 유용한 실험실 시험

록 하는, 상기도 혹은 중기도에 바이러스 감염이 먼저 일어난 후에 생긴다. 바이러스 감염이 사람을 사슬알균성 폐렴에 취약하도록 하는 기전에는 균 제거를 어렵게 하는 분비물의 양 및 점성 증가와, 바이러스 감염에 의한 기관지 섬모작용의 억제가 있다.

2. **중이염:** 가장 흔한 어린이 세균감염증인 이 질환은 가장 빈번하게는 폐렴알균(pneumococcus)에 의해, 그 다음으로 인플루엔자균(*Haemophilus influenza*)과 모락셀라 카타하리스(*Moraxella catarrhalis*)에 의해 발병한다(391쪽 참조). 전통적이며 경험적인 β-락탐 항생제(페니실린분해효소-저해제와 함께, 또는 단독으로)에 의한 폐렴알균성 중이염 치료가 페니실린내성 폐렴알균의 확산으로 인해 위협받고 있다.

3. **균혈증/패혈증:** 감염 병터가 없을 경우, 균혈증/패혈증은 주로 폐렴알균에 의한 것이며, 특히 비장의 기능이 없거나 해부학적으로 비장이 없는 사람에서 흔히 발생한다.

4. **수막염:** 미국에서 이전에는 인플루엔자균이 세균성 수막염의 주요 원인균이었다. 인플루엔자균에 대한 백신이 개발된 후에는 폐렴사슬알균이 세균성 뇌막염의 가장 흔한 원인균이 되었다(376쪽 참조). 이 질환은 심지어 적절한 치료를 받았을 때도 높은 치사율을 보인다.

D. 실험실 동정

실험실에서 동정할 시료들은 코인두 도찰물, 혈액, 고름, 가래 및 척수액으로부터 얻을 수 있다. 폐렴사슬알균을 37°C의 산소 조건하에서 하룻밤 동안 혈액한천배지에서 증식시키면 α-용혈성 균집락이 나타난다. 시료를 그람염색하면 란셋 모양의 그람양성 쌍알균이 보인다. 이들 세균의 증식은 낮은 농도의 계면활성제 및 옵토친(optochin)에 의해서 저해되며 담즙산에 의해서 용해된다(그림 9.11). 폐렴알균에 혈청형-특이적인 항혈청을 처리하면 협막의 팽창이 관찰된다(팽창반응, Quellung reaction).

E. 치료

분리된 폐렴사슬알균 균주는 1980년에 말까지 일차선택 치료제인 페니실린 G에 높은 감수성을 보였었다. 그 이후로 페니실린내성 발생률이 전 세계적으로 증가하고 있다. 이러한 내성 기전은 β-락타메이즈 생산에 의한 것이기보다는, 하나 또는 그 이상의 세균의 페니실린결합 단백질(penicillin-binding proteins, PBPs; 57쪽 참조)의 변형에 의한 것이다. 변형된 PBP들은 페니실린 G와 일부 다른 β-락탐 항생제에 대해 훨씬 더 낮은 친화성을 가지고 있다. 대부분의 항생제내성 균주들은 제3세대 항생제인 세팔로스포린[세포탁심(cefotaxime) 혹은 세프트리악손(ceftriaxone)]에 대해 감수성을 보이며, 아직까지 모든 균주들은 반코마이신에 감수성을 나타낸다. 따라서 이들 항생제는 폐렴사슬알균의 페니실린내성 균주들의 침습성 감염에 대한 일차선택 항생제이다(그림 9.16 참조).

F. 예방

폐렴알균 백신에는 두 가지 유형이 있다: 폐렴알균 다당질 백신(pneumococcal polysaccharide vaccine, PPV)과 폐렴알균 결합백신(pneumococcal conjugate vaccine, PCV13).

1. **폐렴알균 다당질 백신 PPV:** 1983년 미국에서 소개된 PPV는 23개 혈청형의 폐렴사슬알균에 대해 면역력을 부여할 수 있으며, 2세 이상의 고위험성 사람들이 접종 대상자이다. 이 백신은 중요한 페니실린내성 균주를 포함하여, 감염의 85~90%를 차지하는 폐렴알균 균주들로부터 보호한다.

2. **폐렴알균 결합백신 PCV13:** 2010년 미국에서 허가된 다가성의(polyvalent) PCV13은 젖먹이 단계 및 걸음마 단계의 유아(6주에서 5세까지)에게 효과적이다. 이 백신은 13개의 폐렴알균 항원을 CRM197(독성이 없는 돌연변이 디프테리아 독소)에 결합시킨 것이다. PCV13 백신과 이전 세대의 7가의 결합백신(PCV7) 접종의 결과로, 침습성 폐렴알균성질환 발병률이 유의성 있게 감소하였다(그림 9.12). 게다가 이 백신은 백신을 접종한 어린이를 보호하는 직접적인 효과에 의한 것보다는, 폐렴알균의 전파억제라는 간접적 영향(즉, 집단면역)을 통하여 더 많은 사례의 침습성 폐렴알균성 폐렴을 예방하였다. 어린이들은 소당질만으로 구성된 백신(oligosaccharide-only vaccine)에 대해서 면역반응을 일으키지 않는다. 그러나 만약 소당류가 어떤 단백질에 결합된다면 보호면역반응이 일어난다.

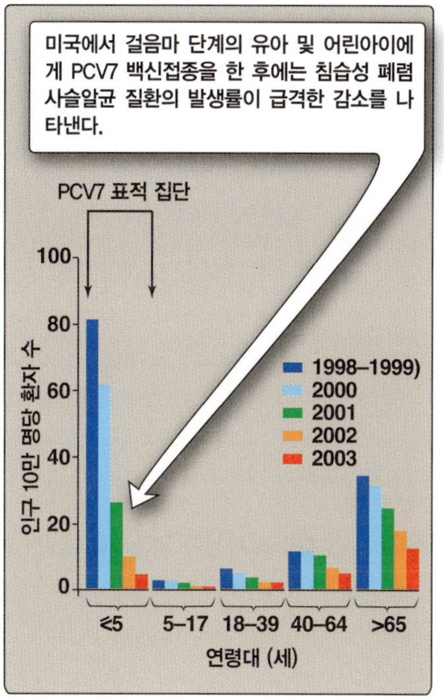

그림 9.12
연령 및 연도에 따른 폐렴알균 결합백신(PCV7) 접종 전후, 침습성 폐렴알균 질환의 발생률

VI. 장알(구)균

장알균은 그룹 D 항혈청과 반응하는 C-물질을 함유하고 있다. 그래서 과거에 장알균은 그룹 D 사슬알균으로 여겨졌었다. 오늘날 DNA 분석 및 다른 특성들로 인해 그들 자신만의 속인 장알균으로 분류되고 있다. 임상적으로 가장 중요한 종들은 엔테로코쿠스 파이칼리스(*E. faecalis*)와 엔테로코쿠스 페슘(*E. faecium*)이다. 장알균은 α-용혈성, β-용혈성, 또는 비용혈성일 수 있다. 대체로 장알균은 독성이 그리 강하지 않지만 다중 항생제내성을 갖기 때문에 병원내 감염의 중요한 원인균이 되어왔다. 그림 9.13은 현미경으로 관찰한 엔테로코쿠스 파이칼리스를 보여준다.

A. 역학

장알균은 대변에 존재하는 정상균무리의 일부이다. 그러나 장알균은 특히 병원시설에서, 구강점막과 피부에 집락을 형성하기도 한다. 이들 세균은 환경 및 화학약제에 대해 고도의 저항성을 가지고 있으며 무생물매개체(fomites)상에서도 존속할 수 있다.

B. 질환들

장알균은 정상 건강인에서는 질환을 거의 일으키지 않는다. 그러나 숙주저항성이 약하거나, 위창자관 혹은 비뇨생식관이 손상된(예를 들어, 기구사용으로 인해) 상태에서, 장알균은 정상적으로는 멸균상태인 몸의 다른 부위로 확산될 수 있으며 요도감염, 균혈증/패혈증, 심내막염, 담도감염, 또는 복강내 농양을 일으킨다.

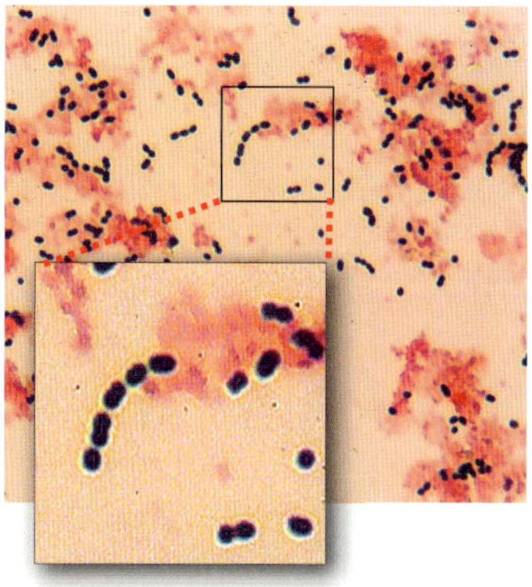

그림 9.13
사슬알균의 사슬형성 특징을 보여주는 엔테로코쿠스 파이칼리스

C. 실험실 동정

장알균은 담즙에서의 생존력 및 다당질인 에스쿨린(esculin)을 가수분해

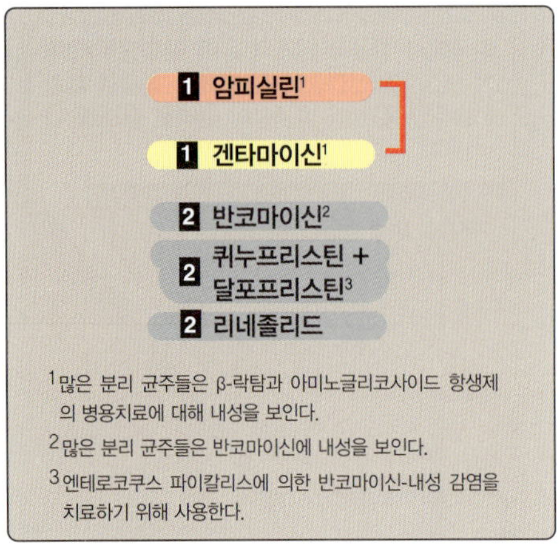

그림 9.14
장알균 감염 치료에 유용한 항균제들

하여 에스쿨린 함유배지에서 검은색 집락을 나타내는 능력에 의하여, 비그룹 D 사슬알균(non-Group D streptococci)과 구별된다. 비그룹 D 사슬알균과 달리, 장알균은 6.5% NaCl에서 증식하며, 피라진아미데이즈(pyrazin amidase, PYR) 시험에서 양성반응을 나타낸다. 일반적으로 임상실험실에서 평가되는 엔테로코쿠스 파이칼리스는 발효양상에 의해서 엔테로코쿠스 페슘과 구별될 수 있다.

D. 치료

장알균은 자연적으로 β-락탐 항생제와 아미노글리코사이드에 대해 내성이 있지만, 이들 계열의 항생제를 함께 사용했을 때 나타나는 상승작용에 대해서는 감수성을 나타낸다. 과거에, 일차선택 조기치료지침은 페니실린 +/− 스트렙토마이신, 또는 암피실린 +/− 겐타마이신이었다(그림 9.14). 그러나 현재 많은 균주가 가지고 있는 획득내성 결정인자들은 이러한 항생제 병용시의 상승효과를 무효화시킨다. 게다가, 분리된 균주들은 반코마이신처럼 당펩티드를 포함한 많은 다른 항생제 계열에 대하여 종종 자연내성 또는 획득내성을 가지고 있다. 퀴누프리스틴(quinupristin)과 달포프리스틴(dalfopristin)의 병용과 같은 더 새로운 항생제 요법이 반코마이신내성 감염치료에 사용된다. 그러나 몇몇 장알균 균주들은 상업적으로 판매되는 모든 항생제에 대해 내성이 있다. [주: 엔테로코쿠스 페슘은 엔테로코쿠스 파이칼리스보다 더욱 반코마이신 내성 또는 다중 약제 내성인 것으로 보인다.]

E. 예방

다중 약제 내성 장알균에 의한 병원내 감염 증가는 주로 병원에서 고농도의 항생제 치료를 많이 하기 때문에 생긴 결과이다. 항생제의 현명한 사용이 이러한 감염의 출현을 억제하기 위한 중요한 요소이다.

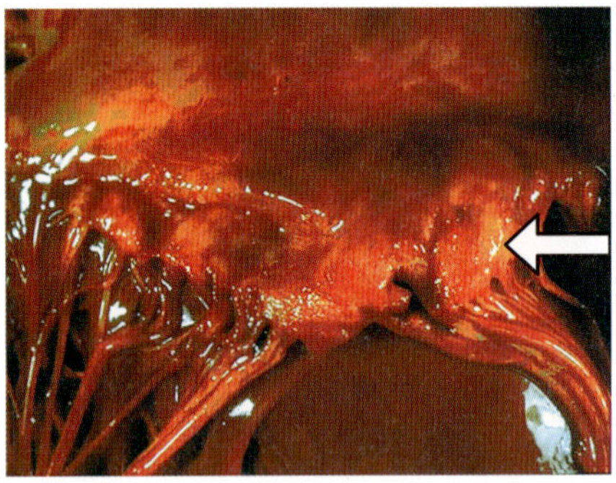

그림 9.15
좌방실판(mitral valve leaflet)의 세균증식물(vegetation)을 보여주는 사슬알균성 심내막염 [주: 세균증식물은 섬유소, 세균 및 병든 심장 판막에 달라붙는 응집된 혈소판으로 이루어진 일종의 조직부산물이다.]

VII. 비장알균 그룹 D 사슬알균

소사슬알균(*Streptococcus bovis*)은 장알균이 아닌, 비장알균 그룹 D 사슬알균 중에서 임상적으로 가장 중요하다. 대변의 정상균무리인 이들 소사슬알균은 α-용혈성 또는 비용혈성이다. 소사슬알균은 이따금씩 요도감염과 심내막염을 일으키며, 이 심내막염은 특히 대장암과 관련있다. 소사슬알균은 담즙에서 생존하고, 에스쿨린-양성이지만 PYR-음성이며, 6.5% NaCl에서는 증식할 수 없다(장알균과 달리). 페니실린 및 다른 항생제들에 대해 감수성을 보이는 경향이 있다.

VIII. 비리단스 사슬알균

사슬알균 중 비리단스 그룹은 많은 그람-양성, 카탈레이즈-음성, α- 혹은 γ-용혈성인 종을 포함하며, 구강의 주요 정상균무리를 형성한다. 비리단스 사슬알균은 비교적 독성이 없지만 충치사슬알균(*Streptococcus mutans*) 및 다른 비리단스 그룹 구성원들은 충치를 일으킨다. 이들은 비정상적이거나 손상된 심장판막을 가지고 있는 환자에서 균혈증이 있는 동안에 판막도 감염시킬 수 있어서, 심내막염을 일으킨다(그림 9.15). 따라서 류마티스성, 선천성, 혹은 경화성 판막질환의 위험이 있는 환자들은 치과시술을 받기 전에 예방적인 페니실린 치료를 받아야 한다.

그람양성 알균

그람양성 알균

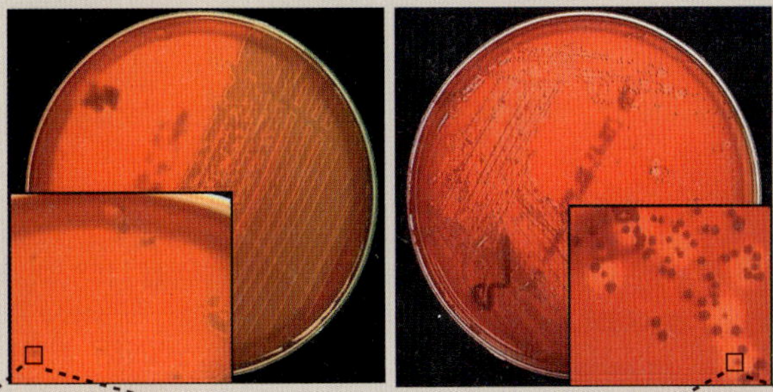

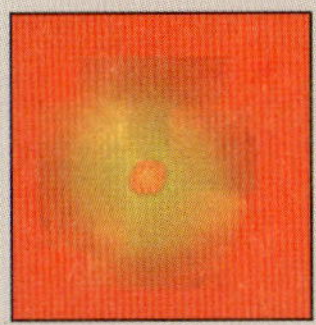

혈액한천배지에서 증식한 α-용혈성 사슬알균

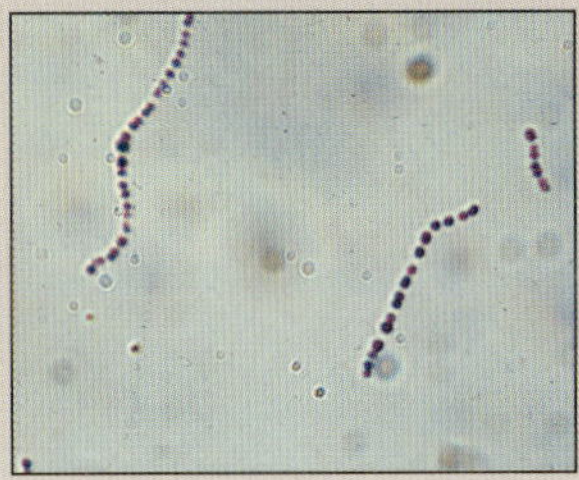

고름사슬알균(그람염색)

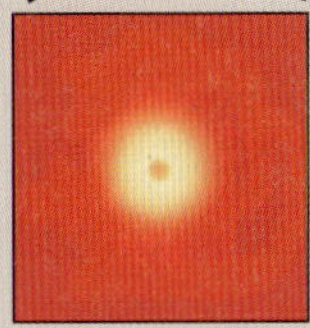

혈액한천배지에서 증식한 β-용혈성 사슬알균

- 형태는 달걀 모양 혹은 구형이며, 쌍을 이루거나 사슬을 형성한다
- 비운동성, 카탈레이즈 음성
- 산소 존재 하에서도 발효를 통해 증식하기 때문에 대부분이 산소관용성 무산소균이다
- 혈액한천배지에서 배양

고름사슬알균
(그룹 A, β-용혈성)

- 급성 인두염 또는 인두편도염
- 급성 류마티스열
- 단독
- 산후패혈증
- 침습성 그룹 A 사슬알균성 질병

1 페니실린 G[1,2]

2 클라리트로마이신[3]
2 아지트로마이신[3]

[1]고름사슬알균은 페니실린 G에 대한 내성을 획득하지 못했음.
[2]괴사성 근막염과 같은 연조직감염 치료를 위해 페니실린 G에 클린다마이신이 추가될 수 있음.
[3]페니실린에 과민반응을 나타내는 환자에게 사용.

젖마름사슬알균
(그룹 B, β-용혈성)

- 신생아에 있어서 수막염 및 패혈증
- 자궁내막염
- 면역체계가 저하된 사람에 있어서 패혈증 또는 폐렴
- 당뇨병성 족부 감염

1 페니실린 G[4]
2 아미노글리코사이드[5]

[4]분리된 모든 균들은 페니실린 G와 암피실린에 감수성을 나타내고 있음.
[5]치명적 감염에서 아미노글리코사이드를 치료지침에 추가할 수 있음.

폐렴사슬알균
(α-용혈성)

- 급성 세균성 폐렴
- 중이염
- 수막염

1 페니실린 G[6]

1 세포탁심

1 세프트리악손

2 반코마이신[7]

[6]페니실린 G가 일차선택 항생제였으나 내성 균주들이 주기적으로 나타남.
[7]대부분의 내성 균주들이 반코마이신에 감수성을 나타내고 있음.

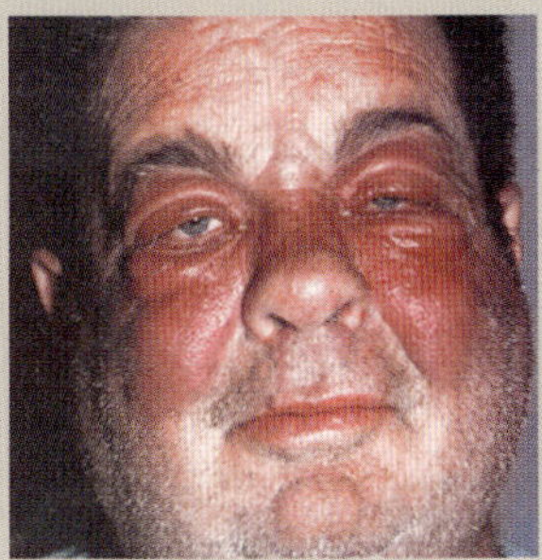

안면 단독

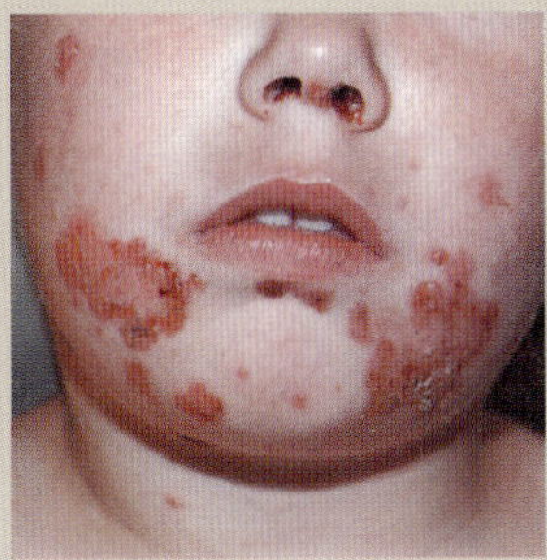

고름딱지증/농가진

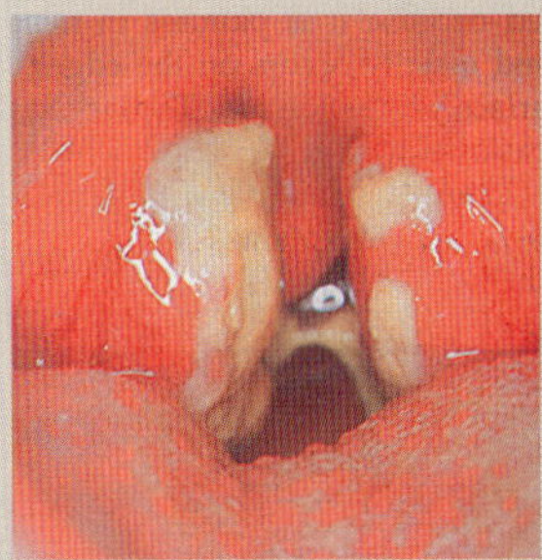

사슬알균성 인두염

그림 9.16

사슬알균성 질환의 요약. 1 일차 약, 2 대체 약

학습 문제

정답을 하나 고르시오.

9.1 다음 중 맞는 내용은?

A. 사슬알균(Streptococci)은 카탈레이즈-양성이다.
B. 폐렴사슬알균(*Streptococcus pneumoniae*)의 증식은 옵토친에 감수성을 보이지 않는다.
C. 고름사슬알균(*Streptococcus pyogenes*)은 바시트라신에 고도의 감수성을 보인다.
D. 사슬알균(Streptococci)은 절대무산소성균이다.
E. 엔테로코쿠스 파이칼리스(*Streptococcus faecalis*)는 β-용혈성이다.

정답 = C. 고름사슬알균은 바시트라신에 고도의 감수성을 나타내며, 매우 낮은 농도의 항생제를 함유한 진단용 원판(disk) 주위에서도 균 증식이 억제된다. 모든 사슬알균은 카탈레이즈 음성이다. 폐렴사슬알균 증식은 옵토친에 의해 억제된다. 대부분의 사슬알균은 산소관용성 무산소균(aerotolerant anaerobes) 이며, 심지어 산소 존재 시에는 발효과정을 통해 증식한다. 엔테로코쿠스 파이칼리스는 γ-용혈성(비용혈성)이다.

9.2 55세 남성이 열과 오한으로 지역병원에 입원하였다. 이 환자는 사람면역결핍바이러스(HIV) 양성이었고, 복합적 항생제 치료과정을 밟은 적이 있었다. 혈액배양에서 그람양성 알균이 검출되었는데, 이 알균을 그룹 D 사슬알균에 특이적인 항혈청과 반응시켰을 때 양성으로 나왔다. 이 분리된 균은 페니실린과 반코마이신에 내성을 보였다. 다음 중 가장 의심되는 병원체는?

A. 폐렴사슬알균(*Streptococcus pneumoniae*)
B. 엔테로코쿠스 페슘(*Enterococcus faecium*)
C. 고름사슬알균(*Streptococcus pyogenes*)
D. 젖마름증사슬알균(*Streptococcus agalactiae*)
E. 충치사슬알균(*Streptococcus mutans*)

정답 = B. 엔테로코쿠스 페슘은 필시 반코마이신 내성 또는 다중 약제 내성을 보인다. 나머지 세균들은 반코마이신에 감수성을 보인다.

9.3 65세 남자가 급격한 발열, 가슴통증 및 쇠녹황색(rusty-yellow) 가래를 동반한 기침 때문에 가족 주치의를 찾았다. 흉부 X-선 촬영 결과, 폐에 국소성 대엽성 침윤(focal lobar infiltrates)이 관찰되었다. 가래 시료의 그람염색 결과, 가래에는 많은 다형핵백혈구 및 그람양성 쌍알균이 있었다. 쌍알균에 협막-특이 항체를 처리하는 팽창반응(Quellung reaction) 검사에서 양성 결과가 나왔다. 가장 의심되는 병원체는?

A. 폐렴사슬알균(*Streptococcus pneumoniae*)
B. 엔테로코쿠스 페슘(*Enterococcus faecium*)
C. 고름사슬알균(*Streptococcus pyogenes*)
D. 젖마름증사슬알균(*Streptococcus agalactiae*)
E. 엔테로코쿠스 파이칼리스(*Streptococcus faecalis*)

정답 = A. 이 연령대에서 지역사회성 폐렴의 가장 흔한 원인균은 폐렴사슬알균이다. X-선 촬영 및 미생물 관찰 결과는 폐렴알균성 폐렴의 진단과 일치한다. 치료 후, 이 환자에게 23가의 폐렴알균 백신을 접종받도록 권해야 한다. 폐렴사슬알균은 대체로 폐렴을 일으키지 않는다. 젖마름증사슬알균은 일반적으로 신생아를 감염시킨다. 장알균(엔테로코쿠스 파이칼리스 및 엔테로코쿠스 페슘)은 팽창반응을 나타내지 않으며 지역사회성 폐렴을 일으키지 않는다.

그람양성 막대균

10

I. 개요

이 단원에서 다룰 그람양성 막대균들(rods)은 서로 밀접한 연관성을 보이거나 유사한 임상적 특징을 보이지 않는다. 코리네박테륨속에는 디프테리아균(*Corynebacterium diphtheriae*)과 독소매개질환 유발 디프테리아(diphtheria) 외에도 무해한 인체공생균이 포함된다. 막대균(*Bacillus*)은 포자(spore)를 형성하는 가장 큰 박테리아속으로 주로 토양에 많다. 탄저병(anthrax)은 탄저균(*Bacillus anthracis*)이 일으킨다. 단구성 리스테리아(*Listeria monocytogenes*)는 신생아, 임산부, 그리고 면역이 약화된 사람들에서 잘 감염된다.

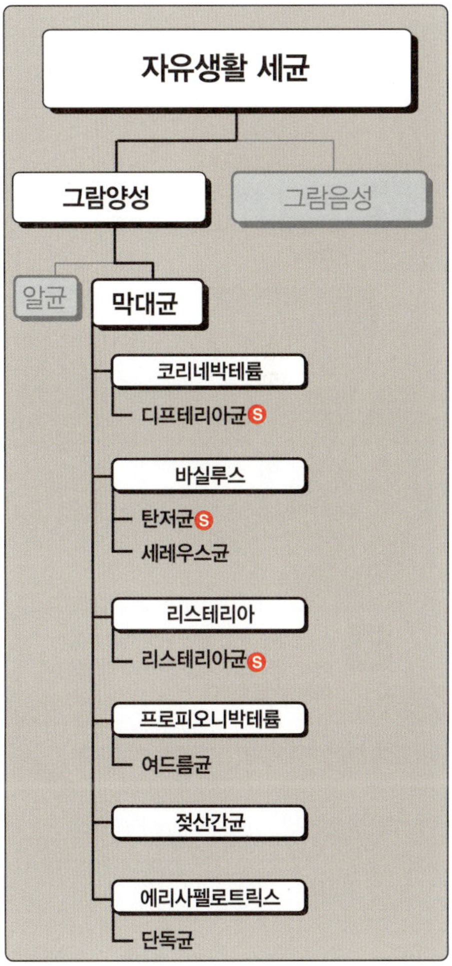

그림 10.1
그람양성 막대균. S 미생물요약 참조(328, 332, 343쪽)

II. 코리네박테리아

코리네박테리아(corynebacteria)는 작고 가는 다형성(pleomorphic)인 그람양성 막대균으로 고르게 염색되지 않는다. 운동성이 없고 협막이 없으며 포자(spore)를 형성하지 않는다. 코리네박테리아속은 다양한 서식지에서 생활한다. 대부분의 종들(species)은 조건무산소균(facultative anaerobes)으로 인간과 밀접하게 연관된 미생물로 혈청 한천배지(blood agar)와 같은 표준 실험배지에서 산소를 이용하여 생장한다.

A. 디프테리아균(Corynebacterium diphtheriae)

디프테리아균이 일으키는 디프테리아는 급성 호흡기 또는 피부질환으로 생명을 위협할 수 있다. 효율적인 백신프로토콜과 대규모 유아 예방주사접종으로 개발도상국에서 질병 발생이 감소되었다. 현재 미국 내 병원에서는 이 질병이 거의 보고되고 있지 않고 있다. 그러나 디프테리아는 특히 예방접종을 하지 않는 나라에서는 심각한 질병이다.

1. **역학:** 디프테리아균은 디프테리아 보균자나 환자의 목이나 코인두에서 발견된다. 이 질병은 국부감염으로 대개 목에 감염된다. 따라서 미생물들은 주로 회복기 환자나 자각증상이 없는 보균자 등에 의해 호흡기 감염을 통해 전염된다. 감염된 사람이나 오염된 매개물과의 직접적인 접촉에 의해서는 잘 전파되지 않는다.

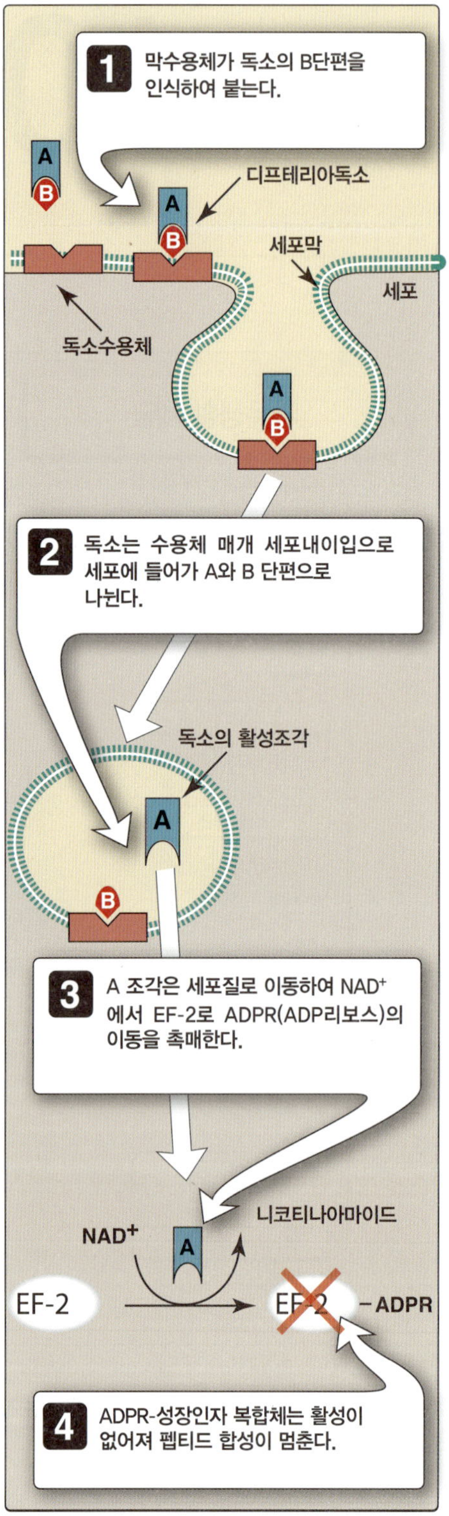

그림 10.2
디프테리아 독소작용기전

2. **발병기전:** 디프테리아는 진핵세포의 단백질 합성을 저해하는 외독소가 국소적으로 또는 몸 전체에 영향을 주어 생긴다. 독소 분자는 열에 적응성이 있는 폴리펩티드로 2개(A, B)의 단편(fragment)으로 구성되어 있다. B 단편은 민감한 세포막에 결합하여 목표물로 A 단편을 운반하는 역할을 한다. 세포 내에서 A 단편은 B 단편에서 분리되어 NAD^+와 진핵세포의 폴리펩티드 사슬 성장요소(EF-2)[1] 사이의 반응을 촉매한다(그림 10.2). 독소는 베타 코리네파지에 부호화되어 있으며, 파지가 디프테리균 염색체에 삽입된 균주에서만 독소를 만든다. 독소유전자 발현은 환경 조건에 따라 조절된다. 철이 적으면 독소 발현을 유도하나, 철이 많으면 독소 생산이 억제된다.

3. **임상적 중요성:** 감염은 두 가지 임상 양상인 호흡기 또는 피부에 하나 일어나거나 또는 자각증상이 없는 보균자로 남는다.

   a. **상부 호흡관 감염:** 디프테리아는 국부감염, 특히 목에 감염된다. 감염은 점액과 염증관련 물질인 세포찌꺼기로 되어 있는 두껍고 회색을 띠는 삼출물 막을 형성한다(그림 10.5 참조). 구인두 부위에서 호흡관 밑으로 퍼져 자주 기도가 막히거나 질식하기도 한다. 질병이 진행시 생기는 일반적인 증세는 독소가 생산되고 흡수되면서 일어난다(그림 10.3). 모든 인간 세포가 디프테리아 독소에 민감하지만, 심장과 말초신경이 주로 임상적 병변을 보인다. 심장의 전도결함이나 심근염(myocarditis)은 울혈성 심장이상과 영구적인 심장손상을 일으킬 수 있다. 구개(palate) 또는 눈 운동을 조절하는 뇌신경의 신경염(neuritis)과 근육마비가 관찰된다.

   b. **피부 디프테리아(Cutaneous diphtheria):** 피부에 상처가 나면 점막하조직으로 침범할 수 있고 회색막이 덮이는 만성적이고 상처가 잘 아물지 않는 궤양(ulcer)을 일으킬 수 있다. 드물게, 외독소 생산물이 조직을 변성(degeneration)시키고 사망에 이를 수 있다.

4. **면역:** 디프테리아 독소는 항원성으로 독소의 활성을 중화시키는 항체를 생성한다. [주: 독소에 포르말린 처리는 항원성을 띄지만 독성이 없는 변성독소(toxoid)를 생성한다. 이것은 예방접종에 사용된다. (36쪽 참조)]

5. **실험실 동정:** 디프테리아 치료를 위해 추정적인 진단과 결정은 초기 임상적 관찰을 통해 이루어져야 한다. 디프테리아는 인두염(pharyngitis), 미열, 그리고 목이 부어 오르는 경부 선병증(cervical adenophay)을 보

INFO LINK [1]폴리펩티드 사슬성장을 알기 위해 **리핀코트의 그림으로 보는 생화학** 31장을 참조.

이는 환자들에서 고려해야 한다. 인두(pharynx)의 홍반(erythema)이 점착성 회색 위막으로 진행이 되면 디프테리아를 의심할 수 있다. 그러나 확실한 진단은 미생물을 분리하여 독소 생성을 확인하기 위해 면역학적 침강소 반응을 이용하여 병독성 실험을 할 필요가 있다. 디프테리아균은 아텔루르산 칼륨(potassium tellurite)을 포함한 틴달한천(Tinsdale's agar)과 같은 선택적인 배지에서 쉽게 분리할 수 있는데(그림 10.5 참조), 배지에서 미생물은 광륜(halos)를 가진 특징적인 검정 균체를 형성한다(그림 10.5 참조). 임상적으로 혹은 배양을 하여 분리한 디프테리아균은 예를 들면 메틸렌 블루 염색을 하면 특징적인 형태를 보인다. 이러한 형태는 가늘게 보이고 때론 세균 군생에서 나타나는 곤봉 모양의 막대균처럼 보이는데, 한자(Chinese characters)나 목책(picket fences)처럼 보인다(그림 10.4 참조). 디프테리아를 치료하기 위한 초기 결정은 임상적 관찰에 의해서다. 독소 생성에 관한 배양과 분석은 확진을 위해 필요하다.

6. **치료:** 디프테리아 치료는 즉각적인 독소의 중화와 미생물을 제거하는 것이다. 말혈청 항독소(horse serum antitoxin)를 단독 투여시 이미 세포표면 수용체와 결합한 독소에 영향을 주지 않지만 순환하는 독소는 비활성화시킨다. [주: 말혈청 반응에 의한 혈청병(serum sickness)은 환자의 대략 10%에서 생긴다.] 디프테리아균은 여러 항생제에 잘 듣는다. 수동면역으로 기형성된 항체를 주는 것이 치료에 필수적이다. 디프테리아균은 고전염성이므로, 환자를 의심시 격리해야 한다. 디프테리아균은 에리트로마이신(erythromycin) 또는 페니실린(penicillin) 같은 여러 항생제에 민감하다(그림 10.5). 항생제 처리는 감염의 확산을 늦추고 미생물을 제거함으로써 독소 생성을 방지할 수 있다.

7. **예방:** 디프테리아 예방의 핵심은 유독소 예방접종이다. 대개 파상풍균 변성독소(tetanus toxoid)와 백일해 항원(pertussis antigen)과 함께 DPaT 삼중백신(triple vaccine)을 투여한다(38쪽 참조). 처음 투여는 유아기 때 시작해야 한다. 디프테리아 유독소(파상풍균 유독소와 함께) 재접종은 사는 동안 대개 10년 간격으로 준다. 디프테리아 전염은 정확한 예방주사와 환자와 접촉한 건강한 보균자를 조사함으로써 조절할 수 있다.

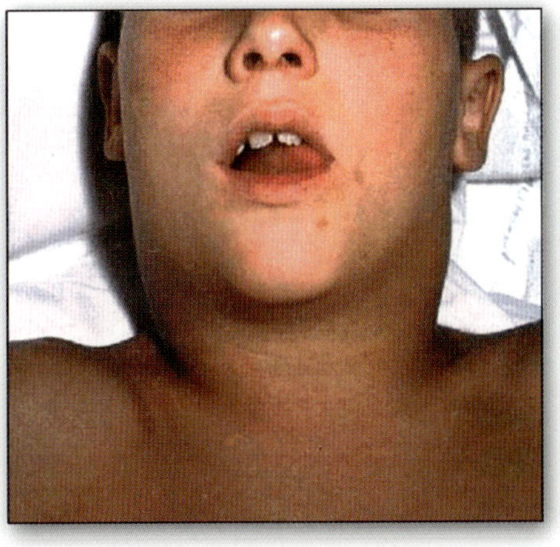

그림 10.3
디프테리아에 의한 목 위림프절의 두드러진 팽창(swelling)

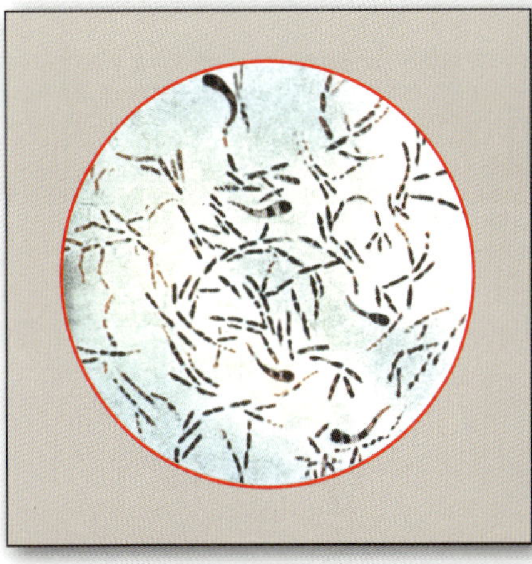

그림 10.4
디프테리아균

B. 디프테로이드균(Diphtheroids)

형태학적으로 디프티리아균과 닮은 여러 다른 코리네박테륨 종들은 코, 목, 코인두, 피부, 요도, 그리고 결막에 있는 일반적인 공생균이다. 그래서 디프테로이드균으로도 부르며 대개 외독소를 생성할 수 없지만 몇몇 경우에는 면역이 억제된 사람들에서 질병을 유발한다.

그람양성 막대균

코리네박테리아종

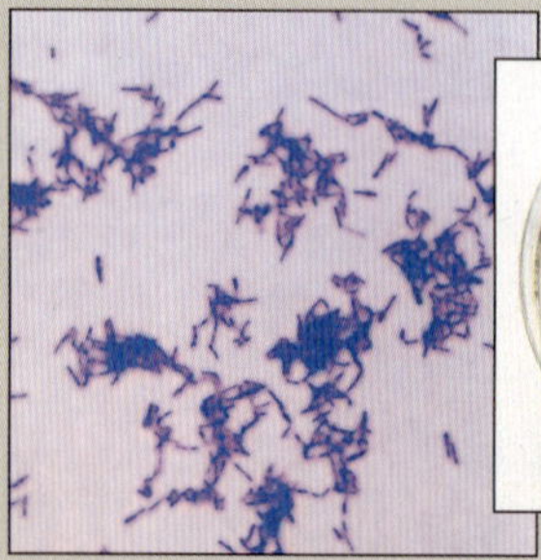

디프테리아균
그람염색

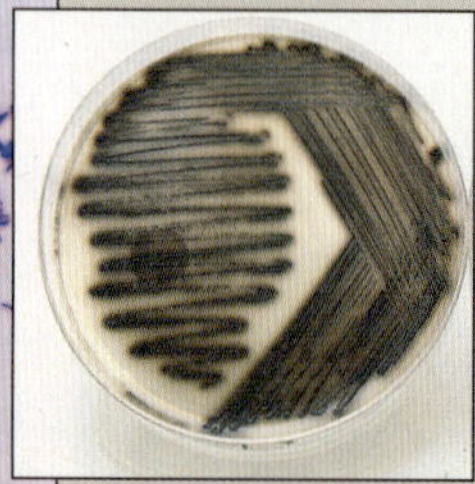

아텔루르산 혈액배지에서
자란 디프테리아균

- 작고, 가는 다형성의 막대균으로 뭉치면 한자 또는 목책 같은 특징적 모양을 띤다.
- 비운동성, 무협막.
- 대부분 조건무산소성균이다.
- 아텔루르산(타 호흡기 균총의 억제인자)이 있는 틴달 한천 같은 선택배지에서 자란다 (산소있을 시).

디프테리아균

- 디프테리아[1]

1 에리트로마이신

2 페니실린 G

[1]디프테리아 치료는 신속한 독소 중화와 이어 균 박멸이 필요하다. 말혈청 항독소를 단회 투여 시 순환하는 독소를 중화시킨다. 그렇지만 이미 세포표면 수용체에 붙은 독소에는 별효과가 없다.

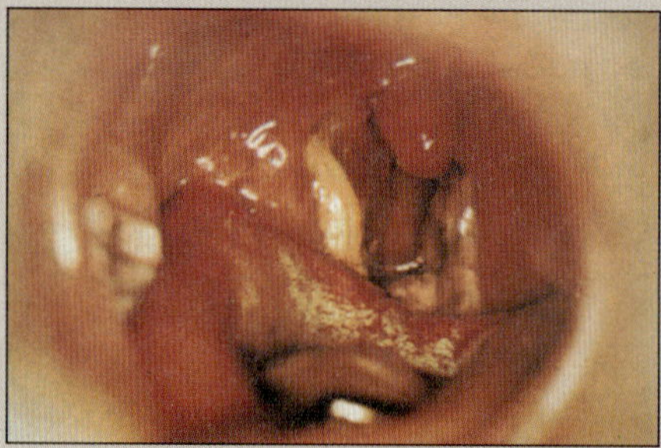

인후의 디프테리아균 감염. 인두와 편도전체 부종, 충혈과 편도 위에 회색 삼출액이 보임.

그림 10.5
디프테리아균에 의한 질병요약. 1 일차 약, 2 대체 약

III. 바실루스균종

바실루스속의 종들(species)은 그람양성이고 내포자를 형성하며 조건산소균(즉, 산소가 있어야 생장할 수 있지만 요구하지는 않는다)이다. 바실루스종은 약 70% 이상이 토양과 물에서 발견되며, 대개 공기 중 오염균으로 병원 실험실에서 발견될 수 있다. 탄저병을 일으키는 탄저균(*B. anthracis*)은 바실루스속에서 가장 중요한 원인균이다.

A. 탄저균(Bacillus anthracis)

탄저병은 미국에서는 드문 질병이다. 예를 들면 1984년부터 1997년 사이에 피부탄저병은 세 번 보고되었을 뿐이다. 그러나 2001년에 20건(11건은 피부탄저병 그리고 11건은 호흡탄저병)이 발병하였다. 이 감염은 우편물을 통해 탄저균에 노출되어 일어난 것으로 생각된다. 이 미생물이 어디서 왔는지는 확실하게 알려진 바 없다.

1. **역학:** 탄저병은 전 세계에 광범위한 풍토병 질환이다. [주: 풍토병 질환은 동물군에 전염된다(즉, 발병은 시간이 지나도 거의 변화하지 않는다.) 이것은 같은 시간에 많은 수의 동물들을 공격하는 동물유행병(epizootic disease)와 비교할 수 있다(인간 전염병과 유사하다.)] 탄저병은 주로 초식 가축동물—양, 염소 그리고 말—에 영향을 주고 전염된 동물의 배설물이나 오염된 먼지와 접촉한 인간에게 전염된다(그림 10.6). 감염은 대개 사고에 의한 피부 찰과상을 통해 포자가 점막하 조직에 접종되어 일어난다. 흔한 경우는 아니지만 포자를 함유한 먼지를 흡입하면 폐탄저병을 유발시키기도 한다. [주: 때때로 직업적인 위험으로, 이러한 폐렴 형태는 "양모업자질환(woolsorter's disease)" 으로 알려져 있다.] 탄저균 포자는 오염된 목장에서 또는 뼈, 면, 머리털, 피부 또는 다른 동물 재료들에서 몇 년 동안 살아 있을 수 있다. 클로스트리디아(clostridia)와 같이(53쪽 참조) 이러한 포자들은 물리, 화학적 인자에 매우 저항적이다. 미국에서 광범위하게 사용되는 수의학 백신 덕택에 가축동물의 탄저병이 감소하였다. 오염된 농산물의 수입으로 발생이 되기도 하며, 이럴 때 유행 지역에서 반입품을 격리시키기도 한다. 탄저균은 대량 생산이 가능하고 박멸하기 힘든 강력한 생화학 테러에 사용되는 병원체이다. 광범위하게 살포할 수 있게 연무질(aerosol) 상태로 변환시킬 수 있기 때문에 의사들은 비록 미국에서는 거의 찾아볼 수 없지만 탄저병에 대한 대비를 하여야만 한다.

2. **발병기전:** 탄저균은 항포식작용(antiphagocytic)을 하고 협막을 가지고 있는데 병독성에 필수적인 피막을 가지고 있다. 미생물은 또한 두 가지 종류의 플라스미드 암호화된 외독소를 만들 수 있다: 부종독소와 치사독소. 이 두 독소는 AB형 독소로 활성 및 부착 분자가 있다. 두 독소 공히 부착부위는 방어 항원이다(이름은 방어탄저백신 생산에 사용되어 지어짐). 이 부위는 두 독소의 세포내 유입을 매개한다. 활성 아단위 분자는 부조인자 및 치사인자로 불린다. 칼모듈린 의존성 아데닐레이트 사이클레이즈(calmodulin-dependent adenylate cyclase)인 부종인자(edema factor)는 세포내 cAMP를 증가시키고 탄저균 감염 시 나타나는 심한 부종과 관련이 있다. 치명적인 독소는 조직을 괴사시킨다. 방어적인 항원(이른바 방어적인 탄저병 백신을 생성하기 때문에 명명된)은 부종인자와 치명적인 독소가 세포내로 들어오게 하는 역할을 한다.

3. **임상적 중요성**

   a. **피부탄저병:** 탄저병의 약 95%가 피부탄저병이다. 미생물 또는 포자가 유입되어 발아되면 구진(papule)이 생긴다. 그것은 빠르게 고통 없이, 검은색을 띠며 심각하게 부풀어 오르는 "악성 농포(malignat pustule)"로 발전되어 결과적으로 외피가 탁탁한 껍질로 덮이게 된다. 미생물은 림프절(lymph nodes)로 침입할 수 있고 일

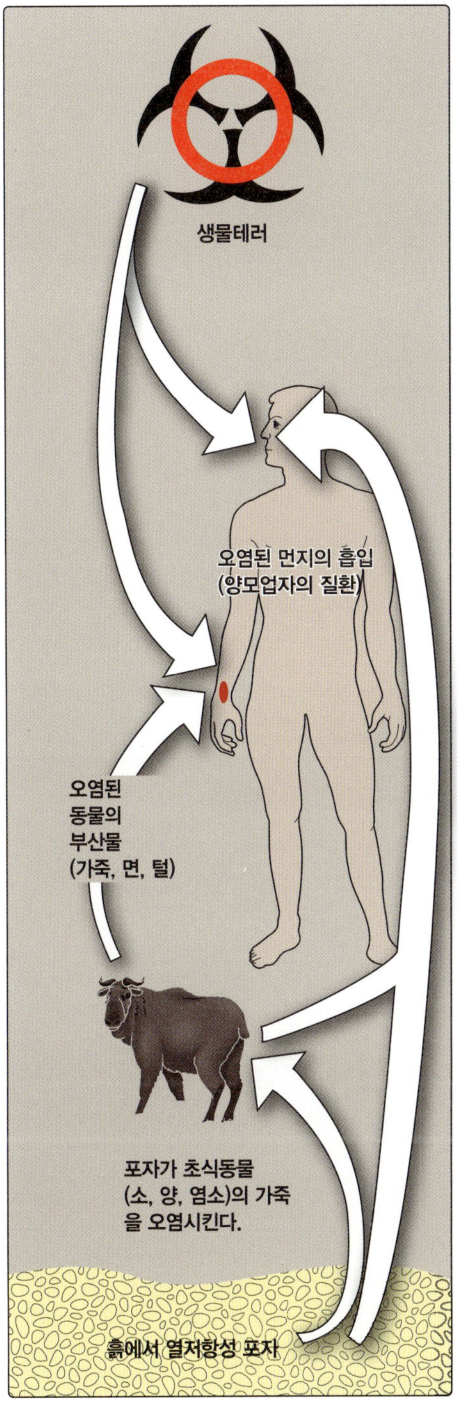

그림 10.6
동물과 인간을 숙주로 하는 탄저병

반적인 순환경로를 통해 치명적인 패혈증(septicemia)을 유발시킨다. 일부의 경우 국부적이며 치유되지만 치료되지 않는 피부탄저병은 사망률이 약 20% 정도이다.

b. **폐탄저:** 이 병은 포자를 흡입하여 발생한다. 진행성의 출혈성 림프절염(hemorrhagic lymphadenitis)–림프절의 염증–이 특징적이며 치료받지 않는다면 100% 사망에 이르게 된다.

4. **실험실 동정:** 탄저균은 임상 재료에서 쉽게 얻을 수 있는데 대규모로 존재하는 경우가 많다. 현미경으로 관찰하면 미생물은 뭉툭한 말단을 가진 바실루스로 보이고 단독으로, 쌍을 이루거나 혹은 때로는 긴사슬 모양을 보이기도 한다(그림 10.7). 임상 검체에서 자주 발아되지 않으나 배양 시 발아한다. 포자는 난(oval) 형태로 가운데 있다. 혈청한천 배지에서 집락은 불규칙한 경계를 보이며, 크고, 회색을 띠며 비용혈성(nonhemolytic)을 보인다. 많은 바실루스종들과 달리 탄저균은 운동성이 없고 생체 내에서 협막으로 덮여 있다. 직접적인 면역현미경적 방법으로 미생물을 관찰할 수 있다.

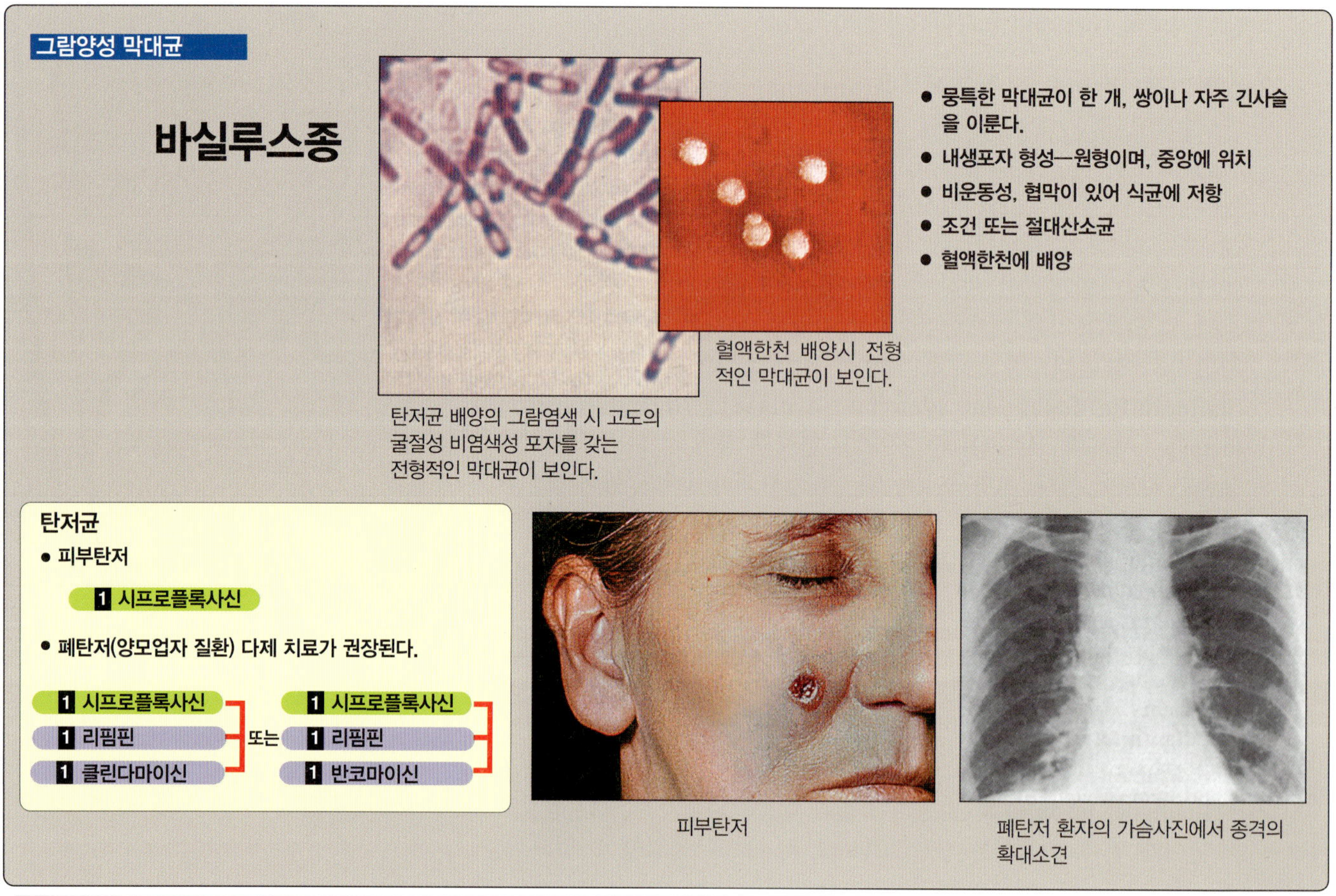

그림 10.7
디프테리아균에 의한 질병요약

5. **치료:** 탄저균은 다양한 항생제에 민감하다. 피부탄저병은 시프로플록사신(ciprofloxacin)에 잘 듣는다(그림 10.7 참조). 페니실린(Penicillin)은 탄저균에서 베타 락탐분해효소(β-lactamase) 형성을 유도하기 때문에 권장되지 않는다. 흡입 탄저병의 경우 다제요법을 권장한다. 예로 시프로플록사신(ciprofloxacin)과 리팜핀(rifampin) 및 반코마이신(vancomycin). 흡입 탄저시 강력한 치료가 필요한데, 이는 질병이 위험하고 병이 완전히 진행될 때까지 진단이 안돼 위험하기 때문이다.

6. **예방:** 무세포백신(cell-free vaccine)이 고위험 직업군에서 일하는 사람들에게 이용할 수 있다(37쪽 참조). 노출 시 예방법으로 시프로플록사신(ciprofloxacin) 또는 독시사이클린(doxcycline) 투여를 권장하고 있다. [주: 화학 소독제에 대해 내생포자(endospore)가 저항성이 있기 때문에, 가압증기멸균 방법이 가장 믿을만한 오염제거 방법이다.

B. 다른 바실루스종들(Other bacillus species)

흔한 경우는 아니지만 다른 바실루스종들이 특히 외상이나 인공적인 장비와 카테터(catheters)에 의한 병변과 연관되어 있는데 주로 동정되는 종은 세레우스균(*Bacillus cereus*)이다. 이 종의 균주는 조직을 파괴하고 외독소를 생성한다. 세레우스균은 또한 구토유발이나 설사를 일으키는 장독소(enterotoxin)로 식중독을 일으킨다.

IV. 리스테리아

리스테리아(*Listeria*)종들은 가늘고, 짧은 그람양성 막대균으로(그림 10.9 참조), 포자를 만들지 않는다. 때때로 쌍막대균(diplobacilli) 또는 짧은 사슬 모양으로 나타나며 조직샘플의 숙주세포 내에서 관찰할 수 있는 세포내 기생체다. 리스테리아종들은 카탈라제 양성이고 액체배지 내에서 광학현미경으로 보면 특이한 굴러가는 모양의 움직임을 보이는데 25°C에서 가장 활동적으로 생장한다. 이러한 특징들은 사슬알균(카탈라제 음성) 또는 코리네박테륨(비운동성) 종들과 구별되는데, 두 종 모두 리스테리아와 형태학적으로 비슷하다. 리스테리아종은 다양한 영양풍부 배지에서 자란다.

A. 역학

리스테리아종들은 자연계 동물들에 광범위하게 존재하지만 단구성 리스테리아(*Listeria monocytogenes*)는 인간에게 감염되는 유일한 종이다. 리스테리아 감염은 돌발적인 경우나 전염병으로 일어날 수 있는데 대개 음식물에서 기인한다. 예를 들면 가공식품의 2~3%, 다진 고기의 20~30%, 그리고 소매되는 가금류가 단구성 리스테리아에 오염되어 있다. [주: 단구성 리스테리아는 4°C에서 성장할 수 있어, 냉장고가 음식에 단구성 리스테리아가 성장하는 것을 확실히 저지하지는 못한다.] 건강한 사람의 1~15%는 자각증상이 없는 장내 보균자이다. 리스테리아 감염은 임산부, 태아 또는 신생아 그리고 코르티코스테로이드(corticosteroid)를 투여한 환자나 노

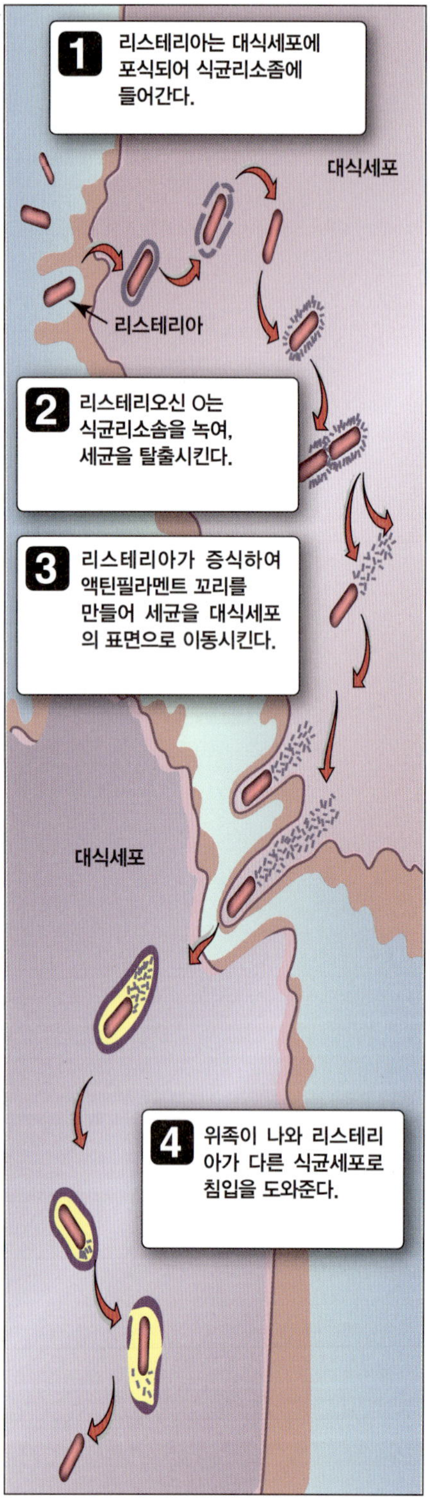

그림 10.8
숙주대식세포에서 단구성 리스테리아의 생활사

약자와 같은 면역이 약화된 사람들에게 가장 흔히 생긴다. 미국의 경우 약 2,000건이 해마다 보고되고 있고 450명이 사망하고 100건의 사산(stillbirth)이 보고되고 있다. 혈액배양은 다른 병상(예를 들면, 요도관 감염)이 쉽게 검출되지 않을 때 열이 나는 임신한 여자들에서 징후를 나타낼 수 있다.

B. 발병기전

단구성 리스테리아는 식균작용과 대식세포의 면역작용 연구에 광범위하게 사용되는 세포내 기생체다. 미생물은 다양한 포유동물 세포에 부착되어 들어가는데 명백히 일반적인 식균작용에 의해 일어난다. 일단 세포 내로 들어오면 리스테오리신(listeriolysin) O라는 막손상 독소를 이용하여 식균공포(pahagocytic vacuole)를 피한다. [주: 리스테오리신 O 기능에 문제가 있는 돌연변이는 무독성이다.] 단구성 리스테리아는 세포질 내에서 생장하고 세포 기능의 변화(즉, 세포 간 직접적인 연결을 촉진하는)를 촉진한다. 이때 세포 액틴(actin)을 재조직화시켜 짧은 필라멘트와 액틴 결합 단백질이 세균에 붙어 혜성 같은 "꼬리(tail)"를 만든다. 이러한 결합체는 주변 세포들과 접촉하는 위족(pseudopods)으로 미생물이 추진력을 갖게 한다. 그러면 박테리아가 생성하는 막파괴 포스포리파아제(phospholipase)는 면역계에 관여하는 세포들을 포함하는 세포 사이의 환경을 피함으로써 미생물이 주변 세포들과 직접 연결될 수 있다(그림 10.8).

C. 임상적 중요성

패혈증과 수막염은 단구성 리스테리아 감염[리스테리아증(listeriosis)]의 가장 일반적으로 보고된 질환이다. 다양한 육아종 피부병변(granulomatous skin lesion)과 같은 병소병변은 자주 보기는 힘들다. 3개월 된 임산부는 좀 더 약한 "독감 같은(flulike)" 병에 걸린다. 자각증상이 없이 질에 집락형성(vaginal colonization)을 할 뿐 아니라 미생물은 신생아에게도 전염되거나(단구성 리스테리아는 대개 신생아 수막염의 일반적인 원인균이다) 또는 태아로 전염되어 유산을 일으킬 수 있다. 특히 세포내 면역기능에 결함이 있는 면역이 저하된 사람들의 경우 심각한 감염에 노출될 수 있다.

D. 실험실 동정

미생물은 혈액, 뇌척수액, 그리고 다른 임상샘플에서 표준적인 세균학적 순서로 분리할 수 있다. 혈청한천배지에서 단구성 리스테리아는 좁은 베타용혈(β hemolysis) 띠로 둘러싸인 작은 집락을 보인다(그림 10.9). 리스테리아종은 형태학적으로, 운동성에 의해, 카탈라제 생성유무에 따라 다양한 사슬알균과 구별할 수 있다.

E. 치료와 예방

암피실린(ampicillin)과 트리메토프림/설파메톡사졸(trimethoprim/sulfamethoxane) 등의 다양한 항생제가 단구성 리스테리아 감염치료에 성

그람양성 막대균

리스테리아종

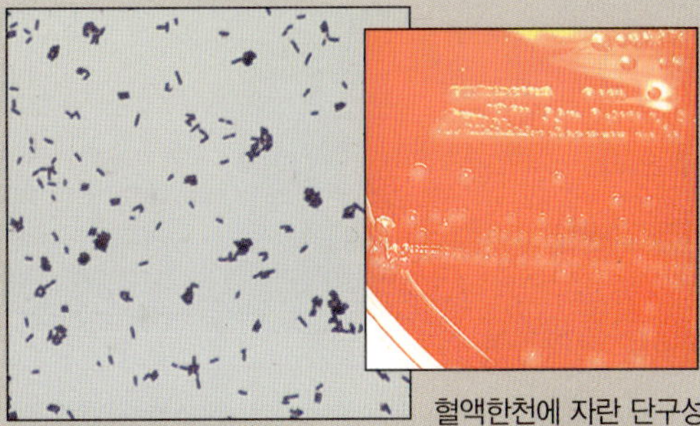

뇌척수액의 단구성 리스테리아(그람염색)

혈액한천에 자란 단구성 리스테리아 집락

- 가늘고, 짧은 막대균, 간혹 쌍막대균이나 짧은 사슬로 보인다.
- 세포내 기생체
- Catalase positive
- 액체배지에서 특징적인 구름운동성을 보인다.
- 여러 영양강화배지에서 산소와 무관하게 자란다.

단구성 리스테리아

- 리스테리아증

1 암피실린

2 트리메토프림/설파메톡사졸

그림 10.9

리스테리아 종 요약. 1 일차 약, 2 대체 약

공적으로 사용되고 있다(그림 10.9 참조). 단구성 리스테리아 감염을 예방하려면 적정한 음식준비와 관리 및 급식 재료 중 오염된 것을 제거해야 가능하다.

V. 다른 비포자형성, 그람양성 막대균

프로피오니박테륨(*Propionibacterium*)은 디프테리아 모양의 형태를 띠는 무산소 혹은 미세산소(microaerophilic) 막대균속이다. 대개 피부에 서식하고 드문 예지만 심내막염(endocarditis) 또는 플라스틱 임플란트에 의한 감염의 원인균으로 보고되고 있다. 여드름균(*P. acnes*)은 종종 절대무산소균(strict anaerobes)으로 여드름(acne)의 원인균이다. 젖산간균(*Lactobacillus*)종은 인간 점막에 공생하는 세균군이다. 발효과정 동안 많은 젖산을 생성하고 점막상피세포의 산도(pH)를 유지하는 기능을 하는 것으로 알려져 있다. 그러나 구강의 젖산막대균(oral lactobacillus)에 의한 산(acid) 생성 시 충치(dental caries)가 생긴다. 단독균(*Erysipelothrix rhusiopathiae*)은 실 모양의 그람양성 막대균으로 동물에서 질병을 유발하고 드문 경우지만 주로 동물 부산물을 다루는 사람들(예를 들면, 도축자, 수의사, 어부)에서 유단독(erysipeloid)라는 피부감염을 유발한다.

학습 문제

정답을 하나 고르시오.

10.1 디프테리아 진단은 ____에 의해 확진할 수 있다.

A. 메틸렌 블루로 염색한 미생물의 현미경적 관찰
B. 틴달한천에서 전형적 집락 분리
C. 혈액 같은 재료에서 전형적인 미생물을 분리하여 침습 입증
D. 의심스러운 분리균을 배양하여 베타 파지(β phage) 플라크(plaque)의 검출
E. 의심스러운 분리균에서 독소 생성 증명

> 정답 = E. 진단 시 디프테리아 독소 생성(E)에 대한 주의 깊은 관찰이 필요하다. A와 B는 추정에 바탕을 두는 지표들이다. 베타 파지(D)는 온순파지로 세포용해 활성이 관찰되지 않는다. 디프테리아균은 비침습으로 미생물(독소가 아닌)은 오직 인두 중앙부(oropharynx)와 피부 병변 같은 표재성 감염에서만 분리된다.

10.2 단구성 리스테리아는 다음 중 어떤 특징들을 보이는가?

A. 저온(4℃)에서 생장할 수 있다.
B. 세포외(extracellular) 병원체이다.
C. 카탈라제 음성이다.
D. 그람음성 알균(coccus)이다.
E. 인간에만 감염된다.

> 정답 = A. 단구성 리스테리아는 30~37℃에서 최적으로 생장하고 4℃에서도 생장할 수 있다. 그래서 냉장고가 음식물 내 미생물의 생장을 확실하게 억제시키지는 못한다. 리스테리아 모노사이토제니즈는 카탈라제 양성이고, 그람양성이며 확실한 세포내 독소이다. 이 미생물은 소, 다른 온혈동물과 물고기에서 관찰되고 질병을 유발시킬 수 있다.

10.3 26세 여성으로 임신 8개월로 열, 근육통, 그리고 최근에 요통이 생겨 산과의사를 찾았다. 3주 전에 환자는 시골 농가에서 주말을 보냈는데 그곳 물이 정수되지 않은 자연상태 그대로인 물이였다고 한다. 환자의 혈액을 배양하였더니 카탈라제 양성이고 액상배지에서 텀블링 운동성을 보이는 그람양성 막대균을 볼 수 있었다. 여성의 감염에 가장 가능한 원인은 무엇인가?

A. 잘 익은 구운 소고기
B. 신선하고, 가공되지 않은 우유
C. 집에서 만든 빵
D. 집에서 만든 사과소스
E. 구운 사과파이

> 정답 = B. 이 여성은 리스테리아증을 현재 앓을 가능성이 높다. 리스테리아는 소화기관과 소 우유에 일반적으로 존재하나 대개 저온살균에 의해 제거된다. 저온살균이 안된 우유는 추측컨대 농장에서 소비된다.

10.4 45세 소 목장주가 전완부(아래 팔)에 동물 옴처럼 보이는 큰 상처 때문에 내원하였다. 상처에서 검체를 얻어 배양 및 검사하였다. 그람양성, 비운동성, 끝이 사각형인 막대균이 보였다. 혈액한천배지의 집락은 불규칙한 모양으로 비용혈성이고, 균은 가운데 포자가 있었다. 가장 의심되는 원인균은?

A. 단구성 리스테리아
B. 황색포도알균
C. 폐렴 레지오넬라
D. 디프테리아균
E. 탄저균

> 정답 = E 이 목장주인은 피부탄저를 앓고 있으며, 직업병이다. 옴 같은 상처는 에스카로, 이는 탄저균 독소가 국소적인 부종과 조직을 파괴해서 생긴 것이다. 균의 미생물학적 특성은 탄저균과 일치한다.

나이세리아

11

I. 개요

나이세리아속은 그람음성인 산소성 알균이다. 두 종의 나이세리아균이 사람에게 질병을 일으킬 수 있다—임균(*Neisseria gonorrhoeae*), 임질(gonorrhea)의 원인균; 그리고 수막염균(*Neisseria meningitidis*), 흔히 수막염균(meningitis)의 원인균. 임균과 수막염균은 운동성이 없는 쌍알균(diplococci)으로 현미경상에서 구별이 쉽지 않다. 그러나 당(sugar)을 사용하는 방법에 따라 실험실에서 구별이 가능하며, 감염부위에 따라서도 구별할 수 있다. 두 세균은 화농성 알균으로 분류하는데 이 미생물들에 의한 감염이 대개 백혈구가 포함된 화농성(puslike)물질을 만들기 때문이다. 쉽게 혼동할 수 있는 나이세리아와 미생물들을 이 장에서 다룰 것이다(그림 11.1).

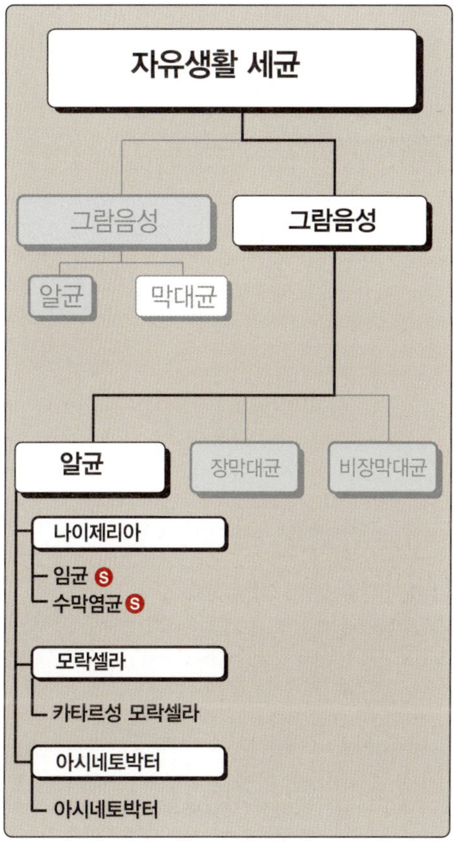

그림 11.1
나이세리아 관련 미생물분류 S 미생물 요약 참조(345~346쪽)

II. 임균

임균은 미국에서 가장 빈번히 보고되는 감염 질환 중 하나이다. 원인균인 임균은 감염된 환자로부터 얻은 임상검체에서 다형핵 백혈구(polymorphonuclear leukocytes) 내에서 관찰할 수 있다(그림 11.2). 임균은 성접촉에 의해 전염되며, 드물지만 감염된 산도(birth canal)을 통해 아기에게 전염될 수 있다. 신체 외부에서는 오래 생존할 수 없는데 건조한 환경에 매우 민감하기 때문이다.

A. 구조

임균은 협막이 없으며(수막염균과 다름, 105쪽 참조), 섬모가 있고 운동성이 없으며 콩팥콩(kidney bean) 모양으로 되어 있다.

1. **섬모(Pili):** 머리카락 모양의 표면부속물은 필린(pilin)이라는 반복적인 펩티드 아단위로 구성된 나선형 모양의 구조로 되어 있다. 섬모는 미생물이 숙주의 상피세포와 점막세포의 표면에 부착하기 쉽게 하고, 포식작용(phagocytosis)에 대해 저항성을 갖는다. 따라서 섬모는 가장 중요한 병원성인자 중 하나이다. 섬모는 또한 항원성을 띤다. 적어도 20개의 임균 유전인자가 필린에 대해 유전 암호화되어 있는데, 대부분은 프로모터들(promoters)이 없어 주어진 시간 내에 발현되지 않는다(즉, “침묵” 상태이다). 이 유전인자들의 염색체들이 서로 섞여 재조합됨으로써 다른 시간대에서 임균이 다른 아미노산을 가진 다양한 필린을 합성(발현) 할 수 있다. 유전자 변환(gene conversion)으로 알려진 이러한 과정은 미생물이 시간이 지난 후에도 항원적으로 다른 필린 분자들을 생성하게 한다(그림 11.3).

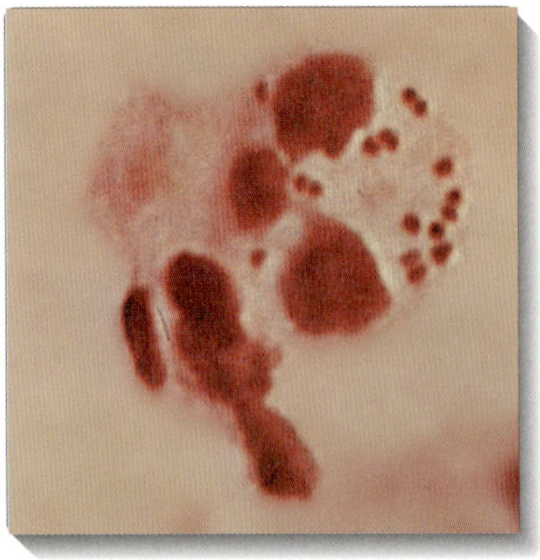

그림 11.2
임균이 요도분비물의 다형핵백혈구내 보임

2. **지질다당질(Lipopolysaccharide):** 임균의 지질올리고당질(lipooligo-saccharide, LOS)은 다른 그람음성 세균에서 발견되는 지질다당질보다 짧고, 분지된(branch), 비반복적 O-항원적 곁사슬(O-side chains)을 가지고 있다. 일반적인 인체 혈관 내에서 세균을 제거하는 항체는 LOS 항원에 대한 IgM 분자들이다.

3. **포린 단백질(Porin protein):** 임균은 PorB라는 한 개의 포린 단백질을 발현한다. 여러 균주들이 PorB1A 또는 PorB1B를 발현한다. 그렇지만 이들 항원이 다른 막항원들처럼 자주 나타나거나 항원변이를 하지 않는다.

4. **외막 단백질(Opacity protein):** 혼탁 단백질[opacity (Opa) protein]은 전에는 PII 단백이라 하였는데, 임균 집락을 탁하게 보여서이다. 임균의 Opa 단백질은 11종류지만 대체로 한 개 또는 소수의 혼탁 단백질을 동시에 발현한다. 혼탁 단백질은 유전자 코딩부위에 다수의 중복단위(CTCTT)가 있을 때 상변이를 한다. 즉 Opa 단백질이 발현되면, 중복단위의 수가 늘거나 줄어 이 단백을 해독틀에서 이동시켜 무변이 상태에서 상변이로 바뀐다. 다양한 이들 단백질은 숙주세포의 특이 수용체에 붙는다. 이렇게 한 개의 단백질에서 다른 단백질로 발현이 바뀌면 공격하는 숙주세포도 달라진다.

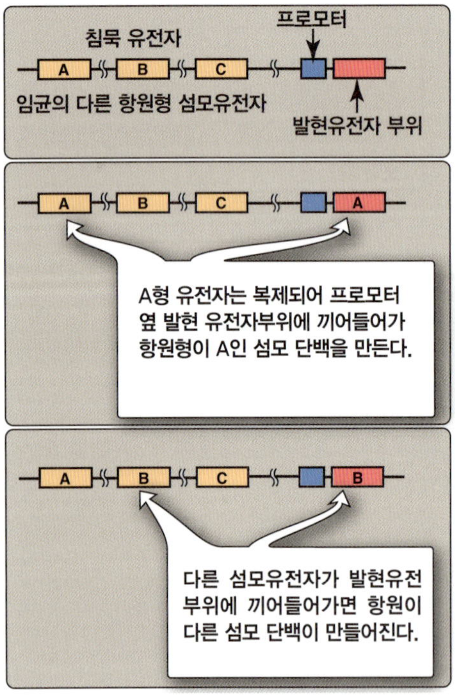

그림 11.3
임균의 항원변이

B. 발병기전

섬모와 혼탁 단백질은 임균이 요도(urethra), 직장(rectum), 자궁경부(cervix), 인두(pharyx), 또는 결막(conjunctiva)의 상피세포에 부착할 수 있게 하여 자라게 한다. 섬모는 또한 세균이 포식작용에 대해 저항성을 가지게 한다. 덧붙여, 임균과 수막염균은 IgA1를 절단하는 IgA 단백질 분해효소(protease)를 분비하여 독소가 이러한 아강(subclass)의 Ig를 피할 수 있게 한다. 임균은 철(iron)이 있어야 자라며, 숙주에서 살 수 있다. 즉 임균은 특이운반계를 발현하여 철을 얻는데, 이 운반계는 인간 철부착 단백질인 트랜스페린, 락토페린과 헤모글로빈들로부터 철을 제거하여 균 내부로 옮긴다. 남성에 감염을 이루기 위해 임균은 트랜스페린이나 락토페린에서 철을 빼앗는 단백질을 발현해야 한다.

C. 임상적 중요성

임균은 대부분 비뇨생식기관(genitourinary track) 또는 자궁경부의 점막에 서식한다. 미생물들은 고름(pus)을 생성하는 치명적인 국소적인 감염을 일으킬 수 있고 조직침범(tissue invasion), 만성염증(chronic inflammation)과 섬유증(fibrosis)을 일으킬 수 있다. 남자보다 여자에서 일반적으로 자각증상이 없다. 이러한 사람들은 임균에 감염되어 전염시키는 저장소 같은 역할을 한다고 볼 수 있다. [주: 한 개 이상의 성병(STD)이 동시에 생길 수 있다. 예로 매독균(*Treponema pallidum*)에 의한 매독(syphilis), 클라미디아(*Chlamydia*), 인간면역결핍바이러스(human immunodeficiency virus), 또는 B형간염바이러스(hepatitis B virus)와 같이 임질에 감염될수 있으며, 이럴 때 임질 환자는 다른 병원체도 함께 치료해야 된다.]

1. **비뇨생식기관 감염(Genitourinary track):** 임균 감염의 징후는 남성에서 더 통증이 심해 진단하기 용이하다. 환자는 전형적인 노란색을 띠는 농액성 요도 분비물(purulent urethral discharge)와 고통스러운 방뇨(urination)를 호소한다(그림 11.4). 여성의 경우, 감염은 자궁경내막(endocervix)에서 시작하여 요도와 질(urethra and vagina)로 확산된다. 초록색을 띄는 노란색의 자궁경부 분비물(cervical discharge)이 가장 전형적으로 나타나고, 자주 월경사이에 출혈(intermenstrual bleeding)을 동반한다. 질병은 자궁으로 진행되어 나팔관 염증인 난관염(salpingitis), 골반염증(PID), 그리고 섬유증(fibrosis)을 일으킬 수 있다. 불임은 임균성 난관염인 여성의 20% 정도에서 나타나 난관 반흔(tubal scarring)을 남긴다. 임균은 여성에서 골반내 염증질환의 흔한 원인균이다.

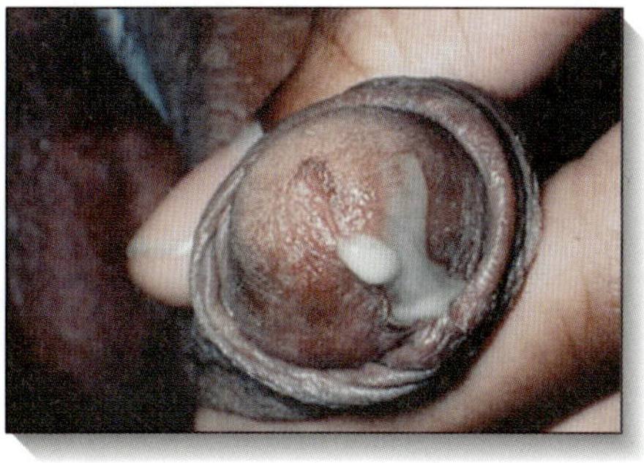

그림 11.4
임질 환자의 요도분비물

2. **직장 감염(Rectal infection)**은 남성 동성애자에 주로 나타나고 변비(constipation), 고통스러운 배변(defecation)과 고름/화농성 분비물을 내는 특성이 있다.

3. **인두염(Pharyngitis)**은 구강-성기 접촉에 의해 일어난다. 감염된 사람들은 화농성의 삼출물(purulent exudate)을 보이고, 상태는 약한 바이러스나 사슬알 인후통(streptococcal sore throat)을 보인다.

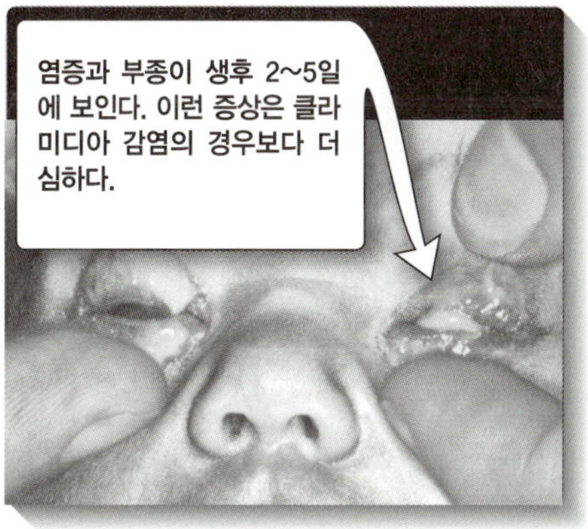

그림 11.5
임균성 신생아 안염

4. **임균성 신생아 안염(Ophthalmine neonatorum)**은 결막낭(conjunctival sac)에 감염되는 것으로 임균에 감염된 산도(birth canal)을 통해 신생아에게 감염된다(그림 11.5). 만약 치료하지 않는다면 급성 결막염(acute conjunctivitis)으로 시력을 잃을 수 있다. 치료는 세프트리악손(ceftriaxone)을 단회 근육이나 혈관내 주사한다. 임균에 산도가 감염된 산모나 산도 감염이 우려될 시 태아는 임상적으로 안염이 없을지라도 세프트리악손을 미리 맞아야한다. 국소적으로 에리트로마이신(erythromycin) 연고는 감염의 위험이 낮을 때 예방목적으로만 사용된다.

5. **파종성 감염(Disseminated infection):** 대부분의 임균 균주들은 혈액내에서 제한적인 증식을 한다. 따라서 임균을 가진 균혈증(bacteremia)은 드물다(반대로 수막염균은 혈액 내에서 빨리 증식한다. 105쪽 참조). 그러나 어떤 균주들은 혈액으로 침입할 수 있어 파종성 감염을 일으켜 열, 고통스러운 화농성 관절염(purulent arthritis), 홍반성 기저부에 작은 농포(pustules)를 일으켜 괴사(necrosis)로 진행된다. [주: 임균 감염은 성적으로 활발한 어른에서 패혈성 관절염의 가장 흔한 원인균이다.] 전염성 감염은 여성, 남성 모두에서 관찰된다. 그러나 여성에서 더 일반적이고 특히 임신이나 생리 중인 여성에서 발생한다. 전염성 감염 치료를 받은 모든 환자들은 또한 동시에 클라미디아 감염을 제거하기 위해 독시사이클린으로 7일 동안 치료해야 한다. 임질은 청소년과 젊은 성인에서 가장 흔하다(그림 11.6). (가장 흔한 성병을 일으키는 미생물은 그림 33. 2에 제시하였다.)

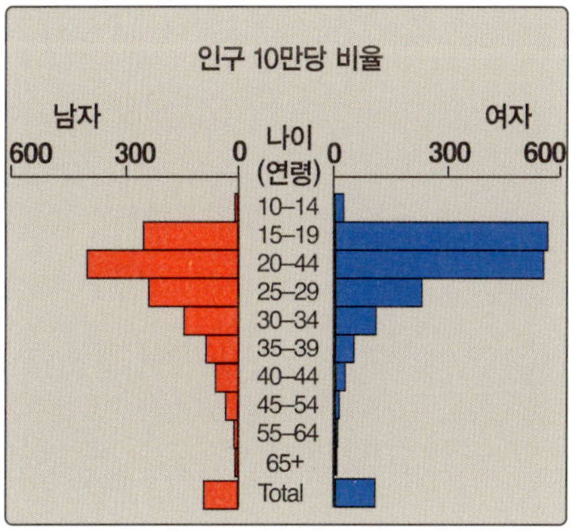

그림 11.6
미국의 나이와 성별 임질 발생률(2009)

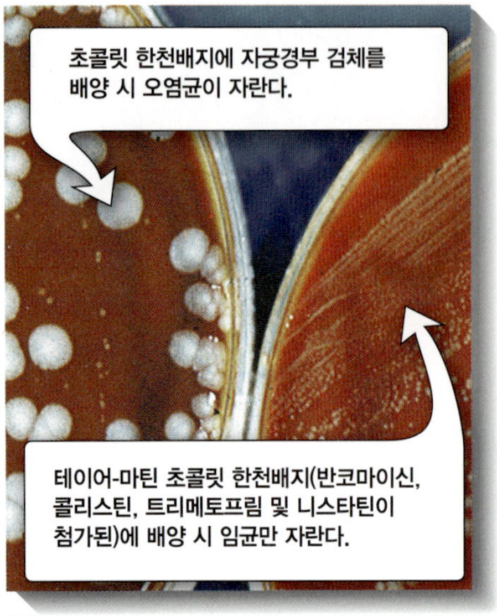

그림 11.7

좌측 : 초콜릿 한천배지에서 오염균과 같이 자란 집락. 오른쪽 : 테이어-마틴 초콜릿 한천배지에서 순수배양된 임균 집락

D. 실험실 동정

남성에서 요도 삼출물(urethral exudate)을 도말표본하였을 때 그람음성 쌍알균(diplococci)이 많은 수의 중성구(neutrophils)에서 보이면 잠정적인 임균감염으로 진단할 수 있으며 해당되는 사람은 치료를 받아야 한다. 반대로 양성배양(positive culture)이 되어야 여성에서 임균감염이나 남성의 다른 부위에 대한 감염 확진에 필요하다. 만약 파종성 임균감염이 의심된다면, 예를 들면 피부병변(skin lesions), 관절액(joint fluid), 그리고 피부 등에 따라서 적절한 배양을 준비할 필요가 있다.

1. **배양을 위한 성장조건:** 임균은 산소가 있는 환경에서 가장 잘 자라며 대부분 CO_2를 필요로 한다. 임균은 맥아당(maltose), 유당(lactose), 또는 자당(sucrose)이 아닌 포도당(glucose)을 발효시킨다. [주: 수막염균은 맥아당을 발효시킨다(107쪽 참조).] 나이세리아속은 옥시다제(oxidase) 양성이다. [주: 산화효소(oxidase) 검사는 나이세리아를 추정하는 데 필요하지만(24쪽 참조), 임균과 수막염균 그리고 비병원성인 나이세리아를 구별하는 데 필요치 않다.]

2. **선택배지(Selective media):** 폐렴알균(pneumococci)과 달리 임균은 열과 건조한 상태에 매우 민감하다. 배양 시 신속하게 배지에 도말하지 못한다면 수송배지(transport media)를 이용하면 미생물의 생존율을 늘릴 필요가 있다. 테이어-마틴(Thayer-Martin 배지; 비병원성 나이세리아와 다른 정상 또는 비정상적인 세균군의 성장을 억제하는 여러 항생제가 첨가된 초콜릿 우무배지)가 임균을 분리시키는 데 일반적으로 사용된다(그림 11.7). 이 배지의 사용이 세균군이 풍부한 비뇨생식기관 또는 직장과 같은 부위에서 얻었을 경우 배양 시 중요하다. 비선택배지에서는 정상 세균무리들이 임균보다 더 잘 자란다. 테이어-마틴 배지는 임균 진단 시 "최적표준(gold standard)"이다.

E. 치료 및 예방

임균의 분리주 중 20% 이상이 페니실린, 테트라사이클린, 세폭시틴 그리고 스펙티노마이신에 대해 내성을 보이고 있다. 페니실린 내성 임균을 PPNG (penicillinase-producing *N. gonorrhoeae*)라 한다. 이러한 균주들은 TEM형[전이인자(transposable element)를 암호하는] 베타 락탐효소(β-lactamase)에 대한 유전인자를 플라스미드를 가지고 있는데 대장균(*Escherichia coli*)과 인플루엔자균(*Haemophilas influenza*)에서 볼 수 있다. 미국에선 현재 PPNG 발생빈도가 페니실린이 더 이상 임질 치료에 사용되지 않음으로써 높아지고 있다. 그러나 대부분의 미생물들은 여전히 3세대 세팔로스포린으로 치료할 수 있다. 예를 들면 요도, 내자궁경부 또는 직장에 단순 임균감염 시 세프트리악손 단회 근육주사한다. 근육주사제인 스펙티노마이신(spectinomycin)은 세팔로스포린에 알러지가 있는 사람들에게 사용된다. 임질을 걸린 많은 환자들은 클라미디아에 감염되어 있을 수 있다. 그러므로 클라미디아에 효과적인 테트라사이클린인 독시사이클린이 임균 처방계획에 종종 포함된다. 임질을 예방하려면 대개는 증상이 없어도 노출된 당사자에 미리 듣는 항생제를 투여하며 환자의 성접촉을 평가, 관리하는 것이다. 차단법 사용은 모든 성병 전염 경우처럼 임질 전염을 막기 위한 예방법이다. 백신은 아직 없다.

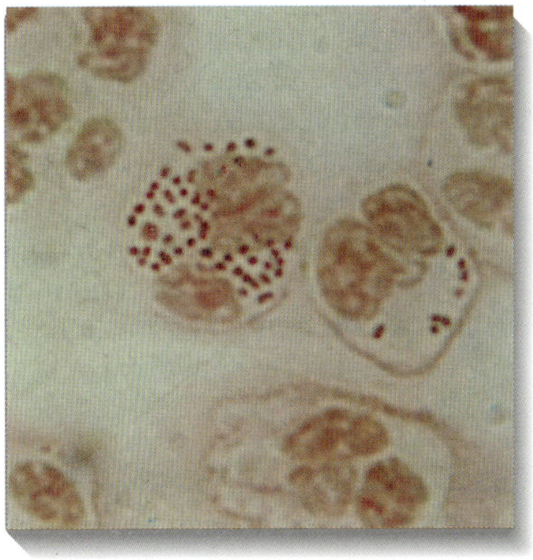

그림 11.8
수막염균이 보이는 화농성 뇌척수액 도말표본

III. 수막염균

수막염균은 수막염을 일으키는 가장 흔한 원인균 중 하나이다. 수막염균 감염은 또한 수막염 없이 혈관내응고(intravascular coagulation), 혈액순환 손상(circulatory collapse), 그리고 잠재적으로 치명적인 쇼크를 보이는 급성의 수막염 균혈증(meningococcemia)을 일으킬 수 있다. 각각의 경우에 있어 징후는 극히 빠른 발병과 격렬하게 일어날 수 있다. 수막염 발생은 대개 겨울과 이른 봄에 사람들 간 접촉 시 발생한다. 예를 들면 학교, 기관 그리고 군막사 등. 심각한 전염병이 개발도상국에서, 예를 들면 사하라 사막 이남지역과 라틴 아메리카에서 주기적으로 일어날 수 있다. 수막염균은 젊은 사람들에서 일어나는 경향이 있고 치명적 질환이다.

A. 구조

임균과 같이 수막염균은 운동성이 없고 그람음성인 쌍알균으로 콩팥콩 모양으로 항상 쌍으로 나타난다(그림 11.8). 또한 섬모가 있는데 섬모는 미생물이 보균자나 수막염균 질병이 있는 사람들의 코인두 점막(nasopharyngeal mucosa)에 부착이 용이하게 해준다. 수막염균이 혈액이나 척수액에서 분리되면 협막으로 싸이게 된다. 수막염균 폴리펩티드 협막은 항포식작용을 하는 가장 중요한 병원성 인자이다. [주: 협막 탄수화물에 대한 항체는 살균제 역할을 한다.]

역학적 분류	항원결정기
혈청군 (>13)	다당체 협막
혈청형 (>20)	외막 단백질

그림 11.9
수막염균의 항원결정기

1. **혈청군(Serogroups):** LOS 협막은 항원적으로 다양하고 혈청군은 적어도 14개의 협막 다당체(capsular polysaccharide) 형태이다(그림 11.9). 대부분의 감염은 대략 수막염균 질병의 90% 정도가 혈청군 A, B, 그리고 C에 의한 것으로 혈청군 A, B, C, W-135 그리고 Y에 의해 유발된다. 혈청군 A는 대개 개발도상국에서 광범위한 전염을 일으킨다. 미국에서 수막염균 혈청군 B는 혈청군 C와 함께 질병과 사망에 주된 원인균이다. 협막을 가지지 않으면 무협막균이라 한다.

2. **혈청형(Serotypes):** 두 번째 분류는 혈청형(혈청형 1, 2,...20)인데(그림 11.9) 외막 단백질(OMP, 102쪽 참조)를 근거로 한다. 혈청군과 혈청형 사이에 예측할 수 있는 관련성은 없다.

B. 역학

전염은 보균자나 질병초기 환자에게서 비말전염을 통해 일어난다. 보균자와 접촉 이외에 위험인자로 최근 미코플라스마(mycoplasma)에 의한 상부호흡관 감염, 직간접 흡연과 보체결핍(complement deficiency) 등이 있을 수 있다. 민감한 사람의 경우 독성균주들이 혈액 내로 침입하여 2~10

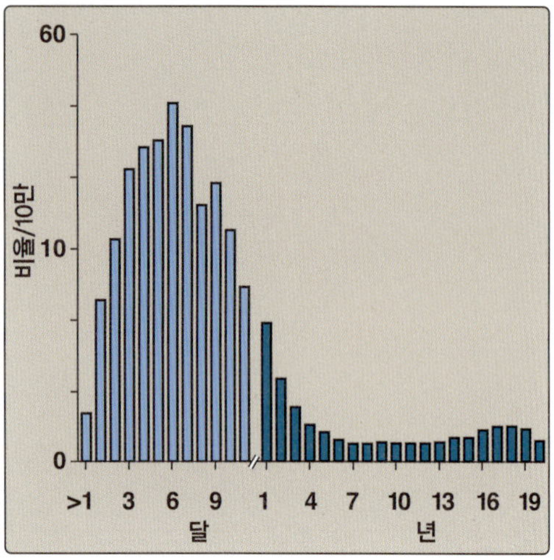

그림 11.10
연령별 수막염균 감염 발생률

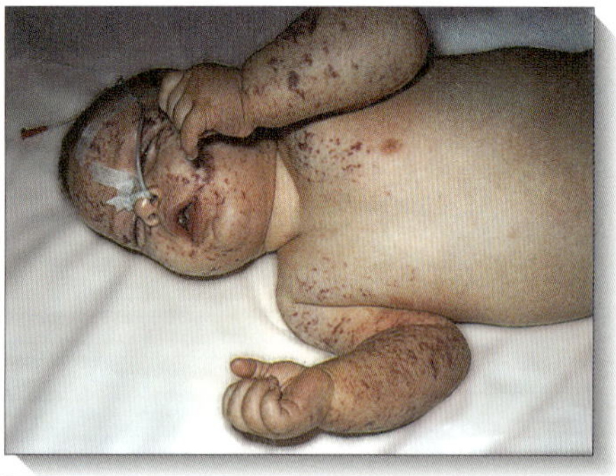

그림 11.11
수막염균 특징인 점상출혈성 반점과 목의 신전(펴짐)

일 정도의 배양기간을 거쳐 몸 전체에 침투성 질병(systemic illness)을 일으킨다. 미국의 경우 수막염균 관련 질병 발병이 한 살 이하의 영아에서 높게 나타난다(그림 11.10). 청소년과 젊은 성인이 발생률이 제일 높아 미국 CDC는 위험군으로 보고 백신 접종을 권한다. 인간이 유일한 자연계 숙주이다.

C. 발병기전

수막염균 협막의 항포식작용의 특성은 감염상태를 유지하는 데 중요하다. 자기분해(autolysis)와 세균 세포분열 동안 방출되는 LOS는 파종성 감염에서 관찰되는 많은 인체독성을 일으킨다. 102쪽에서 언급하였듯이 임균과 수막염균은 IgA 단백질분해효소를 만들어 IgA_1을 절단시킴으로써 독소가 이런 아강(subclass)의 Ig을 피할 수 있게 한다. [주: 비병원성 나이세리아는 이러한 단백질분해효소를 만들지 않는다.]

D. 임상적 중요성

수막염균은 초기에 코인두에서 집락을 이루고 대개는 자각증상이 없는 수막염균성 인두염(pharyngitis)을 유발시킨다. 어린아이들과 민감한 사람들에게서 이 미생물들은 혈액을 통해 퍼짐으로써 살포성 질병을 일으켜 수막염 또는 치명적인 패혈증(septicemia)을 일으킨다. 수막염균은 현재 수막염의 가장 중요한 원인균이다.

1. **수막염:** 코인두의 상피는 대개 세균에 대한 방어기능을 한다. 그러므로 수막염균에 의해 감염된 사람들도 증상 없이 잘 지낼 수 있다. 아주 드문 경우에서 수막염균은 이러한 장벽을 뚫고 혈액 속으로 들어가 매우 빠르게 증식을 한다(수막염 균혈증). 드물지만 치명적인 패혈증을 가진 환자에서 수막염균이 혈액도말 시 발견된다. 만약 심하지 않다면 환자는 단지 열이 있고 다른 특이한 징후들은 나타나지 않는다. 그러나 미생물이 혈액을 통해 다른 장소, 예를 들면 혈액-뇌 장벽을 통과하거나 뇌척수막(meninge)에 퍼질 수 있다. 미생물들은 증식되어 다핵형 백혈구(polymorphonuclear leukocyte)를 유입시켜 급성염증반응을 일으키고 결과적으로 화농성의 뇌수막염이 발병하게 된다. 관절증상들과 점상출혈성 반점(petechial rash) 또한 수막염균 감염 시 관찰된다(그림 11.11). 몇 시간 내에 초기의 열과 불안감 등은 심한 두통, 뻣뻣한 목, 구토, 그리고 밝은 빛에 예민해지는 수막염의 특징적 징후들을 보이게 된다. 혼수상태 또한 몇 시간 내에 일어날 수 있다. 수막염을 유발하는 주요한 미생물들을 그림 33. 5(376쪽)에 요약하였다. 체내 수막염균 감염을 진단하는 최적표준은 수막염균을 혈액이나 뇌척수액(cerebrospinal fluid)와 같은 무균성 체액에서 분리하는 것이다. 뇌척수액을 그람염색을 하는 데 있어 실험에 필요한 균수가 ml당 10^5~10^6이기 때문에 균을 모으려면 임상검체를 원심분리한다.

2. **패혈증(Septicemia):** 수막염균은 12시간 이내에 건강한 사람들에서도 생명을 위협하는 패혈증을 일으킬 수 있다. 수막염인 환자의 30% 정도가 급성 패혈증이 진행된다. 이러한 경우, 임상적 상태는 심각한 패혈

증과 쇼크 중 하나로 대개 세균 내독소(LOS)가 원인이다. 급성의 수막염균 패혈증은 주로 어린아이들에게서 볼 수 있다[워터하우스-프리데릭센 증후군(Waterhouse-Friderichsen sydrome)]. 특징은 커다랗고 보라색을 띠는 부스럼 같은 피부 출혈, 구토와 설사, 순환기 질환, 부신의 괴사 등이 일어나 10~12시간 내에 사망에 이를 수 있다.

E. 실험실 동정

광학현미경하에서 뇌척수액과 피부병변 흡입에 의해 분리된 수막염균은 그람음성 쌍알균으로 자주 다핵형 백혈구와 함께 발견된다(그림 11.18 참조). 보균자의 코인두에서 모은 재료를 배양시켜 관찰할 수 있다.

1. **배양조건:** 수막염균은 CO_2를 필요로 하며 초콜릿 한천배지에서 자란다. 검체는 즉시 배지에 도말시키거나 생존율을 올리려면 수송배지(transport medium)를 사용한다. 임균과 달리 수막염균은 대개 무균의 뇌척수액 또는 혈액에서 배양된다. 그러므로 선택배지가 필요없고 초콜릿 한천배지로 충분하다. [주: 테이어-마틴 배지(104쪽)는 피부병변 또는 코인두에서 얻은 검체에서 오염된 미생물들을 제거하기 위해 필요하다.]

2. **부가 실험:** 모든 나이세리아종들은 산화효소 양성이다. 종(species)간 구별을 위해 당 발효 실험을 한다(그림 11.12). 수막염균은 포도당과 유당을 발효시키는 반면, 임균은 오직 포도당만 발효시킨다(그림 11.12 참조). 세균 수막염에서 뇌척수액은 압력이 증가되고, 단백질이 증가하며 포도당이 감소(부분적으로는 세균 영양분으로 사용)와 많은 중성구들을 관찰할 수 있다. 감염된 미생물이나 항원 협막형으로 확진하며, 그림 11.13에서 임균과 수막염균의 특징을 비교하고 있다.

F. 치료 및 예방

세균 수막염은 의학적으로 응급상황이다. 따라서 항생제 투여를 명확한 세균학적 진단이 나올 때까지 기다릴 수는 없다. 고열, 두통과 수막균 감염의 전형적인 반점이 있으면 사망률이 높은 급성 패혈증을 방지하기 위해 즉시 치료받아야 한다. 혈액배양을 해야 하며, 심지어 요추천자를 시행 전에 항생제 투여를 즉시 해야 한다. 항생제를 미리 투여하면 이후 양성배양으로 나올 가능성을 줄여주기 때문이다. 과거에 수막염은 페니실린 G 또는 암

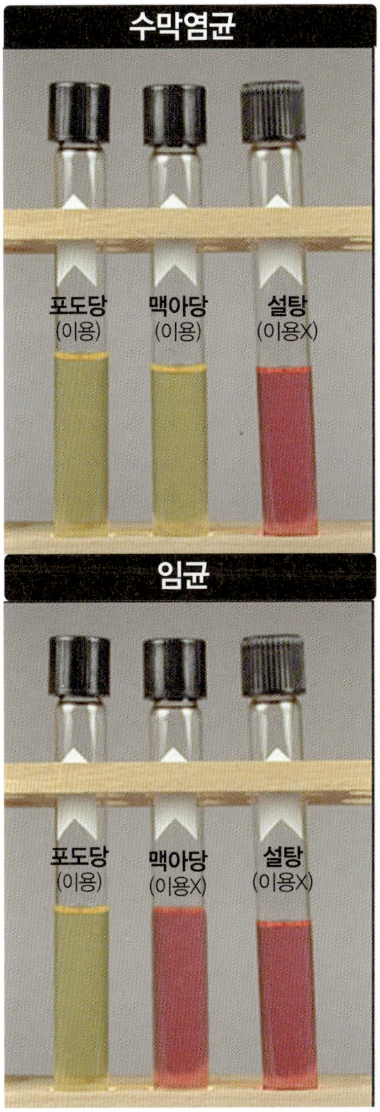

그림 11.12
수믹염균은 설탕이 아닌 포도당과 맥아당을 산화시켜 산을 만들어, 산도 지식약인 페놀레드를 빨간색에 노란색으로 바뀐다.

	포도당	맥아당	플라스미드	백신이용	다당체 협막	베타락탐 분해효소	산화효소
임균	+	−	흔함	−	−	흔함	+
수막염균	+	+	드묾	혈청형 A, C, W-135, Y	+	드묾	+

그림 11.13
임균과 수막염균 간의 세균학적 감별

피실린(두 약 모두 배양 결과를 기다리는 동안 정맥내 투여로 염증이 일어난 혈액-뇌 장벽을 통과할 수 있다)을 투여하였다. 원인균을 모르면 일단 세포탁심(cefotaxime) 또는 세프트리악손(ceftriaxone) 투여를 권장한다. 이 약물을 즉각 투여시 사망률이 10% 준다. 세균성 수막염 시 염증이 심해 코티코스테로이드 덱사메타존을 항생제 치료 전이나 같이 투여한다.

혈청형분류	의미
A	개발도상국의 대규모 유행병의 원인
B	효과적인 면역반응이 안 생김
B,C	미국의 풍토형 뇌수막염의 원인
A, C, W-135, Y	효과있는 협막백신을 제조가능

그림 11.14
수막염균의 공통 혈청군의 특징

1. **진단:** 뇌척수액에 대한 그람염색은 즉시 행할 수 있는데 뇌척수액에서 혈청군-특이 항협막 항체를 가지고 라텍스 응집시험(latex agglutination tests)을 하면 혈청군-특이 수막염균을 빠르게 확인할 수 있다.

2. **백신:** 결합(conjugate) 수막염 백신(MCV4)은 청년이나 11살부터 55세 정도의 성인에 사용될 수 있도록 2005년 미국에서 승인되어 비결합 다당질백신 대신 쓴다. MCV4는 4가 백신(tetravalent vaccine)으로 디프테리아 유독소와 결합하는 혈청군 A, C, W-135 그리고 Y 기원의 협막 다당질 항원으로 만든다. 결합백신은 백신의 효과를 증진시키는 T 세포 의존 기억반응을 유도하고, 균에 다시 노출되었을 때 강력한 면역반응이 일어나게 한다. 혈청군 B 다당질 협막은 자가항원으로 면역반응이 일어나지 않는다. 그림 11.4에서 백신과 혈청군을 나타낸다.

3. **예방 치료(Prophylaxis):** 리팜핀이 감염자의 가족 구성원들을 치료하는데 사용된다. 치료약은 보균상태를 제거하는 효과적이다. 다른 약들도 사용되는데 구강을 통해 먹는 시프로플록사신(ciprofloxacin)과 근육주사제인 세프트리악손(ceftriaxone)이 있다. 그림 11.15는 나이세리아 종들에 의한 질병들을 요약해 놓았다.

IV. 모락셀라

모락셀라속(*Moraxella*)은 그람음성이며 쌍으로 발견된다. 모락셀라는 호기성이며, 옥시다아제 양성이고 탄수화물을 발효시키지 않는 미생물이다. 모락셀라속에서 가장 중요한 병원균은 카타르성 모락셀라(*Moraxella catarrhalis*)이다. 이 미생물은 호흡계, 중이, 눈, 중추신경계, 그리고 관절 감염의 원인균이다.

V. 아시네토박터

아시네토박터속(*Acinetobacter*)은 운동성이 없는 구상간균/알막대균(coccobacilli)으로 그람염색 시 나이세리아와 종종 헷갈린다. 일반적으로 협막이 있 산화효소 음성이며 산소성이며, 탄수화물을 발효하지 않는다. 아시네토박터 바우마니(*Acinetobacter baumannii*) 는 병원감염을 주로 일으킨다.

그람음성 알균

나이세리아균종

요도 삼출액에 임균이 뭉쳐 다핵형 백혈구 내에 보임

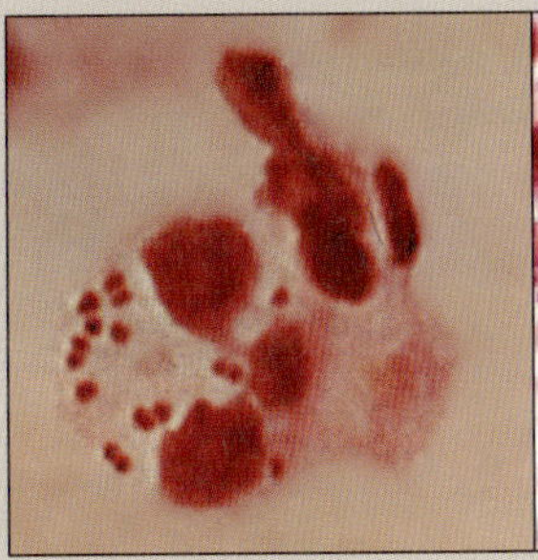

수막염균이 뇌수막염환자의 뇌척수액에서 보임

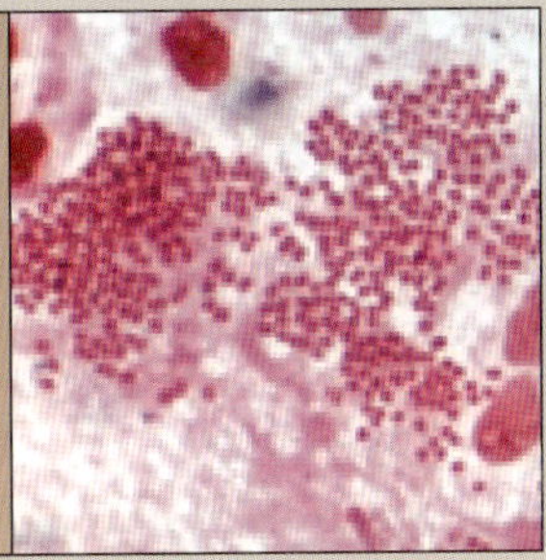

- 콩팥 콩모양의 쌍알균
- 테이어-마틴배지에서 자람
- 산화효소 양성
- 호기성/산소균
- 비운동성
- 화농성/고름

임균

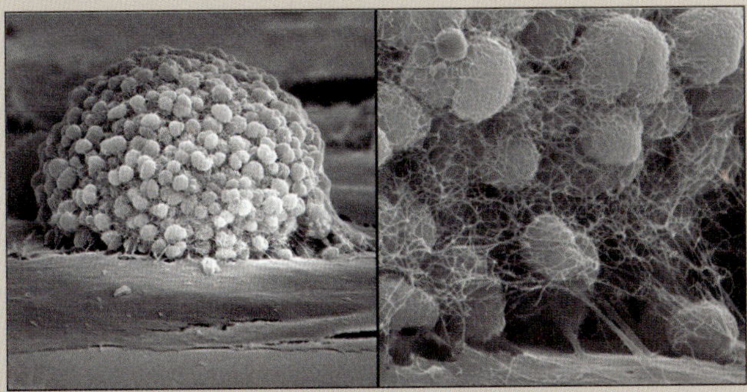

상피세포의 임균감염. 4형 섬모로 숙주세포에 붙은 세균의 미세집락이 보임 (거미줄 모양)
이 섬모는 숙주의 미세융모 형성을 유도한다.

- 에너지로 맥아당 이용하지 않음
- 테이어-마틴배지에서 자람
- 다당체협막 없음

- 임균성 신생아 안염
  - 1 세프트리악손[1]
  - 1 에리트로마이신[2]
  - 1 질산은[2]

[1]전신적 [2]위험도가 적을 경우 일상 예방치료를 위한 국소적

- 비합병증 임질
  - 1 세프트리악손[1]
  - 1 독시사이클린[2]

[1]세팔로스포린 알레르기가 있을 시 아지스로마이신 1 g 단회 사용한다.
[2]클라미디아가 동시 감염이 의심될 때 테트라사이클린을 더한다.

수막염균

- 뇌수막염
- 수막알균혈증
- 워터하우스-프리데릭센 증후군
  - 1 페니실린 G[1]
  - 2 세포탁심
  - 2 세프트리악손

[1]내성 균주가 나타나 감수성검사가 필수임.

주: 리팜핀은 예방목적 가족이나 감염자와 접촉시 사용한다.

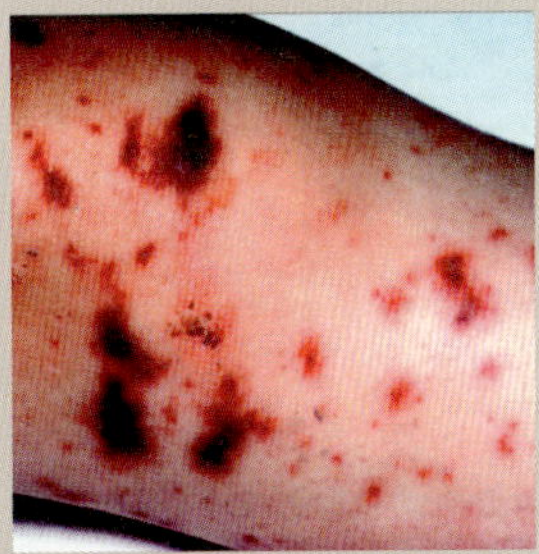

수막알균혈증의 특징인 자색반

- 에너지 생산을 위해 맥아당 이용
- 초콜릿 한천에서 자람
- 2~18세 뇌수막염의 가장 흔한 원인
- 다당체협막
- 혈청군 Y, W-135, C와 A의 백신

그림 11.15
나이세리아 질병요약 1 일차 약, 2 대체 약

학습 문제

정답을 하나 고르시오.

11.1 20세 성적으로 왕성한 여성이 열, 우측 무릎에 관절통 및 팔다리에 작은 농포가 몇 개 보여 가족 주치의에게 왔다. 농포액과 관절액을 뽑아 테이어-마틴배지에 배양을 의뢰하려 한다. 다음 결과 중 어느 것이 임균 감염 진단과 일치하는가?

A. 그람음성 쌍알균의 작은 집락, 균은 카탈라제 및 산화효소 양성
B. 그람양성 쌍알균의 작은 집락, 균은 카탈라제 및 산화효소 양성
C. 그람음성 쌍알균의 작은 집락, 균은 카탈라제 및 산화효소 음성
D. 그람음성 막대균의 큰 점액성 집락, 균은 카탈라제 및 산화효소 양성
E. 다핵형 백혈구 내에 그람음성 쌍알균이 보이고, 균은 포도당과 맥이당을 발효

정답 = B. 임균 감염은 성적 활동이 왕성한 성인에서 무균성 관절염의 가장 흔한 원인균이다. 임균은 농포액과 관절액 배양 시 자라며, 이들은 성기에서 피부와 관절로 퍼졌기 때문이다. 테리어-마틴배지에서 자라는 임균은 작은 집락을 이루고 산화효소 및 카탈라제 양성이다. 그람염색 시 음성 쌍알균으로 보인다. 임균이 임상 검체를 직접 염색시 다형핵 백혈구 내에서 자주 보이나, 변형 테이어-마틴 배지에서 배양 후에는 인체 세포는 사라질 것이다.

11.2 다음 나이세리아 병원성인자 중 비발현과 발현 염색체 유전자 부위 간의 재조합으로 높은 빈도로 항원변이가 생기는 것은?

A. 지질다당질
B. 협막
C. 포린
D. 필린
E. 혼탁 단백질

정답 = D. 지질올리고당질(LOS) 합성이 상변이가 있으나 기전은 유전자 간의 재조합은 아니다. 협막과 포린은 변이의 빈도가 낮다. 혼탁 단백질은 LOS의 변이와 기전이 비슷하다. 생합성 유전자가 반복단위가 적정한 수에 이르면 유전자는 해독틀 내에 있게 돼, LOS 구조가 효소로 변형된다. 협막과 포린은 고빈도로 변이하지 않는다. Opa 단백은 LOS와 유사한 기전으로 변이한다. 이탈 가닥 틀린짝짓기로 opa 구조유전자 내에 CTCTT 반복단위 수가 변한다. 몇 Opa 단백은 만들어지는데 이는 반복단위수가 해독틀에 있는 단백질을 만들기 때문이다. 다른 Opa 단백은 발현되지 않는데, 이는 유전자 내에 반복단위 수가 해독틀 밖에 단백질을 만들기 때문이다.

11.3 다음 나이세리아 병원성인자 중 사가백신의 성분으로 수막염균의 모든 혈청균이 아닌 일부만 방어할 수 있는 것은?

A. 지질다당질
B. 협막
C. 포린
D. 필린
E. 혼탁 단백질

정답 = B. 수막염균의 지질다당질은 중요한 균 표면의 병원성 인자로 화학성분은 균주의 혈청군을 나타낸다. 수막염균 백신은 13개 협막형 중 4개만 가능해 사가형 백신이다. 혈청군 B는 자가항원으로 백신 성분이 아니며, 선진국에서 풍토병의 원인이나 방어 백신이 없다.

위장관 그람음성 막대균

12

I. 개요

이번 장에서 다루는 미생물은 사람과 동물의 위장관에서 주로 관찰되는 것이다. 이 균들은 토양과 물속에서도 증식한다. 대부분의 균들은 여러 상황에서 잘 견디지만 건조에 취약하기도 하며 산소가 있거나 없을 경우에도 자라는 조건무산소균(facultative anaerobes)이다. 이들은 지질다당류(lipopolysaccharide, LPS)를 가지는데 LPS는 항원인자인 동시에 독성인자가 되기도 한다(내독소, endotoxin). 이들 그람음성 막대균들은 다양한 군으로 분류된다. 이들은 전체 위장관내 정상균무리의 한 부분을 구성한다. 대부분의 위장관 세균은 그람양성 또는 그람음성 무산소성균이다. 여러 그람음성 막대균들은 위장관 및 그 이외의 장기에서 질병을 유발한다. 예를 들어 *Escherichia*, *Salmonella*, *Yersinia* 및 *Campylobacter*는 위장관과 장 이외의 곳에서 질병을 유발하고, *Shigella*, *Helicobacter* 및 *Vibrio*는 주로 위장관에서 질병을 유발하며 *Enterobacter*, *Klebsiella*, *Serratia* 및 *Proteus*는 주로 위장관 이외의 곳에서 질병을 유발한다. 분변의 오염은 위장관 질병을 유발하는 균들이 전파의 주 원인이 된다. 이 장에서 공부하는 균들은 그림 12.1에 정리하였다.

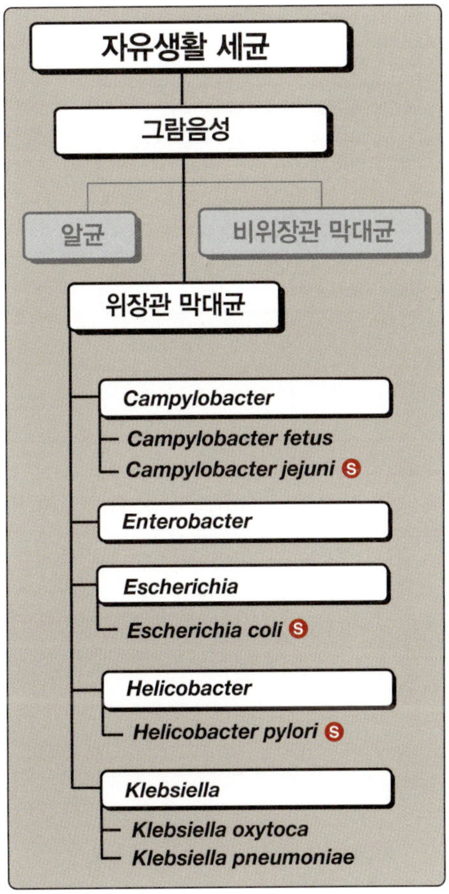

그림 12.1
위장관 그람음성 막대균의 분류(다음 쪽으로 이어짐). Ⓢ 이 균들의 요약은 335, 339, 341쪽을 참조

II. 대장균

대장균은 사람과 다른 동물에서 대장의 정상균무리의 일부이지만, 위장관과 그 이외의 장소에서는 질병을 유발한다. [주: 여러 *E. coli* 세균주에 따라 질병을 유발하는 정도가 다른 것은 각각의 균들이 plasmid와 유전자에 삽입된 prophage가 다르기 때문이다.] 대장균은 숙주의 점막에 붙을 수 있는 섬모를 가지고 있으며, 균주(strain)에 따라 운동성의 유무가 다르다. 대부분의 대장균 균주들은 젖당을 분해할 수 있으며(Lac^{+}로 표기한다) 살모넬라균(115쪽)과 이질균(119쪽)과 같이 젖당을 이용하지 못하는 것(Lac^{-}로 표기한다)과 구분된다. *E. coli*는 탄수화물 발효과정에서 산과 가스를 생성한다.

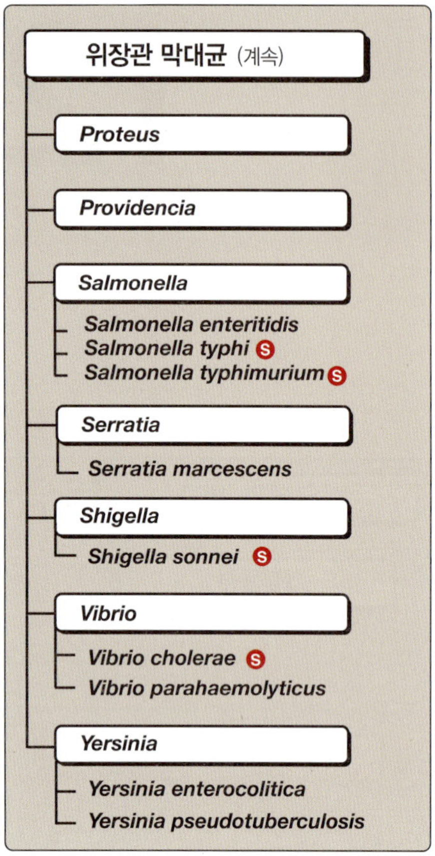

그림 12.1(계속)
위장관 그람음성 막대균의 분류. S 이 균들의 요약은 347, 348, 353쪽을 참조

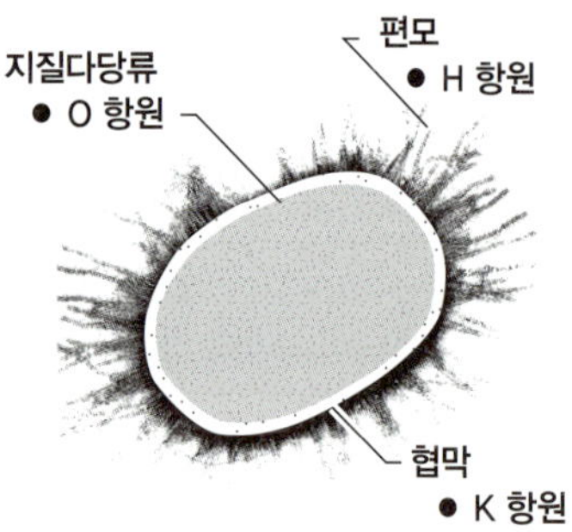

그림 12.2
대장균의 전자현미경 모습으로 독력인자를 보여준다.

A. 구조와 생리

*E. coli*는 다른 장내세균(Enterobacteriaceae)들과 성질이 비슷하다. 이 균들은 조건 무산소균(facultative anaerobes)이다(22쪽 참조). 이 균들은 포도당을 분해하며 산소 또는 무산소 조건에서 에너지를 생성한다(nitrate, nitrite, fumarate를 최종 전자전달계로 사용한다). 이 균들은 모두 cytochrome oxidase가 없다(oxidase 음성이다). 세균주는 세 가지 세균 구조 항원으로 분류한다: O, H 및 K(그림 12.2). O 항원 (세포질 또는 세포벽 항원)은 지질다당류(LPS)의 다당체 부분에서 관찰된다. 이 항원은 내열성이며 다른 장내세균들과 특성을 공유한다. O 항원은 장내 그람음성 막대균의 혈청학적 구분에 사용된다. H 항원은 편모와 관련이 있으며 편모를 가지는(운동성이 있는) 장내세균만이 H 항원 양성이다. K 항원은 협막이나 드물게는 섬모와 관련이 있다. *E. coli* 세균주들은 혈청학적으로 분명한 O, H 및 K 항원이 있으며 이들 혈청학인 분류와 특정질병과 연관성이 있다. 예를 들어 O157 항원과 H7 항원(O157:H7로 표기)을 가지는 *E. coli*는 심각한 출혈성 대장염을 유발한다(113쪽 참조).

B. 임상적 중요성: 위장관 질환

전염성 위장관 질환은 주로 분변-구강을 경로를 통해서 전염원에 오염된 음식이나 물을 매개로 이루어진다. 지금까지 병리 기전이 다른 최소 다섯 가지 양상의 위장관 감염이 알려졌다(그림 12.3): 장독소생성(enterotoxigenic, ETEC), 장병원성(enteropathogenic, EPEC), 장출혈성(enterohemorrhagic, EHEC), 장침투성(enteroinvasive, EIEC) 및 장응집성(enteroaggregative, EAEC) 대장균. 대장균은 기본적인 병인체는 같지만 질병유발특성의 차이가 있다. 장출혈성 대장균(EHEC *E.coli*) 감염은 급성 혈성 설사를 유발하는 경우 의심되며 특히 복부 통증이 있으나 고열이 없는 경우 관련이 있다.

1. **장독소생성 대장균(Enterotoxigenic *E.coli*, ETEC):** ETEC는 여행자 설사의 중요한 원인이 된다. 전파는 음식물 쓰레기에 의해 감염된 음식과 물에 의해서거나 사람간 접촉을 통해서 이루어진다. 들어온 ETEC는 소장에 정착한다(대장균의 섬모가 소장 점막에 결합하는 것을 도와준다). ETEC에서 유리되는 장독소(51쪽 참조)에 의해 장점막 세포에서는 염소이온과 물의 분비가 과도하게 촉진되며 나트륨의 흡수가 억제된다. 장관이 체액으로 가득차게 되면 수일에 걸쳐서 물 설사(watery diarrhea)가 지속하게 된다. 장독소는 세포의 cyclic guanosine monophosphate (cGMP) 농도를 올리는 내열성 독소(heat stable toxin, ST)와 cyclic adenosine monophosphate (cAMP)의 농도를 올리는 이열성 독소 (heat labile toxin, LT)가 있다(그림 12.4). [주: LT는 콜레라 독소와 본질적으로 동일하다(121쪽 참조)].

2. **장병원성 대장균(Enteropathogenic *E.coli*, EPEC):** EPEC는 위생상태가 좋지 않은 지역에서 소아 설사의 중요한 원인이 된다. 신생아는 출생과정이나 임신 시 감염된다. EPEC는 bundle 형성 섬모(BfpA)를 이용하여 소장 점막세포에 부착한다. 소장의 특징적인 병변은 부착 및 삭

대장균 균주	약자	증상	치료[1]
장독소생성 대장균	ETEC	물 설사	항균제 효과적[2]
장병원성 대장균	EPEC	장기간의 수용성 설사, 주로 영유아, 개발도상국 호발	항균제 효과적[2]
장출혈성 대장균	EHEC	혈성 설사, 출혈성 대장염, 용혈성 요독 증후군(HUS)	HUS를 심하게 할 수 있으므로 항생제 사용을 피해야 한다.
장침투성 대장균	EIEC	혈성 설사	수액보충과 전해질 불균형 조절
장응집성 대장균	EAEC	소아와 HIV 감염 환자에서 지속적인 수용성 설사	수액보충과 전해질 불균형 조절

그림 12.3

대장균에 의해 유발되는 위장관염들의 특징. 성인의 여행자설사에는 fluoroquinolone이 흔히 쓰이지만 소아에서는 권장되지 않는다.

[1] 모든 설사병에는 수분과 전해질 항상성 조절이 가장 중요하다.

[2] 12세 이상의 비침습성 대장균 감염 설사환자에는 rifaximin 사용이 승인되었다. Rifaximin은 비흡수성이며 위장관에 선택적으로 작용하는 경구 항생제이다.

제(attaching and effacing, A/E) 병변으로 미세융모(microvilli)를 파괴하며 제3형 분비계(type III secretion system, T3SS)를 효과 단백실을 숙주세포에 삽입하여 일으킨다. EPEC 세포는 T3SS 작동체에 의하여 세포골격의 재배열이 형성된 구조 끝에 위치한다. EPEC는 침습적이지 않으므로 혈성 설사를 유발하지 않는다. 독소는 EPEC 균에서 유리되지 않는다. 물 설사는 드물며 만성적으로 될 수 있다.

3. **장출혈성 대장균(Enterohemorrhagic E. coli, EHEC):** EHEC는 BfpA를 이용하여 대장 점막세포에 부착하며 EPEC와 유사하게 A/E 병변을 형성한다. 그러나 EHEC는 두 가지 외독소 중의 하나(유사이질 독소 1 또는 2)를 분비됨으로써 점막의 침윤이나 염증이 없이 다량의 출혈성 설사(hemorrhagic colitis)를 유발한다. O157:H7 혈청형은 verotoxin을 만들어내는 가장 일반적인 대장균주이다. 이 균주는 또한 다섯 살에서 열 살 사이의 소아에서 발열, 급성신부전증, 미세혈관 용혈성빈혈(microangiopathic hemolytic anemia), 혈소판감소증(thrombocytopenia)을 특징으로 하는 용혈성 요독 증후군(hemolytic uremic syndrome, HUS)의 발생과도 연관되어 있다. EHEC는 가축이 일차 보균원이므로 소고기 조리와 우유의 저온살균(파스퇴리제이션)을 철저히 하면 질병의 감염을 방지할 수 있다.

4. **장침투성 대장균(Enteroinvasive E. coli, EIEC):** EIEC는 고열과 혈변의 이질유사증상을 유발한다. 플라스미드에 부호화된 독성인자는 이질균(*Shigella*)과 유사하다. 이 독성인자(Ipa)는 상피세포의 침습을 유도하고 액틴에 기반한 이동성으로 세포 사이로 전파한다. 또한 EIEC 균주는 용혈소(HlyA)를 형성한다.

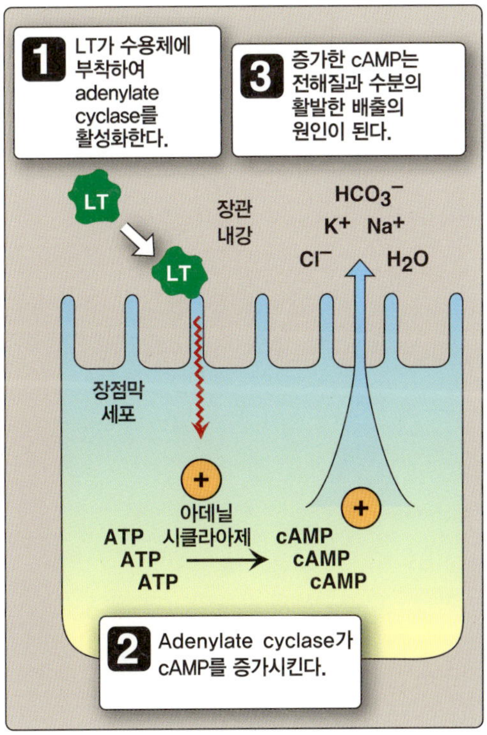

그림 12.4

대장균 이열성독소(LT)의 작용기전. [주: 내열성독소(ST)는 guanylate cyclase를 활성화시켜 cGMP를 생성하게 함으로써 분비를 촉진시킨다.]

5. **장응집성 대장균(Enteroaggregative E. coli, EAEC):** EAEC 또한 여행자 설사를 유발하며 소아의 장기적인 설사의 원인이 된다. 소장 점막의 부착은 응집성 부착 섬모가 관여한다. 부착한 막대균은 벽돌쌓은 모양이며 미세융모가 짧아지게 된다. 2011년에 독일에서 유행한 *E. coli* 감염은 용혈성 요독 증후군(HUS)과 사망을 초래하였으며 혼성종이다. 원인균은 EAEC 균주로 유사이질균독소 2(Shiga-like toxin 2)를 파지를 통하여 획득하였다. 그러므로 이 균주는 HUS를 유발하는 독소 생산 외에 소장 점막에 단단히 결합하는 능력을 가지게 된다.

C. 임상적 중요성: 위장관외 질환

위장관외 질환은 종종 환자 자신의 정상균무리(normal flora)에 의해 유발되는데, 대장균은 장내에서는 비병원성의 상재균이지만 무균상태인 장소, 예를 들어 방광이나 혈액으로 균이 들어가면 질병을 유발한다.

1. **요로 감염(Urinary tract infection, UTI):** 대장균은 방광염과 신장염을 포함한 요로감염의 중요한 원인이 된다. 여자가 감염 위험이 높다. 합병증이 없는 방광염(가장 일반적인 요로감염)은 요도독성이 있는 대장균이 원인이 되는데 P 섬모(P fimbriae, 흡착인자)와 용혈소, colicin V를 가지고 있으며 혈청 보체에 의한 멸균기능에 내성을 가지고 있다. 합병증을 동반한 요로감염(신우신염)은 주로 비병원성균 감염에 의해 요관이 막혀서 소변정체에 의해 야기된다.

2. **신생아 수막염(Neonatal meningitis):** 대장균은 생후 한 달 이내의 신생아에서 뇌수막염을 유발하는 중요 원인균이다. 신생아 수막염에는 특히 K1 협막항원(group B *Neisseria meningitidis*의 협막항원과 생화학적으로 동일)이 연관되어 있다.

3. **병원감염(Nosocomial infection, Hospital-acquired infection):** 여기에는 폐혈증, 세균혈증, 내독소형쇼크 및 폐렴이 포함된다.

D. 실험실 검사

1. **위장관 질환:** 대장균은 정상균무리의 일부이기 때문에 분변 배양으로 질병의 원인균을 찾는 것은 어렵다. EIEC는 젖당을 이용하지 못하며 MacConkey 한천배지를 이용해서 확인할 수 있다(23쪽 참조). EHEC는 다른 대장균주와 달리 sorbitol을 천천히 분해하므로 MacConkey sorbitol 배지를 이용하여 동정한다. 중합효소연쇄반응(polymerase chain reaction, PCR)과 같은 분자생물학적 기법으로 유사이질 독소를 형성하는 대장균주를 확인할 수 있다.

2. **위장관 외 질환:** 균이 없는 체액(소변이나 뇌척수액)에서 대장균을 분리하는 것은 진단에 중요하다. 시료는 MacConkey 한천배지에서 배양한다. 대장균 세균주는 혈청학적 검사를 이용하여 추가 동정한다.

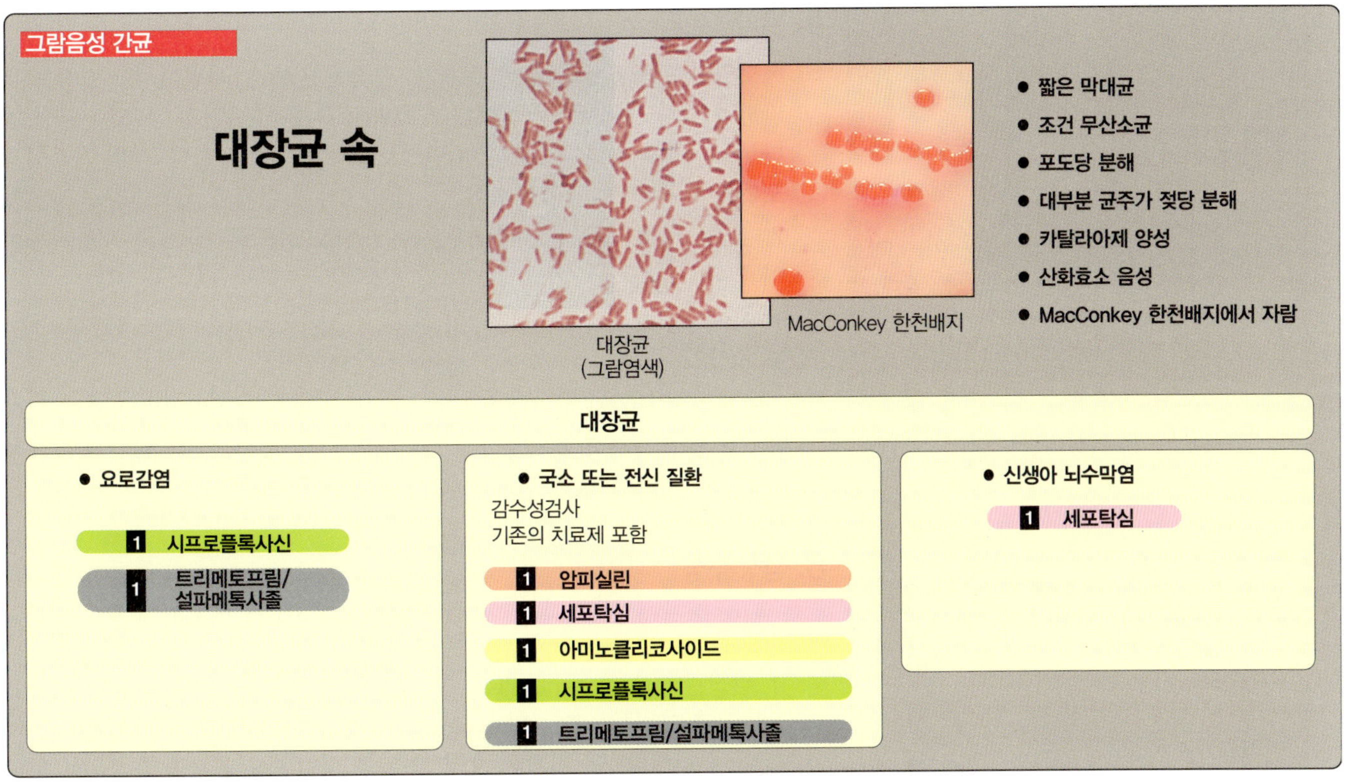

그림 12.5
대장균군 정리. 1은 초기선택 약제이다.

E. 치료 및 예방

위장관 질환은 무엇보다 음식과 물의 선택, 처리 및 사용을 조심함으로써 예방할 수 있다. 치료로 체액과 전해질 균형을 유지하는 것이 중요하다. 항생제는 증상이 나타나는 기간을 줄일 수는 있으나 내성균주가 만연하여 있다. 위장관 외 질환에는 항생체 치료가 필요하다(그림 12.5). 적절한 약제를 선택하기 위해서는 항생제 감수성 검사가 필요하다.

III. 살모넬라균

살모넬라균은 위장관염과 장열(enteric fever, typhoid fever)을 포함한 다양한 질병을 유발한다. 여러 차례에 걸친 살모넬라균의 분류과정을 통해 현재 모든 살모넬라 균주는 하나의 속으로 분류되어 있다. *S. enteritidis*에는 대략 2,500개의 혈청형이 있으며 여기에는 임상적으로 중요한 혈청형인 typhimurium과 typhi가 포함되어 있다. 대부분의 살모넬라 균주는 젖당을 이용하지 못하며 (Lac^-) 포도당을 이용해서 산과 가스를 만들어낸다. 또한 황이 함유된 아미노산을 이용하여 H_2S를 생성한다.

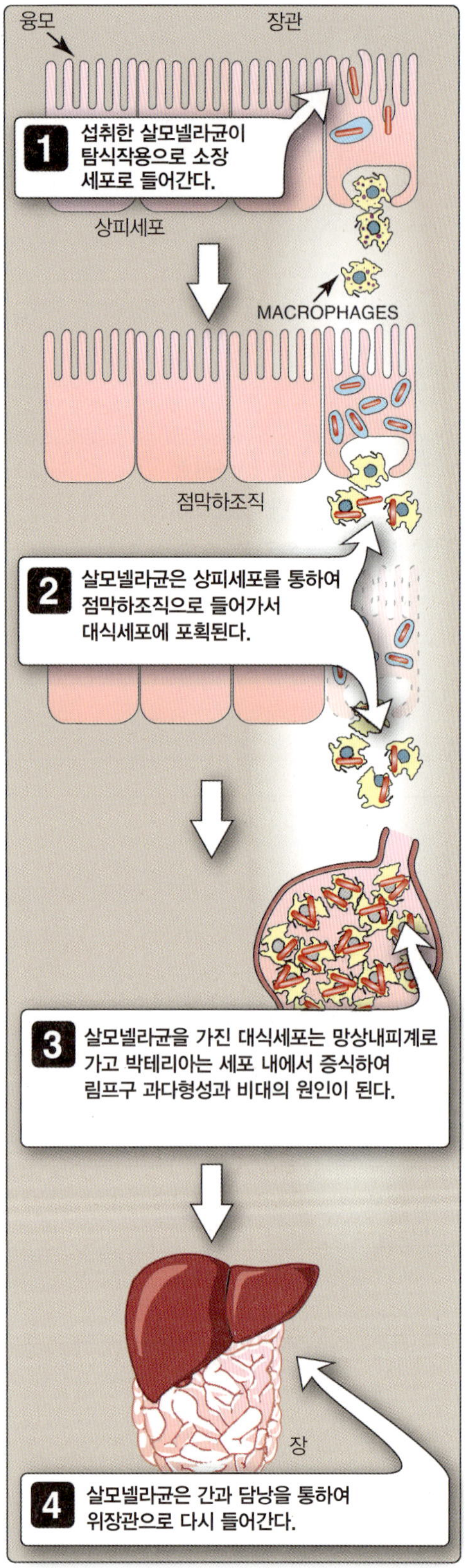

그림 12.6

장열을 유발하는 살모넬라 감염기전

A. 역학

살모넬라는 전세계적으로 분포한다. 혈청형 typhi는 사람에게만 질병을 유발하며 다른 세균주는 동물이나 음식과(예를 들어 달걀과 가금류) 관련 있다. 분변-구강 전파가 일어나며 만성보균자가 되기도 한다. 애완 거북이가 오염되어 감염원이 될 수도 있다. 영유아와 노인에서 살모넬라균 감염이 많다. 인구밀도가 높은 지역에서 사는 사람도 살모넬라균에 전염될 가능성이 높다.

B. 발병기전

살모넬라균은 소장 점막세포를 침습한다. 질병은 국소적이거나 때때로 다병소에서 발생하여 전신증상을 나타내기도 한다. 이 균은 탐식세포 내에 세포내 기생하며 살 수 있다(그림 12.6).

C. 임상증상

살모넬라 감염은 위장관과 위장관 외에서 질병을 유발한다(예, 장티푸스).

1. **위장관염(Gastroenteritis):** 이 국소성 질환은(salmonelosis로도 불린다) 주로 enteriditis 및 typhimurium(비장티푸스성 살모넬라)형에 의해 유발된다. 이 질환은 오심, 구토와 비혈변성 설사를 특징으로 하며 오염된 음식물을 섭취한 뒤 48시간 이내에 증상이 나타난다. 일반적으로 열과 복부경련을 동반한다. 합병증이 없는 경우 자연 회복되며(48에서 72시간) 회복기의 보균형태로 한 달 이상 지속되기도 한다. 살모넬라 감염의 95%는 음식에 원인이 있다. 미국에서는 식중독으로 인한 사망의 30%가 살모넬라 감염이 원인이다.

2. **장열(Enteric fever, typhoid fever):** 이는 생명을 위협할 수 있는 중증 질환으로 고열과 복부 증상이 특징이다. 원인균은 Typhi 혈청형이다. 비특이적인 증상으로 오한, 땀, 두통, 구역질, 쇠약감, 인후통, 기침, 근육통 및 설사 또는 변비가 있다. 환자의 30%에서 몸통에 장미진(rose spots)이라 불리는 붉은 발진이 나타난다. 잠복기는 5일에서 21일이다. 치료하지 않은 경우 15%가 사망하며 생존자의 경우 3주에서 4주 정도에 증세가 회복된다. 시기를 잘 맞춘 적절한 항생제 치료로 인해 치사율은 1% 이내로 줄었으며 발열기간을 줄여준다. 합병증으로 장출혈과 드물게 국소 염증 및 심내막염이 있다. 환자의 일부는 만성 보균자가 된다. [주: 담낭감염이 만성 보균의 주된 형태이다.] 장열은 전세계적인 보건문제이다. 그러나 미국에서는 빈번하지 않으며 여행자와 이민자에서 중요한 질병이다.

3. **다른 장기에서의 살모넬라 감염:** 혈관 내의 혈전에 균이 감염이 되어서 살모넬라 세균혈증이 일어날 수 있다. 또한 살모넬라균은 복부감염(간담도계와 비장), 골수염, 세균성 관절염 등을 유발한다. 만성 보균자는

그람음성 간균

살모넬라 속

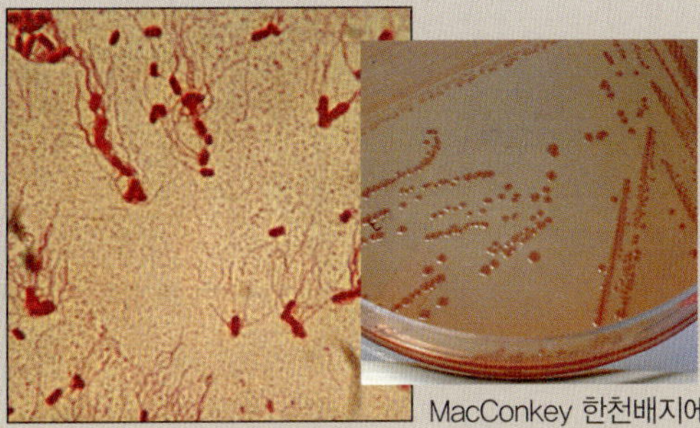

Salmonella typhi

MacConkey 한천배지에서 자란 **살모넬라** 균주

- 짧은 편모성 간균
- 조건 무산소균
- 포도당 분해
- 젖당 비분해
- 카탈라아제 양성
- 산화효소 음성
- MacConkey 한천배지에서 자람

Enteritidis와 Typhimurium

- **장관염(위장관염, 식중독)**

항생제는 보통 사용하지 않는데, 면역결핍 환자의 경우 감염의 전신 확산을 막기 위해 예외적으로 사용함. 50세 이상의 사람에서 동맥경화반이 생기는 것을 막기 위해 항생제를 쓰기도 함

Serovar Typhi

- **장열과 위장열**

1 세프트리악손

1 시프로플록사신

그림 12.7
살모넬라증 요약. **1**은 초기선택 약제이다.

드물게 나타난다. 드물지만 비장티푸스성 혈청형에서도 만성보균자가 생긴다.

D. 실험실 검사

설사환자의 경우 맥콩키 한천배지 또는 다른 선택배지를 이용하여 분변에서 살모넬라균을 분리한다(그림 12.7). 장열이 있는 환자에는 혈액, 골수, 소변, 대변과 장미진이 나타나는 경우 조직에서 검사한다.

E. 치료 및 예방

면역력이 정상인 숙주의 위장관염인 경우 항생제 치료가 필요하지 않으며 회복기의 보균상태를 지속시킬 수 있다. 장열의 경우 β-lactam과 fluoroquinolone을 포함한 적절한 항생제 치료를 한다(그림 12.7 참조). 살모넬라 감염은 적절한 하수처리와 음식물 관리 및 개인위생관리로 예방할 수 있다. 장열에 대한 두 종류의 백신이 있다. 한 종류는 약독화한 *Salmonella* serovar Thyphi을 이용한 경구 백신이다. 다른 한 종류는 Vi 협막 다당으로 구성되어 있으며 비경구 투여 방식이다. 백신 접종은 선진국에서 아시아, 아프리카, 라틴아메리카 등의 호발지역으로 여행가는 사람에게 추천한다.

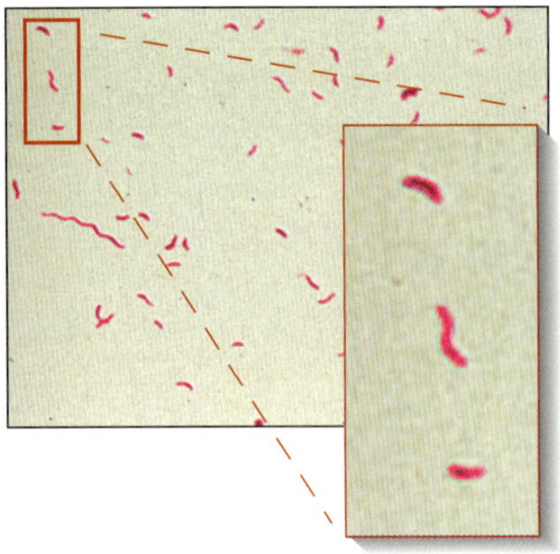

그림 12.8
확대구간은 S 형태의 *Camphylobacter jejuni* 이다.

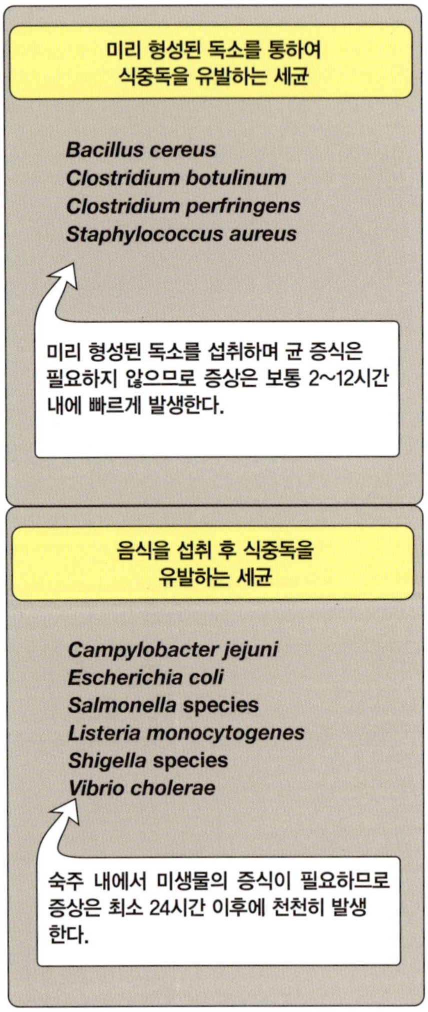

그림 12.9
흔한 세균성 식중독의 특징

IV. 캄필로박터

캄필로박터속의 세균들은 만곡형, 나선형 또는 S형의 세균이며 현미경상에서는 비브리오균과 비슷하다(그림 12.8). 단극편모를 가지고 있어서 화살 날아가는 특징적 형태의 운동성을 가진다. 세포질항원, 편모항원 및 협막항원에 의해 혈청형이 다양하다. 대부분의 캄필로박터는 미세산소균이다(microaerophilic, 산소를 필요로 하나 대기 중의 산소 분압보다 낮아도 된다). 이들 균은 산소호흡을 하지만 탄수화물을 이용하지는 않는다. 캄필로박터의 감염은 장에서 이루어지며 공장, 회장 및 대장에서 염증과 궤양성장염을 유발한다. 균혈증을 유발할 수도 있다.

A. 역학

캄필로박터균은 전세계적으로 분포하며 포유류 및 가금류(야생, 사육)를 포함한 척추동물에 널리 분포한다. 이 동물들이 감염의 보균원이 된다. 캄필로박터는 분변/구강 경로를 통하여 사람간에 직접적으로 전파되며 오염된 고기(식용 닭 등)나 오염된 물을 통해서도 전파된다.

B. 발병기전과 임상증상

캄필로박터균은 장관과 장관외에서 질병을 유발한다. 일반적인 세균성 식중독의 특징에 대해서 그림 12.9에 정리하였다. [주: 음식 감염은 식중독과 구별되어야 한다. 음식 감염은(*Campylobacter*의 경우와 같이) 장시간의 배양 기간으로 박테리아 군집 형성이 필요하다. 식중독은 잠복기가 짧으며 독소의 섭취가 필요하다.] *C. jejuni*는 건강한 사람에서 하루에서 7일의 잠복기를 거쳐서 급성 장염을 유발한다. 질환은 수일에서 수주간 지속되며 보통 자가 치유된다. 증상은 전신적(발열, 두통, 근육통)이거나 국소적(복부 경련과 설사)이다. 설사는 혈변성과 비혈변성 다 존재한다. *C. jejuni*는 여행자 설사와 위충수돌기염(pseudoappendicitis; 충수돌기의 염증이 없이 충수돌기염과 증상이 비슷함)을 유발할 수 있다. 균혈증이(일시적으로) 생길 수 있는데 소아와 노인에 많다. 지속적 균혈증은 숙주의 면역능이 저하되 있음을 의미한다. 균형증의 합병증으로는 패혈 유산(septic abortion), 반응성 관절염(reactive arthritis) 및 Guillain-Barré 증후군이 있다. 중요한 독성인자는 염증성 장염과 관련한 세포독소와 adenylyl cyclase 활성을 증가하는(콜레라 독소와 관련된) 내독소이며 전해질과 수액 불균형을 초래한다. 캄필로박터균은 현재 미국에서 발생하는 식품관련 질환의 중요한 원인 중 하나이다.

C. 실험실 검사

캄필로박터균은 선택배지와 미세산소 환경 조건하에서 분변에서 검출할 수 있다. 세균의 크기가 작아서 세균여과 장치로 걸러내면 다른 대부분의 세균들은 걸러져도 이 균은 걸러지지 않는다. 따라서 분변액을 세균여과 장치로 거른 통과액에서 회수율이 높다. 분변에서 만곡형의 세균이 빠르게 움직이는 것을 관찰하면 추정진단을 할 수 있다.

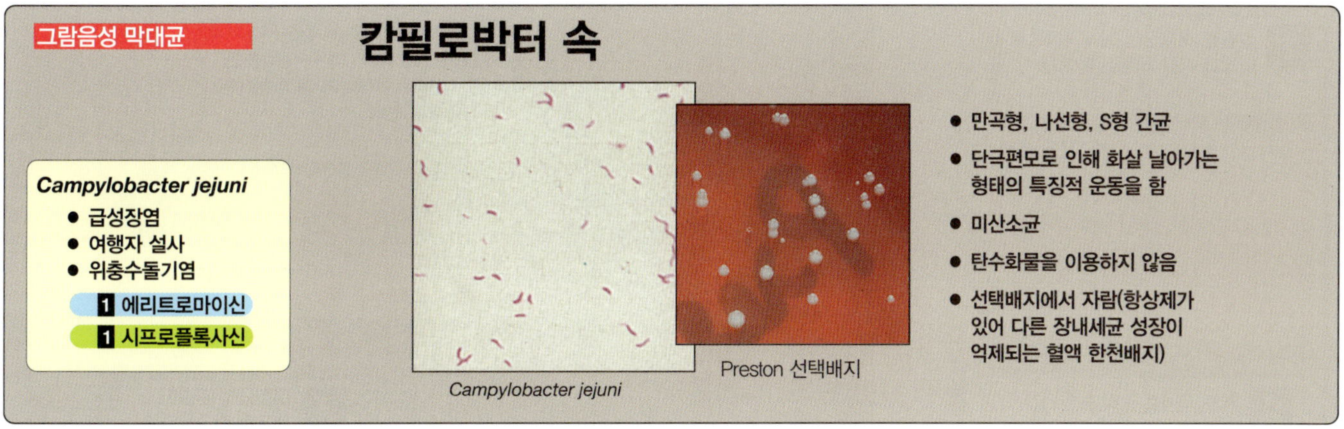

그림 12.10
캄필로박터증 요약. 1은 초기선택 약제이다.

D. 치료 및 예방

설사는 수액과 전해질 보충으로 증상을 치료해야 한다. 증상이 심한 경우(예를 들어 심한 고열, 혈성설사, 증상의 악화 또는 일주일 이상의 질병진행)에는 항균제를 투약해야 한다. *C. jejuni*는 ciprofloxacin이 일차 선택 항균제이며 다른 항생제도 효과적이다(그림 12.10). *Campylobacter fetus*는 암피실린과 3세대 세팔로스포린이 효과적이다. 오염이 의심되는 음식(식용 닭 등)의 조리를 철저히 하거나 우유와 우유 가공물의 저온살균을 하는 것은 캄필로박터균을 예방하는 데 중요하다. 또한 샐러드와 같이 조리하지 않은 음식에 사용되는 고기와 닭고기는 소독하여야 한다.

V. 이질균

이질균은 이질(shigellosis, bacillary dysentery)을 유발하며 소아에서의 가장 흔한 장 질환이다. 이질균은 운동성이 없으며 캡슐이 없고 젖당을 사용하지 못한다(Lac$^-$). 대부분의 세균주는 포도당을 발효시켜 가스를 만들어내지 못한다.

A. 역학

이질은 전형적으로 사람에서 사람으로 전파되며 오염된 분변이 주요한 원인매개체가 된다. 파리나 오염된 음식 및 물도 질병을 전파할 수 있다. 이질은 감염성립 균량(infectious dose)이 적어서 질병을 유발하는데 대략 10~100개의 균수로도 충분하다. 그래서 인구밀도가 높고 위생환경이 열악한 경우 가족구성원간의 이차감염이 일반적이다. 약 40종 정도의 혈청형은 세포표면 O 항원에 따라 네 군으로 나뉜다(A, B, C 및 D). 미국에서는 D군(*S. sonnei*) 혈청형이 가장 많다. *Shigella flexneri*는 미국에서 두번째로 많이 분리되는 종이며 성활동이 왕성한 남성이 남성과 성교할 경우

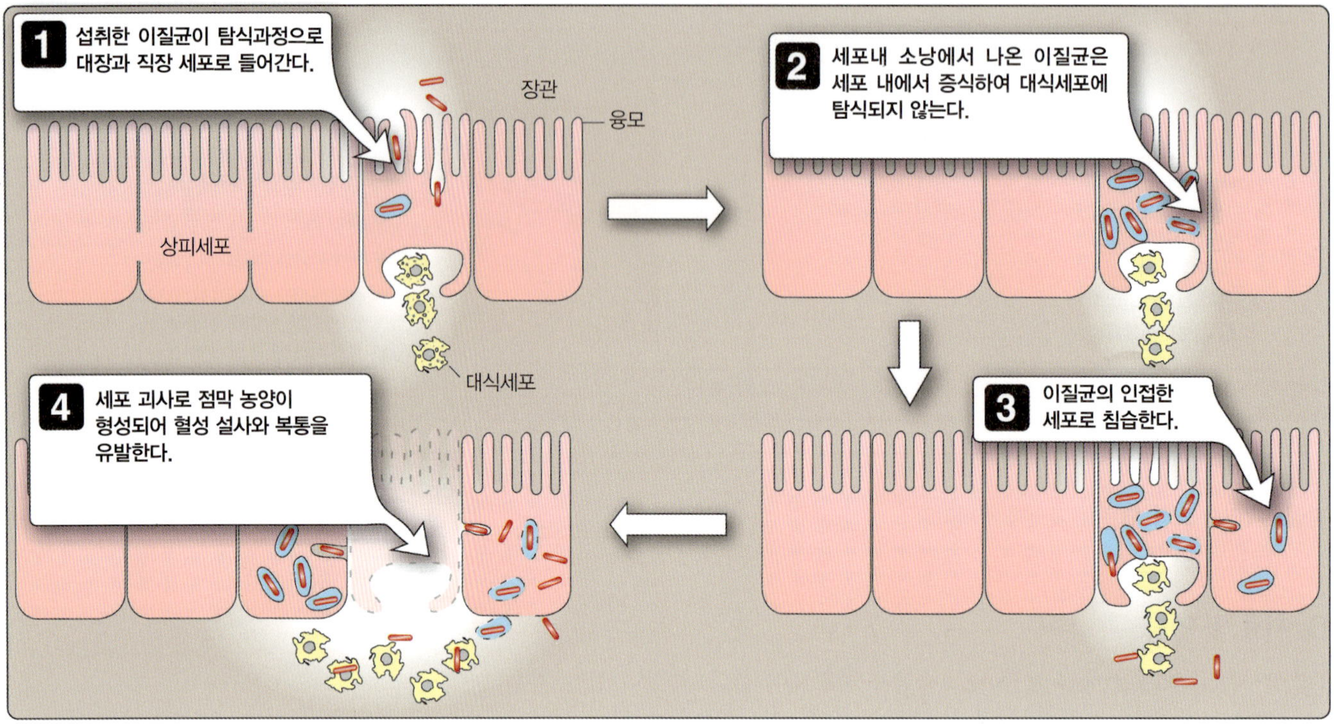

그림 12.11
이질균에 의한 설사의 기전

창궐될 수 있다. *Shigella dysenteriae*는 가장 심한 감염이며 EHEC에 의해 유발되는 HUS을 동반한다. *S. dysenteriae* type 1는 *E. coli* 변종이 형성하는 유사이질독소 1과 2와 구조와 유전적으로 유사한 이질독소를 형성한다. 모든 이질 및 유사이질독소는 감수성이 있는 환자에게 HUS를 유발할 수 있다.

B. 발병기전 및 임상증상

이질균은 대장의 점막에 침투해서 파괴한다. 이질균은 대부분 장벽 깊이 침투하지는 못하기에 균혈증을 야기하지는 않는다(그림 12.11). 이질균은 플라스미드에 부호화된 독성유전자인 제3분비계를 발현하여 대장 점막에 침투한다. 효과 단백질을 삽입하면 박테리아가 탐식된다. 같은 플라스미드에 부호화된 단백질은 이질균이 액틴을 한쪽 극에 중합하여 세포질 내에서 인접한 세포로 이동하는 추진력을 갖는다. 이 독성 플라스미드는 EIEC도 갖고 있다. *S. dysenteriae* type 1에서는 장독성와 세포독성을 가진 외독소(이질독소, shiga toxin)가 분리되었으며 이것이 출혈성 대장염과 HUS를 유발한다. 이질균은 점액질의 혈성 설사(건포도 젤리 분변)와 복부 경련 증상이 있는 전형적인 세균성 이질의 원인이 된다. 이 질환은 소아와 노인이나 영양결핍이 있는 사람에서 심한 탈수를 유발하며 사망에 이를 수 있다. 면역능이 정상인 사람에서는 치료하지 않더라도 수주 내에 회복되지만 더 오래 지속될 수도 있다.

그람음성 막대균

이질균 속

Shigella sonnei
- 이질

1 아지트로마이신

1 시프로플록사신

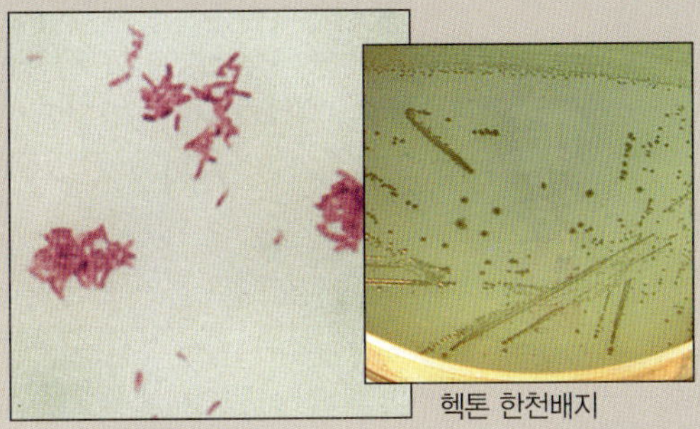

- 비운동성이며 캡슐이 없음
- 젖당 이용 못함
- 대부분 균주가 포도당을 발효시켜 가스 생성 못함
- 헥톤 한천배지와 같은 선택배지에서 자람

그림 12.12
이질균증 요약. 1은 초기선택 약제이다.

C. 검사실 진단

급성 질환이 진행될 때 분변에서 선택 헥톤 한천배지나 장내 병원균에 특이한 배지를 이용하여 분리배양 할 수 있다.

D. 치료 및 예방

항균제(예를 들어 시프로플록사신과 아지트로마이신)는 유병기간과 균의 전파를 줄일 수는 있지만 광범위한 내성균주 때문에 실효성은 확실치 않다(그림 12.12). 물과 음식을 주의하고 위생상태를 개선하는 것이 이질의 감염을 예방에 중요하다. 개발이 진행된 추천 백신은 이질균의 O 항원 다당류로 구성된 접합 백신과 약독화 생백신이 있다.

VI. 비브리오

비브리오(*Vibrio*) 속에 속하는 균들은 작고 구부러져 있으며 막대 모양이다. 비브리오균은 장내세균과(Enterobacteriaceae family)의 균들과 밀접히 연관이 있다. 이 균은 단극성 편모를 가지고 있어 빠른 운동성을 가진다. [주: 운동성이 있는 장내세균의 주모성 편모(peritrichous flagella, 균 표면에 편모가 골고루 분포하고 있음)와 비교된다.] O 항원과 H 항원을 다 가지고 있지만 O 항원만이 유행성 비브리오균의 혈청형을 분류하는 데 유의하라. 비브리오균은 조건무산소균(facultative anaerobe)이다. 많은 비브리오 균주의 성장에는 NaCl이 필요하다. 병원성 비브리오로는 1) 콜레라균(*V. cholerae*), 혈청형 O1은 유행성 콜레라를 유발한다; 2) 비-O1 콜레라균(non-O1 *V. cholerae*) 및 관련 균주, 유사 콜레라와 그 외의 질병을 유발한다; 3) 장염비브리오균(*V. parahaemolyticus*)과 다른 호염성(halophilic) 비브리오균, 위장관염과 그 외의 기관에서 감염을 유발한다.

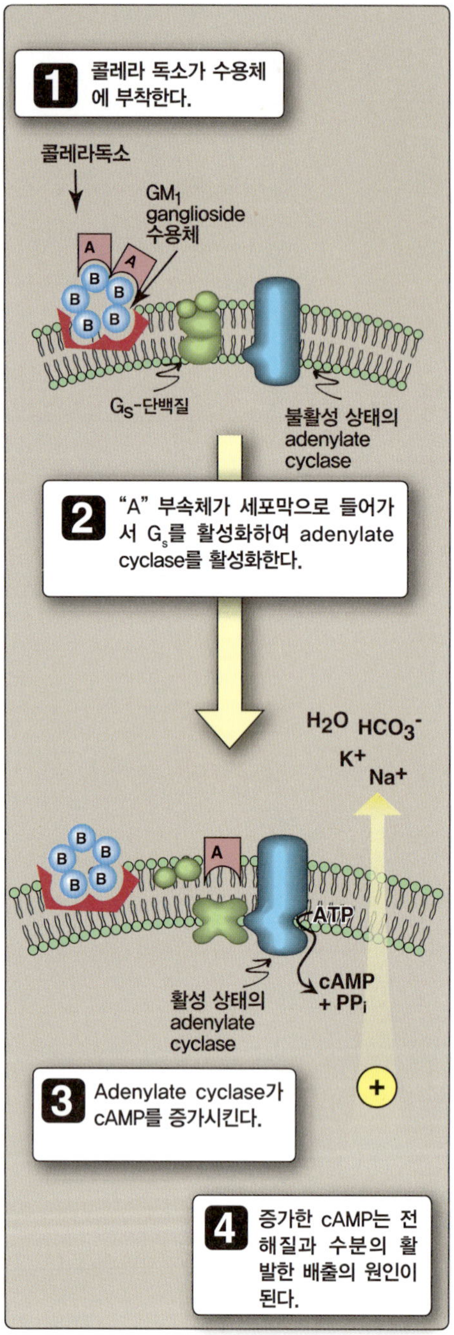

그림 12.13

콜레라 독소의 작용기전. cAMP = cyclic adenosine monophosphate, PP_i = pyrophosphate.

A. 역학

콜레라균은 오염된 물과 음식을 통해서 전파된다. 수인성 환경에서 갑각류, 식물성 플랑크톤, 원생동물의 숙주가 확인되었다. 사람에서는 만성 보균자는 드물다. 콜레라균은 전형적 콜레라균(classic *V. cholerae*)와 El Tor 콜레라균 두 가지로 나눈다. 전형적인 콜레라균과 달리 El Tor 콜레라균은 용혈소를 분비하고 보균자 비율이 높으며 물속에서의 생존기간이 길다. 이 두 콜레라균의 유행은 오염된 물에서 채취한 어패류를 날로 조리하지 않고 섭취하는 것과 관련이 있다. 자연재해(혹은 인재에도) 후에는 콜레라 창궐이 있다. 예를 들어 2010년 아이티의 지진 후에 여러 번의 콜레라 창궐이 있었다.

B. 발병기전

콜레라균은 음식물섭취 후 소장에서 감염된다. 부착소는 균의 집락형성과 병독성을 갖게되는 중요한 인자이다. 위산 무생산증이나 위산이 중화되는 약을 복용하는 경우 비브오균 감염이 훨씬 용이해진다. 이 세균은 침습성이 없으나 Tcp(toxin-coregulated pili)라 불리는 섬모를 발현하여 상피세포에 부착한다. 이 섬모는 체액의 배출을 항진하는 장독소인 콜레라 독소와 같이 발현한다(그림 12.13). 콜레라 독소는 A와 B 소단위로 구성된 여러 단백질로 이루어져 있다. 5개의 이성질체(isomer)로 이루어진 B 소단위는 소장 점막세포 표면의 GM_1 ganglioside 수용체에 부착한다. A 소단위는 A1,2 두 성분으로 나누어지는데 A2는 A1과 B 소단위를 결합하며 A1은 ADP-ribosyl transferase로 세포막결합 G_s 단백질[1]을 ADP-ribosylate시킨다. 변형된 G_s 단백질은 adenylate cyclase의 활성 조절에 관여하여 세포 내의 cAMP의 농도를 올린다. 그 결과로 장관 내로 전해질과 수분의 분비를 촉진시킨다.

C. 임상증상

콜레라 증상이 심할 때에는 신체의 체액과 전해질의 급격한 소실을 동반한다. 수시간에서 수일간의 잠복기를 거친 다음 다량의 쌀뜨물 같은 설사(rice-water stools)가 시작된다. 치료하지 않으면 심한 탈수에 의해서 저혈성 쇼크가 수시간에서 수일 내에 발생하며 치사율은 50%에 이른다. 적절한 치료를 하면 1% 이내로 사망률을 줄일 수 있다. [주: 비-O1 혈청형(non-O1 *V. cholerae*)에 의한 콜레라 증상은 O1 혈청형(*V. cholerae* O1 serotype)에 의한 질환과 구분하기 힘들다. 이 균은 또한 장독소생성 대장균(*enterotoxigenic E. coli*)과 증상과 유사한 경증의 질환을 유발하기도 한다.] 콜레라가 의심되는 환자는 수시간 내에 탈수로 사망할 수 있으므로 실험실 검사를 하기 전부터 치료를 해야 한다.

D. 실험실 진단

콜레라는 혈액한천배지와 MacConkey 한천배지에서 자란다. 선택배지

INFO LINK [1]G_s 단백의 작용기전을 알기 위해 **리핀코트의 그림으로 보는 생화학** 8장을 참조.

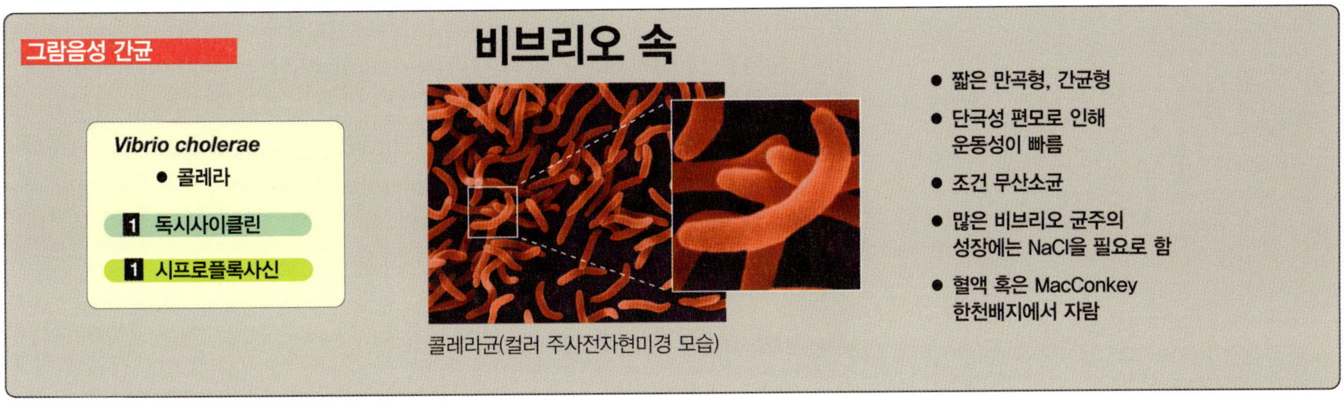

그림 12.14
비브리오증 요약. **1**은 초기선택 약제이다.

로 thiosulfate-citrate-bile salts-sucrose (TCBS)배지가 있다. 이 세균은 oxidase 검사 양성이며 *V. cholerae*로 확진하기 위해서는 생물학적인 검사를 추가로 더 해야 한다.

E. 치료 및 예방

수액과 전해질 공급은 쇼크를 예방하기 위해서 중요하며 실험실 검사와 상관없이 진행한다. 항균제(doxycycline이 일차선택 항균제이다) 치료는 설사의 기간과 세균 배출 기간을 줄여준다(그림 12.14). 예방은 일차적으로 물과 음식이 분변에 오염되지 않도록 한다. 음식의 적절한 조리는 질병의 확산을 막아준다. 약간의 예방효과가 있는 백신은 여러 나라에서 사용되지만 미국은 아니다.

F. 장염비브리오균(Vibrio parahaemolyticus)과 그 외의 호염성 비콜레라 비브리오균

이 균은 염분(NaCl) 농도가 정상보다 높아야 하며 10% NaCl에서도 증식한다. 이 균들은 연안의 바닷물에 존재한다. 장염비브리오균(*Vibrio parahaemolyticus*)은 조개나 갑각류와 같은 해산물이 오염되었거나 적절히 조리하지 않았을 경우 창궐하는 위장관 질환과 관련되어 있다. 대부분 자연치유과정을 거치며 항균체 치료로 질병 양상을 바꾸지는 못한다. 사람과 포유류에서의 보균원은 확인되지 않았다. 그 외의 호염성 비콜레라 비브리오균은 감염된 해산물을 통하여 연부조직의 감염이나 균혈증을 유발한다. 연부조직 감염은 tetracycline이나 cefotaxime와 같은 항균제로 치료하는 것이 중요하며 외과적 배농이나 절제술이 필요하다. 특히 *Vibrio vulnificus*에 의한 균혈증은 치사율이 높다.

VII. 예르시니아

*Yersinia*균속에는 인체에 질병을 유발하는 세 가지 세균주가 있다. *Y. enteroolitica*와 *Y. pseudotuberculosis*는 위장관에서 질병을 유발하는 병원

균으로 이 장에서 설명하며, *Y. pestis*는 페스트를 유발하는 원인균으로 13장에서 논의될 것이다(143쪽 참조). *Y. enteroolitica*와 *Y. pseudotuberculosis*는 25°C에서는 운동성을 가지지만 37°C에서는 가지지 않는다. 다양한 혈청형이 존재하며 *Y. pestis*와 같이 제3분비계와 Yop 단백질은 백혈구 탐식을 억제하는 병원성 인자이다. 대부분의 병원성 Enterobacteriaceae와 달리 *Yersinia* 균은 상온과 37°C에서 잘 자란다. 대부분의 혈청형은 젖당을 사용하지 못한다(Lac$^-$).

A. 발병기전과 임상증상

감염은 주로 애완동물이나 도살장 및 살코기(주로 돼지)가 오염될 경우 음식을 통하여 이루어진다. *Y. enteroolitica*는 미국에서 드물게 장관염을 유발하며 *Y. pseudotuberculosis*는 더 드물다. 감염으로 인하여 회장 말단의 괘양과 Peyer's patch의 괴사 및 장간막 림프절의 비대를 유발한다. *Yersinia*균에 의해 유발된 장관염은 열과 복통 및 설사를 유발한다. 우측 하복부의 통증과 혈중 백혈구의 증가가 동반할 경우 임상적으로 맹장염과 구분하기 어렵다. 증상은 1~3주 사이에 완화된다. 동반질환으로 활동성 관절염과 결정성홍반이 있다. 또한 드물게 삼출성 인후염과 면역이 약화된 경우 폐혈증을 유발한다.

B. 실험실 진단

*Yersinia*균은 MacConkey 한천배지나 cefsulodin-irgasan-novobiocin (CIN, *Yersinia*균의 선택배지) 한천배지에서 배양한다. 동정은 생화학적 검사를 기초로 한다. 배양결과가 나오지 않을 때 항-Yersinia 항체를 이용한 혈청학적 검사를 사용하여 진단한다.

C. 치료 및 예방

감염을 줄이고 확산을 막는 것은 오염된 고기를 적절히 다루고 처리하는데 달려 있다. 항균제 치료(예를 들어 ciprofloxacin 또는 trimethoprim-

그람음성 간균

예르시니아 속

Yersinia enterocolitica
- 장관염
- 폐혈증

1 시프로플록사신

1 트리메토프림/셀파메톡사졸

[1] 전신감염시 항생제 치료 필수적임.

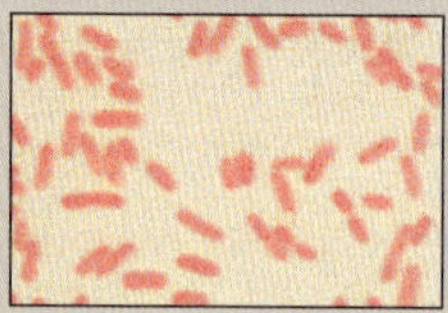

*Yersinia enterocolitica*의 그람염색

- 운동성
- 캡슐 없음
- 오염된 물, 음식 또는 저온살균하지 않은 우유에서 발견됨

그림 12.15

*Yersinia enteroolitica*증 요약. 1은 초기선택 약제이다.

sulfamethoxazole)는 전신질환(패혈증)의 치료에 유효하지만 장관염의 치료에는 효과가 확실하지 않다(그림 12.15).

VIII. 헬리코박터

*Helicobacter*균속은 만곡형 또는 나선형의 세균이다(그림 12.17). 이 균은 다극형 편모를 갖고 있어서 빠르고 나선형의 운동성을 보여준다. 위염균은 사람에게 특이성이 있으며 미세산소균으로 urease를 생성한다. 이 균은 급성 위염 및 위, 십이지장 궤양을 유발한다. *H. pylori*(그 외의 *Helicobacter* 균주를 포함하여)균은 강산성이어서 세균증식이 억제되어 있는 환경인 위점막에서 증식할 수 있는 특성을 가지고 있다. *H. pylori* 감염은 전세계에 걸쳐 분포하고 있다.

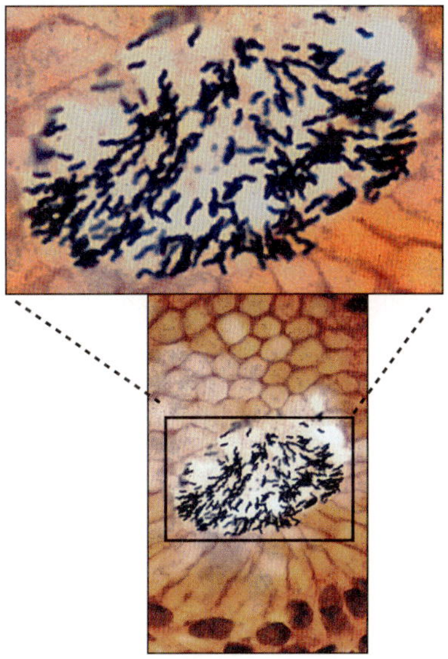

그림 12.16
위샘의 *Helicobacter pylori*

A. 발병기전

*H. pylori*의 전파는 사람과 사람 간의 접촉에서 이루어지는 것으로 생각되며 음식과 물에서는 검출되지 않기 때문이다. 치료하지 않으면 감염은 일생에 걸쳐 만성적으로 진행된다. 위염균은 위의 위점막세포에서 증식하며 십이지장과 식도에도 전파가 되지만 소장에는 자라지 않는다. 이 세균은 상피세포를 덮고 있는 점액층에서 자라 점막의 만성 염증을 유발한다(그림 12.17). 비록 이 균이 침습적이지는 않아도 염증세포를 모으고 활성화시킨다. 요소분해효소를 분비하는 *H. pylori*는 암모니아 이온을 유리하여 위에서 분비되는 산을 중화시키며 세균의 증식에 유리한 조건을 만든다. 암모니아는 위에 직접적으로 손상을 주기도 하며 *H. pylori*에서 만들어진 세포독소의 효과를 강화시킨다.

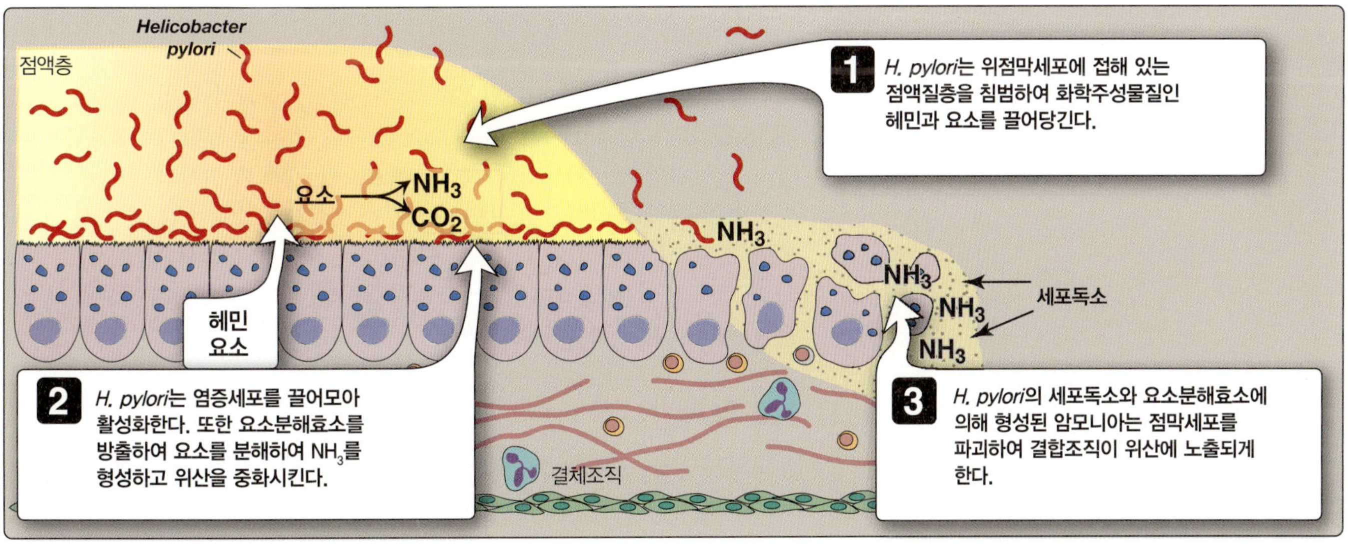

그림 12.17
Helicobacter pylori 감염에 의한 위궤양 발생기전

그람음성 간균

헬리코박터 속

Helicobacter pylori

- 급성위염[1]

1 아목시실린
1 클라리트로마이신
1 프로톤 펌프 억제제

[1]여러 다중약물치료법이 *H. pylori* 박멸에 효과적임이 입증되었음.

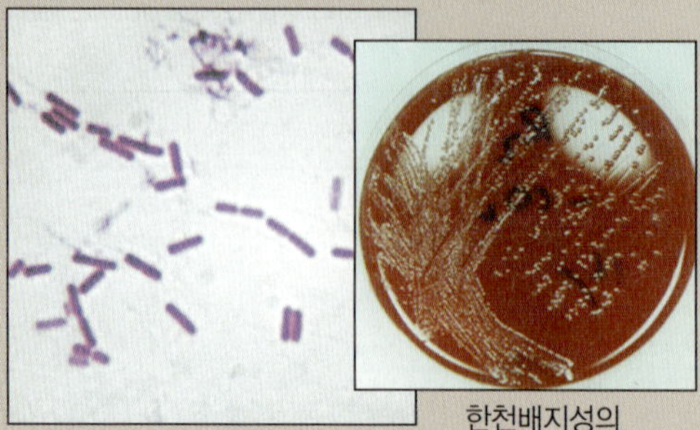

위염균
(주: 신선 배양시 종종 그람양성을 나타냄)

한천배지성의
위염균 콜로니

- 만곡형 또는 나선형 간균
- 다극성 편모로 인해 빠르고 나선형의 운동성을 보임
- 요소분해효소 양성
- 항생제가 포함된 선택배지에서 자람

그림 12.18
헬리코박터증 요약. **1**은 초기선택 약제이다.

B. 임상증상

*H. pylori*에 감염 초기에는 급성 위염을 유발하며 때때로 일주일간 지속되는 설사를 동반한다. 감염은 대부분 상복부의 불쾌감을 동반하는 위점막 표층부의 광범위하고 만성적인 위염으로 확산된다. 십이지장 궤양과 위궤양은 *H. pylori* 감염과 상관이 있다. [주: *H. pylori* 감염은 십이지장 궤양 환자의 95% 이상과 위궤양을 유발할 수 있는 아스피린이나 비스테로이드성 항염증제를 사용하지 않는 거의 대부분의 위궤양 환자에서 발견된다.] *H. pylori* 감염은 위암과 위의 B 세포 림프종(mucosa-associated lymphoid tumors, MALTomas)의 발생과 관련이 있는 것으로 생각된다.

C. 실험실 진단

비침습적인 진단 방법으로 혈청학적 진단(*H. pylori*의 혈청 항체에 대한 ELISA, 27쪽 참조)과 요소분해효소 호흡법 검사가 있다. [주: 호흡법은 방사성 동위원소로 활성화된 요소분해효소를 경구 투여한다. *H. pylori*가 환자의 위에서 증식하고 있으면 요소분해효소가 요소를 CO_2(방사성 표지되어 호흡 시 배출됨)와 NH_3로 분해한다.] 침습적인 검사 방법으로는 내시경 검체를 얻는 방법이 있다. 조직학검사와 배양 및 요소분해효소 검사를 이용하여 *H. pylori*를 확인한다.

D. 치료 및 예방

효과적으로 *H. pylori*를 치료하기 위해서는 두 가지 또는 세 가지의 항균제를 병용한다. 비록 *H. pylori*가 여러 항균제에 감수성이 있지만 내성 균주가 생겨난다. 일반적인 처치는 ampicillin 및 clarithromycin과 함께 omeprazole과 같은 양성자 펌프 억제제를 병용한다(그림 12.18)

IX. 다른 장내세균들

장내세균과의 다른 세균들, 예를 들어 *Klebsiella*, *Enterobacter*, *Proteus*와 *Serratia*는 대장에서 정상적으로 검출되는 세균이며 기회감염이나 병원감염을 유발시킬 수 있다. 이 세균들의 항균제 내성이 증가하고 있어서 적절한 항균제 치료를 위해서는 감수성 검사를 시행하여야 한다.

A. Enterobacter

Enterobacter 세균들은 운동성이 있으며 젖당을 사용할 수 있다(Lac^+). 이 균이 사람에게 일차적인 질병을 유발하는 것은 드물지만 항균제 치료를 받거나 카테터를 착용하고 있거나 침습적인 치료를 받고 있는 입원환자에서 종종 증식한다. 이 세균은 화상부위와 상처부위 및 호흡기도(폐렴을 유발한다)와 요관에서 감염을 유발할 수 있다.

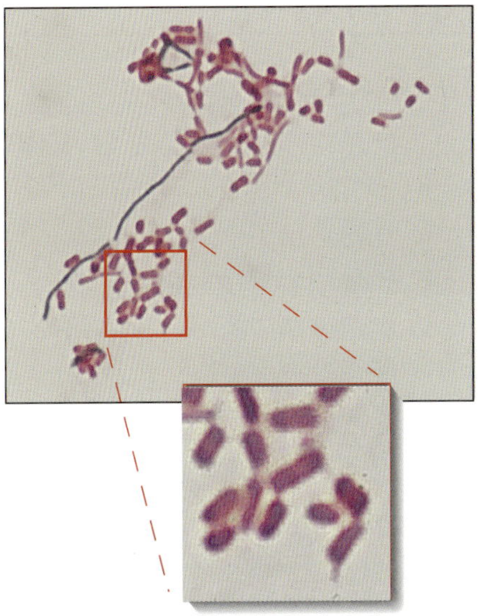

그림 12.19
확대구간은 막대형 *Klebsiella pneumoniae* 모습

B. Klebsiella

Klebsiella는 크고 운동성이 없으며 캡슐이 잘 발달되어 있는 막대균이다(그림 12.19). 이 균은 젖당을 이용할 수 있다(Lac^+). *K. pneumonia*와 *K. oxytoca*는 알코올중독 환자와 당뇨환자 및 만성 폐쇄성 폐질환(chronic obstructive pulmonary disease) 환자에서 괴사성 대엽성 폐렴(necrotizing lobar pneumonia)을 유발한다. *K. pneumonia*는 또한 입원환자에서 요로감염과 균혈증을 유발한다. 이전에 *Calymmatobacterium granulomatis*로 명명한 균이 염기서열 분석을 토대로 *Klebsiella granulomatis*로 재분류하였다. *K. granulomatis*는 서혜부육하종(donovanosis 또는 granuloma inguinale)을 유발하며 미국에는 드물지만 아프리카, 인도, 남아메리카, 오스트리아에는 풍토병이다. 이 질환은 오랜 잠복기를 거쳐 피하조직의 결절을 형성하여 하나나 여러 개의 토증이 없는 육아종병변을 만든다. 병변의 경계에서 얻은 시료를 염색하여 그람음성 간균을 단핵세포에서 확인할 수 있다.

C. Serratia

*Serratia*는 운동성이 있으며 젖당을 천천히 이용한다. 가장 일반적인 *Serratia* 감염균은 *S. marcescenes*이다. *Serratia*는 입원환자에서 하기도 감염 및 요도감염과 같은 위장관 외 감염을 유발한다.

D. Proteus, Providencia 및 Morganella

이 균들은 요도감염과 위장관외 감염을 유발한다. *Proteus* 균은 합병증을 유발하지 않는 병원 요도감염의 원인이 된다. 다른 위장관 외 감염으로 상처감염, 폐렴 및 혈균증이 면역저하환자에서 발생한다. *Proteus* 세균은 요소를 가수분해하여 암모니아를 만드는 요소분해효소를 생성한다. 그 결과로 세균주위를 알칼리화시켜 마그네슘과 인산의 불용성 인산화를 유도하여 결석의 응결을 유도한다.

학습 문제

정답을 하나 고르시오.

12.1 건강했던 아이가 혈성 설사를 한 가검물에서 Lac$^+$, 포도당 발효, 그람음성 막대균이 검출되었다. 가장 가능성 있는 균은?

A. *Shigella sonnei*
B. *Pseudomonas aeruginosa*
C. *Escherichia coli*
D. *Salmonella enterica*
E. *Helicobacter pylori*

정답 = C. *Escherichia coli*는 Lac$^+$이고 장침습성 균주는 유사이질 증상이 특징적이다. *Shigella*는 혈성 설사(dysentery)가 특징적이나 Lac$^-$이다. *Pseudomonas aeruginosa*는 면역약화 환자에 주로 감염되며 Lac$^-$이다. *Salmonella* 또한 Lac$^-$이다. *Helicobacter pylori*는 위염을 유발한다.

12.2 심장 관상동맥 우회술 수술을 받고 회복한 나이든 남성에서 폐렴이 발생하였다. 객담검사 결과 그람음성 막대균이 나왔고 녹색 침착물을 형성하였으나 탄수화물을 발효하지는 않았다. 가장 가능성 있는 균은?

A. *Klebsiella pneumoniae*
B. *Serratia species*
C. *Proteus species*
D. *Enterobacter species*
E. *Pseudomonas aeruginosa*

정답 = E. 다섯 균 모두 면역약화 환자에게 기회감염을 유발한다. 하지만 처음 네 가지는 장내세균(Enterobacteriaceae)에 속하며 탄수화물을 사용한다. 또한 *Serritia*는 빨간 색소를 형성하지만 녹색 색소를 형성하지 않는다. *Pseudomonas aeruginosa*는 절대 산소성 균으로 호흡 경로(respiratory pathway)를 사용한다. 녹색 피오시아닌(pyocyanin) 색소를 형성한다.

12.3 알코올중독인 나이든 남성에서 심한 괴사성 대엽성 폐렴이 발생하였다. 원인균은 Lac$^+$이고 두터운 협막이 있었다. 가장 가능성 있는 균은?

A. *Klebsiella pneumoniae*
B. *Serratia species*
C. *Yersinia pseudotuberculosis*
D. *Pseudomonas aeruginosa*
E. *Camphylobacter fetus*

정답 = A. 괴사성 폐렴이 알코올중독 환자에 있는 경우 *Klebsiella pneumoniae*를 의심하며 실험실 검사(Lac$^+$와 두터운 협막)도 일치한다. 비록 *Serritia*가 면역약화 환자에게 폐렴을 유발할 수 있으나 괴사가 특징적이지는 않다. 또한 락토오스를 천천히 발효하며 두터운 협막을 갖고 있지 않다. *Yersinia pseudotuberculosis*는 Lac$^-$이며 폐렴을 거의 유발하지 않는다. *Pseudomonas aeruginosa*는 면역약화 환자에게 폐렴을 유발할 수 있으나 lactose를 사용하지 않는다. *Camphylobacter fetus*는 균혈증과 파종성 감염의 원인이 된다.

12.4 젊은 남성이 멕시코로 배낭여행을 다녀온 후 고열과 복통 및 수양성 설사가 있었다. 혈액을 채취하여 MacConkey 한천배지에서 공기에 노출하며 37도로 배양하였다. 배양균은 그람음성 막대균으로 이질 및 유사이질 독소를 형성하지 않았다. 이 환자의 원인균으로 의심되는 것은?

A. 장출혈성 *Escherichia coli*
B. *Shigella dysenteriae*
C. *Salmonella typhi*
D. *Helicobacter pylori*
E. *Campylobacter jejuni*

정답 = C. 이 환자는 *Salmonella enteric serovar typhi*에 의한 장열(typhoid fever)이다. 장출혈성 *Escherichia coli*이나 *Shigella dysenteriae*는 이질 및 유사이질 독소를 형성하나 이 환자에게서 검출되지 않았다. *Helicobacter pylori*와 *Campylobacter jejuni*는 곡선형 세균이며 이 환자 감염균의 세균 모양과 일치하지 않는다. 또한 *H. pylori*와 *C. jejuni*는 MacConkey 한천배지와 같은 통상적인 배양으로 증식하지 않는다.

기타 그람음성 알균

13

I. 개요

이번 장에서 다루는 그람음성 알균들은 서로 유사한 과(family)는 아니지만 두 가지 중요한 특성, 즉 구조와 생리학적 면에서 공유한다. 첫째, 모든 그람음성 세포막은 지질다당질(lipopolysaccharide, LPS)과 같은 독성인자를 가지고 있다. 둘째, 산소가 있는 곳에서 자라 산소가 분압이 높은 곳에서 감염이 일어난다(예, 폐나 생명에 필요한 조직). 이에 관련된 미생물은 다음과 같다. 1) 특히, 호흡기에 존재하여 증상을 나타내는 균(헤모필루스, 보르데텔라, 레지오넬라), 2) 기회감염을 일으키는 병원균(녹농균), 그리고 3) 동물들에게 해를 끼치는 병원균(브루셀라, 프란시셀라와 파스퇴렐라)이 이에 속한다. 또한 페스트균(*Yersinia pestis*)은 장내세균과로 분류되지만(12장), 비위장관 그람음성 알균으로 이번 장에 포함시켰다. 바르토넬라(*Bartonella*)는 보통 그람음성 알균으로 참호열과 고양이 발톱병증의 원인균이다, 이번 장에서 다루게 될 미생물은 그림 13.1.에서 보는 것과 같다.

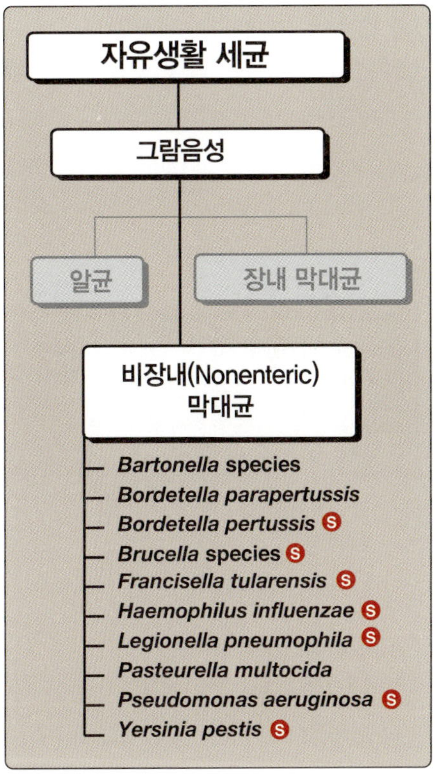

그림 13.1
기타 그람음성 막대균의 분류(333, 334, 340, 342, 346, 353쪽 참조)

II. 헤모필루스

헤모필루스속 중 주요 인체 병원체인 인플루엔자균(*Haemophilus influenzae*)은 다형태성으로 긴 알막대균 또는 가는 실모양으로 보인다. 인플루엔자균은 협막(총 6개의 다른 협막들이 발견되었다)을 형성하거나 아예 협막을 형성하지 않을 수도 있다(그림 13.2). 또한 협막은 주요 병원성인자이다. 침습성 인플루엔자균 감염은 폴리리보스 인산염(polyribose phosphate)으로 만들어진 협막 b형(capsular type b, Hib)와 관계가 있으며. B형 인플루엔자균(Hib)은 특히 어린아이들에게 병을 유발하는 중요한 균이지만, 어른들에게는 해를 끼칠 수 있는 병균이다. 형을 확인할 수 없는 비협막 균주들도 중증을 유발하며, 만성 폐질환 환자들에게 폐렴의 주요 원인균이다.

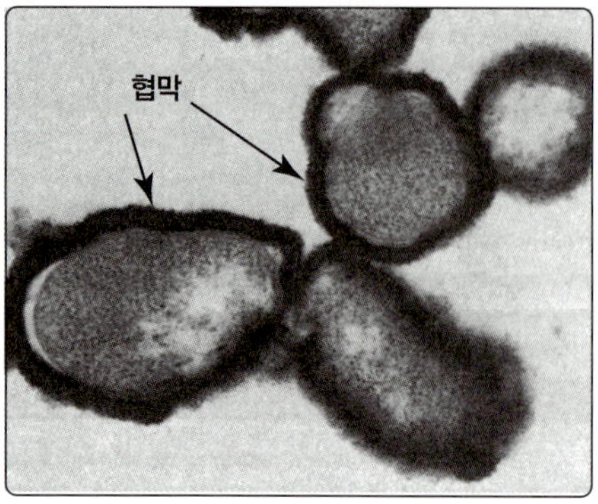

그림 13.2
인플루엔자균의 두꺼운 협막(전자현미경 형태)

A. 역학

인플루엔자균(*H. influenzae*)은 인간 상기도에 정상적으로 머무르며 또 결막과 생식기관에 집락을 이룰 수 있다. 사람은 자연숙주이며, 출생후 바로 집락을 이루며, 비협막 인플루엔자균과 혈청형 b가 가장 흔한 원인이다. 인플루엔자증은 대부분 산발적으로 일어난다.

B. 발병기전

인플루엔자균(*H. influenzae*)은 호흡 방울(비말)로 인해 전염되고 있다. 미생물에서 생산되는 lgA 프로테아제가 lgA 분비물을 감소시킴으로, 상기도의 점막에 감염이 진행된다. 여기서 인플루엔자균은 혈류를 타고 다른 곳들로 이동할 수 있게 된다. 인플루엔자균이 일으키는 감염을 둘로 나눌 수 있다(그림 13.3). 첫째, 이런 균들이 기도 안에 전파되어 중이염(otitis media), 부비동염(sinusitis), 후두개염(epiglottises)과 기관지폐렴(bronchopneumonia)의 병을 일으킨다. 둘째, 수막염(meningitis), 패혈성 관절염(septic arthritis), 봉와직염(cellulitis) 등은 균이 혈류로 침입하며 발생하며, 인플루엔자균은 해당 부위와 체내 다른 부위에 감염된다.

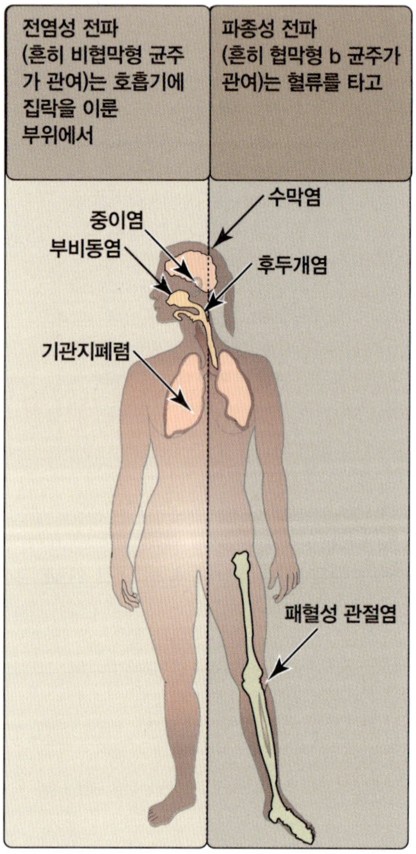

그림 13.3
인플루엔자균 감염

C. 임상적 중요성

인플루엔자균은 유아와 소아들에게 발생하는 세균성 수막염(bacterial meningitis)의 주요원인이며, 중이염을 자주 동반한다. 인플루엔자균 항혈청 b에 대한 백신으로 인해 감염은 많이 줄었다(그림 13.4). 임상적으로, 인플루엔자균 수막염은 화농성 수막염과 구별 할 수 없고, 점진적 혹은 급성으로 발병이 가능하다. 인플루엔자균 수막염은 치료받지 않으면 사망률이 높으며, 적절한 치료 시 5%로 준다. 생존자들은 영구적인 신경학적 손상, 특히 청각을 잃을 수 있다.

D. 실험실 동정

정확한 진단을 위해서는 미생물을 동정해야 한다[예: 초콜릿한천배지(chocolate agar)에서 배양]. 인플루엔자균은 천천히 자라며 헤민, X인자, 니코틴아마이드 아데닌 디뉴클레오티드, V 인자 등의 성장인자를 더해야 자란다. 인플루엔자균은 혈액이나 맥콩키 한천배지에서는 자라지 않고, 초콜릿 한천배지처럼 용해된 적혈구에서 나온 위의 성장인자들이 있어야 자란다. 무균지역인 혈액, 뇌척수액(cerebrospinal fluid, CFS)과 활액과 같은 가검물을 분리하여 배양하고, 반면에 인두에서 분리하여 배양하는 것은 꼭 필요치 않다. 급성 b형 감염이 급격한 진행이 우려되어 신속하게 진단해야 한다. 수막염일 경우, 주로 뇌척수액(CSF)의 그람염색에서 그람음성의 다형태성(여러 모양의)의 막대균을 나타낸다(그림 13.5). b형 협막은 곧 바로 뇌척수액 안에서 협막 팽창 반응(quellung, 26쪽 참조)이나 면역형광염색으로(28쪽 참조) 증명할 수 있다. 협막항원은 뇌척수액이나 다른 체액들에서 탐지할 수 있으며, 라텍스응집시험(latex agglutination), 면역전기영동, 엘리자 및 방사선면역측정법(radioimmune assay)과 같은 면역검사를 이용한다.

E. 치료

침습성 인플루엔자균 감염이 의심되면 배양할 적절한 검체를 얻으면서 바로 걸맞은 항생제를 예로 세포트리악손이나 세포탁심과 같은 제3세대 세팔로스포린을 투여해야 한다(그림 13.5). 인플루엔자균 치료에 사용되는 항생제에 내성 균이 생길 수 있어 항생제 감수성 검사가 필요하다(예, 베타-락탐분해효소 매개 암피실린 내성 균주). 부비동염, 중이염과 상기도에 발생하는 감염은 트리메토프림-설파메톡사졸(trimethoprim-sulfamethoxazole)이나 클라부라네이트(clavulanate)를 첨가한 암피실린(ampicillin)으로 치료가 가능하다.

F. 예방

인플루엔자균 혈청형 b에 대한 능동면역은 질병 예방에 효과적이며, 호흡기관(구인두)에 사는 인플루엔자균 혈청형 b의 보균을 줄인다(그림 13.4). 인플루엔자균 항혈청 b에 의한 감염을 예방하기 위하여 현재 2세 미만 유아들에게 PRP 백신이 사용되며, 이것은 협막 탄수화물과 결합된 운반단백질복합체로 되어 있다(35쪽). 예방제로 사용되는 리팜핀(rifampin)은 인플루엔자균에 감염된 환자들과 접촉하는 사람에게 투여되며, 특히 고위험군 환자에게 사용된다(예, 인플루엔자균 뇌막염).

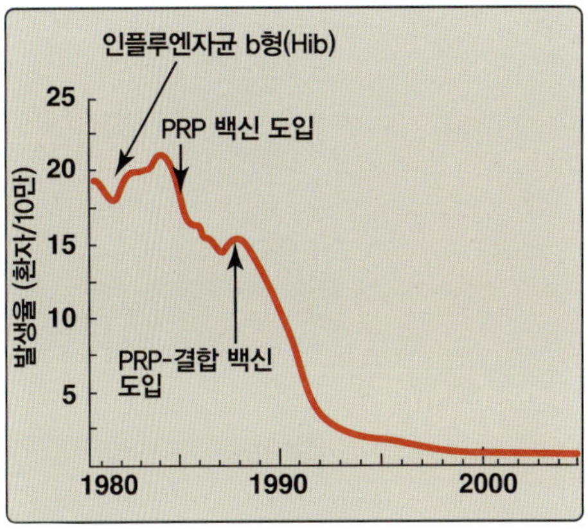

그림 13.4
미국 내 소아인구에서 인플루엔자균 b형 수막염의 발생수. PRP = 폴리리보스 인산

그림음성 막대균

헤모필루스균종

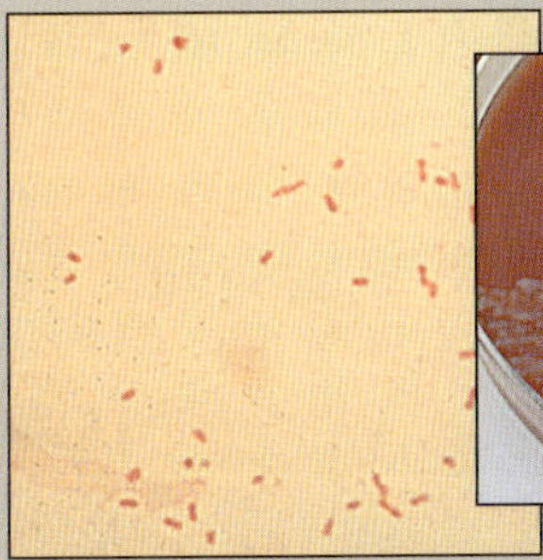
인플루엔자균의 그람염색

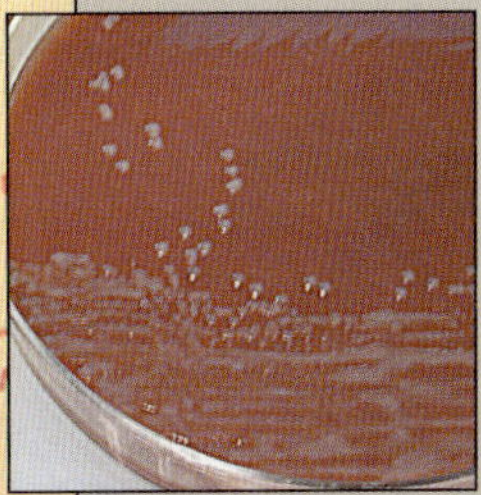
초콜릿 한천배지에서 인플루엔자균 집락

- 모양의 다양성(알막대에서 길고 가는 실모양)
- 절대 기생균(성장인자로 헤민과 NAD⁺가 필요)
- 헤민과 NAD⁺가 든 초콜릿 한천 배지에서 배양됨

인플루엔자균

- 중이염
- 부비동염
- 폐렴
- 세균성 수막염
- 후두개염
- 패혈성 관절염

1 암피실린/클라부라네이트[1]
1 세포탁심[2]
1 세프트리악손[2]
2 트리메토프림-설파메톡사졸[3]

[1]생명에 지장없는 질환
[2]수막염, 후두개염 및 생명에 지장있는 질환
[3]호흡기 감염 및 이염: 수막염은 아님

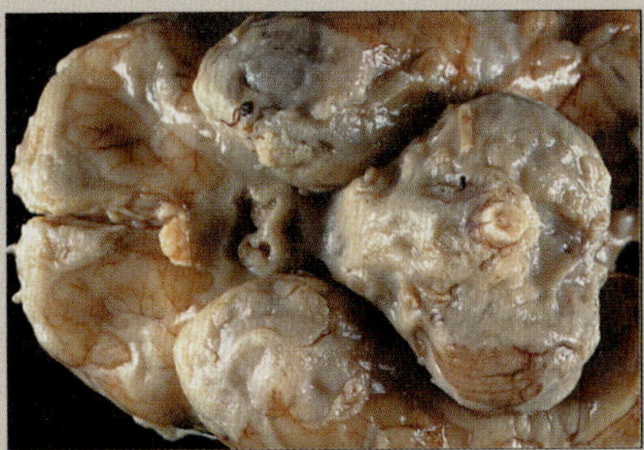
세균성 수막염 환자의 육안소견. 뇌 기저부에 화농성 삼출물로 많이 덮여 있음.

그림 13.5
헤모필루스 질병의 요약. 1 일차 약, 2 대체 약. NAD = 니코틴아미드 아데닌 이인산

III. 보르데텔라

백일해균(*Bordetella pertussis*)과 파라백일해균(*B. parapertussis*)은 보르데텔라속의 인간 병원체이다. 백일해균은 백일해(pertussis)의 원인균이고, 파라백일해균은은 백일해와 비슷한 병의 원인균이다. 백일해는 전염성이 높으며 세계적으로 사망률이 높다(매년 5,100만 명의 환자가 발견되며, 60만 명이 죽는다). 보르데텔라속은 산소균이며, 하나 또는 쌍으로 자라며 작은 협막을 지닌 알막대균(coccobacilli)이다. "응집원"이라는 세포표면 분자를 기준으로 혈청형을 결정할 수 있다.

A. 역학

보르데텔라균의 주요한 전염 경로는 기침하며 나온 작은 물방울(비말)을 통한 전파이다. 그러나 이 균은 기도를 벗어나면 오래 살아 있지 못한다. 연령별 백일해의 발생률은 매우 다양하며 발생 지역에 소아들에게는 능동면역 시행에 따라 발병률의 차이가 난다. 백신으로 능동면역을 시행하지 않았을 때 어린 유아들(1세부터 5세까지)에게서 가장 흔한 질환이다. 가족 내 청소년과 어른들은 면역이 사라져 어린이에 백일해를 퍼뜨리는 병원소(보유숙주)가 된다.

B. 발병기전

백일해균(*B. pertussis*)은 상기도 섬모상피세포(ciliated epithelium)에 잘

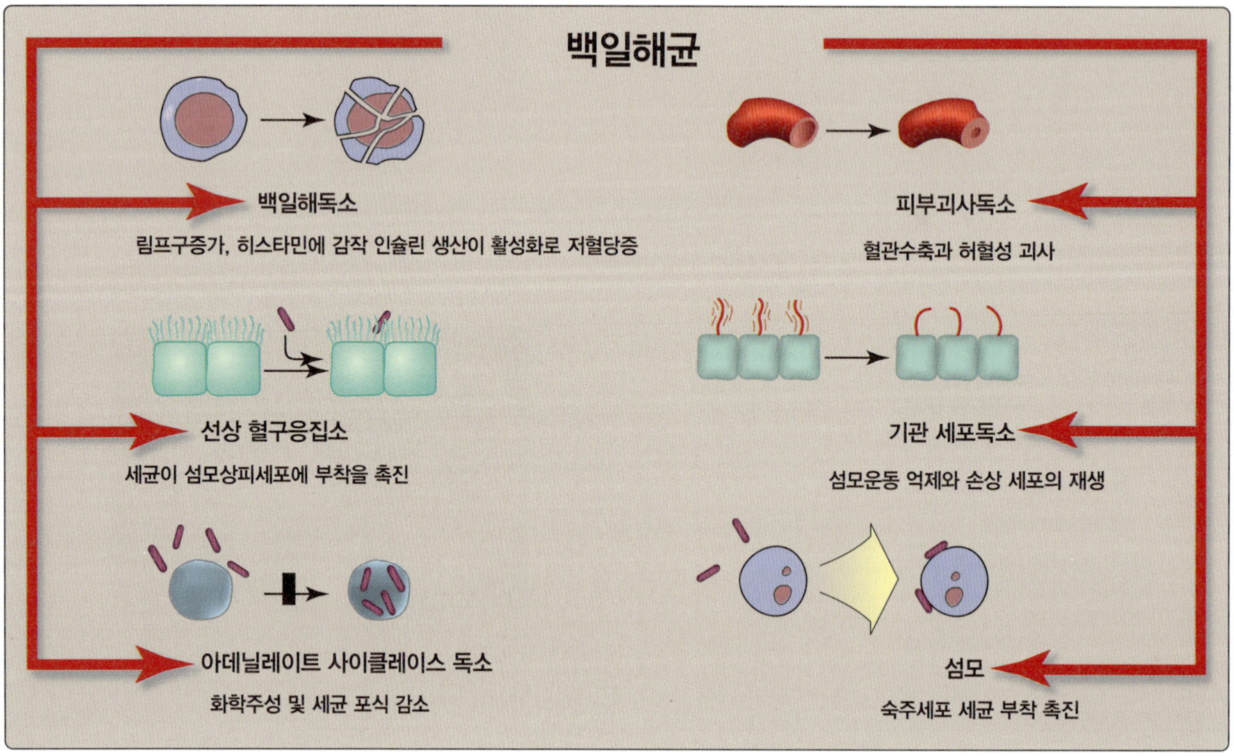

그림 13.6
백일해균 독소와 병원성 인자

붙는다(그림 13.9). 그곳에서 세균은 여러 독소와 다른 병원성인자를 분비하여 섬모운동을 억제하여, 결국 이들 세포를 죽인다(그림 13.6).

C. 임상적 중요성

백일해(pertussis)의 잠복기는 1주에서 3주 정도 걸린다(그림 13.7). 백일해는 카타르기와 발작기의 2가지의 단계로 구분된다.

1. **카타르기(Catarrhal phase):** 이 단계는 비특이적인 증상, 즉 콧물, 결막 감염[충혈(hyperemia/bloodshot)], 불쾌감이나 경미한 발열로 시작되어 급격히 진행하여 마른 기침도 일으킨다.

2. **발작기(Paroxysmal phase):** 기침이 악화되면서 발작기 단계가 시작된다. 백일해라는 용어는 환자가 기침을 하게 되면서 급하게 숨을 들이쉴 때 나오는 “whoop” 소리에서 유래한다. 다량의 점액이 만들어지며, 백일해는 청색증 및 구토까지 진행될 수 있다. 백일해균은 일반적으로 백혈구증가증(leukocytosis)을 일으키는데, 이때 백혈구가 50,000 세포수/μL를 넘으면서(정상 = 4,500~11,000 세포/μL) 림프구가 확실히 많아진다. 발작기 단계를 넘어서면 회복까지는 3주에서 4주 정도가 걸린다. 이 기간 도중, 감염[예, 중이염(otitis media)이나 폐렴(pneumonia)]과 같은 이차 합병증과 중추신경계의 장애[뇌병증(encephalopathy] 이나 간질(seizure)을 일으킬 수 있다. 질병은 일반적으로 유아에게 가장 심하다.

D. 실험실 동정

예비진단은 임상적 근거로 하며 발작기 단계에 전형적인 백일해 징후가 시작시 가능하다. 백일해를 앓고 있는 환자와 접촉으로부터 1주에서 3주 사이에 카타르성 증상을 보일 때 백일해를 의심할 수 있다. 증세가 있는 환자의 코인두 도말에서 선택 영양배지인 보르데-장구(Bordet-Gengou)나 레간-로위(Regan-Lowe) 배지에 백일해균이 자라면 진단이 가능하다. 대체로 이 선택배지는 혈액과 숯을 포함하여 억제물질을 중화하고 흡착하며,

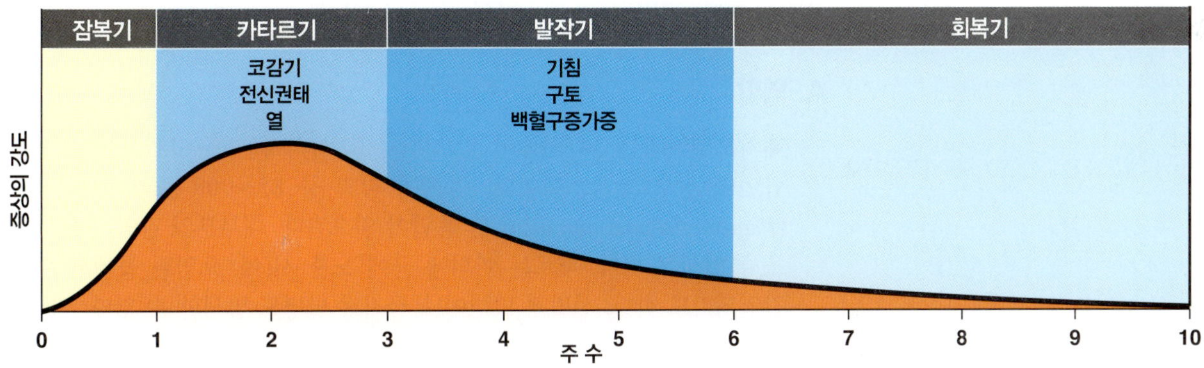

그림 13.7
백일해 임상 양상

항생제도 첨가되어 정상균 무리의 성장을 억제하며, 3~6일 안으로 아주 작은 백일해균 집락을 관찰할 수 있다. 직접형광 항체 검사로 코인두 검체에서 백일해균을 신속하게 진단할 수 있다. 백일해균 항체 탐지를 위한 혈청 검사는 역학조사 시 우선 사용된다.

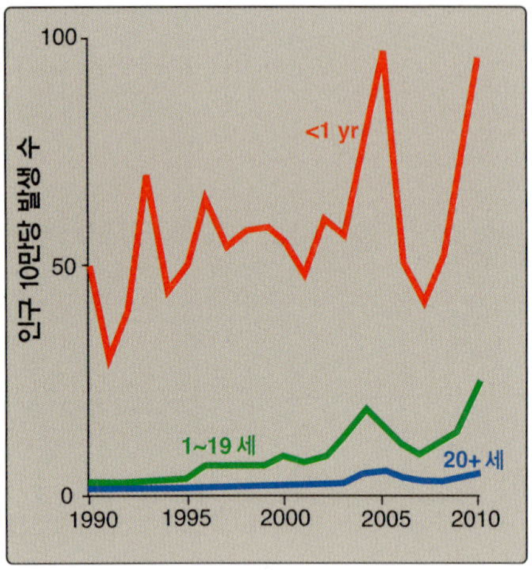

그림 13.8
미국내 연령별 백일해 발병 수

E. 치료

백일해균(*B. pertussis*)의 감염 시 일차선택약(drug of choice)은 에리트로마이신(erythromycin)이다. 이것은 화학요법과 화학예방요법 때도 쓰인다(그림 13.9). 에리트로마이신(erythromycin)으로 치료가 되지 않을 시에는 트리메토프림-설파메톡사졸(trimethoprim-sulfamethoxazole)으로 대체한다. 환자가 가장 전염성이 높을 때는 카타르기며 기침 개시 2주간이다. 이때 치료해야 가족내 감염이 차단된다.

F. 예방

백일해 백신은 백일해 발생률을 낮추는 데 매우 효과가 있다. 백신 성분에는 백일해균에서 뽑은 단백질과 디프테리아와 파상풍 변성독소/유독소(toxoid)도 포함된다(38쪽 참조). 생명을 위협하는 백일해(그림 13.8)에 가장 위험한 유아를 보호하기 위해서는 일반적으로 생후 2달째 예방접종을 시행한다. 미국에서는 효과적인 백신의 사용으로 21세기 초에는 발생이 크게 줄었다. 그러나 질병이나 백신에 의한 면역이 지속이 안되어 1950년 이래로 최근 2010년에 다시 창궐하여, 가장 많이 발생하였다. 청소년과 어른, 임산부(3기)에 사용 가능한 백신이 나와 미국에서 발생을 감소시킬 수 있었다.

IV. 레지(기)오넬라

레지오넬라는 주로 기도(respiratory tract) 감염을 일으키는 조건(통성) 세포내 기생세균(facultative intracellular parasites)이다. 본질적으로 이 균은 협막이 없고 비교적 가는 막대 모양이다. 그러나 임상 검체에서 이들은 알막대 모양으로 보인다(그림 13.11). 레지오넬라과에 속한 균들은 호기성이며 배양조건이 까다로워 특히 L-시스테인(cysteine)을 필요로 한다.

A. 역학

레지오넬라과는 34개 종이 있으며 주요 서식지는 흙이나 물이며, 냉각탑이나 상수도 시스템이다. 인간에 감염 중 85~90%는 레지오넬라균(*Legionella pneumophila*) 한 종만이 일으킨다. 대부분의 감염은 분무 균을 흡입시 생기나, 때로는 이외에 균에 노출 시(예, 오염된 물에서 수영) 감염되기도 한다. 산발적 발병이나 국지적 발병도 발생할 수 있다. 지금까

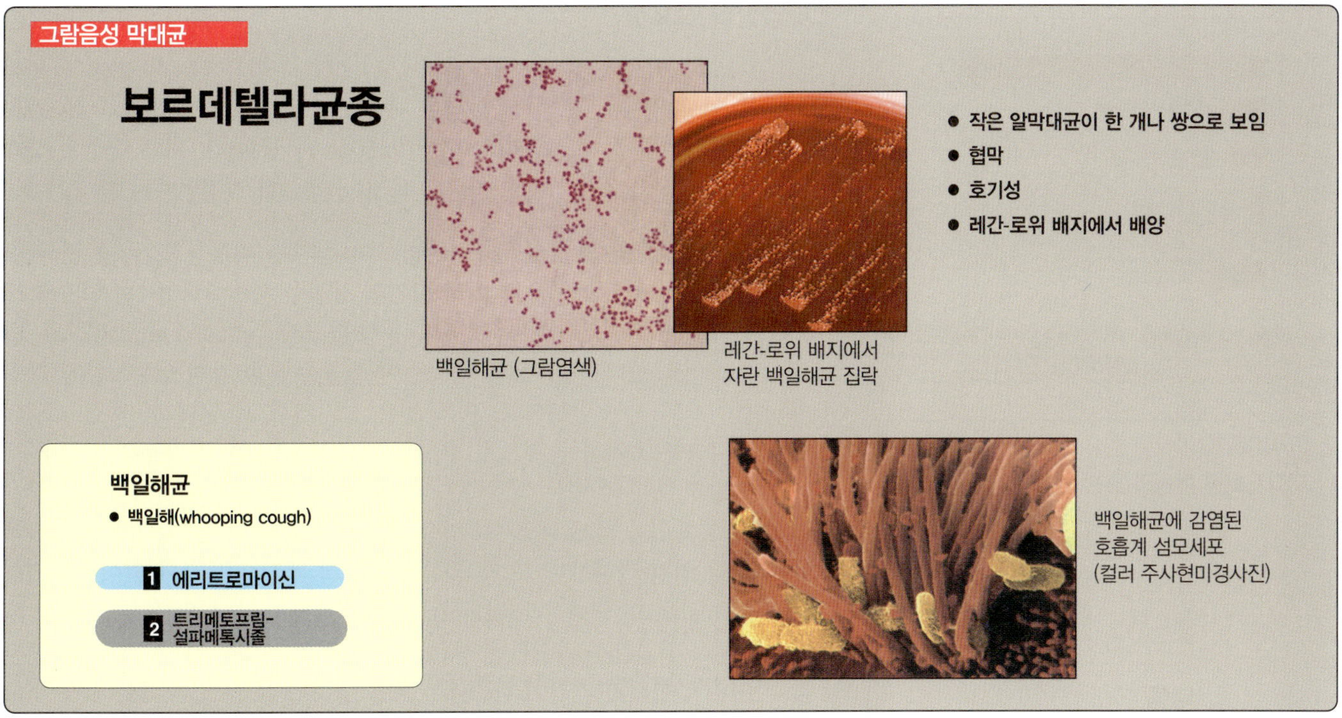

그림 13.9

보르데텔라 질병의 요약. 1 일차약, 2 대체약

지 발병 사례 중 유명한 것은 1976년 미국 재향군인 회의에서 발생한 것인데, 미국에서는 2000년도에서 2009년 동안 세 배나 발생하였다. 레지오넬라라는 이름도 이에 유래된 것이다. 이 균은 염소 내성이 있어 수처리 과정에서도 살아남는다. 사람끼리는 전파되지 않는다. 외부 환경의 아메바 내에서 자라면 핵심 병원성인자를 발현하여 인체 대식세포 감염이 좀 더 잘 된다.

B. 발병기전

이 균은 균이 들어 있는 물을 흡인(aspiration)하거나 오염된 분무/에어로졸(aerosol)을 통해 상기도로 침입한다. 이 균을 제거하지 못하면 폐까지 침입한다. 폐포대식세포(alveolar macrophages)는 침입하는 이 균을 제거하는 데 중요하다. 이 대식세포가 이 균을 포식하나, 이로 생기는 포식소체(phagosome)는 용해소체(lysosome)과 합쳐지지 못한다. 대신 이 균은 이 포식소체 내에서 오히려 보호받으며 증식한다. 이 소체가 터져야 비로소 새로 증식한 균이 나온다.

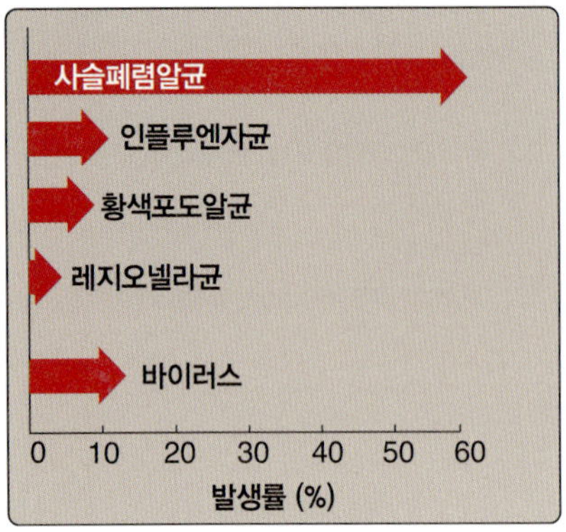

그림 13.10
지역사회형 폐렴의 흔한 원인균

C. 임상적 중요성

레지오넬라균들은 주로 기도 감염을 일으킨다. 여기에는 두 가지 명확히 다른 임상 양상을 보인다. 하나는 레지오넬라병(Legionnaires' disease, LD)이고 다른 하나는 폰티악 열병(Pontiac fever)이다. 비록 숙주의 상태가 임상 양상을 결정하는데 역할을 하지만, 정확한 결정인자는 잘 모른다.

1. **레지오넬라병/증(LD: 재향군인병):** 이 질환은 비정형적, 급성 엽 폐렴(lobar pneumonia)으로 여러 장기에 증상을 동반한다. 이는 산발적 또는 집단적으로 발병(예, 병원내 유행병(nosocomial outbreak)으로 발생하기도 했다)한다. 일반적으로 이 질환은 흔한 감염원에 노출된 개인 중 1~5%에서 발생한다. 이 균들은 성인에서 지역사회형 폐렴 발병의 1~5%를 차지하는 것으로 추산된다(그림 13.10). 사망률은 5~30%로 상당히 높은데 이는 많은 LD 환자들이 폐질환 또는 면역손상과 같은 악화 요인을 함께 가질 수 있음을 나타낸다. 증상은 2~10일간의 잠복기를 거쳐 발생한다. 초기 증상은 비교적 확실한 특징이 없이 열, 권태감(malaise), 근육통(myalgia), 식욕부진(anorexia) 및 두통 등이 발생한다. 이 질환과 관련한 증상의 정도와 범위는 매우 다양하다. 처음에는 아주 간헐적인 기침이 나중에는 호흡 장애가 올 수 있다. 25~50% 정도의 환자는 설사(혈변이 아니라 물똥) 증상을 보이기도 한다. 현기증, 구토 및 신경성 증상도 나타난다. 위험인자로는 고령, 흡연이나 만성 폐질환, 면역 억제(암환자, 신장질환 및 당뇨 환자) 등을 들 수 있다.

2. **폰티악 열(Pontiac fever):** 이는 인플루엔자 증세와 비슷하며 특징적으로 건강한 사람에 감염된다. 흔한 감염원에 노출된 사람 중 감염자는 보통 90% 이상이다. 보통 1주일이면 회복된다. 특이 치료법이 필요없다.

D. 실험실 동정

LD는 임상 증세나 폐의 방사선 소견만 가지고 확진이 어렵다. 이 균은 그람염색이 되나 김자염색에서 잘 볼 수 있다. 확진은 호흡기 분비물에서 균을 배양하는 것이며 배지에 포함되는 성분으로 L-시스테인(cysteine), 철, 그리고 α-케토글루타르산(ketoglutarate)가 풍부한 완충(pH 6.9) 숯 효모 추출물(그림 13.11)을 사용한다. 3~5일이면 집락이 보인다. 효소 면역분석법을 사용한 소변항원검사(Urinary antigen test)도 가능하며 이 방법은 배양법보다 여러모로 장점이 있다. 예를 들어, 양성반응이 항생제 치료 중에도 수일간 지속되어 진단전 미리 항레지오넬라 치료를 받는 환자들에게 유용하다. 나아가 소변항원검사는 몇 시간 내에 결과를 알 수 있는데 반해 배양검사는 3~5일 소요된다. 따라서 항원검사가 음성이라 해서 감염을 배제할 수 없다. LD가 의심되면, 소변항원검사와 호흡기 분비물에 대한 균 배양검사를 모두 실시해야 한다.

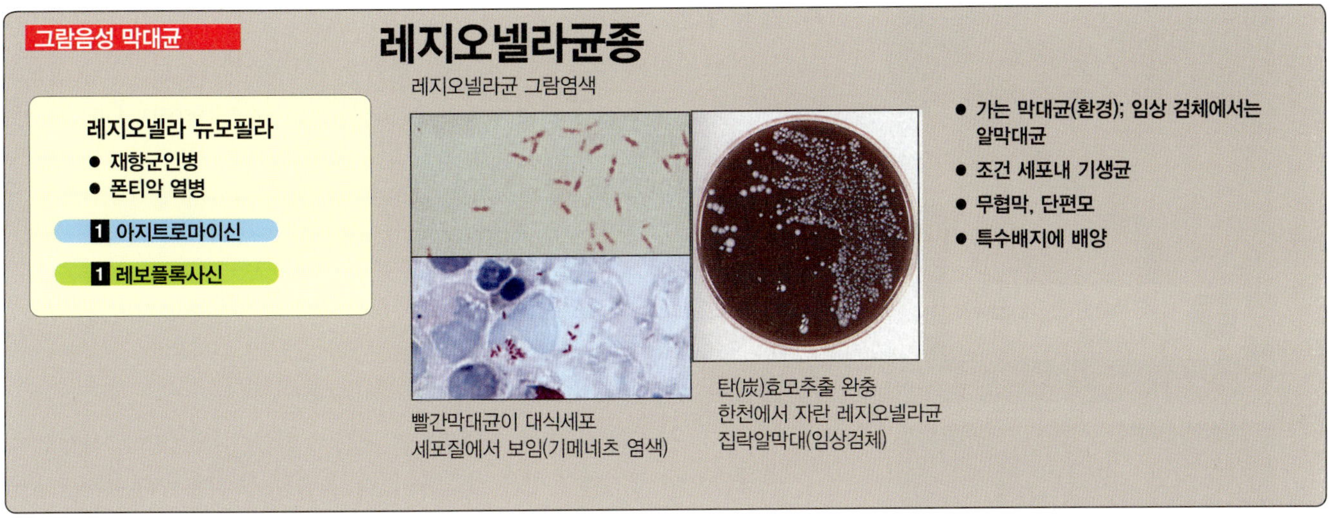

그림 13.11
레지오넬라 질병의 요약. 1 일차 약

E. 치료

에리트로마신 또는 아지스로마이신과 같은 마크로리드(macrolide)는 재향군인병(Legionnaires disease)의 일차선택약이다. 플로로퀴놀론(fluroquinolone)도 효과가 있다(그림 13.11). 폰티악 열병은 보통 항생제 없이 대증요법을 한다.

V. 슈도모나스

슈도모나스과 중 유일한 인간 감염 병원체인 녹농균(*Pseudomonas aeruginosa*)은 자연에 널리 퍼져 있다(이는 흙, 물, 식물과 동물 모두에서 발견된다). 질병을 일으키지 않고 건강한 사람에게 서식할 수 있지만, 기회감염 병원체로 원내감염(병원감염)의 주요 원인균이다. 또한 녹농균은 병원내 폐렴, 병원내 요로감염, 수술 부위 감염, 중화상 감염, 종양 치료나 항생제 치료를 받고 있는 환자들의 감염을 단골로 일으킨다. 녹농균은 운동성[극성 편모(polar flagella)를 지님]이 있고, 협막을 지니며, 절대 산소성균이다(탄수화물을 산화하지만 발효는 못한다). 영양소는 최소량만 필요하고, 다양한 종류의 유기성 기질(organic substrate) 위에 자랄 수 있다. 실제로 녹농균은 실험실 수욕조(water bath), 온수 욕조, 혈관내 삽관(IV tubing)과 이외의 물이 든 용기에서 번식할 수 있다. 이런 예를 통해 이 균이 왜 그토록 많은 병원감염의 원인이 되는지 알 수 있다.

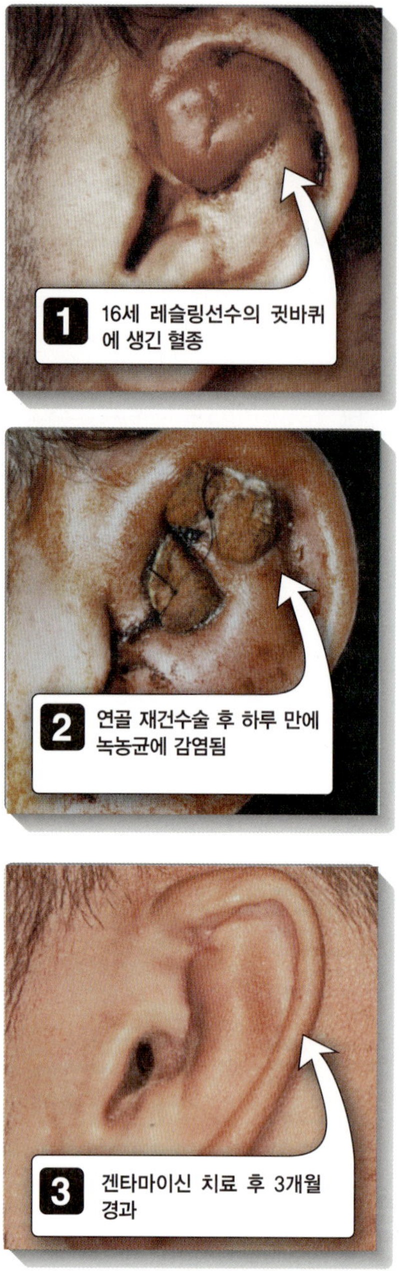

그림 13.12
귓바퀴의 슈도모나스 감염

A. 발병기전

녹농균 감염은 숙주 조직에 붙어 집락을 이루며 시작된다. 균의 섬모로 세포에 부착하고, 점액선 균주는 낭성섬유증(cystic fibrosis, CF) 환자에서 잘 자란다. 점액성 협막은 알기네이트(alginate)로 부르는 만누로닉산(mannuronic acid)과 글루쿠로닉산(glucuronic acid)의 연속중합체로 구성된다. 알기네이트 협막은 균 제거를 위한 정상 방어기작 활동을 방해한다. 숙주 조직의 손상으로 균의 부착과 집락화가 빨라진다. 녹농균은 많은 독소외에 세포외 물질을 만들어 균이 국소적으로 침투하고 퍼지게 한다.

B. 임상적 중요성

녹농균은 국소적(한 곳에 집중된) 및 전신적 감염을 일으킨다. 실제로 어떤 조직이나 장기에 손상을 입을 수 있다. 녹농균 감염에 특히 취약한 사람들은 면역방어 기능이 손상된 사람들이다.

1. **국소적 감염:** 눈에 감염[외상 후에 오는 각막염(keratitis)와 내안구염(endophthalmitis)] 및 귀 감염[외이염이나 수영자 외이염; 나이 많은 당뇨병 환자나 외상 환자 사이에서 특히 자주 발생하는 괴사성의 외이염(otitis externa)]이 올 수 있고, 피부 감염(그림 13.12에 나온 것처럼, 상처패혈증은 오염된 와류탕, 대중탕의 온수 욕조와 수영장 이용과 연관된 유행병에서 보이는 농포성의 발진이다), 요로 감염(특히 카테터 삽입이나 기계사용, 수술, 신장 이식 수술을 한 사람들에게서 특히 자주 나타난다), 기도 감염(만성 폐질환이 있는 사람들의 폐렴, 울혈심부전증, 낭성섬유증, 그리고 특히 삽관 치료를 받거나 인공호흡기에 의존해 살아가는 사람), 위장관 감염[소아에서 가벼운 설사 증세에서부터 영아와 암 환자의 괴사소장대장염(necrotizing enterocolitis)까지], 그리고 중추신경계[CNS; 특히 머리나 목 부분의 외상, 수술, 종양과 관련되어 있는 수막염(meningitis)과 농양(abscesses)] 등이 올 수 있다. 국소적인 감염은 언제든지 전신에 퍼질 수 있다. [주: 균은 혈관벽에 침투하는 경향이 있다.]

2. **전신 감염:** 균이 전신적으로 퍼지는 감염으로 균혈증(bacteremia; 면역체계가 손상된 환자들에서 가장 흔한 현상), 이차 폐렴, 뼈와 관절 감염(IV 약품 사용자와 요로나 골반 감염을 앓는 환자들에게서 나타남), 심장내막염(endocarditis) (혈관 약품 사용자들과 인공 심장 판막을 사용하는 환자들에게서 나타남), 중추신경계 감염(주로 수막이 파손되었을 때), 그리고 피부/연한 조직 감염을 들 수 있다. 녹농균은 특히 면역기능이 약화된 환자들에게 중증의 원내 감염을 일으킬 수 있어 주의를 요한다. 흔히 항생제 내성이 있어, 치료제 선택이 어렵다.

C. 실험실 동정

녹농균은 다양한 배지, 즉 비선택배지(예로, 혈액한천배지) 및 적정한 선택배지(예로, 맥콩기 한천배지, 그림 13.13)를 이용하여 평판배양 시 분리된다. 생화학적 검사와 이외 진단 검사를 조합하여 균을 동정한다. 혈청학 형결정(typing)은 공동 감염원에 노출로 인해 생긴 환자군을 조사 시 사용된

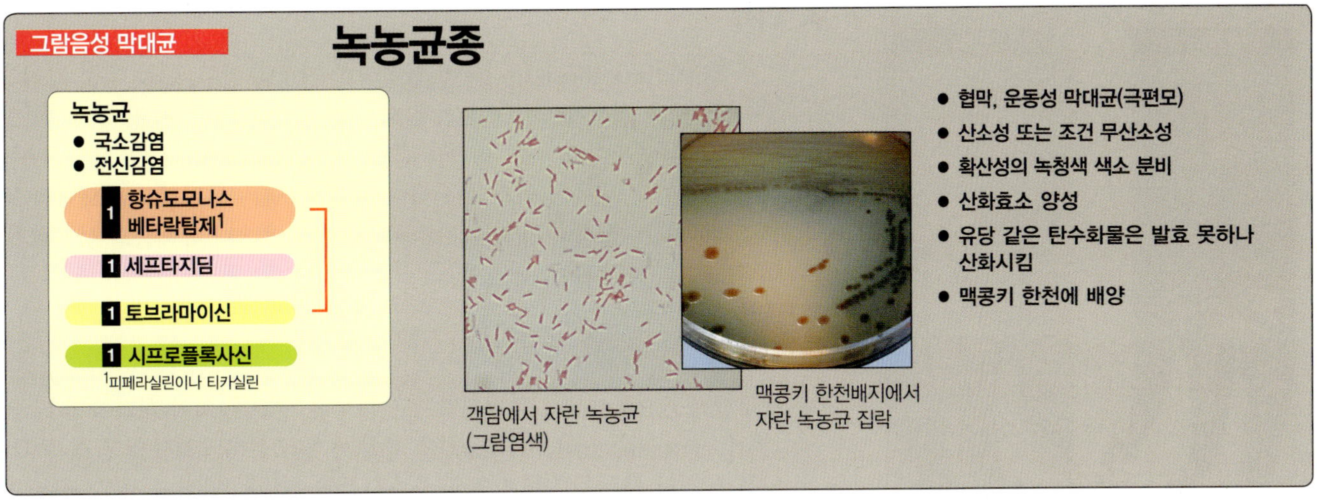

그림 13.13
슈도모나스 질명 요약. 1 일차 약

다. [주: 균이 있는 단서로 실험실과 환자 병상에서 특징적인 과일향을 풍긴다.] 녹농균은 파이오시아닌(pyocyanin)이라는 청녹색 색소를 내며, 산화효소 양성이다.

D. 치료와 예방

질환 특이적 치료는 임상 증세와 분리균주의 항생제 감수성 양성에 따라 다르다. 녹농균은 항생제 내성을 가진 돌연변이주가 빨리 발현하고 녹농균 특유의 항생제 내성으로 효능있는 항생제 선택이 어렵다. 감염은 전형적으로 저항력이 약화된 환자들에게서 발생한다. 따라서 강력한 항생제치료[흔히 두 종류의 살균 항생제, 즉 아미노글리코사이드(aminoglycoside, 항슈도모나스 베타 락탐제(antipseudomonal, β-lactam) 또는 퀴놀론(quinolone)]가 대체로 필요하다(그림 13.13).

VI. 브루셀라

브루셀라과에 속하는 종들은 대부분 동물의 병원균이다(가축과 야생동물 모두 포함). 따라서 브루셀라증(병)/파상열(brucellosis)은 동물원성 감염증/인수공통전염병(zoonosis; 동물 사이에서 발생하는 질병으로 자연 상태에서 인간에게 전염될 수 있다)이다. 브루셀라균의 종들은 특정 동물종과 관련되어 있다. 예로 브루셀라 아보르투스(*B. abortus*; 가축), 브루셀라 멜리텐시스(*B. melitensis*; 염소와 양), 브루셀라 수이스(*B. suis*; 돼지), 브루셀라 카니스(*B. canis*; 개)와 브루셀라 오비스(*B. ovis*; 양)를 들 수 있다. 브루셀라 오비스를 제외한 종들은 모두 사람에게서도 발병할 수 있는 것으로 알려져 있다. 브루셀라는 조건 산소성균이며, 세포 내에 기생체로 숙주 포식세포 안에서 살아남아 증식한다. 브루셀라균은 협막이 없고 작은 알막대균(coccobacilli)으로서 단독 또는 쌍으로 보인다(그림 13.15 참조). 지질다당질은 주요 병원성인자이며, 주요 세포벽 항원이다.

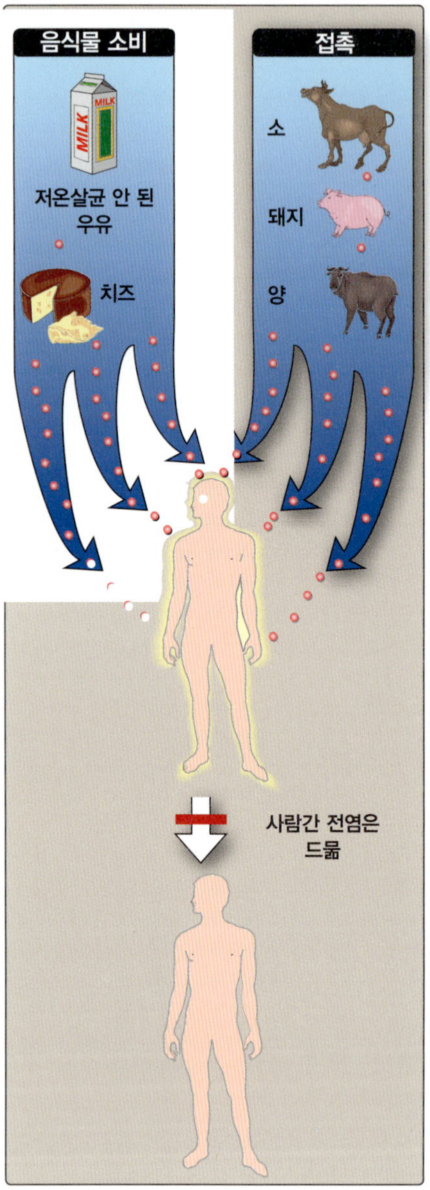

그림 13.14
브루셀라의 전염

A. 역학

브루셀라증(brucellosis)은 한 번 감염되면 평생을 앓는, 만성 동물 감염질환이다. 균은 생식기(수컷, 암컷)에 서식하여, 우유, 소변에 많이 흘러나오며, 태반과 출산이나 자연 유산을 통해 배출된 조직에도 많이 있다. 동물 감염의 일차 증세는 불임과 유산이다. 인체 감염은 특징적으로 오염된 동물 조직과의 직접적인 접촉이나 살균되지 않은 우유나 유제품의 섭취로 일어난다(그림 13.14).

B. 발병기전

브루셀라균(Brucellae)은 전형적으로 피부에 생긴 상처와 찰과상 또는 위장관[gastrointestinal(GI) tract]을 통해서 침투한다. (위산을 감소시키는 약품은 위장경로를 통한 감염을 증가시킬 수 있다.) 감염된 분무(aerosol)를 흡입 시 도살장 일꾼들이 감염될 수 있다. 균이 일단 몸에 침투하면, 림프계를 통해 부위림프절(regional lymph nodes)로 전달되며, 그곳에서 증식한다. 그 후 이 균은 혈액을 따라 그물내피계(reticuloendothelial system)와 관련된 장기들, 즉 간, 비장, 신장, 골수와 기타 림프절로 퍼진다.

C. 임상적 중요성

브루셀라(*Brucella*) 감염의 잠복기는 5일에서 수개월에 이르나, 전형적으로 몇 주간이다. 증상은 비특이적으로 독감과 유사하며(권태감, 고열, 발한, 식욕부진, 위장관 증상, 두통과 요통), 우울증 증세가 올 수 있다. 갑작스럽게 또는 서서히 발병할 수 있다. 환자의 주관적인 판단과는 달리 객관적인 임상소견은 적고 뚜렷하지 않다. 치료가 이루어지지 않을 시, 환자들은 기복이 큰 고열(파상열)에 시달릴 수 있다[체온이 반복적으로 오르내려 '파상열(undulant fever)'은 브루셀라증의 전통적인 명명이다]. 무증상의 감염도 생긴다. 브루셀라병의 증세는 여러 기관계 즉 위장관(GI tract), 골격(skeletal), 신경(neurologic), 심혈관(cardiovascular) 및 폐(pulmonary)에 나타날 수 있다. 산업화된 나라에서 브루셀라병(brucellosis)은 대부분 농장주, 낙농가, 도살장 일꾼, 수의사들이 걸리는 직업병이다.

D. 실험실 동정

비특이적 증상들로 브루셀라병(brucellosis)을 진단할 수 없으나, 상세한 병력 조사, 즉 환자의 직업, 동물들에 노출, 브루셀라(brucella) 감염이 빈번한 나라로의 여행, 오염 위험이 높은 음식의 섭취 등이 필수적이다. 균은 혈액이나 기타 체액 또는 조직 검체에서 배양할 수 있다. 평판배양 시, 4~5일이면 집락이 보이기도 한다. 그러나 혈액배양 시 더 오래 걸리며, 음성으로 판정하려면 1개월까지 보통 검사한다.

E. 치료

독시사이클린(doxycycline)과 겐타마이신 또는 스트렙토마이신(streptomycin)으로 구성된 병용치료가 브루셀라병(brucellosis)의 치료에

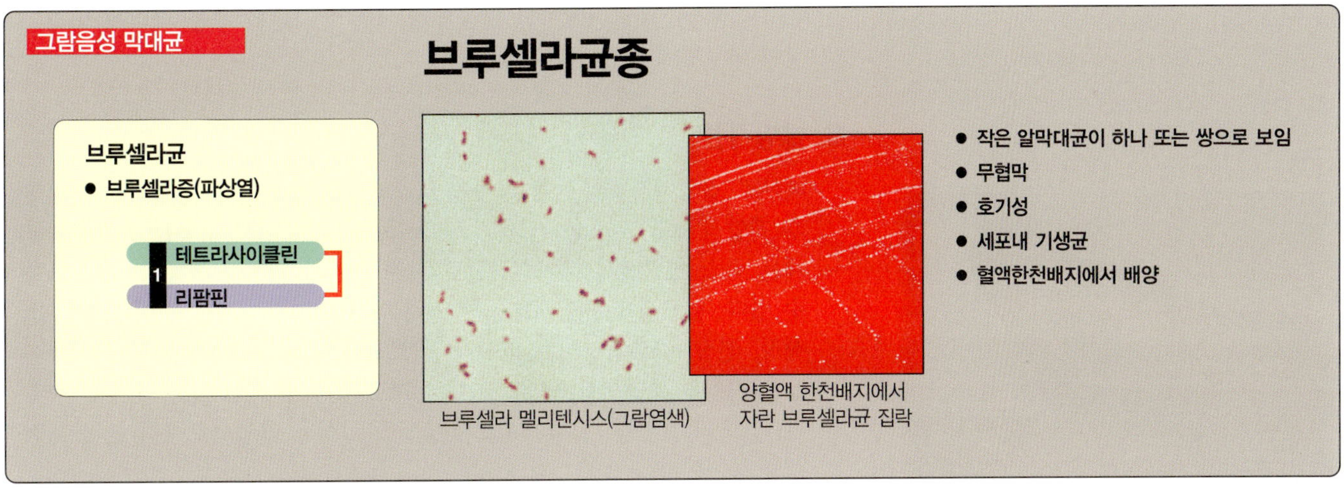

그림 13.15
브루셀라 질병의 요약. **1** 일차 약

일반적으로 권장된다(그림 13.15). 장기적인 치료(예를 들어 6주)가 재발과 합병증의 발생을 줄이기 위해 필요하다.

VII. 야토(병)균

야토(병)균(*Francisella tularensiss*)은 우선 동물의 병원체이다. 그러므로 야토병(토끼열과 사슴파리열로 알려진)은 인수공통감염증이다. 균은 작으며 여러 모양의 알막대균으로 지질이 풍부한 협막을 갖으며 이는 독성은 없으나 병원성인자일 수 있다(그림 13.16). 프란시셀라(*Francisella*)종의 일종으로서 조건 세포내 기생체로 숙주의 대식세포 및 이외의 세포 안에서 생존하며 증식한다.

A. 역학

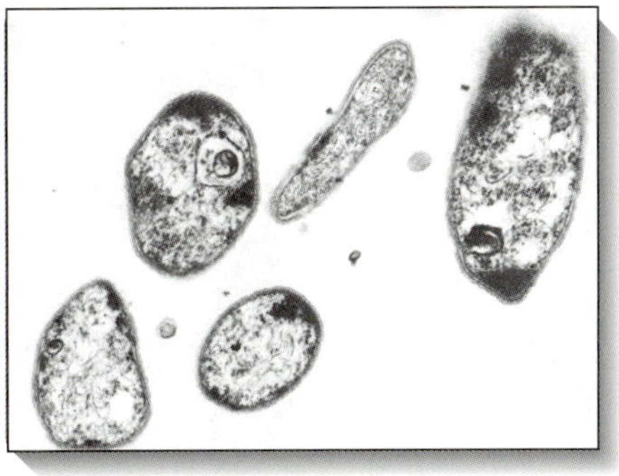

그림 13.16
전자현미경으로 관찰한 야토병균의 여러 모양

야토균 숙주의 범위는 광범위하며 야생동물, 가축, 포유류, 조류, 애완동물 등이 포함된다. 깨물거나 피를 빨아먹는 많은 절지동물(예로 진드기, 이, 좀진드기)들이 매개체가 된다. 인간에서의 감염은 감염된 동물과의 접촉, 감염된 절지동물에 물려 생긴다. 특정한 지리적 장소에는 특정 척추동물과 무척추동물 매개체가 전파와 관련된다. 예를 들어, 미국의 주요(그러나 유일하지는 않은) 풍토성 야토병은 알칸사스(Arkansas), 미주리(Missouri)와 오클라호마(Oklahoma) 지역에 퍼져 있다. 발생은 여름 시기에 가장 빈번하며, 이 같은 현상은 절지동물에 의한 병의 전파를 시사한다. 즉 겨울 몇 달간 발생빈도가 높은 시기가 있는데, 이는 사냥꾼들이 감염된 동물들의 시체에 노출되어 있음을 보여준다. 감염은 남성에게서 더 흔하며, 그 이유는 남성들이 더 많이 노출되기 때문이다. 야토병은 군인, 사냥꾼, 덫 사냥꾼, 축산업자, 육류업자에게 직업병으로서 위험이 도사리고 있다(그림

13.18 참조). 레크리에이션 활동도 진드기와 사람을 무는 파리에 노출이 잦아 야토병에 걸릴 위험이 크다.

B. 발병기전

피부로 칩입 시 균은 3~5일 동안 국소적으로 증식된다. 전형적으로 며칠 후 궤양성 구진(papule)이 생기고 수 주 또는 그 이상 지속될 수 있다. 균체는 국소 병변에서 부위림프절로 퍼져 크기가 커지고 통증이 오며 곪을 수 있다. 림프절에서 림프계통을 거쳐 여러 장기와 조직, 즉 피부, 폐, 간, 췌장, 신장, 중추신경계로 퍼진다. 야토균(*F. tularensis*)은 가장 감염성이 높은 병원성 세균으로, 균 수 10개 이내로 접종 및 흡입 시 감염이 될 정도다. 고도의 감염력, 살포가 쉽고, 상당한 살상용 효능으로 위험한 잠재적 생물 무기이다.

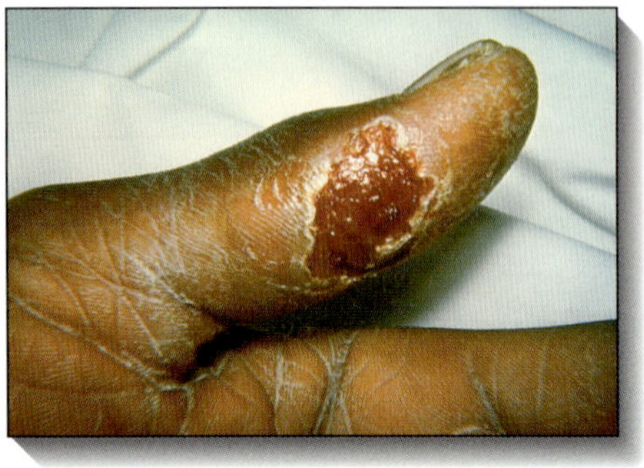

그림 13.17
야토병균에 의한 엄지손가락의 피부궤양

C. 임상적 중요성

야토병은 질병의 중증도 면에서 가볍거나 전격성이며 치명적으로 올 수 있다. 임상 증세, 감염 균량 및 잠복기간의 길이는 균의 독성, 침입경로, 그리고 숙주의 면역에 따라 결정된다. 증상은 대개 갑자기 나타난다. 가장 흔한 증상들은 독감과 비슷하다(오한, 고열, 두통, 권태감, 식욕부진, 피로). 그러나 호흡기 및 위장관 증세가 나타나기도 한다.

1. **궤양성 선종형/궤양샘(Ulceroglandular) 야토병(tularemia):** 야토병의 가장 흔한 임상형은 궤양샘이다. 궤양은 오염된 동물 관련 제품과의 접촉(전형적으로 손이나 팔뚝 부분)이나 곤충에 물려(흔히 몸통과/또는 두 다리) 생긴다. 병변이 다수 발생하기도 한다. 감염된 림프절의 위치로 노출 부위를 알 수 있다. 림프절병증이 그 특징이다.

2. **야토병의 기타 형태:** 샘형(glandular) 야토병은 궤양이 없는 림프절병증이 그 특징이다. 이러한 경우, 궤양은 최소한도로 있거나 환자가 치료를 받기 전에 이미 나을 수 있다. 안선종형/눈샘 야토병(oculoglandular tularemia)에서는 균이 결막를 통해 침투하여 눈이 충혈된다. 인두 야토병(pharyngeal tularemia)에서는 균이 인두를 통해 침투하며, 심한 인후염/목앓이를 일으키기도 한다. 폐렴 야토병의 경우, 초기 발병 증세는 주로 폐에서 나타난다. 감염성 분무/에어로졸(aerosol)의 흡입을 통한 폐렴이 직접 오며, 또는 신체의 폐 이외의 일차 감염소에서 균이 혈액을 통해 폐로 침입하여 오는 이차성 폐렴이 올 수 있다. 림프절병증(lymphadenopathy)이나 궤양을 동반하지 않은 전신 질환은 "장티푸스 야토병"으로 불린다.

D. 실험실 동정

임상 증세와 병력이 노출 가능성과 일치한다면 진단에 우선적으로 중요하다. 기본 검사실 검사 결과는 야토병에 특이하지 않다. 균은 궤양 찰과표본/작은 조각, 림프절의 생검, 위세척액, 가래 등에서 배양 가능하며 혈액에서는 배양이 잘 안 된다. 야토병균(*F. tularensis*)은 배양이 매우 까다로우며 시스테인(cysteine)과 같은 −SH기(sulfhydryl)가 든 영양소를 요한다. 이 균은 감염력이 매우 높아, 실험실 전염을 방지하기 위해 야토균(*F. tularensis*)을 배양하는 실험실은 특히 주의해야 한다. 이러한 이유로, 야토병이 의심될 때 해당 실험실이 이를 다루는 사실을 알려야 한다.

E. 치료

위에서 논의한 다양한 야토병의 일차선택약으로 스트렙토마이신, 또는 대체약으로 겐타마이신을 사용한다(그림 13.18).

VIII. 페스트균

예르시니아속(*Yersinia*)은 12장에 제시된 장내세균과에 속한다. 이들 중 의학적으로 가장 악명 높은 균은 페스트균(*Yersinia pestis*)인데 이것은 장 질환보다 페스트를 일으키기 때문에 나머지 균들과는 따로 논의할 것이다. 다른 예르시니아와 같이 페스트균(*Y. pestis*)은 양극 염색을 보이는 작은 막대균이다(그림 13.21 참조). 페스트균은 플라스미드에 부호화된 독성인자를 만들며, 이들은 면역억제능이 있거나 항포식작용이 있다. 이들 독성인자 중에 Yop 단백이

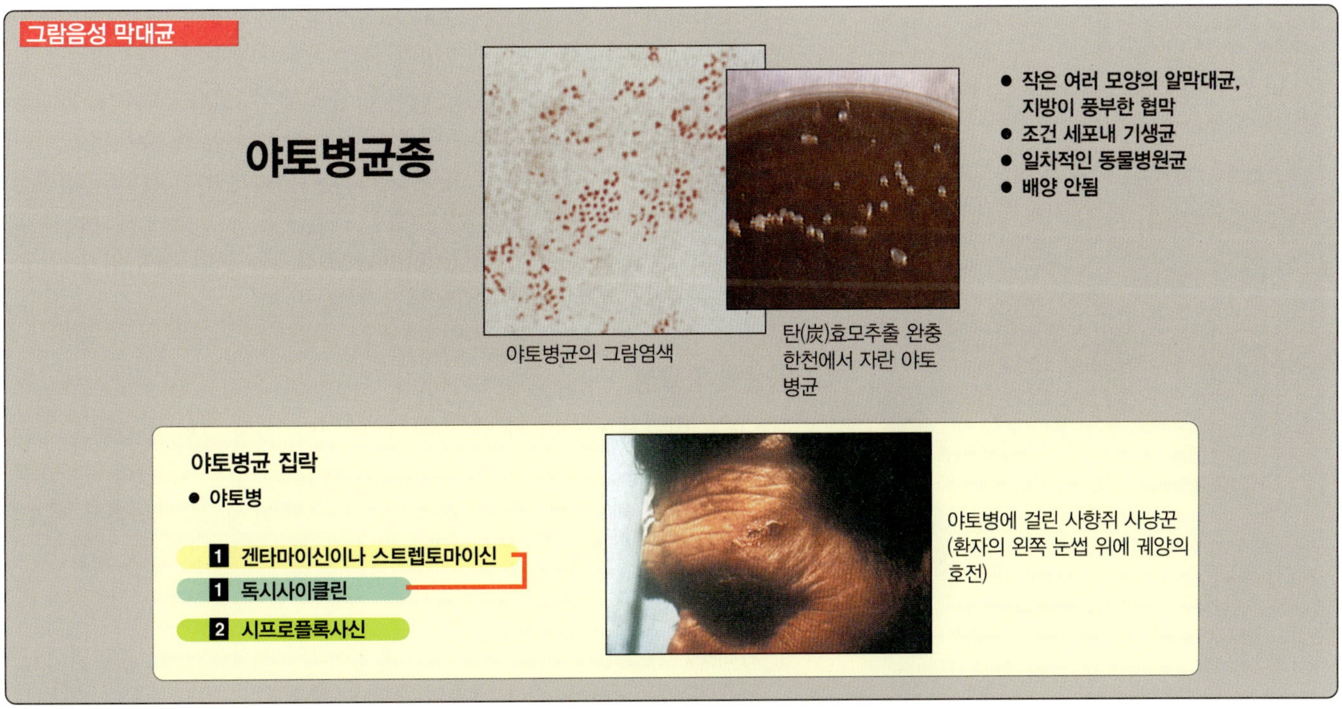

그림 13.18

야토병균종의 요약. 1 일차 약, 2 대체 약

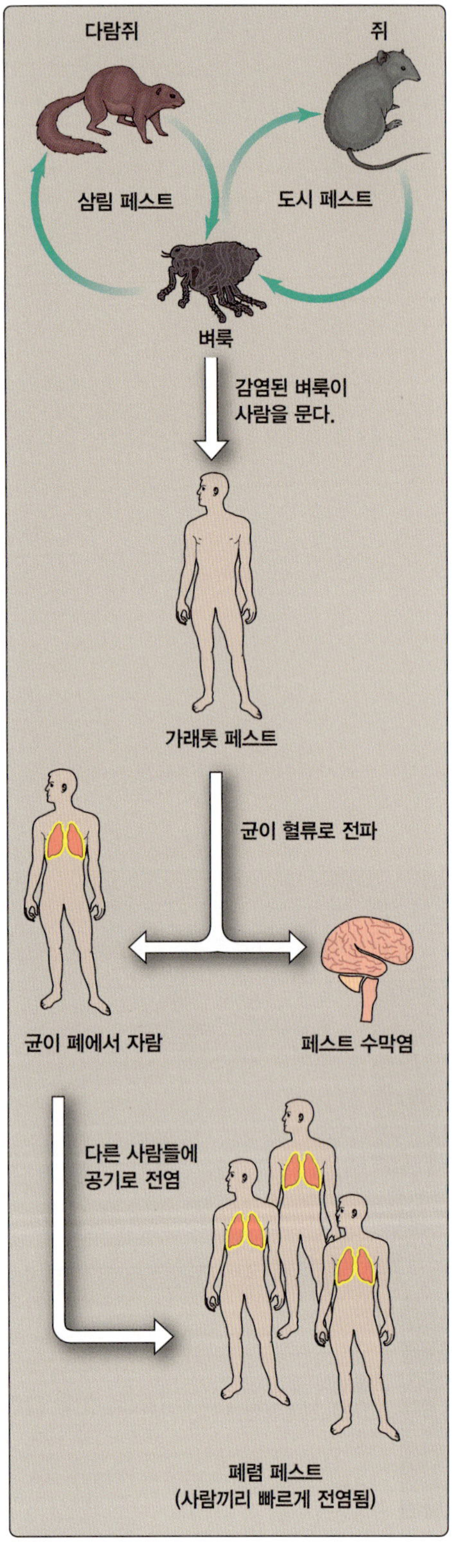

그림 13.19

페스트의 역학 및 병리

있다. 이는 3형 분비계에서 나오며, 다른 독성인자로 Pla 프로테아제는 플라스미노겐 활성제로 혈액 응고를 막으며, 마지막 독성인자로 단백질 협막(F1 항원)은 항포식작용을 한다.

A. 역학

페스트(흑사병)는 주로 인수공통감염증으로 오며 전 세계에 퍼져 있다. 미국에서는 남서부가 페스트(*Y. pestis*) 감염으로 인하여 먼저 주목을 받았지만, 인간에 대한 감염 사례들은 북서주와 남부 중반 주들에도 퍼지기 시작했다. 이 균은 여러 포유동물을 감염시킬 수 있다. 예를 들어 어떤 국가들에서는 도시지역이 쥐들이 흔한 병원소(reservoir)이다(도시 페스트). 그러나 미국에서는 페스트가 주로 야생에서 발견된다. 여기에는 프레리 독과 얼룩다람쥐들이 가장 중요한 병원소이다(삼림 페스트). 애완동물들(특별히 고양이들)도 페스트가 유행한 곳에 돌아다니게 되면 감염될 수 있다. 페스트는 특징적으로 벼룩들을 통해 전파된다. 벼룩들은 동물 병원소들 간에 전염을 유지시킨다. 사람은 대체로 우연 숙주이며, 동시에 종말 숙주다. 페스트는 또한 오염된 동물 조직을 먹거나 호흡기 경로로 전염될 수 있다(폐렴 페스트/흑사병). [주: 폐렴페스트는 균이 폐에 도달하여 제2의 폐렴을 유발시키거나 이미 페스트에 의한 폐렴에 걸린 환자나 동물의 호흡기 분비물에 노출되었을 때 일어난다(그림 13.19).]

B. 발병기전

균은 침입부위에서 림프관계에 의해 부위 림프절까지 이동한다. 이 림프절에서 균을 포식세포가 삼킨다. 그러나 이 균은 포식세포에 의한 세포내 살균에 저항하여 오히려 이 세포들 내에서 증식할 수 있다. 게다가, 파괴된 포식세포들로부터 방출된 균은 3형 분비계를 발현하여, 즉 숙주세포를 마비시키는 주효단백질(Yops)을 내어 포식작용을 억제한다. 감염된 림프절에는 출혈성 괴사(사멸)가 보이며 다형핵 백혈구와 세포 밖에 세균들이 밀집해 있다. 혈액을 통하여 다른 기관에나 조직으로 균이 전파될 수 있고, 추가적인 출혈성 병변이 이곳에서 생길 수 있다.

C. 임상적 중요성

페스트는 임상적으로 다양하게 나타날 수 있다. 가장 흔한 임상형은 가래톳/패혈증 형이다. 폐렴 페스트는 병이 유행할 때 생길 수 있다. 덜 흔한 임상형으로 수(뇌)막염 질병(전형적으로 균이 혈행성 전파로 생긴 제2의 병소), 피부 페스트 및 인두염(피부페스트와 인두염은 오염된 동물 조직을 만지거나 먹어 감염된다) 등이 있다.

1. **가래톳/패혈증(Bubonic) 페스트:** 감염고리의 시작은 균에 감염되어 균혈증이 있는 동물로부터 벼룩이 혈액을 섭취했을 때 비롯된다. 페스트균(*Y. pestis*)은 혈액이 벼룩의 앞창자/전장(foregut)에 피를 응고시키는 응고효소를 만든다. 균은 이러한 환경에서 증식한다. 벼룩이 다시 섭취시, 벼룩은 앞창자에 있는 균을 동물의 피부에 토해낸다. 잠복기(벼

룩에게 물리고부터 증상이 발현 시)는 대체로 2일에서 8일이다. 비특이성 증상들로 고열, 오한, 두통, 근육통 그리고 탈진로 이어지는 쇠약등이 갑작스럽게 나타나는 것이 특징이다. 짧은 시간 내에 특징적이고 통증을 동반하는 가래톳(bubo)이 생긴다(그림 13.20). 가래톳[하나 이상의 감염된 결절 및 그 주변의 부종(여기에서 가래톳페스트가 유래됨)으로 구성된 현저한 종창을 이름]은 전형적으로 사타구니에서 발견되나 겨드랑이나 목에 생길 수도 있다. 감염이 진행 시 혈압은 대체로 떨어져 패혈성 쇼크 및 사망으로 이어질 수 있다. 치료 받지 않은 가래톳페스트(bubonic plague)의 사망률은 50%를 넘으며, 전염성이 높은 폐렴 페스트를 치료받지 않고 방치 시 신속히 치료하지 않으면 치명적이다. 가래톳 전염병과 관련된 다른 증세로 페스트균과 백혈구가 든 농포(pustule)와 소포(vesicle) 등을 볼 수 있다. 팔다리의 자색반(purpura)과 극심한 괴사(necrosis)가 질병이 전신적으로 진행시 생길 수 있다. [주: 오염된 육류를 먹거나 공기감염 시 인두에 일차병변이 생길 수 있다. 이 균은 심한 편도선염과 목(경부) 가래톳을 일으킬 수 있다.] 패혈성 페스트는 페스트의 변이형으로 특징적인 가래톳이 발생하기 전에 환자가 심한 균혈증을 앓는다.

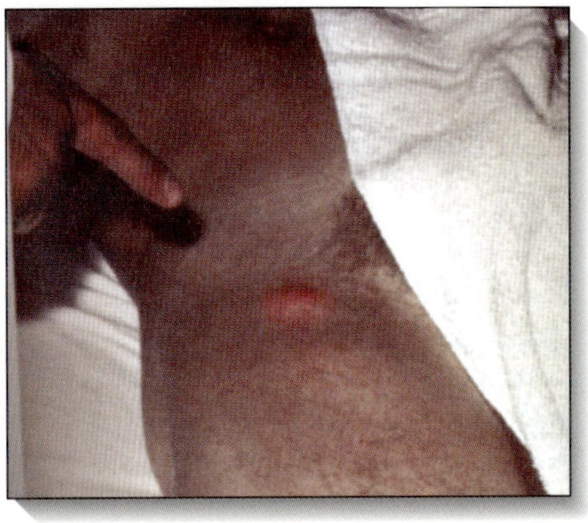

그림 13.20
페스트 감염 시 특징적인 가래톳

2. **폐렴 페스트:** 페스트균이 폐에 이르면 치명적인 화농성의 폐렴을 일으킨다. 치료를 받지 않을 시 치명적이다. 매우 전염성이 높고, 균체는 흡입될 경우 직접적으로 폐렴 페스트를 일으킨다.

3. **페스트 수(뇌)막염:** 균이 혈액에서 퍼져 수막에 감염 시 생긴다. 이 질환은 가래톳 페스트를 충분히 치료가 안되어 생기거나 또는 패혈증의 페스트처럼 가래톳 없이, 아니면 가래톳이 생긴 직후에 생길 수 있다. 균은 뇌척수액에서 증명할 수 있다.

D. 실험실 동정

페스트(*Y. pestis*) 감염의 진단은 의학적 증상으로 추정할 수 있다. 실험실 동정을 하려면 먼저 그람염색(gram-stained) 도말을 하고 가래톳에서 흡입물을 배양한다[또는 수(뇌)막염이나 폐렴 증세가 있을 시 뇌척수액이나 가래에서]. 혈액 배양은 진단검사 실험실에 보내야 한다. 이 균은 맥콩키와 혈액 한천배지에서 모두 자란다. 단 다른 장내세균들에 비하면 균의 집락이 서서히 자란다.

E. 치료와 예방

일차선택약은 스트렙토마이신이다. 겐타마이신과 독시사이클린도 쓸만한 대체약이다(그림 13.21). 페스트 수(뇌)막염에는 클로람페니콜이 뇌척수액 내로 잘 침투한다. 중증의 패혈증을 우려하여 항생제 치료는 신속하게 한다. 쇼크 증상이 나타나는 환자들에게는 지지 요법이 꼭 필요하다. 페스트에 걸릴 고위험군에게는 포르말린-사백신이 유용하다. 페스트 유행지역에 있는 사람들은 설치류나 벼룩에 대한 노출을 최소화한다. 병들었거나 죽은 설치류는 절대로 맨손으로 만져서는 안 된다.

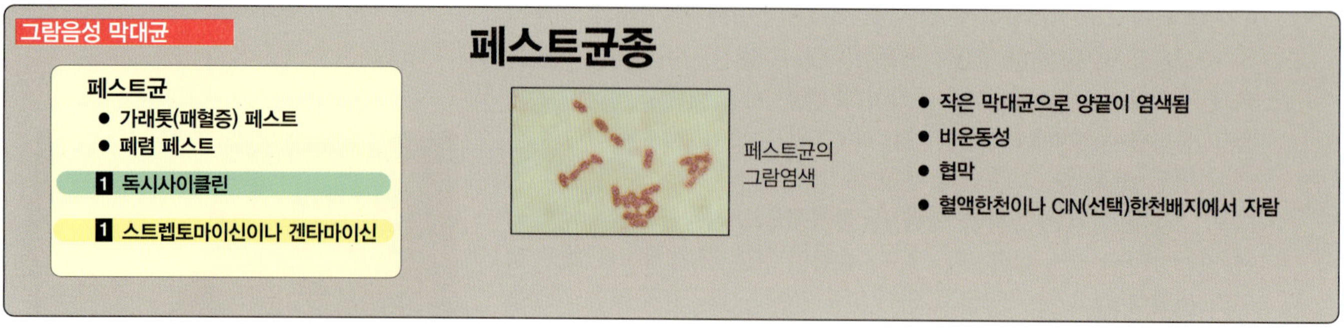

그림 13.21

페스트의 요약. 1 일차약, CIN = 세프술로딘-일가산-노보비오신

IX. 바르토넬라

세포 내에 기생하는 바르토넬라(*Bartonella*; 예전에는 *Rochalimaea*라고 불렸던)군의 균은 특수 배지를 사용하여 실험실에서 배양할 수 있다. 세 가지 균종이 인간 질병과 관련된다.

A. 바르토넬라 퀸타나(Bartonell quintana)

바르토넬라 퀸타나(*Bartonella quintana*)는 참호열(trench fever), 즉 반(점)구진(maculopapular) 발진을 동반한 약한 회귀열(relapsing fever)을 일으킨다. 이 균은 인간의 머리카락에 서식하는 이를 매개로 하며, 사람이 병원소이다. 따라서 불결한 곳에서 거주하는 사람들과 질병이 연관이 있다. 임상검체 배양과 혈청 검사로 특이 진단이 가능하다. 광범위 항생제가 질병 치료에 효과적이다(그림 13.22).

B. 바르토넬라 헨셀라(Bartonella henselae)

바르토넬라 헨셀라(*Bartonella henselae*)는 최근 들어 고양이발톱병(cat-scratch disease)과 연관이 있음이 밝혀졌다. 고양이발톱병은 의사들 사이에서 수십 년간 친숙한 질환이나, 그 원인은 몰랐다. 질병은 특징적으로 고양이(다른 애완동물은 그 예가 적다)가 할퀸 곳이나 물은 곳 근처에 생기는 작은 농양이나 고름집이 생긴다. 이어 고열과 국소적인 림프절병증(lymphadenopathy)이 생긴다. 이 균은 이외에 여러 감염을 일으킨다. 즉 AIDS를 앓는 면역손상 환자들에서 우선적으로 보이는 세균성 혈관종증(bacillary angomatosis;피부와 내장의 미세혈관 질환)과 같이 유발한다. 이 균 감염 시 리팜핀과 독시사이클린을 병용투여하면 치료가 잘 된다(그림 13.22 참조).

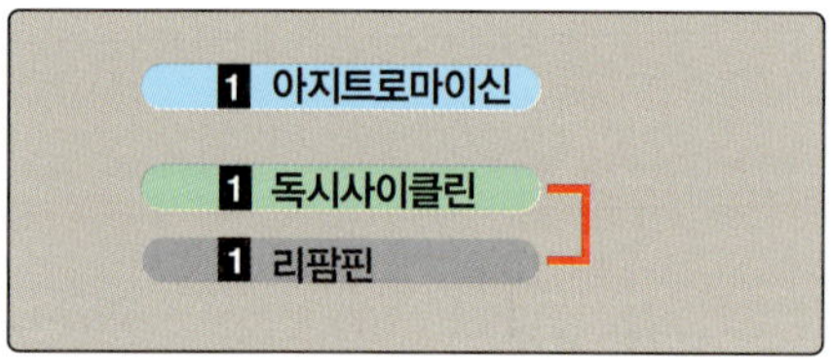

그림 13.22

바르토넬라 감염 시 치료 항생제. 1 일차 약

X. 파스퇴(테우)렐라

파스퇴(테우)렐라(*Pasteurella*)과에 속하는 균들은 우선적으로 가축과 야생동물 모두를 포함한 포유류나 조류에 서식한다. 따라서 파스테우렐라 감염은 인수공통감염증(zoonoses)으로 생각된다. 파스퇴렐라속에서 인체 병원균은 파스퇴렐라 말토시다(*Pasteurella multocida*)이다. 이 균은 질병이나 무증상 감염을 일으킨다. 파스퇴렐라는 알막대균 또는 막대균으로 자주 양극성 염색을 보이며 몇 균주는 협막이 있다(그림 13.23). 병원성인자는 협막과 내독소(endotoxin)다. 파스퇴렐라(Pasteurellae)는 산소성균/조건무산소성균이다.

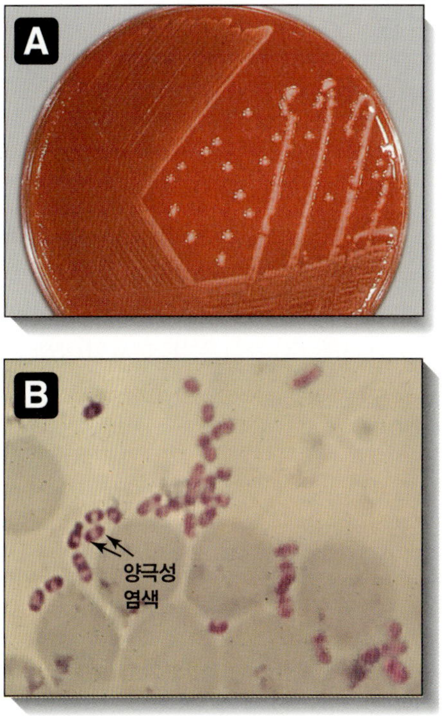

그림 13.23

파스퇴렐라 말토시다 A. 혈액 한천배지에 배양된 작고, 반투명한 비용혈성 집락 B. 혈액도말 표본 라이트(Wright) 염색(주: 양극성 염색)

A. 역학

파스퇴렐라의 사람 감염 대부분은 동물이 물거나 고양이에 할켜 사람의 연부 조직이 감염되어 일어난다. 파스퇴렐라의 사람 감염에서 적은 빈도로 일어나는 경우는 물림 없이 동물에 노출되었거나, 동물에 대한 노출이 없었을 때이다. 후자(적은 빈도 감염)의 경우 파스퇴렐라균의 침투 원인은 환자의 코인두에 생긴 균집락으로 의심된다.

B. 임상적 중요성

파스퇴렐라 말토시다 감염은 동물에게 물렸거나 고양이에게 할퀸 뒤, 또는 벌어진 상처를 감염된 동물이 핥은 후 24시간 이내에 발생하는 급성 통증성 연조직염/봉소염(cellulitis)이 있을 경우에 의심해 보아야 한다. 연한 조직 감염의 특징으로 물리거나 할킨 뒤에 몇 시간 내로 급성 국소 염증이 나타난다. 병변은 1~2일 내에 배농된다. 파스퇴렐라 말토시다 감염의 증세로는 림프관염(lymphagitis), 림프절염(lymphadenitis), 발열, 그리고 국소 합병증으로 골수염(osteomyelitis)나 관절염(arthritis) 등이 있고, 이는 퍼져 불구가 될 수 있다.

C. 실험실 동정

실험실 진단(물림이나 할큄이 없는 경우의 감염에는 필수적)은 혈액 한천 배지에 균을 배양한 후 적절한 생화학 실험을 거친 후에 가능하다.

D. 치료

연조직 감염의 경우, 상처를 깨끗이 하고, 씻고, 소독하며, 죽은 조직을 제거해야 한다. 심부 감염은 수술로 배농하고 항생제 치료를 오래 해야 한다. 페니실린은 일차선택약이다(그림 13.24). 치명적인 감염은 드물고, 있다면 대체로 선행 질환이 있다.

1 페니실린 G
1 암피실린
2 아목시실린-클라부라네이트
2 독시사이클린[1]

[1] 페니실린에 알러지가 있는 환자에

그림 13.24

파스퇴렐라 말토시다 감염 치료 항생제. **1** 일차 약, **2** 대체 약

학습 문제

정답을 하나 고르시오.

13.1 다음 중 인플루엔자균(*Haemophilus influenzae*)에 대해 옳은 것은?

A. 침습성 감염은 협막을 가진 세균주와 가장 관련이 있다.
B. 대부분의 침습성 감염은 신생아 때 영아에서 일어난다.
C. 대부분의 인체 감염은 애완동물에 의해 일어난다.
D. 균은 CO_2가 높은 환경에서 양 혈액배지에서 쉽게 배양된다.
E. 노인들은 면역성이 높기 때문에 감염 위험이 거의 없다.

정답 = A : 협막은 항포식작용을 하며 인플루엔자균의 혈행성 전파를 잘되게 한다. 이 균이 영아와 어린이들에게 중요한 병원균이나 엄마의 IgG를 태반을 통해 받으면 신생아 때 감염에 보호된다. 면역은 노인이 되면 감소하며, 이런 집단에 감염 위험이 높다. 사람만이 이 균의 자연숙주이다. 이 균은 헤민(X 인자)과 NAD(V 인자)를 필요로 하며 이것들은 양혈액 한천배지에는 없다. 혈액에 열을 가하면 적혈구가 녹아 X 인자와 V 인자가 나오고, 혈액내 NAD-비활성화 효소를 불활성화한다. 이런 가열 혈액배지를 초콜릿 한천배지라 한다. 이 균은 CO_2가 높을 시 잘 자란다.

13.2 다음 미생물 중 알려진 동물 병원소(animal reservoir)가 없는 것은?

A. 야토병균(*Francisella tularensis*)
B. 파스퇴렐라균(*Pasteurella multocida*)
C. 백일해균(*Bordetella pertussis*)
D. 말타열균(*Brucella melitensis*)
E. 페스트균(*Yersinia pestis*)

정답 = C. 야토균은 야생동물과 가축, 새와 애완동물같이 너른 숙주에 서식한다. 파스퇴렐라균은 우선적으로 포유동물과 새에서 애완 및 야생동물 모두에 서식한다. 말타열균은 우선 양과 염소에 감염된다. 페스트균은 여러 포유동물에 감염된다.

13.3 다음 설명 중 백일해균에 대하여 옳은 것은?

A. 감염 시 백혈구증가증(leukocytosis)을 일으키며 특징으로 주로 다핵형 백혈구(polymorphonuclear leukocyte)가 현저히 증가한다.
B. 임상 검체에서 균 분리는 병의 초기 단계에서 가장 잘 분리된다.
C. 백일해(whooping cough)의 임상진단은 대개 초기 증상이 나타난 며칠 내에 할 수 있다.
D. 백일해(pertussis) 예방백신을 맞은 어린이들은 대개 백일해에 대해 평생 면역을 내내 유지한다.
E. 균은 양 혈액한천배지(sheep blood agar)와 같은 표준 실험실 배지에서 배양될 수 있다.

정답 = B. 백일해균은 전형적으로 림프구성 백혈구증가증을 일으킨다. 보르데텔라 감염의 초기 증상은 다른 질환에 비해 비특이적이다(콧물 등). 특징적인 발작성 기침은 좀 더 뒤에 생긴다. 균에 여러 번 노출 시, 이는 저절로 또는 백신 접종 후에 생기는데 면역력이 강하게 생긴다. 이 균이 잘 자라려면 억제물질을 흡수 또는 중화하는 숯과 정상균무리의 성장을 억제하는 항생제가 첨가되어야 한다.

13.4 다음 설명 중 절지동물 매개체를 거쳐 인간에 전염되는 균은?

A. 녹농균
B. 레지오넬라균
C. 페스트균
D. 브루셀라균
E. 파스퇴렐라균

정답 = C. 페스트균은 감염된 벼룩이 인간을 물어 옮는다. 사람간에도 호흡기로 옮을 수 있는데 감염된 사람이나 동물의 폐가 감염된 경우이다. 브루셀라증은 피부찰과상이나 섭취 시 생긴다. 녹농균은 호흡기, 비뇨기, 또는 병원 기구에 상처에 직접 균이 들어가 전염된다. 레지오넬라균은 균이 있는 환경형 아메바를 흡입 시 전염된다. 자유생활 아메바는 수중에서 프로토조아에서 자란 후 흡입하여 전염될 수 있다. 파스퇴렐라균은 감염 동물이 인간을 물어 전염되는 것이 가장 흔한 원인이다.

클로스트리디아와 기타 무산소 막대균들

14

I. 개요

이 장에서 다루는 미생물들은 모두 절대 무산소균이다. 이 균들은 에너지를 얻기 위해 오직 발효로만 에너지를 얻으며, 산소는 성장을 억제한다. 이 균들이 산소에 예민해, 균이 인체에 집락을 이루거나 질환 발생이 제한된다. 절대 무산소균속, 클로스트리듐은 그람음성균이며 포자/포자를 만드는 막대균으로 연조직과 피부 감염(예로 봉와직염, 근막염) 및 항생제 연관 대장염과 설사와 연관된다. 이 균들은 세상에서 가장 강력한 외독소들 중 몇을 만든다 예로, 특정 클로스트리디아종의 독소는 보툴리눔독소증, 파상풍, 가스괴저와 위막성 장염을 일으킨다. 많은 무산소 그람음성 막대균들, 가령 박테로이데스와 관련 속은 자주 내장과 기타 부위에 농양을 만든다. 그렇지만 이 균들은 보통 조건 무산소균들과 복합균 감염을 일으킨다. 이 장에서 다루는 균들의 목록은 그림 14.1.에 있다.

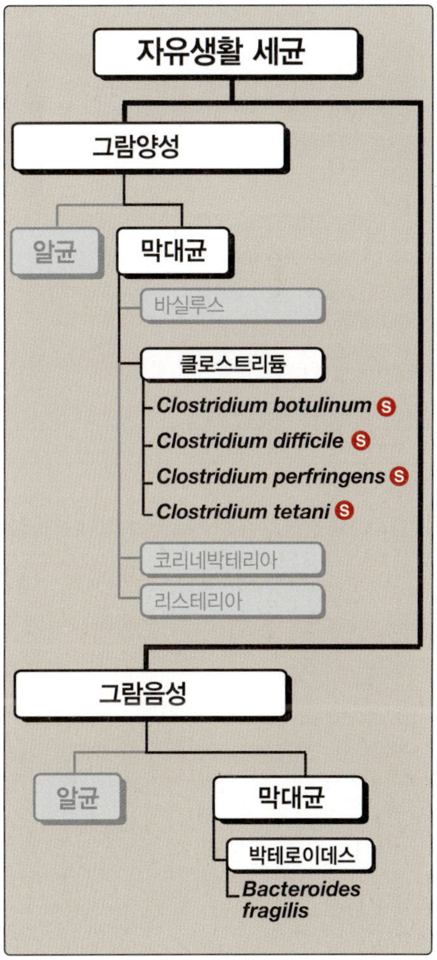

그림 14.1
이 장의 세균 분류. 이 세균들의 요약은 336~337쪽 참조

II. 클로스트리디아

클로스트리디아는 임상적으로 가장 중요한 무산소 그람양성 막대균이다. 기타 임상적으로 중요한 균들은 그람양성이다. 클로스트리듐 퍼프린젠스/가스괴저균는 조직독성(조직파괴) 감염(근괴사)과 식중독을, 클로스트리듐 디피실리/위막염균은 항생제를 사용하는 사람에게 위막성 장염을, 클로스트리듐 테타니/파상풍균는 파상풍을, 그리고 클로스트리듐 보툴리눔/보툴리즘균은 보툴리눔독소증/보툴리즘을 일으킨다.

A. 클로스트리디아의 일반적 특징

클로스트리디아는 큰 그람양성 간균으로 양끝이 무디며 내생포자/내생포자(endospore)를 만든다. 포자의 위치는 균종을 동정 시 유용하며(그림 14.10) 대부분 운동성이 있다.

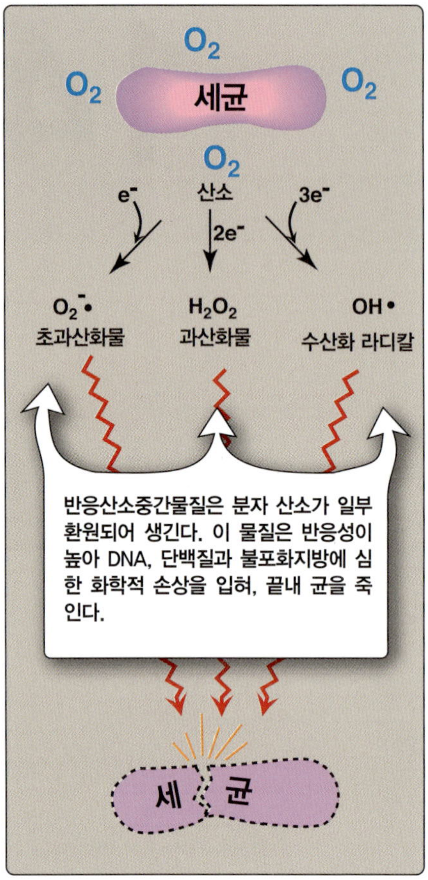

그림 14.2
반응산소중간물질이 무산소균에 미치는 독성

1. **생리학:** 클로스트리디아는 산소균들처럼 유리 산소를 이용하여 에너지를 생산할 수 없다(22쪽 참조). 대신 피루브산염(pyruvate) 같이 작은 유기 분자들을 최종 전자수용체로 사용하여 에너지를 만든다. 영양상태에서, 클로스트리디아는 산소에 의해 억제되거나 손상된다(그림 14.2). [주: 손상의 이유는 명확치 않으나, 클로스트리디아는 과산화효소, 카탈라아제 또는 초과산화물 디스뮤타아제 같은 효소가 없다. 이 효소들로 무산소균은 활성 산소종, 과산화물, 수산화 라디칼을 포함하여,을 해독/무독화한다. 이런 해독 효소를 만들지 못하면, 클로스트리디아는 산소조건에서 손상을 받거나 성장이 억제된다.] 클로스트리디아는 환원제, 가령 시스테인나 티오글리콜레이트가 있거나 산소가 없는 대기(공기를 뺀 그로브 상자, 밀봉된 통등)에서 영양강화배지를 주면 잘 자란다.

2. **역학:** 클로스트리디아는 사람과 다른 포유류의 장내균무리/세균총의 하나이며 흙, 하수, 수조, 특히 고유기물에 있다. 많은 클로스트리디아속이 조직에 침입 시(예로 수술이나 사고로 피부에 틈이 생겨) 파괴적이고, 침습성 감염을 이룬다. 감염의 과정은 기회적이며, 자주 환자의 정상균무리로 인해 온다. 내생포자를 만들면 환경에서 지속이 가능하다. 포자는 소독제에 안 듣고, 자외선 조사나 끓는 점에서 얼마간 견딜 수 있으나 표준 가압증기멸균(121°C에서 15분간 압력을 올려) 조건에서 죽는다.

B. 클로스트리듐 퍼프린젠스(Clostridium perfringens)

클로스트리듐 퍼프린젠스(*C. perfringens*)는 큰, 비운동성, 그람양성, 협막을 가진 막대균이다. 자연에 널리 분포되어 있고 성장형은 질과 위장관에 정상균무리 일부로 있다. 포자는 흙에서 보인다. [주: 포자는 몸이나 시험관 배양시 거의 안 보인다]. 포자가 조직에 들어오면 무산소 봉와직염과 근괴사(가스 괴저)를 일으키고 클로스트리듐 퍼프린젠스의 어떤 주는 식중독을 초래한다.

1. **발병기전:** 클로스트리듐 퍼프린젠스는 적어도 다양한 외독소, 장독소와 가수분해효소를 만들어 질병의 과정을 앞당긴다(그림 14.3).

   a. **외독소:** 클로스트리듐 퍼프린젠스는 적어도 그리스 문자로 표현하는 12가지 외독소를 만든다. 이들 독소 중 가장 중요한 독소로, 조직에 독성을 나타내는 것이 알파독소다. 이는 레시분해효소(phospholipase C)로, 포유동물 세포막의 레시친을 분해하여 적혈구, 백혈구, 혈소판과 내피세포를 용해시킨다. 다른 외독소는 국소 또는 혈류 내로 들어올 때 용혈, 세포독성과 괴사를 일으킨다. 퍼프

린고리신(perfringolysin O)나 세타(theta)독소는 콜레스테롤 의존 용혈소(hemolysin)며, 중요한 독성인자다. 클로스트리듐 퍼프린젠스 주는 외독소 타입에 따라서 A에서 E로 나눈다. A형 주는 알파독소와 장독소를 만들며, 대부분의 사람감염을 일으킨다.

b. **장독소:** 클로스트리듐 퍼프린젠스 장독소는 작고 열에 약한 단백으로 소장의 아랫부분에 작용한다. 이 분자는 상피세포 표면 수용체에 붙어, 세포막을 변화해 이온의 수송을 막아(일차적으로 공장에서) 세포내 액체와 단백질이 빠진다. 흥미롭게 장독소 생산 균주들은 특이하게 열에 강하고, 포자는 100°C에서 한 시간 이상 살아, 음식 매개 병원체로 위험하다.

c. **분해효소:** 클로스트리듐 퍼프린젠스는 대사가 활발해, 단백분해효소, DNA 분해효소, 히알룬산분해효소 같은 여러 가지 가수분해효소들을 만들어, 조직을 액화시켜 병원균의 전파를 촉진한다. 이 결과로 생긴 분해산물은 발효 기질로 작용해 클로스트리듐 퍼프린젠스는 빨리 대사하게 된다. 이 균은 알려진 가장 빨리 분열하는 균 중 하나로, 10분 이하다.

2. **임상적 중요성:** 클로스트리듐 퍼프린젠스가 일으킨 질병 과정은 감염과 병원성 인자, 즉 외독소 및/또는 장독소 및 분해효소들의 생산과 맞물려 좌우된다.

a. **근괴사(가스 괴저):** 포자가 조직 내로 들어온다. 예로, 감염된 흙에 오염으로나 소화관에서 내인성 이동으로 올 수 있다. 중한 개방창/열린 상처, 가령 복합골절과 허혈성 손상(예로 교통사고)은 호발조건이다. 알파독소와 기타 외독소들이 분비되고 심하게 세포가 죽는다. 세포외 기질을 분해하는 효소를 만들어 감염이 더 잘 퍼진다. 조직의 탄수화물, 지질 및 아미노산들이 발효되어 가스가 만들어지고 이 가스방울이 피하공간에 쌓여 촉진 시 바스락 소리가 나 가스 괴저라 이름졌다(그림 14.4) [주: 빨리 쌓이는 가스는 그 자체가 병원성 인자다. 가스가 조직의 경계를 가르기 때문이다. 가능한 공간을 넓혀, 균은 더 자라는데, 이는 가스로 저항이 떨어진 탓이다.] 근육의 괴사를 일으키는 감염의 대부분은 클로스트리디아속(가스 괴저)과 그룹 A 사슬알균이다. 삼출액은 양이 많고 악취가 난다. 병이 진행시, 모세관 투과성이 증가하여 외독소가 손상된 조직에서 기타 기관으로 가, 몸 전체 영향을 준다. 가령, 쇼크, 신부전과 혈관내 용혈 등이다. 치료가 안된 클로스트리아 근 괴사는 괴저 발생 후 수일 내에 거의 치명적이다.

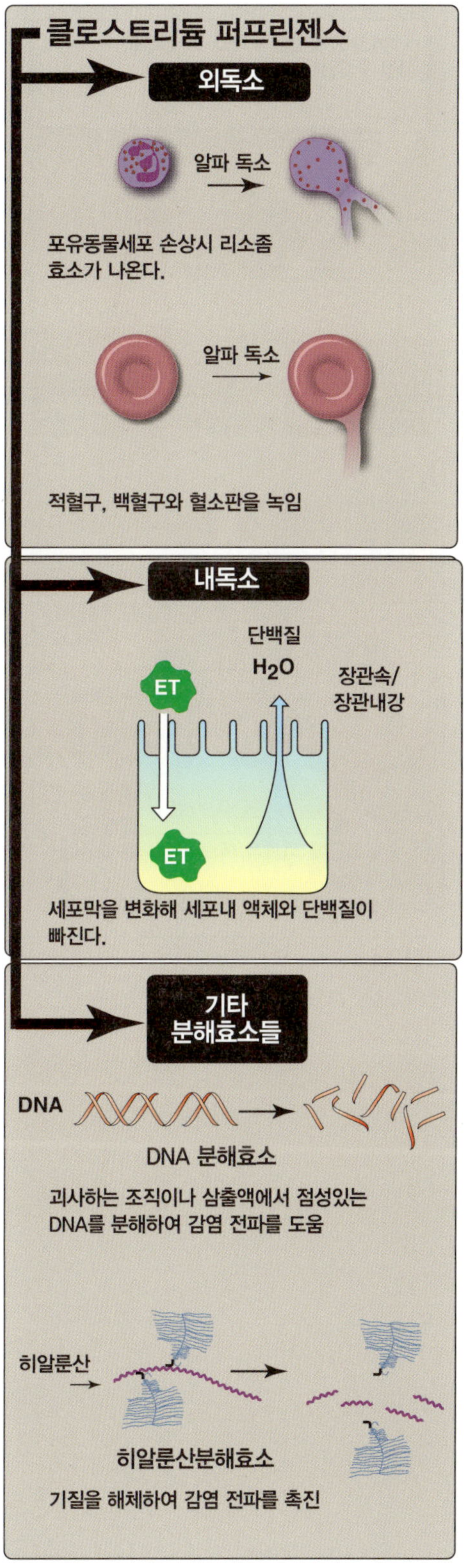

그림 14.3
클로스트리듐 퍼프린젠스가 내는 독소와 분해효소. ET = 장독소

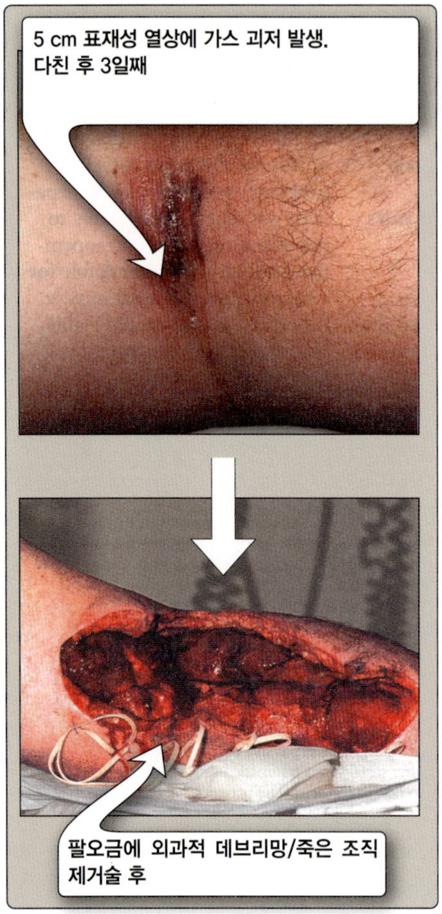

그림 14.4
팔의 가스 괴저

b. **무산소 봉와직염:** 이는 결합조직 감염으로 균이 근막을 따라 퍼지며 (그막염) 근조직은 괜찮다. 괴사 과정이 역할이 미미하나, 감염이 빨리 퍼지고, 근막 아래가 부어 혈류가 막혀 외과 시술이 대개 효과가 없다(매우 신속히, 과감히 안한다면) 성공적이지 못하다.

c. **음식 매개 감염:** 미국에서는 클로스트리듐 퍼프린젠스가 음식 매개 감염의 흔한 원인이다. 전형적으로 오염된 음식을 먹은 뒤 8~18시간에 오심, 복부 경련과 설사가 온다. 열은 없고 구토도 드물다. 경과는 대개 저절로 낫고, 1~2일 내에 회복된다. 임상증상이 생기려면 균수가 10^8이 넘어야 된다. 전형적인 클로스트리디아 장독소 식중독은 포자를 불활성화된 음식에 몇 시간 놔두면 포자가 발아하여 여러 번 분열하면 생긴다. 오염된 음식에서 영양세포를 먹어, 균이 자라(음식 감염), 생체에서 독소를 낸다. 육류, 육류제품, 그래비가 가장 흔히 생기는 클로스트리듐 퍼프린젠스 음식 매개 질환의 음식들이다.

d. **괴저성 장염:** 클로스트리듐 퍼프린젠스가 장을 괴사, 50% 이상의 사망률을 보이며, 산발적으로 발생한다.

e. **클로스트리아 자궁내막염:** 불완전한 유산이나 멸균이 잘 안 된 기구 사용시 오는 위중한 합병증이다. 자궁조직의 괴사성 감염이 오고 독소와 균혈증이 원인이 되어 질병이 나타난다.

3. **실험실 동정:** 클로스트리디아 근괴저나 봉와직염의 진단은 주로 임상적인 소견으로 한다 임상적 검체에 있는 클스트리디아는 우연히 오염될 수 있다. 환자의 조직 표본을 그람 염색을 해보면 성장하는 형태(큰 그람양성 막대균)를 관찰할 수 있고 기타 세균과 세포 잔해도 보인다. 혈액 한천배지에서 무산소 배양 시 클로스트리듐 퍼프린젠스는 빠르게 자라 두 용혈 대가 있는 집락을 보인이다. 이는 그림 14.5에서처럼 알파 독소(부분 용혈)와 퍼프린고리신 O(완전 용혈)을 만들기 때문이다. 음식 감염 시 의심되는 음식과 환자의 대변에서 균을 발견할 수 있다. 그람염색과 기타 임상검사 소견이 기스 괴저 환자에서 항생제 치료 전략에 도움이 된다.

4. **치료와 예방:** 가스 괴저의 치료와 예방의 핵심은 이물질과 죽은 조직들을 즉시, 철저하게 제거하고 상처를 산소에 노출시키는 것이다. 고압산소탱크는 감염부위에 상조직 산소압을 증가시켜 병의 진행을 막는다. 데브리망/죽은 조직제거가 가스 괴저로의 진행을 막지 못하면 절단이 해부학적으로 가능시 해야 한다. 이외에 고용량의 항생제 투여도 필요하다. 클로스트리듐 퍼프린젠스는 페니실린과 여러 가지 단백질 합성

억제제에 잘 듣는다(그림 14.10 참조). 클로스트리디아 감염은 대개 여러 가지 종이 혼합되어 광범위 항생제 사용이 적절하다.

C. 클로스트리듐 보툴리늄

이 균이 일으키는 보툴리즘은 여러 임상형이 있다. 보툴리즘/보툴리눔독소증은 가장 강력한 독들 중의 하나인 신경독소의 작용으로 생기며 이완성 마비를 일으킨다. 병균과의 접촉은 필요 없으며 순수한 중독이다.

1. **역학:** 클로스트리듐 보툴리눔은 전세계의 흙과 물 침전물 속에서 발견되며 포자가 흔히 야채와 육류 또는 생선을 오염시킨다. 적절한 조건, 즉 중성 또는 알카리성인 절대 무산소 환경에서 포자가 발아하고 자라는 동안 독소를 생산한다. 독소는 흔히 음식에 만들어져 가족들이나 기타 식사군에서 발생한다.

2. **발병기전:** 보툴리눔 독소에는 여러 형이 있어 A에서 G로 나타내며 인체 질환은 A, B 또는 E이다. 보툴리눔과 파상풍 독소는 상동성 단백세트로서, 특이 시냅스 소포 펩티드들이 쪼개져 신경전달이 안 된다. 계속 근 수축(연축, 154쪽 참조)을 일으키는 파상풍과는 달리, 보툴리눔 독소는 말초 콜린성 시냅스에 작용하여 신경근 접합부에서 신경전달물질인 아세틸콜린 분비를 억제하여 근 수축이 안되 이완성 마비가 생긴다(그림 14.6). 보툴리눔과 파상풍 독소 모두 AB형 독소로 활성부위(A)와 결합부위(B)로 되어 있다.

3. **임상적 중요성:**

   a. **전형적 보툴리눔독소증:** 이 식중독에서 살아 있는 균은 없지만 독소가 든 음식을 먹고 12~36시간 후 응시, 연하와 기타 뇌신경 기능이 안되게 된다. 발열이나 패열증의 징후는 없다. 횡문근들의 진행성 마비가 오고, 끝내 호흡마비가 오면, 사망률은 약 15%다. 손상된 신경이 회복에는 수 주가 걸린다.

   b. **영아 보툴리눔독소증:** 오늘날 미국에서 가장 흔한 보툴리즘형은 영아 보툴리즘 또는 저긴장아증후군(floppy infant syndrome, 그림 14.10)이다. 영아의 대장에 미생물균무리를 갖추게 되나, 경쟁균이 없으면, 클로스트리듐 보툴리눔은 영아의 대장에 정착해, 독소를 내어 느리게 흡수된다. 변비, 섭식 장애, 혼수, 근육긴장 저하 등이 흔한 조기 징후다. 클로스트리듐 보툴리눔이 오염된 꿀 같은 식품보조제가 첨가된 영아 유동식이 균을 전파할 수 있다. 이런 조건은 영아 돌변사 증후군의 원인이 될 수 있으나, 시간이 걸리지만 대증요법으

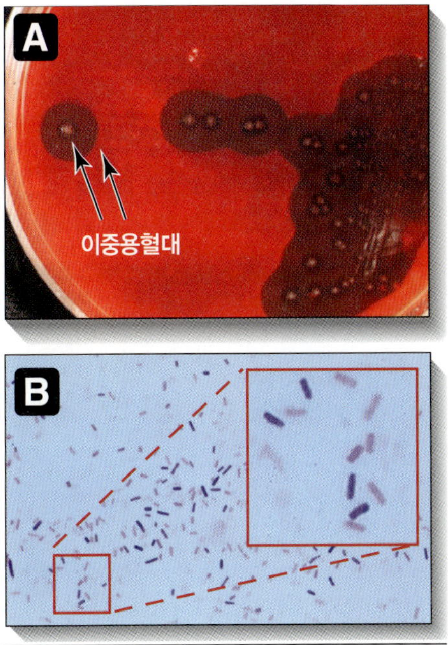

그림 14.5
클로스트리듐 퍼프린젠스. A. 혈액 한천배지의 집락에 이중용혈대가 보임. B. 그람염색 사진

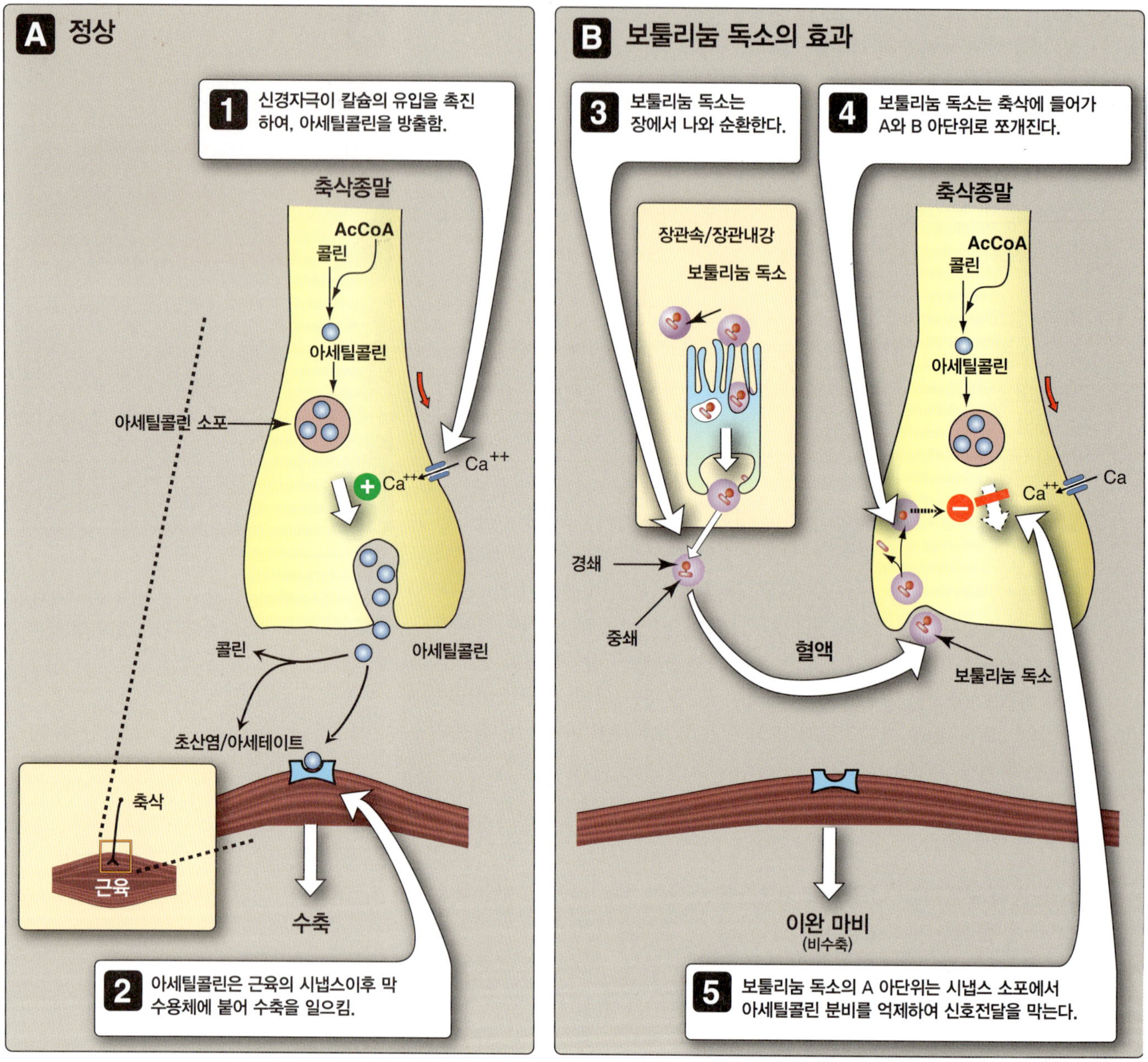

그림 14.6
보툴리눔 독소의 작용기전. AcCoA = acetyl CoA

로 보통 회복이 된다.

c. **창상 보툴리눔독소증:** 보툴리즘의 드문 형이며 창상이 균에 오염시 생기며, 독소는 창상부위에 흡수된다. 이 감염의 분자 발병기전은 파상풍과 비슷하다.

4. **실험실 동정:** 균은 표준 무산소 방법으로 배양되고 동정되며(22쪽 참조) 독소는 혈청, 대변 및 음식에서 확인된다.

5. **치료와 예방:** 보툴리눔독소증으로 의심되는 경우 가능한 빨리 항독소를 투여해야, 독소를 중화한다. A, B, E 3가 말 항독소는 질병통제센터(CDC)에서 구할 수 있다. 호흡기 같은 보조 시술이 필요할 수 있다. 창상과 영아 보툴리눔독소증에서 페니실린이나 균에 잘 듣는 항생제로 치료한다. 독소는 끓는 점에서 불활성화되나 포자를 죽이려면 고압 습열 멸균을 한다. [주: 가장 중증 보툴리눔독소증 경우에 면역이 안 생긴다.

D. 클로스트리듐 테타니(Clostridium tetani)

클로스트리듐 테타니(*C. tetani*) 포자는 오염된 흙을 거쳐 작은 창상에 가장 많이 들어온다. 이 균은 산소에 대한 극히 약하고 외독소에 대한 예방접종의 보급으로 선진국에서는 드물다. 미국에서는 정기적으로 추가접종을 받지 못하고, 면역이 떨어진 노인층에서 가장 많이 생긴다 이 균은 국소적으로 자라도 강력한 신경독소를 내어, 독소는 중추신경계로 가 경련성 마비를 일으킨다.

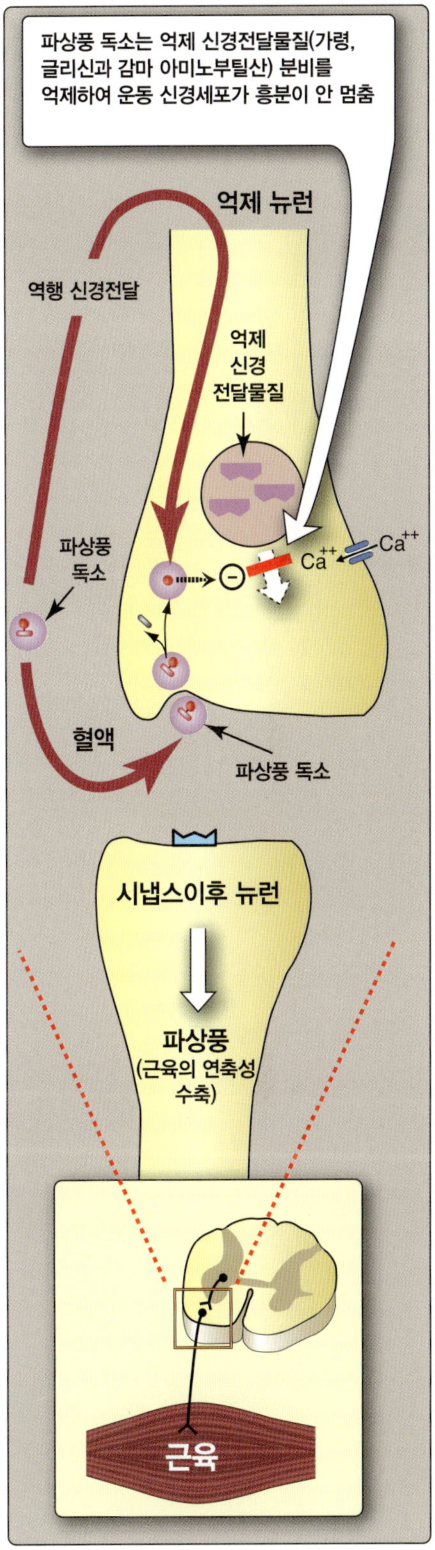

그림 14.7
파상풍 독소의 작용 기전

1. **역학:** 균 포자는 헛간 앞마당, 정원과 기타 흙에 흔하다. 감염의 가장 흔한 경우는 나무의 가시나 돌의 파편에 의한 자상이다. 들어온 이물질이나 세포가 죽은 작은 지역들이 생명이 없는 물질들의 핵이 되고 이 안에서 파상풍균의 포자가 발아하고 자라난다. 심한 화상이나 수술이 감염으로 인도하기도 하며 금지된 약물을 주사시 감염되기도 한다.

2. **발병기전:** 파상풍 독소는 테타노스파민이라 하며 극히 강한 독소다. 감염된 부위에서 역방향으로 신경이나 혈류를 타고 간다. 플라스미드에 암호화된 외독소는 하나의 항원 타입이며 하나의 폴리펩티드로 만들어져 이황결합으로 두 개의 사슬을 가진 본격 독소가 된다. 무거운 조각/중절편(B 또는 부착아단위)은 가벼운 조각/경절편(A 또는 활성아단위)의 뉴론에 결합과 세포 투과를 돕는다. A조각은 억제 시냅스에서 신경전달물질의 분비를 막아, 중증 지속성 근육 경련을 일으킨다(그림 14.7). 단백분해효소로 알려진 A 조각은 작은 시냅스 소포 단백(synaptobrevin)으로 쪼개져 억제 신경전달물질, 글리신과 감마 아미노부틸산을 포함하여, 이 흐름을 차단한다.

3. **임상적 중요성:** 파상풍은 4일~수주의 잠복기가 있는데 잠복기가 짧을수록, 창상의 위치가 뇌에 가까우며, 중증도와 연관된다. 파상풍은 강직성 마비로 오며, 자주 감염부위에서 처음 경련이 온다. 초기에 턱 근육에 경련이 일어나 입을 열 수 없는 개구 불능이 온다. 점차 다른 수의

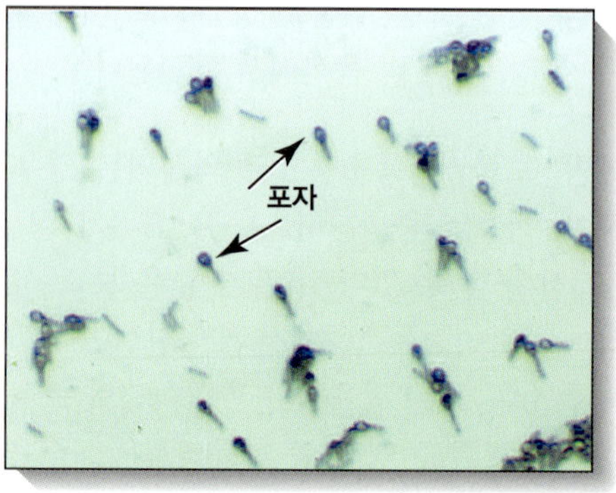

그림 14.8
파상풍균의 말단포자 사진

근에 번져(그림 14.10 참조), 외부 자극(예로 소음이나 밝은 빛) 시 이 통증성 경련과 때로 발작이 촉발된다. 사망률은 환자의 50~60%인데 대개 가슴 근육의 마비로 호흡부전에 빠진다

4. **실험실 동정:** 급히 치료해야 하므로 파상풍의 진단은 주로 임상소견에 의한다. 사소한 창상으로 인해 감염됨으로 감염부위를 찾기가 어렵다. 파상풍균은 가늘고 긴 간균으로 균체 끝에 둥근 포자가 있는 독특한 모양을 가지며(라켓 모양의 간균, 그림 14.8) 혈액 한천배지에서 혐기성 배양을 하면 특징적인 유주 성장을 보인다

5. **치료:** 아직 뉴런에 결합하지 않은 독소를 중화시키기 위하여 즉시 항독소를 투여하는 것이 첫 치료이다. 인간 고도 면역글로불린(파상풍 면역글로불린)이 선호되나, 사용이 어려우면 말 항독소를 쓴다. 파상풍균은 페니실린에 예민하여 파상풍 박멸에 쓰며 균 침입부위의 괴사 조직 제거도 함께 쓴다. 근경련을 최소화하려 안정제와 근이완제 투여 및 호흡 유지에 주의한다.

6. **예방:** 파상풍 변성독소(포르말린으로 비활성화한 독소)로 능동면역한다. 대개 파상풍 변성독소, 디프테리아 변성독소와 백일해 항원이 든 3종혼합 백신(DPT)을 어린이들에게 접종한다. 최근 연구로는 순환 항체가는 점점 떨어져 많은 노인들은 방어가 안되, 평생 매 10년마다 3종 백신의 추가 접종을 권장한다. 파상풍 면역글로불린은 비예방접종자가 상해 시 즉시 수동면역을 주려고 사용할 수 있다. 능동면역도 시작해야 하며, 항독소나 변성독소/톡소이드를 몸의 여러 부위에 동시에 투여할 수 있다.

E. 클로스트리듐 디피실리(Clostidium difficile)

설사는 항균제 치료의 흔한 합병증으로 묽은 대변에서부터 생명을 위협하는 위막성 대장염(PMC, 그림 14.10)에까지 다양하다. 클로스트리듐 디피

실리(*C. difficile*)는 적어도 입원환자들에서 항생제 관련 설사의 4분의 1과 PMC의 거의 모든 환자에 원인균으로 추정된다. 이 균이 한 곳, 환경(즉, 먼지, 침구류, 변기 등)에 들어오면 지속적으로 포자에 오염되어 새로운 거주자들에게 쉬 집락을 이룬다. 이 들은 항생제 치료의 역효과가 장에 더 잘 생긴다.

1. **발병기전:** 이 균은 대장 정상균무리/총 중 적은 종이다. 항생제 치료로 정상세균총에 우세 균들이 억제되면 클로스트리듐 디피실리가 자란다. 병원성 균주들은 A와 B로 표시되는 두 개의 독성 폴리펩티드를 만든다. 독소 A는 장독소로 과다하게 체액을 배출하고, 염증반응도 자극하며 조직배양에서 세포변성을 보인다. 독소 B는 세포 독소로 조직배양에서 단백 합성을 막고 세포 골격을 해체한다. 독소 A와 B는 모두 글루코실전이효소로 Rho과의 구아노신 삼인산 결합단백을 글루코실화하여 불활성화한다.

2. **임상적 중요성:** 실상 모든 항균제가 클로스트리디아성 항생제-관련 설사와 대장염(그림 14.9)의 선행 요인이다. 세 가지 약이 가장 흔히 연루되며 클린다마이신, 암피실린과 세팔로스포린이다. 병의 중증도는 대장의 염증 정도에 따라 경한 설사로부터 전격성 위막성 장염까지 다양하다. 위막성 삼출액은 점액, 섬유소, 염증세포들과 세포 파편들로 구성되며, 궤양화된 상피세포를 덮고 있어 내시경으로 가장 잘 확인된다. PMC가 자주 생기는 때는, 흔히 약물 치료가 끝난지 어느 정도 후거나, 적절한 치료를 한 후에도 재발할 수 있다. 이는 이 균이 만든 포자가 멀쩡하게 지속해서 생긴 결과다.

3. **실험실 동정:** 이 균은 일상적인 무산소 술기로 대변에서 배양되고 동정되나, 빠르고 유용한 검사는 대변 추출물에서 독소 생산을 증명하는 것이다. 최근 외독소 A와 B의 효소 면역검사법(ELISA, 27쪽 참조)이 개발되어 초기 면역학적 검사 또는 조직배양 세포독성 검사 대신 쓴다. PCR 방법도 널리 사용된다.

4. **치료:** 선행 요인이 되는 약을 끊고 수액을 보충 시 대개 증상이 없어지나 재발은 흔하다. 경구 메트로니다졸이나 반코마이신이 대개 처방된다(그림 14.10). 숙주의 정상 대장균무리가 재정비되면 회복에 도움이 된다.

자주 연관

Ampicillin
Amoxicillin
Cephalosporins
Clindamycin

가끔 연관

Penicillins other than ampicillin
Sulfonamides
Erythromycin
Trimethoprim
Quinolones

거의 또는 전혀 무관

Parenteral aminoglycoside
Tetracyclines
Chloramphenicol
Metronidazole
Vancomycin

그림 14.9
클로스트리듐 디피실리 설사와 대장염을 일으킬 수 있는 항균제들

III. 무산소 그람음성 막대균들

무산소 그람음성 막대균들은 정상적으로 구강(특히 잇몸), 여자 생식관과 소화관 하부의 가장 흔한 균들이며 대장균보다 천 배 많다. 따라서 몸의 여러 부분의 감염에서 자주 발견된다(예로 무산소 그람음성 막대균들은 균혈증의 10%

무산소 미생물

클로스트리듐 종들

포자가 중앙에 있는 클로스트리듐 셉티쿰(그람염색)

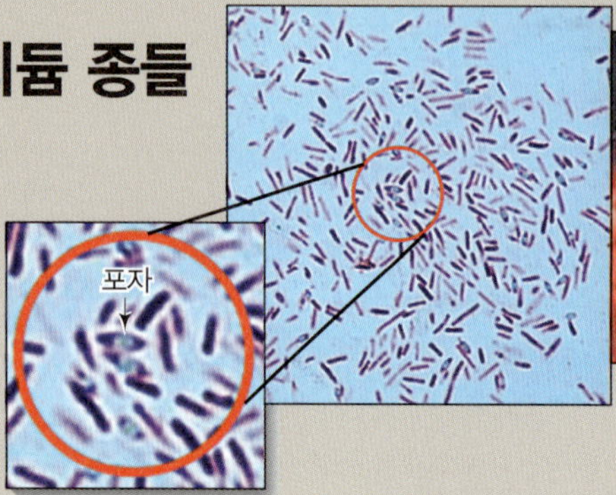

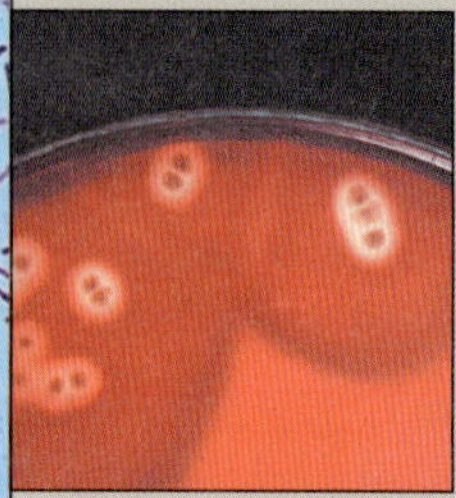

클로스트리듐 퍼프린젠스 (혈액한천상)

- 큰 그람양성 간균으로 양끝이 무디며 내생포자(endospore)를 만든다.
- 대부분 종은 운동성이 있다.
- 절대 무산소균
- 혈액 한천배지에서 무산소 배양으로 자람

클로스트리듐 퍼프린젠스

- 근괴사
- 괴사성 장염
- 식중독[1]
- 클로스트리듐 자궁내막염
- 무산소 봉와직염

1 페니실린 G

1 클린다마이신

[1]식중독은 페니실린으로 치료 안함.

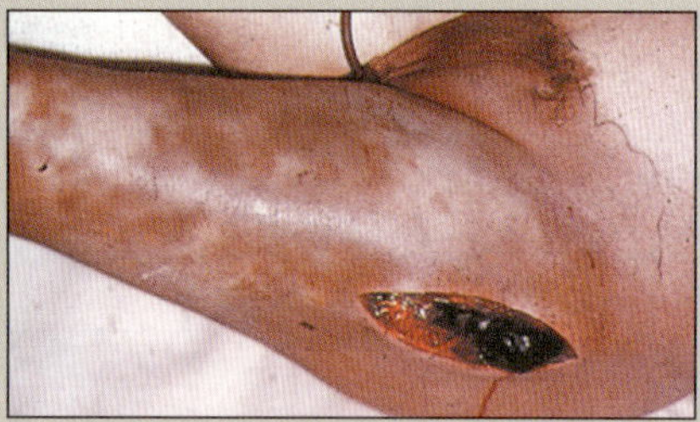

근괴사

클로스트리듐 테타니

- 파상풍[1]

1 페니실린 G

1 메트로니다졸

2 독시사이클린

[1]안정제와 근이완제 투여 및 호흡 유지에 주의한다. 인간 고도 면역글로불린(파상풍 면역글로불린) 투여가 선호된다.

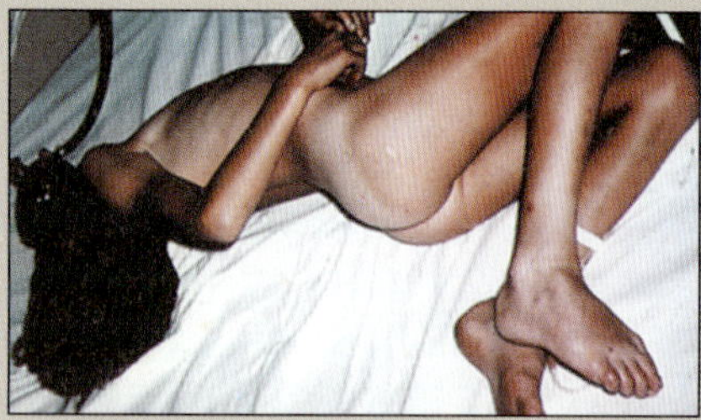

파상풍

클로스트리듐 디피실리

- 위막성 대장염

1 메트로니다졸[1]

2 반코마이신

[1]경구 메트로니다졸이나 반코마이신을 대부분 경우에 투여한다.

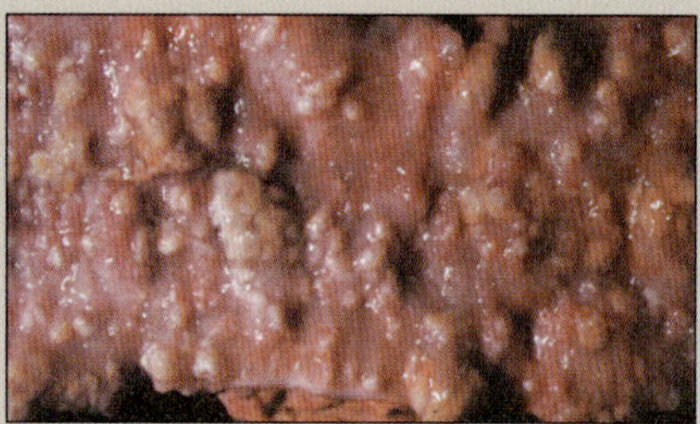

위막성 대장염

클로스트리듐 보툴리눔

- 보툴리즘(보툴리눔독소증)

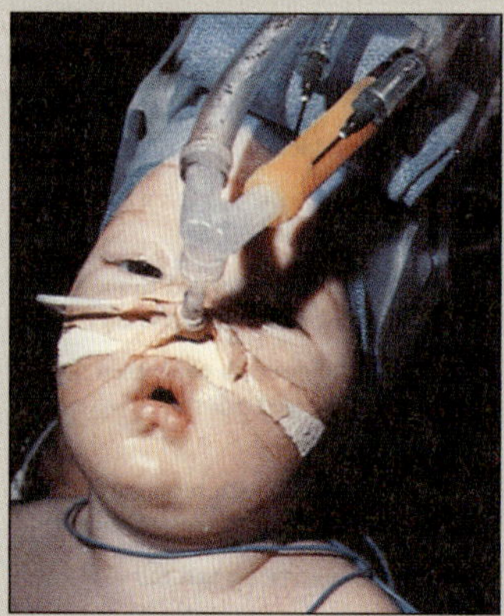

영아 보툴리즘

그림 14.10

클로스트리듐 종들의 요약. 1 일차 약, 2 대체 약

정도에서 발견된다). 그람음성 막대균들은 보통 무산소 농양과 연관된 균들의 대부분을 차지한다. 이 그룹/군의 균들은 그 숙주 상피 장벽을 깨뜨려 몸 조직에 감염을 일으킨다. 이는 대개 외상, 충수돌기 파열이나 면역상태 약화 시 온다. 국소 농양이 가장 흔한 병변이며 감염 과정에 둘 이상의 균종이 관여한다. 예로, 다양한 조건균들이 도와 산소 분압을 낮추어, 무산소 환경이 조성되면 그람음성 막대균들이 동시 감염된다(그림 14.11).

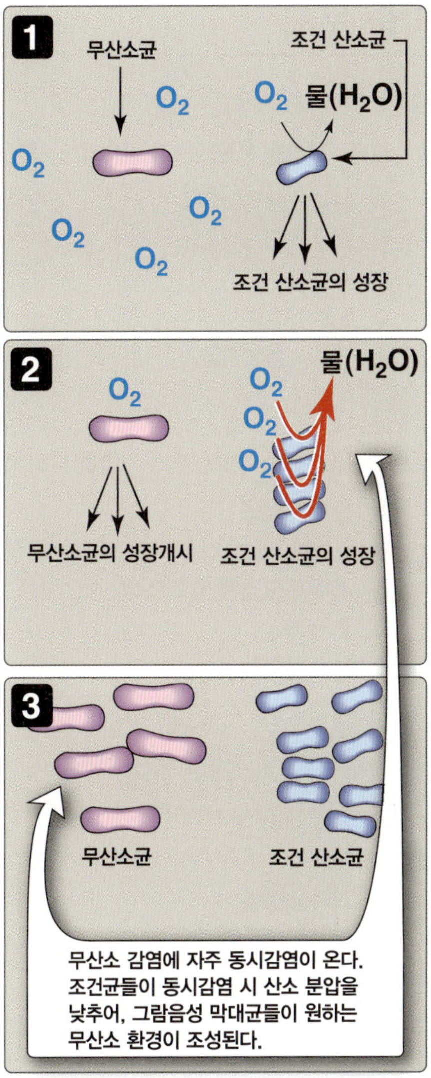

그림 14.11
무산소균 성장은 조건 산소균들이 촉진한다.

A. 박테로이데스

박테로이데스속의 균들은 사람 대장에서 발견되는 우세 무산소균이다. 정상세균총의 일부로 장 관통(예, 수술 중 또는 외상)으로 혈액이나 조직에 들어갈 때만 병을 일으킨다. 이 균은 무산소균이 일으키는 중증 감염의 가장 흔한 원인이다. 박테로이데스는 가는 막대균 또는 알막대균이다. 균 다당질 협막은 중요한 독력/병원성 인자로 포식작용에 저항한다. 순수분리된 협막만으로 실험동물에서 농양을 충분히 일으켜, 이 협막이 균 감염에 보이는 병리소견의 핵심임을 알 수 있다.

1. **역학:** 박테로이데스는 복부 외상시 대장으로부터 혈액이나 복막으로 전파되므로 감염의 원천은 내인성(사람에서 사람으로 전파되지 않는다)이다.

2. **병리와 임상적 중요성:** 병을 일으키는 주요 박테로이데스는 박테로이데스 프라질리스다 대장에서 혈액 내로 배출되면 박테로이데스 프라질리스는 빨리 자라 균혈증을 일으킨다. 복강으로 들어오면 이 균은 복막염 및/또는 복부 농양을 일으킨다.

3. **실험실 동정:** 복합된 무산소 병변에서 나오는 삼출액은 양이 많고 매우 악취가 난다. 삼출액을 그람염색하면 희미하고 가는 많은 수의 그람음성 막대균들이 대개 대개 혼합된 세균무리에서 보인다. 균들은 조직 파편과 다형핵 림프구들에 잘 가려져 있다. 박테로이데스 프라질리스는 무산소 조건하에서 혈액한천에 배양될 수 있다. 가스 크로마토그래피는 균이 내는 특유의 단쇄/짧은 사슬 지방산을 동정하며, 생화학 검사는 당발효 패턴/유형을 알 수 있다.

4. **치료와 예방:** 박테로이데스는 약제 내성이 흔하다. 메트로니다졸이 이 균 감염 치료의 일차선택 약이다. 대체 약으로 암피실린-설박탐, 이미페넴-실라스틴, 티카르신-클라불라네이트, 세폭시틴 또는 클리다마이신이 있다. 물론 아미노글리코사이드는 무산소균들에게는 효과가 없다(42쪽 참조). 어떤 농양이든 외과적으로 배농해야 약이 잘 흡수된다. 수술 상처에 박테로이데스 오염을 막기 위해 수술 전후에 세폭시틴 같은 항생제를 투여할 수 있다.

학습 문제

정답을 하나 고르시오.

14.1 클로스트리듐 보툴리눔이 일으키는 가장 흔한 감염형은?

A. 신생아 보툴리즘
B. 외상 감염
C. 식중독
D. 일차 패혈증
E. 무산소 봉와직염

정답 = A. 현재 미국에서 보툴리즘의 가장 흔한 형은 영아에 생긴다. 악성 식중독(C)은 감염이 첫 기술된, 아마 가장 잘 알려진 형이다. 상처를 통한 경우는 드물다(B). 클로스트리듐 보툴리눔은 비침습성이며 패혈증(D)이나 봉와직염(E)을 안 일으킨다.

14.2 클로스트리듐 퍼프린젠스 감염과 흔히 연관되는 것은?

A. 상처의 오염
B. 항생제 치료
C. 하수에 오염된 물의 소비
D. 면역억제
E. 선행 폐질환

정답 = A. 상처의 오염이 이 균 감염의 가장 흔한 경로다. 그렇지만 위장관염 증상은 클로스트리듐 퍼프린젠스의 특정 주와 연관있고 대개 음식 오염 시 생긴다.

14.3 특이 항독소가 치료에 중요한 질환은?

A. 가스 괴저
B. 파상풍
C. 괴저성 장염
D. 위막성 대장염
E. 박테로이데스와 프레보텔라 감염

정답 = B. 파상풍 항독소는 상처의 예방치료와 임상질환의 치료에 필수다. 이는 신경수용체에 결합되지 않은 독소만을 중화한다. 가스 괴저(A)의 경우 많은 임상 연구결과, 항독소 제제 사용이 별 이득이 없고, 아마 괴저성 장염과 위막성 대장염(C와 D)에도 같다. 그람음성 무산소균들 중 가능한 항독소는 없고 치료용 항혈청도 없다(E).

14.4 위막성 대장염의 선행 요인은?

A. 클리다마이신 치료
B. 신생아 나이
C. 유제품이 많은 식사
D. 담낭염
E. 고령(60세 이상)

정답 = A. 항생제 치료 시 자주 위막성 대장염 등의 위장장애를 초래한다. 클린다마이신 등의 특정 약들은 이런 합병증을 다 잘 일으킨다.

14.5 67세 남성, 맹렬 정원사가 응급실에 왔다. 강직성 마비가 오른손에서 시작해 턱 근육까지 왔다. 감염의 원인균이 만든 병원성 인자의 활성은?

A. T세포를 과자극하여 사이토카인이 과량분비됨
B. 시냅스 소포에서 신경전달물질 아세틸콜린의 분비 억제
C. 아데노신 이이산염-EF-2의 리보실화로 단백질 합성 억제
D. 억제 신경전달물질 글리신 분비 억제
E. Rho족 GTP 분해효소의 글리코실화

정답 = D. 이 남성은 파상풍을 앓고 있으며, 원인은 파상풍균이 낸 외독소다. 이 균은 도처에 있고, 흙에 많이 산다. 많은 사람들이 파상풍 예방접종을 받았지만, 면역이 평생 안 가 때맞춰 접종을 받아야 한다. 파상풍균이 내는 테타노스파스민은 억제 신경전달물질의 분비를 막는다. 이는 시냅스 소포에서 시냅토브레빈을 쪼개서 된다. 항독소로 적극 치료 않으면 독소는 전신에 강직성 마비를 일으켜 죽을 수 있다.

나선균(스피로헤타) 15

I. 개요

나선균은 길고, 가는, 운동성이 있고, 유연하고, 물결 모양/파동형의 그람음성 막대균으로 특징으로 코르크 스크류 또는 나선 모양이다. 종에 따라 미세산소성, 산소성 또는 무산소성이다. 특정 종은 실험실 배양 시(무세포 배양 또는 조직배양) 자라지만, 자라지 못하는 종들도 있다. 특정 종들은 자유 생활하며, 일부는 사람과 동물의 정상 세균총이다. 인체 병원체로 중요한 나선균들은 세 가지속(그림 15.1)이다. 트레포네마(*Treponema*) 중 매독균(*T. pallidum*)은 매독을, 보렐리아(*Borrelia*) 중 라임병균(*B. burgdorferi*)은 라임병을, 재귀열균(*B. recurrentis*)는 재귀열을, 렙토스피라(*Leptospira*) 중, 렙토스피라병균(*L. interrogans*)은 렙토스피라병을 일으킨다.

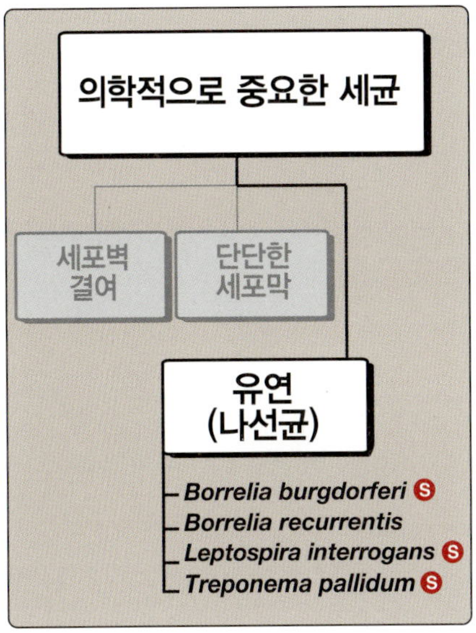

그림 15.1
나선균의 분류 S 이 균들의 요약은 334, 342, 352쪽을 참조

II. 나선균의 구조

나선균은 운동성을 나타내는 특이 구조을 갖고 있다. 그림 15.2와 같이 나선균 세포는 원형질 원통으로 원형질막과 그람음성 세포벽과 경계를 이룬다. 다른 막대균들과는 달리 이 원통은 당지질과 지질 단백질로 구성된 외막에 싸여 있다.[1] 펩티도글리칸과 외초 사이에 다수의 원통 주위 편모들이 있는데 세포에서 돌출되지 않고 축의 방향으로 있다. 이 내편모(축잔섬유/축사, axial filaments) 다발은 세포전체 길이에 뻗쳐 있고 양끝에 붙어 있다. 기전은 모르나, 이 내편모들은 다른 운동성 세균들의 외편모처럼 회전하여 세포를 코르크 스크류처럼 나아가게 한다. 나선균들은 점도가 높은 용액에서 쉬 움직일 수 있다. 이론적으로 이런 운동 탓에 나선균 병원체가 코르크 스크류가 코르크를 파고 들어가듯 숙주의 조직을 뚫고 들어가 침입할 수 있다.

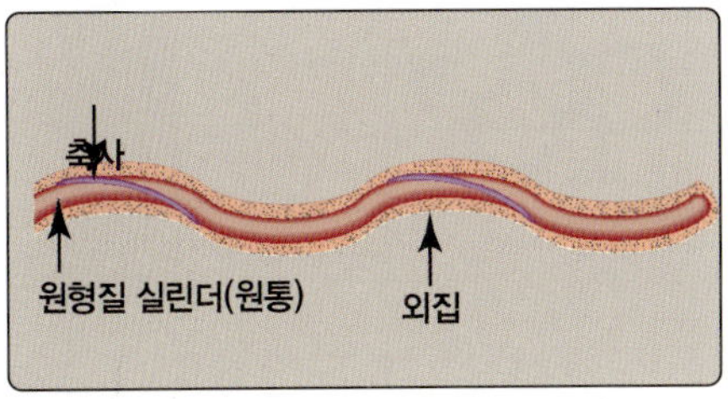

그림 15.2
나선균 모양

III. 매독균

매독은 본래 매독균(*T. pallidum*)이 원인인 성 매개 질환/성병이다 작은 병변(굳은 궤양, chancre)에서 시작, 여러 진행 단계를 거쳐 30년 또는 그 이상 진

INFO LINK [1]당지질과 지질단백을 알기 위해 **리핀코트의 그림으로 보는 생화학** 8장을 참조.

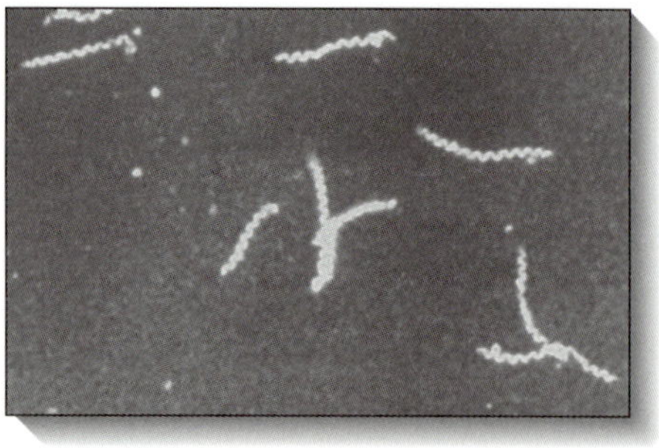

그림 15.3

매독균의 암시야현미경 사진

행되어, 자주 매독성 치매나 심혈관 손상으로 끝난다. 매독의 원인균은 극히 까다롭고 약한 균이다. 무세포계에서 배양이 안되며, 소독제, 열과 건조에 민감하다. 이 균은 너무 가늘어 일반 광학현미경으로 볼 수 없으며 면역형광법이나 암시야 술기로 가능하다(그림 15.3). 나선균의 외표/바깥 표면는 단백질이 적어 항원성이 약하다. 매독균은 히알루론산분해효소를 분비하여 기질을 파괴하여, 아마 균이 잘 퍼지게 한다. 전형적인 그람음성 세균과는 달리, 외막의 바깥 부위에 LPS나 내독소가 없다. 유전체 서열 분석으로 전형적인 세포용해소나 용혈소를 지령하는 유전자와 유사한 것이 확인되었으나, 이들을 분비하는 유전자는 없다. 표면 단백질의 항원 변이가 면역 회피에 중요한 역할을 한다.

A. 발병기전

매독균의 전파는 거의 항상 성접촉이나 태반을 통한다(선천 매독). 이는 매독균이 환경인자에 매우 민감하여 숙주 밖에서는 수분 이상 살지 못하기 때문이다. 균은 피부 손상 또는 생식기 같은 부위의 점막을 뚫고 몸에 들어온다.

B. 임상적 중요성

1. **매독:** 매독은 세 가지 단계(기)로 온다(그림 15.4). 일차 매독의 첫 증상은 굳은, 무통성 성기 또는 입/구강 궤양(경성하감, chancre)이며 균이 침입한 곳에 생긴다. 감염 후 경성하감이 생기는데 평균 3주나 감염 균수에 따라 변한다. 일차 병변은 저절로 낫지만 림프와 피를 타고 몸 전체로 계속 퍼진다. 무증상 기간(최장 24주)을 거쳐 2기가 온다. 2기는

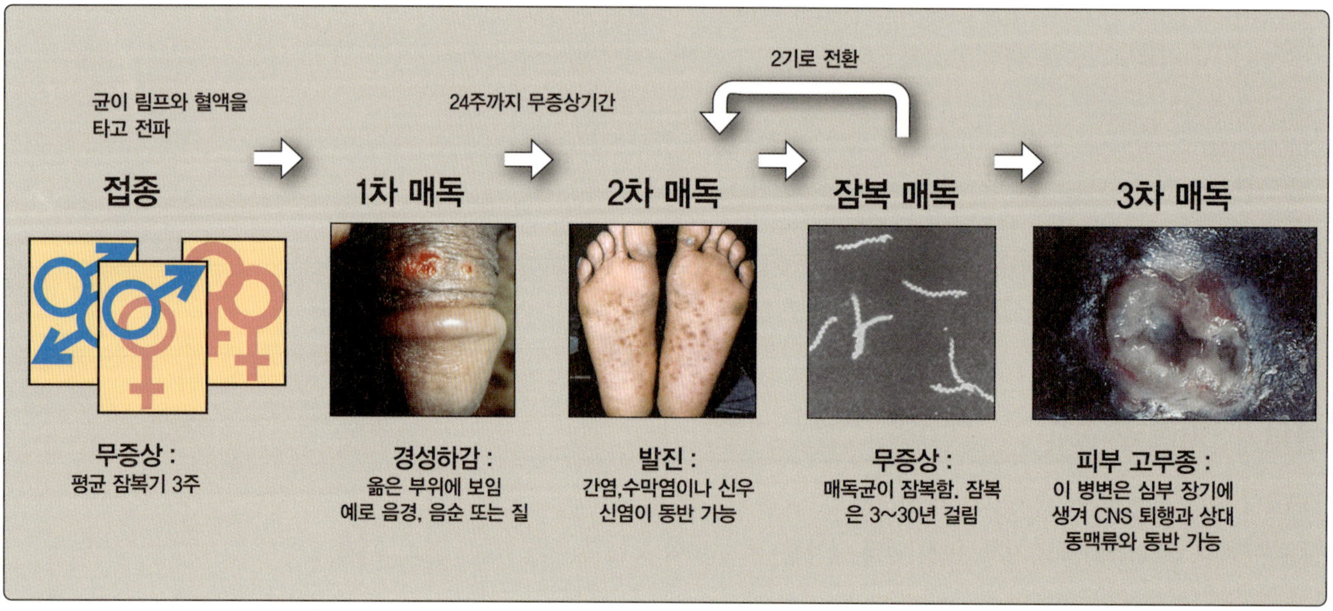

그림 15.4

치료안한 매독의 임상 시기(단계). CNS = central nervous systems

특징이 손바닥과 발바닥 등 거의 전신에 빨간 반구진 발진이 생긴다. 또 무색의 습한 편평 구진들이 우선 항문성기(편평 콘딜로마), 액와와 입에 나타난다. 1기와 2기 병변은 매독균들이 많아, 전염성이 높다. 2기에 여러 장기에 퍼져, 간염, 뇌막염, 신장염 또는 맥락망막염이 동반되기도 한다. 2기 병변이 낫자마자, 수년간에 걸친 잠복기로 들어간다. 감염된 사람의 약 40%가 3기로 가며, 3기의 특징은 신경계의 퇴행, 동맥류 같은 심혈관 병변과 간, 피부와 뼈에 육아종성 병변(고무종) 등이다.

2. **선천 매독:** 매독균은 임신 10~15주에 태반을 통과하여 태아에 전파될 수 있다. 감염 시 태아나 영아의 사망이나 자연 유산이 온다. 감염된 영아는 2기 매독의 증상과 비슷한 증상들, 중추신경계의 이상과 구조적 기형 등이 생긴다. 임신부를 적절히 항생제 치료 시 선천 매독이 예방된다.

3. **기타 트레포네마 감염:** 지리적으로 국지적인 트레포네마 질환은 매독과 꽤 닮았다. 이 질환들엔 베젤(bejel; 아프리카, 남동 아시아와 중동의 뜨겁고 건조한 지역에서 발생), 요즈(yaws; 습한 열대 지역에서 발생, 그림 15.5) 그리고 핀타(pinta; 남부와 중앙 아메리카, 멕시코와 필리핀에서 발생)가 있다. 매독과는 달리 직접적인 피부접촉, 밀집 주거 조건과 빈약한 위생 탓에 병이 퍼진다. 성적 접촉은 대개 전파 경로가 아니며, 선천 매독은 거의 없다. 이 세 질환은 페니실린으로 치료된다.

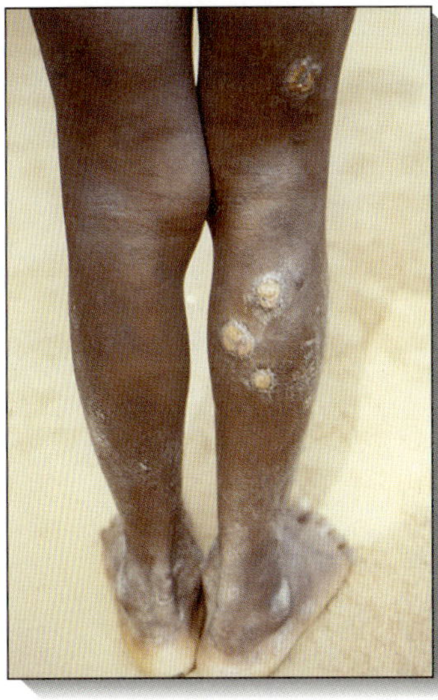

그림 15.5
요즈: 초기

C. 실험실 동정

면역형광 염색이나 암시야 조명을 사용하여 현미경으로 1기와 2기 병변에서 트레포네마 나선균을 알 수 있지만(그림 15.3 참조) 매독은 대개 혈청학적으로 진단된다. 매독균 감염시 두 종류 항체가 생긴다: 1) 항트레포네마 항체는 트레포네마 표면 단백질에 특이적이며 2) 비트레포마 항체(리아진, reagin)는 포유류 막들의 정상 인지질 성분(카디오리핀, cardiolipin)에 대한 항체다.[2] 이 두 종류 항체를 혈청학적 검사에 쓴다. 항트레포네마 항체가 리아진 검사보다 더 특이하나, 치료하는 동안과 성공적 치료 후에도 계속 양성이라 치료 감시에는 쓸모없다. 카디오리핀 검사는 덜 특이적이며 위양성 더 많다. [주: 그래서 비특이적 검사는 특이적 검사로 확인한다(대개 형광 트레포네마 항체).] 이 검사는 성공적으로 치료한 약 1년 후에도 음성으로 나와, 스크리닝과 치료 감시에 유용하다.

INFO LINK [2]카디오리핀의 구조를 알기 위해 **리핀코트의 그림으로 보는 생화학** 17장을 참조.

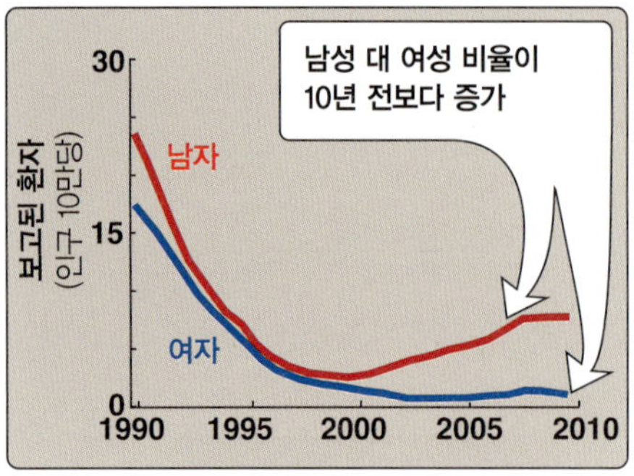

그림 15.6
1기와 2기의 매독 발생률

D. 치료와 예방

페니실린 단회 투여로 1기와 2기 매독은 낫고, 항생제 내성은 없다. 페니실린에 과민한 환자는 대체 약으로 에리트로마이신이나 테트라사이클린도 효과적이다(그림 15.7 참조). 값싸고 치료가 잘되나, 미국에서는 한 해에 만 명 이상의 새 환자들이 생긴다(그림 15.6). 백신은 없고, 예방은 안전한 성 습관에 달려 있다. 동시에 하나 이상 성병이 퍼질 수 있어, 어떤 성병이 든 진단되면, 감염자가 매독도 있을 가능성을 고려해야 한다. 예로, HIV 감염에 같이 오면 매독 치료는 더 어렵고, 때로 장기간의 치료와 더 길고, 철저한 추적 조사가 필요하다.

IV. 라임병균

보렐리아속의 균들은 비교적 큰 나선균으로 트레포네마처럼 내 편모가 있어 높은 운동성을 보인다(그림 15.12 참조). 보렐리아종들은 다른 세균들과는 달리 플라스미드와 염색체 DNA가 원형이 아닌, 직선이다. 매독균처럼 보렐리아도 외독소나 내독소를 안 만든다.

A. 발병기전

라임병은 라임병균이 일으키며, *Ixodes*속의 작은 진드기에 물려 균이 사람에게 전파된다(그림 15.8) [주: 균이 전파되기 전 진드기는 적어도 24시간

나선균

트레포네마종

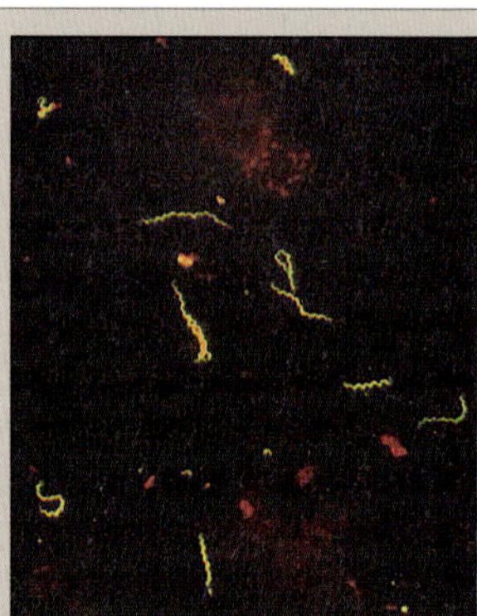

직접 면역형광법으로 보인 매독균

- 그람음성, 그러나 대부분 염색이 안되, 다른 방법으로 관찰이 필요
- 길고, 가는, 유연하고, 코르크 스크류 또는 나선형 막대균
- 운동성이 강함
- 배양 시 자라지 못함

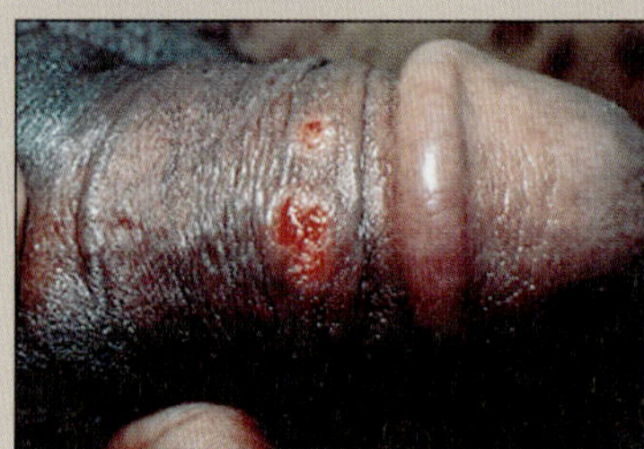

일차 매독으로 음경의 무통성 경성하감을 보임

매독균

- 매독
  - **1** 페니실린[1]

[1]페니실린에 과민한 환자는 대체 약으로 에리트로마이신이나 테트라사이클린도 매독의 특정 시기에 효과적이다

그림 15.7
트레포네마 균종 요약. **1** 일차 약

은 붙어 있어야 한다. 이렇게 피를 빨아 진드기는 아주 충혈이 된다.] 쥐와 기타 작은 설치류들이 나선균의 일차 병원소지만, 사슴과 기타 포유류들은 진드기들의 숙주다. 라임병은 현재 미국에 가장 흔한 절지동물 매개 질환으로 연간 적어도 만 건 발생한다. 유럽과 아시아에서 라임병은 다른 보렐리아종, 보엘리아 가리니와 보렐리아 아프젤리 등이 일으키며, 이 균들은 다른 후기 증상과 연관된다.

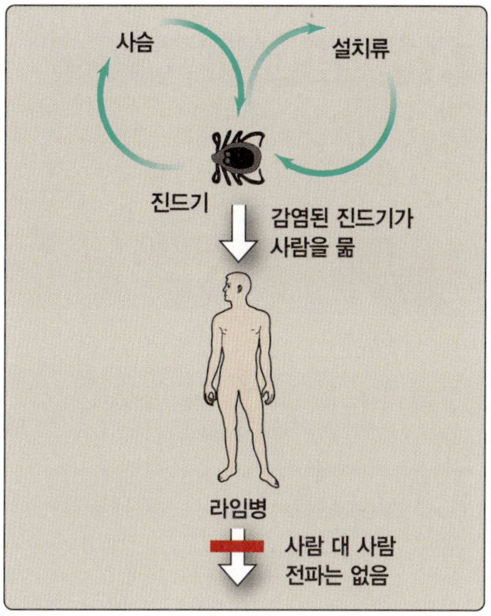

그림 15.8
라임병의 전파

B. 임상적 중요성

라임병의 첫 시기(제1기)는 진드기에 물린 후 3~32일에 시작하며, 특징으로 물린 부위에 빨간 둥근/원형의 그 가운데는 깨끗한 병변(유주성 만성 홍반/만성 이동 홍반)이 온다(그림 15.9). 감기 같은 증상이 자주 홍반과 같이 온다. 균은 림프나 피를 타고 근골격, 피부, 중추신경계, 심장 및 기타 조직과 기관에 퍼진다. 발병 수주에서 수개월 후 2기가 시작되며, 관절염, 관절통, 심장 합병증, 수막염 같은 신경 합병증 같은 증상이 온다. 수개월에서 수년 뒤 3기가 시작되며 만성 관절염, 진행성 CNS 질환, 만성 피부 증상 및 심장 기능이상이 나타난다. 라임병으로 죽지 않으나 치료하지 않으면 힘들게 살게 된다. 비록 원인 나선균이 다르나, 놀랍게도 라임병과 매독의 진행이 일반적으로 비슷하다.

C. 실험실 동정

매독균과 달리 라임병균은 배양이 되지만, 방법이 어렵고 6~8주 걸린다. 혈청학적 검사가 라임병 진단에 쓰였지만, 위양성이 진양성보다 더 많기도

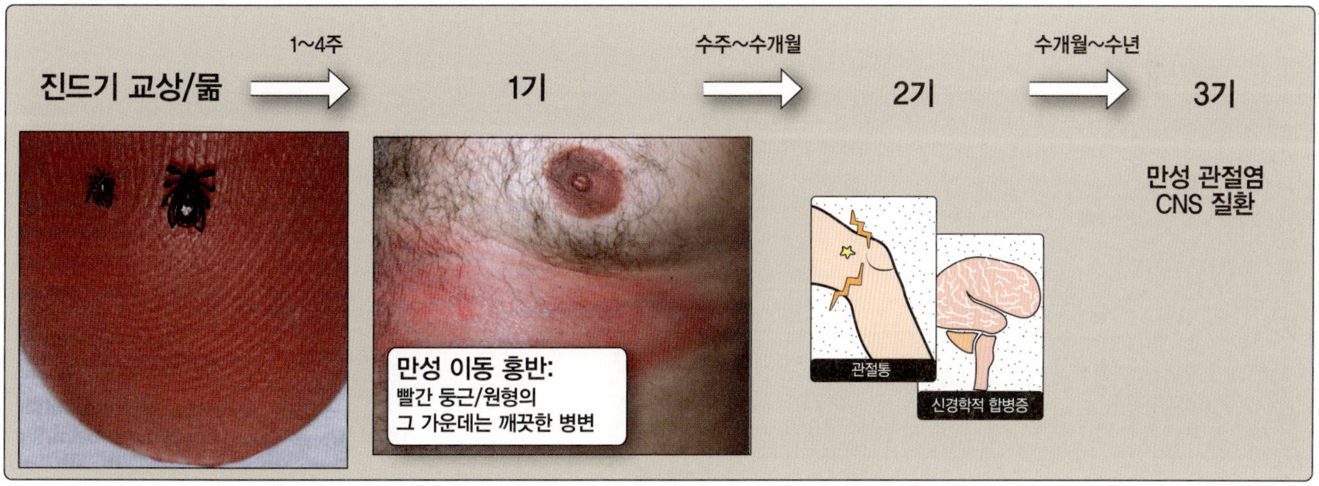

그림 15.9
치료 안한 라임병의 임상 시기(단계). CNS = central nervous system

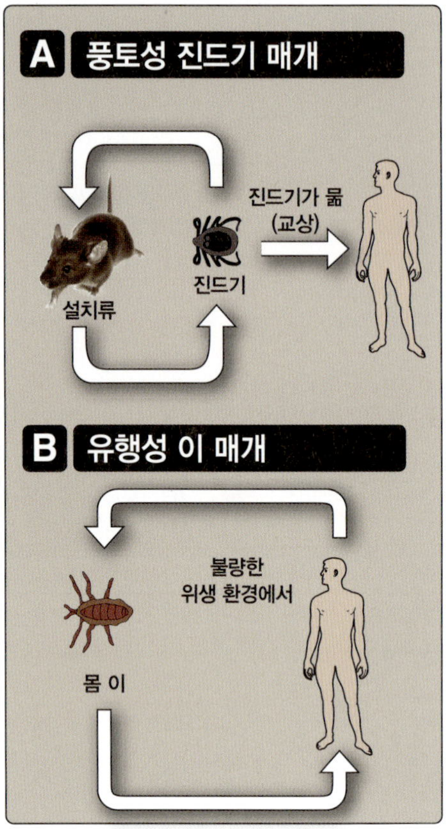

그림 15.10
재귀열균에 의한 풍토병 대 유행병

하다. 그런 검사는 임상적으로 강한 의심이 들 때만 써야 한다. 두 스테이지 검사로 ELISA한 뒤 웨스턴 블롯이 가장 확실한 혈청학적 확진법이다.

D. 치료와 예방

독시사이클린이 병의 초기에 가장 권장되는 치료다(그림 15.12 참조). 관절 증상이 나타나면, 장기간 항생제(세프트리악손)를 쓴다. 감염을 예방하려면 곤충기피제를 사용하고 진드기에 물리지 않게 적절한 옷을 입는다.

V. 재귀열 나선균들

유행성 재귀열은 재귀열균이 원인이며, 반면 풍토성 재귀열은 다양한 보렐리아종, 보렐리아 헤름시, 보렐리아 투리카테와 보렐리아 파케리 등이 원인이다. 재귀열은 특징으로 여러 번 발병과 회복이 되풀이된다. 재귀열 나선균들의 가장 놀라운 성질은 표면 단백질 항원을 바꿀 수 있는 것이다. 이 능력으로 새로운 항원의 변이가 계속 생겨 재발하게 된다.

A. 발병기전

풍토성 재귀열과 유행성 재귀열을 구별하자면, 풍토성 재귀열은 다양한 보렐리아종이 원인이며, 전세계에 발생하며 연성 체부 진드기로 전파된다. 풍토성 재귀열은 인수전염병이다. 이유는 작은 포유동물 병원소에서 벡터(매개체)에 의해 사람에 전파되기 때문이다. 이에 비해, 유행성 질환은 이(louse)에 의하여 사람에서 사람으로 전파되어(그림 15.10), 인수전염병이 아니다. 유행성 재귀열은 밀집된, 비위생적, 이에 감염된 환경과 연관된다.

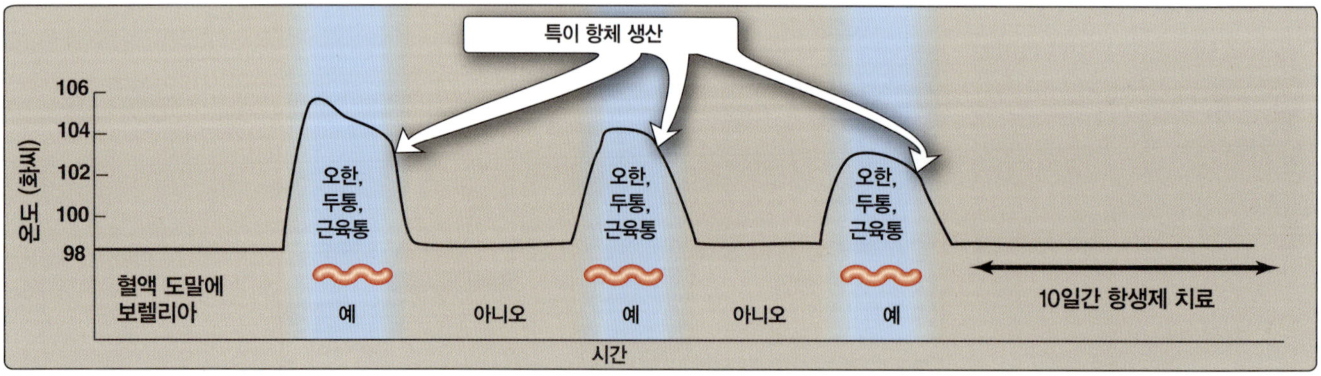

그림 15.11
재귀열균의 임상 시기(단계)

이런 상황에서 치료하지 않으면 30%의 높은 사망률을 보일 수 있다.

B. 임상적 중요성

재귀열의 첫 증상은 감염된 절지동물에 노출 3~10일 뒤 생긴다(그림 15.11). 증상은 갑작스런 고열과 함께 심한 두통, 근육통과 전신적 권태감이 온다. 발열기는 3~5일 가는데, 혈액에는 나선균들이 많아진다. 열은 나선균 수에 따라 떨어진다. 4~10일간 명백히 회복이 되나 뒤이어 첫 증상이 재발한다. 이런 재발은 많으면 10번까지 오며, 보통 강도가 준다. 치명적인 증례에서, 나선균은 몸의 여러 장기(예로 심장, 비장, 간 및 신장)를 침입하여, 쇼크가 동반된 심근염으로 사망케 한다.

C. 진단과 치료

진단하려면 대개 발열기에 혈액을 김자 또는 라이트 염색으로 느슨하게 꼬인 나선균을 입증한다. 테트라사이클린, 에리트로마이신과 페니실린이 입증된 치료제다(그림 15.12). 그러나 재발로 인해 치료에 대한 반응으로 좋아졌는지 구별이 어렵다. 사용할 수 있는 백신은 없다.

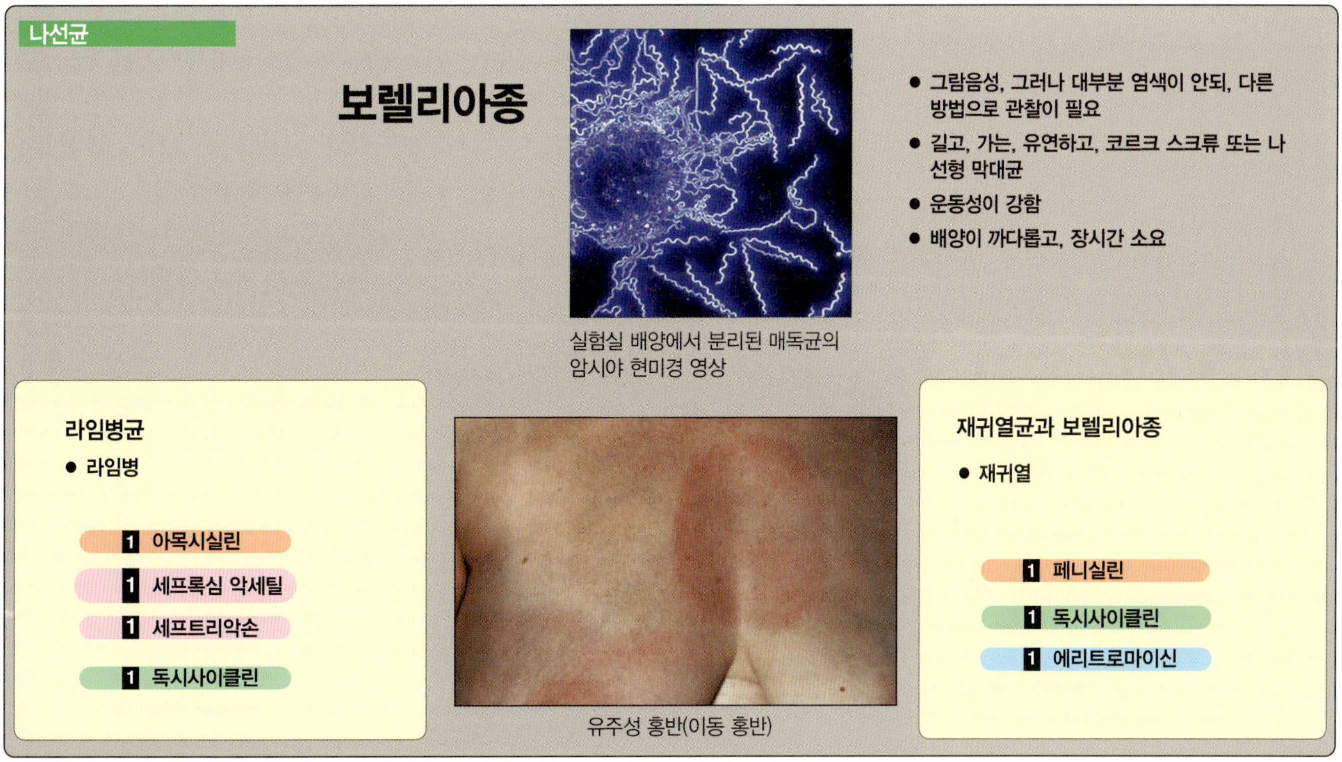

그림 15.12
보렐리아 종의 요약. 1 일차 약

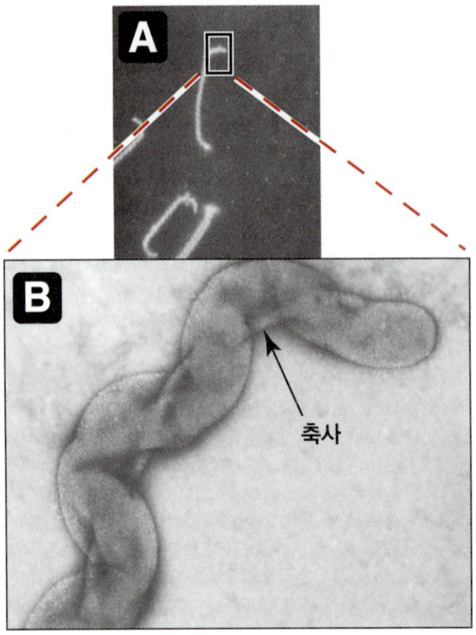

그림 15.13

A. 렙토스피라병균의 암시야현미경 사진
B. 렙토스피라병균 한끝의 전자현미경 사진은 축사를 보임

VI. 렙토스피라병균

렙토스피라병균(렙토스피라 인터로간스)는 렙토스피라병을 일으킨다. 균은 가늘고(*lepto* = 가는), 조밀히 꼬인, 배양되는 나선균으로 하나의 가는 축사(축섬유)를 보유하며 양끝이 갈고리 모양이다(그림 15.13). 이 균은 절대 산소균이다. 많은 혈청형(serovars)의 특징적 근거는 외막 LPS에 다당질 차이다. 이들 혈청형은 분명한 지리적 현장에 특이성이 있다. 균은 건조와 광범위한 소독제에 민감하나, 약한 알칼리성 물에서 수주간 살 수 있다.

A. 역학과 발병기전

렙토스피라병은 본래 동물의 병이며 우연히 동물의 소변에 오염된 물이나 음식에 의해 사람에게 전파된다. 몸에 침입하려면 피부의 작은 찰과상이나 결막을 거친다. 전세계적[여러 지역 이름으로, 가령 감염성 황달, 습지열, 와일(씨)병, 양돈가 병]으로 발생하지만, 오늘날 선진국에서 질환의 발생률이 매우 낮다. 미국에서는 일 년에 임상적으로 의미있는 렙토스피라 감염은 100 예 이하다.

B. 임상적 중요성

감염 1~2주 후 열이 나며 이때 나선균이 혈액에 보인다. 증상은 약 일주 뒤 약해지나, 두 시기(질환에 두 단계(기)가 있음)를 보이면, 나선균이 다시 나타나고 간, 더불어 신장(콩팥)과 CNS에 침입한다. 그 결과 황달, 출혈, 조직괴사 및/또는 무균성 뇌막염이 온다. 이 2기는 3주 이상 지속되며 순환 IgM 항체가 증가한다. 방어면역이 질병에 걸린 뒤 생기나, 혈청형에 특이적이다. 심한 경우에 10%까지 사망률이 오를 수 있다.

C. 진단과 치료

렙토스피라병균은 배양이 되나, 진단하려면 대개 혈학학적 응집검사(27쪽 참조)와 소변, 혈액 또는 뇌척수액에서 나선균을 시각적으로 입증하면 된다. 페니실린이나 독시사이클린의 투여가 1기 치료에 유용하나, 후기에는 둘 다 효과가 없다(그림 15.14). 백신은 없다. 오염된 물과 음식에 노출을 예방하면 렙토스피라병균 전파를 조절하게 된다.

나선균

렙토스피라종

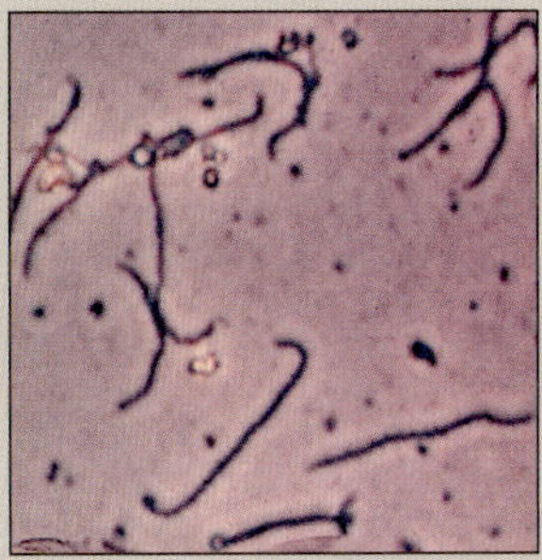

렙토스피라 인터로간스

- 그람음성, 그러나 대부분 염색이 안되, 다른 방법으로 관찰이 필요, 가령 습식표본의 암시야검사
- 길고, 가는, 유연하고, 코르크 스크류 또는 나선형 막대균
- 운동성이 강함

렙토스피라 인터로간스

- 감염성 황달
- 습지열
- 와일(씨)병
- 양돈가 병

1 페니실린

1 독시사이클린

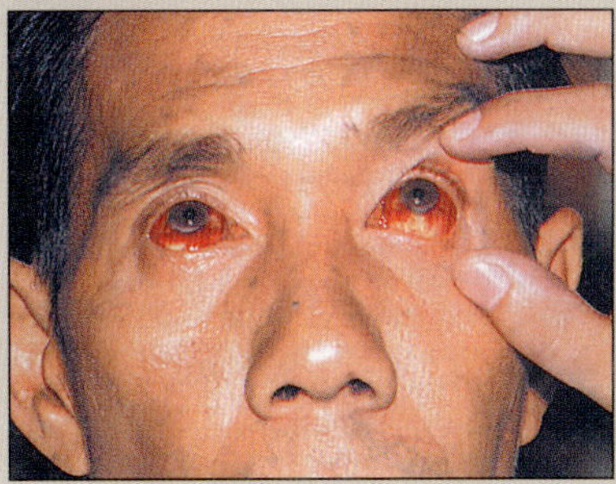

렙토스피라병이 앓는 황달 환자에서 공막 출혈

그림 15.14

렙토스피라종의 요약. 1 일차 약

학습 문제

정답을 하나 고르시오.

15.1 재귀열균(*B. recurentis*)가 일으키는 재귀열이 재발하는 원인이 될 수 있는 것은?

A. 새로운 항생제 내성균이 연속해 출현
B. 정기적인 포자의 휴면과 활성화
C. 항원 변이주의 계속 출현
D. 숙주의 정기기적인 호르몬의 변동
E. 나선균이 일으킨 발열 후 생존해, 증식하는 균들

정답 = C. 이 기전들은 그럴싸하지만 일정 기간마다 새로운 항원 변이주가 나타나므로 숙주의 면역을 벗어난다.

15.2 다음 나선균에 의한 질병 중 절족동물에 의해 전파되는 것은?

A. 렙토스피라병
B. 핀타
C. 재귀열
D. 요즈
E. 매독

정답 = C. 보렐리아 헤름시는 보렐리아 야러 종의 하나로 진드기에 의해 전파시 재귀열을 일으킨다. 핀타, 요즈와 매독은 사람과 사람과의 직접 접촉으로 전파되나, 반면 렙토스피라병은 동물 소변애 오염된 물로 전파된다.

15.3 나선균의 특징적인 구조는?

A. 섬모
B. 내편모
C. 나선형으로 배열된 섬모
D. 뉴클레오솜
E. 다양한 표면 항원들

정답 = B. 나선균들의 코르크 스크류 운동은 내편모 때문이며 다른 구조들은 나선균에 특이하지 않다.

15.4 매독과 라임병이 서로 특히 유사한 점은?

A. 전파 방식
B. 두가지 병이 세 개의 분명한 단계가 있다.
C. 두 원인균은 많은 항원 마커(표지)를 공유한다.
D. 질환끼리 교차 면역이 있다.
E. 두 원인균들의 배양이 가능하다.

정답 = B. 매독은 라임병처럼 분명한 세 단계가 있다. 다른 항목들은 부적절하거나 거짓이다. 매독균과 달리 라임병균은 배양되나 방법이 어렵고 6~8주가 걸린다.

15.5 22세의 남자가 음경에 통증이 2주간 있어 주치의를 찾았다. 진찰 결과 귀두와 기저부 사이에 단단하고 융기된, 빨간 압통이 없는 하감이 있었다. 다음 중 의사가 해야 할 가장 적절한 조치는?

A. 단순포진 바이러스에 대한 항체검사를 한다.
B. 하감을 면봉 채취해 테이어-마틴 한천배지에서 배양한다.
C. 하감을 면봉 채취해 그람염색을 한다.
D. 활동성 병변을 면봉 채취해 암시야 현미경으로 관찰한다.
E. 하감을 면봉 채취해 배양한다.

정답 = D. 음경의 경성하감/굳은 궤양은 압통이 없어 단순포진 바이러스보다는 1기 매독으로 보인다. 헤르페스 병변은 전형적으로 매우 아프다. 매독의 원인균인 매독균은 일상적 임상 미생물학 실험실에서 배양할 수 없다. 트레포네마는 1기와 2기 병변에서 면역형광 염색이나 암시야 검사로 현미경학적으로 알 수 있다. 매독은 대개 혈청학적으로 1) 트레포네마 표면 단백질에 특이한 항트레포네마 항체와 2) 정상 인지질 성분에 대한 비트레포네마 항체(리아진)를 증명하면 진단이 된다.

15.6 13세 소년이 평소 건강했으나 발열과 권태감등 감기 유사 증상을 보였다. 이런 전신적 증상과 함께 등에 원형 발진이 퍼졌다. 야외활동 여부를 조사하니 최근 코네티컷 시골에서 캠핑을 했었다. 소년은 찰과상, 교상(물린) 상처나 기타 상해가 있는지 몰랐다. 다음 중 어떤 특징이 이 감염을 일으킨 균에 부합하는가?

A. 외막에 LPS가 있다.
B. 외부 표면은 미콜산으로 구성된다.
C. 유전체는 한 개의 선형 염색체와 여러 개의 원형과 선형 플라스미드로 구성된다.
D. 강력한 외독소를 내 질병이 생긴다.
E. 질병은 몸 이가 물어 전파된다.

정답 = C. 라임병균은 라임병의 원인이며, 특이하게 유전체는 한 개의 선형 염색체와 여러 개의 원형과 선형 플라스미드로 되어 있다. 나선균의 외부 수초는 LPS나 내독소가 없어 비교적 특이하다. 외부 표면에 미콜산, 미코박테리움 종에서 보이는, 이 없다. 라임병균은 어떤 알려진 외독소도 만들지 않고 진드기가 물어 사람에 전파된다. 그럼에도 많은 환자들은 특징적인 발진이 올 때까지 물린 줄 모른다. 미국에 라임병의 발생률이 가장 높은 곳은 북동부와 중서부 위쪽이다.

미코플라스마 16

I. 개요

미코플라스마는 펩티도글리칸 세포벽이 없는 작은 원핵생물이다. 세포벽이 없는 대신 미코플라스마는 3층의 원형질막으로 둘러싸여 있다. 그 크기가 매우 작아 세균 여과기를 잘 통과한다. 많은 미코플라스마균종은 자연에 넓게 퍼져 서식하고 있으며 사람과 기타 포유동물의 입과 비뇨생식기에서 발견되는 공생균 몇 종류도 해당된다. 때문에 미코플라스마는 종종 오염균(물질)이나 임상 검체를 포함한 생물 제제에서 우발(adventitious) 균무리로 간주된다. 세 가지의 미코플라스마종은 확실히 인간의 질병과 관련이 있다. 즉 폐렴미코플라스마는 원발성(primary) 비정형 폐렴의 원인이며, 미코플라스마 호미니스와 미코플라스마 우레아리티쿰은 요도염, 골반내 염증 질환(PID), 그리고 분만 중 감염 같은 다양한 비뇨생식기의 질병과 연관된다(그림 16.1). 세포벽이 없는 미코플라스마는 세포벽 합성(페니실린 등, 42쪽 참조)을 억제하여 세포분열을 막는 항생물질에 안 듣는다. 그러나 이 균은 균의 대사작용 저해제에 잘 듣는다.

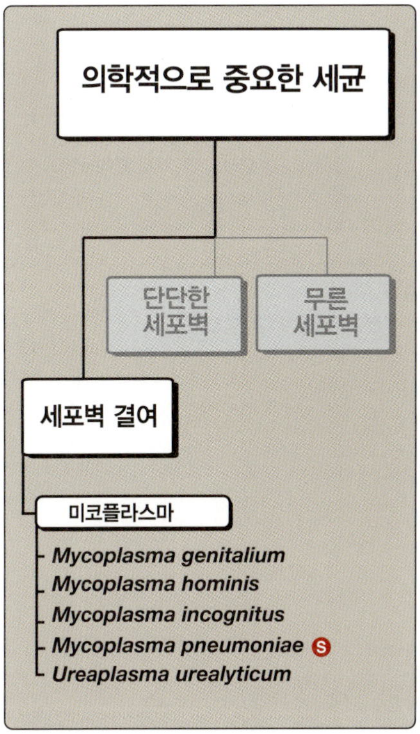

그림 16.1
미코플라스마의 분류(334쪽)

II. 미코플라스마의 일반적인 특징

세포벽이 없는 대신에 미코플라스마는 지질 이중막에 싸여 있다(그림 16.2). 따라서 미코플라스마는 가소성이 있고 다형성을 띠며, 이 때문에 알균이나 막대균으로 분류되지 않는다. 또한 미코플라스마는 자유생활을 하는 자기복제 원핵생물 중 가장 작다. 두 가닥으로 이루어진 DNA 유전체는 1200킬로베이스(kbs) 이하다. [주: 이것은 자유생활에 필요한 최소한의 DNA를 부호화하는 용량에 가깝다.]

A. 생리

미코플라스마는 생합성 능력이 부족하여 성장하기 위해 여러 작은 유기분자가 요구된다. 다른 원핵생물들과는 달리, 미코플라스마는 세포막에

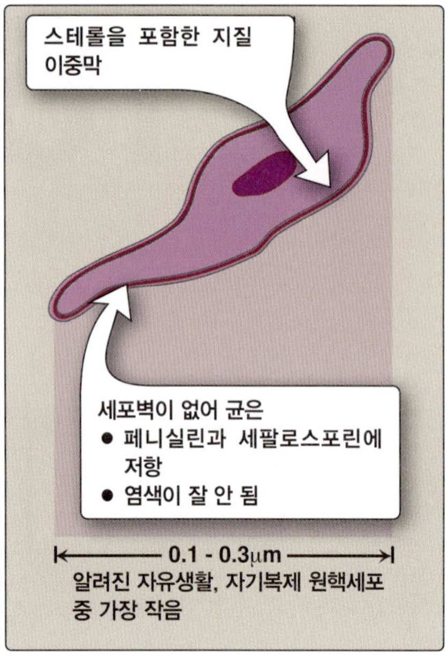

그림 16.2
미코플라스마의 구조 특징

스테롤이 있다. 대부분의 미코플라스마종은 스테롤 고리를 합성하지 못하기 때문에, 혈청이나 그와 비슷한 영양보충배지를 통해 콜레스테롤를 외부에서 받아야 한다. 적절한 영양이 보충 시 균은 무세포배지에서 자란다. 몇몇 균종들은 절대 무산소균이지만 의학적으로 중요한 미코플라스마종들은 조건 무산소균이다.

B. 집락 형성

미코플라스마는 특수 한천배지에서 며칠간 배양 시 작은 집락을 만든다. 이 집락은 30배에서 100배 확대 시 가장 잘 관찰된다. 집락의 중심부는 한천배지를 뚫고 반면 주변부는 접해 있는 표면으로 펴져 나가 어떤 때는 달걀 프라이/달걀부침(fried egg) 모양처럼 보인다(그림 16.5 참조).

III. 폐렴미코플라스마

폐렴미코플라스마(*M. pneumoniae*)는 호흡 방울(비말)에 의해 전파되고 하부 호흡기의 감염을 유발한다[원발성 비정형 폐렴으로 전형적인 엽 폐렴(lobar pneumonia)과는 징후와 증상이 달라 붙여짐]. 이 균은 폐렴환자의 약 20%에 원인균이며 이보다 경한 감염인 기관지염, 인후염, 비화농성 중이염을 일으킨다. 감염은 전 세계 두루, 연중내내 생기나 특히 늦가을과 겨울에 발생빈도가 증가한다. 보통 경우는 산발적이다. 때때로 가까이 접촉하는 개개인 사이에서 유행성 폐렴이 민간인 집단(학교와 감옥같은)과 군대 집단 모두에서 보고되기도 하지만, 임상질환의 가장 높은 발병은 아동과 젊은 성인에게서 나타난다(6~20세).

A. 발병기전

폐렴미코플라스마는 사이토헤신(cytohesin)으로 기능하는 막연관 단백 P1을 지닌다. 이는 특정 세포 기관에 모여 있고, 전자현미경상에서 보이며 특정 숙주막의 시알산이 풍부한 당지질에 붙는다. 감염되기 쉬운 세포에는 기관지 상피세포 섬모(ciliated bronchial epithelial cell)가 있다. 균체는 숙주 관강내(luminal) 표면에 달라붙어 섬모의 움직임을 억제한다. 결국 감염된 점막 조각이 벗겨지며, 염증 반응이 기관지와 근접 조직에 일어나 림프구와 이외의 단핵구에 미친다. 폐렴미코플라스마는 외독소를 내는데 이는 백일해 독소와 비슷하다. 아데노신 이인산을 리보실화하여 숙주세포가 공포화되고 죽는다. 감염된 사람은 임상 질환으로 나타나기 전사람의 침을 통해 수일간 균을 흘리게 된다. 재감염은 흔하며, 증상도 좀 더 청소년 및 젊은 성인에게서 더 심하다.

B. 임상적 중요성

원발성 비정형 폐렴은 폐렴미코플라스마 감염의 가장 잘 알려진 임상형이다. 하지만 이 폐렴은 이 균으로 인해 발생하는 감염 중 소수며, 상기도 감염 및 이염이 더 흔한다. 이 폐렴은 많은 바이러스와 세균, 예로 클라미디아종이 일으키는 폐렴과 비슷하다. 잠복기는 평균 3주이다. 발병은 서서히 진행하며, 보통 비특이적인 증상, 즉 열, 오한, 권태감을 동반한 극심한 두통에서 시작한다. 2일에서 4일 정도가 지나면 약간 젖은 기침이 나타난다. 이통(耳痛)은 때때로 동반된다. 흉부 방사선 사진에서 반점이 확산된 기관지 폐렴을 보이며 이는 하나 이상의 폐엽을 침범 시 나타난다(그림 16.3). 환자들은 병이 진행되는 도중에도 움직일 수 있다(따라서 "보행 폐렴"이라고도 한다). 환자가 기존에 앓는 질병이 없을 경우(면역결핍, 폐기종 등) 질병은 3일에서 10일 사이에 특별한 치료 없이도 완화된다. 가슴 사진의 이상 소견은 2주에서 2달에 걸쳐서 서서히 사라진다. 합병증은 드물며, 중추신경계의 혼란, 발진(다형 홍반), 그리고 경한 용혈성 빈혈이 생길 수 있다(이 빈혈은 저온 응집소의 생성과 관련되어 있다. 아래 참조). 환자는 진찰시 이상소견이 적어도 증증을 호소할 수 있다.

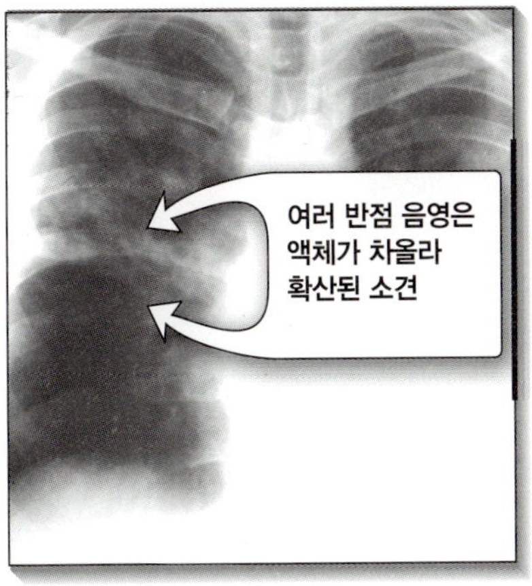

그림 16.3
폐렴미코플라스마에 감염된 폐의 방사선 사진–원발성 비정형 폐렴

C. 면역

폐렴미코플라스마의 감염 시 국소적이고 전신적인 면역 반응이 일어난다. 폐렴미코플라스마 혈청형 단 한 가지만 알려져 있다. 외부 막 당지질, P1 부착소에 대한 혈청항체는 확인할 수 있고 감염 후 2주에서 4주 사이에 최고로 증가하며 나타나며 1년 뒤에 서서히 사라진다. IgM 항체인 저온 응집소는 감염된 환자들의 약 60%에서 나온다. [주: 이 항체의 유래는 인간 적혈구 항원 I과 반응하고 적혈구들을 0도 와 4도 사이에서 가역적으로 응집시키나 37도에서는 안되는 사실에서 온다.] 몇 환자들은 저온 응집소 역가가 높다. 만약 저온에 노출 시 적혈구가 생체내 뭉쳐 사지에 허혈이 오고 괴사까지 생길 수 있다.

D. 실험실 동정

폐렴미코플라스마를 의심하는 임상 검체를 직접 현미경으로 관찰은 의미가 없다. 가래는 적고 비화농성이며, 이 균은 염색이 잘 안 되고 기존의 표준 세균학적 염색이 되지 않는다. 가래 시료 또는 인후 표본은 특수 배지에 배양할 수 있다. 하지만 균을 분리하려면 대개 8일에서 15일 정도가 걸려 조기 치료 결정을 내릴 수 없다. 폐렴미코플라스마는 산소성과 무산소성 조건에서 자라며 혈청이 든 특수 배지에서 분리 가능하다. 그러나 균이 워낙 늦게 자라 임상 실험실에서는 분리하지 않는다. 혈청학 검사들은 원발

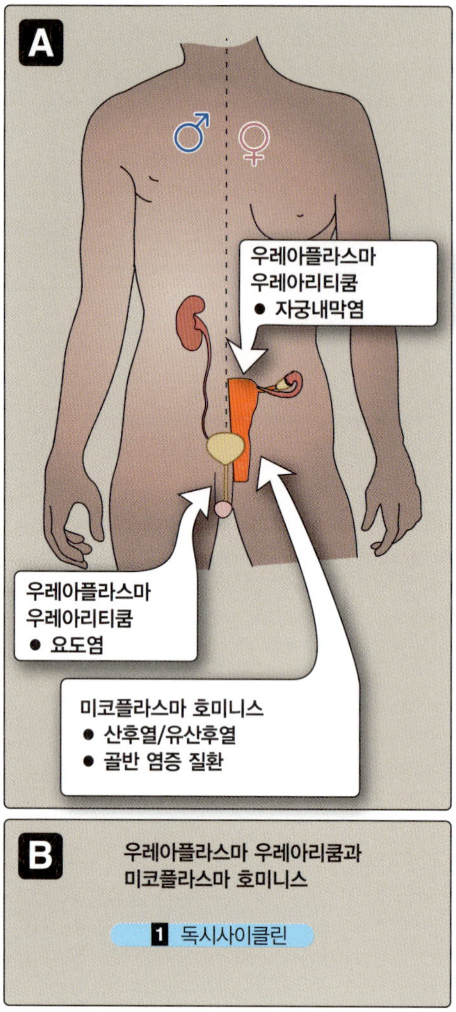

그림 16.4

A. 미코플라스마 호미니스와 우레아플라스마 우레아리티쿰에 의한 질병. B. 이들 두 감염의 치료 항생제

1 일차 약

성 비정형 폐렴 진단에 가장 많이 쓰이는 방법이다. 특이 항체는 흔히 미코플라스마 당지질 추출물을 이용한 보체결합법으로 측정한다. 진단은 급성과 회복기의 검체들 간 역가가 4배 올라가면 내린다. 그 질병의 증상들이 천천히 나타나기 때문에, 초기의 혈청 검체가 양성으로 나올 수도 있다. 분자진단 중 중합효소연쇄반응(PCR) 증폭은 혈청학적 검사를 대체하고 있다.

E. 치료

폐렴미코플라스마는 독시사이클린 또는 아지스로마이신에 잘 듣는다(그림 16.5). 조기 투여 시 증상은 점차 사라지나 두 항생제 모두 질병의 진행을 줄인다. 그러나 균은 회복기간 동안 상기도에 수 주 동안 머무를 수 있다. 폐렴미코플라스마 폐렴은 조기 진단이 어려워, 비정형 폐렴 치료를 위해 마크로라이드 항생제를 경험적으로 먼저 투여한다.

IV. 생식기의 미코플라스마

세 개의 미코플라스마균종, 미코플라스마 호미니스(*Mycoplasma hominis*), 우레아플라스마 우레아리티쿰(*Ureaplasma urealyticum*) 및 미코플라스마 제니탈리움(*Mycoplasma genitalium*)은 인체 비뇨계 병원균이다. 이들 균은 성매개 감염[비임균성 요도염(NGU) 이나 산후기 감염]과 관련이 많다.

A. 미코플라스마 호미니스와 우레아플라스마 우레아리티쿰

이 두 균은 비뇨생식계에 주로 거주하며, 특히 성활동이 왕성한 성인들에게서 흔하다. 어떠한 집단에서는 검출률이 50% 이상인 관계로, 이 균들과 관련된 질병들의 명백한 인과관계를 규명하기 힘들다. 둘 다 배양이 가능하다. 이 두 균은 폐렴미코플라스마보다 훨씬 빨리 자라고 탄소 이용 패턴으로 구별한다. 즉 미코플라스마 호미니스는 알기닌(arginine)을 분해하나, 반면 우레아리티쿰은 요소를 가수분해한다. [주: 우레아플라스마는 육안에는 보이지 않는 작은 집락을 만들어 때론 미코플라스마의 "T strain"으로 불린다.] 미코플라스마 호미니스와 관련된 주요 임상 질환은 산후열이나 유산후열이다(그림 16.4). 감염된 여자들 중 10%의 혈액 배양에서 균이 분리되었다. 골반내 염증 질환 환자에서도 때로는 균이 섞여 있어도 국소적으로 분리된다. 많은 미코플라스마 호미니스 혈청형들이 있다. 다른 미코플라스마와 달리 개별적인 미코플라스마 호미니스는 모두 에리트로마이신에 대해 저항력을 보인다. 테트라시이클린이 특히 잘 듣는다. 우레아플라스마 우레아리티쿰은 임균이나 클라마디아를 증명할 수 없는 요도염의 흔한 원인균으로써, 특히 남성에게서 많이 발견된다. 여성의 경우 자궁 내막염 환자와 조산을 겪거나 체중 미달인 아이를 출산하는 여성의 질 분비물에서 분리된다. 영아들에 자주 감염되어, 우레아플라스마 우레아리티쿰은 염증 반응의 유무에 상관없이 모두 하기도와 중추신경계에서 분리된다.

B. 미코플라스마 제니탈리움

미코플라스마 제니탈리움은 성병균으로 간주되며, 임균과 비슷한 여러 증상을 보인다(179쪽). 이 균은 남성에서 NGU를 여성에서는 자궁경부염과 골반내 염증 질환을 일으킨다. 이균은 트라토마균에 의한 NGU의 일차치료제인 독시사이클린에 잘 안 듣는다. 이럴 경우 이 균의 특이 진단이 필요하며 PCR 증폭검사를 하게 된다. 아지트로마이신이 효과적이다.

V. 기타 미코플라스마

미코플라스마 몇 가지 다른 종이 인체에서 분리되고 있지만, 병원성은 명확하지 않다. AIDS 관련 미코플라스마나, 미코플라스마 이코니쿠스(*M. incognitus*) 등이 환자들로부터 높은 빈도로 분리되며 이 균들이 이차 감염을 일으킬 가능성도 있다.

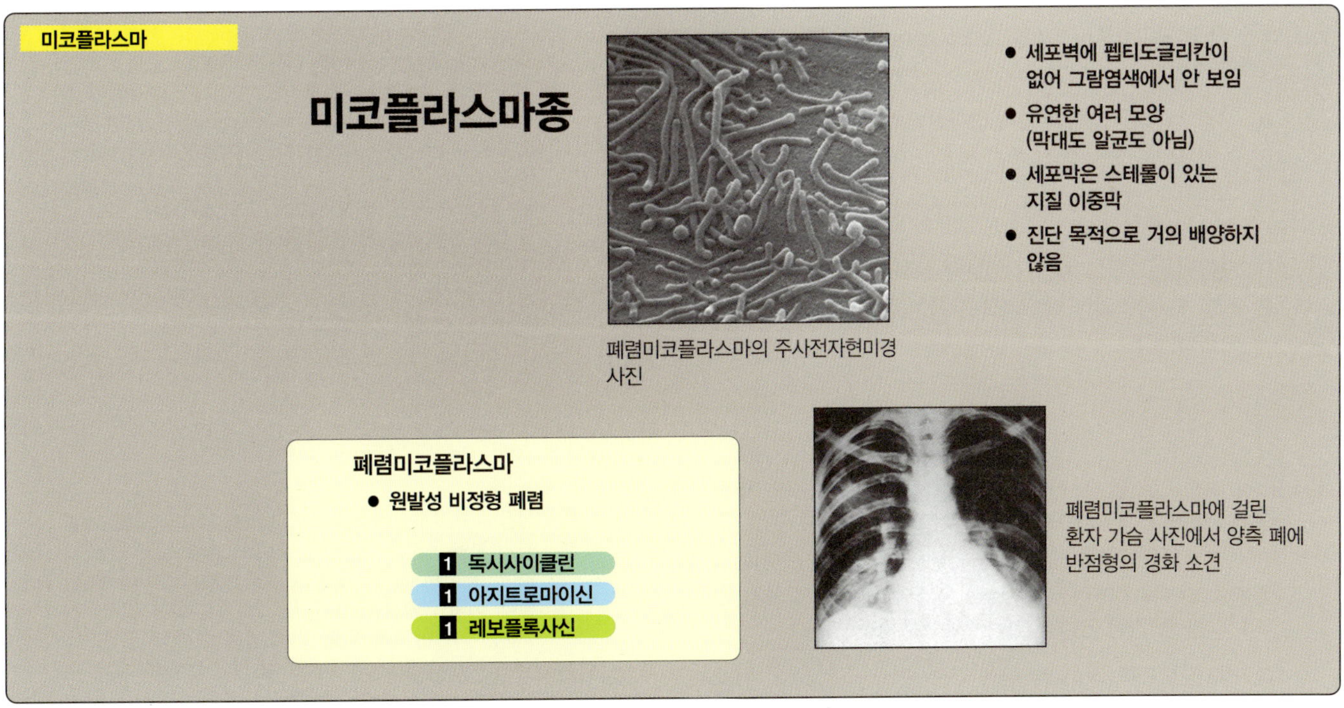

그림 16.5
미코플라스마종의 요약. 1 일차 약

학습 문제

정답을 하나 고르시오.

16.1 미코플라스마 호미니스에 의한 산후열 치료는?

A. 테트라사이클린
B. 에리트로마이신
C. 페니실린 G
D. 제2세대 세팔로스포린
E. 반코마이신

정답 = A. 미코플라스마는 작은 원핵 미생물로서 펩티도글리칸 세포벽이 없다. 그래서 페니실린, 세팔로스포린, 그리고 반코마이신 같은 세포벽 합성 저해제들은 효과가 없다. 미코플라스마 호미니스 분리주들은 다른 미코플라스마에 비해 에리트로마이신에 모두 안 듣는다. 테트라사이클린은 특히 이 균들에 잘 듣는다.

16.2 인간에게서 분리되는 미코플라스마균종의 특징은?

A. 김자(Giemsa) 염색은 되나 그람염색은 되지 않는다.
B. 세균 펩티도글리칸은 없다.
C. 숙주의 세포막 성분과 비슷하여 면역원성이 없다.
D. 실험관 내에서 배양할 수 없다.
E. 숙주의 ATP에 의존한다.

정답 = B. 미코플라스마의 특징은 세포벽이 전혀 없다.

16.3 다음 중 폐렴미코플라스마(*M. pneumoniae*) 감염의 가장 특징적인 것은?

A. 감염 시 젖은 기침과 함께 갑자기 열이 난다.
B. 감염 상기도에서 가장 흔히 생긴다.
C. 감염은 타액(sputum)을 현미경으로 직접 관찰 시 확실하게 진단할 수 있다.
D. 재감염은 드물고 처음 감염보다 심하지 않다.
E. 감염 시 광범위한 흉터자국이 생기고 감염된 폐 세포는 석회화한다.

정답 = B. 원발성 비정형 폐렴은 폐렴미코플라스마 감염의 가장 잘 알려진 형태이다. 그러나 상기도와 귀 감염(이염)이 더 자주 생긴다. 비정형 폐렴은 서서히 생기며 아주 적은 젖은 기침을 한다. 폐렴미코플라스마(*M. pneumoniae*)를 의심하는 임상 검체를 직접 현미경으로 관찰하는것은 의미가 없다. 가래(sputum)는 별로 없고 비화농성이며, 이 균은 염색이 잘 안되며, 표준적인 세균 염색 방법으로 염색되지 않는다. 재감염은 더 심한 병변을 초래하며 광범위한 만성염증반응을 일으킨다. 회복은 느리지만 손상은 남지 않는다.

16.4 30세 여성으로 열, 오한과 권태감을 동반한 지속적인 두통을 호소하였다. 2~4일 후에 마른 기침을 하기 시작했다. 가슴 X-선 사진은 양쪽 폐엽에서 반점이 확산된 기관지폐렴(bronchopneumonia)을 나타낸다. 백혈구 수치는 오르지 않았다. 다음 중 가장 가능성 있는 질환은?

A. 레지오넬라증(legionellosis)
B. 파라인플루엔지 바이러스(parainfluenza virus) 감염
C. 폐렴사슬균(*Streptococcus pneumoniae*) 감염
D. 인플루엔자균(*Haemophilus influenzae*) 감염
E. 폐렴미코플라스마(*Mycoplasma pneumoniae*) 감염

정답 = E. 내용 설명은 폐렴미코플라스마에 의한 원발성 비정형 폐렴을 암시한다. 환자는 종종 앓는 동안 보행이 가능해서 "보행 폐렴(walking pneumonia)"이라 불린다. 이미 선행 질환(면역결핍, 폐기종 등)이 없다면 시 질병은 특별한 치료 없이 3일에서 10일 후에 진정된다. X-선 이상 소견은 2주에서 두 달 지나 서서히 사라진다.

클라미디아 17

I. 개요

클라미디아는 작은, 절대 세포내 기생균으로, 숙주세포에서 삼인산 아데노신(adenosine triphosphate, ATP)과 니코틴아미드 아데닌 디뉴클레오티드(nicotinamide adenine dinucleotide, NAD$^+$)의 형태로 에너지를 취한다. 이 균은 몇 가지 제한된 종류의 세포질 공포에서 자란다. 클라미디아과에 세 가지 중요한 병원균은: 트라코마균/클라미디아 트라코마티스(*Chlamydia trachomatis*), 앵무새병균/클라미디아 시타시(*Chlamydophila psittaci*), 폐렴클라미디아(*Chlamydophila pneumoniae*) 등이다. [주: 이들 병원균을 두 개의 다른 속(클라미디아와 클라미도필라)의 용어 분류는 현재 수용 중이다. 게다가, 전 유전체 서열 분석으로 두 속으로 분류는 진화적 역사와 맞지 않다.]. 트라코마균 감염은 비뇨생식관과 안 질환을 일으킨다. 이 질환에 비임균성 요도염과 트라코마 같은 눈병을 일으킨다. 클라미디아 시타시와 폐렴클라미디아는 호흡기관을 감염한다. 클라미디아 시타시는 앵무새병(psittacosis)을 일으키고, 감염된 새 대변이나 호흡기 분비물을 흡입 시 사람의 호흡기관에 퍼진다. 폐렴클라미디아는 비정형 폐렴을 일으킨다. 그림 17.1에 임상적으로 중요한 클라미디아를 요약하였다.

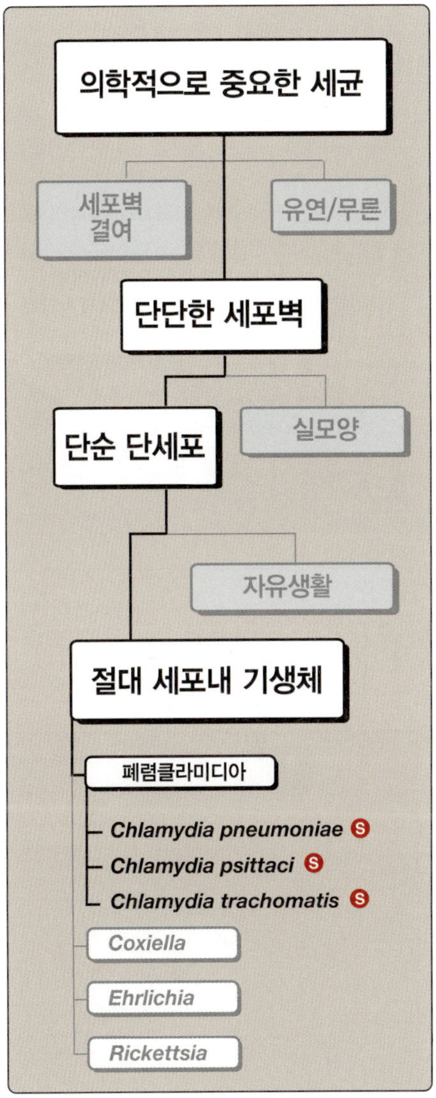

그림 17.1
클라미디아의 분류 335~336쪽에 S 이 균의 요약을 참조

II. 클라미디아의 일반적 성질

클라미디아는 작고, 둥글거나 길쭉한 세균으로 복제주기의 각 단계에 따라 크기가 변한다(그림 17.2). 클라미디아의 외막/세포벽은 두 개의 지질 이중막을 가지며, 이는 그람음성균과 유사하다. 분리된 균에서 펩티도글리칸이 직접 검출된 적은 없으나, 이 과의 유전체에는 펩티도글리칸 생합성 유전자가 보편적으로 있다. 세포벽 작용하는 항미생물제제는 클라미디아 생활사/주기에 악영향을 미쳐, 지속적으로 자라게 해, 만성 감염을 일으킬 수 있다. 클라미디아 DNA 유전체는 작다. 예로, 폐렴클라미디아 유전체 크기는 1,230염기쌍(kbs)이며, 원핵세포 중에서도 가장 작은 축에 든다. 클라미디아는 리보솜을 가지고 있어, 자신의 단백질을 합성하므로 테트라사이클린이나 마크로라이드 등의 항생제에 감수성이 있다(43~44쪽 참조).

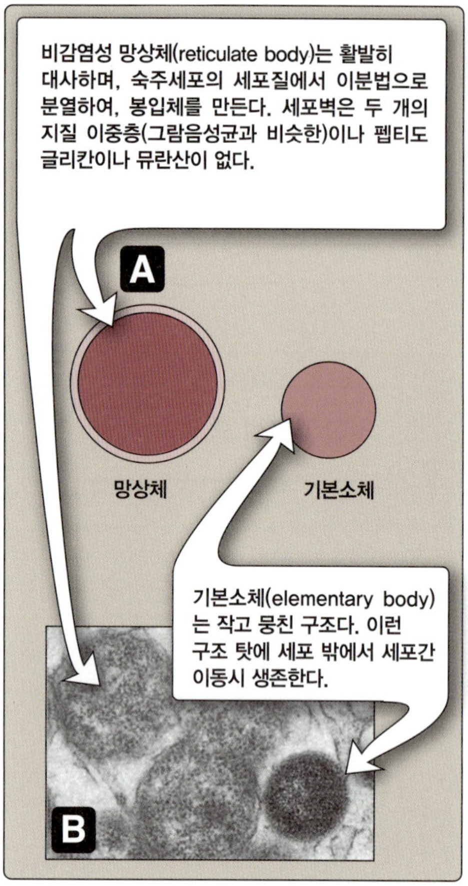

그림 17.2
클라미디아의 구조적 특성
A. 모식도. B. 전자현미경 사진

A. 생리

클라미디아는 에너지 기생세균이므로 살아 있는 세포를 반드시 필요로 한다. 이 균은 ATP를 만들지 못하며, 산화(oxidation)로 NAD^+를 못 만든다. 이런 고에너지 분자를 외부로부터 공급받아 이 균은 이산화탄소를 생산하고, 보통의 세균 대사 활동을 한다. 이산화탄소는 설탕, 피루브산염, 글루탐산염에서 온다.

B. 발병기전

클라미디아는 특이한 생활사를 가져, 형태가 다른 감염형과 증식형을 가진다(그림 17.3). 세포외 감염형인 기본소체(elementary body)는 작고 뭉쳐져, 겉으론 불활성 구조다. 이런 구조 탓에 세포 밖에서 세포간 이동시 생존하여 감염을 시작할 수 있다. 기본소체는 포식작용으로 숙주세포로 들어간다. 이 과정을 기본소체의 부착소(adhesin)인 클라미디아 세포벽 단백질이 촉진한다. 이 부착소는 숙주세포의 당지질이나 글리코다당질 수용체에 균을 붙인다. 일단 세포에 들어가면, 기본소체는 리소좀과 포식소체의 융합을 억제하여 리소좀의 효소에 의한 파괴를 막는다. 그 후 8시간 동안 재조직화로 더 크고 비감염성 망상체(reticulate body)가 된다. 망상체가 활발히 대사하며, 숙주세포 세포질의 봉입체 안에서 이분법으로 분열한다. 48시간 후 증식이 멈추고 망상체는 뭉쳐, 새 감염성 기본소체가 된다. 이후 기본소체는 숙주세포 용해로 세포에서 나와, 끝내 세포를 죽인다.

C. 실험실 동정

1. **염색법:** 클라미디아는 그람염색으로 염색이 안 되나, 숙주세포의 구조가 보존되는 염색법으로 염색한 후 광학현미경으로 관찰할 수 있다. 직

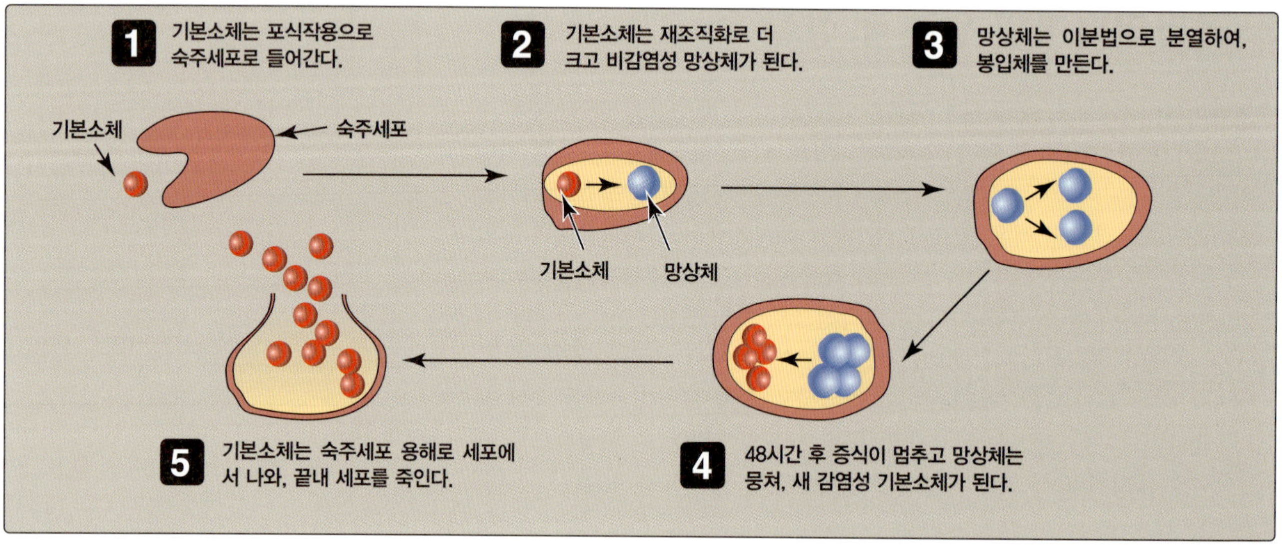

그림 17.3
클라미디아의 복제주기

접면역형광도 흔히 쓰이며 유용하다. 트라코마균의 경우에는 글리코겐 유사 물질이 봉입체 안에 축적되므로 아이오딘으로 염색하여 관찰할 수 있으나 다른 종의 클라미디아는 이 반응이 안 된다.

2. **클라미디아의 항원:** 클라미디아과의 DNA 상동성은 30% 이하나, 이들은 모두 지질다당질 항원이 있다. 이외, 종 또는 아종 특이성 외막 단백질이 풍부하고, 이 단백질은 보호 항체를 만든다. 이 속에서 항원 분류는 통상 단세포군 항체를 이용한 면역형광법으로 한다.

III. 트라코마균/클라미디아 트라코마티스

트라코마균은 많은 항원형이 있으며, 이에 따라 일으키는 임상 질환이 다르다(그림 17.4). 예로, 트라코마균은 현재 미국에서 가장 흔한 성병으로 보고된 비임균성 요도염(NGU)을 일으킨다. 또한 자극성 안 질환에서 실명까지 다양한 안 질환을 일으킨다. 트라코마는 기원전 3800년경 이집트에 기록이 있는 고대 질환이며, 여전히 개발도상국에서 널리 발생한다.

A. 임상적 중요성

트라코마균은 비뇨생식기와 안 질환을 일으킨다.

1. **비임균성 요도염:** 미국에서는 매년 비임균성 요도염균에 400만 명 이상이 이 균에 의한 비뇨생식기 감염이 일어나며, 모든 사회계층에 걸쳐 성적으로 왕성한 청년에 흔하다. 남성에서는 요도가 첫 감염 터이며 여성에게는 주로 자궁경부염 및/혹은 요도염을 일으킬 수 있다(182쪽 참조). 감염은 자주 무증상이나, 전염성이 있다. [주: 여성에서는 무증상이 50% 이상임.] 국소적인 증상이 있든 없든, 감염이 상부 생식기관으로 올라가 남성에서 부고환, 여성(골반내 염증 질환)은 나팔관과 옆 조직으로 퍼진다. 클라미디아 NGU는 임질균에 의한 요도염과 증세가 비슷하다(102쪽 참조). 그렇지만 잠복기가 더 길고(2~3주), 분비물은 더 끈적이며, 더 적은 수의 고름 세포가 있다. 또한 이 두 질환은 자주 동시에 생긴다. 그러므로 클라미디아 감염이 의심되는 환자는 임균 감염도 치료받아야 한다. NGU는 혈청형 D-K의 트라코마균이 일으킨다(그림 17.4 참조). 또한 이 혈청형의 균은 산모의 산도에서 신생아를 감염시켜 안 질환을 일으킨다(그림 17.5). 트라코마균의 감염으로 재감염에 대한 방어면역이 거의 생기지 않는다. 재감염이나 만성 감염으로 남성과 여성에선 불임과, 자궁외 임신이 생길 수 있다.

종과 혈청형	질병/질환
트라코마균 A, B, C	• 트라코마
D-K	• 자궁경부염 • 자궁내막염 • 부고환염 • 신생아나 어른의 봉입체결막염 • 영아 폐렴증후군 • 비임균성 요도염 • 직장염 • 자궁관염
L_1, L_2, L_3	• 성병림프육아종
앵무생병균 많은	• 폐렴(앵무생병)
폐렴 클라미디아 한 개	급성 호흡기 질환: • 기관지염 • 인두염 • 폐렴 • 부비동염

그림 17.4
클라미디아의 종/혈청형과 질병 간의 상관성

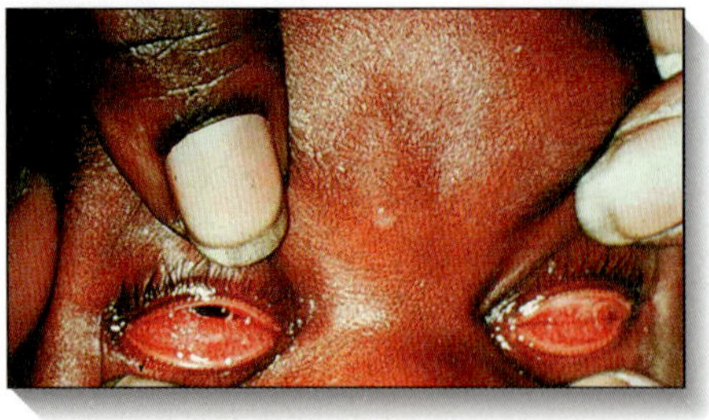

그림 17.5
클라미디아 감염에 의한 신생아 결막염

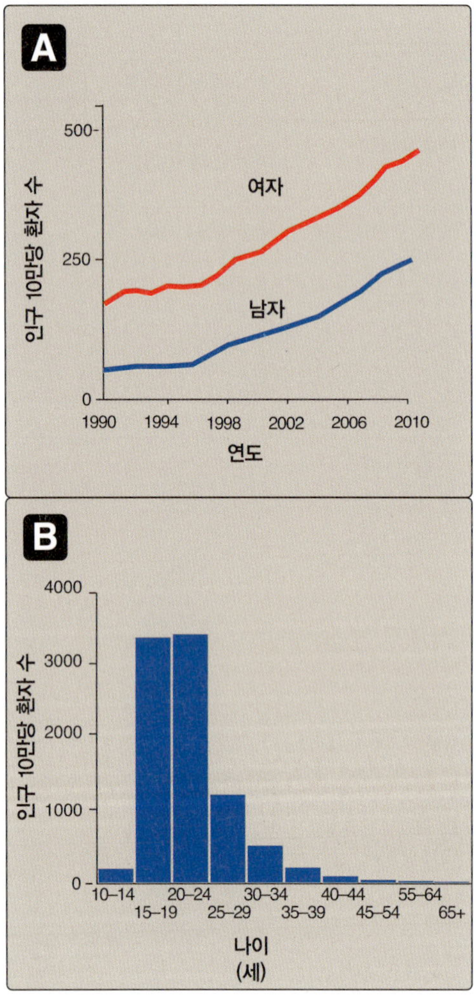

그림 17.6
미국에서 클라미디아 감염의 유병률(2010)
A. 성별
B. 여성에서 나이별

2. **성병림프육아종(Lymphogranuloma venereum, LGV):** 혈청형 L_1, L_2 및 L_3의 트라코마균은 더 침습성 성병인 성병림프육아종을 일으킨다. 이는 미국에서는 드물게 발생하나 아시아, 아프리카 및 남미 등에서는 풍토병이다. 이 병 특징은 일시적으로 구진이 외부생식기에 생긴 후, 1~2개월 지나서 서혜부와 직장주위 림프절이 붓고, 통증이 생긴다. 림프절병증(림프절 종창)은 자주 가벼운 전신 증상을 동반한다. 서혜부 인대는 자주 "고랑 징후(groove sign)"로 알려진 틈을 서혜부 림프절 덩어리 사이에서 만든다. 감염된 림프절은 곪으며, 만성 염증과 섬유화가 되면 궤양이 되고, 부위 림프 배출이 막힌다(367~371쪽에 성병 요약을 참조).

3. **트라코마:** 혈청형 A, B, B_a 및 C의 트라코마균은 만성 각결막염을 일으켜, 자주 실명케 한다(182쪽 참조). 트라코마는 개인 접촉, 예로 비말로 눈에서 눈으로, 사람과 사람 사이에서 퍼지거나, 손의 접촉으로 오염된 물건 표면에 손이 닿은 후 눈에 옮겨져 전파되고, 또한 파리가 옮기기도 한다. 수년 동안 지속적 또는 반복 감염으로 염증반응과 반흔이 동반되면 각막의 영구적인 혼탁과 안검의 변형이 온다.

4. **신생아 결막염과 기타 감염:** 혈청형 D–K(그림 17.4 참조)의 트라코마균에 감염된 산모의 신생아 중 50% 이상은 산도를 통과하는 중 현성 감염을 겪는다. 가장 흔한 소견은 신생아의 봉입체결막염(inclusion conjunctivitis)이다(그림 17.5 참조). 이 급성 화농성 결막염[봉입체(178쪽 참조)가 감염된 상피세포에서 보여 명명된]은 대개 적절한 항생제 치료로 낫으며, 눈에 영구적인 손상은 없다. 감염 영아의 대략 10명 중 한 명은 폐렴도 오며, 에리트로마이신으로 치료할 수 있다.

5. **성인의 봉입체 결막염:** 어떤 나이의 사람에서도 혈청형 D–K의 트라코마균에 감염되어 일시적인 화농성 결막염이 생길 수 있다(그림 17.4). 이런 사람들은 흔히 생식기에도 감염되어 있다.

B. 실험실 동정

여러 직접적인 방법으로 임상 검체에서 트라코마균을 증명하거나 사람 세포주를 이용하여 균을 배양할 수 있다. 검체는 특히, 비뇨생식기 감염 시 요도나 자궁경부에서, 그리고 안 질환 시 결막에서 얻으며, 덮힌 삼출물을 씻어낸 후 살살 긁어서 감염된 상피세포를 모은다.

1. **직접 검사:** 직접 형광항체로 염색 후 형광현미경으로 관찰하면 특징적인 세포질 내의 봉입체를 볼 수 있다. 또 소변 검체에서 DNA 증폭을 하여 트라코마균 감염을 높은 특이도와 민감도로 알 수 있다. 이 방법은 병원에 오거나 골반 검사 없이도 대규모로 검체를 스크린할 수 있어 비

용대비 효율적이다. 그림 17.6에서 보듯이 여성 중에 젊은 여성의 감염율이 제일 높다.

2. **배양 방법:** 여러 인간 세포주에서 조직배양으로 트라코마균을 배양할 수 있다. 표준적인 방법으로 McCoy 세포를 사용하고 배양액에 cycloheximide를 첨가하여 균의 성장을 촉진시킨다. 2일 내지 7일 후에는 클라미디아의 봉입체를 관찰할 수 있다.

3. **혈청형 결정:** 트라코마균의 혈청형은 단클론항체를 이용한 면역형광염색법으로 알 수 있다. 그러나 이 방법은 임상 진단에는 별 도움이 안 되므로 널리 쓰이지는 않는다. 항체 검사도 마찬가지이나, 성병림프육아종이 의심되면, 높은 항체역가가 한번만 관찰되어도 진단할 수 있다.

C. 치료와 예방

클라미디아는 많은 광범위 항생제에 듣고, 현재 아지트로마이신과 테트라사이클린이 일차 선택약이다. 항생제 내성주는 임상에서 보고되지 않았다. 테트라사이클린은 이와 뼈에 영향을 주므로, 어린이나 임산부는 에리트로마이신을 반드시 사용한다(그림 17.8 참조). 임균 감염이 동반 시 유일한 추천 치료제는 세프트리악손이다. 신생아의 안 질환 예방에는 에리트로마이신을 포함하는 안 연고가 어느 정도 효과가 있다. 진단(무증상의 환자에서 특이 문제)에 이어 특이적 치료가 질병 조절의 핵심이다.

IV. 앵무새병균(클라미디아 시타시)

앵무새병(psittacosis) 또는 조류병(ornithosis)은 인수공통 감염병으로, 사람은 감염된 새의 호흡기 분비물이나 대변에 오염된 먼지를 흡입하여 감염된다. 사람에서는 주로 하부 호흡기가 표적이다(그림 17.7). 갑작스런 발열, 마른 기침 및 감기 증상이 온다. 폐 침윤물이 양측성 반점으로 보인다. 간장과 비장이 커지는 소견이 자주 동반되는 것이 특징이다. 가끔 간염, 뇌염 및 심근염도 온다. 병의 중증도는 무증상에서, 드물게는 노인의 경우 사망까지 다양하다. 앵무새(앵무과)를 포함하는 많은 종류의 조류종은 앵무새병균을 보유하며, 흔히는 잠복 상태다. 그러므로 병든 새나 건강한 새와의 접촉 여부는 감별 진단에 중요한 인자다. 수의사, 동물원 사육사와 도계사는 조류를 다루므로 특히 위험군이다. 보체결합법(274쪽 참조)이나 간접 면역형광검사법(27쪽 참조)으로 항체 역가가 4배 오르면 특이 진단을 내린다. 균은 가래나 기타 임상 검체에서 조직배양할 수 있지만 일상적으로 쓰지 않는다. 특정 균주는 고전염성으로 실험실 감염의 우려도 있다. 독시사이클린이나 에리트로마이신으로 조기에 치료하면 병의 증상을 조기에

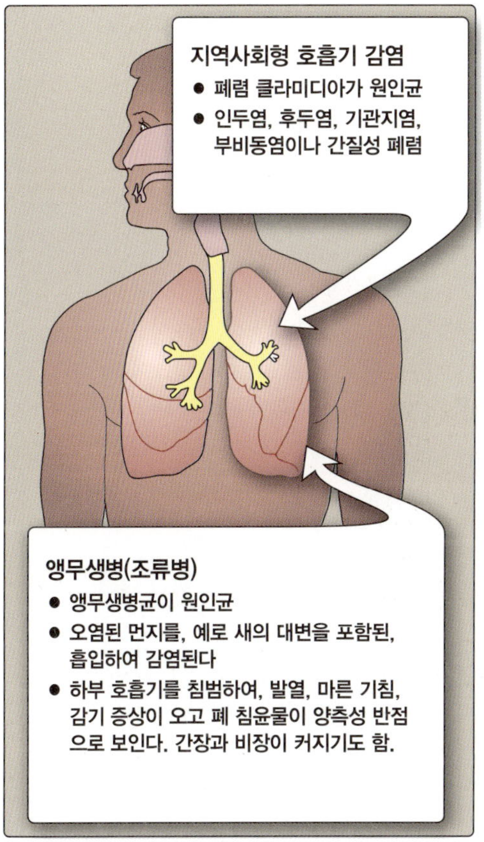

그림 17.7
앵무생병균과 폐렴 클라미디아에 의한 질병

클라미디아

클라미디아종

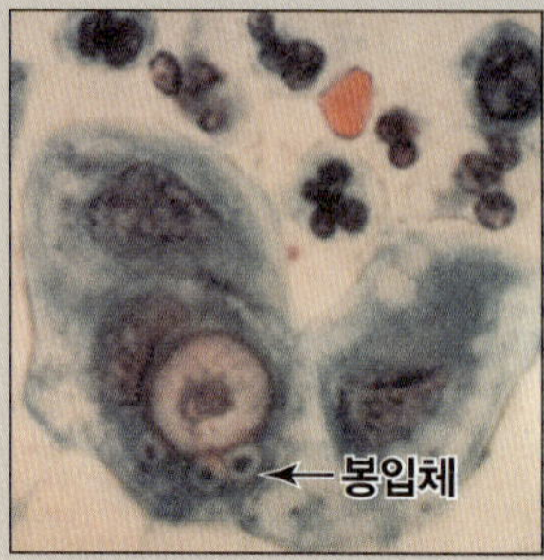

트라코마균 봉입체

- 그람염색으로 염색이 안됨
- 작고, 둥글거나 길쭉한 세균
- 외막(세포벽)은 두 개의 지질 이중막으로 구성
- 절대 세포내 기생균: 세포내 소포에서 증식하여 특징적인 세포질 봉입체를 형성

폐렴 클라미디아

- **지역사회형 호흡기 감염**

앵무새병균

- **앵무새병(조류병)**

트라코마균

- **비임균성 요도염**
- **트라코마**
- **신생아의 봉입체 결막염**
- **성병림프육아종**

1 독시사이클린
1 아지트로마이신[1]
1 에리트로마이신[1]

[1]아지트로마이신이나 에리트로마이신은 어린이나 임산부에서 독시사이클린 대신 반드시 사용한다. 테트라사이클린은 이와 뼈에 영향을 주기 때문이다.

비임균성 요도염

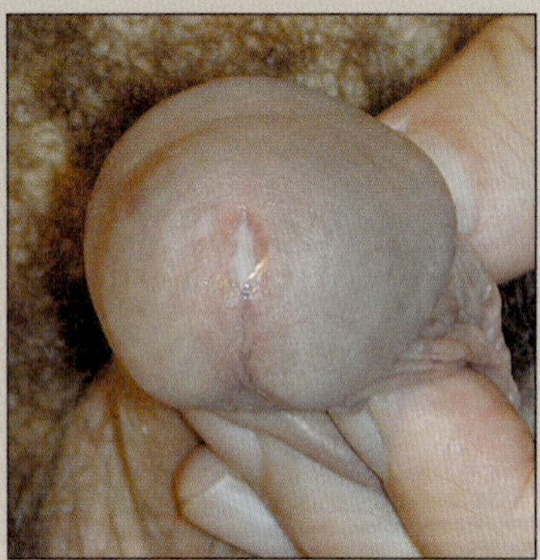

트라코마

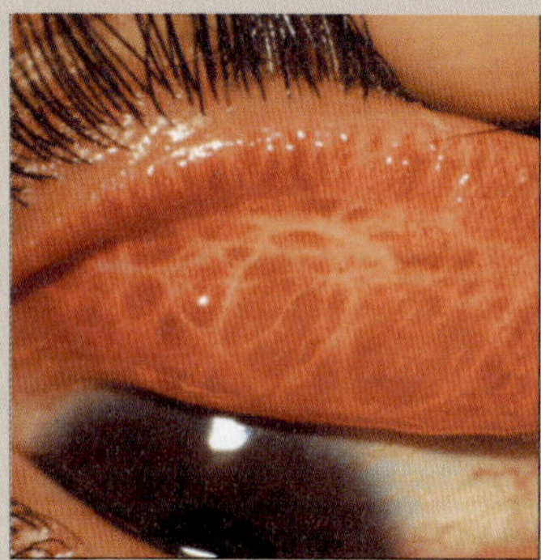

성병림프육아종

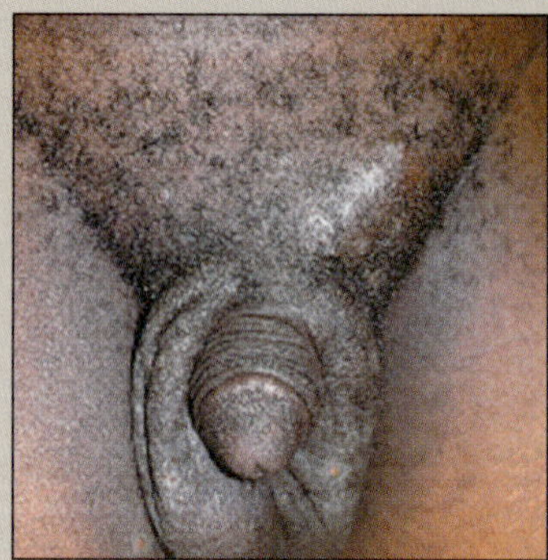

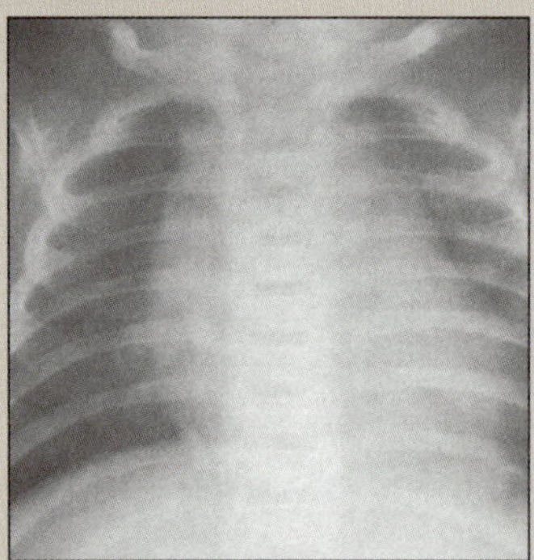

호흡기 감염

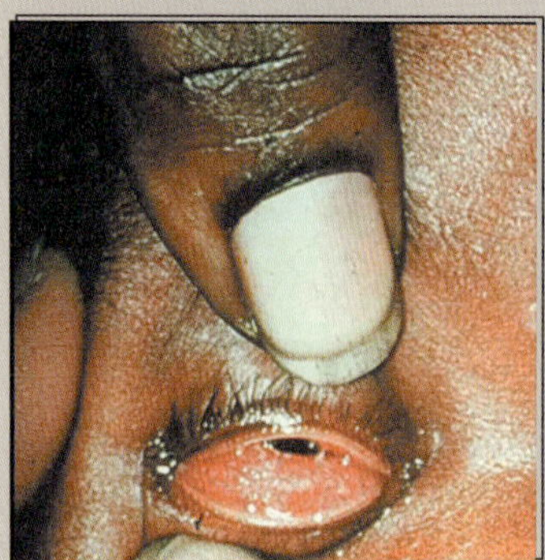

신생아의 봉입체 결막염

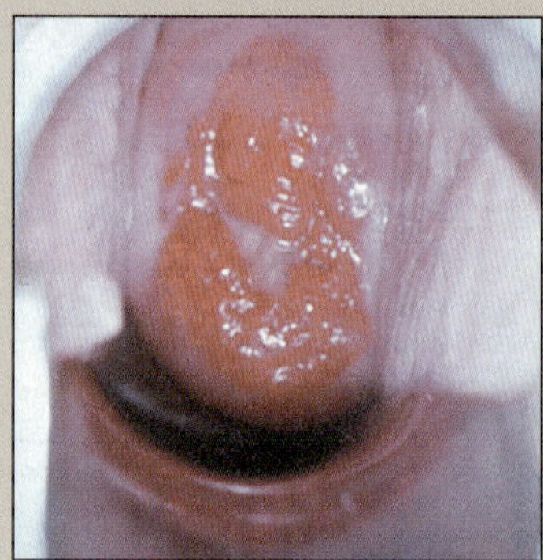

클라미디아 자궁경부염

그림 17.8

클라미디아 요약. 1 일차 약

없앨 수 있으나, 이 약들은 살균 항균제가 아니고 정균 항생제이므로 회복기에도 균이 몸속에 존재할 수 있다(31쪽 참조).

V. 폐렴 클라미디아

폐렴 클라미디아는 호흡기 병원균으로 인두염을 일으키며, 이후 가끔 후두염, 기관지염이나 간질성폐렴이 온다. 이 병은 전 세계에 퍼져 있으며, 계절에 관계없이 발생하며, 지역사회형 호흡기 감염의 중요한 원인이다. 유행성 발병도 보고된 적이 있다. 미국 성인의 50% 이상은 이 균에 대한 항체를 보유한다. 그럼에도 재감염이 일어남이 알려져 있다. 최근의 연구 결과에서는 이 균의 항원(또는 균에 대한 고역가 항체)이 죽상경화 과정 및 천식과 연관련이 있었다. 그럼에도, 아직 확실한 균의 역할은 모르는 상태이다. 현재 항체검사나 균 배양 검사는 일상적으로 안한다. 이 균은 독시사이클린이나 에리트로마이신에 감수성이 있다. 특정 환자는 항생제 치료가 10~14일간 완료 후에 임상적으로 재발할 수 있다. 이 경우 2차 치료를 하면 호전될 수 있다.

학습 문제

정답을 하나 고르시오.

17.1 클라미디아의 특징은?

A. 망상체는 세포 외부에서 생존하여 다른 세포를 감염시키는 형태이다.
B. 대부분의 생식기 감염은 증상이 없어 병이 발견되지 않는다.
C. 베타락탐 항생제에 감수성이 있다.
D. 그람양성으로 염색된다.
E. 봉입체는 기본소체의 분열로 형성된다.

정답 = B. 세포 외부의 감염형은 기본소체라 불리며, 세포에 침입하면, 재조직화로 더 크고 비감염성 망상체(reticulate body)가 된다. 망상체가 활발히 대사하며, 숙주세포의 세포질에서 이분법으로 분열하여, 봉입체를 만든다. 클라미디아는 그람염색법에 의해 염색이 안 된다. 클라미디아는 펩티도글리칸이 없어 베타락탐 항생제는 세포성장에 영향이 없다.

17.2 클라미디아 속(genus)의 특이한 성질은?

A. 반드시 세포 안의 환경을 필요로 한다.
B. 증식은 세포내 공포에서 일어나며 복제주기에 따라 두 개의 형태가 있다.
C. 세포벽에 펩티도글리칸이 없다.
D. 에너지 대사에 숙주의 조효소를 사용한다.
E. 모두 해당한다.

정답 = B. 세포 외, 클라미디아는 작고, 응축된 기본소체로 존재하며, 고감염성이나 대사 활동이 없다. 숙주세포의 세포질 공포에서, 더 크고 활발히 대사활동하는 망상체로 된다. 이는 분열하여, 새끼는 마침내 기본소체로 성숙화되어 배출된다. 리케차는 마찬가지로 세포 내에서만 증식하며(A) 숙주세포의 에너지 조효소를 사용한다(D). 특정한 다른 무관한 종도 성장하려면 세포가 필요하다. 미코플라스마는 세포벽에 펩티도글리칸이 없다(C).

17.3 19세 남성이 요도 분비물과 배뇨통으로 성병 클리닉에 내원하였다. 면봉으로 검체를 모아 그람염색 후 광학현미경으로 봤다. 삼출물에서 다형핵백혈구가 보였고, 그람음성 쌍알균이 세포 안과 밖에 있었다. 환자의 감염을 어떻게 치료해야 하는가?

A. 치료가 필요 없다.
B. 테트라사이클린을 기본으로 하는 항생제, 가령 독시사이클린
C. 제3세대 세팔로스포린 항생제, 가령 세프트리악손
D. 세프트리악손과 독시사이클린 복합치료
E. 페니실린

정답 = D. 임상 및 미생물학적 소견으로 환자는 임균성 요도염으로 생각된다. 그럼에도 클라미디아도 가능하며, 두 감염은 같은 환자에서 자주 같이 있다. 두 감염의 적절한 치료제는 세프트리악손과 독시사이클린이다. 치료가 없으면, 감염은 상기도로 퍼져, 더 심한 후유증을 일으킨다. 독시사이클린 단독 투여로 임균 감염을 치료하기 어렵다. 왜냐하면 많은 임상균주가 테트라사이클린 유도체에 내성을 보여서다. 비슷하게, 세프트리악손만 투여 시 클라미디아 감염에 효과가 없을 것이다. 페니실린은 어느 균이든 감염 시 치료제로 추천하지 않는다.

17.4 35세의 소동물을 다루는 수의사가 심한 두통, 근육통 및 비장종대와 폐 소견이 있었다. 적은 양의 가래가 나오며 여기에 그람염색으로 관찰되는 소수의 세균과 단핵구가 보였다. 이런 증상을 일으키는 원인균으로 가장 가능성이 높은 것은?

A. 폐렴 클라미디아(*Chlamydia pneumoniae*)
B. 앵무새병균(*Chlamydia psittaci*)
C. 인플루엔자균(*Haemophilus influenzae*)
D. 폐렴 레지오넬라(*Legionella pneumophila*)
E. 폐렴사슬알균(*Streptococcus pneumoniae*)

정답 = B. 수의사는 아마 앵무병이며, 이는 감염된 조류의 분비물에 오염된 먼지를 호흡하여 전파된다.

17.5 다음 항생제 중 클라미디아 감염에 가장 효과적인 것은?

A. 페니실린
B. 반코마이신
C. 세팔로스포린
D. 카바페넴
E. 마크로리드

정답 = E. 클라미디아는 리보솜이 있어, 자신의 단백질을 합성한다. 그래서 이 과정을 억제하는 항생제, 가령 테트라사이클린과 마크로리드에 잘 듣는다. 클라미디아는 세포벽에 펩티도글리칸이 없다. 펩티도글리칸 합성을 억제하는 항생제, 가령 페니실린과 세팔로스포린으로 이런 세포내 기생체를 없애기 어렵다.

미코박테리아와 악티노미세테스

18

I. 개요

미코박테리아(Mycobacteria)는 가는 막대모양이며 세포벽에 지질이 많아 그람(Gram)염색 같은 화학적 염료가 잘 먹지 않는다. 그러나 한번 염색이 되면 산성화된 유기용매에도 쉽게 탈색되지 않아 항산성(acid-fast)이라는 특징을 지닌다. 미코박테리아는 감염은 세포 내에 감염되며 대개 서서히 자라는 육아종(granulomatous) 병변을 만들어 주요 조직을 파괴한다. 예로 결핵균은 결핵의 주 원인균으로 이 질환은 사람에게서 주요한 만성세균질환으로 세계적으로도 감염의 주요 원인균이다. 이 미생물은 면역력이 약화된 환자에서 감염이 증가하여 특히 주의를 요한다. 미코박테륨(*Mycobacterium*)속은 또한 나병(leprolosy) 및 유사결핵을 사람에게 일으킨다. 이 속은 방선균과(Actinomycetales)에 속하며 여기에 악티노미세테스(*Actinomyces*)와 노카르디아 (*Nocardia*)속이 포함된다. 이 미생물들은 육아종 병변을 일으키며 다양한 임상증세를 나타난다. 이 장에서 미코박테리아와 다른 임상적으로 의미있는 Actinomycetales의 분류는 그림 18.1에 나타나 있다.

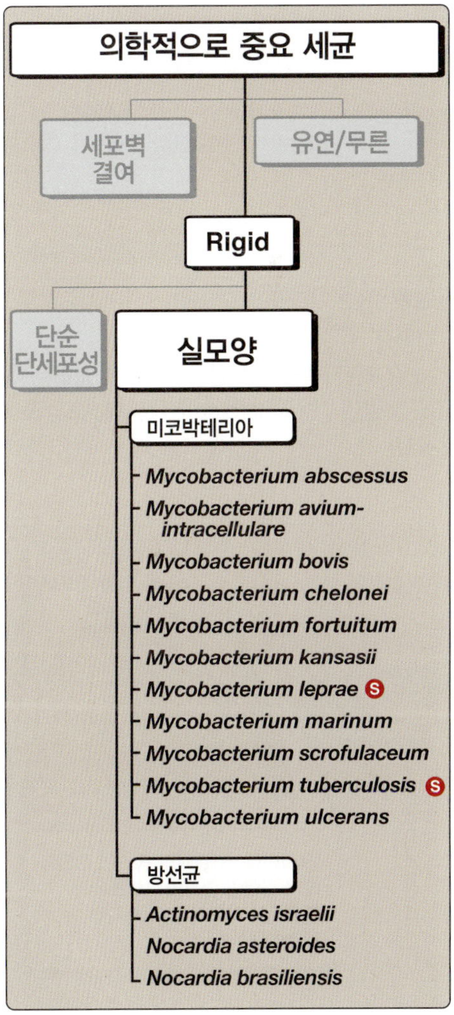

그림 18.1
미코박테리아와 악티노미세테스의 분류
(343~344쪽 참조)

II. 미코박테리아

미코박테리아는 길고 가는 막대균으로 비운동성이며 아포는 없다(그림 18.2). 미코박테리아의 세포벽은 특이하게 대략 60%가 지질층이고 이 층에 특이한 매우 긴 사슬(75~90개 탄소)과 β-수산화 미콜산(mycolic acid)들이 포함된다. 이들은 다양한 다당류와 펩티드와 복합체를 이루어 세포표면이 왁스층을 이루어 강한 소수성(hydrophobic)을 나타나며 이는 항산성 염색의 특성을 설명한다. 이 균의 특이한 세포벽으로 화학 소독제가 침투하지 못하며 따라서 강한 산성과 알칼리에 잘 부식되지 않는다. 이러한 원리를 이용하여 객담같은 임상 검체의 오염균 제거에 사용 시 비항산성 미생물들은 이러한 처리로 제거된다. 미코박테리아는 건조 시 잘견디며 열과 자외선에는 못 견딘다. 미코박테리아는 호기성이며 대부분 세대 분열시간이 8~24시간으로 천천히 자라며 느리게 자라는 이유는 이 균들이 소수성 표면을 가져 서로 뭉쳐 자라기 때문이다.

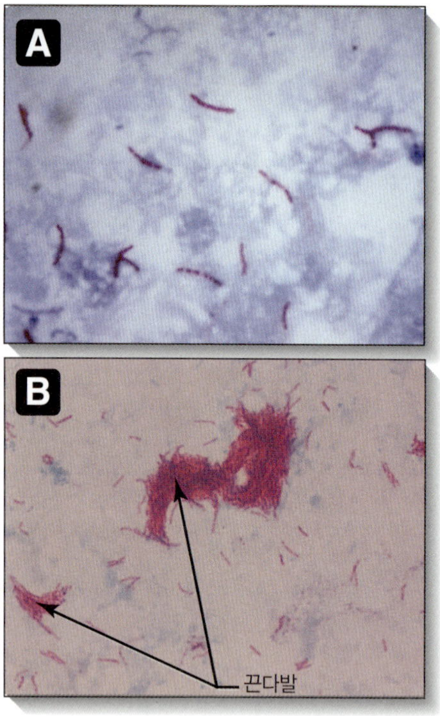

그림 18.2

결핵균

A. 결핵환자객담의 항산성 염색. B. 자라는 대표 모양인 "밧줄(cording)" (끈다발 모양으로 자람)

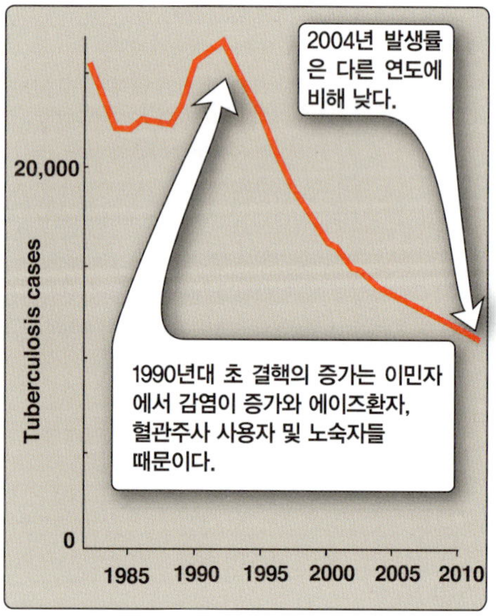

그림 18.3

결핵의 새환자 발생률(미국)

A. 결핵균

현재 전 세계적 인구 중 3분1이 결핵균에 감염되어 있으며 300만 명 정도의 사람이 활동성 질환을 가지고 있다. 역사적으로 결핵의 발생률은 미국 내에서는 매년 감소하고 있다(그림 18.3). 서양의 결핵 발생이 감소하는 현상과 반대로 아시아 일부 및 사하라지역 이프리카국가에서는 크게 증가하고 있다. 이 국가 중 일부에서 거의 50%가 HIV가 같이 감염되어 있다.

1. **역학:** 감염된 환자의 폐에서는 많은 수의 결핵균을 기침으로 내뿜어 작은 비말핵을 만든다. 건조에 잘 견뎌 주위 환경에서 장시간 살 수 있다. 주 감염경로는 비말흡입에 의한 개인 대 개인 전염이며 대부분 오래 시간 동안 반복 접촉해야 전염되어 감염된다. 그렇지만 병원의 병동 또는 학급, 가족 등 다수에 노출된 사람들을 개인 혼자서도 감염시킬 수 있다.

2. **병원성:** 항산균을 흡입하면 허파 꽈리에서 머물면서, 허파의 상피나 대식세포에서 증식한다. 2~4주 이내에, 대개의 막대균들은 면역체계에 의해서 파괴된다. 그러나 허파 이외 지역에서도 피가 공급되면 약간의 균들은 살아남는다. 숙주세포에서 살아남아서 성장한 결핵균들은 병원성을 일으킨다(그림 18.4). 이 세균들은 독소를 생산하지 않는다. 그렇지만 대식세포는 그들을 식균하고, 세균의 황지질은 용해소체와 포식소포와 융합을 억제한다. 결핵균은 면역학적 활성화된 대식세포에서조차 자라, 숙주에서 수십 년간 생존할 수 있어 결핵의 질병 특성을 나타낸다.

3. **면역:** 결핵균은 체액면역과 세포매개면역을 자극한다. 순환항체가 생겨도 결핵균을 미생물을 제거하지 못한다. 대신에 세포면역($CD4^+$ T 세포)과 함께 지연성 과민반응은 많은 미생물 단백질 항원에 대한 반응으로 감염 시 생기며 질병면역 및 병소를 유발한다.

4. **임상적 중요성:** 이전에 미생물과 접촉하지 않은 사람들에게서 일차 결핵이 생긴다. 대부분의 경우(약 95%) 감염이 진행이 안되어 대체로 처음 감염 사실을 모른다. 투베르쿨린검사 양성 시 결핵을 의심할 수 있다(189쪽 참조). 그림 18.4는 결핵감염의 경과가 잠복하거나 임상질병으로 진행을 나타낸다. 가슴 방사선 사진으로 초기의 치유성 폐 결절과 (아래 그림 참조). 약간의 섬유화 즉 전형적인 곤(Ghon) 복합체(그림 18.5)를 볼 수 있다. 진행이 안 된 일차 감염자 중 대략 10%가 살면서 나중에 현성 결핵에 걸린다.

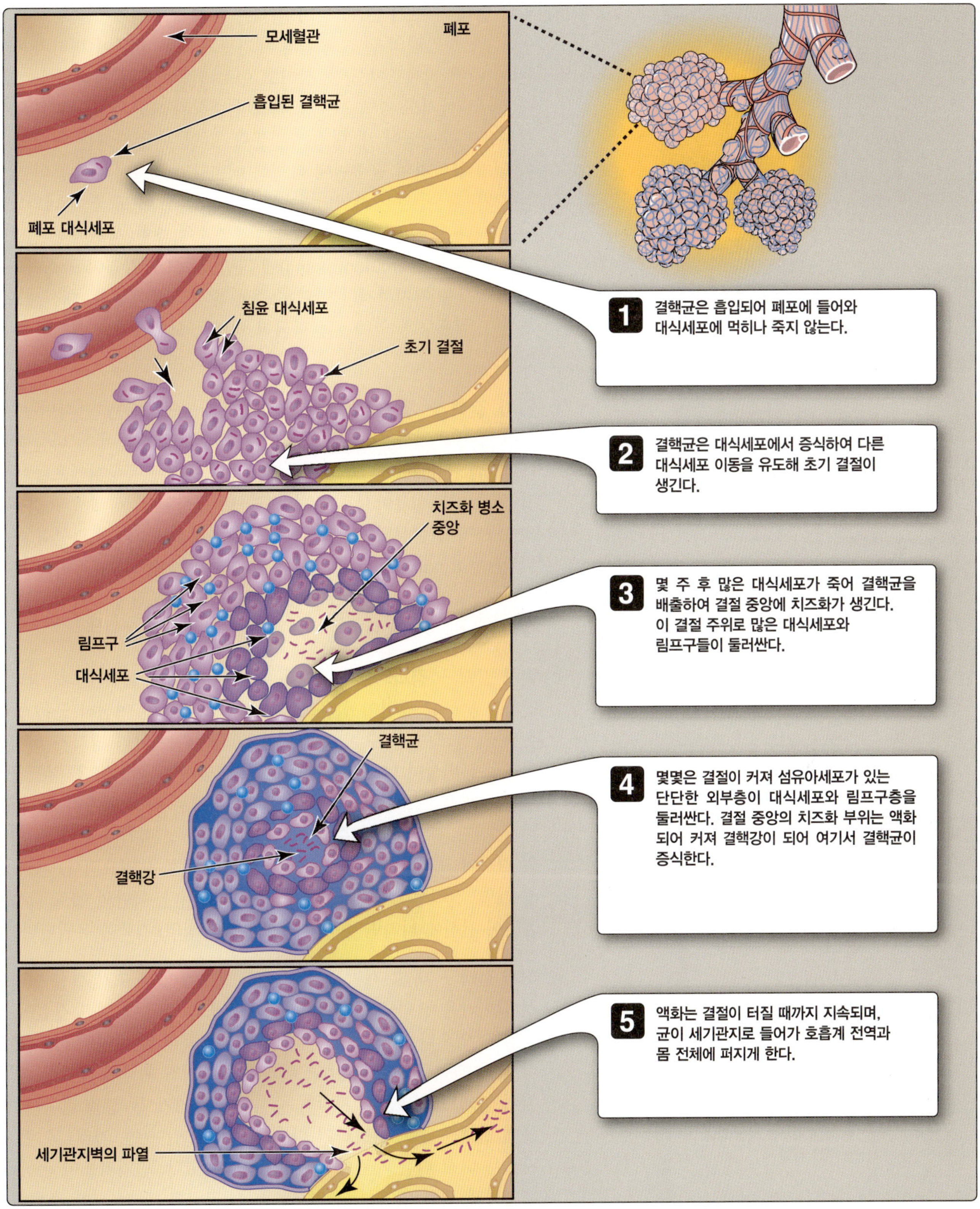

그림 18.4

결핵감염의 진행

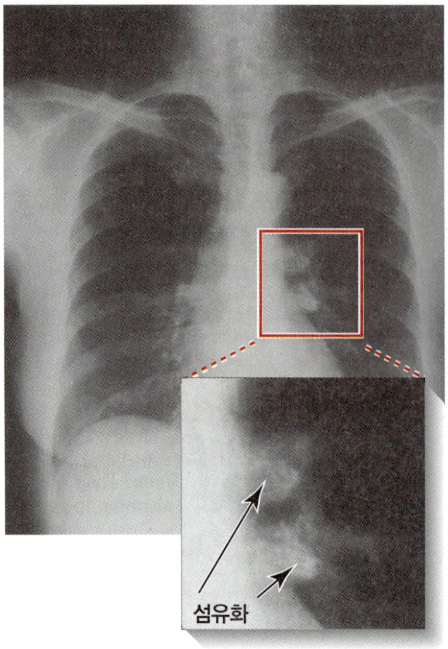

그림 18.5
섬유화 일부를 보여주는 가슴 사진 – 전형적인 곤(Ghon) 복합체

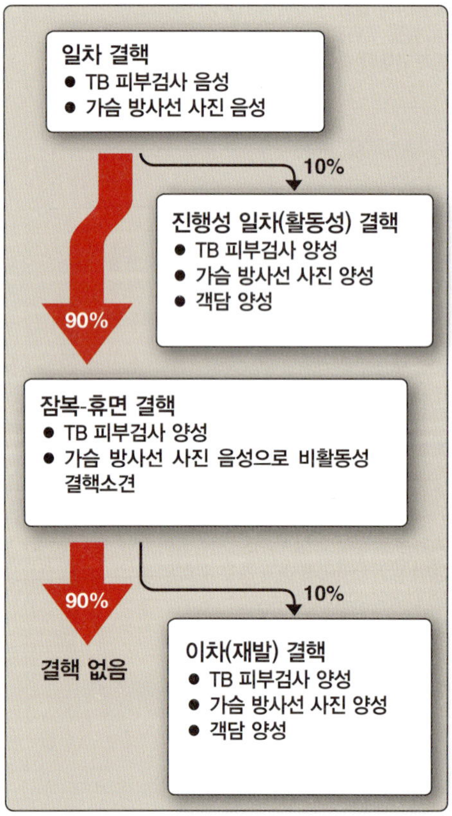

그림 18.6
결핵의 발병기전에서 각 진행 단계

a. **일차 결핵 – 초기 단계:** 일차 결핵은 대개 호흡기계통을 통해서 걸린다. 즉 중간폐의 말초 부위의 세기관지 또는 폐포에 병터가 시작된다. 단핵 식세포이 균을 삼키고 이로 염증반응이 시작된다. 그러나 식세포에서도 결핵균은 잘 자라며 증식된 세균은 림프관을 통해 림프절로 운반되어 새 병소를 만든다. 감염 시작 단계는 대개 증상이 없거나 약하며 균주변에 다형핵 백혈구가 침윤하며 수분이 모여 삼출병변을 이룬다. 특이면역 반응은 약 한 달 정도 후에 나타나며 이로 인해 병터의 특성이 변한다. 결핵균에 대한 세포매개 면역과 결핵균 항원(tuberculoproteins)에 과민반응으로 감염이 국소화되어 균의 성장을 저지하지만 한편 숙주에 손상을 주게된다. 대식세포는 특이 T 림프구에 의해 활성화되어 병터로 모이게되고 결핵균을 죽인다.

b. **일차 결핵 – 결절 형성:** 병터가 생겨서(육아종) 커지면 결절(tubercle)이 된다(그림 18.4). 결절은 중심에 결핵균이 든 다중핵 큰 세포(macrophage syncytia)가 있고 중간층에는 유상피세포들이 가장 외곽에는 섬유아세포와 단핵구들로 구성된다. 식세포와 간균에 의해 조직이 손상되며 이는 식세포들이 분해효소와 초과산화물 라디칼(superoxide radicals) 같은 반응성 활성산소를 분비하기 때문이다. 결절이 커져 중심 부분에 치즈화(cheesy) 괴사가 확장되는 특성이 있다(그림 18.4).

c. **일차 결핵 – 경과:** 일차 결핵은 두 경과 중 하나를 따른다. 병터가 진행을 멈추고 결절이 섬유화와 석회화를 겪지만 여전히 균은 증식은 하지 않으며 살 수 있다(그림 18.6). 이와는 달리 병터가 터지면 치즈성 분비물이 나오고 공동이 생겨 감염이 더 확산된다. 결핵균은 혈관과 림프관을 타고 폐, 국소 림프절, 또는 여러 원거리 조직(간, 비장, 신장, 뼈, 또는 뇌수막)에 퍼진다. 진행성 결핵에서 한 개 이상의 결절이 팽창하여 조직을 파괴하여 임상질환을 일으킨다. 예로 만성 폐렴, 결핵성 골수염, 결핵성 뇌막염 등이다. 극단의 예로 활성결핵균이 전신에 퍼지면 중증의 속립성(파종성의) 결핵을 유발한다.

d. **이차 결핵 – 재발:** 재발은 대개 휴지 상태에 있는 초기 결절 병터에서 살아남은 결핵균이 일으킨다(그림 18.6). 이전에 있던 결절이 침범될 수 있으나 폐가 가장 흔히 감염되며, 특히 폐 위쪽이 산소 분압이 높아 결핵균이 잘 자란다. 결과적으로 치즈 괴사가 생긴다. 폐조지이 파괴되어 세균이 활발히 증식하는 공기가 든 강을 만든다. 이곳에 결핵균 수는 상당하며 다른 곳에 퍼뜨린다(예, 가래). 이런 환자들은 다시 다른 사람에게 전염시킬 수 있다. 면역기능이 손상 시 재발하게 되고 영양실조, 알코올중독, 고령화, 또는 심한 스트레스가 자주 관련된다. 면역억제 약물복용 및 당뇨병, 특히 AIDS 등과

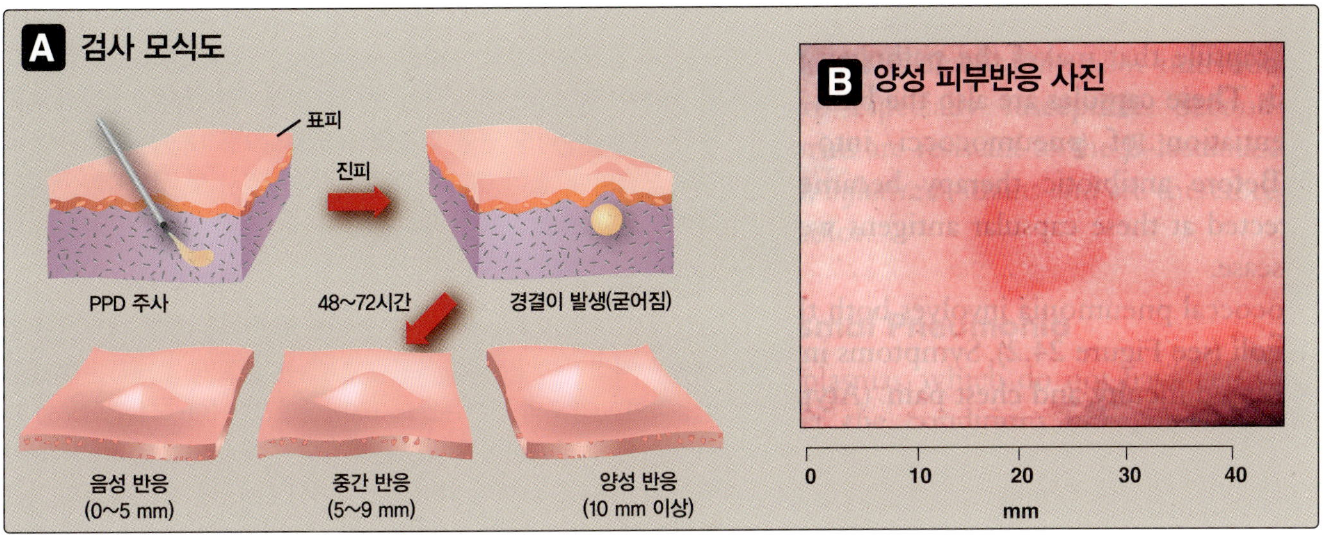

그림 18.7

결핵환자의 만토(Mantoux) 피부 검사. [주: 특정인의 경우 양성 반응을 판정 시 좀 더 엄격한 해석이 필요하다(그림 18.8 참조).]
PPD = purified protein derivative [피피디, 정제 단백질류(유도체)]

같은 면역억제 질환이 흔한 선행 질환이다.

5. **투베르쿨린 반응:** 투베르쿨린 검사 반응은 결핵균 단백 항원에 대한 지연 과민반응 소견이다. 반면에 이러한 검사는 결핵균과 접촉되었음을 나타내나 현재 환자들이 활동성 결핵을 앓고 있음을 증명하지 못한다. 만토(Mantoux) 검사에서 미생물을 배양 여과하여 준비한 정제된 단백질 유도체(Purified Protein Derivative, PPD)를 생물학적 표준물질로 사용한다. 활성은 투베르쿨린에 단위(Tuberculin Units, TU)로 나타낸다. 만토 검사는 일정량의 PPD를 아래 팔 피 안에 주사하고(그림 18.7) 48~72시간 후에 주사 부위에서 경결(hardening)의 크기와 유무를 판독해야 하며 이로써 양성 반응을 관찰할 수 있다(그림 18.8). 양성 반응은 대개 미생물과 최초 접촉 후 4~6주 후 나타난다. 양성 반응은 일생 동안 지속되며 세월이 흐르면서 약해질 수 있고 약물치료와 질환 등에 면역이 억제되면 감소할 수 있다.

6. **실험실 동정:** 활동성 폐결핵의 진단은 임상적인 증상과 비정상 가슴 사진으로 증명하며 적절한 임상 재료로부터 결핵균을 분리하여 확인한다.

   a. **임상 검체에서 결핵균 동정:** 항산성 막대균을 현미경 검경 시 칠-넬센(Ziehl-Neelsen) 염색으로 가장 빨리 찾을 수 있다. 그렇지만 결핵균은 형태만으로 다른 부생 항산균들과 감별이 쉽지 않다. 이들 오염균들은 실험실에 시약과 유리기구 등의 부생 항산균종이나 정

5 mm 이상의 경결이 생길 시 다음 사람들은 양성으로 해석된다.

- 감염자와 접촉했던 사람
- 가슴 사진에서 이상소견 있던 사람
- HIV 감염자 및 면역약화자

10 mm 이상의 경결이 생길 시 다음 사람들은 양성으로 해석된다.

- 높은 결핵 유병률 국가에서 태어난 사람
- 죄수, 방문간호 받거나 보호시설 거주자
- 보건요원
- 기타 의학적 위험인자가 있는 사람

15 mm 이상의 경결이 생길 시 다음 사람들은 양성으로 해석된다.

- 의학적 위험인자가 없는 사람

그림 18.8

결핵환자의 만토(Mantoux) 피부검사 해석

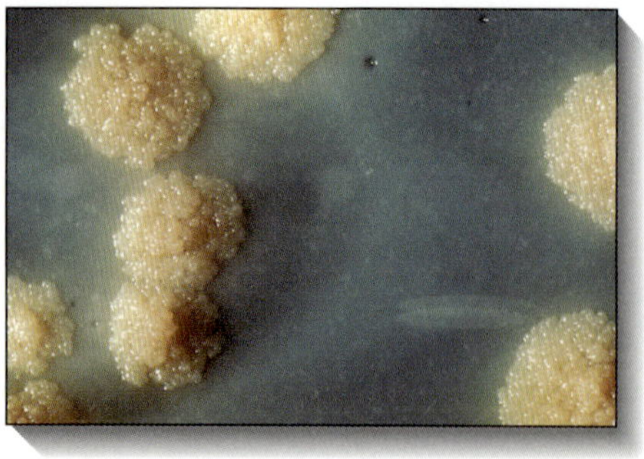

그림 18.9
로벤슈타인-옌젠 배지(Lowenstein–Jessen) 배지에 자란 결핵균

상 항산균무리에서 올 수 있다. 그러므로 결핵균 동정은 배양이나, 또는 최신 분자생물학 방법을 사용하여야 한다. 그러나 결핵 간균은 2~8주 정도 배양해야 보일 정도로 실험 배지에서는 천천히 자라지만 적은 균수라도 균을 검출할 수 있다. 그림 18.9는 결핵균이 배양된 모습이다. 균의 분리는 항생제 감수성검사 및 생화학적 특성과 성장에 의한 균 동정에 꼭 필요하다.

b. **핵산 증폭:** 결핵 진단에 있어 분자 기법은 점점 더 중요하다. 임상 표본에서 결핵균의 동정시간을 줄여야 하기 때문이다. 예로 증폭된 결핵균 직접 시험은 16S 리보솜 RNA는 빠르게 복제하는 효소를 이용하여 민감도의 범위는 75~100%이며 95~100%의 특이도를 보여 환자의 도말 표본에서 양성이며 배양이 계속 진행 중인 결핵환자에서 사용된다. 두 번째 기술로 결핵균의 DNA에 작은 부분의 목표 부위를 중합효소연쇄반응(PCR)으로 증폭하는 것이다. 이는 상품화되어 사람의 객담내 결핵균을 8시간 내에 진단할 수 있으며 민감성과 특이성에서 배양기법과 대등한 기술이다. 게다가 이 기술은 결핵균의 특이균주의 DNA 지문을 알려주어 유행질환의 경과를 알 수 있다.

7. **치료:** 결핵균에 효과가 있는 화학요법제는 여럿 있다. 특정한 약으로만 치료하다보면 결핵 내성주가 나타나므로 다중 약제치료로 내성 균주의 출현을 지연 또는 막을 수 있다. 이소나지드(isoniazid), 리팜핀(rifampin), 에탐부톨(ethambutol), 스트렙토마이신(treptomycin), 피라지나마이드(pyrazinamide) 등이 주된 또는 일차 치료제이다. 이는 효능이 있고 독성이 비교적 적기 때문이다(그림 18.14).

a. **약제 내성:** 이들 각 약제마다의 변이 내성 균주들은 약으로 치료하기 전에도 이미 분리된다. 그러므로 표준치료법은 2개 이상의 약제로 치료를 시작해야 내성균의 성장을 억제한다. 감수성 검사는 가능한 빨리 충분히 배양된 결핵균을 이용, 시행하여 치료전략을 수립하는 데 중요한 단서가 된다. 미국에서는 대개 8~14%의 결핵균이 한 개 이상의 일차약제에 내성을 보이며 이는 새로 결핵이 발생시 적용된다. 다제내성 균(MDR-TB)의 발생빈도가 높은 특정 장소 및 환자 집단(예, 교도소)은 매우 우려되는 곳이다.

b. **치료 경과:** 임상 결핵은 긴 기간의 치료가 필요한데 이는 결핵균의 특성과 균에 의한 조직손상 때문이다. 예를 들면 숙주세포에 약물이 침투하지 못하므로 세포 안에 결핵균은 안전하며 큰 공동 중앙에는 혈관이 없어 약물은 더욱 침투할 수 없다. 게다가 만성 또는 성장이 일시 정지된 결절의 경우 결핵균은 증식을 하지 않으므로 항생제 감수성이 떨어진다. 최근까지도 12~18개월까지 약을 투여해야 임상

적으로 완치된다. 최근 몇 년 동안 6개월의 단기 치료요법으로 매일 약을 복용하며 이후 2주마다 복용하는 것을 병행하여 비합병증 결핵을 성공적으로 완치하였다(그림 18.10). 약제가 폐결핵에 효과가 있다면 가래 도말표본에 항산성 세균은 음성이 되고 2~3주안에 감염력이 없어진다.

c. **직접 관찰 치료:** 환자들은 복합 약제 치료 기간이 최소한 6개월 이상되면 치료계획에 잘 따르지 않는다. 좀 더 치료 완료의 비율을 올리려면 "직접 관찰 치료"를 택해 환자가 약을 먹는 것을 관찰 및 감독해야 한다. 어떤 의료 서비스 제공처에서는 이와 같은 직접 관찰 치료의 개념을 이미 수용하고 있지만 다른 제공처에서는 이 전략이 비싸고, 간섭이 심해, 전혀 일정을 소화할 수 없는 환자에만 해당된다고 생각한다.

8. **예방:** 투베르쿨린 검사, 가슴 방사선 사진, 증례 등록, 접촉력 추적 등을 시행하여 인구집단 수준에서 결핵 근절에 크게 기여하였다.

a. **잠복 결핵의 화학요법:** 투베르쿨린 양성이나 무증상인 환자들은 이소니아지드로 단독 화학요법을 한다. 그 예로 최근에 피부반응 시험이 양성으로 바뀌었거나 투베르쿨린 양성이며 다른 질병으로 면역억제 치료를 하는 환자들은 단독 화학요법으로 결핵을 예방할 수 있다.

b. **백신:** 결핵 백신은 20세기 초부터 사용해 왔으며 소결핵균(*M. bovis*) 균주를 약화시켜 만든 Bacille Calmette-Guérin (BCG)가 바로 그것이다. 이것을 피 내에 접종 시 투베르쿨린 과민반응 및 대식세포가 활성화를 통해 결핵균을 죽인다. 이 백신은 중증 결핵성 소아 뇌막염을 80% 정도 예방하여 세계보건기구 및 유럽 몇 개의 나라에서는 집단 예방접종이 시행되었다. 그러나 미국의 공중 보건관리들은 투베르쿨린 음성인 사람이지만 감염에 지속적으로 노출될 수 있는 고위험군의 특별한 의료종사자 집단 또는 다제내성결핵이 만연한 고위험군 지역에 있는 사람에게만 예방접종을 권장한다(그림 18.11). 백신투여 시 PPD 음성을 양성으로 바뀌어 유일한 환자조사 방법이 소용없게 된다.

B. 나균

나병(미국의 공중보건국에서는 한센병으로 칭한다)은 미국에서는 희귀하나 적은 수지만 미국 내와 이주민들에게서 매년 발생된다. 전 세계적으로는 1,000만에서 1,200만 정도의 환자가 있을 것으로 추측되며 국제적으로 큰 문제이다. 미국내 10여 명의 환자는 이 균의 병원소인 아르마딜로와 접촉하거나 섭취와 관련이 있다.

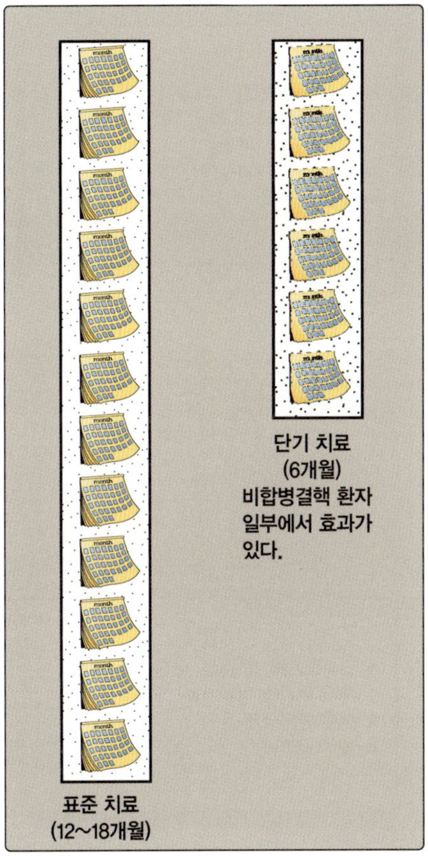

그림 18.10
결핵 치료기간

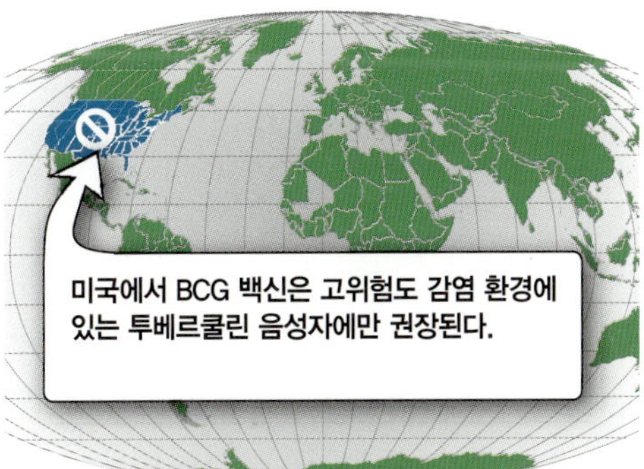

그림 18.11
BCG 백신은 세계 전역에 사용되나 미국에서는 사용되지 않는다.

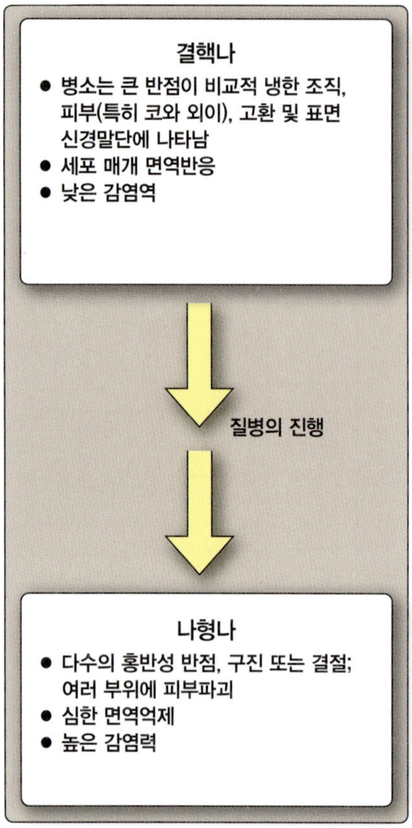

그림 18.12
나병의 분류

1. **병원성:** 나병은 사람과 사람 사이에서 오래 시간 접촉 시 전염된다. 예로 나병 환자의 피부 병소의 삼출액이 건강인의 벗겨진 피부에 접촉 시 전염된다. 나병에 감염력은 낮으나 배양기간은 오래 걸리므로 임상 질환은 나균과 접촉 후 수년 또는 수십 년 후에 생기게 된다.

2. **임상적 중요성:** 나병은 만성 육아종 질환으로 말초신경 그리고 점막피부조직, 특히 코 점막에 잘 생긴다. 결핵나와 나형나로 나누며 이 중간에 다양한 변형이 있다(그림 18.12). 결핵나에서는 큰 반점(spots) 같은 병변이 피부(특히 코, 귀 외부, 고환)와 같은 온도가 낮은 신체 조직에서 보이며 표재성 신경말단에서 병변이 생긴다. 신경염으로 피부에서는 군데군데 무감각증이 생긴다. 환부에는 림프구와 큰 상피모양 세포가 몰려 있으나 치즈화 같은 병소는 생기지 않는다. 환자에게서는 강한 세포 매개 면역반응과 지연형 과민반응이 생겨 레프로민(나병 환자 조직에서 추출한 투베르쿨린과 유사물질) 피부 검사로 확인해 볼 수 있다. 나형나는 병은 천천히 진행되나 파괴적이다(그림 18.13). 환부 및 세망내피계통에 많은 나균들이 보이며 면역계는 심하게 기능이 억제된다. 잘 형성된 육아종이 없다.

3. **실험실 동정:** 나균은 항산성 막대균으로 인공배양에 자라지 못하나 아르마딜로와 생쥐의 발바닥에서는 자랄 수 있다. 마우스나 아르마딜로에서는 자연 숙주로 사람에서처럼 병변을 보이지 않는다. 나형나의 실험 진단은 많은 양의 세균을 필요로 하며 코 점막 또는 다른 감염 부위의 검체를 항산성 염색으로 확인한다. 결핵나 병변은 균이 매우 적어, 진단은 임상적 소견과 생검체의 조직학적 특성을 고려해야 한다.

4. **치료와 예방:** 술폰(sulfones)제, 즉 답손(dapsone), 리팜핀(rifampin), 클로파자민(clofazamine) 등의 몇 개의 약제들은 나병 치료에 효과가 있다(그림 18.14). 치료는 오래 걸리며 병용요법이 꼭 필요한데 이는 돌연변이 내성 균주를 억제하기 때문이다. BCG(191쪽 참조) 예방접종은 나병예방의 가능성을 보여주어 백신개발에 관심을 모으고 있다. 탈리도마이드(thalidomine)는 TNF-α 억제제로서 나병결절홍반과 같은 심한 피부 합병증 치료에서만 제한적으로 사용된다.

III. 방선균

방선균(Actinomycetes)은 실모양, 분지형성, 그람양성균 무리로서 가느다란 막대모양으로 분절을 이룬다(그림 18.15). 이들은 비록 외견상 진균을 닮았음에도 불구하고 형태상 세균의 크기로 원핵생물이다. 코리네박테리아(corynebacteria) 및 미코박테리움과 친척뻘로 이 세균들은 대개 토양 미생물로 독립생활을 하며 이중 스트렙토미세스균(strptomycetes)은 항생제 제조균으로 중요하다(그림 18.15).

A. 악티노마이세스 이스라엘리(Actinomyces israelii)

악티노마이세스 이스라엘리는 사람의 장내 세균총과 구강에 사는 정상균 무리로 절대무산소성 세균이다.

1. **임상적 중요성:** 방선균증(actinomycosis)은 기회감염으로 만성 화농성 농양을 형성하여 흉터 및 기형을 유발한다. 대개 연부조직에서 세균이 자라기에 충분한 혐기성 상태가 될 때 우연히 세균이 침투하면 감염이 시작된다. 약 절반 정도가 목, 얼굴부위에 생기며 치위생 상태가 나쁘거나 발치 시 감염이 올 수 있다. 또 다른 사례로 폐, 가슴 벽, 맹장, 충수, 복부 벽 및 골반 기관에 올 수 있다. 환부(mycetoma)는 딱딱하고 붉게 되면서 무압통 종창으로 서서히 자라며 액체로 차오르다 표층 쪽에서 터지면 고름이 다량 나오게 된다. 또한 몇 개의 공동관을 통하여 고름을 측면으로 배출한다.

2. **실험실 동정:** 방선균증의 가장 전형적인 진단소견은 유황 입자/과립(sulfur granules)가 배출된 고름에서 존재 여부다. 이 입자들은 대개 노르스름한 입자로 작고 단단하나 실상 유황은 없다. 현미경 검경 시 필라멘트의 미세집락으로 구성되어 보이고 세균은 모양이 제각기며 호산성 입자(항원 항체 복합체로 추정됨) 안에 보인다. 이 세균은 티오글리콘산염(thioglycollate) 액체배지 혹은 혈액한천배지와 같은 영양강화배지에서 혐기성 배양 시 자란다. 균은 서서히 자라므로 눈에 보일 정도의 집락이 자라려면 10일에서 14일 정도가 필요로 한다.

3. **치료:** 방선균증은 페니실린(penicillin) G가 최우선 치료제나 항생제, 클린다마이신(clindamycin), 에리트로마이신(erythromycin), 테트라사이클린(tetracycline)도 효과가 있다. 항생제 치료는 수주에서 몇 달까지 지속해야 되며 외과적 괴사조직제거술 및 배액법을 함께 또는 하나를 택하여 병용할 수 있다. 페니실린 G 항생제에 대해 임상적으로 중요한 내성은 보고가 없다 [주: 구강위생청결이 예방에 중요하다.]

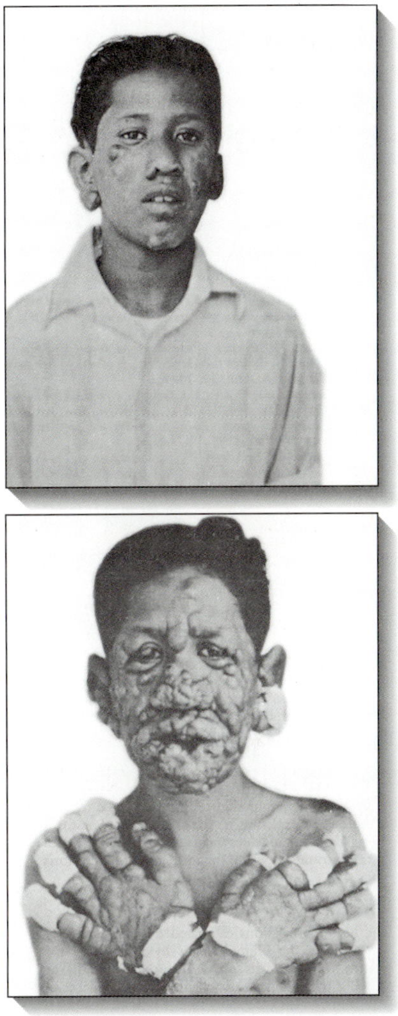

그림 18.13
A. 1931년 13살 하와이 소년의 나병사진 B. 2년 뒤 사진. [주: 이 환자는 치료제가 사용되기 전에 걸린 불행한 사례]

B. 노카르디아 아스테로이데스(Nocardia asteroides), 노카르디아 브라질리엔시스(Nocardia brasiliensis)

노카르디아는 흙의 산소성 세균으로 사람과 가축에 기회감염을 일으키며 사람끼리는 전염되지 않는다. 대신에 노카르디아는 균의 흡입 시 또는 피부 상처를 통해 침입한다.

1. **임상적 중요성:** 사람에게서 노카르디아증은 대개 만성 폐렴을 일으키며 농양, 대규모 괴사 및 공동형성이 동반되기도 한다. 이 세균들은 대개 뇌, 신장 지역으로 전파되는데 폐 다음으로 균이 자라는 곳이다. 선

기타

미코박테리아균종

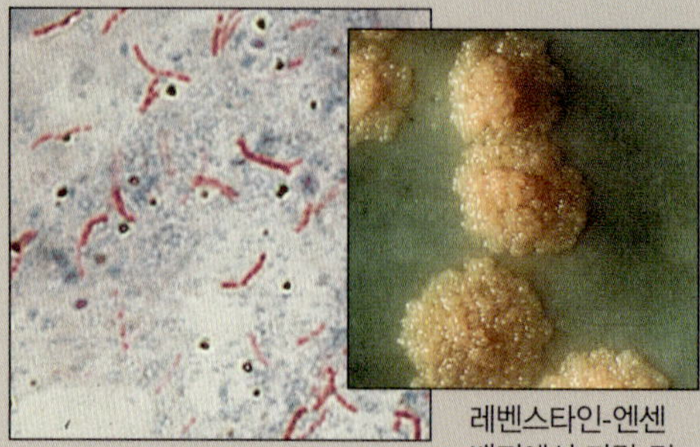

결핵균(항산성 염색)

레벤스타인-엔센 배지에서 자란 결핵균 집락

- 항산성 막대균
- 지질이 풍부한 세포벽을 갖고 있어 그람염색이 안 됨
- 길고, 가는 비운동성 균
- 산소성
- 건조에 저항성
- 로벤슈타인-옌젠 한천배지 같은 특수배지에서 결핵균 배양
- 나균은 배양이 안 됨

결핵균

- **결핵**

1
- 이소나지드
- 리팜핀
- 피라지나마이드
- 에탐부톨이나 스트렙토마이신

나균

- **한센병(나병)**

1
- 답손
- 리팜핀
- 클로파지민

그림 18.14

항산성 감염질환의 요약. 약을 잇는 빨간 선은 병용이 가능한 약제 조합을 나타낸다. **1** 일차 약

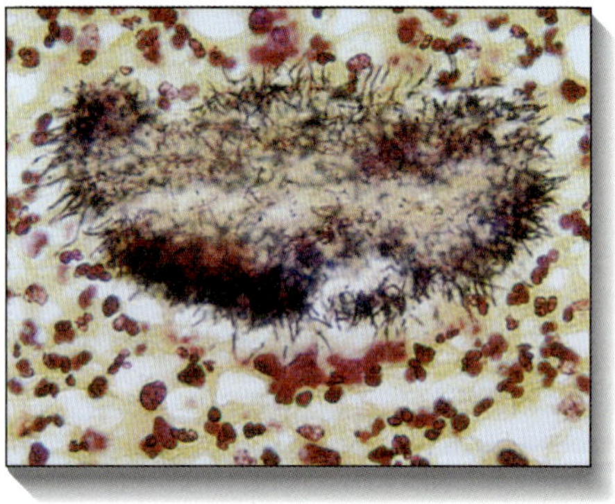

그림 18.15

브라운-브렌(Brown-Brenn 염색)을 사용한 발의 방선균종(actinomycetoma) 사진. 방선균종은 만성, 육아성 감염으로 피부와 피하조직에 생기며 방선균이 원인이다.

행요인으로 림프종 또는 다른 악성 종양이나 약제에 의해서 면역이 억제 시 잘 걸린다. 미국에서는 노카르디아 아스테로이데스가 으뜸 원인균이다.

2. **실험실 동정:** 노카르디아는 그람양성이나 염색이 골고루 잘 안되며 가는 실이 가지친 모양으로 보인다(그림 18.16). 임상검체에서 많이 발견되나 유황과립을 만들지 않는다. 1% 황산 알코올로 탈색 후에 약하게 항산성 염색이 되어 칠-넬센(Ziehl-Neelsen) 염색법으로 탈색한다. 노카르디아는 절대산소성균으로 몇몇 단순배지(항생제가 없는 진균배지) 및 표준 혈액한천배지에서 천천히 자란다.

3. **치료:** 노카르디아증의 일차 선택약은 트리메토프림-설파메톡사졸(TMP-SMX)이다. 몇 균주가 TMP-SMX에 내성을 보이나, 정식 항생제 감수성 검사가 최적의 치료를 위해서 꼭 필요하다. 기타 항생제, 예로 세프트리악손 및 미노사이클린도 감수성 검사에서 입증이 된다면 효과가 있다. 노카르디아균은 페니실린에 비교적 안 듣는다. 외과적 배액법은 환부 치료에 중요하고 감염을 박멸하려면 장기간 치료가 필요하다.

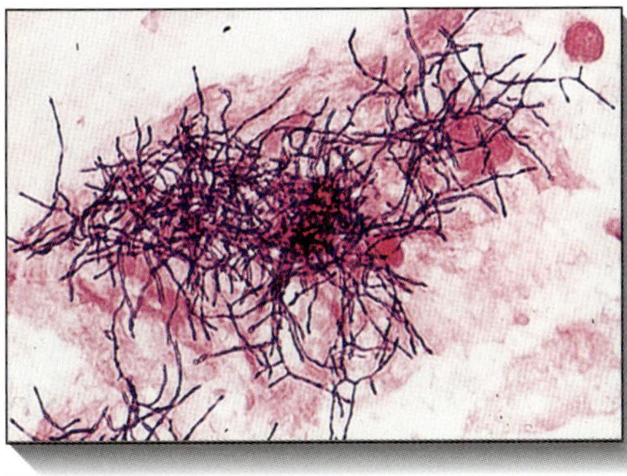

그림 18.16
노카르디아

IV. 비정형 미코박테리아 (Atypical Mycobacteria)

비정형 미코박테리아는 정형 미코박테리아와는 두 가지 면에서 다르다. 즉 널리 환경에 분포하고, 설치류 동물모델에서 병원성이 없다. 비정형 미코박테리아는 4군으로, 즉 런연(Runyon)군을 I~IV로 나눈다. 근거는 표현형 특성인 색소 생산 및 성장률이다. 1군은 광발색균(photochromogen)이며, 이 균은 빛에서 색소를 만든다. 이 균은 천천히 자라며 미코박테륨 칸사시(*Mycobacterium kansasii*)와 미코박테륨 마리눔(*Mycobacterium marinum*)이 속한다. 미코박테륨 칸사시는 만성 폐질환을 일으키는데, 결핵과 비슷하게 폐에 잘 전파된다. 이 균은 수돗물에서도 발견되는데 미서부와 텍사스에 국한되어 있다. 미코박테륨 마리눔은 피부 감염을 일으키며, 담수와 해수에서 발견된다. 2군은 미코박테륨 스크로풀라세움(*Mycobacterium scrofulaceum*)이 있고, 이 균은 천천히 자라며, 빛과 어둠에서도 색소를 낸다. 이 균은 어린이 목의 선염(adenitis)을 일으키며 원유, 유제품, 흙 및 물에서 발견된다. 이 균을 제거하려면 감염된 림프절을 절제해야 한다. 3군은 느리게 자라는 비광발색균이며, 조류결핵균(*Mycobacterium aviumintracellulare complex*)과 미코박테륨 울세란스(*Mycobacterium ulcerans*)가 속한다. 미코박테륨 아비움과 미코박테륨 인트라셀룰라레는 감별 진단이 안된다. 환경에 널리 퍼져 있고, 면역 약화 환자, 특히 AIDS 환자에서 결핵과 매우 유사하게 체내 잘 퍼진다. 더구나 항결핵제에 특히 저항성을 나타낸다. 미코박테륨 울세란스는 아프리카 등의 열대 국가에서 브룰리 궤양으로 알려진 만성 피부궤양을 일으킨다. 4군은 빨리 자라며, 색소를 안낸다. 이 군엔 비록 환경에 많이 분포하지만, 3개의 잠재적인 병원균이 있다. 미코박테륨 압세수스(*Mycobacterium abscessus*)는 만성 폐질환을 일으키며, 균이 피부, 뼈 및 관절로 퍼질 수 있다. 미코박테륨 퍼투이툼(*Mycobacterium fortuitum*)과 미코박테륨 센노레이(*Mycobacterium chelonei*)는 우선 면역약화 환자에 감염되어 피부와 연조직 감염을 일으킨다.

학습 문제

정답을 하나 고르시오.

18.1 다음 중 미코박테리아의 특징은?

A. 미콜산(mycolic acid)을 포함하고 있다.
B. 열에 의해 불활성화되지 않는다.
C. 세포 밖에서 자란다.
D. 무산소성 세균이다.
E. 아포(포자)를 형성한다.

정답 = A. 미코박테리아는 특이하게 세포벽에 높은 농도의 미콜산이 있다. 미코박테리아는 특히 열에 저항성이 없다. 이를테면 저온살균에 민감하다. 이 균은 산소성이며 세포 내에 존재하며 아포를 만들지 못한다.

18.2 항산성 염색 도말표본 검사한 환자의 객담이 양성이다. 하지만 투베르쿨린 검사는 음성일 때 좀 더 확실히 진단을 하려면?

A. 환자의 병력을 캔다.
B. 더 폭넓게 신체검사를 한다.
C. 가슴 방사선 사진을 찍는다.
D. 객담 도말 표본을 다시 한다.
E. 세균을 배양하여 동정한다.

정답 = E. 세균을 배양하여 동정하는 것은 문제해결에 가장 중요하나 예시항목 중 어느 것도 진단에 유용하다. 무반응이 보일 시 결핵항원과 관련없는 항원에 대한 지연형 과민반응을 의심하여 해당 피부검사를 할 수 있다. 그래도 환자가 항원에 무반응일 수 있어, 여전히 미코박테리아에 감염될 수 있다.

18.3 방선균과 노카르디아에 관해서 바른 진술은?

A. 두 세균 다 분지 형태로 성장하고 원핵생물이다.
B. 이 중 하나는 그람염색이 먹지 않는다.
C. 노카르디아 감염은 내인성이며 흔히 외상이 원인이다.
D. 방선균은 대개 전신적으로 면역이 저하된 환자에 감염된다.
E. 이 중 하나는 항생제에 민감하지 않다.

정답 = A. 두 종은 실 같은 막대 또는 가지 형태로 그람염색에서 양성으로 나타난다. 방선균은 도말 표본에서 무정형 물질의 유황 과립을 흔히 볼 수 있다. 방선균과 노카르디아 모두 배양될 수 있다. 노카르디아는 약항산성으로 그람양성으로 보인다. 방선균 감염은 내인성이며 흔히 외상이 원인이다. 노카르디아는 대개 전신적으로 면역이 약화된 환자에 감염된다.

18.4 결핵 치료는?

A. 단일 "제 일차 약제"로 시작한다.
B. 감수성 검사 결과를 보고 치료를 시작한다.
C. 만성 또는 정지된 결절을 보인 환자에서 가장 치료가 잘 된다.
D. 2주에서 3주까지 치료기간이 필요하다.
E. 가능한 직접 관찰 치료해야 한다.

정답 = E. 치료 효과를 직접 관찰할 경우, 새로운 환자의 발생률은 크게 감소하며, 치료가 성공할 것이다. 표준화된 치료는 2개 이상의 항생제를 쓰는 것으로 내성 균주 발현을 저지한다. 감수성 검사는 치료 변경 시 중요한 단서다. 그러나 감수성 검사 자료가 치료를 시작에 꼭 필요하지 않다. 만성과 정지된 결핵결절에서는 균이 안자라 항생제가 잘 안 듣는다. 치료는 6개월에서 18개월 정도 걸린다.

18.5 미코박테리아의 병원성과 가장 관련성이 높은 것은?

A. 진균독소(mycotoxin) 생산
B. 느린 성장
C. 세포막의 조성
D. 작은 크기
E. 산소에 의존해서 자란다

정답 = C. 미코박테리아의 여러 세포벽 구성 화합물들은 숙주세포 내에서 잘 자라게 하며 숙주에 잘 퍼지게 한다.

리케차, 에를리키아, 아나플라스마 및 콕시엘라 19

I. 개요

리케차(*Rickettsia*), 에를리히아(*Ehrlichia*) 및 콕시엘라(*Coxiella*, 그림 19.1)는 많은 공통적인 특징이 있다. 첫째로 살아 있는 숙주세포 안에서만 자란다. [주: 많은 병원균은 특정 세포 내에서 잘 자라나, 증식을 위한 꼭 필요하지 않다. 여기서 다루는 균은 클라미디아처럼, 절대 세포내 기생체다]. 둘째, 대부분 감염은 감염된 절지동물 매개체(벡터)로 전파된다(예로, 이, 진드기, 벼룩 및 좀진드기). 셋째, 이들은 전신 감염, 가령 티푸스, 홍반열, 인간 에를리키아증, 과 Q열을 일으키며, 때로는 가장 두드러진 특징인 발진을 동반한다. 이 질환의 사망률은 다양하나, 치료를 하지 않으면 오를 수 있다.

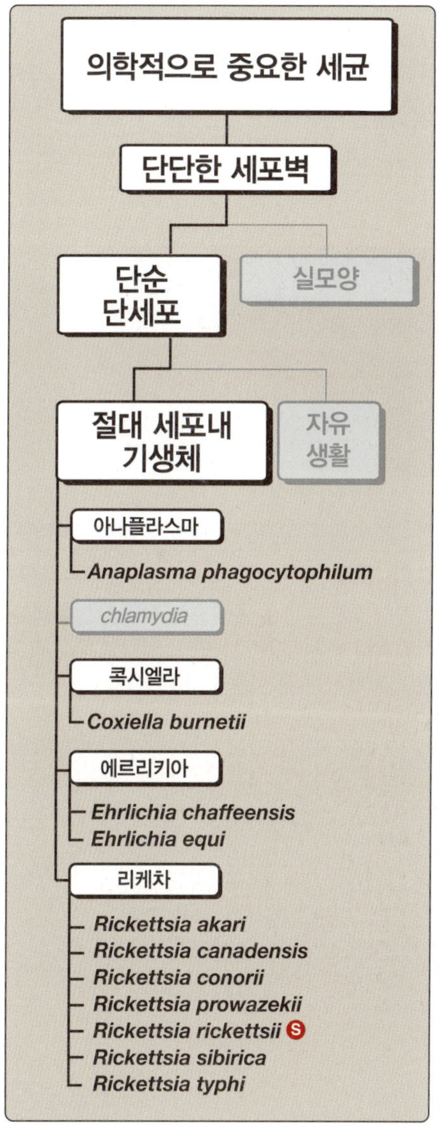

그림 19.1
절대 세포내 기생균의 분류. 337쪽 Ⓢ 이 균의 요약을 참조

II. 리케차(Rickettsia)

리케차는 전형적인 원핵세포의 구조를 갖는다. 작은 막대균 같은 또는 알막대균 모양으로(그림 19.2), 전형적인 두 층의 그람음성 세포벽을 가지고 있다. 그렇지만 숙주세포 안에 있어, 염색이 잘 안되, 다색 염색인 김자(Giemsa) 또는 마키아벨로(Macchiavello)로 염색하면 광학현미경으로 가장 잘 보인다.

A. 생리

이 균들이 왜 반드시 세포 안에서만 증식하는지 모르나, 균 원형질막은 구멍이 나 숙주세포의 영양소나 조효소를 쉬 흡수한다. 이 균들은 대사하기 위해 숙주 유래 탄소원, 아미노산과 뉴클레오티드를 이용한다. 이 균들은 해당경로가 없으나, 크렙스 사이클(주기)에 필요한 효소는 있다. 이 속은 진핵세포 내에 있는 미토콘드리아 조상과 아주 가깝다. 리케차 전자전달계와 아데노신 삼인산효소는 오늘날 미토콘드리아의 것들과 아주 유사하다. 리케차는 많은 항원이 있어, 군(group)과 종 특이성이 있다.

B. 발병기전

리케차는 벼룩, 진드기, 좀진드기(mite), 이 등의 절지동물로 사람에 전파된다. 리케차의 균종에 따라 설치류, 사람, 곤충이 병원소(저장소)가 된다.

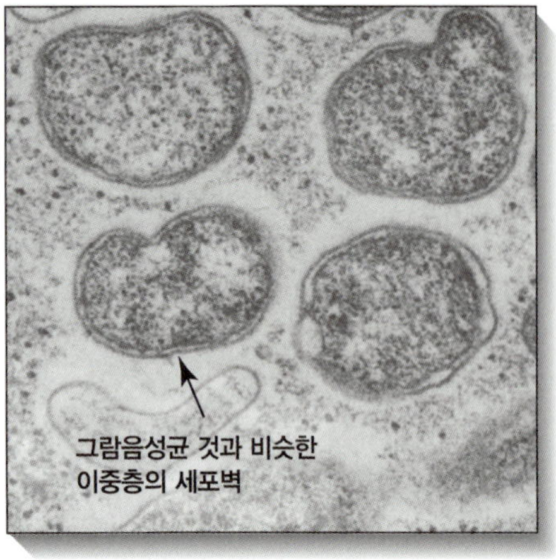

그림 19.2
실험적으로 감염된 진드기 조직내 리케차 프로바제키의 전자현미경 사진

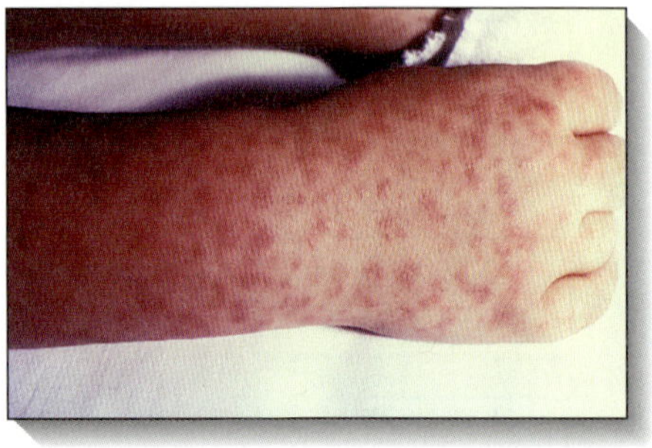

그림 19.3
어린이 오른손과 손목에 특징적인 홍반열과 융기되거나 만져지는 자색반이 혈관염 특유의 병변이다(록키산 홍반열의 기본 병변).

이 균은 순환계 전역의 혈관 내피 세포에 친화성이 있다. 감염된 절지동물이 문 다음, 균은 포식작용과 유사한 과정으로 세포 내로 들어온다. 균은 인지질분해효소 C를 내어 포식소체 막을 쪼갠다. 홍반열에서 균은 숙주세포의 세포질과 핵에서 증식한다. 균은 숙주세포의 액틴 원섬유를 이용하여 리스테리아와 시겔라속의 균과 유사한 기전으로 옆의 세포로 이동할 수 있다(97, 119쪽 참조). 티푸스균 내에 리케차는 액틴을 이용한 운동을 못하며, 세포질 확장을 통해 세포 밖으로 못나간다. 그래서 세포내 성장이 국한되어, 끝내 감염 세포는 죽고, 균은 방출된다. 양쪽의 경우에서, 리케차는 혈류나 림프관을 따라 전신에 퍼진다. 국소적으로 혈전이 피부를 포함한(그림 19.3) 여러 장기에 생기며, 다양한 작은 출혈 및 혈역학장애로 증상이 나타난다.

C. 임상적 중요성

1. **록키산 홍반(반점열, Rocky Mountain spotted fever):** 이 병은 치명적일 수 있지만, 치료가능한 진드기 매개 질환이다. 미국내 가장 흔한 리케차 감염이다. 리케차 리케치(*Rickettsia rickettsii*)가 일으킨다. 인체 감염은 감염된 숲이나 개 진드기가 물어 시작된다. 진드기는 난소전파(transovarian transmission)로 다음 세대로 균을 전해줄 수 있어, 오랫동안 특정 지역에서 포유동물 숙주 없이도 균을 유지한다. 현재 미국에서, 감염된 진드기무리들은 남-중부 주와 대서양 중부해안에 호발한다. 이 질환은 진드기의 활동이 왕성한 따스한 계절에 주로 발생한다. 감염 후 평균 7일째에 증상이 나타나며, 특징으로 고열과 권태가 오며, 심한 발진이 생긴다. 이 발진은 처음에는 반점이나, 점상출혈이나 출혈로 발전할 수 있다(그림 19.3). 발진은 전형적으로 보통 손바닥과 발바닥을 포함, 사지에서 시작하여, 빠르게 전신으로 퍼진다. 치료받지 않을 시, 혈관 장애로 조직 괴사와 심장 또는 신장의 부전이 올 수 있다. 환자의 2/3은 15살 이하의 어린이에서 생기며, 호발 연령은 5~9세이다. 약 10%의 환자에서는 발진이 없어 진단이 어렵다. 이 경우 무발진 록키산 홍반(반점열)은 중증으로 사망할 수 있다.

2. **다른 홍반열:** 록키산 홍반열과 비슷한 진드기 매개 홍반열이 세계 여러 곳에서 발생한다. 이 질환은 리케차 코노리(*R. conorii*), 리케차 카나다(*R. canada*), 리케차 시베리카(*R. sibirica*) 등이 일으키고, 질환의 중증도는 다르다. 리케차 아카리(*R. akari*)는 임상적으로 다른 질환인 리케차두(rickettsialpox)를 일으키며, 미국 및 구소련에서 발생 해왔다. 리케차 아카리의 매개체는 마우스나 설치류의 좀진드기(mite)며, 병원소는 보통 집생쥐 또는 이와 유사한 작은 설치류다. 리케차두는 물린 자리에 가피(괴사딱지, eschar)가 생긴 후 전신에 수포성발진이 특징이며, 몇 일간 경한 전신 증상이 동반된다. 그림 19.4에서 리케차가 일으키는 홍반열을 보여준다.

C. 임상적 중요성—티푸스군

1. **발진티푸스(Louseborne typhus, epidemic typhus):** 발진티푸스는 리케차 프로바제키가 일으킨다[주: 발진티푸스는 살모넬라가 일으키는 장티푸스(86쪽 참조)와 다른 병이다. 이 두 질환은 다른 균이 일으키며, "typhus"라고 이름진 것은 살모넬라가 일으키는 질환이 "typhuslike"를 뜻하는 typhoid에서 붙여졌다]. 리케차 프로바제키가 감염된 사람에서 몸이(body louse)로 사람에서 사람으로 전파된다. 감염된 이는 대변으로 균을 배출한다. 이 물린 자리가 가려워 긁을 때 인체에 침입하게 된다. 감염된 이는 세균이 죽이고, 그래서 이 질환은 이 집단에서 유지가 안 된다. 오히려 이는 매개체로서 사람 간에 균을 전한다.

   a. **발진티푸스 대유행:** 발진티푸스는 대개, 사람들의 대이동, 인구 밀집 및 열악한 위생 상태 등의 조건에서 대유행이 전형적으로 생긴다. 현재는 질환 발생의 주요 초점은 북동아프리카이다. 티푸스의 유행형은 20세기 초 이래, 미국에서 없었다. 그렇지만 티푸스가 산발적으로 미국 동부에서 생기며, 여기서 병원소는 나는 다람쥐다. 병원균은 아마 외부기생충이 물어 나는 다람쥐에서 사람으로 전파된다. 임상 증상으로 감염 후 평균 8일째 고열, 오한, 심한 두통이 오고, 종종 상당한 피로감, 혼미를 보인다. 발진이 올 수도 있으나, 록키산 홍반열과 연관된 발진과는 달리, 유행성 티푸스 발진은 원심성으로 몸통에서 사지로 퍼진다. 질환은 2주 또는 더 오래 지속되며, 노인에서 더 심하다. 합병증은 중추신경계 장애, 심근염과 사망 등이다.

   b. **브릴-진서(Brill-Zinsser)병(재발발진티푸스, recrudescent typhus):** 이 병은 발진티푸스에 일차 감염(10~40년 전에)에서 회복된 사람에서 생기는 경한 티푸스이다. 이런 잠복(지발감염, latent infection)은 그물내피계에서 유지되며, 아마도 유행기 사이에서 균이 유지되는 병원소(reservoir) 역할을 한다.

2. **다른 티푸스 질환:** 쥐 발진열(murine typhus, endemic typhus)은 *R. typhi*에 의해 발생하며, 발진티푸스보다는 경하며 임상적으로 비슷한 증세를 보인다. 인체 감염은 감염된 쥐벼룩에 물려서 시작되며, 이 쥐벼룩은 *R. typhi*의 전 세계적인 병원소인 도시 설치류에 있다. 쥐 발진열은 쥐가 들끓는 지역, 특히 미국 남동부와 멕시코만 지역에 풍토병이다. 그럼에도 설치류 제어가 잘되면서, 발생이 드물다. [주: 고양이 벼룩은 스컹크, 오포섬 및 라쿤에 사는데, 미국에서 여전히 쥐 발진열의 중요한 매개체다.]

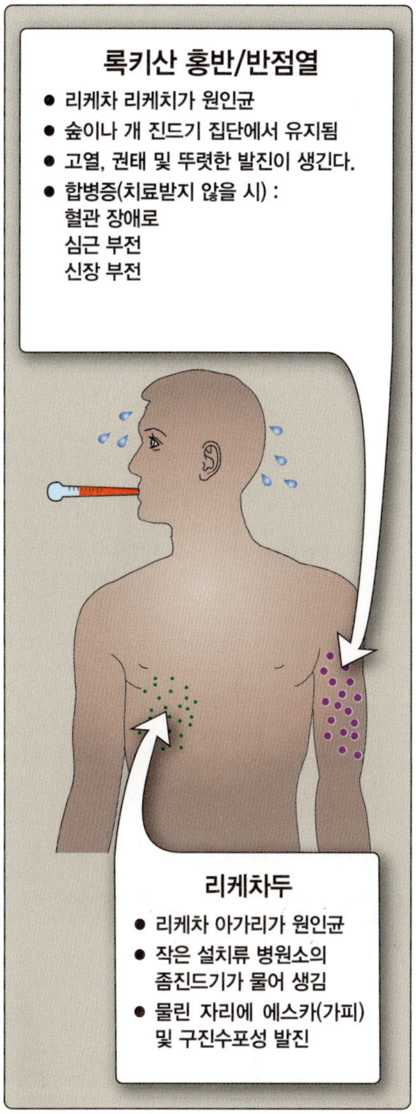

그림 19.4
리케차에 의한 발진열(홍반열)

D. 실험실 동정

다양한 혈청학적 방법을 쓰며, 대부분 감염이 진행 중 리케차 특이 항체를 검출하는 것이다. 그 가운데 리케차 현탁액이나 가용성 추출물을 이용

기타

리케차종

- 그람음성이나 염색이 잘 안됨
- 작은 막대균과 비슷하거나 알막대균 모양
- 살아 있는 숙주세포 안에서만 자람
- 감염진드기가 옮김
- 통상적으로 배양 안함, 이유는 절대 세포내 기생체로 검사 시 감염의 위험으로

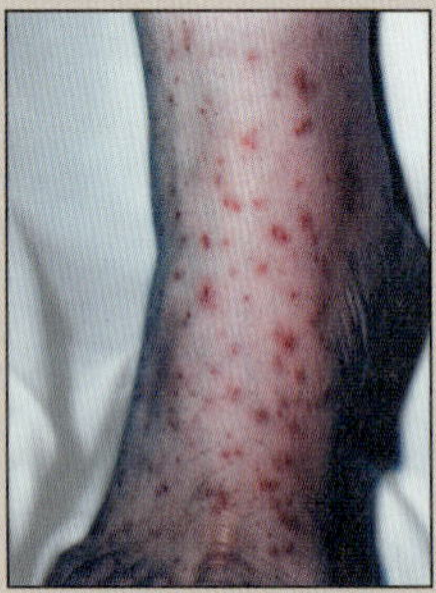

록키산 홍반열의 발진

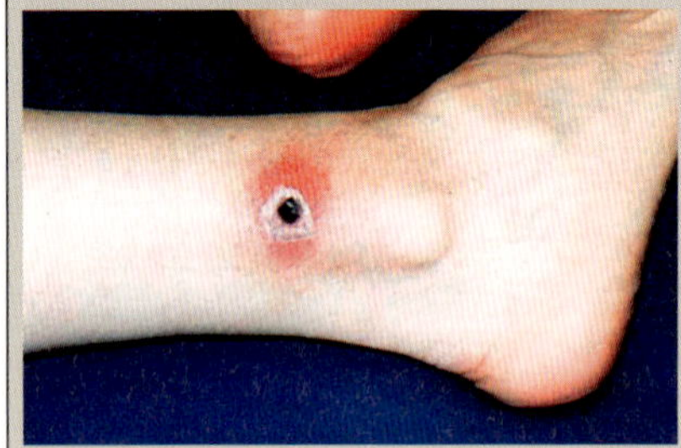

리케차두

리케차 리케치

- 록키산 홍반열

1 독시사이클린

2 클로람페니콜[1]

[1]임산부의 치료

그림 19.5
리케차 질환의 요약
1 일차 약
2 대체 약

하여, 간접면역형광법으로 군 및 종특이항체를 검출한다. 대체법으로 널리 쓰지 않으나, 감염 세포를 면역형광법이나 조직염색으로 검출되며, 이 세포들은 임상검체, 가령 발진 부위에서 펀치생검에서 얻는다. PCR 증폭도 이 질환을 특이 진단하기 위해 쓸 수 있다.

E. 치료

독시사클린이 어른과 어린이 모두에서 록키산 홍반열의 일차 선택약이나, 임산부에는 예외며, 클로람페니콜로 치료해야 한다(그림 19.5). 독시사이클린은 치아 착색의 우려가 있어, 단기간 사용한다. 치료를 결정하려면 임상적 근거로 하며, 혈청전환 결과가 나오기 전에 적절한 절지동물 벡터와 접촉한 과거력이나 의심이 있을 때 내린다. 록키산 홍반열의 조기 치료가 중요하다. 이는 아픈 지 5일 후에 사망률이 높아지기 때문이다.

F. 감염 예방

예방은 매개체(vector) 조절, 예로 이제거, 쥐없는 건물 또는 진드기나 좀진드기가 들끓는 곳을 청소하는 등에 좌우된다. 개인 방어하려면 노출 피부를 덮는 보호복 착용, 진드기 기피제 사용 및 자주 체부 검사로 붙은 진드기를 제거하는 것이다. 흥미롭게, 진드기 경우 피부 부착 후 수 시간 안에는 균을 감염시키지 않는다. 독시사이클린이나 다른 테트라사이클린으로 예방치료는 진드기 노출 후 권장되지 않는다. 왜냐하면 풍토지역에서 진드기의 1% 이하가 리케차 리케치에 감염되어 있다. 진드기에 물린 환자들은 전신적인 증세, 특히 발열과 두통이 물린 후 2주 내에 생기면 치료를 받아야 한다. 현재 미국에서 허가된 백신은 없다.

III. 에를리키(히)아와 아나플라스마

에를리키아와 아나플라스마는 모양과 행동에서 리케차와 유사하다. 그럼에도, 이들 균은 각각 단핵구와 중성구에 기생하며, 숙주 유래 세포질 내의 공포에서만 자라, 특징적인 봉입체(inclusion)를 만든다.

A. 임상적 중요성

현재 사람 단핵구 에를리키아증(HME)과 사람 과립구아나플라스마증(HGA)의 두 가지 형태의 병이 알려져 있다. 사람 단핵구 에를리키아증은 에를리키아 사펜시스(*E. chaffeensis*)가 원인균이며, 과립구 아나플라스마증은 아나플라스마병균(*Anaplama phagocytophilia*)가 원인균이다(그림 19.6). HME와 HGA의 증상은 비슷하며, 종종 비특이적이다. 공통 증상은 발열, 오한, 두통, 근육통과 관절통등이다. HME는 구토가 오며, HGA는 드물다. HME가 더 중증으로 나타나면, 수막뇌염, 심근염과 급성 신부전이 온다. HGA의 중증 증세는 감염 세포무리가 손상되어 생기는 심한 백혈구 감소, 혈소판 감소 등이다. 발진은 양쪽에서 거의 없고, 사망자가 두

질환에서 생겼다. HME는 미국의 남서부와 남중부에 30개 주에서 발생했고, 론스타 진드기가 문 것이 가장 흔하게 연관된다. HGA는 사슴과 개진드기의 교상과 연관되며, 북미, 남미, 유럽 및 아시아에서 보고되었다.

B. 실험실 동정

연구 목적을 위해서 항체검사와 PCR법이 쓰이고 있다. 가끔 혈액도말 관찰 시에 특징적인 봉입체가 급성 질환 중에 말초혈액 도말에서 보일 수 있다.

C. 치료

독시사이클린이 일차 선택치료제다.

IV. 콕시엘라(Coxiella)

큐열(병)균/콕시엘라 부르네티(*Coxiella burnetii*)가 전 세계적으로 발생하는 Q열의 원인균이다(Q열에서 "Q"는 수년간 발열의 원인을 몰라서 붙인 "query"의 앞 글자다). 이 균은 다른 리케차와는 구별되는 여러 특성이 있다. 첫째, 이 균은 세포질 공포에서 증식하며, 포식리소좀의 낮은 산도에 자극되어, 숙주의 분해효소에 저항한다. 둘째, 이 균은 열과 건조에 강하여 세포 밖에서도 오랫동안 생존할 수 있다. 셋째, 이 균은 가축, 가령 소와 포유동물등에 병을 일으키나, 절지동물이 사람에 전파하지 않는다. 균이 진드기에서도 분리되었지만, 인체 감염은 주로 농가와 도살장에서 생기는 감염된 먼지를 흡입 시 생긴다(이는 큐열균이 건조에 잘 견뎌 가능함). [주: 큐열균은 기타 점막, 찰과상을 거치거나, 감염된 동물의 우유를 마셔 위장관을 거쳐, 인체에 침입한다.]

A. 임상적 중요성

큐열균은 호흡기에서 증식 후(치료가 없을 때) 다른 장기로 퍼진다. 질병은 여러 가지 형태로 온다. 전형적인 Q열은 간질성 폐렴(특정 바이러스나 미코플라스마 질환과 같은)으로, 간염, 심근염 및 뇌염도 올 수 있다. 큐열균은 배양 음성인 심근내막염의 원인균으로도 생각된다. 감염은 대개 저절로 낫으나, 드물게(특히 심근내막염) 만성으로 갈 수도 있다.

B. 실험실 동정

항체 검사가 특이 진단에 주로 쓰며, 항체 조사로 불현성 감염이 흔함을 알 수 있다.

C. 치료와 예방

독시사이클린이 일차 선택치료제다. 백신은 직업상 노출자에 제한적으로 사용되나, 미국내 사용이 어렵다.

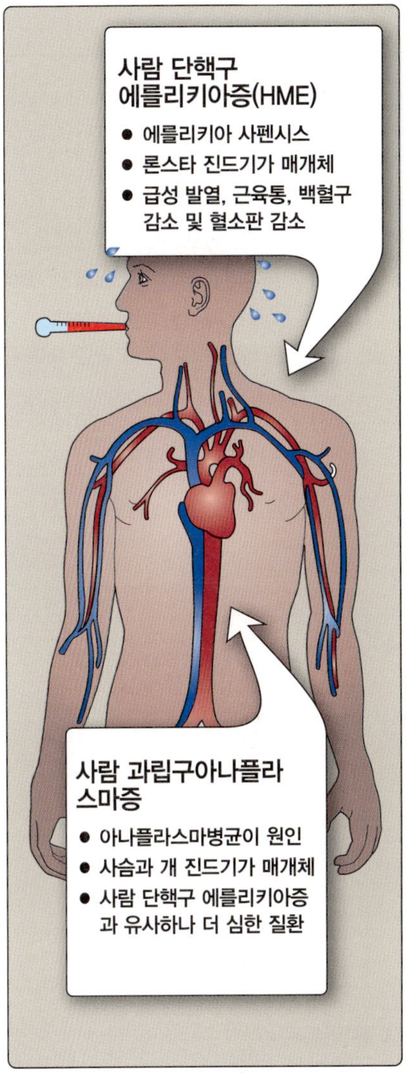

그림 19.6
에르리키아에 의한 질환

학습 문제

정답을 하나 고르시오.

19.1 리케차는?

A. 세포 밖에서만 증식한다.
B. 진핵세포형 세포 구조를 가진다.
C. 호흡기의 비말(droplet)로 퍼져, 전염성 감염을 일으킨다.
D. 임상적으로 페니실린에 듣는다.
E. 보통 모세혈관의 내피 세포층에 침투하여 작은 출혈을 일으킨다.

정답 = E. 대부분의 리케차는 혈관계를 손상시켜 발진을 일으킨다. 이 세균은 세포 내에서만 증식이 가능하다(A와 B). 콕시엘라는 예외로 오염된 먼지를 흡입하거나 곤충에 물려서 전염된다. 모두 테트라사이클린에 듣지만, 페니실린은 안 듣는다.

19.2 록키산 홍반열의 매개체는?

A. 인간 몸 이(body louse)
B. 쥐벼룩
C. 사슴 진드기
D. 개 진드기
E. 모기

정답 = D. 록키산 홍반열은 감염된 숲 혹은 개 진드기가 물어 시작된다. 인간 이는 티푸스를 일으키는 리케차 프로바제키를 전파시킨다. 사슴 진드기는 라임병(164쪽 참조)을 전파한다. 모기매개 질환에 뎅기열, 말라리아와 황열이 있다.

19.3 에를리키아 감염증과 록키산 홍반열의 임상적인 공통 특징이 아닌 것은?

A. 모두 혈구에 기생한다.
B. 모두 급성 발열을 일으킨다.
C. 모두 같은 매개체로 전염된다.
D. 모두 독시사이클린으로 잘 치료된다.
E. 모두 치명적일 수 있다.

정답 = A. 에르리키아는 백혈구에 기생하나 리케차 리케치는 모세혈관의 혈관내피 세포에 기생하여 록키산 홍반열의 점상 발진을 일으킨다.

19.4 큐열병균은?

A. 숙주세포 밖에서는 생존 못한다.
B. 사람이 유일한 병원소다.
C. Q열이라 불리는 폐렴을 일으킨다.
D. 하기도에만 현성 질환을 일으킨다.
E. 미국에서만 발견된다.

정답 = C. 하부 호흡기 질환이 가장 특징적이나, 이 균은 자주 간염, 심근염이나 심내막염 및 기타 내장 감염을 일으킨다. 이 세균은 건조와 열에 강하고 여러 동물을 감염시킨다(진드기도 해당되나, 인체 감염과는 무관함). 균은 세계 널리 있다.

19.5 14세된 남아가 발열과 사지에 뚜렷한 발진 때문에 북캐롤라이나의 응급실에 내원했다. 발진은 손바닥에 가장 뚜렷했고, 팔 아래로 번졌다. 환자는 평소 건강했고, 캠프에 다녀온 지 1주일 후 증상이 나타났다. 이 질환을 일으킨 가장 가능한 병원균은?

A. 큐열균
B. 에를리키아 사펜시스
C. 리케차 리케치
D. 아나플라스마병균
E. 리케차 프로바제키

정답 = C. 이 질환의 증상과 소견은 리케차 리케치가 일으킨 록키산 홍반열과 일치한다. 발진이 감염의 가장 뚜렷한 증상이며 전형적으로 사지에서 시작, 몸통으로 번진다. 감염은 진드기에 물려, 사람에 전파되며, 아외 활동 시 흔하다. Q열은 큐열균이 일으키며, 보통 호흡기 증상이 오며, 그전에 가축과 접촉이 가장 많다. 에를리키아 사펜시스은 인간 단핵구 에를리키아증을 일으키며, 이는 전신적 징후가 오나 발진은 없다. 아나플라스마병균이 일으키는 인간 과립구 아나플라스마증 소견은 비슷하게 눈에 띄는 발진이 없다. 리케차 프로바제키는 유행성 티푸스를 일으키며, 이는 미국에 드물다. 그럼에도 생긴다면, 발진은 리케차 리케치가 일으킨 것과 다르다. 발진이 몸통에서 퍼진다는 점에서.

진균(곰팡이) 20

I. 개요

진균은 다양한 군의 부패균(죽은 유기체에서 영양을 얻는)과 기생성 진핵생물이다. 전에는 식물로 생각했으나 지금은 독자적 진균계(kingdom Mycota)를 갖춘다. 실상 모든 유기체가 진균에 감염된다. 약 20만 종 가운데 100여 종만 인체 병원성이 있다. 이 중 소수 종만 임상적으로 중요한 진균 감염을 일으킨다(그림 20.1). 인간(인체) 진균 질환은 감염이 생기는 곳이나 몸의 부위로 분류한다. 인체상피에 국한 시 피부 진균증, 피부 아래로 침입 시 피하 진균증, 체내 깊이 갔거나 내부 장기로 퍼질 시 전신 진균증이라 한다. 전신 진균증은 건강한 사람을 감염시킬 수 있는 진성 병원성 진균에 의한 진균증과 선행 조건을 가진, 가령 면역 결핍이나 소모성 질환(예, 당뇨병, 백혈병과 호지킨병과 기타 림프종) 환자를 우선 감염시키는 기회감염 진균증으로 나눈다. 진균은 여러 대사 산물을 분비하며, 어떤 것은 섭취 시 동물과 사람에 맹독하다. 진균은 감염 외 중독증도 일으킨다. 끝으로 진균 포자는 진균을 퍼트리고, 전파하는데 중요하며, 또한 사람의 중요한 알러지 유발원이다.

II. 주요 진균군의 특징

진균은 세균이나 바이러스 같은 감염성 생물과는 달리 진핵생물(즉 막에 싸인 핵과 기타 소기관을 갖고 있다)이다. 진균은 엽록소나 엽록체가 없어, 식물과 다르다. 이들의 특징적 구조, 기생부위(서식처) 성장 및 번식 방법(방식)은 다른 군의 진균과 다르다.

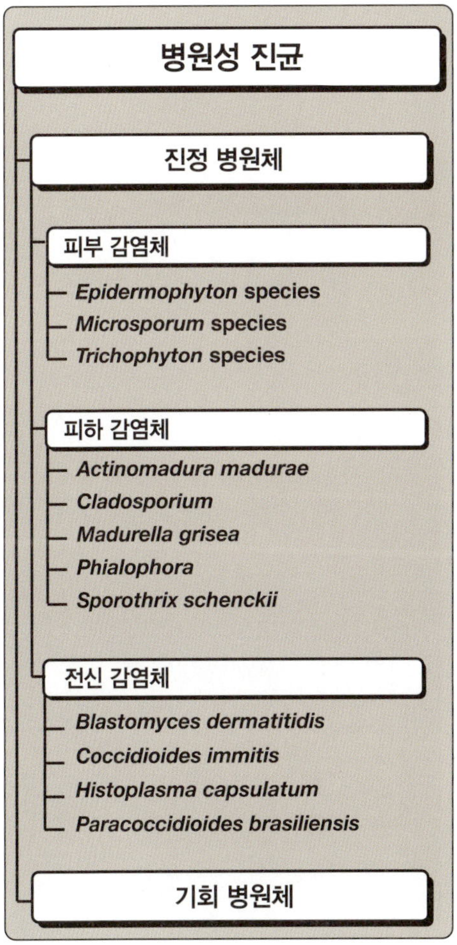

그림 20.1
병원성 진균의 분류(그림이 다음 쪽에 계속됨)

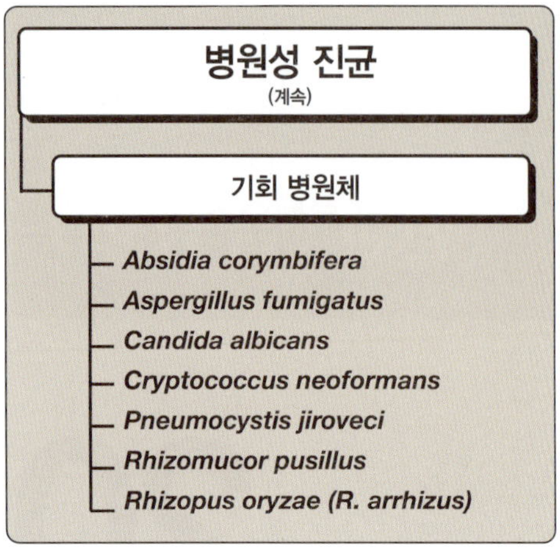

그림 20.1 (계속)
병원성 진균의 분류

A. 세포벽과 세포막 성분

진균의 세포벽과 세포막은 근본적으로 세균 및 다른 진핵세포들과 다르다. 진균 세포벽은 대부분 세균 세포벽의 구성 성분인 펩티도글리칸이 아닌 N-아세틸글루코사민 중합체인 키틴으로 구성된다. 따라서 진균은 펩티도글리칸 합성 억제 항생제(예, 페니실린)에 영향을 받지 않는다. 진균의 막은 포유류 세포막에서 발견되는 콜레스테롤 대신 에르고스테롤이 있다. 이런 화학적 특징은 진균감염증을 치료하는 화학요법제의 유용한 타깃(표적)이 된다. 그런 많은 제제들은 진균 세포막의 합성이나 기능을 막는다. 예로 암포테리신 B와 니스타틴은 진균 세포막의 에르고스테롤에 붙어 구멍을 내, 막 기능을 파괴하여, 세포를 죽인다. 이미다졸 항진균제(클로트리마졸, 케토코나졸, 미코나졸)와 트리아졸 항진균제(플루코나졸과 이트라코나졸)는 P450 효소 14 알파-비메칠화효소(디메틸레이스)와 작용하여 라노스테롤가 에르고스테롤로 비메칠화를 막는다. 에르고스테롤은 진균 세포막의 필수 성분으로, 합성이 안되면 세포사한다.

B. 서식처와 영양

모든 진균들은 화학종속영양체로, 성장을 위해 이미 만들어진 유기 탄소원을 요한다. 진균은 원생동물(프로토조아)같이 음식 입자를 섭취 안하나 (217쪽 참조) 세포막을 통한 가용성 영양분의 운송에만 의지한다. 이런 가용성영양분을 얻으려, 진균은 분해효소(셀룰라제, 프로테아제, 뉴클레아제)를 바로 주변에 분비한다. 이렇게 진균은 유기물 찌거기를 부패시켜 산다. 그래서 거의 모든 진균들의 자연 서식처는 흙이나 썩는 유기물이 든 물이다. 특정 진균은 살아 있는 생물에 기생할 수 있다. 그렇지만 이런 기생적 감염은 대개 진균에 오염된 흙에 사람이 접촉해 생긴다. 예외는 칸디다로 이는 사람 점막의 정상균무리의 하나다(7쪽 참조).

C. 진균 성장 방식

진균의 대부분은 두 가지 모양[형(태)] 중 하나(즉 실모양의 사상균이나 단세포성 이스트)다. 그러나 특정 진균은 이형(환경 조건에 따라 두 형 중 하나로 바뀐다)

1. **사상 진균:** 사상균의 증식체 또는 엽상체(thallus)는 전형적으로 많은 가지가 있는 실 덩어리로 균사체(mycelium)라 하며, 가지치고, 끝이 늘어나 자란다. 균사(hyphae)들은 실제 관모양(tubular)의 세포들이며 특정 진균에서는 나누어져 격벽(septae)이 되고, 반면 어떤 진균은 격벽이 없다. 격벽이 있는 진균에서는 격벽에 구멍이 있어 균사의 세포질이 통한다. 균사들이 빽빽히 뭉치면 균사체가 응집된 조직처럼 보인다(예로, 버섯의 체부/몸에서 보이는).

2. **이스트-모양(유사, 양 진균):** 이 진균은 세균들과는 달리 단세포로 비연결성, 타원형이며 전형적 세균세포보다 약 10배 크다(그림 20.2B 참조). 이스트양 진균들은 보통 발아하여 증식한다.

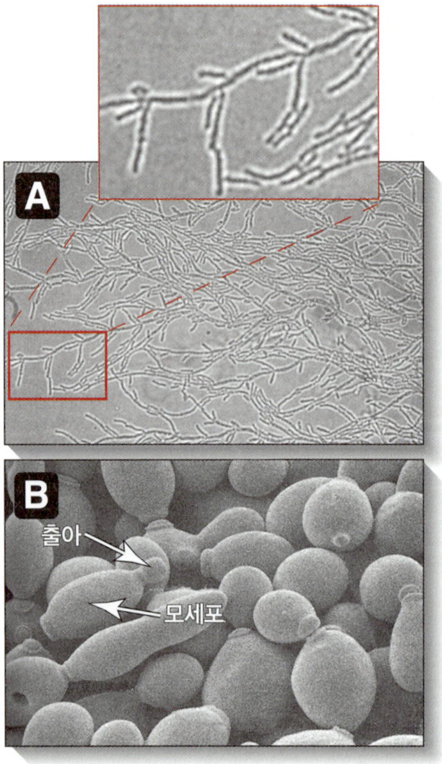

그림 20.2
A. 사상균(광학현미경 사진)
B. 출아하는 효모양 진균(주사현미경 사진)

3. **이(중)형 진균(두 형태 곰팡이):** 어떤 진균들, 특히 전신 진균증을 일으키는, 이중형이며, 어떤 환경에서는 이스트이고 다른 데서는 사상균이다. 모양에 영향을 끼치는 조건은 온도와 CO_2 수준이다. 이 진균의 예로 블라스토마이세스 데르마티티디스 및 히스토플라스마 캡슐라툼이 있다.

D. 포자 형성

포자 형성은 진균이 번식하고 환경을 통하여 퍼지는 으뜸 수단이다. 진균 포자들은 대사적으로 휴면하며, 보호된 세포들로 균사체로부터 엄청난 수가 나온다. 포자는 공기나 물을 타고 새 곳으로 가, 발아해 집락을 이룬다. 포자는 무성생식 또는 유성생식으로 생성된다(그림 20.3).

1. **무성생식 포자 형성:** 무성생식 포자(분생포자, 분생자, conidia)는 그림 20.3A에서 나타난 특별한 균사(분생포자병, 분생홀씨자루, conidiophore) 내에 또는 위에 유사분열로 생긴다. 전형적인 진균 집락의 색깔은 빵, 과일 또는 배양판 위에 보이는데, cm^3 당 수십억 개의 분

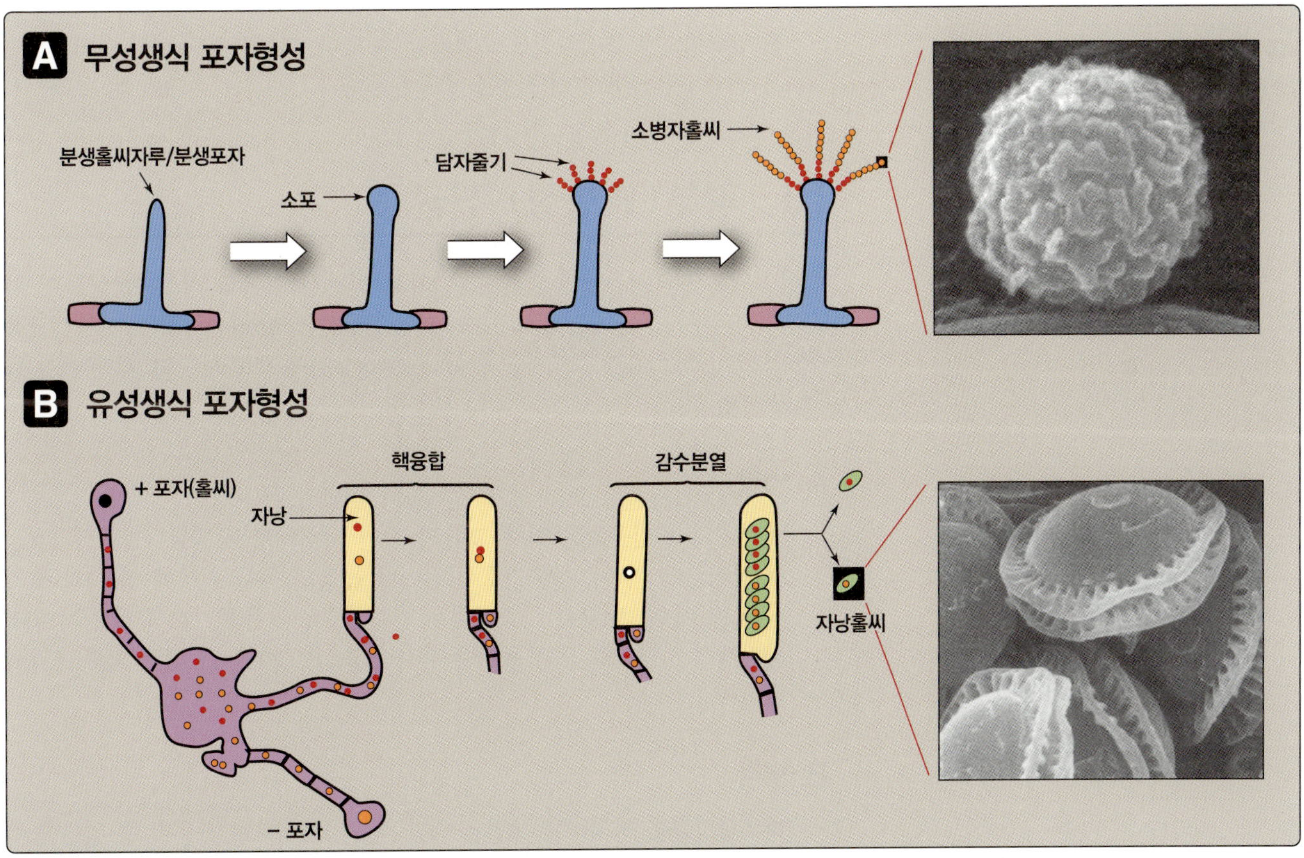

그림 20.3
아스페르길루스 니둘란스의 포장 형성. A. 무성생식 B. 유성생식

생포자 탓이다. 포자들은 균사체 덩어리에서 쉽게 떨어져, 분생포자들은 공기를 타고가, 진균 감염의 주요 근원이 된다(209쪽 참조).

2. **유성생식 포자 형성:** 이 과정의 시작은 같은 종의 적합성을 갖는 두 개 균주로부터 온 각각의 단배체성 핵이 합쳐 일시적 이배체를 만들면서다(그림 20.3B 참조). 이 일시적 이배체의 감수분열의 산물이 유성생식 포자(자낭포자, ascospore)가 된다. 무성생식 포자형성에 비해, 유성생식 포자형성은 인체 진균 병원체들 중에 상대적으로 드물다. 특히 유성생식 포자들은 자주 특징적인 모양과 표면 장식 패턴(양상)이 있어 종을 동정하는 일차 내지 유일한 수단으로 쓴다.

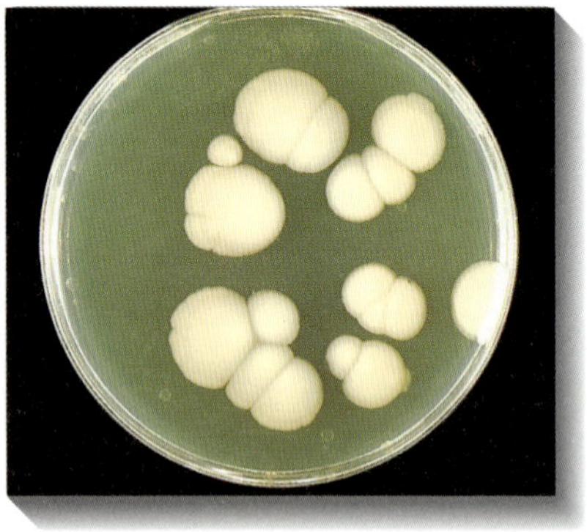

그림 20.4
사브로 포도당 한천배지에서 자란 칸디다 알비칸스 집락

E. 실험실 동정

대부분의 진균들은 어떤 영양 한천배지 표면이든 자랄 수 있다. 표준 배지는 사브로 덱스트로오스 한천(사브로 포도당 한천) 배지이며, pH가 낮아 세균이 못자라며, 진균은 집락을 이룬다(그림 20.4). 배지에 여러 항생제를 더해 세균 집락 형성을 막을 수 있다. 배양은 포자나 균사 조각/단편으로 시작할 수 있다. 동정하려면 대개 분생 포자 구조를 현미경으로 관찰한다. 임상 검체는 고름/농, 혈액, 뇌척수액, 가래/객담, 조직 생검 또는 피부 찰과표본 등이 있다. 이런 검체들은 균사나 이스트 모양을 동정하기 위해 직접 염색법으로 조직학적으로 평가할 수 있다. 혈청학적 검사와 면역형광법은 임상 분리균에서 진균 동정에도 유용하다.

III. 피부(표재성) 진균증

백선증으로 불리는 이 흔한 질환은 서로 연관된 그룹의 피부사상균들이 일으킨다. 피부사상균에는 3가지 속, 백선균종(*Trichophyton*), 표피사상균종(*Epidermophyton*)과 소포자균종(*Microsporum*) 등으로 나누며, 각 속에는 많은 종 들이 있다.

A. 역학

백선증의 원인균들은 자주 그들의 자연 서식처로 구별한다: 인간기호성(사람피부에 거주), 동물기호성(집이나 농장의 동물 피부에 거주)과 호지성(흙에 거주). 대부분 사람감염은 인간기호성과 동물기호성 진균 탓이다. 사람에서 사람으로 또는 동물에서 사람으로의 전파는 감염된 피부 조각들 탓이다.

B. 병리

피부사상균을 정의하는 특징은 케라틴을 영양원으로 사용할 수 있는 능력이다. 이로써 이 균은 피부, 모발과 손발톱 같은 케라틴 조직과 구조를 감염한다. 이들에게는 약간 특이성이 있다. 그렇지만 이 세 가지 속 모두 피부에 침입하나, 소포자균종은 손발톱을 침입하지 않고 표피사상균종은 모발에 감염되지 않는다. 모두 아래 비케라틴 조직에 침입하지 않는다.

C. 임상적 중요성

백선증의 특징으로 가렵고, 비늘 같은 피부 반점이 염증이 생겨, 진물이 생긴다. 감염부위(예로 두피, 치부나 발/족부)에 따라 특이 진균증이 확인되나, 특정 진균증은 여러 진균 중 어느 것이라도 일으킬 수 있다. 어떤 진균은 감염 부위 또는 피부의 상태에 따라 하나 이상의 질환을 일으킬 수 있다. 다음은 가장 흔히 보는 백선증들이다.

1. **족부 백선(운동선수의 발):** 감염 부위에서 가장 자주 분리되는 진균은 홍색백선균(*Trichophyton rubrum*), 모창백선균(*Trichophyton mentagrophytes*)와 유모표피사상균(*Epidermpphytom floccosum*)이다. 감염 조직은 발가락 사이지만 발톱으로 퍼져, 누렇게 되어, 바스러진다. 피부의 갈라진 틈(열상)은 이차 세균 감염이 되고, 이어 림프절염증이 온다(그림 20.5A).

2. **체부 백선(윤선, 도장 부스럼):** 자주 분리되는 진균은 유모표피사상균, 백선균과 여러 종의 소포자균들이다. 병변은 비늘같은 중심부가 있고 바퀴형 고리(도장, 그림 20.5B 참조)로 나타난다. 고리 주변은 진균이 활발히 자라며 대개 염증과 물집이 있다. 몸의 어느 곳에도 생길 수 있지만, 병변은 몸통의 털이 없는 부위(무모지)에 가장 자주 생긴다.

3. **두부 백선("두부 윤선"):** 여러 종의 백선균과 소포자균이 두부 백선 병변에서 분리되며, 두피의 부위에 따라 우세(주된) 감염균 종이 달라진다. 예로, 미국에서 우세 진균종은 두부백선균(트리코피튼 톤슈란스, *Trichophyton tonsulans*)이다. 증세는 작은 비늘 같은 반점에서 두피 전체로 퍼져 심한 탈모까지가 온다(그림 20.5C 참조). 모간에 소포자균 균사가 침입할 수 있으며, 이는 장파장의 자외선등(Wood lamp)에서 녹색 형광을 띤다.

4. **완선(고부백선, 기수 소양증):** 원인균은 유모표피사상균과 홍색백선균이며 질병 증세는 윤선과 비슷하나, 예외로 병변은 습한 서혜부에 생겨, 거기서 대퇴부 상부에서 생식기로 퍼질 수 있다(그림 20.5D 참조).

5. **조(갑)백선(조진균증):** 가장 흔한 원인균은 홍색백선균이다. 손톱이 두꺼워지고 변색되며, 바스러진다. 치료는 손톱의 감염된 모든 부위가 자라 빠질 때까지 3~4달 지속해야 된다(그림 20.5E 참조).

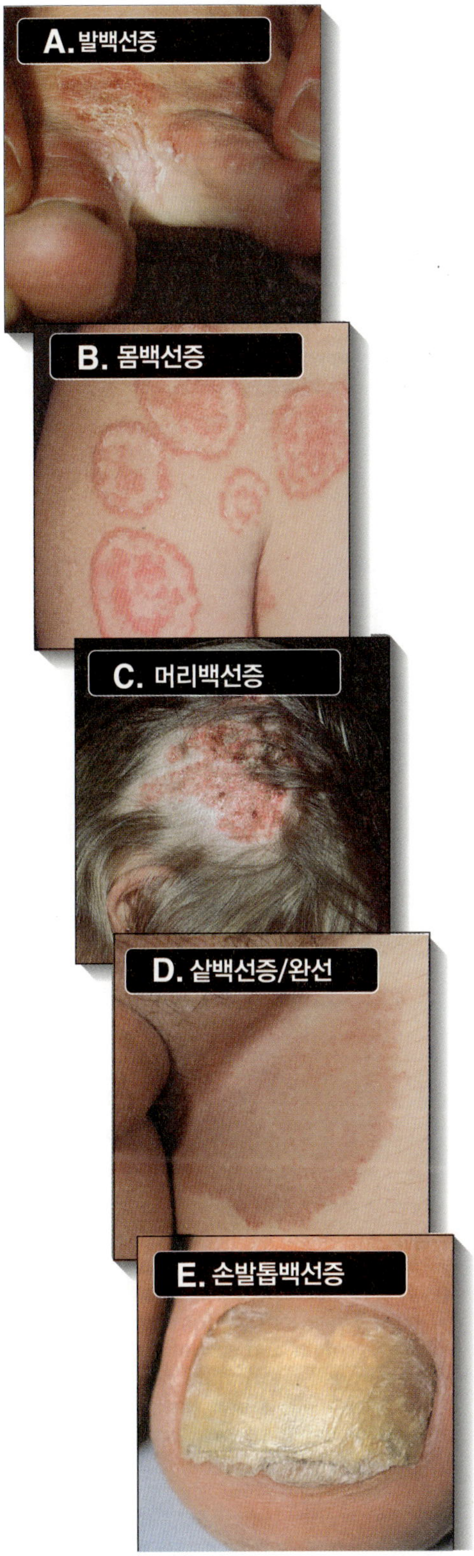

그림 20.5
피부진균증

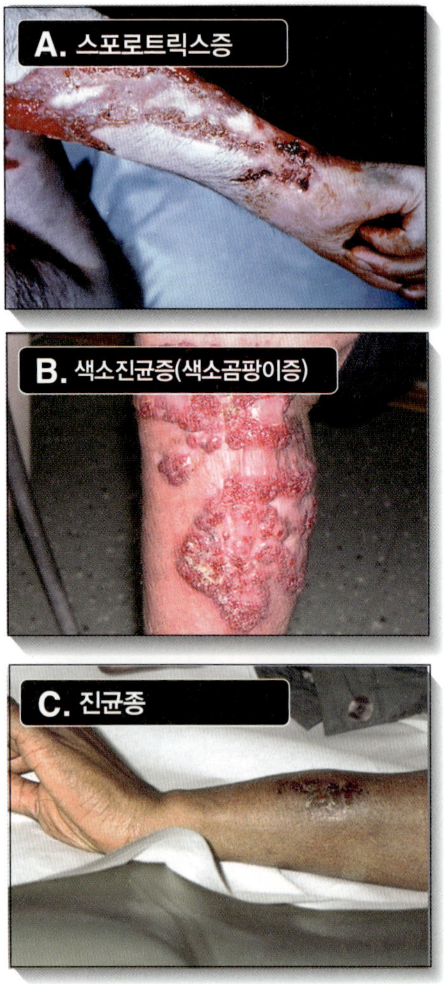

그림 20.6
피하진균증
A. 스포로트릭스증. 정원사의 전완(팔앞)에 나타난 스포로트릭스증의 피부-림프관형
B. 색소진균증/색소곰팡이증에서 하지에 다발성 플라크가 보임
C. 팔의 진균종

D. 치료

감염된 조직을 제거하고, 항진균제 가령, 미코나졸이나 클로트리마졸을 병변에 국소 도포함이 치료의 첫 과정이다. 불응 감염 시, 그리제오플빈과 이트라코나졸을 경구 투여 시 대개 잘 듣는다. 모발이나 손발톱 감염 시 전신(경구) 치료를 요한다. 조백선 치료에 터비나핀이 일차 선택약이다.

IV. 피하 진균증

피하 진균증은 진피, 피하조직과 뼈의 진균 감염이다. 원인 진균은 흙과 죽거나 산 초목(식물)에 산다.

A. 역학

피하 진균 감염은 거의 항상 외상성 열상이나 자상으로 생긴다. 예로, 스포로트릭스증(스포로트리쿰증, sporotrichosis)은 가시에 찔려 자주 생긴다. 예상대로, 이 감염은 흙과 식물에 자주 접하며 적절히 보호의를 안갖춘 사람에서 더 많이 생긴다. 피하 진균증은 사람에서 사람으로 전파되지 않는다.

B. 임상적 중요성

스포로트릭스증은 드문 경우로 미국에만 지리적으로 널리 분포되며, 아래에 피하 진균증들은 열대와 아열대 지역에만 있다.

1. **스포로트릭스증:** 감염의 특징은 자상 부위에 육아종성 궤양으로, 배출 림프관을 따라 이차 병변이 생길 수 있다(그림 20.6A). 원인균은 스포로트릭스 쉥키(*Sporothrix schencki*)로 이형 진균이며, 감염된 조직 안에서는 이스트 모양이며(그림 20.7 참조), 실험실 배양에서는 균사체 모양이다. 대부분 환자에서 대부분 자연치유되나 만성형으로 가기도 한다. T세포 기능이 결핍(가령 에이즈와 림프종에서)된 환자에서 원격 전파가 가능하다. 경구용 이트라코나졸이 일차 선택약이다.

2. **색소 진균증(색소효모진균증):** 색소모세포진균증으로도 하며, 이 감염은 특징이 사마귀 같은 결절이며, 이는 림프관을 따라 서서히 퍼져, 딱지있는 궤양이 된다(그림 20.6B) 원인진균들은 여러 종의 색소성 토양 진균[예, 피알로포라(*Phialophora*)와 클라도스포리움(*Cladosporium*)] 등이며, 감염은 열대지방에 가장 흔하다. 치료는 어렵다. 작은 병변들은 외과적 제거가 좋으나 주의를 요하며, 번지는 것을 막으려면 널리 주변까지 제거한다. 더 진행된 시기에는 이트라코나졸과 터비나핀으로 치료한다.

3. **진균종("마두라 발"):** 진균종은 대개 발에 국소 농양으로 보이나, 하지에 국한되지 않는다(그림 20.6C 참조). 농양은 고름(농), 혈청과 혈액을 농루(고름길, 여기서는 비정상 통로를 뜻함)을 통해 배출한다. 감염은 밑의 뼈로 가 절름발이 기형을 만든다. 병원체는 다양한 토양 진균들이다. 가장 흔한 것은 마두렐레라 그리세아(*Madurella grisea*)와 진균종균(*Exophiala jeanselmei*)이다. 진균종은 색소 진균증의 병변과 비슷하나, 진균종을 정의하는 특징은 삼출액에 유색(색을 띤)의 알갱이(낟알)가 있는 것으로, 이 알갱이는 균사뭉치들이다. 알갱이 색(흑색, 백색, 적색 또는 황색)은 원인진균의 특징으로 특정 병원체 동정에 쓸모 있다. 진균종에는 효과적인 화학요법이 없다. 대개 외과적 절제가 치료다.

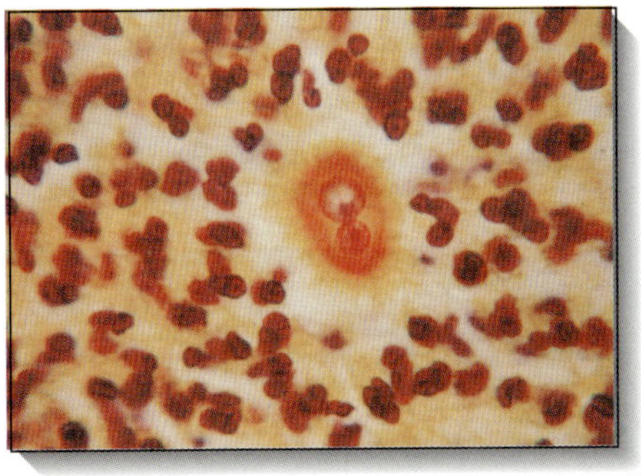

그림 20.7
발아하는 효모양 스포로트릭스 쉥키를 나타낸 조직 절편

V. 전신(적) 진균증

전신 진균증을 일으키는 진균들은 일반적으로 두 범주에 속한다: 1) 정상 건강인을 감염시키는 진균("진성"병원성)과 2) 쇠약자 및/또는 면역약화자를 우선 감염시키는(기회적 병원체, 385쪽 참조) 진균이다. 콕시디오이디스 진균증, 히스토플라즈마 진균증과 분아진균증이 미국에서 면역능 정상 숙주에 가장 흔한 전신 진균 감염이다. 이 감염은 흙 속에 병원체가 있어, 분무(에어로졸)될 수 있는 특정 지역에서 발생한다. 임상 증세는 결핵과 비슷하게 무증상 일차 호흡기 감염이 흔하며, 반면 만성 폐 또는 파종된(퍼진) 감염은 드물다. 이 병들을 일으키는 진균들은 모두 이형성(dimorphic)으로 감염 조직에서는 효모 모양이고 배양에서나 자연 환경에서는 사상균 모양이다.

A. 역학과 병리

숙주 침입은 공기에 실린 포자를 흡입하여 생기며, 이 포자들은 폐에서 발아한다. 폐에서 퍼져 몸의 어느 기관에 생길 수 있으며, 거기서 조직에 침입, 파괴한다(그림 20.8)

B. 임상적 중요성

보기에 전신 질환이 갖는 심각성에도 불구하고 콕시디오이데스 진균증, 히스토플라스마 진균증과 파라콕시디오이디스 진균증의 대부분 환자는 경한 증세만 보이며 자연 치유된다. 하지만 면역억제 환자에서 위협적일 수 있다.

1. **콕시디오이데스 진균증:** 콕시디오이데스 진균증은 콕시디오이데스 이미티스(*Coccidioides immitis*)가 일으키며 대부분 미국의 남서부, 중부와 동부 아메리카에서 발생한다(그림 20.9). 이 균에 처음 감염 시 발열과

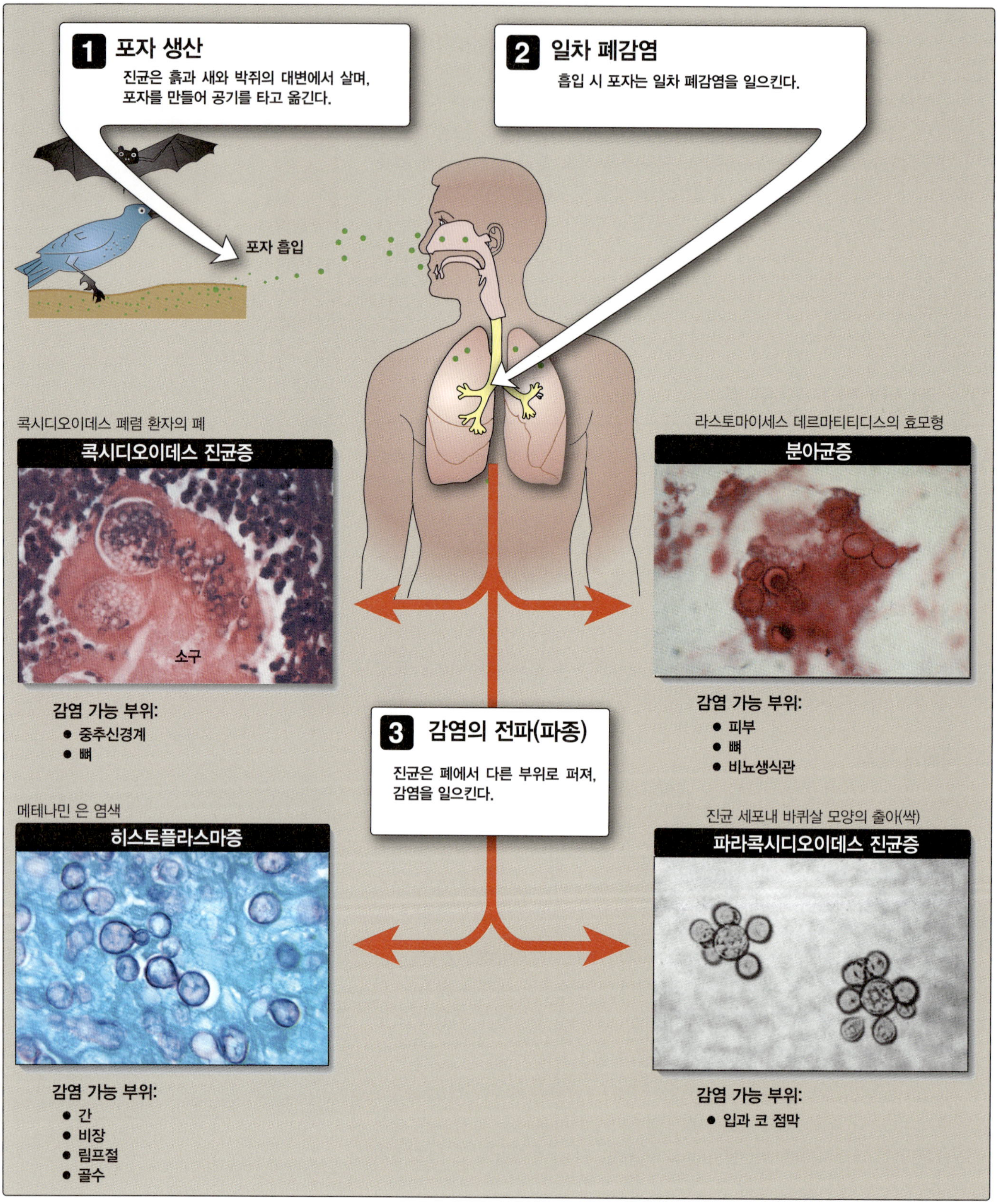
1 포자 생산
진균은 흙과 새와 박쥐의 대변에서 살며,
포자를 만들어 공기를 타고 옮긴다.
2 일차 폐감염
흡입 시 포자는 일차 폐감염을 일으킨다.
포자 흡입
콕시디오이데스 폐렴 환자의 폐
콕시디오이데스 진균증
소구
감염 가능 부위:
● 중추신경계
● 뼈
라스토마이세스 데르마티티디스의 효모형
분아균증
감염 가능 부위:
● 피부
● 뼈
● 비뇨생식관
3 감염의 전파(파종)
진균은 폐에서 다른 부위로 퍼져,
감염을 일으킨다.
메테나민 은 염색
히스토플라스마증
감염 가능 부위:
● 간
● 비장
● 림프절
● 골수
진균 세포내 바퀴살 모양의 출아(싹)
파라콕시디오이데스 진균증
감염 가능 부위:
● 입과 코 점막

그림 20.8

전신 진균증

다양한 호흡기 질환(미국 남서부 산 호아킨 계곡에 호발하여 "계곡열"로 불림)이 동반된다. 흙에서 진균은 균사실에 중격이 생겨 포자를 만든다(분절포자, arthrospore) 이 포자들은 바로 공기를 타고 폐로 들어가 발아하여 내포자가 가득한 큰(20~40 μm) 구상체(spherule)를 만든다. 이 구상체가 터지면 내포자가 배출되고, 이들 각각이 새 구상체를 만든다. 파종성 질환의 경우 병변은 뼈와 중추신경계에 가장 잘 생기며, 끝내 뇌막염이 온다.

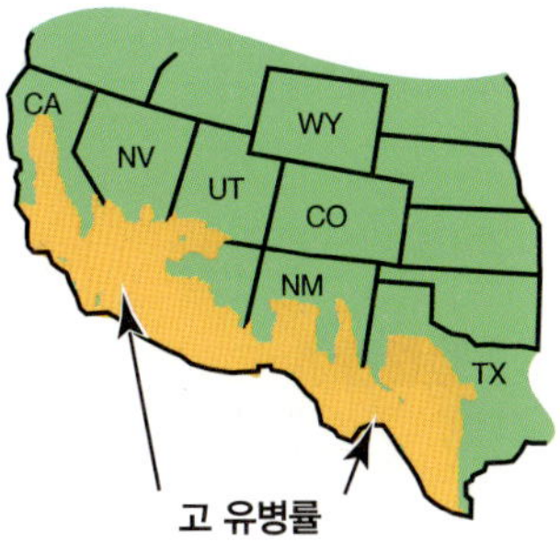

그림 20.9
미국에서 콕시디오이데스 진균증의 호발 지역

2. **히스토플라스마 진균증:** 히스토플라스마 진균증은 히스토플라스마 캡슐라툼(*Histoplasma capsulatum*)이 일으키며 흙에서 진균은 분생포자를 만들고 이는 공기를 타고 폐로 들어가 효모양 세포로 발아한다. 이 효모양 세포들이 대식세포에 탐식되면 그 안에서 증식한다. 폐 감염이 급성으로 오면 비교적 양성이며 저절로 낫고, 또는 만성이면 진행성이며 치명적일 수 있다. 파종은 드무나, 장년층, 청소년 및 T세포 기능 결핍 환자에서 생길 수 있다. 파종성 질환으로 균이 세망내피계에 침투한다. 히스토플라스마 캡슐라툼은 세포내 기생을 보여주는 유일한 진균이다. 확진은 진균의 분리와 배양으로 하며, 느린 과정(4~6주)이며 또는 소변 검체에서 외항원을 탐지하여 진단한다. 전세계에서 발생하지만 미국의 중북부 특히 오하이오와 미시시피강 계곡에서 호발한다(그림 20.10). 새, 닭 또는 박쥐 배설물이 가득찬 흙은 균의 풍부한 근원(공급원)이다. 지방(국지) 유행병이 일어날 수 있는데 특히 건설로 새, 닭, 박쥐의 보금자리가 손상되는 지역에서다. 풍토병 지역에 살거나 이 지역을 여행하는 에이즈 환자들은 특히 위험하다. 히스토플라스마 진균증의 임상 증세 범위가 넓어 자주 결핵과 유사하게 특히 복잡한 질환이다.

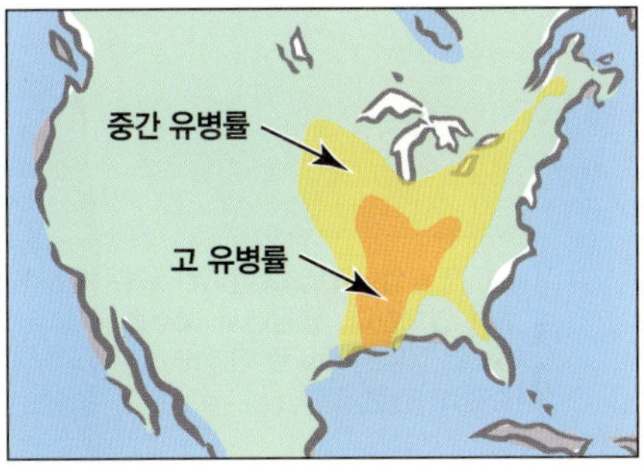

그림 20.10
북미의 히스토플라스마증 호발 지역

3. **분아 (진)균증:** 블라스토마이세스 데르마티티디스(*Blastomyces dermatitidis*)는 분아(진)균증를 일으킨다. 히스토플라스마같이 흙에서 소분생포자를 가장 잘 만들며, 공기를 타고 폐로 들어간다. 폐에서 두꺼운 벽을 가진 효모 세포로 발아하며, 자주 단극성, 기저가 넓은 싹이 보인다. 초기 폐 감염(그림 20.11)은 거의 다른 곳으로 퍼지지 않지만, 퍼지면, 2차 부위는 피부(70%), 뼈(30%)과 비뇨생식관(20%) 등이며, 여기서 괴양성 육아종으로 나타낸다. 확진은 진균의 배양과 분리로 이뤄진다. 집락이 동정되려면 1~3주가 걸리나 어린 균사체 집락에서 외항원 검사를 하면 보다 빨리 동정할 수 있다. 감염은 미국의 중남부와 남동부에 가장 흔하고, 여자나 어린이보다 성인 남자에서 더 흔히 생긴다.

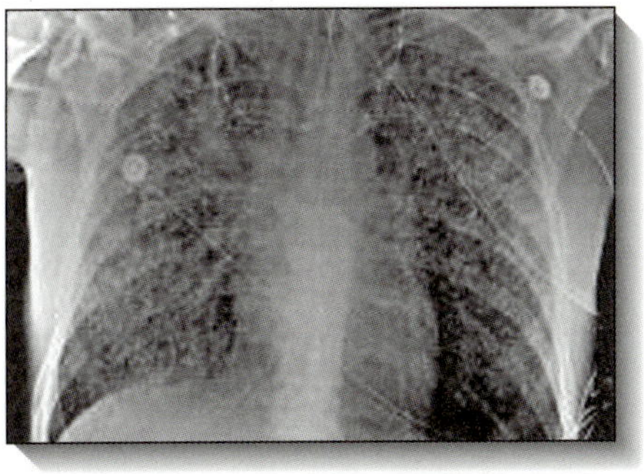

그림 20.11
폐에 확산된 망상결절 침윤을 보이는 남자 조경사의 가슴 X선 사진. 기관지 폐포 세척시 블라스토마이세스 데르마티티디스를 찾음

4. **파라콕시디오이데스 진균증:** 파라콕시디오이데스 진균증은 남미 분아진균증이라 하며 브라질 파라콕시디오이데스(*Paracoccidioides brasiliensis*)가 원인 진균이다. 임상 소견은 히스토플라스마증과 분아진균증과 아주 닮았는데, 다른 점은 감염의 이차부위가 입과 코의 점막이고, 거기서 통증성, 파괴적 병변이 생길 수 있다. 다른 이형 병원체와

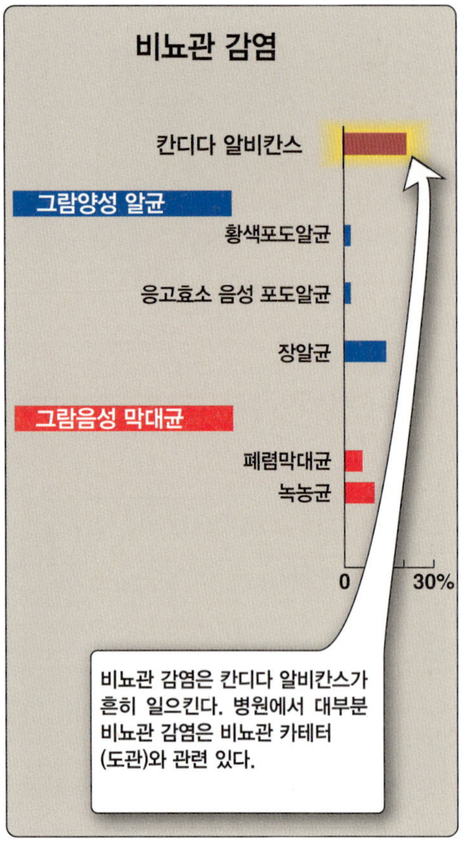

그림 20.12
성인 중환자실 요로감염 환자에서 흔히 보고된 병원체들

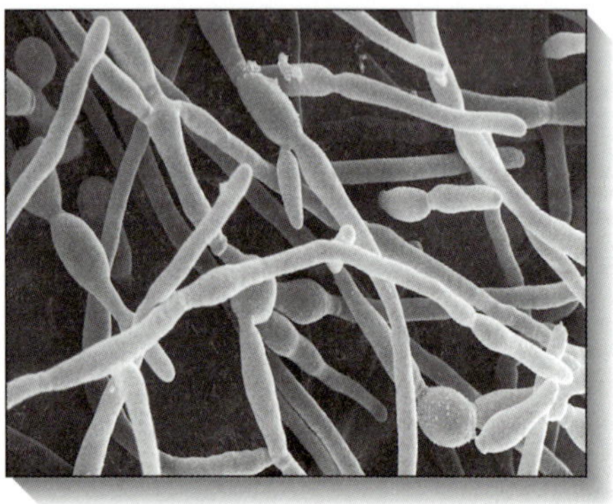

그림 20.13
칸디다 알비칸스

같이 분생포자로 형태학적으로 동정하면 느리나, 감염된 조직이나 삼출액에서 효모형 진균이 관찰되는데, 이 균 모양의 특징으로 배의 타륜(핸들)같고, 이는 여러 개의 싹이 있어 생긴 것이다(그림 20.8 참조). 미국 중부와 남부에만 발생하며 현성 환자의 90% 이상이 성숙한 남자다. 에스트로젠이 효모형을 이루지 못하게 하는 것으로 추정된다.

C. 실험실 동정

이 병들은 사람끼리 전파되지 않는다. 그럼에도 실험실 배양 시 조심히 다뤄야 하며 특히 이 균은 배양조건 하에서 진균은 포자가 든 감염성 형태로 돌아가기 때문이다. 이 균은 느리게 자라, 특징적인 분생포를 형태학적으로 동정하려면 수주가 걸린다. 배양 결과를 알기 전에 빨리 원인진균을 동정하려면 체액[가래, 고름, 배출루(draining fistula)]을 조직학적 검사하여 효모, 균사 또는 분생포자를 찾는 것이다. 위에 설명한 네 개의 전신 진균증 병원체를 빨리 동정하려면 외항원 검사를 한다. 이는 젊은 균사체 집락(또는 액체 배양)이 내는 무세포성 항원인 외항원을 이용, 면역확산법으로 탐지한다. 외항원 검사는 히스토플라스마 진균증을 앓는 환자에서 얻는 소변 검체에도 쓸 수 있다. PCR도 또 다른 신속하고 정확한 진단 방법으로 특이 진균 DNA 서열을 찾는다.

D. 치료

전신 진균증은 대개 암포테리신 B, 때로 플루사이토신과 병용 치료한다. 케토코나졸, 플루코나졸과 이트라코나졸도 감염 진균, 질병의 시기(단계)와 부위를 고려해 사용된다.

VI. 기회감염 진균증

기회감염 진균증은 쇠약자나 면역약화자에 잘 걸리나 건강인은 드물다. 장기 이식을 위해 면역억제제를, 암 치료에 화학요법제를 사용과 함께 에이즈의 유행으로 면역결핍환자들이 늘어나면서 면역약화 집단이 지대하게 팽창되었고, 더불어 기회 진균 병원체들의 범위도 증가하였다. 미국의 중환자실에서 병원 내 감염의 약 15%는 진균 질환이며 칸디다가 가장 흔한 병원 진균감염 원인이다(그림 20.12). 요즘 가장 흔히 보는 기회감염 진균증은 다음과 같다.

A. 칸디다증

칸디다증은 효모, 칸디다 알비칸스(*Candida albicans*)와 기타 칸디다종이 일으키며, 이들은 피부, 입, 질 및 장에서 발견되는 정상세균무리다. 효모로 생각되나, 칸디다 알비칸스는 두 형태(이형)를 가져, 진정 균사를 만들 수 있다(그림 20.13) 감염 발생은 경쟁하는 세균총이 제거되면 생긴다. 예로 항균성 항생제는 칸디다를 과성장하게 한다. 칸디다 감염은 감염 부위 및 환자의 면역적격(immunocompetence) 정도에 따라 다양한 증세를 보인다. 예로, 구강 칸디다증(아구창)은 돋은(융기된) 흰색 플라크(판) 가 구강 점막, 혀 또는 잇몸에 온다(그림 20.14). 플라크들은 합쳐 궤양이 되고 목구멍(인후)까지 퍼진다. 대부분의 HIV 양성자는 끝내 구강 칸디다증이 생겨, 자주 식도로 퍼진다. 이 경우 완숙한(완전히) 진행된 에이즈의 지표로 생각된다. 질 칸디다증은 음문과 질의 가려움증과 작열통이 오며, 흰 분비물도이 동반된다. 전신 칸디다증으로 죽을 수도 있고, 쇠약자, 암환자(화학요법으로 호중구 감소증이 온), 전신 코티코스테로이드 투여자와 광범위 항생제 치료 환자들, 특히 긴 혈관내 도관을 한 환자에서 생긴다. 전신 칸디다증이 위장관, 콩팥, 간과 비장에 올 수 있다. 구강과 질 감염 시 니스타틴이나 클로트리마졸을 국소 치료한다. 칸디다 감염의 중증도와 범위에 따라 아졸 제제인 케토코나졸, 플루코나졸과 이트라코나졸을 경구나 혈관내로 줄 수 있다. 암포테리신 B를 단독 또는 플루사이토신과 함께 전신 진균증에 쓸 수 있다. 에키노칸딘, 가령 카스포푼진, 미카푼진과 아니둘라푼진은 아스페르길루스와 대부분 칸디다, 아졸내성 종을 포함한, 활성이 있다.

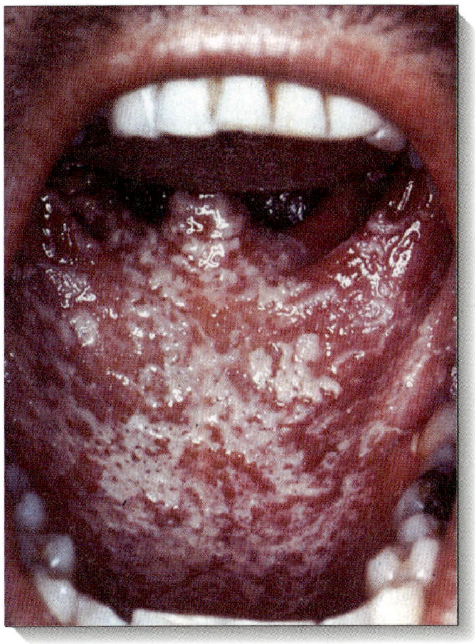

그림 20.14
구강 칸디다 알비칸스

B. 크립토콕쿠스증

크립토콕쿠스증은 효모양 진균인 크립토콕쿠스 네오포르만스(*Cryptococcus neoformans*, 그림 20.15)가 일으키며 전 세계에 있다. 이 균은 특히 새(비둘기) 배설물이 있는 흙에 많다. 그러나 새들은 감염되지 않는다. 균은 발아하는 효모 세포를 에워싼 다당질 협막이 특징이며, 인디안 잉크로 배경 염색을 하면 보인다(그림 34.26 참조). 뇌척수액의 협막염색이 양성이면 크립토콕쿠스 수막염으로 신속 진단이 되지만 위음성이 흔하다. 크립토콕쿠스증의 가장 흔한 형은 경한 불현성의 폐 감염이다. 면역약화 환자에서 감염 시 자주 뇌와 수막으로 퍼져 치명적 결과가 온다. 그럼에도 크립토콕쿠스 수막염 환자의 약 20%는 명백한 면역결손이 없다. 에이즈 환자들에서 크립토콕쿠스증은 두 번째로 흔한(칸디다증 다음) 진균 질환이며 가장 심한 질환이다. 크립토콕쿠스증 치료에는 항진균제, 암포테리신 B와 플루사이토신을 쓰며, 정확한 처방은 병의 시기, 감염 부위와 환자가 에이즈가 있는지에 달려 있다. 에이즈 환자에서 CD4 세포 수가 μl당 100개 이하이면, 크립토콕쿠스 감염이 우려되어, 플루코나졸을 예방투여한다.

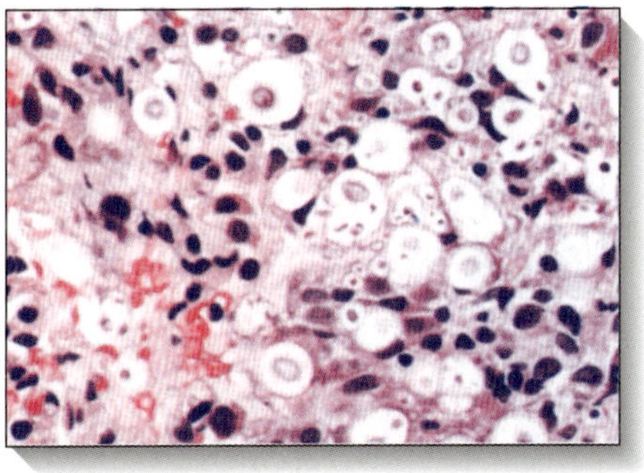

그림 20.15
크립토콕쿠스네오포르만스. [주: 피막이 보인다. 헤마톡실린과 에오진 염색이 안되어 나타남]

C. 아스페르길루스증

아스페르길루스증은 아스페르길루스(*Aspergillus*) 속의 여러 종들이 일으키나 우선 아스페르길루스 푸미가투스(*A. fumigatus*)가 일으킨다. 아스페르길루스는 정상 숙주에는 거의 무병원성이나, 면역억제자와 광범위 항생제 치료 환자에서 질병을 일으킨다. 질환은 전 세계에서 발생한다. 균은 도처에 있고 오직 실모양의 사상균으로만 자라(그림 20.16) 엄청난 수의 분생포자를 만든다. 균은 흙먼지에 살며 유기물을 분해한다. 실제로 호중구 저하증 환자에서 발생한 병원 증례를 추적한 결과 근처 건설 작업에서 온 먼지가 문제였다. 아스페르길루스증 증세는 일부는 환자의 면역학적 상태

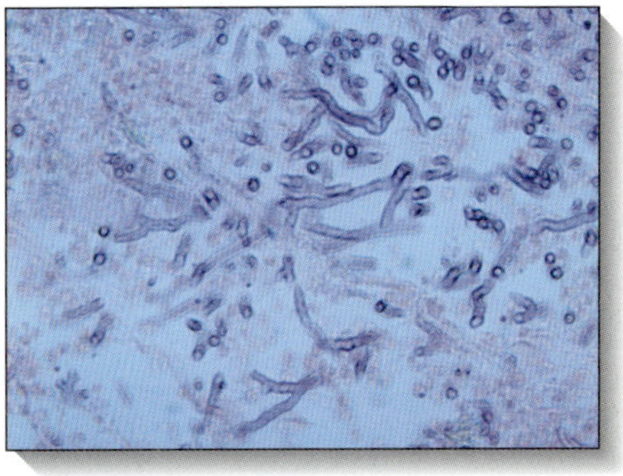

그림 20.16
아스페르길루스종들

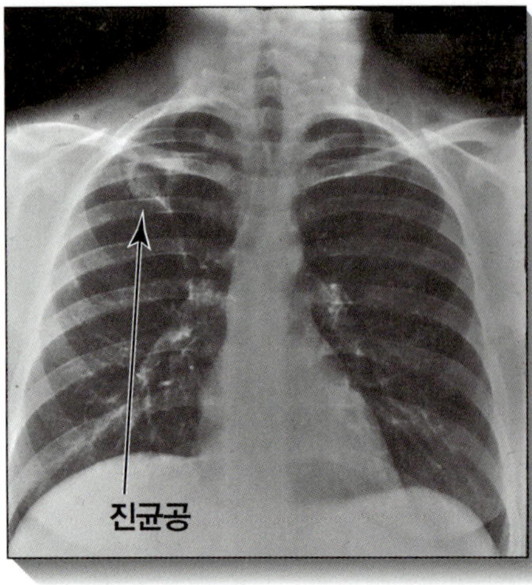

그림 20.17
진균공

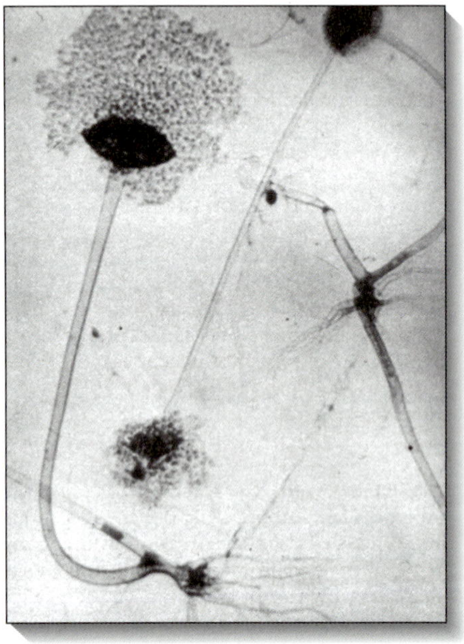

그림 20.18
리조푸스 오리재

에 따라 여러 형태로 온다.

1. **급성 아스페르길루스 감염:** 아스페르길루스증의 가장 중증의, 자주 치명적인 형태는 폐의 급성 침습성 감염이다. 감염시 폐에서 뇌, 위장관과 기타 기관으로 퍼질 수 있다. 덜 심한 비침습성 폐 감염시 진균 구(아스페르길루스종)가 생기며, 이 구는 균사 덩이(종괴)로 결핵 같은 선행 질환으로 생긴 폐 공동 안에 형성된다(그림 20.17). 폐가 감염의 일차 부위(터)이지만 눈, 귀, 부비동 및 피부도 일차 부위가 될 수 있다.

2. **진단과 치료:** 아스페르길루스 감염을 확진하려면 임상 검체에서 균사 덩이를 탐지하고 원인균을 분리하는 것이다. 아스페르길루스 균사는 특징적으로 V-모양의 가지를 형성(격벽이 있는 균사로 가지가 45도 각도, 그림 20.16 참조)하여 직각으로 가지를 만드는 *Mucor*와 구별된다. 또한 아스페르길루스는 균사에 격벽이 있지만 뮤코르에는 없다. 배양 시 아스페르길루스의 포자가 있는 구조를 간과할 수 없으나, 이 진균은 도처에 있어, 임상 검체가 외부 균에 오염되어 위양성이 될 수 있다. 아스페르길루스 감염 치료는 전형적으로 암포테리신 B 투여와 진균 덩이나 감염된 조직을 수술로 제거하는 것이다. 항진균제인 미토코나졸, 케토코나졸과 플루코나졸은 유용성이 아직 입증되지 않았다. 그러나 이트라코나졸은 아스페르길루스 골수염 치료에 약간 효과가 있어 사용된다.

D. 털곰팡이증

털곰팡이증은 그림 20.18에 보인대로 리조푸스 오리재[*Rhizopus oryzae* (*R. arrhizus*로도 불림)]가 가장 흔히 일으키며 엡시디아 코림비페라(*Absidia corymbifera*)와 리조무쿠르 푸실루스(*Rhizomucor pusillus*) 같은 털곰팡이(Mucorales) 목의 진균들은 덜 흔히 일으킨다. 아스페르길루스처럼 균들은 도처에 있고, 포자는 썩은 과일들과 오래된 빵에서 엄청나게 발견된다. 털곰팡이 감염은 전 세계에서 생기나, 거의 항상 배후에 선행 조건, 가령 화상, 백혈병 또는 당뇨병 같은 산성혈증이 있는 사람에게만 생긴다. 가장 흔한 형은 1주 안에 죽을 수 있는 비뇌 털곰팡이증으로, 감염은 비강 점막이나 부비동에서 시작해, 안와, 구개와 뇌로 번진다. 이 질환은 매우 과격해 많은 환자가 진단되기 전에 죽는다. 치료는 고용량의 암포테리신 B를 근거로 하지만 가능한 괴사조직을 외과적으로 제거하고 배후의 선행 조건 교정도 병행해야 한다. 암포테리신 외에 다른 항진균제들은 쓸모 없다. 초기 진단과 최적의 치료로 당뇨병 환자의 약 반이 비뇌 털곰팡이증에서 생존하였으나, 백혈병 환자들에서 예후는 매우 나쁘다.

E. 사람폐포자충(뉴모시스티스 지로베시, Pneumocystis jiroveci)

사람폐포자충(뉴모시스티스 지로베시) 폐렴은 효모양 진균인 뉴모시스티스 지로베시[*P. jirovei*(전에는 *P. carinii*)]가 일으키며, 그림 20.19에 보인

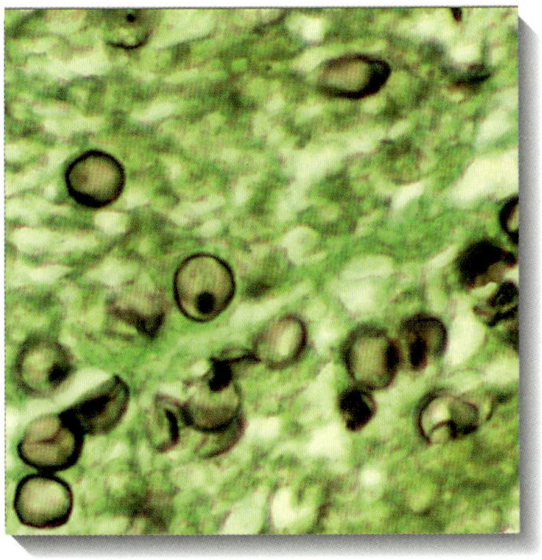

그림 20.19
에이즈 환자 조직에서 사람폐포자충 피낭의 은염색

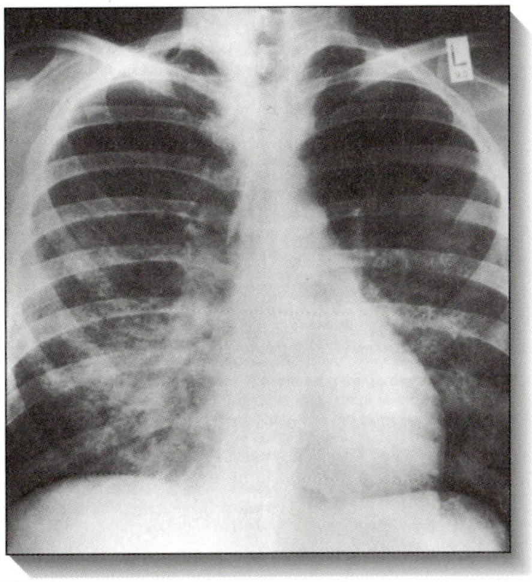

그림 20.20
폐포자충 폐렴

다. 이 질환은 여전히 주폐포자충(뉴모시스티스 카리니) 폐렴의 PCP로 자주 불린다. 면역억제제 사용과 에이즈 유행 전에는 이 감염은 드물었다. 이 감염은 HIV-1(그림 33.10 참조)에 감염된 사람의 가장 흔한 기회감염 중 하나로 치료하지 않으면 거의 100% 죽는다.

1. **분류:** 전에 사람폐포자충은 원충으로 생각했으나 최근 단백과 핵산 서열로 분자 상동성을 연구 시 사람폐포자충은 자낭균류 이스트와 관계 있는 진균이다. 그렇지만 대부분 진균 막들의 필수 성분인 에르고스테롤이 사람폐포자충에 없다. 이 충은 아직 시험관 배양이 안돼, 생활환/주기 이해에 제한이 있다.

2. **병리:** 감염형과 이 생물의 병원소는 아직 모르나, 전 세계 어린이가 거의 100% 항체가 있어 이 충은 자연에 편재(도처)에 있음(ubiquitous)할 것이다. 이 병은 사람끼리 전파되지 않는다. 대신, 면역결핍 환자에서 사람폐포자충의 발현은 폐에 선재하는 휴면 세포들이 활성화된 것으로 생각된다. 피포(encyst)된 형태는 폐포에 염증을 일으켜, 삼출액이 나와, 가스 교환을 막는다. 그림 20.20은 전형적인 사람폐포자충 폐렴의 전형적인 방사선 소견이다.

3. **진단과 치료:** 사람폐포자충는 배양이 안돼, 진단하려면 생검한 폐조직이나 세척액을 현미경으로 본다. 가장 효과적인 치료는 설파메톡사졸과 트리메토프림을 병합투여하며, 에이즈 환자에 감염의 예방치료로도 쓸 수 있다. 과감한 치료로 환자의 약 반을 살릴 수 있다. 암포테리신 같은 많은 항진균제들의 작용기전이 에르고스테롤 합성이나 기능을 막으므로, 에르고스테롤이 없는 진균에는 이런 항진균제들이 쓸모없다.

학습 문제

정답을 하나 고르시오.

20.1 대부분의 진균 세포막 성분은?

A. 콜레스테롤
B. 키틴
C. 에르고스테롤
D. 펩티도글리칸
E. 케라틴

> **정답 = C.** 진균에 에르고스테롤은 고등생물의 콜레스테롤에 해당된다. 펩티도글리칸은 세균 세포벽 성분이며, 반면 키틴은 진균 세포벽 성분이다. [주: 키틴은 곤충과 갑각류의 외골격 성분이다.] 케라틴은 머리털과 손톱의 주요 단백질이다.

20.2 라틴 아메리카 시골 마을을 방문 중인 의사가 보니 많은 성인 남자들이 특정 진균 질환을 앓고 있으나 남아 또는 모든 여자는 앓지 않았다. 가장 합당한 진단은?

A. 진균종
B. 분아균증
C. 파라콕시이오이에스 진균증
D. 털곰팡이 진균증
E. 히스토플라스마증

> **정답 = C.** 특정한 이유로, 아마 호르몬, 때문에 이 질환은 성인 남자에 편중된다.

20.3 머리털에 칩입할 수 있는 진균은?

A. 트리코피톤
B. 리조푸스
C. 마이크로스포룸
D. 스포로트릭스
E. 에피더모피톤

> **정답 = C.** 모두 피부를 침입하나 마이크로스포룸 만 머리털을 침입한다.

20.4 미시시피의 농부가 만성 기침으로 내원, 가슴 사진을 찍어보니 불투명한 종괴가 보인다. 폐의 생검 시 대식세포내 다수의 효모균이 있었다. 가장 합당한 진단은?

A. 콕시디오이데스 진균증
B. 히스토플라스마증
C. 분아균증
D. 파라콕시디오이데스 진균증
E. 스포로트릭스증

> **정답 = B.** 히스토플라스마증은 히스토플라스마 캡슐라툼이 일으킨다. 흙에서 진균은 분생포자를 만들고 이는 공기를 타고 폐로 들어가 효모양 세포로 발아한다. 이 효모양 세포들이 대식세포에 탐식되면 그 안에서 증식한다. 폐 감염이 급성으로 오면 비교적 양성이며 저절로 낫고, 또는 만성이면 진행성이며 치명적일 수 있다. 파종은 드무나, 균이 세망내피계에 침투한다. 히스토플라스마 캡슐라툼은 세포내 기생을 보여주는 유일한 진균이다. 전 세계에서 발생하지만 미국의 중북부 특히 오하이오와 미시시피강 계곡에서 호발한다.

원충류

21

I. 개요

원충류(원생동물)는 단세포성 진핵생물체들의 다양한 집단이다. 대다수는 다세포성 생물체들의 기관들을 닮은 구조체들(소기관들)을 갖고 있다. 생식은 일반적으로 무사분열의 이분법인데, 비록 몇몇의 원충류들이지만 다양한 방식의 유성생식(유사분열)을 하기도 한다. 단지 수만 종의 원충류들 중 몇몇만이 인체에 병원성을 갖고 있다. 이번 장에서 논의되는 것들은 그림 21.1에 표로 만들어져 있다. 이런 병원체들은 대체로 두 종류가 있는데, 소화관과 생식계에 기생하는 것과 혈액세포 및 조직에 기생하는 것들이다. 원충류 감염은 주로 열대 및 아열대지역에서 발생하는데 위생환경과 질병전파 매개체들의 통제가 제대로 이루어지고 있지 않은 곳들이다. 그러나 세계여행과 이민이 증가함에 따라 원충성 질병은 이제 더 이상 지리적으로 특수한 지역에 국한되어 있지만은 않다. 원충류는 진핵세포들이기 때문에, 균류와 같은 원핵세포인 세균성 병원체들과는 달리 인체와 유사한 대사과정을 갖고 있다. 그리하여 원충성 질병은 세균성 감염보다 치료가 어려운데, 많은 항원충성 약제들이 인체에도 독성을 갖고 있기 때문이다.

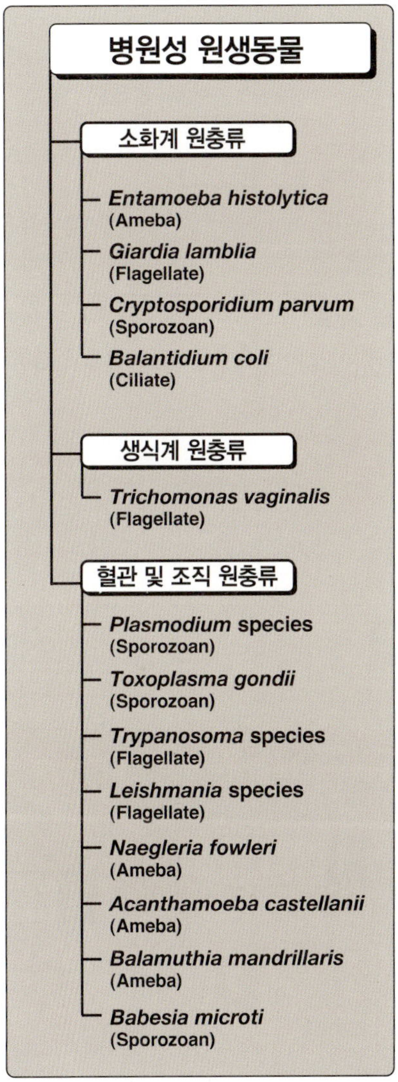

그림 21.1
감염부위에 따라 분류된 임상적으로 중요한 원충류

II. 임상적으로 중요한 원충류의 분류

병원성 원충류들은 환경이 좋지 않을 때 생존하기 위한 공통적인 중요한 특성들이 있다. 예를 들어, 많은 원충류 들은 환경이 좋지 않을 때 휴지기의 비운동성 포낭(cyst) 시기와 생존하기 위한 영양을 섭취하고 생식을 하는 운동성 영양형(trophozoite) 시기를 갖고 있다. 원충류는 편리상 운동양식에 따라 분류한다. 임상적인 연관성을 고려한 원충류 분류는 네 그룹으로 나눈다(그림 21.2)

A. 아메바류(근족충류)

아메바류(amoebas)는 세포 몸체로부터 바깥으로 뻗어나가는 세포질돌기(위족, pseudopodia)로 움직인다. 하나의 세포는 같은 방향으로 뻗어가는 여러 개의 위족을 낼 수 있으며, 그 위족 안으로 세포질의 나머지들을 밀어 넣는다. 아메바들은 위족들을 이용하여 먹이를 포획하고 섭취한다. 어떤 아메바들은 편모들은 갖고 있기도 한다.

B. 편모충류

편모충류(flagellates)들은 두 개 또는 그 이상의 채찍 모양의 돌기들(편모, flagella)로 움직이는데, 수용성 환경에서 몸체를 뒤집거나 회전하면서

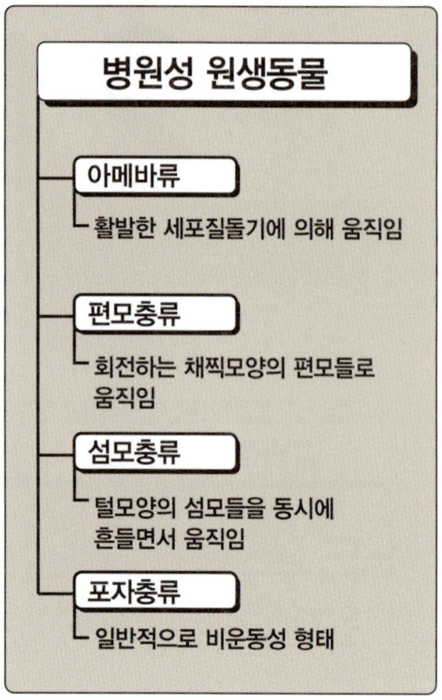

그림 21.2
운동방식에 따라 분류된 4개의 주요 원충류

움직이며 이동한다. 어떤 편모충류는 예를 들어, 질편모충(*Trichomonas vaginalis*)은 수영을 하는데 도움을 주는 파동막을 갖고 있다. 편모충류들은 구기(cytostome)라고 불리는 구강의 함입부를 통해 먹이를 섭취한다.

C. 섬모충류

섬모충류(ciliates)들은 줄지어 배열되어 있는 많은 털모양의 돌기들(섬모, cilia)에 의해 움직이는데, 섬모들은 세포표면을 덮고 있으며, 세포의 자전 운동을 야기하는데 마치 노를 젓는 로마의 함선처럼 세포를 앞으로 움직이게 한다. 대부분의 섬모충류는 구기를 갖고 있는데, 먹이를 세포 인두를 통해 흘러가게 하고 마침내 소화가 이루어지는 액포들(vacuoles)에 다다르게 한다. 비록 7,000여 종의 섬모충들이 알려져 있으나, 단지 대장섬모충(*Balantidim coli*)만이 인체에 병원성이 있으며, 대장성섬모충은 그다지 흔하지는 않다.

D. 포자충류

포자충류(sporozoans) 또한 첨복포자충류(apicomplexa)라고도 불리며, 편성(obligate) 기생체이며 세포내 기거하는 기생생물들이다. 포자충류는 일반적인 운동성이 없는 성충형태를 갖고 있다. 그러나 조금의 종들에서는 수컷생식세포가 편모를 갖기도 한다. 포자충류의 한 예가 삼일열원충(삼일열 말라리아, *Plasmodium vivax*)으로 말라리아(malaria)를 야기한다(221쪽 참조). 포자충류는 하나 이상의 숙주 안에서 복잡한 생활사를 가질 수 있다. 종 숙주는 유성생식 시기를 제공하는 곳이고 반면, 중간숙주는 무성생식이 일어날 수 있는 환경을 제공하는 곳이다.

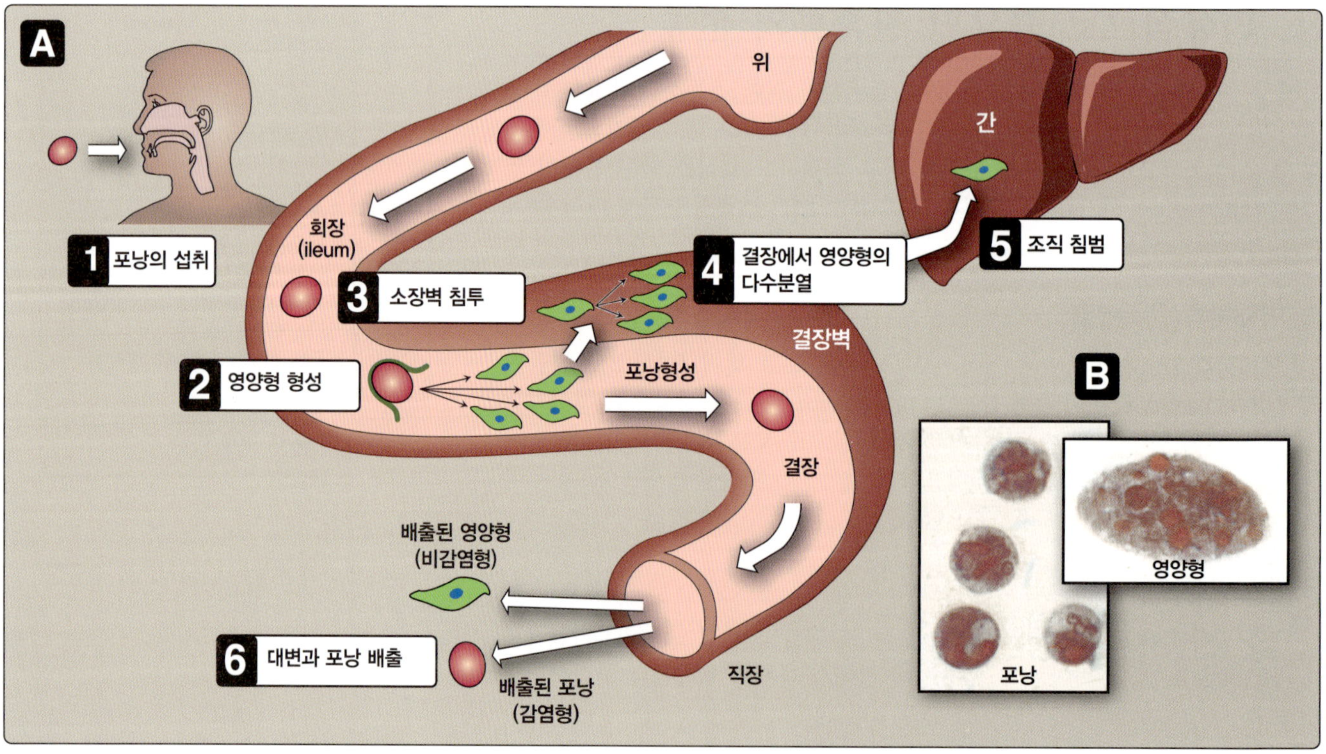

그림 21.3
A. 이질아메바의 생활사. B. 영양형과 포낭형의 미세사진

III. 소화계 관련 원충성 감염

세 개의 중요한 소화관 기생 원충류가 있는데, 아메바류인 이질아메바(*Entamoeba histolytica*), 편모충류인 람블편모충(*Giardia lamblia*) 및 심각한 수의성의 원충류인 작은와포자충(*Cryptosporidium*)들이 그것이다. 각각은 설사(이질, dysentery)를 일으키는데 증상이 유사할지라도, 감염부위, 설사의 심한 정도 및 이차병소 등이 다르다.

A. 아메바성 이질(*Entamoeba histolytica*)

오염된 음식물과 물로부터 섭취된 포낭들은 소장에서 영양형으로 탈낭한다(그림 21.3). 영양형들은 세균들을 잡아먹는 곳인 결장(colon)으로 지나가서 정상피세포를 침범할 수도 있으며 결과적으로 궤양을 초래(ulceration)하기도 한다. 이질아메바는 더구나 간으로 전이할 수 있으며 간에서 농양(abscess)을 형성하기도 한다. 결장 내에서 영양형들은 포낭으로 되어 대변으로 배출된다. 아메바의 포낭들은 수돗물시설에서 쓰는 염소 농도에도 저항성을 갖고 있다. 진단은 대변 내에서 운동성의 영양형이나 포낭들을 찾아냄으로써 알 수 있다(그림 21.4). 혈청학적 검사는 현미경상 음성으로 나타날 경우 도움을 준다. 간농양의 경우 농양 가장자리가 생검 대상이 되는데 주로 영양형들이 모여 있는 곳이기 때문이다. 경증의 대장아베바성 이질은 아이도귀놀(iodoguinol), 파로모마이신(paromomycin), 또는 디록사마이드 프로에이트(diloxamide furoate) 등으로 치료한다. 간장 감염을 포함한 심한 경우에는 메트로니다졸(metronidazole, 항세균성 작용도 있음)을 클로로퀸(chloroquine) 또는 디록사마이드 프로에이트(diloxamide furoate) 또는 에메틴(emetine) 등과 조합하여 투여한다. 이질아메바 감염의 80% 정도는 무증상이다. 이런 무증상의 포낭배출자는 또 다른 감염원이 되며 무증상이기 때문에 잘 노출되지 않기도 한다.

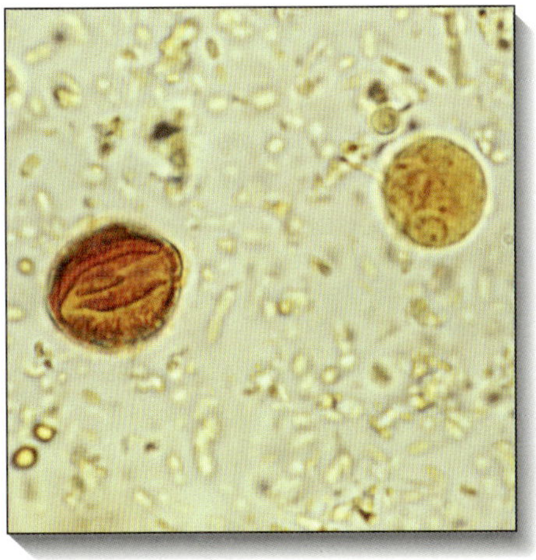

그림 21.4
아질아메바의 포낭들

B. 람블편모충증(*Giardia lamblia*)

람블편모충증(giardiasis)은 미국에서 흔히 진단되는 기생충성 소화기 질병이다. 이질아메바와 유사하게 람블편모충은 생활사 중 2개의 시기를 갖고 있다. 핵이 2개인 영양형은 4개의 편모들을 갖고 있으며, 약제에 저항성을 갖고 있는 포낭은 4개의 핵을 갖고 있다. 섭취된 포낭들은 십이지장(duodenum)에서 영양형으로 탈낭하며 세포벽에 달라붙지만 조직을 침범하지는 못한다(그림 21.5). 람블편모충 감염은 일반적으로 경증이며, 비록 몇몇의 사람들에서 대량의 감염이 십이지장 점막에 염증이나 손상을 초래하기도 한다. 람블편모충은 차별적으로 십이지장에 서식하게 때문에 대변검사는 음성일 수도 있다. 상용화된 면역학적 방법인 ELISA 검사법은 대변 내에서 람블편모충을 검출하기 어려울 때 주로 쓰인다. 람블편모충도 수돗물 정화 시설에서 쓰는 염소 농도에 저항성을 갖고 있다. 메트로니다졸이 효과적인 치료약제이다.

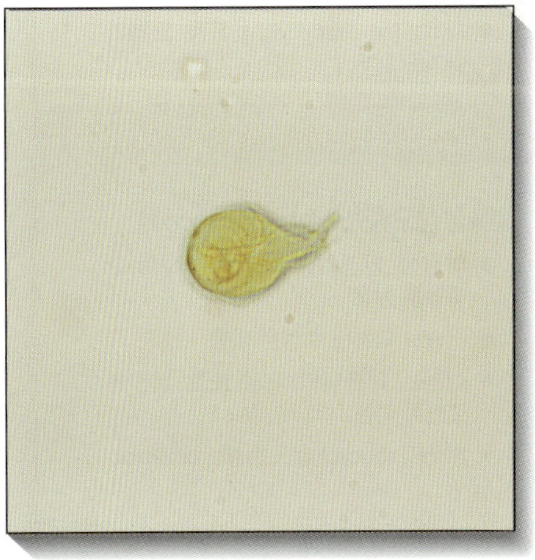

그림 21.5
대변시료에 있는 람블편모충의 영양형

C. 작은와포자충증(*Cryptosporidium* species)

작은와포자충은 단세포성 원충류로 하부 소장(대장부위)의 융모의 상피세포에 서식한다. 감염원은 주로 가축의 대변이며, 농장에서의 유출이 식수의 작은와포자충 오염원으로써 연루되어 있다. 증상이 없거나 경미한 경우가 대부분으로, 면역계가 정상인 사람에서는 치료 없이 회복되기도 한다. 그러

이질아메바(*Entamoeba histolytica*)

- 결장에 기생 및 간장에 2차 감염을 함
- 감염 환자는 대변으로 포낭형뿐만 아니라 감염성이 없는 영양형도 배출
- 대변 내에서 특징적인 포낭(하나에서 네개의 핵이 보임)을 관찰함으로써 진단
- 치료: Iodoquinol, metronidazole

람블편모충(*Giardia lamblia*)

- 감염은 오염된 식수로부터 발생
- 십이지장에 기생하며, 잠복기는 대략 10일 정도
- 급성기 감염은 혈변과 구린내 나고 설사성 이질을 보임
- 진단은 대변내의 포낭 또는 영양형 검출로 가능
- 치료: Metronidazole

작은와포자충(*Cryptosporidium parvum*)

- 소장에 기생
- 소장 융모의 상피세포내에서 기생하는 세포사이기생 원충류임
- 진단은 대변시료를 변형된 acid-fast 염색법으로 검사
- 치료: Paromomycin(종종 효과가 없기도 함)

대장섬모충(*Balantidium coli*)

- 대장에 기생하여 이질을 야기하고 궤양을 형성
- 급속히 퍼지는 속성은 없음
- 진단은 대변내의 포낭 또는 영양형 검출로 가능
- 치료: Tetracycline 또는 Metronidazole

그림 21.6
장내 원충성 감염의 요약

나 면역결핍이 된 사람(예를 들어, AIDS 환자)에서 감염은 심각할 수도 있으며, 비록 파로모마이신(paromomycin)이 치료제로 쓰이더라도 완치하기 힘들 수 있다. 진단은 방금 채취한 대변에 있는 작은(4~6 mm) 난포낭(oocyst)을 에시드-패스트(acid-fast) 염색을 통해 확인함으로써 이루어진다.

D. 대장섬모충증(*Balatidium coli*)

대장섬모충증은 대장에 감염됨으로써 이질(dysentery)을 야기하는 원충류인 대장섬모충(*B. coli*)에 의해 유발된다. 대장섬모충은 대장결장 부위에 침입하여 궤양을 야기한다, 이런 원충은 천공을 유발하더라도 이질아메바와는 달리 일반적으로 넓은 범위에서 병소를 보이는 복막염(peritonitis)을 야기한다. 질병이 나타나는 양상은 무증상이거나 약간의 복통을 호소하는 정도 또는 경한 설사에서 때로는 변에 고름을 보이는 급성의 이질을 보이는 다양한 증상들이 나타난다. 생활사에서 영양형과 포낭형 갖고 있으며, 둘다 대변에서 진단될 수 있다. 포낭형이 인체 감염형으로 오염된 물에서 발견되며, 염소 소독약에서 소독되지 않는다. 테트라사이클린(tetracycline)과 매트로니다졸이 치료약제이다. 소화계 원충성 감염들을 그림 21.6에서 요약해 볼 수 있다.

IV. 생식계 관련 감염

질편모충증(질트리코모나스증, trichomoniasis)은 질편모충(*T. vaginalis*)에 의해 야기된다(그림 21.7). 질편모충증은 사람에서 가장 흔한 원충성 요로생식계 감염이다. 질편모충류는 서양배 모양의 편모충류들로써 파동 막을 갖고 있다. 생활사 중에 포낭형을 관찰할 수 없다. 여러 종의 비병원성 편모충들, 즉 구강편모충(*T. tenax*), 장편모충(*T. hominis*)들이 각각 구강과 소장에서 발견되기도 한다. 생명체 안에서 이런 종들은 정상무리총을 형성하며, 병원성이 있는 종인 질편모충과도 형태학적으로 구별하기가 쉽지 않다. 여성에게서 질편모충(*T. vaginalis*)은 질, 음문 및 자궁경부(cervix)의 점막조직에 염증을 야기하며, 대량으로 누렇고 냄새가 나쁜 유출물(냉대하)을 동반한다. 드문 경우에, 남자의 요도, 섭호선 및 정소를 침범하며, 백색의 유출물을 만들어낸다. 이 질병은 대다수 성교에 의해 전파되며, 양쪽 배우자를 모두 치료해야한다. 질편모충이 잘 서식할 적정 pH는 약 6.0이다. 따라서 정상적인 산성의 질, 즉 pH 4.0 정도에서는 생존을 할 수가 없다. 그래서 질의 비정상적인 알칼리성 환경이 이 질병을 잘 유발시킨다. 진단은 질이나 요도분비물에서 운동성의 영양형을 찾아냄으로써 이루어진다. 원충의 밀도가 직접적으로 찾기 곤란할 정도로 낮다면, 실험실 내의 배양이 원충을 관찰하는 데 이용될 수 있다. 효과적인 치료는 메트로니다졸(metronidazole)로 가능하다. 질편모충에 의해 야기된 생식계 감염은 그림 21.8에 요약해 놓았다.

V. 혈액 및 조직내 원충성 감염

혈액 및 내부기관들에서 발병하는 주요 원충성 질병은 말라리아(열원충류, *Plasmodim* species), 톡소포자충증(톡소포자충류, *Toxoplasma* species), 파동편모충증(파동편모충류, *Trypanosoma* species) 및 리슈만파동편모충증(리슈만파동편모충류, *Leishmania* species) 등이다. 열원충(말라리아원충)과 톡

소포자충은 포자충류(첨복포자충류)이며, 파동편모충과 리슈만파동편모충은 편모충류이고, 때때로 혈관편모충류(hemoflagellates)로 다루기도 한다. 세 종의 자유생활아메바가 인체에서 아메바성 뇌염을 유발한다. 바베스열원충증(babesiosis)은 참진드기(*Ixodes* tick)에 물림으로써 바베스열원충에 감염 및 전파되는 것으로 적혈구에 감염되는 말라리아와 유사하다.

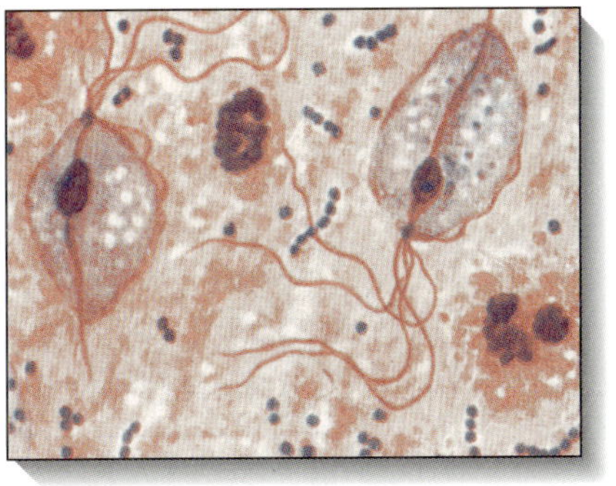

그림 21.7
질편모충

A. 말라리아(*Plasmodim falciparum* 및 다른 열원충류)

말라리아는 혈액에 감염되는 급성 질병으로써, 원생동물의 다섯 개 속(genus) 중 한 종류인 열원충속(*Plasmodim*)의 열원충 종들에 의해 야기된다. 열대열원충(열대열말라리아, *P. falciparum*)은 전체 말라리아 발병예의 거의 15%를 차지하고 있으며, 삼일열원충(삼일열말라리아, *P. vivax*)은 말라리아 발병례의 80%를 차지하고 있다. 열원충은 암컷 학질모기(*Anopheles*)가 흡혈함으로써 또는 감염 및 오염된 혈액과 바늘 등을 통해 인체에 감염된다. 포자충류는 분열생식(schizogony)이라 불리는 과정으로 인체 세포 내에서 무성적으로 생식을 하는데, 세포벽으로 핵들이 둘러싸여져서 다수의 핵분열을 동반하며, 결국 분열소체(merozoite)들을 만들어낸다. 차례로 그것들은 영양형들도 된다. 유성생식은 모기의 체내에서 일어나는데 새로운 포자체(포자소체, sporozoite)들이 형성된다. *P. knowlesi*는 아시아의 몇 나라에서 말라리아를 유발하고 있다. 모기의 혈과 감염된 혈액에 오염된 주사기바늘의 사용에 더불어, 수혈이 문제가 되고 있는데, 혈액 관리가 잘 이루어지고 있는 미국 등에서는 문제없지만, 적어도 혈액은행에서 스크리닝이 잘 행해지고 있지 않는 지역에서는 문제가 될 것이다.

1. **병리 및 임상소견:** 열원충의 포자소체(sporozoite)들이 혈류 내로 들어오게 되면 빠르게 간장(liver)으로 이동한다. 거기서 그것들은 포낭과 유사한 구조체를 만들며 수천 개의 분열소체(merozoite)를 갖게 된다. 잠복기 후 방출되면, 분열소체들은 적혈구세포들은 침입하게 되며 헤모글로빈을 영양으로 섭취하게 된다. 계속해서 감염된 적혈구들이 터지며, 다른 적혈구 세포들을 침범할 수 있는 분열소체들을 방출하게 된다. 동시에 많은 적혈구들이 터지면, 발작성 고열(급성적 발열)이 많은 독소물질의 배출 때문에 발생할 수 있다. 열대열원충(열대열말라리아)이 가장 위험한 말라리아 종이다. 그것들은 빠르게 급성적 질병을 야기할 수 있는데, 지속적인 고열과 직상승 혈압이 특징이다. 감염은 모세혈관 폐색을 일으킬 수 있으며 치료가 적절치 못하면 죽음을 초래한다. 사일열원충(*Plasmodium malariae*), 삼일열원충(*P. vivax*) 및 난형열원충(*P. ovale*)은 경미한 형태의 질병을 야기하는데, 아마도 그것들은 미성숙 적혈구나 오래된 적혈구들 또는 그런 둘 다에 잘 침입하지 못했기 때문일 것이다. 모든 시기의 적혈구들을 침입하는 열대열원충과는 이것이 대조적이다. 오늘날까지도 말라리아는 흔하면서도 심각한 질병으로, 2010년에 만에도 약 655,000명의 사망 기록이 보고되었다. 열원충의 생활사는 그림 21.9에서 요약을 볼 수 있다.

2. **진단 및 치료:** 진단은 적혈구 내에서 원충을 찾으면 된다(그림 21.10). Giemsa 염색을 한 후층도말 혈액표본은 가장 감수성 높은 검사법이다. 박피도말 혈액표본은 좀 더 자세한 관찰을 할 수 있는 방법으로 감염된 종(species)을 구별할 수 있으며 치료과정을 계획하는 데 중요하다. 혈청학적 검사로는 급성 질병의 진단에서 보통 낮은 진단율을 보인다. 치료약제 선택은 감염된 말라리아 종류에 따라 결정한다. 열대열원충증은

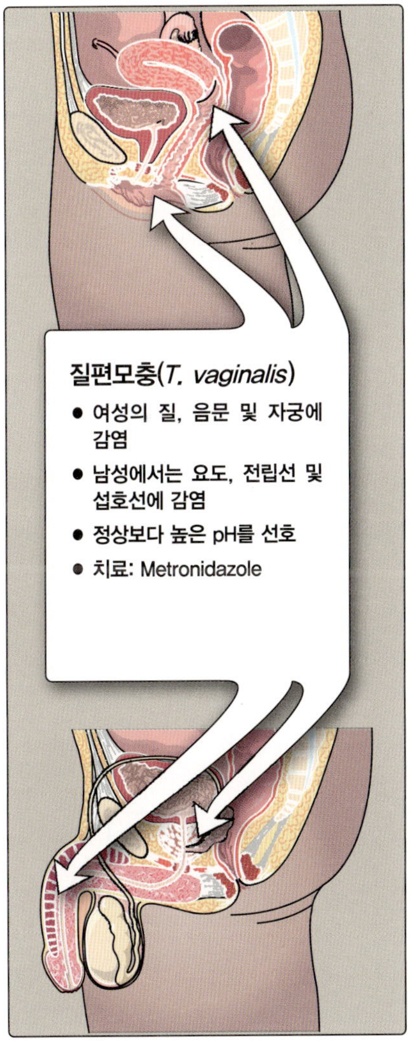

그림 21.8
생식계 감염 요약

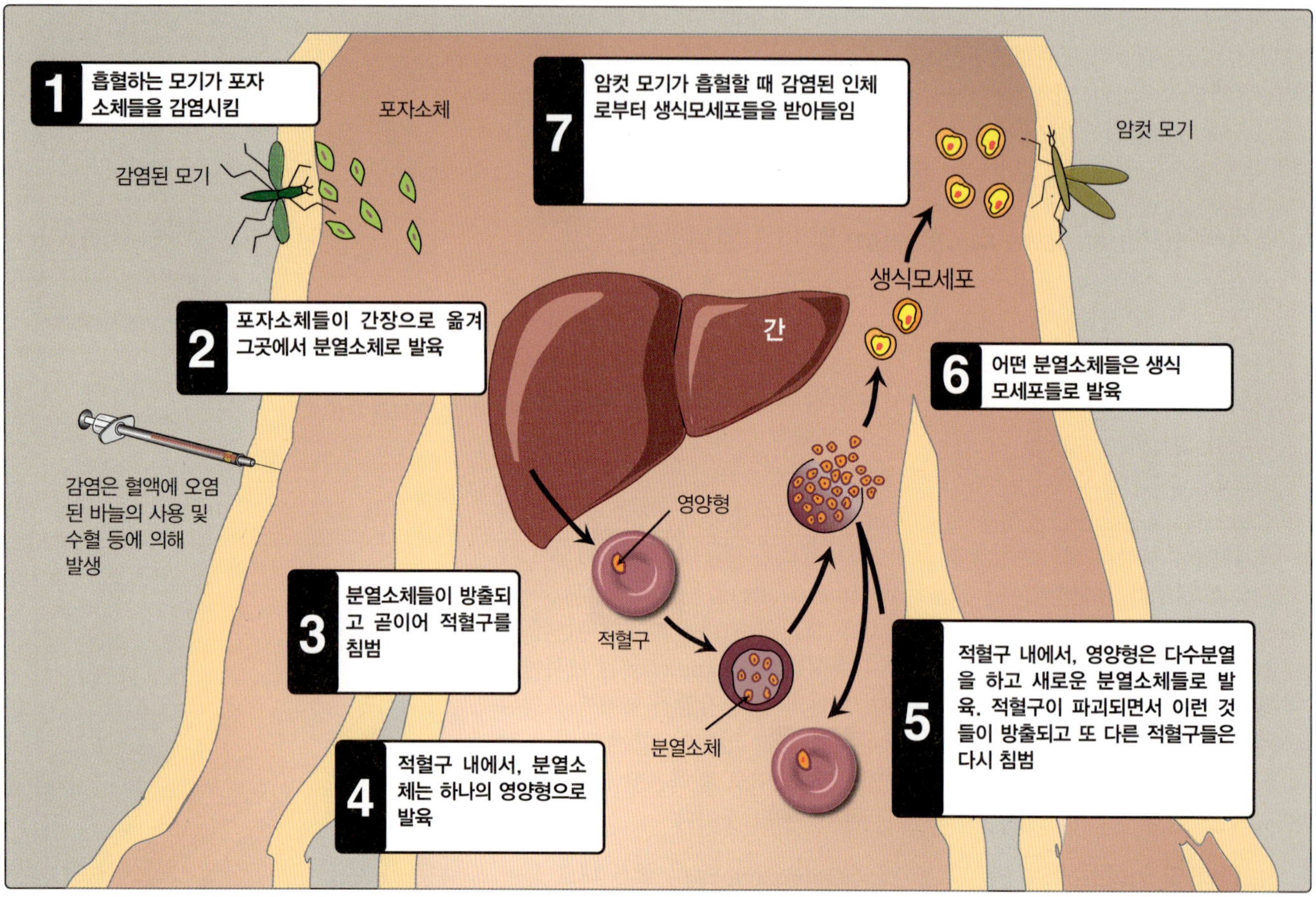

그림 21.9
열대열원충인 말라리아원충의 생활사

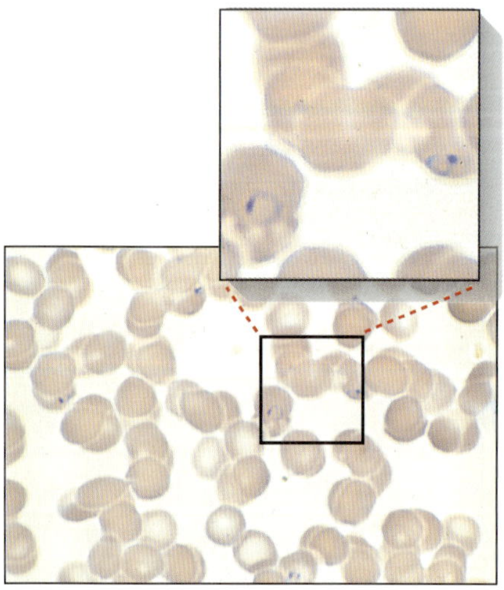

그림 21.10
적혈구 내에 있는 열대열원충의 반지형태(ring form)의 영양형

적혈구외형(exoerythrocytic form)이 없기 때문에 지역적 약제 저항성과 심각성 여부를 고려하여, 퀴닌(quinine), 아테미시닌(artemisinin), 메플로퀸(mefloquine). 또는 독시사이클린(doxycycline)을 처방한다. 클로로퀸(chroloquine) 저항성은 이미 널리 알려져서 더 이상 열대열원충증에 사용할 수 없는 지경에 다달았다. 난형열원충 및 삼일열원충의 감염에 대해 클로로퀸 치료 후, 프리마퀸(primaquine)은 근본적인 간장에 있는 적혈구외형 치료가 필요할 때 2주간의 투여가 효과적이다. 지역적인 감염을 고려해서, 삼일열원충과 난형열원충 감염 치료을 위한 클로로퀸 저항성에 대한 대체약체 선택은 근본적 치료를 위해 신중히 조려해야 한다. 프리마퀸 선택할 때, glucose-6-phosphate dehydrogenase 결핍환자에서 프리마퀸을 투여하면 출혈성 빈혈을 야기하기 때문에 조심해야 한다.

B. 톡소포자충증(*Toxoplasam gondii*)

톡소포자충은 세계도처에 분포하고 있는 포자충류의 하나로 종숙주가 고양이일지라도 모든 척추동물에 감염된다. 인체 감염은 고양이 분변에 있는 난포낭(oocysts)을 우연히 섭취하거나 날것 또는 잘 조리되지 않는 고기의 섭취에 의해 또는 감염된 엄마로부터 선천적으로 감염되거나 혈액 수혈로 감염된다.

1. **병리 및 임상소견:** 인체감염에서는 두 종류의 톡소포자충 영양형들이 발견되는데, 그 하나는 빠르게 자라나는 빠른분열소체(tachyzoite)로써 급성 감염 시 초기에 체액 내에서 나타난다. 느리게 발육하는 느린분열소체(bradyzoite)는 근육과 뇌 조직 및 눈에서 포낭을 형성하여 그 안에서 존재한다. 빠른 분열소체는 직접적으로 세포들을 파괴하는데, 특히 실질세포 및 망상내피세포들을 파괴한다. 반면, 조직내 포낭으로부터 터져 나온 느린분열소체들은 혈관파괴와 괴사를 동반하며 국소적 염증을 야기한다. 건강한 사람에 감염되면 대체로 증상이 나타나지 않는다. 그러나 면역이 억제된 사람 또는 이 질병이 재발이 될 수 있는 사람에서는 매우 심각한 질병이다. 선천성 감염 또한 심각한데, 조산, 뇌손상, 대뇌증 등을 초래하며, 신생아에 있어서 맹안(blindness)의 주요 원인이다.

2. **진단 및 치료:** 처음의 진단 시작은 조직표본(검체)으로부터 원충을 찾아내는 것이나, 때때로 좋은 결과를 기대할 수 없다. 실용화된 진단키트가 최근에 많이 이용되는데, 톡소포자충을 진단하기 위한 혈청학적 검사들은 이제 통상적으로 사용되는 방법이다. 이런 검사법들은 톡소포자충에 특이적인 IgG과 IgM을 찾는 방법을 포함하고 있다. 톡소포자충 감염에 대한 치료약제는 피리메사민(pyrimethamine)으로 설파디아진(sulfadiazine)과 병용한다. 설파제를 쓸 수 없는 환자에서는 크린다마이신(clindamucin)을 병용할 수 있다.

C. 파동편모충증(Trypanosome species)

파동편모충은 두 종류의 만성적이고 실제로 치명적인 병(아프리카수면병과 아메리카파동편모충)으로 다양한 파동편모충종들에 의해 야기된다. 이 질병들 사이의 차이점과 이용할 수 있는 치료약제들이 그림 21.11에 요약되어 있다.

1. **병리 및 임상적 소견:** 아프리카수면병(sleeping sickness)은 두 개가 거의 유사한 편모충류인 감비아파동편모충(*Trypanosoma brucei gambiense*) 및 로데시아파동편모충(*Trypanosoma brucei rhodesiense*)에 의해 야기된다(그림 21.12). 이런 원충들은 체체파리(tsetse fly)가 흡혈할 때 인체로 감염되는데, 일차적 병소물림(primary lesion) 또는 하감(chancre)을 유발한다. 그런 후에 림프조직을 따라 퍼져나가며, 혈액 내에서 세포외 생식을 한다. 뒤이어 원충들은 중추신경계(CNS)를 침범하여 뇌와 뇌척수에 염증을 야기하는데, 분비되는 독소(toxin)들에 의해 촉진된다. 이런 염증들은 특징적인 기면(혼수상태, lethargy)을 유발하여 실제적으로 계속되는 잠과 죽음을 초래하게 한다. 아메리카파동편모충증(샤가스병, chagas disease)은 크루스파동편모충(*T. cruzi*)에 의해 야기되는데, 중남미에 특히 많다. 수면병과는 달리, 곤충의 흡혈에 의해 전파되기보다 곤충의 대변이 눈의 결막이나 피부의 상처를 통해 오염시킴으로써 전파된다. 첫 번째 증상으로는 병원체가 들어온 부위에 육아종이 발생하는 것으로 뒤이어 급성적으로 열이 발생하고 간장부종과 비장부종이 나타난다. 점타 이런 증상들이 사라지면서 소화기 증상들이 나타나기도 한다. 장기간 진행하면서 심근증(cardiomyopathy)과 거대결장증(megacolon)을 유발한다.

2. **진단 및 치료:** 아프리카 수면병의 진단은 일차적으로 체액(예를 들면, 혈액, 뇌척수액, 림프절 추출액 등)을 Giemsa 염색을 한 후 움직이는

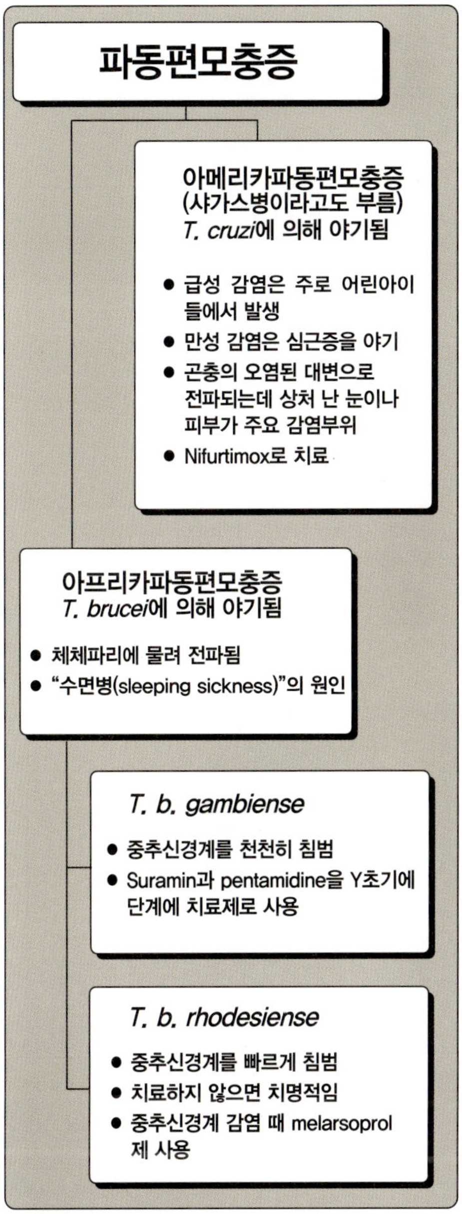

그림 21.11
파동편모충증의 요약

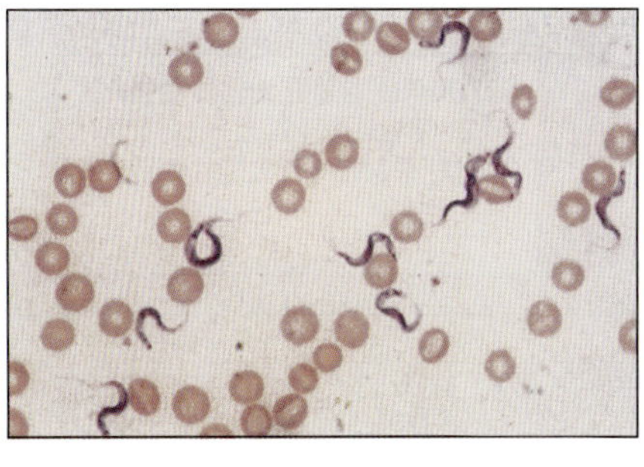

그림 21.12
브루스파동편모충(*Trypanosoma brucei*)

파동편모충들을 찾아내는 것이다. 고도의 감수성이 높은 혈청학적 검사들이 이용되고 있으며, 확진하는데 종종 도움을 주고 있다. 아프리카수면병의 초기 시기는 수라민(suramin) 또는 펜타미딘(pentamidine)으로 치료하며, 중추신경계에 침입한 시기에는 멜라소프롤(melarsoprol)을 사용한다. 아메리카파동편모충증(샤가스병)은 니퍼티목스(nifurtimox)를 사용하는데 약제의 효과는 극히 제한적이다.

D. 리슈만파동편모충증(*Leishmania* species)

리슈만파동편모충증(leishmaniasis)은 리슈만파동편모충(*Leishmania*) 속의 편모충들에 의해 야기되는 감염성 질병의 하나로 다루고 있다. 약 50만 명의 새로운 감염례가 매년 보고되고 있으며, 현재 1,200만 명의 사람이 원충에 의해 감염되어 있다고 보고하고 있다. 리슈만파동편모충증은 세 가지 임상 형태, 즉 피하(cutaneous) 리슈만파동편모충증, 피부점막(mucocutaneous) 리슈만파동편모충 및 내장(visceral) 리슈만파동편모충증이 있다. 다양한 감염 양상을 보여주는 리슈만파동편모충들은 형태학적으로 구별하기가 쉽지가 않지만, 생화학적 특성들로 구별될 수 있다. 2개의 아속(subagents)이 인정되어 있으며(*L. leishmania* 및 *L. viannia*), 각각에는 여러 종(species)들이 포함되어 있다. 어떤 종이든 위의 세 종류 임상 증상 중 하나를 야기할 수 있다. 이런 원충들의 자연 보충숙주(natural reservoir)들은 지역적으로 또한 종에 따라 다양한데, 보통 설치류, 견류(개) 그리고 사람들이다. 인체의 전파는 *Phlebotomus* 또는 *Lutzomyia* 속에 속하는 모래파리(sandfly)의 흡혈에 의해 일어난다. 리슈만파동편모충의 생활사는(그림 21.13)에서 볼 수 있다.

1. **피하 리슈만파동편모충증(지역적 병명; oriental sore)**: 이 질병은 북서부아프리카, 이란 및 이라크 등에서 열대리슈만파동편모충(*Leishmania tropica*)에 의해 유발된다. 피하형인 이 질병은 하나 또는 다수의 궤양을 피하에 형성한다(그림 21.14). 대부분의 경우 자연적으로 치유되기도 하지만 보기 흉한 흉터를 남긴다. 멕시코나 과테말라에서는 *L. mexicana*가 원인 원충류인데 하나의 병소를 야기하는데, 급속히 자연치유되는 경향이 있다.

2. **피부점막 리슈만파동편모충증(지역적 병명: espundia)**: 이 질병은 중남부 아메리카 특히, 아마존 지역에서 브라질 리슈만파동편모충(*L. brasiliensis*)에 의해 유발된다. 이 질병의 형태를 보면, 원충들이 코와 입부위의 피하점막조직을 침입하여 널리 퍼져나간다. 점막조직에 심하게 퍼져나가면, 코의 점막과 입천장이 떨어져 나갈 수 있으며, 2차 감염으로 죽음을 초래할 수 있다.

3. **내장 리슈만파동편모충(지역적 병명, Kala-azar)**: 이 질병은 인도, 동부아프리카 및 중국에서 도노반리슈만파동편모충(*L. donovani*)에 의해 유발된다. 내장성 감염병(visceral disease)을 주로 보이는데, 원충들은 처음에 대식세포들에 감염되며, 뒤이어 비장, 간장 및 골수에 옮겨가는데 그곳에서 급속히 수가 늘어난다. 간헐성 빈혈과 체중감소 증상을 초래한다. 비장과 간장은 커지며, 황달이 발생하기도 한다. 치료치 않으면 2년 내에 치사율이 100%에 가깝다. 어떤 경우에는 이차감염으로 합병증이 유발되며, 쇠약(emaciation) 상태는 죽음을 초래한다.

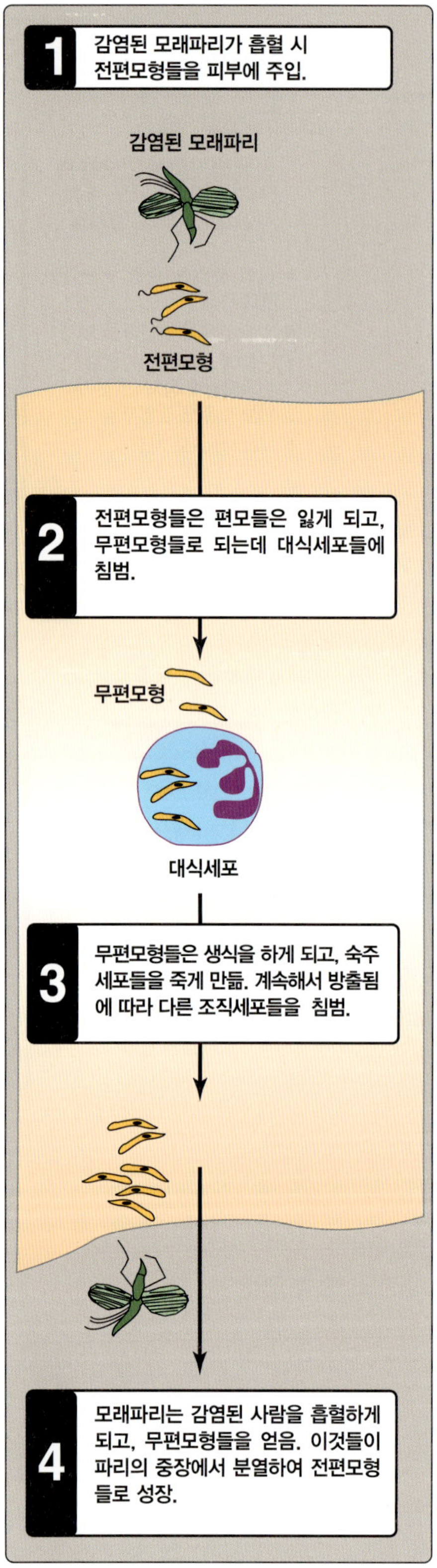

그림 21.13
리슈만파동편모충의 생활사

4. **진단 및 치료:** 진단은 Giemsa 염색된 조직이나 체액표본에서 무편모형(amastigote)을 찾아내는 것인데, 무편모형은 사람과 다른 포유류의 조직 내에서 형성된 리슈만파동편모충의 한 가지 형태이다. 피하 및 피하 점막 리슈만파동편모충증은 감염부위의 가장자리로부터 채취된 조직 표본이나 림프절 추출물로부터 원충을 찾아냄으로써 진단될 수 있다. 내장리슈만파동편모충증은 진단하기가 어려운데, 간장, 비장 또는 골수의 생검(biopsy)이 필요하다. 혈청학적 검사법(예를 들면, 간접형광항체법–28쪽 참조, 보체결합검사법–26쪽 참조)이 유용하며 미국 질병관리본부(CDC)에서 사용되고 있다. 리슈만파동편모충은 치료하기가 어려운데, 이용할 수 있는 약제들은 주의해야 할 독성과 높은 치료 실패율을 갖고 있기 때문이다. 소듐 스티보글루코네이트(sodium stibogluconate)와 같은 안티몬제제(pentavalent antimonials)가 일반적인 치료제이며, 펜타미딘(pentamidine) 및 암포테리신 B(amphotericin B)가 두 번째로 선택할만한 약제들이다.

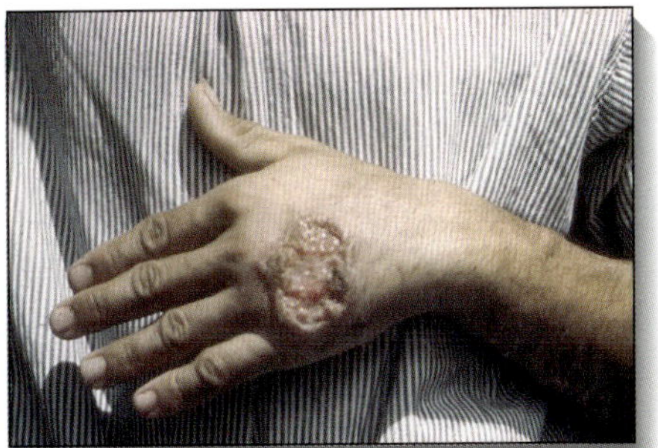

그림 21.14
중앙 아메리카 남자의 손에 발생된 리슈만파동편모충증에 의한 피부궤양

E. 아메바성 뇌염(*Naeglaeria fowleri*, *Acanthamoeba castellani*, *Balamuthia mandrillaris*)

여러 환경 속에 사는 아메바들이 인체에 심각한 중추신경계(CNS) 감염을 야기한다. 파울러자유아메바(*Naeglaeria fowleri*)는 면역이 결핍된 사람들에서 원발성 아메바성 수막뇌염(PAM)을 야기할 수 있다. 이런 아메바는 세 가지 형태, 즉 편모형, 영양형 및 포낭형으로 존재한다. 영양형(민물에서의 감염형태)은 비강을 통해 인체로 들어가는데 주로 어린아이들이 수영을 할 때 감염된다. 코점막을 뚫고 소공질판(cribriform plate)을 통하여 뇌을 직접적으로 침범한다. 아메바는 뇌에서 괴사를 일으키며, 증상이 나타난 후 며칠 만에 죽음을 초래한다. 초기 증상은 두통, 발열, 구토 등이다. 암포테리신 B(amphotericin B)가 적절한 치료제로 쓰일지라도 95%가 죽음에 이른다. 또 다른 자유생활아메바인 가시아메바(*Acanthamoeba* 종)는 아메바성 육아종성 뇌염(GAE)을 유발하는데 PAM처럼 급성적이지는 않다. 그러나 때때로 PAM처럼 치명적이다. 가시아메바는 종종, 특히 면역결핍 환자에서 아메바성 피부염을 유발하기도 한다. 아메바성 결막염(amoebic keritits)은 결막에 아메바가 감염된 것으로 콘택트렌즈 착용자에서 종종 발견되며 눈에 상처를 주어 고통을 받게 한다. 감염원은 콘택트 보관액인데, 건강한 사람일지라도 각막의 손상이 감염원에 필수적이 요소가 된다. *Balamuthia mandrillaria* 또한 자유생활아메바인데, 아메바성 뇌염을 야기한다. 이런 아메바성 감염은 물이나 토양으로 생각되는데, 뇌를 침범하면 출혈을 동반한다. 다른 아메바성 뇌염과 유사하게 면역결핍 또는 면역억제 환자에서 감염은 치명적일 수 있다. 2010년 조직이식 환자에서 BAE 여러 발병례가 보고된 바 있다.

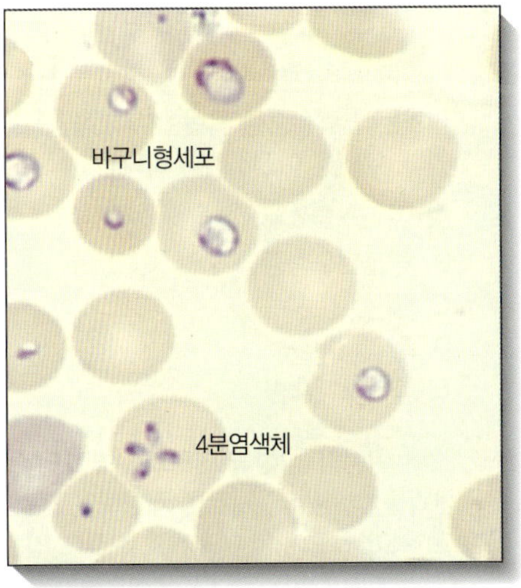

그림 21.15
선천성 바베스열원충에 감염된 신생아의 말초혈액을 Wright 염색한 표본. 혈액도말상에서 원충의 다양한 크기와 형상들을 볼 수 있음

F. 바베스열원충증(*Babesia microti*)

바베스열원충증(babesiosis)은 참진드기가 흡혈함으로써 바베스열원충(*B. microti*)을 전파하여 야기되는데, 라임병을 옮기는 매개절지동물과 동일한 참진드기다. 두 병원체의 보충숙주는 작은 포유류들과 사슴이다. 인체는 바베스열원충의 우연적 숙주로서 사람의 적혈구(RBC)에 감염되며, 적혈구에서 분열하고 궁극적으로 적혈구를 파괴한다. 말라리아와 유사하게 적혈

구 내에서 반지형태(ring-form)의 영양형을 생산하며 진단하는 데 유용하다(그림 21.15). 감염은 적혈구로 퍼져나가지 않지만, 증상은 적혈구의 감소(빈혈초래)와 세포 부스러기 처리(간장비대 및 비장비대 초래) 등과 연관이 있다.

학습 문제

정답을 하나 고르시오.

21.1. 원충류의 영양형 시기의 특징은?

A. 대사과정의 수면 상태
B. 독소 생산
C. 활발한 영양섭취와 생식
D. 편모운동
E. 중간숙주에 기거

정답 = C. 일반적으로 영양형은 활동적인 시기의 상태로, 휴지기 상태의 포낭형과는 구별이 잘 된다. 어떤 종들에 있어서, 다양한 형태의 영양형들이 존재하는데, 톡소포자충의 빠른분열소체 및 느린분열소체가 그것이다.

21.2. 어떤 기생충의 종숙주(고유숙주)란?

A. 무성생식이 일어나는 숙주
B. 유성생식이 일어나는 숙주
C. 기생충을 위해 의무적으로 있어야 할 숙주
D. 기생충을 파괴할 수 있는 숙주
E. 감염된 숙주로부터 감염되지 않은 숙주로 기생충을 옮겨주는 매개체

정답 = B. 유성색식은 종숙주(고유숙주) 내에서 일어나는 반면, 무성생식은 중간숙주에서 일어난다. 예를 들면, 말라리아의 경우 모기가 종숙주가 되며, 사람이 중간숙주가 된다. 대부분의 경우에 두 숙주 모두가 기생충의 번식에 필수적이다.

21.3. 말라리아를 야기하는 열대열원충은 다음 중 어디에 속하나?

A. 근족충류
B. 포자충류
C. 편모충류
D. 섬모충류
E. 분열체

정답 = B. 포자충류는 또한 첨복포자충류로도 불리는데, 세포 끝 쪽에 소기관들의 복합체들이 존재하기 때문으로, 숙주 조직을 기생충이 잘 침투하도록 하는 기관들이다. 분열체들은 분류학적 그룹의 범주에 넣지 않고 영양형들의 한 무리로 간주한다.

21.4. 하이티 지방으로부터 일을 마치고 집으로 돌아온 미국인 사업가는 혈압상승을 동반한 주기적인 고열의 발열 증상을 보였다. 무엇을 예진하여야 하나?

A. 샤가스병
B. 람불편모충증
C. 매독
D. 말라리아
E. 톡소포자충증

정답 = D. 말라리아의 주요한 증상은 수많은 적혈구들이 파괴될 때 발생하는 주기적인 발열이다.

21.5. 22세 여성이 심한 냉대하와 음부소양감(가려움증)으로 산부인과를 찾아왔다. 시료를 채취하여 검경한 결과 운동성이 있고, 핵이 있으며 다수의 편모를 갖고 있는 병원체를 발견하였다. 무엇이 감염되었다고 의심되는가?

A. 대장섬모충
B. 열대열원충
C. 톡소포자충
D. 람블편모충
E. 질편모충

정답 = E. 이 증상은 질편모충에 야기되고 성교에 의해 전파되는 감염병 설명이다. 이런 원충성 편모충류는 운동성이 활발하고 성교에 의해 전파되는 것으로 현미경으로 다른 종들과 확실히 구별이 된다. 생식계 질환을 유발하는 또 다른 원충류들이 보기에 주어져 있지는 않다.

연충류

22

I. 개요

연충류(helminths)는 연충성 벌레(worms)들로써, 어떤 종들은 기생생활을 한다. 여기에는 세 그룹이 있는데, 조충류(cestodes, tapeworms), 흡충류(trematodes, flukes) 및 선충류(nematodes, roundworms) 등이다(그림 22.1). 각각의 종들은 병을 나타내는 일차적 병소에 따라 다루어지기도 하는데, 종종 소장은 일반적으로 적은 손상을 받을 수 있지만 생명과 관련 있는 기관들, 즉 뇌, 폐장 및 간장 등에 심각한 병변을 일으킬 수도 있다. 적어도 전 세계 인구의 70%가 연충성 기생충에 감염되어 있다고 보고되고 있다. 인체의 감염 경로는 종에 따라 다양한데, 날것이나 덜 익힌 돼지고기, 소고기 및 어류에 있는 유충을 섭취함으로써, 또 곤충에 물려서(흡혈할 때), 그리고 직접적으로 유충이 피부를 침범함으로써 감염된다. 북부아메리카(북미)에서 연충성 질병은 드문 반면, 사회적 위생이 나쁘거나 인체의 대변을 비료로 쓰는 세계 도처는 연충성 질병들의 만연지역이다.

II. 조충류(Cestodes)

조충류(tapeworms)는 리본과 같은 모양으로 편절화되어 있으며, 본래가 소장 기생충이다. 그것들은 소화기관을 갖고 있지 않으며, 고형물질들을 섭취하지 못하지만, 그들의 표피를 통해 직접적으로 액상의 영양물질을 흡수한다. 소장에 기생하는 어떤 종들[예를 들면, 광절열두조충(*Diphyllobothrium latum*)]은 놀랄 정도의 길이를 갖는데 15미터까지도 자란다. 조충류는 숙주의 영양분을 빼앗거나, 독소성 배설물을 배설함으로써 임상적으로 손상을 입힌다. 대량으로 감염되었을 때는 장 파열을 야기하기도 한다. 조충류의 앞쪽은 두부(scolex)를 형성하는데, 소장 벽에 잘 붙게 해주는 갈고리들과 흡반들의 구조를 갖고 있다(그림 22.2). 몸체(체절, strobila)는 많은 편절(proglottids)들로 구성되어 있는데, 두부 바로 뒷부분에서부터 연결되어 형성된다. 각각의 편절은 완전한 쌍의 생식기관, 즉 암컷과 수컷 생식기관을 갖고 있으며 수정란을 생산해 낸다. 충란으로 가득 찬 성숙한 편절은 뒷부분에 자리 잡고 있다. 이것들은 줄지어 떨어져 나가며 대변을 통해 체외로 나간다. 의학적으로 중요한 4가지 조충류들에 대한 감염상의 특징들이 그림 22.3에 요약되어 있다. 유구조충(*Taenia solim*)은 두 개의 다른 발병 양상을 갖는데, 감염이 덜 익힌 돼지고기에 있는 유충으로 감염되었는지 아니면 충란으로 감염되었는지에 달려 있다. 전자의 경우에 감염은 소장에 국한되지만, 후자의 경우에는 충란이 유충으로 발육하여 뇌나 다른 조직에서 낭(유구낭미충, cysticerci)을 형성한다.

연충류

- **조충류(Tapeworms)**
  - ***Diphyllobothrium latum*** (Broad fish tapeworm)
  - ***Echinococcus granulosus*** (Dog tapeworm)
  - ***Taenia saginata*** (Beef tapeworm)
  - ***Taenia solium*** (Pork tapeworm)
- **흡충류(Flukes)**
  - ***Clonorchis sinensis*** (Chinese or Oriental liver fluke)
  - ***Paragonimus westermani*** (Lung fluke)
  - ***Schistosoma mansoni*** (Blood fluke)
  - ***Schistosoma haematobium*** (Blood fluke)
  - ***Schistosoma japonicum*** (Blood fluke)
- **선충류(Roundworms)**
  - Intestinal infections
    - ***Ancylostoma duodenale***
    - ***Necator americanus*** (Old World and New World hookworms)
    - ***Ascaris lumbricoides*** (Giant roundworm)
    - ***Enterobius vermicularis*** (Pinworm)
    - ***Strongyloides stercoralis*** (threadworm)
    - ***Trichinella spiralis***
    - ***Trichuris trichiura*** (Whipworm)
  - Tissue infections
    - ***Brugia malayi***
    - ***Dracunculus medinensis*** (Guinea worm)
    - ***Loa loa*** (Filarial worm, or African eye worm)
    - ***Onchocerca volvulus*** (Filarial worm)
    - ***Toxocara canis*** (Dog worm)
    - ***Wuchereria bancrofti*** (Filarial worm)

그림 22.1
임상적으로 중요한 연충류

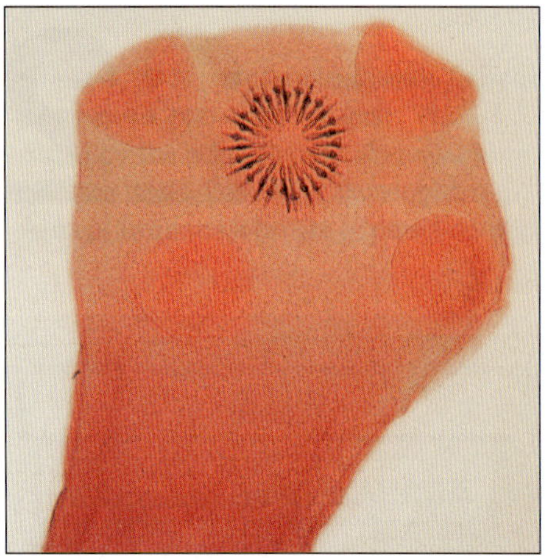

그림 22.2
유구조충의 두부로 직경이 약 1 mm 정도이며 4개의 흡반을 갖고 있음

III. 흡충류(Trematodes)

주로 flukes로 불리는 흡충류는 작고(약 1 cm) 편평하며 잎 모양의 편형동물로써 종에 따라 인체의 다양한 기관들에 기생한다(예를 들면, 소장정맥, 방광, 간장, 폐장 등). 모든 흡충류들은 민물패류(snails)를 중간숙주로 이용한다.

A. 자웅동체 흡충류

전형적인 흡충류의 생활사에서 발생(생식)과정은 자웅동체(hermaphroditic)의 성충이 인체(종숙주)에서 충란을 배출하면서 시작된다. 충란들은 자연환경내로 배출된다. 첫 번째 유충시기(섬모유충, miracidum)는 충란의 내부에서 발생한다. 이런 유충들이 배출되어 나와 적당한 패류에 침투하는데 이때가 첫 번째 중간숙주이다. 패류 안에서 유성생식이 일어나며, 그런 동안에 여러 중간 발생 단계의 형태들, 즉 스포로시스트(sporocyst), 레디아(redia)들로 구별이 뚜렷해진다. 결과적으로 마지막 유충시기에 많은 수의 유미유충(cercaria)이라 부르는 유충들로 발육하며, 패류를 떠나 제2중간

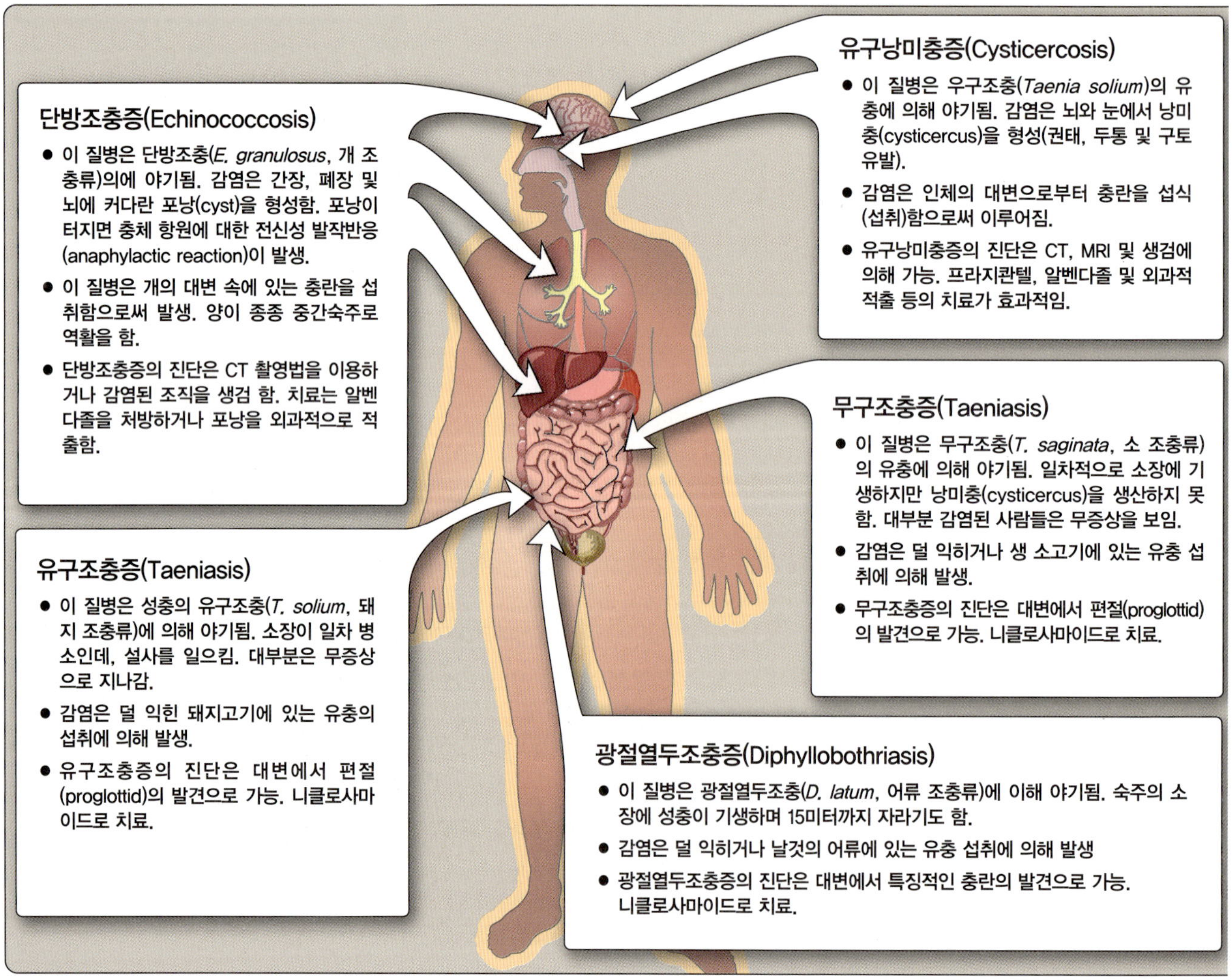

그림 22.3
흔히 발생하는 조충성 감염에 대한 특징과 치료법. CT= 컴퓨터 단층촬영; MRI= 자기공명영상

숙주들(종에 따라 어류, 갑각류 등 다양)을 찾아 나선다. 제2중간숙주 내에서 유미유충은 포낭유충(metacercaria)이라 불리는 낭을 형성하며 감염력을 지니고 있는 유충으로 발육한다. 마침내 포낭유충이 감염되어 있는 생것 또는 덜 익힌 어류나 갑각류를 사람이 섭취하게 되면, 포낭유충은 탈낭을 하고 성숙해진 흡충류 성충은 폐장이나 간장과 같은 조직을 침입하고 충란을 생산하기 시작한다. 이로써 생활사가 완성된다.

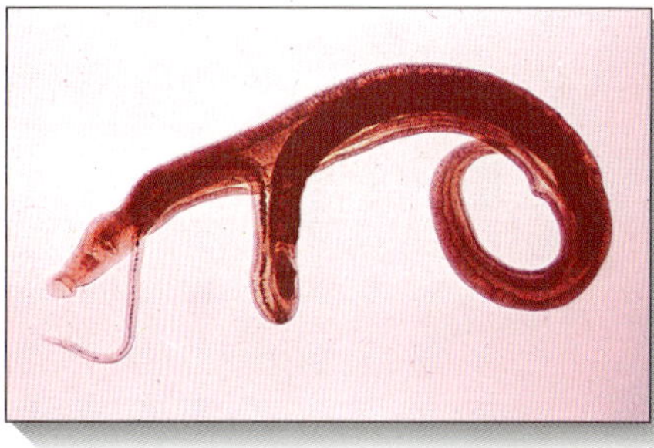

그림 22.4
수컷의 주혈흡충으로 긴 만곡부를 갖고 있는데, 좀 더 작은 암컷이 들어 있는 곳으로 끊임없이 교미를 함

B. 자웅이체 흡충류(주혈흡충류)

주혈흡충류(schistosomes)의 생활사는 자웅동체 흡충류와 비슷하다. 한 가지 다른 점은 주혈흡충류는 단지 하나의 중간숙주, 즉 패류만이 갖는다는 것이다. 또 다른 점은 주혈흡충류는 오염된 음식물의 섭취에 의해 감염되기보다는 오염된 강이나 호수에서 주혈흡충의 유충이 직접적으로 인체의 피부를 침입한다는 것이다. 인체에 감염되어 발육한 후에, 성충은 다양한 복강의 혈관들에 자리 잡게 되는데 종에 따라 다르다. 그리하여 그것들은 혈관기생흡충류(blood flukes)라 불린다. 앞서 서술된 전형적인 자웅동체 흡충류와는 달리, 주혈흡충류는 완전히 분리된 뚜렷한 성별을 갖고 있

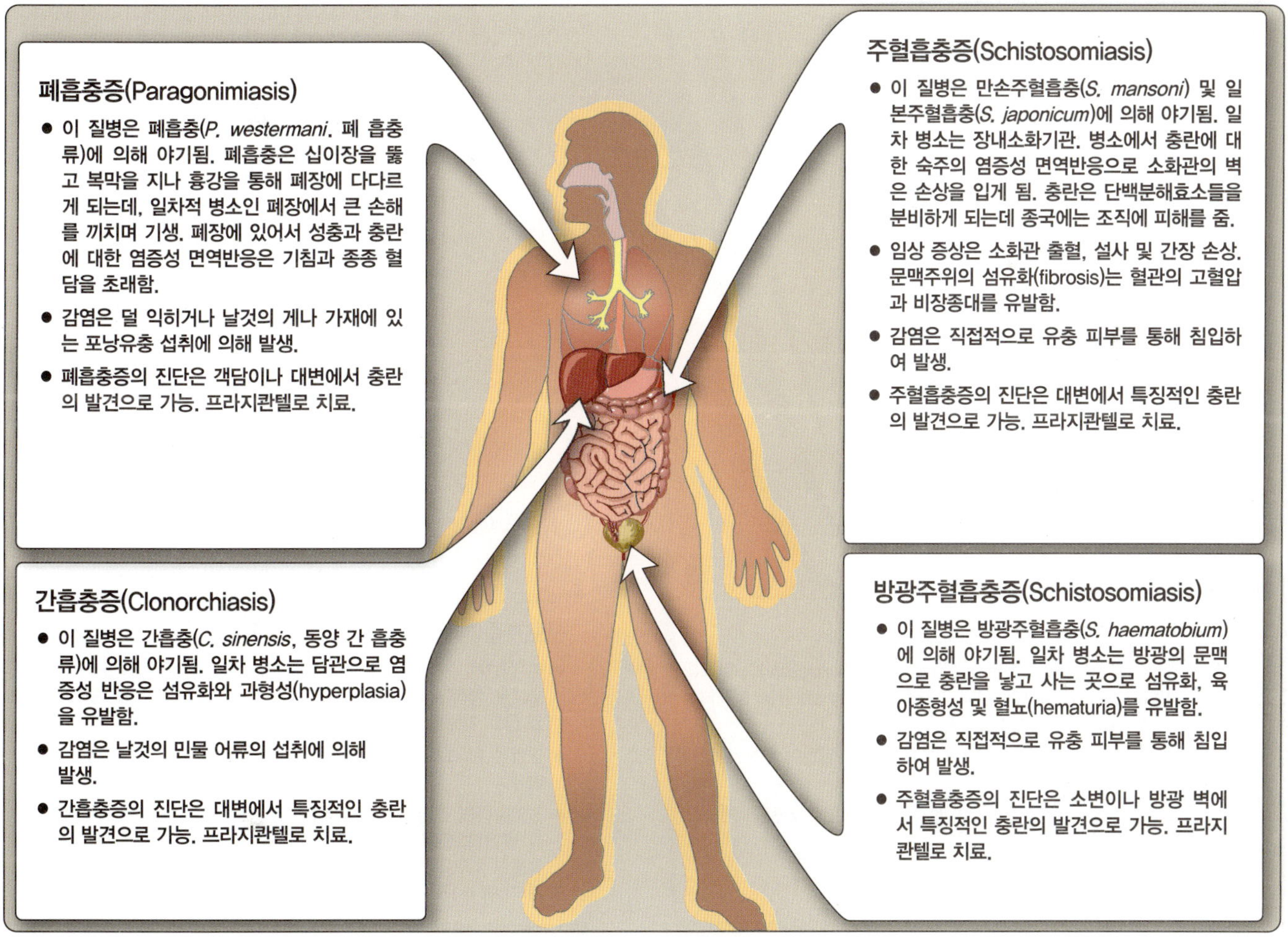

그림 22.5
흔히 발생하는 흡충성 감염에 대한 특징과 치료법

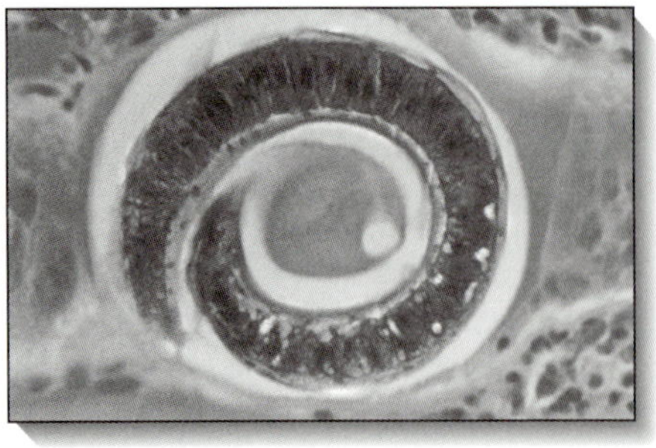

그림 22.6
골격근에 있는 선모충의 꼬여진 상태의 유충

다. 뚜렷한 해부학적 특징의 하나는 완전히 성숙한 수컷의 복부는 긴 만곡부를 갖고 있는데, 그곳에 대체로 작은 암컷이 살고 있으며 그곳에서 끊임없이 교미를 한다(그림 22.4). 이것들의 짝짓기는 주로 인체의 간장에서 일어난다. 수정란들은 인체의 혈관 벽을 침입해서 소장, 또는 방광으로 들어가며, 대변과 소변을 통해 체외로 배출된다. 담수에서 충란들은 섬모유충으로 발육하고 그것들은 패류로 감염되며 그곳에서 다수분열을 하여 유미유충(cercaria)으로 발육한다(최종의 자유롭게 수영할 수 있는 유충형태). 유미유충이 담수로 빠져나옴으로써 생활사가 완성된다. 임상적으로 중요한 흡충류의 특징들은 그림 22.5에서 요약을 볼 수 있다.

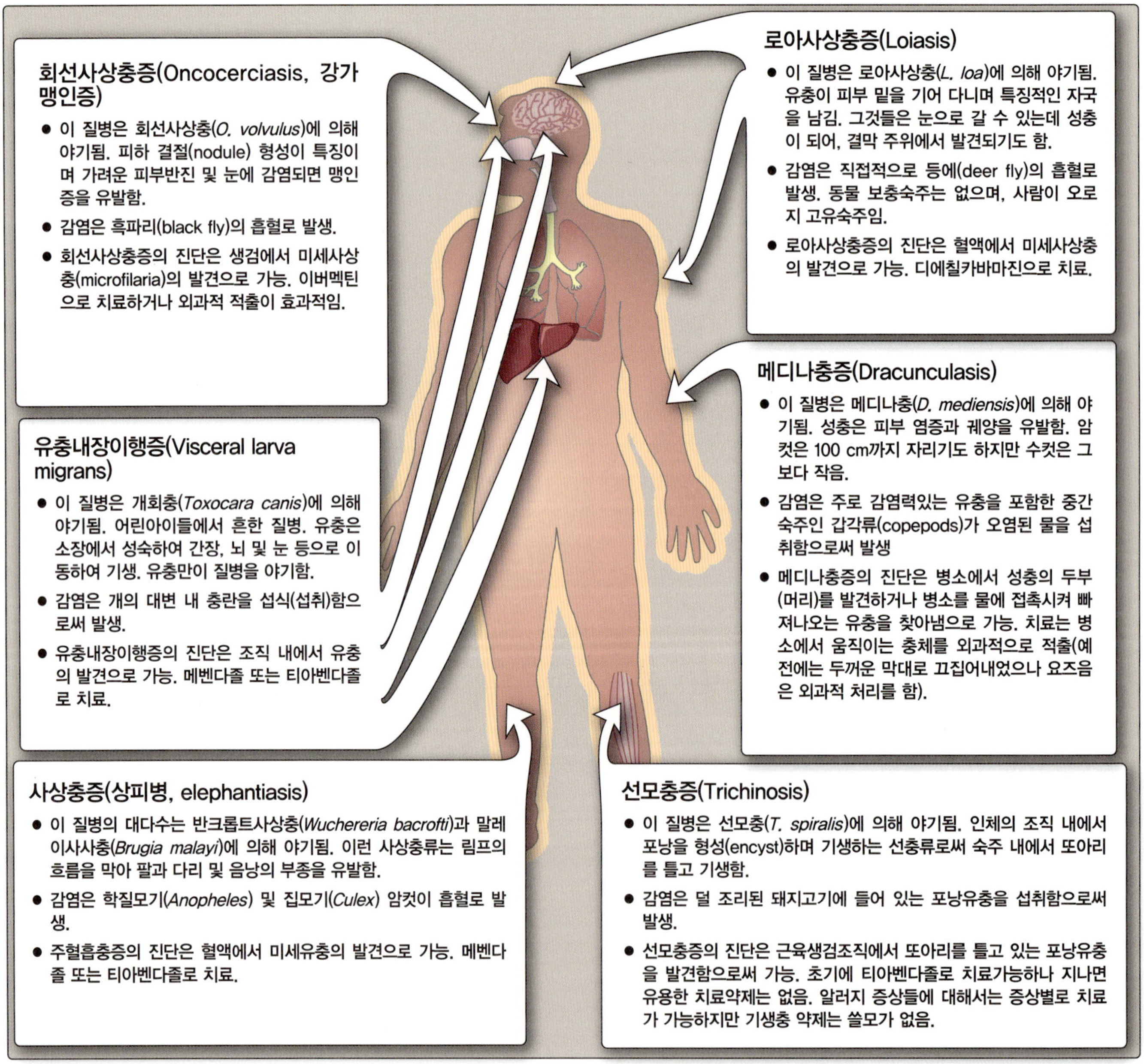

그림 22.7
소장보다는 다른 조직에서 흔히 발생하는 선충류 감염에 대한 특징과 치료법

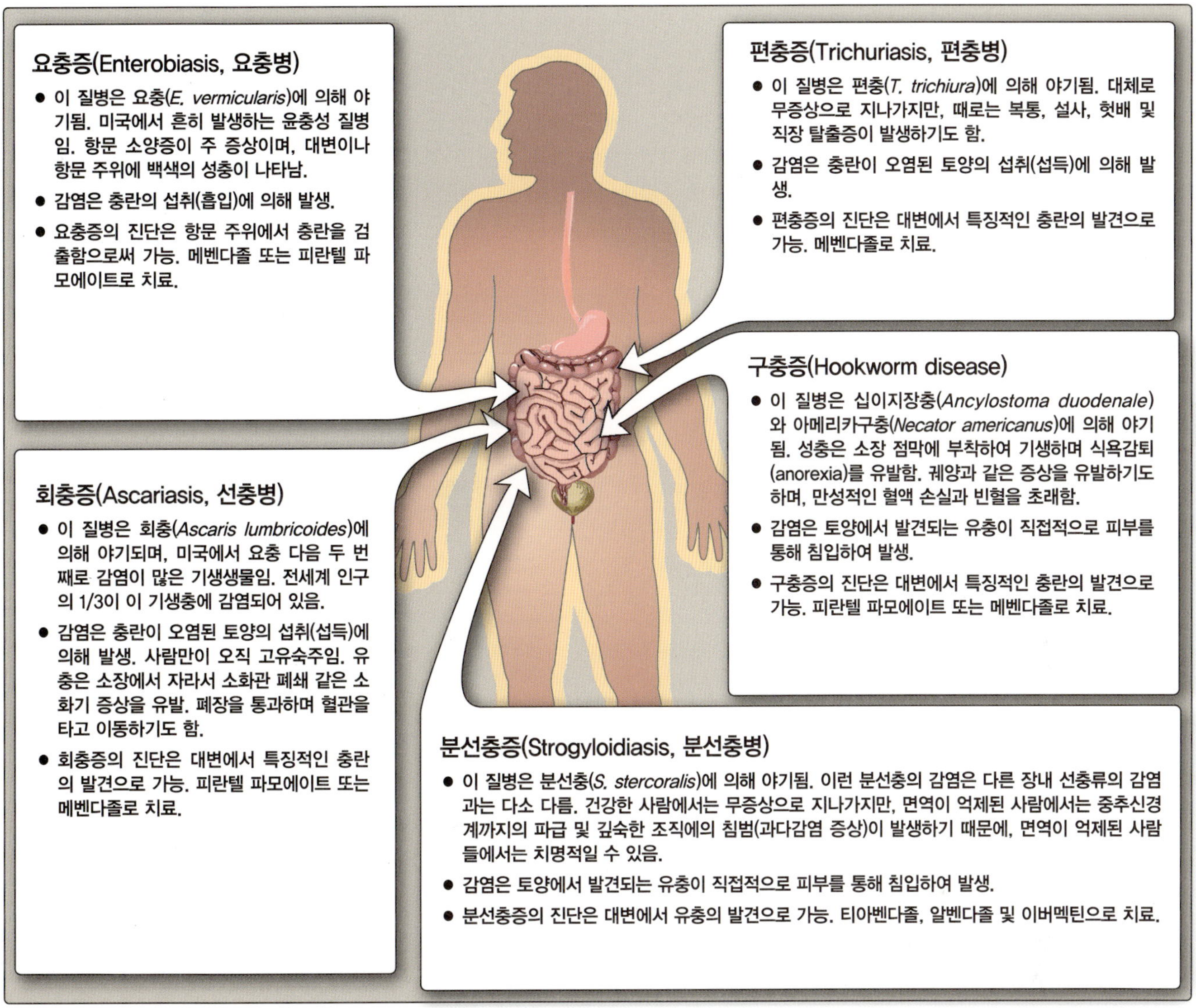

그림 22.8
흔히 발생하는 장내기생 선충류 감염에 대한 특징과 치료법

IV. 선충류(Nematodes)

선충류(nematodes, roundworms)는 길쭉하고 편절화되어 있지 않은 기생충들로써 양쪽 끝부분이 가늘어져(tapered) 있다(그림 22.6). 다른 윤충류와는 달리 선충류는 완전한 소화계를 갖고 있는데, 입(mouth), 몸체 전체를 지나가는 소장(intestine) 및 하나의 항문(anus) 등이다. 몸체는 단단한 하나의 세포로 이루어진 표피(cuticle)에 의해 보호되어 있다. 대부분의 선충류는 자웅이체이며 해부학적으로 뚜렷한 성별을 갖고 있다. 감염방식은 종에 따라 다양한데, 감염기 유충에 의한 피부감염을 포함하여, 오염된 토양, 덜 익힌 돼지고기 등의 섭취 그리고 곤충류의 흡혈에 의해서도 감염된다. 선충류는 대체로 인체의 모든 조직에 침투할 수 있다. 간장, 신장, 소장, 피하조직, 눈 등등. 일반적

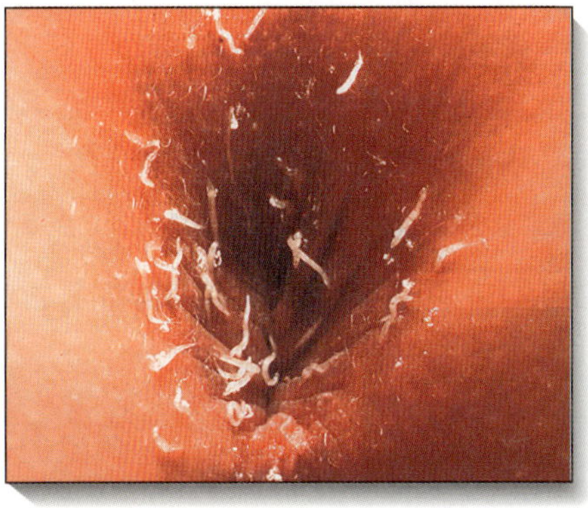

그림 22.9
5세 아이의 항문에 살고 있는 요충들

으로 선충류는 그것들이 소장에 감염되느냐 또는 조직에 감염되느냐에 따라 나눌 수 있다(그림 22.7 및 22.8). 또 다른 방식으로는 충란으로 감염되느냐 또는 유충으로 감염되느냐로 나누는 것이다. 미국에서 가장 많은 선충류 감염은 요충증(enterobiasis, pinworm disease)으로 항문 소양증(itching)을 야기하지만(그림 22.9) 크게 손상을 주지는 못한다. 전 세계적으로 좀더 심각한 질병이 회충증(ascariasis)으로 회충(*Ascaris lumbricoides*)에 의해 야기된다(그림 22.8).

학습 문제

정답을 하나 고르시오.

22.1 흡충류 감염으로 진단된 한 환자가 있다. 인이 기생체를 특별히 발견할 수 없는 경우 어떤 약제를 투여해야 효과적인가?

A. 니크로스아마이드(Niclosamide)
B. 티아벤다졸(Thiabendazole)
C. 프라지콴텔(Praziquantel)
D. 디에틸카바마진(Diethylcarbamazine)
E. 테트라사이클린(Tetracycline)

정답 = C. 프라지콴텔이 대부분의 흡충류 감염에 써야 할 약제이다.

22.2 다음 중 미국에서 흔히 발생하는 윤충성 질환은?

A. 주혈흡충증
B. 광절열두조충증
C. 간흡충증
D. 선모충증
E. 요충증

정답 = E. 요충증은 미국에서 잘 알려진 선충류성 질병이다.

22.3 다음 중 모기가 흡혈할 때 전파되는 윤충성 질병은?

A. 사상충증
B. 회선사상충증
C. 조충증
D. 주혈흡충증
E. 유충내장이행증

정답 = A. 모기들은 감염된 혈액으로부터 미세사상충(microfilariae)들을 섭취한다. 곤충 내에서 미세사상충은 감염력이 있는 미세사상충으로 발육하며 흡혈 시 인체 내로 주입된다. 회선사상충증은 먹파리(blak fly)의 흡혈에 의해 전파됨. 조충증은 덜 익힌 돼지고기 섭취에 의해 감염됨. 주혈흡충증은 직접적인 유충의 피부침입으로 발생. 유충내장이행증은 개의 대변에 있는 충란을 섭취했을 때 발생함.

22.4 다음 중 윤충류의 유충이 피부를 뚫고 감염이 되는 윤충성 질병은?

A. 사상충증
B. 회선사상충증
C. 메디나충증
D. 주혈흡충증
E. 유충내장이행증

정답 = D. 주혈흡충류의 유미유충은 수중에서 패류로부터 유리되며 인체의 피부를 침투할 수 있는 감염력을 갖는다. 사상충증은 모기의 의해 전파됨. 회선사상충증은 먹파리(blak fly)의 흡혈에 의해 전파됨. 메디나충증은 생명력이 있는 유충을 갖고 있는 중간숙주인 물벼룩(copepods)이 오염된 식수를 통해 감염됨. 유충내장이행증은 개의 대변에 있는 충란을 섭취했을 때 발생함.

제 4 단원
바이러스

바이러스의 소개

23

I. 개요

바이러스는 최소한 두 가지 성분, 즉 1) RNA 또는 DNA로 구성되는 한 개의 유전체(genome) 2) 유전체를 보호하기 위한 단백질 함유 구조(캡시드; capsid)로 구성된 감염체이다(그림 23.1A). 많은 바이러스는 부가적인 구조물들을 가지고 있다. 예를 들면 외피(envelope)는 단백질을 함유하는 지질층으로 존재의 유무로 특정 바이러스 그룹을 다른 그룹들과 부수적으로 구별할 수 있다(그림 23.1B). 이와 같은 구조요소들이 결합된 완전한 바이러스의 입자를 비리온(virion)이라고 한다. 기능적인 용어로서, 비리온은 핵산 탑재체를 싸고 있는 운반시스템으로 설명할 수 있다. 운반시스템은 유전체를 보호하고 바이러스가 숙주세포와 결합 가능하도록 설계된다. 탑재체는 바이러스 유전체로서 세포 내에서 일어나는 바이러스 복제의 초기 단계에서 필요한 효소들도 포함한다. 바이러스의 병원성은 다양한 구조와 기능적 특성에 따라 달라진다. 그러므로 심지어 유사 바이러스군 속에서도 서로 다른 종들은 매우 다른 임상병리학적 증상을 나타낼 수 있다.

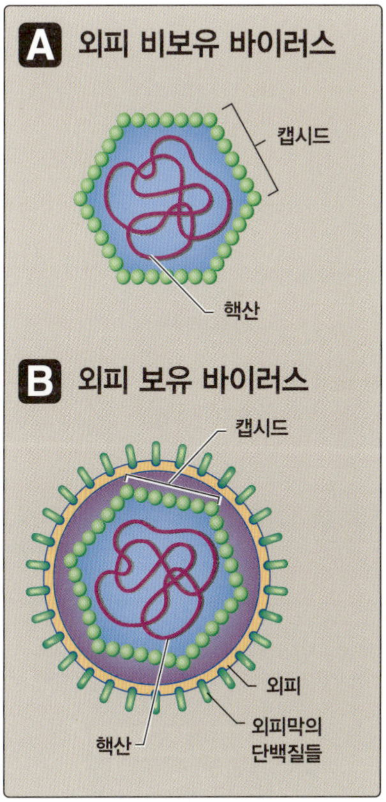

그림 23.1
일반 구조: A. 외피 비보유 바이러스; B. 외피 보유 바이러스

II. 바이러스의 과, 속 및 종을 정의하는데 사용되는 특징들

바이러스는 1) 바이러스 핵산의 종류와 구조, 2) 복제에 사용되는 전략, 3) 바이러스 캡시드의 대칭구조(나선형 또는 정이십면체형), 4) 지질 외피의 유무에 의해 관련 군(group), 과(family) 및 아과(subfamily)로 구분된다. 바이러스과 내에서 숙주 범위, 혈청학적 반응, 바이러스 단백질의 아미노산 서열 및 핵산 상동성 등과 같은 부수적이고 특이적인 특성의 차이는 종(genus)과 속

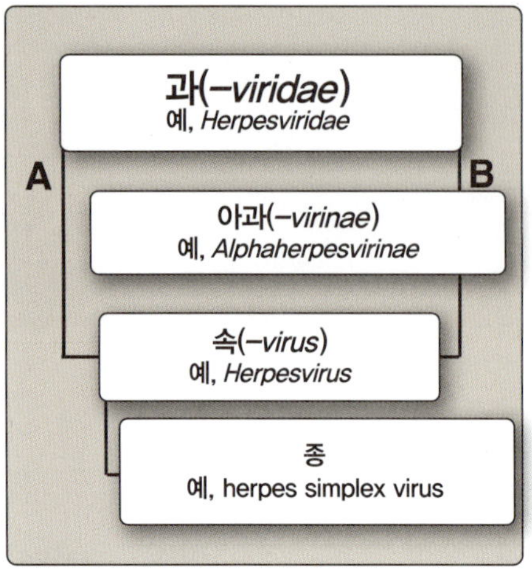

그림 23.2
바이러스의 분류: A. 아과(subfamily)가 존재하지 않는 경우. B. 아과(subfamily)가 존재하는 경우

(species)을 분류하는 기초가 된다(그림 23.2) 동종 바이러스 간에도 다른 지역으로부터 분리된 경우 서로 핵산서열이 다를 수도 있다. 이와 같은 경우, 동종의 주(strain)라 지칭한다.

A. 유전체(Genome)

바이러스 입자에서 발견되는 핵산의 형태는 단일 또는 이중가닥 형태의 RNA 또는 DNA로서 가장 기본적이며 간단한 바이러스의 특징이다. 자연계에서 발견되는 바이러스 유전체의 가장 흔한 형태는 단일가닥 RNA와 이중가닥 DNA이나 이중가닥 RNA와 단일가닥 DNA 유전체도 의학적으로 중요한 바이러스에서 발견된다(그림 23.3). 단일가닥 바이러스 RNA 유전체는 다시 양성극성(mRNA 극성으로 단백질 합성의 주형으로 사용 가능)과 음성극성 또는 안티센스(mRNA 극성에 상보적으로 단백질 합성의 주형으로 직접 사용 불가)로 구분된다. 이와 같이 두 가지 형태의 RNA 유전체를 함유하는 바이러스들은 일반적으로 각각 양성가닥과 음성가닥 RNA 바이러스라 한다.

B. 캡시드 대칭성(Capsid symmetry)

대부분의 바이러스과에 있어서 유전체를 싸고 있는 단백질 피막은 나선형(막대형 또는 코일형) 또는 정이십면체형(구형 또는 대칭형)의 두 개의 기하학적 형태로 관찰된다. 캡시드는 이 구조물들을 암호화하기 위한 제한된

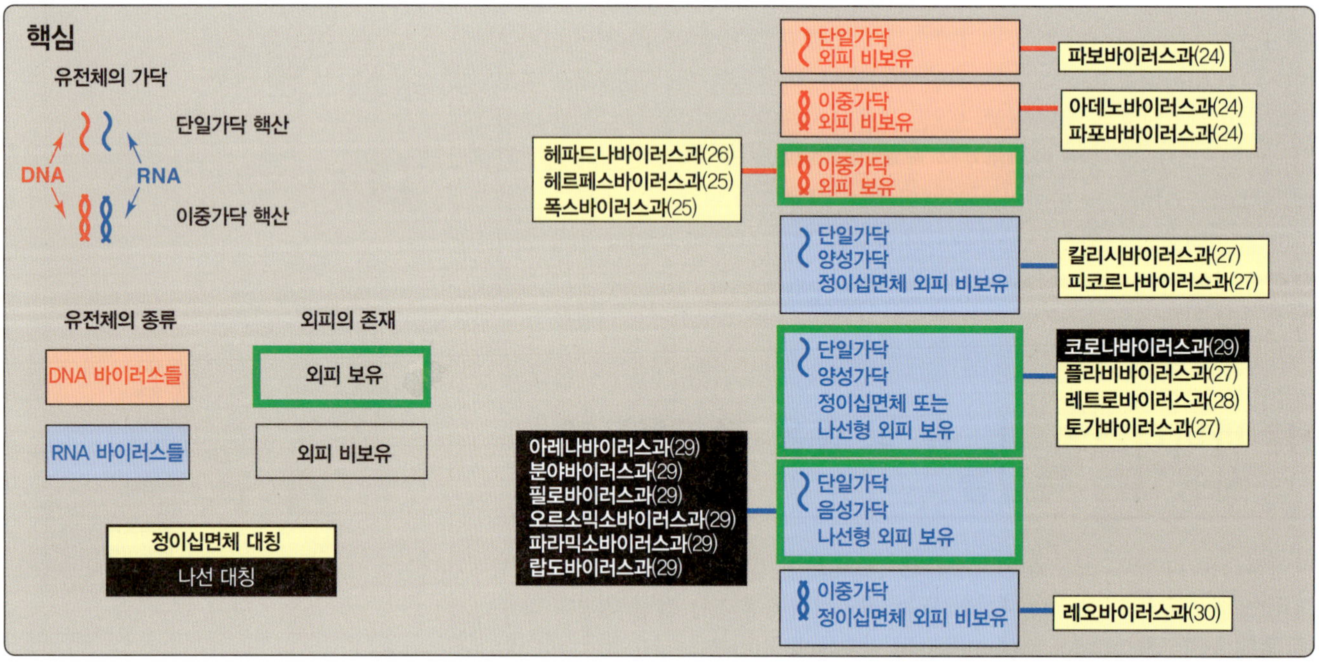

그림 23.3
바이러스과는 유전체의 종류, 캡시드의 대칭성 및 외피의 존재 유무에 따라 분류된다. RNA는 파란색, DNA는 붉은색, 핵산(DNA 또는 RNA)은 보라색, 바이러스 외피는 녹색으로 표시(주: 번호는 상세한 설명이 되어 있는 장 참조)

양의 유전정보만을 요구하는 다수의 단일 폴리펩티드의 복제물(나선형 캡시드) 또는 소수의 서로 다른 폴리펩티드들(정이십면체형 캡시드)로 구성된다.

1. **나선(Helical)대칭:** 파라믹소바이러스과(312쪽 참조)와 같은 나선대칭형 캡시드는 단일 폴리펩티드종의 반복단위로 구성되며, 바이러스 핵산과 결합되어 나선형 실린더로 자가 조립된다(그림 23.4). 각각의 폴리펩티드 단위인 프로토머(protomer)는 이웃하는 프로토머와 수소결합되어 있다. 프로토머들과 핵산의 복합체를 뉴클레오캡시드(nucleocapsid)라고 한다. 바이러스 핵산은 캡시드에 의해 둘러싸여 있기 때문에 환경의 손상으로부터 보호된다.

2. **정이십면체(Icosahedral)대칭:** 정이십면체 대칭형 캡시드는 나선대칭형 캡시드보다 더욱 복잡하며 캡소미어(capsomer)로 불리는 구조적 아조립 단위인 여러 개의 서로 다른 폴리펩티드로 구성된다. 이들은 서로 수소결합으로 연결되어 정이십면체를 형성한다(그림 23.5). 핵산 유전체는 견고하게 형성된 정이십면체 구조 내부의 빈 공간에 존재한다.

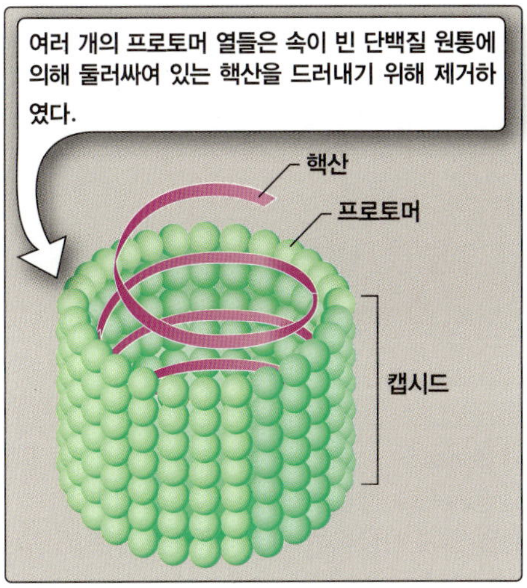

그림 23.4
나선대칭 바이러스의 뉴클레오캡시드

C. 외피(Envelope)

바이러스과의 정의에서 사용되는 중요한 구조는 외피라고 불리는 뉴클레오캡시드를 감싸고 있는 지질을 함유하는 막의 존재 유무로서 이 막을 외피라고 한다. 외피가 없는 바이러스를 외피 비보유(naked) 바이러스라 하며, 외피 보유 바이러스에서는 뉴클레오캡시드가 외피 안에 유연하게 감겨 있으므로 대부분의 바이러스들은 거친 구형으로 보인다(그림 23.6). 외피는 숙주세포 막에서 기인되나 세포막 단백질들은 바이러스 특이 단백질들로 대체되어 바이러스 입자에 대한 바이러스 특이 항원성을 부여한다. 의학적으로 중요한 바이러스들은 외피 비보유와 외피 보유 정이십면체형의 바이러스들을 모두 포함하나 동물 나선형 바이러스들은 모두 외피와 RNA를 보유한다.

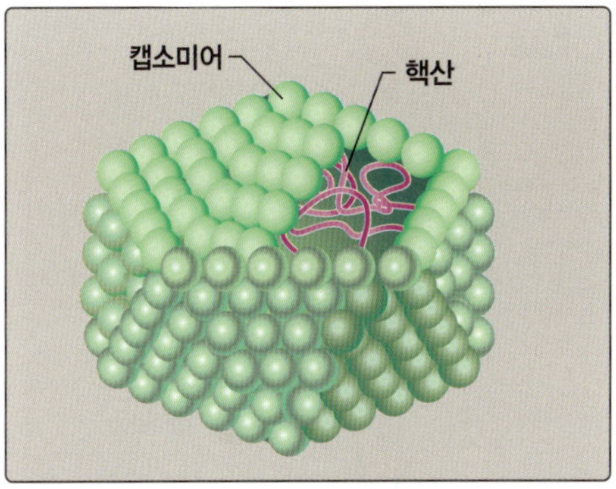

그림 23.5
외피 비보유 바이러스의 정이십면체 대칭

III. 바이러스의 복제: 단일 단계 성장곡선

단일 단계 성장곡선은 단일 바이러스 입자에 감염된 단일 세포 안에서 시간에 따른 감염 바이러스 양에 대한 전체적인 변화를 보여준다. 실제적으로, 이 과정은 많은 수의 감염 세포에서 실험조건들의 조절에 의해 얻을 수 있을 정도로 감염과 거의 동시에 측정된다. 비록 감염 후 자손바이러스를 만드는 데 걸리는 시간과 양은 바이러스과에 따라 크게 다르지만 감염과정의 기본적인 특징들은 모든 바이러스에서 유사하다. 단일 단계 성장곡선은 암흑기에서 시작하여 대수증식기로 진행된다(그림 23.7).

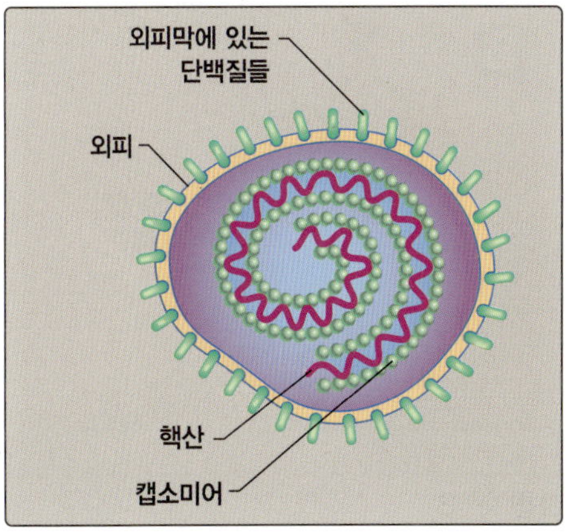

그림 23.6
외피 보유 나선대칭 바이러스의 구조

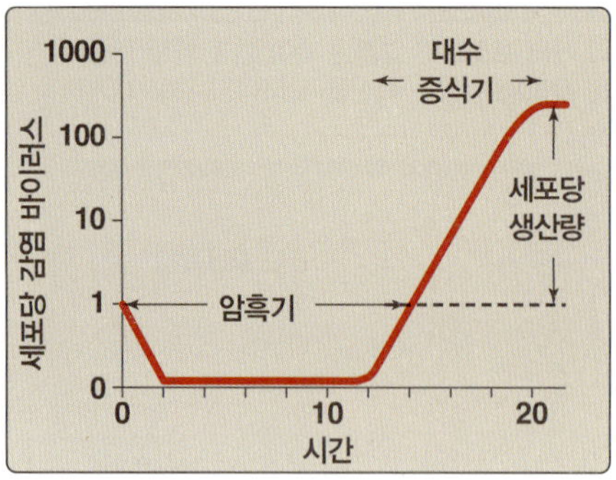

그림 23.7
단일 세포에 감염된 단일 바이러스 입자의 단일 단계 성장곡선. 감염의 개시시간은 0

A. 암흑기(Eclipse period)

일단 바이러스가 숙주세포에 부착되면 다른 세포로의 감염 능력은 소실된다. 이 시기를 암흑기라 하며 양친바이러스가 세포에 침입하여 탈외피한 후 자손비리온의 최초 조립까지의 시간 경과에 해당한다. 이 기간 동안 바이러스 성분들의 활발한 합성이 이루어진다. 대부분의 사람바이러스들에서 암흑기는 1~20시간이다.

B. 대수증식(Exponential growth)

감염 세포 내부에서 형성된 자손바이러스의 수는 시간이 경과함에 따라 기하급수적으로 증가하며 정점에 도달하면 더 이상 증가하지 않는다. 세포당 최대 산출량은 각 바이러스와 세포 시스템의 특징으로, 바이러스 성분들이 계속 합성되어 비리온으로 조립되는 비율과 세포가 새로운 바이러스 입자들을 생산하는데 요구되는 합성능력 및 구조적 보존의 소실 사이에서의 균형을 반영한다. 이 과정은 8~72시간 또는 그 이상이며 한 개의 세포에서 100~10,000개의 비리온들이 생성된다.

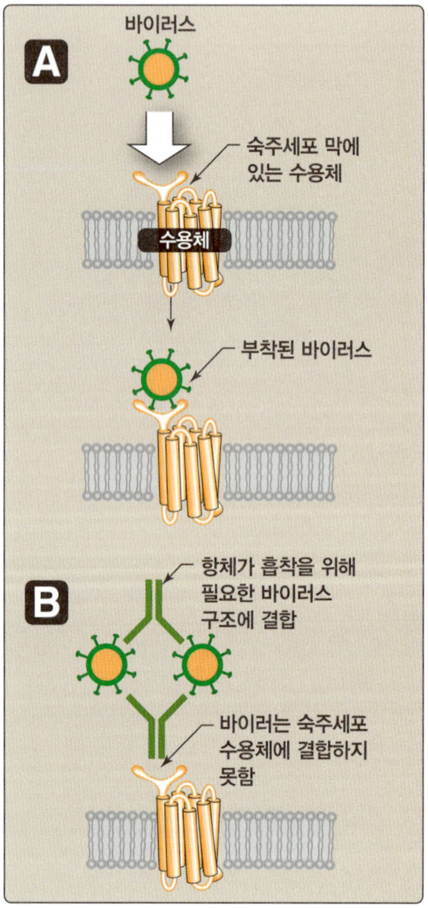

그림 23.8
A. 숙주세포막의 수용체에 바이러스의 흡착
B. 항체는 바이러스의 흡착을 방지

IV. 바이러스의 복제 단계

숙주세포에 바이러스의 부착으로부터 투과, 바이러스 유전체의 탈외피, 유전자의 발현과 복제, 바이러스 자손의 조립과 방출로 구성되는 일련의 바이러스 복제 단계(replications cycle)는 아래에 순서대로 기술하였다.

A. 흡착(Adsorption)

숙주세포에 대한 바이러스입자의 초기 흡착은 비리온 표면의 특이 분자구조들과 바이러스 구조들을 인식하는 숙주세포막 수용체 분자들의 상호작용이 관여한다(그림 23.8A).

1. **바이러스 표면의 부착부위들:** 어떤 바이러스들은 바이러스 외피들에서 발견되는 당단백질 돌기와 같은 특이한 부착 구조를 가지고 있다(예, 랍도바이러스, 310쪽 참조). 반면, 다른 바이러스들은 캡시드단백질의 특이 접힌 구조로 흡착부위를 형성한다(예, 피코르나바이러스, 284쪽 참조). 두 경우 모두, 이 분자적 흡착구조물들의 많은 수의 복제물들은 비리온의 표면에 분포한다[주: 어떤 경우, 항체에 의한 바이러스 감염의 중화기전은 흡착에 필요한 바이러스 구조에 항체의 결합이다(그림 23.8B).].

2. **숙주세포 수용체 분자들:** 숙주세포 막의 수용체 분자들은 각 바이러스 과에 따라 특이적이다. 일반적으로, 이 수용체들은 보통 정상 세포기능들을 수행하는 분자구조들이다. 예를 들면, 성장인자들과 같은 복합체에 대한 세포막 수용체는 특정 바이러스를 위한 수용체의 역할도 한다. 바이러스 수용체들로 작용하는 많은 화합물들은 특이적으로 분화된 세

포에 존재하거나 동물종에 따라 특이적이다. 따라서 숙주세포 수용체의 존재 유무는 감수성 숙주종 내에서 조직 특이성을 결정하거나, 감염된 바이러스에 대한 종의 감수성 또는 저항성을 결정하는 주요 인자 중의 하나이다. 바이러스 부착부위의 3차 구조에 대한 정보는 이 부위에 특이적으로 작용하여 바이러스의 흡착을 차단하는 항바이러스 약제를 개발하는 데 사용되고 있다.

B. 투과(Penetration)

투과는 비리온이 세포의 표면으로부터 세포막을 통과하여 세포질로 들어가는 과정이다. 바이러스가 동물세포로 도입되는 과정에는 수용체 매개성 세포내 섭취와 직접 세포막 융합의 2가지 기전이 있다.

1. **수용체 매개성 세포내 섭취(Receptor-mediated endocytosis):** 이것은 감염 바이러스 입자가 정상 리간드 부위에서 숙주세포 표면 수용체와 결합하는 것을 제외하고는 성장조절분자들과 혈청 지질단백질과 같은 화합물들을 세포가 흡수하는 것과 기본적으로 동일한 과정이다(그림 23.9). 세포막은 내부로 함입되어 엔도솜(endosome)에서 비리온을 둘러싼다. 비리온의 세포질로의 방출은 바이러스에 따라 다양한 경로로 일어나는데 일반적으로 한 개 이상의 바이러스 분자들에 의해 촉진된다. 외피 보유 바이러스의 경우, 바이러스 막은 엔도솜 막과 융합되며, 결과적으로 뉴클레오캡시드는 세포질 내로 방출된다. 일반적으로, 용해소체(lysosome)와 융합 이전에 엔도솜의 방출 실패는 용해소체성 효소들에 의한 비리온의 분해를 일으킨다. 따라서 모든 활동적인 감염 입자가 감염에 성공하는 것은 아니다.

2. **세포막 융합(Membrane fusion):** 어떤 외피 보유 바이러스들(예, 사람 면역결핍바이러스; 297쪽 참조)은 세포의 원형질막에 그들의 외피를 융합시켜 숙주세포 안으로 들어간다(그림 23.10). 이러한 바이러스들의 외피에 존재하는 한 개 이상의 당단백질들은 융합을 촉진시킨다. 이 과정의 마지막 결과로서 뉴클레오캡시드는 세포질 내로 유리되는 반면, 바이러스막은 숙주세포의 원형질막과 함께 결합하여 존재하게 된다.

C. 탈외피(Uncoating)

"탈외피"는 복제를 수행하는 바이러스 유전자들의 발현을 가능케 하는 비리온의 점진적인 해리과정을 말한다. 외피 보유 바이러스에서는 투과과정 자체가 탈외피의 첫 단계이다. 일반적으로 대부분의 탈외피 과정은 세포내 효소들에 의존하여 세포 내에서 이루어진다. 그러나 더 복잡한 일부 바이러스에서는 이 과정을 완결하는데 새롭게 합성되는 바이러스 단백질들이 요구된다. 탈외피 과정 동안 한 개 이상의 비리온 구조 성분의 손실은 바이러스 입자가 다른 세포로 감염되는 능력의 소실을 야기하여 성장곡선에서 암흑기의 기반이 된다(그림 23.7). 복제주기에서 이 기간 동안 바이러스 유전자의 발현이 시작된다.

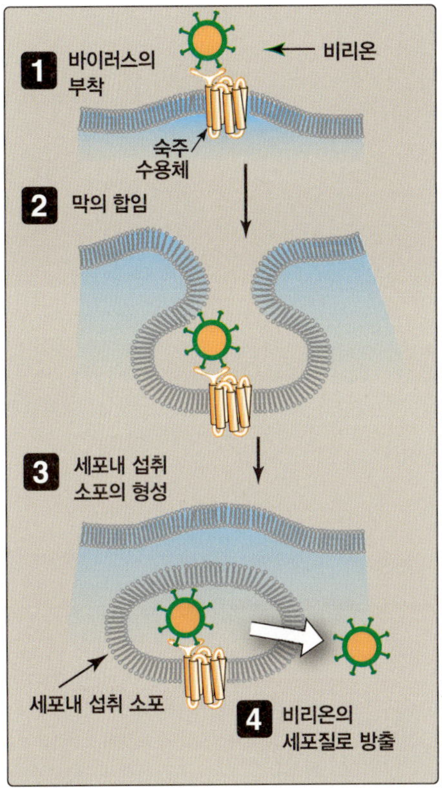

그림 23.9
바이러스 입자의 수용체 매개성 세포내 섭취

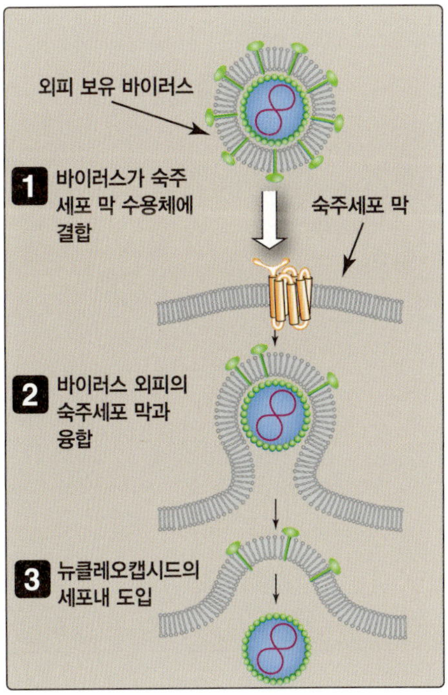

그림 23.10
바이러스 외피와 숙주세포 막의 융합

D. DNA 바이러스 유전체의 복제기전

각 바이러스과는 복제주기를 포함하는 거대분자성 사건의 세부적인 면에서 서로 큰 차이가 있다. 바이러스 유전체 크기는 바이러스가 암호화하는 단백질 수에 큰 차이를 만든다. 일반적으로 바이러스 유전체의 수가 작을수록 바이러스 복제에서 요구되는 기능들은 숙주세포에 의존하게 된다. 예를 들어, 폴리오마바이러스(249쪽 참조)와 같은 작은 DNA 바이러스들은 숙주세포 복제 과정을 바이러스 복제로 전환시키는 한 개 또는 두 개의 복제 관련 유전자 산물만을 생산한다. 폭스바이러스(270쪽 참조)와 같이 큰 DNA 바이러스들은 사실상 복제에 필요한 모든 효소와 조절 분자들을 생산한다. 대부분의 DNA 바이러스들은 핵 내에서 조립되나 대부분의 RNA 바이러스들은 세포질에서 복제된다. 그림 23.11은 DNA 바이러스들의 유전자 발현과 복제에 필수적인 특징을 나타낸 모식도이다.

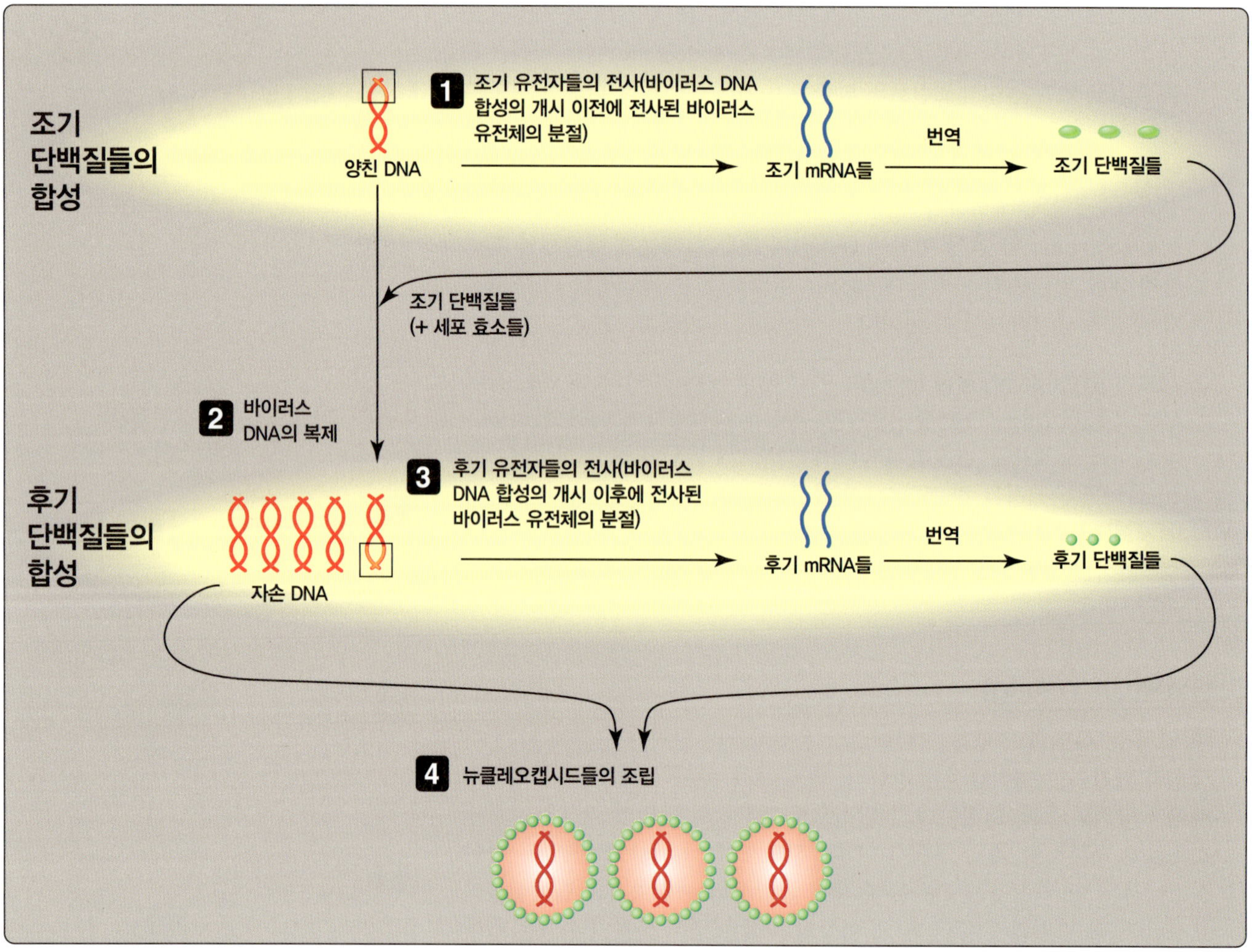

그림 23.11
DNA 바이러스들의 복제

E. RNA 바이러스 유전체의 복제기전

RNA 유전체를 보유하는 바이러스들은 바이러스 유전체 복제의 필요성과 진핵 숙주세포에서 여러 개의 바이러스 단백질 생산이라는 두 가지 문제를 극복해야 한다. 첫째는 바이러스 양친 RNA가 상보적 RNA 가닥들을 합성하기 위한 숙주세포의 RNA 중합효소가 존재하지 않는다. 둘째는 진핵세포 mRNA의 번역은 오직 한 개의 개시부위에서 시작되며 따라서 오직 한 개의 폴리펩티드로 번역된다. 그러나 흔히 단일 RNA 분자만을 가지는 RNA 바이러스들은 적어도 두 개의 단백질들, 즉 RNA 의존성 RNA 중합효소와 적어도 한 종의 캡시드 단백질을 위한 유전정보를 발현하여야 한다. 비록 개별적인 RNA 바이러스과의 복제는 고유의 특징을 가지고 있지만 이러한 제한들을 극복하는데 관여하는 기전들은 4가지 복제의 큰 유형으로 분류할 수 있다.

1. **I형—양성(+)극성의 단일가닥 유전체(ssRNA)를 보유하는 RNA 바이러스들은 상보적인 음성(−)가닥 중간체를 통해 복제된다:** I형 바이러스 복제에 있어서, 감염된 양친 RNA 분자는 mRNA와 나중에 상보적인 음성가닥 합성을 위한 주형으로 모두 이용된다(그림 23.12).

   a. **mRNA로서 (+) ssRNA의 역할:** 양친의 RNA 유전체는 양성 또는 전령(messenger) 극성이므로, 직접 탈외피되거나 세포 리보솜과 연관되어 번역된다. 이 산물은 대개 다중단백질(polyprotein) 도메인에 있는 단백질분해효소에 의해 수행되는 일련의 단백질 분해과정에 의해 절단되는 RNA 의존성 RNA 중합효소나 비리온의 여러 단백질들과 같은 개개의 폴리펩티드들로 구성되는 단일 다중단백질이다.

   b. **상보적인 음성(−)가닥 합성을 위한 주형으로서 (+) ssRNA의 역할:** 바이러스 양성 ssRNA는 조기 감염 과정에서 다중단백질들의 번역을 위한 mRNA로서 뿐만 아니라 바이러스가 암호화하는 RNA 의존성 RNA 중합효소가 상보적인 음성 ssRNA를 합성하기 위한 주형으로 작용한다(그림 23.12 참조). 자손 음성가닥들은 계속하여 자손 양성가닥의 합성을 위한 주형으로 사용되며 생성된 양성가닥은 추가적으로 mRNA가 되어 자손 바이러스를 위해 비리온 단백질들의 생산을 위한 능력을 증폭시킨다. 감염 말기에 캡시드 단백질들이 충분히 축적되면 자손의 양성 ssRNA들은 새로운 형태의 뉴클레오캡시드들로 조립을 시작한다.

2. **II형—음성(−)극성의 단일가닥 유전체(ssRNA)를 보유하는 바이러스들은 상보적인 양성(+)가닥 중간체를 통해 복제된다:** 음성극성의 바이러스 유전체들은 양성가닥 유전체에서와 같이 다음과 같은 두 개의 기능을 가지고 있다. 1) 단백질 합성 정보를 제공한다. 2) 복제를 위한 주형으로 사용된다. 그러나 양성가닥 유전체에서와는 다르게 음성가닥 유전체들은 선행되는 상보적인 양성가닥 중간체의 형성 없이는 이들의 목표를 달성할 수 없다(그림 23.13).

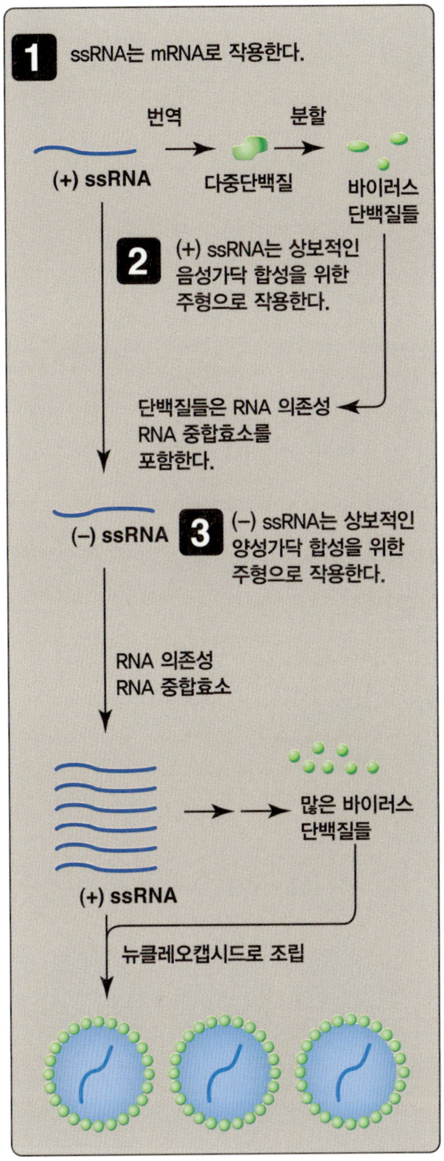

그림 23.12
양성극성 ssRNA 유전체를 보유하는 I형 바이러스는 상보적인 음성가닥 중간복합체를 통해 복제된다.

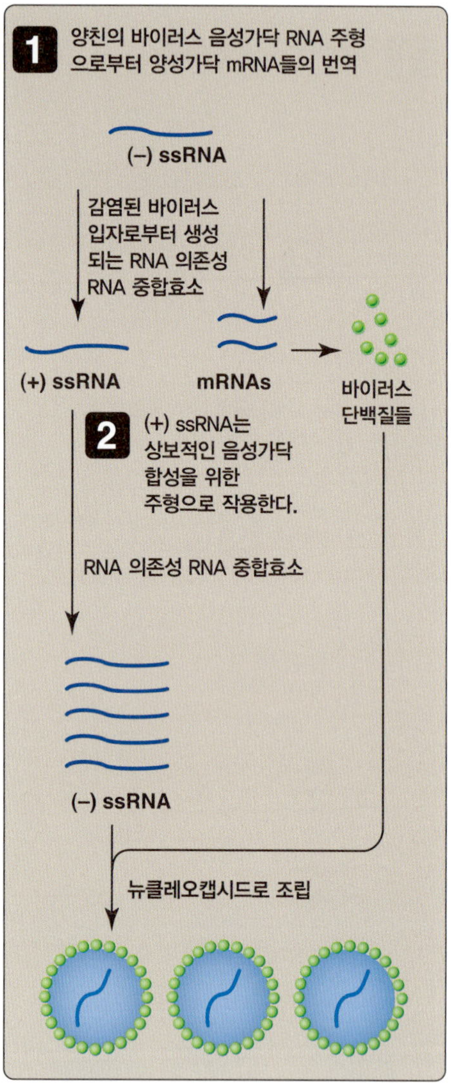

그림 23.13

음성극성 ssRNA 유전체를 보유하는 II형 바이러스는 상보적인 양성가닥 중간복합체를 통하여 복제된다.

a. **음성극성을 보유하는 바이러스 ssRNA의 복제 기전:** 이러한 바이러스들의 복제에는 두 가지 문제점이 존재한다. 첫째, 음성가닥 유전체는 번역될 수 없으므로 감염 후에 필요한 바이러스의 RNA 중합효소를 즉시 합성할 수 없다. 둘째, 숙주세포는 음성가닥 RNA 유전체를 번역 가능한 양성가닥의 RNA로 전사시킬 수 있는 능력을 가지는 효소를 보유하고 있지 않다. 이러한 문제점들의 해결책은 감염되는 바이러스 입자를 위한 바이러스 RNA 의존성 RNA 중합효소를 가지고 있거나, 바이러스 유전체와 함께 이 효소를 숙주세포로 가지고 오는 것이다. 결과적으로, 감염 후 첫째로 일어나는 합성적 사건은 양친바이러스의 음성가닥 RNA 주형으로부터 양성가닥 mRNA로의 전사이다.

b. **II형 바이러스들에서 다양한 단백질 합성의 기전들:** 음성가닥 바이러스과에서는 다양한 단백질들의 합성이 다음 중 한 가지의 방법으로 일어난다. 1) 바이러스 유전체가 여러 개의 mRNA로 전사되어 각각 특이적인 단일 폴리펩티드를 형성한다. 2) 음성가닥 바이러스 유전체가 분절이다(대부분이 각각 단일 폴리펩티드를 지배하는 여러 개의 다른 RNA 분자로 구성됨).

c. **감염성을 가지는 바이러스 입자의 생산:** 비록 세부사항은 다르지만, 분절과 분절되지 않은 유전체를 보유하는 바이러스의 정보 흐름은 기본적으로는 동일하다. II형 복제과정에서 중요한 조절인자는 양성가닥의 mRNA 합성으로부터 비리온으로 패킹 가능한 자손의 음성가닥 RNA 분자로의 전환이다. 이 전환은 다른 중합효소에 의한 결과가 아니라 한 개 이상의 새로 합성된 단백질들과 함께 양성가닥 RNA 분자들의 상호작용에 의한 결과이다. 이로써 양성가닥들이 유전체 음성가닥들의 합성을 위한 주형으로서 사용가능하게 된다.

3. **III형—이중가닥 유전체(dsRNA)를 보유하는 바이러스:** dsRNA 유전체는 분절이며, 각 분절은 한 개의 폴리펩티드를 지배한다(그림 23.14). 그러나 진핵세포는 dsRNA를 전사시킬 수 있는 효소를 가지고 있지 않으므로 III형 바이러스의 mRNA 전사체는 아바이러스성 핵심입자(subviral core particle)에 존재하는 바이러스가 암호화하는 RNA 의존성 RNA 중합효소(전사효소)에 의해 생산된다. 이 입자들은 dsRNA 유전체와 전사효소를 포함하는 관련 비리온 단백질들로 구성된다. 특이하게도 dsRNA의 복제기전은 양성 RNA 전사체들이 번역에 사용될 뿐만 아니라 상보적인 음성가닥 합성을 위한 주형을 사용되어 결과적으로 dsRNA 자손들을 생성한다.

4. **IV형—양성(+)극성의 단일가닥 유전체(ssRNA)를 보유하는 바이러스들은 DNA 중간체를 통해 복제된다:** 단일 양성가닥 RNA의 이중가닥 dsDNA로의 변환은 비리온에 존재하며 "역전사효소(reverse transcriptase)"라 불리는 RNA 의존성 DNA 중합효소에 의해 수행된

다. 이 결과로 dsDNA는 바이러스 인테그레이즈(integrase)의 작용에 의해 숙주세포의 유전체와 결합하게 된다. 바이러스 mRNA들과 자손의 양성가닥 RNA 유전체들은 숙주세포의 RNA중합효소에 의해 이 결합된 DNA로부터 전사된다(그림 23.15).

F. 조립(Assembly)과 자손 바이러스들의 방출(Release)

일반적으로 뉴클레오캡시드의 조립은 바이러스의 핵산복제가 일어난 숙주세포 구성체에서 이루어진다(대부분의 RNA 바이러스는 세포질에서, DNA 바이러스는 핵에서 수행됨). 이를 위해 DNA 바이러스들에서는 캡시드단백질들은 그들의 합성장소인 세포질에서 핵으로의 이동한다. 다양한 캡시드 구성성분들은 자가 조립을 시작하며, 결과적으로 핵산과 결합하여 완전한 뉴클레오캡시드를 형성한다.

1. **외피 비보유 바이러스들(Naked viruses):** 외피 비보유 바이러스들에서는 비리온은 이 시점에서 완전하게 된다. 자손 바이러스들의 방출은 보통 사멸한 세포의 붕괴로부터 기인되는 수동적인 현상으로 따라서 감염 후 상당한 시간이 경과된 후에 이루어진다.

2. **외피 보유 바이러스들(Enveloped viruses):** 외피 보유 바이러스들에서 바이러스 특이 당단백질들은 세포내 막 단백질들과 동일한 방법으로

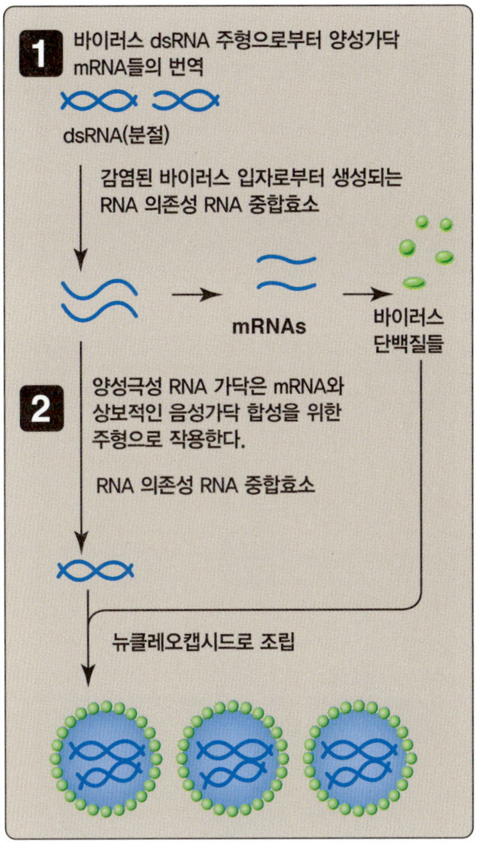

그림 23.14
dsRNA 유전체를 보유하는 Ⅲ형 바이러스

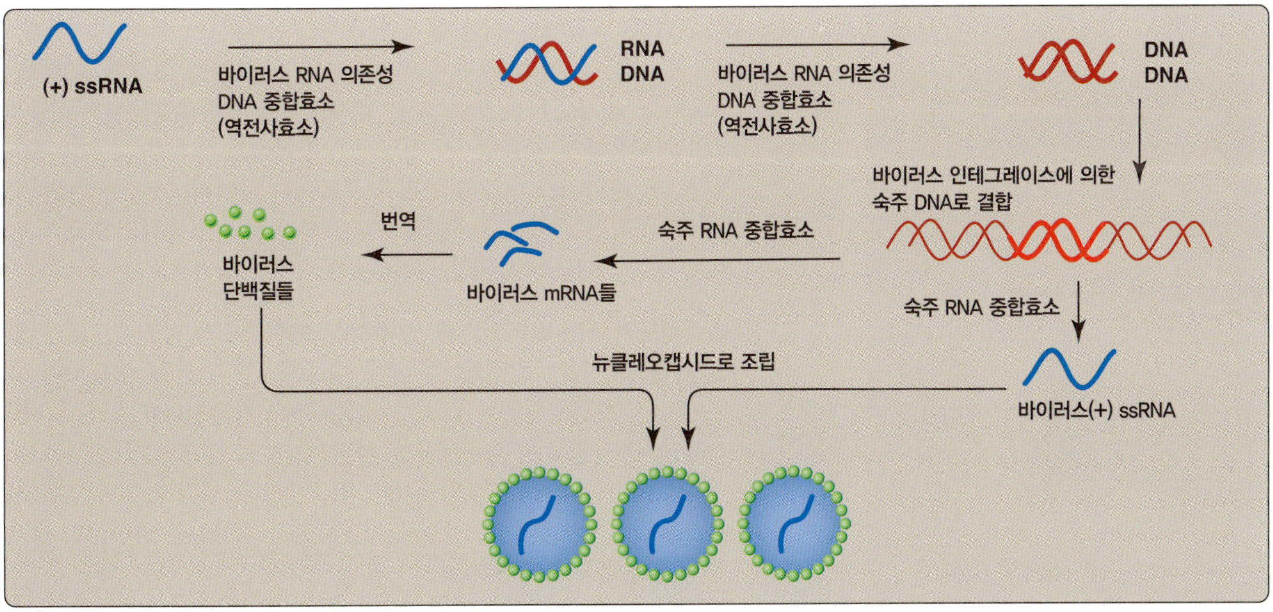

그림 23.15
양성극성의 ssRNA 유전체를 보유하는 Ⅳ형 바이러스는 DNA 중간복합체를 통하여 복제된다.

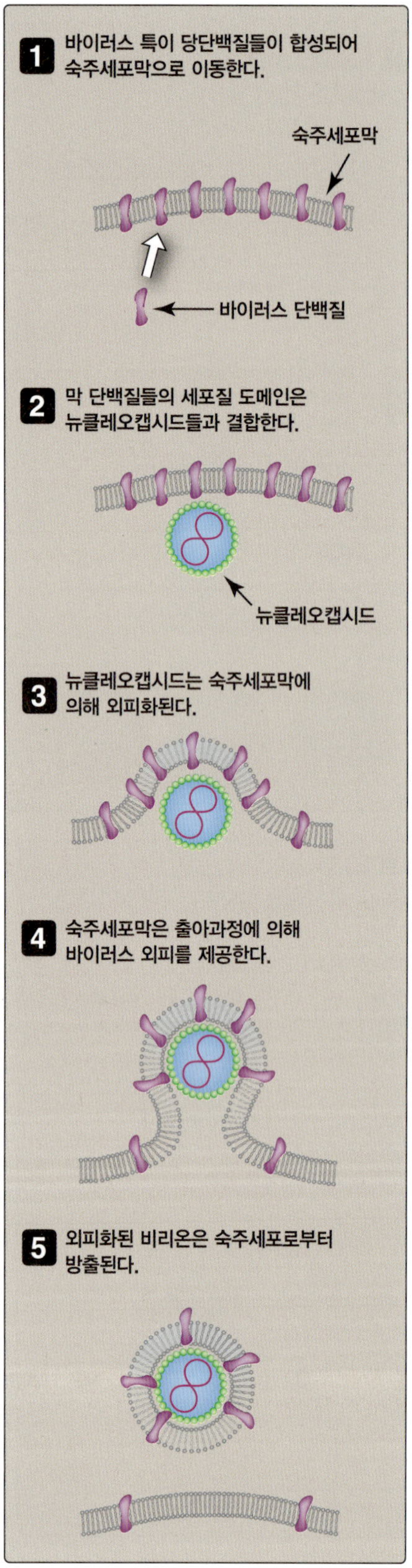

그림 23.16

출아과정에 의한 숙주세포로부터 외피 보유 바이러스의 방출

합성되어 숙주 세포막으로 이동된다.[1] 막에 삽입될 때 이들은 세포 당단백질로 대치되는데 세포표면에 바이러스 항원특이성을 지니는 단편을 형성한다. 이러한 단백질들의 세포질 도메인은 뉴클레오캡시드가 결합하는 한 개 이상의 부가적인 바이러스 단백질들(기질 단백질들)과 특이적으로 관련된다. 마지막 성숙은 나중에 "출아(budding)" 과정에 의한 뉴클레오캡시드의 외피화를 포함한다(그림 23.16). 이러한 바이러스 복제기전의 결과는 자손바이러스의 복제가 세포 내에서 계속되는 동안 자손바이러스가 지속적으로 방출되고, 세포가 원형질막의 본래의 형태를 유지하는 능력을 소실하면 끝나게 된다. 두 번째 결과는 대부분 외피 보유 바이러스에 있어서 모든 감염성 자손바이러스들은 세포 밖으로 방출된다. 외피를 세포질세망이나 핵과 같은 내부 세포막을 통한 출아에 의해 획득하는 바이러스들에서는 예외이다. 지질 외피를 가지는 바이러스들은 극한환경에 의한 상해에 감수성이 높으며, 따라서 호흡기, 비경구적 및 성적접촉 경로들에 의해 전파되는 경향이 있다. 외피 비보유 바이러스들은 극한환경 조건에서도 보다 안정적이며 때로는 분변-구강 경로로 전파된다.

G. 숙주세포에서 바이러스 감염의 효과

바이러스에 감염된 숙주세포의 반응은 다음과 같다. 1) 제한적이거나 인식되지 못하는 효과, 2) 바이러스 당단백질의 존재에 의한 세포표면의 항원적 특이성의 변화, 3) 세포의 형질전환을 일으키는 잠복 감염, 4) 필수적인 숙주세포 기능들을 마비시키는 바이러스 유전자의 발현에 기인한 세포사멸(그림 23.17).

1. **자손바이러스가 생산되지 않는 바이러스 감염들:** 이 경우 감염은 실패를 의미한다. 감염에 대한 실패 반응은 보통 다음에 의해 일어난다. 1) 세포에 감염된 바이러스가 완전한 바이러스 복제에 필요한 효소들, 프로모터들, 전사인자들 또는 다른 화합물들이 결핍되었을 경우, 세포는 감염을 수용하지 않는다. 2) 정상적인 바이러스 복제가 가능한 세포에 불완전한 바이러스의 감염(이러한 세포에서 바이러스 자신의 증식력에 대한 유전적인 소실), 3) 바이러스의 복제가 완전히 종결되기 전에 감염의 결과로서 세포가 사멸하는 경우.

2. **숙주세포가 자손바이러스를 방출하나 숙주세포가 항원적으로 변화되고 사멸되지 않는 감염들:** 이 경우 숙주세포는 감염을 수용하며 감염도 생산적이다(자손 바이러스가 세포로부터 방출된다). 그러나 바이러스의 복제와 방출은 숙주세포를 사멸시키지도 않으며, 증식하는 능력과 분화된 기능들의 수행을 방해하지도 않는다. 따라서 이 감염을 지속(persistent)이라 부른다. 세포표면의 항원적 특이성은 바이러스 당단백질 삽입의 결과로서 변화된다.

INFO LINK [1]당단백질의 세포막으로의 삽입기전을 알기 위해 **리핀코트의 그림으로 보는 생화학** 14장을 참조.

3. **숙주세포에서 바이러스 잠복 상태가 일어나는 바이러스 감염들:** 어떤 바이러스 감염은 숙주세포 안에서 자손 바이러스의 생산 없이 지속적으로 존재하는 경우가 있다. 이런 잠복(latent) 바이러스들은 향후 몇 달이나 몇 년 뒤에 재발될 가능성이 있으며, 생산적인 감염을 일으킨다. 어떤 잠복 감염 세포들은 숙주세포 염색체에 안정하게 결합된 바이러스 유전체를 포함하여 숙주세포 표면, 세포 대사기능들, 그리고 중요하게도 세포성장과 복제 유형의 변화들을 일으킨다. 이런 바이러스들은 동물에서 종양들을 일으킨다. 이 경우 이들을 종양바이러스라 부르며 감염된 세포들은 변형된다.

4. **숙주세포의 사멸과 자손 바이러스의 방출을 일으키는 바이러스 감염들:** 합성되는 효소와 전구체 분자들에 대한 숙주세포의 경쟁력 제거는 바이러스 성분들의 합성효율을 증가시킨다. 그러므로 세포를 사멸시키는 바이러스에 의한 생산적인(자손을 생산하는) 감염의 전형적인 결과는 하나 이상의 바이러스 유전자 산물에 의한 많은 세포 거대분자 합성들의 중단으로 세포사멸을 일으킨다.

정리하면 모든 바이러스들은

- 크기가 작다.
- 한 종류의 DNA 또는 RNA를 가진다.
- 특정 수용체 결합 단백질을 가지는 숙주세포에 부착한다.
- 숙주세포의 세포내 기관들을 사용하여 바이러스 유전체(DNA 또는 RNA)의 정보를 발현한다.

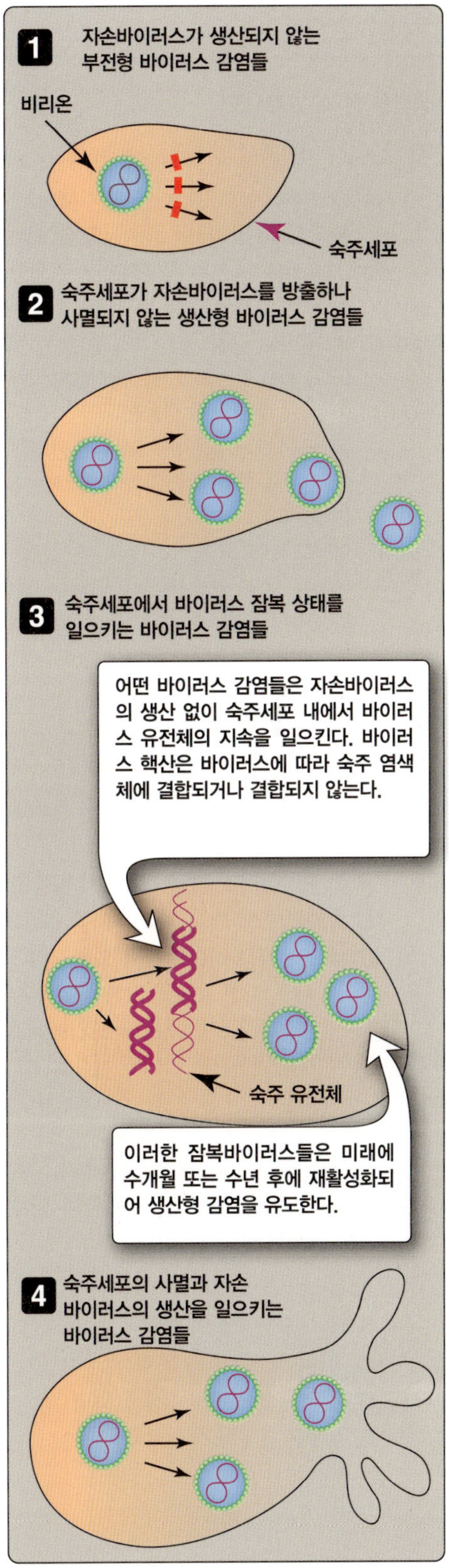

그림 23.17
숙주세포에서의 바이러스 감염의 효과들

학습 문제

정답을 한 개 고르시오.

23.1 바이러스의 복제에서 맞는 설명은?

A. 대부분의 RNA 바이러스들은 핵에서 조립되는 반면, 대부분의 DNA 바이러스들은 세포질에서 복제된다.

B. DNA 바이러스는 궁극적으로 완전한 복제주기에 요구되는 모든 효소와 조절 분자들이 요구된다.

C. 바이러스 단일 양성가닥 RNA는 숙주의 RNA 의존성 RNA 중합효소를 사용하여 상보적인 음성가닥을 합성하기 위한 주형으로 작용한다.

D. 음성극성의 단일가닥 RNA 유전체를 보유하는 바이러스에서는 음성극성 단일가닥 RNA는 바이러스 단백질들로 번역된다.

E. 양성극성의 이중가닥 RNA 유전체를 보유하는 바이러스에서는 양성극성 RNA 가닥들은 전령 RNA와 상보적인 음성가닥의 합성을 위한 주형으로 작용한다.

정답 = E. 양성극성 RNA 가닥의 두 가지 기능은 이중가닥 RNA와 캡시드 단백질들의 합성이다. 대부분의 DNA 바이러스들은 핵에서 조립되는 반면, 대부분의 RNA 바이러스들은 핵에서 복제된다. 어떤 DNA 바이러스들은 숙주세포 과정을 바이러스 복제로 전환시키는 단지 한두 개의 복제 관련 유전자 산물들을 요구한다. 음성극성 RNA는 전령 RNA로 작용할 수 없다. 양성극성 단일가닥 RNA는 바이러스(숙주가 아님) RNA 의존성 RNA 중합효소를 사용하여 상보적인 음성가닥 합성을 위한 주형으로 작용한다.

23.2 용어 "암흑기"에 대한 맞는 설명은?

A. 주기적인 형태로서 일어나는 질병의 유행성 발생 사이의 기간

B. 잠복바이러스 감염 개체에서 질병의 재발 기간

C. 바이러스의 개체 노출과 처음 질병의 발생 사이의 시간

D. 세포사멸성 바이러스에 의한 감수성 세포의 감염과 처음 세포 병변 효과의 발생 사이의 시간

E. 양친바이러스의 세포내 도입에서 탈외피와 처음 자손 바이러스의 출현 사이의 시간

정답 = E. 숙주세포에 바이러스가 한번 부착하면 다른 세포로의 감염력은 소실된다. 이 시기를 잠복기라고 한다. 이 기간 동안 바이러스 구성물들의 활발한 합성이 일어난다. 개체에 바이러스가 노출된 후 질병이 처음 출현하기까지의 기간을 잠복기라 한다(보기 C). A, B, D 기간을 설명하는 용어는 없다.

23.3 DNA 바이러스의 조기유전자들이 암호화하는 단백질들의 주된 기능들은?

A. 바이러스 mRNA의 전사

B. 캡시드 단백질의 번역

C. 바이러스 DNA의 복제

D. 감염된 비리온의 최종 탈외피

E. mRNA 전구체의 프로세싱

정답 = C. 바이러스과에 따라 이것은 직접 DNA 복제에 관여하는 DNA 중합효소와 다른 효소이거나 세포가 DNA 합성에 필요로 한 모든 효소들과 전구체들의 생산을 촉진하는 산물로 구성된다. 대부분의 전사는 세포의 RNA 중합효소에 의해 수행된다. 유사하게, 번역은 세포의 번역시스템으로 수행된다. 폭스바이러스들은 탈외피의 종결에 관여하는 단백질들을 암호화하지만 이것은 예외이다. mRNA 프로세싱은 세포효소에 의해 수행된다.

외피 비보유 DNA 바이러스

24

I. 개요

이 장에서는 외피가 없으며 비교적 단순한 구조와 유전체 조성을 보유하는 파포바바이러스과(*Papovaviridae*), 아데노바이러스과(*Adenoviridae*) 및 파르보바이러스과(*Parvoviridae*) 등 DNA 바이러스들에 관해 소개한다(그림 24.1). 이 바이러스들과 관련된 질병들과 병인기전들은 상부호흡기 감염증으로부터 종양에 이르기까지 매우 다양하다.

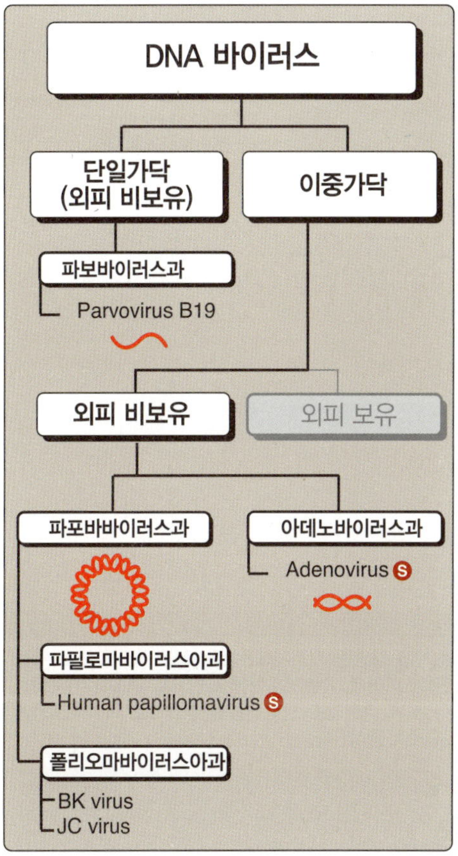

그림 24.1
외피 비보유 DNA 바이러스들의 분류. S 354, 361쪽 요약 참조
= 단일가닥 선형 DNA
= 이중가닥 선형 DNA
= 이중가닥 환형 DNA

II. 파포바바이러스과의 소개

파포바바이러스과는 외피가 없으며 정20면체 형태의 뉴클레오캡시드와 초나선 환상의 이중가닥 DNA를 보유한다. 이 바이러스과는 유전체 복합성과 유전자 발현조절의 차이에 의해 파필로마바이러스아과와 폴리오마바이러스아과의 2개의 아과로 분류된다. 파포바바이러스들은 감염된 세포의 종류에 따라 용균 감염과 양성 또는 악성 종양을 일으킨다.

III. 파포바바이러스과: 파필로마바이러스아과

모든 유두종바이러스(papillomavirus)들은 숙주에 감염하여 상피의 증식성 병소를 유도한다. 현재 잘 규명된 바이러스 유전자들의 DNA 염기서열 차이에 의해 150종 이상의 인간유두종바이러스(human papillomaviruses, HPVs)들이 알려져 있다. 인간유두종바이러스들은 높은 조직 및 세포 특이성을 보이므로 피부 상피표면과 점막에만 감염한다. 이러한 각 조직 특이그룹들 내에서 인간유두종바이러스들은 악성종양을 일으키기 위한 다양한 형태로 존재한다. 예를 들면, 1) 자궁경부암과 같은 악성종양으로 높은 위험도로 진행하는 병소를 형성하는 소수의 바이러스 형들(특이적으로 16형과 18형), 2) 항문성기의 사마귀[가장 흔히 성관계에 의해 전파되는 질병인 뾰족콘딜로마(condyloma acuminata)]와 후두 유두종(후두의 가장 흔한 양성 상피종양)과 같은 악성종양으로 낮은 빈도로 진행하는 점액성 병소를 생산하는 바이러스형들, 3) 양성병소에만 관련된 바이러스형들(예를 들면, 흔한 납작 발바닥 사마귀들).

A. 역학

인간유두종바이러스 감염의 전파에는 감염된 개체와의 직접적인 접촉(예, 성관계) 또는 공중목욕탕 바닥과 같은 오염된 표면과의 접촉이 요구된다. 또한 인간유두종바이러스는 출생 시 산도를 통하여 모체로부터 신생아에게 전파될 수 있다. 감염의 지속 이외에 감염의 개시도 피부의 기저층에 존재하는 세포에서 일어나므로 이러한 세포와의 접촉은 찰과상과 같은 상피 표면 손상을 통해 이루어진다.

B. 발병기전

인간유두종바이러스의 증식과 병인의 가장 큰 특징은 바이러스의 상피세포 특이성과 숙주 상피세포 분화도에 대한 의존성이다.

1. **사마귀 형성:** 전형적인 사마귀의 발생은 특정 유두종바이러스의 조기 단백질에 의해 유도되는 세포 증식과 분화 지연에 기인한다. 예를 들면, 표피에서 감염 세포는 기저막으로부터 피부표면으로 이동한다. 바이러스의 복제는 각질세포의 분화과정과 동시에 이루어지며 사마귀의 형성은 마지막으로 분화된 각질세포막에서 종료된다. 두 개의 조기 단백질들의 중요한 기능은 숙주세포의 분화에 대한 활성화이다. 이런 활성화에는 바이러스 단백질들과 세포주기의 정상 조절기능이 있는 세포 단백질들(항종양 단백질들; cellular growth suppressor protein) 간의 상호작용이 관여한다. 이러한 항종양 단백질들의 2가지는 p53(세포증식억제 단백질)과 pRb(망막아종 유전자 산물; retinoblastoma gene product)이다. 바이러스 유전체는 증식하는 기저세포의 핵 내에서 자가증식하는 에피솜(episome)으로 낮은 복제수로서 유지된다. 오직 한 개의 조기유전자의 발현이 에피솜의 유지와 기저세포 분화 사이의 평형

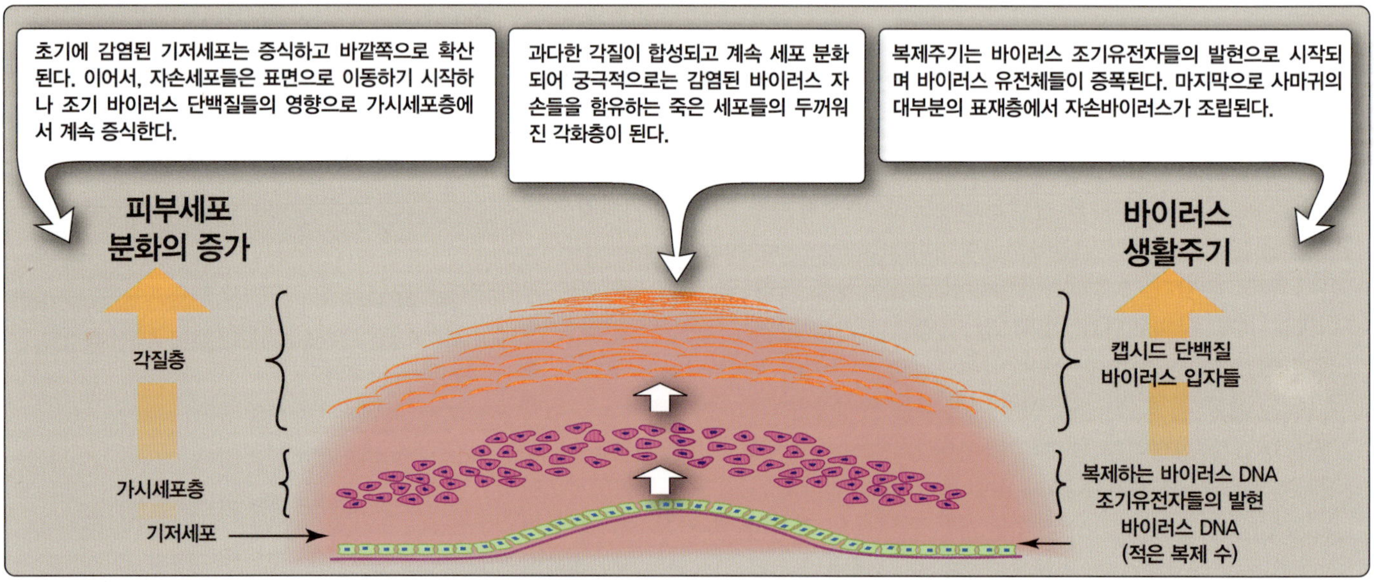

그림 24.2
피부사마귀 발생 단계들과 유두종바이러스 증식주기의 관계

을 유지하는 데 필요하다(그림 24.2 파필로마바이러스의 증식과 사마귀의 형성 요약 참조).

2. **악성종양들의 발생:** 악성종양의 진행은 특히 생식기 점막표면에 존재하는 사마귀에서 일차적으로 발생하며 제한된 수의 유두종바이러스 종들이 관여한다. 바이러스 조기단백질들과 세포의 항종양 단백질인 p53 및 pRb(세포조절 단백질들을 비활성화)들과의 결합 친화도는 종양진행의 높은 위험도와 상관성이 있다. 그러나 이러한 상호작용은 어떤 면에서 바이러스 유전체의 일부가 숙주세포 염색체와 비특이적 결합을 하는 것을 포함하는 다른 세포의 종양원성 단백질들과 항종양 단백질들의 발현 변화들을 포함하는 여러 과정 중 첫 번째 단계라는 것은 명확하다.

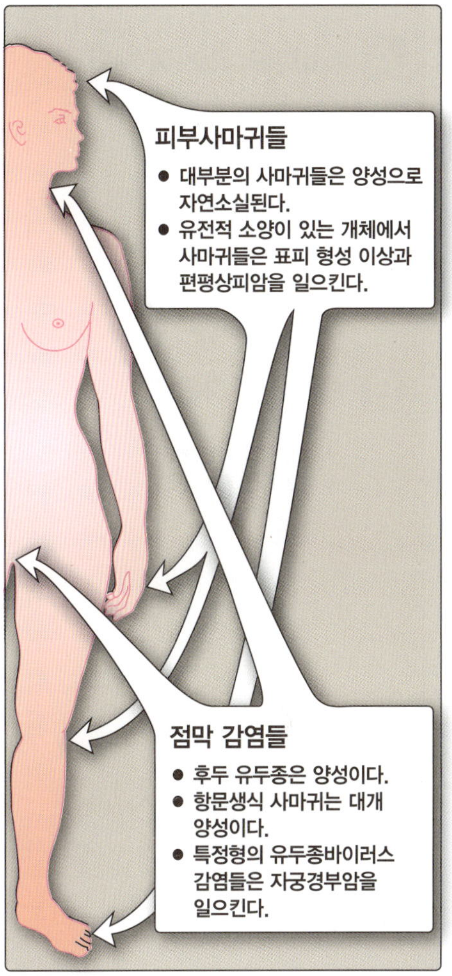

그림 24.3
유두종 감염들의 부위와 특성들

C. 임상적 중요성

인간유두종바이러스는 단순 사마귀에서 악성종양까지 다양한 범위의 질병을 일으킨다. 사마귀는 피부와 점막표면을 포함하는 신체의 어느 부위에서나 일어날 수 있다(그림 24.3). 비록 사마귀의 형태는 발생부위와 관계있지만 특정 인간유두종바이러스형은 형태학상으로 특정 사마귀와 관련되는 경향이 있다(그림 24.4).

1. **피부사마귀들(1~4형에 의해 발생):** 이러한 사마귀들은 일반형(손가락, 손), 발바닥형 또는 납작형(팔, 얼굴, 무릎)으로 분류된다. 다른 피부의 병변은 소실되지는 않지만 많은 사마귀가 신체부위로 확산되는 유전적 소인을 보이는 다발성 사마귀(사마귀표피형성이상; epidermodysplasia verruciformis) 환자에게서 나타난다. 특이한 점은 이러한 병변들은 처음 사마귀가 형성되었던 부위, 특히 햇빛에 노출된 피부에서 수년 후에 빈번하게 편평상피세포 암을 일으킨다.

2. **구강 감염들(13, 32형에 의해 발생):** 구강 및 비강인두 점막표면은 어떤 인간유두종바이러스종들에 의해 감염되며 대부분의 감염들은 양성 유두종을 일으킨다.

3. **생식관 감염들:** 약 30종의 인간유두종바이러스가 생식관에 감염 가능하나 이 중 6형과 11형이 생식관 유두종의 90%를 일으킨다. 모든 생식관 인간유두종바이러스 감염은 성관계에 의해 이루어진다. 인간유두

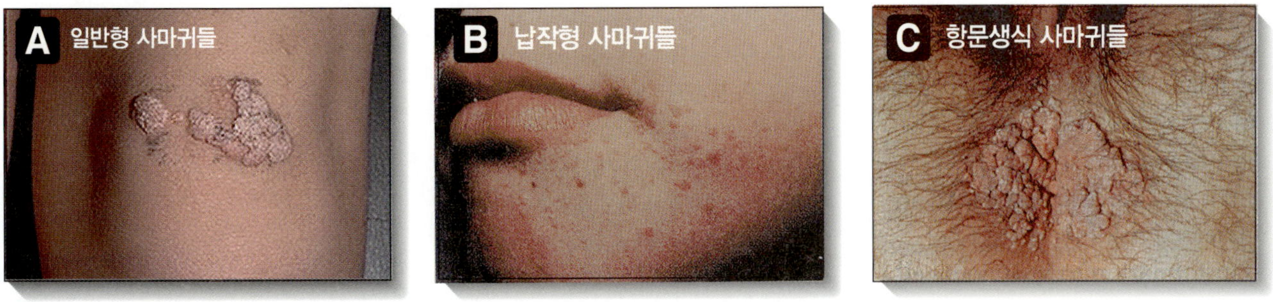

그림 24.4
유두종바이러스에 의한 사마귀들

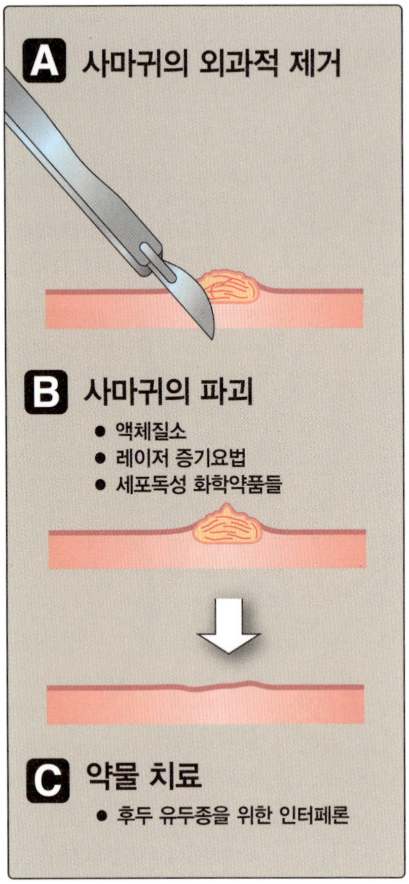

그림 24.5
유두종 치료

종바이러스 6형과 11형은 성관계를 통해 구강 점막으로 전파될 수 있다. 이러한 바이러스형들에 의한 인간유두종바이러스 감염들은 크지만 종종 자연적으로 소실되는 양성병소들인 성기 사마귀(첨규 콘딜로마; condylomata acuminata)를 일으킨다. 다른 종들에 의한 인간유두종바이러스 감염은 사마귀를 형성하지는 않지만 악성종양으로 발전할 위험성을 가진다. 실제로 인간유두종바이러스는 대부분의 자궁경부암 증례에서 주요 원인으로 증명되어 왔다. 인간유두종바이러스 16형과 18형은 모든 자궁경부암들에서 70%까지 관여하다. 흔하게 접촉할 수 없는 약 13종의 인간유두종바이러스들도 암의 발병에 관계한다. 점증적으로 모든 자궁경부암들의 95% 이상이 이 고위험도 인간유두종바이러스 형들로 인해 일어난다. 자궁경부암 이외에도 고위험도 인간유두종바이러스형들은 항문, 음경, 질, 음문 및 구강인두 암들의 발생에 관여한다.

D. 실험실 동정

일반적인 피부사마귀들의 진단은 육안으로 관찰하는 것이다. 유두종바이러스 감염에 있어서 실험실 동정의 주요 역할은 1) 생검 또는 자궁경부 면봉법에 의해 획득된 비정상조직에 인간유두종바이러스의 존재 규명, 2) 검출된 인간유두종바이러스형이 악성종양으로 발전할 위험성이 높은 형 인지 규명(일차적으로 생식관 감염에 주로 관여)이다. 바이러스를 검출하기 위한 조직배양시스템이 없으므로, 인간유두종바이러스형들은 분자수준인 형 특이 올리고뉴클레오티드(oligonucleotide) 시동체를 이용한 정량 DNA 증폭 기법(중합효소연쇄반응; polymerase chain reaction)으로 결정된다(29쪽 참조). 이외에도 면역조직화학염색법(immunohistochemistry)은 상피 내에서 바이러스 단백질의 발현을 검출하는 데 사용된다.

E. 치료와 예방

사마귀들의 치료에는 일반적으로 외과적 수술, 액체질소를 이용한 사마귀 조직의 파괴, 레이저 증기요법, 포도필린(podophyllin) 또는 삼염화초산(trichloroacetic acid)과 같은 세포독성화학약품들이 이용된다(그림 24.5). 비록 이러한 치료법들은 사마귀를 제거하지만 인간유두종바이러스는 종종 조직주위 세포에 남아 있으므로 50%의 재발률을 보인다. 보통 사마귀는 자연적으로 퇴화되므로 국소화에 의한 비정상적 통증이나 미용상의 이유가 아니면 제거할 필요는 없다. DNA 합성억제제인 시도포비르(cidofovir)는 국소적으로 투여하면 효과를 보인다. 인터페론은 경구투여시 후두 유두종에 대한 억제효과를 보이며 생식관 사마귀에 직접 주입하면 환자의 50%에서 좋은 효과를 보인다. 감염의 전파가 직접 접촉으로 이루어지므로 사마귀 조직에 접촉을 피하는 것이 예방의 기초 수칙이다. 생식기 사마귀들에 대한 예방법은 성관계로 전파되는 질병에 대한 예방법과 동일하다. 2006년에 미국 식품의약국(Food and Drug Administraion)은 가장 흔한 4종의 인간유두종바이러스형에 대한 백신을 승인하였다. 백신은 가다실(Gardasil)이라 불리는데 인간유두종바이러스 6, 11, 16 및 18형에 대한 바이러스 캡시드들을 함유한다. 처음 두 개의 형은 대부분의 생식관 사마귀들의 원인이며, 뒤의 두 개의 형은 대부분의 자궁경부암을 일으킨다. 이 백신은 원래 자궁경부암을 예방하기 위해 젊은 여성들에서 권장되었으나, 최근에는 생식관 사마귀와 특정한 형의 암으로부터 남성과 여성들을 모두 보호하기 위해 권장되고 있다. 두 번째 백신인 서바릭스(Cervarix)는 고위험도 인간유두종바이러스인 16과 18형들을 예방하기 단지 두 개의 캡시드형을 포함한다.

IV. 파포바바이러스과: 폴리오마바이러스아과

이 바이러스아과의 모든 구성원들은 세포배양에서 정상세포를 변형시킬 수 있는 능력이 있으며 정상적으로 자연 상태에서 발견되는 것보다 많은 종들에서 종양들을 유발한다. "폴리오마(polyoma)"는 많다(poly-)와 종양(-oma)을 의미한다. 그러나 아직까지 폴리오마바이러스가 사람에서 종양을 일으킨다는 보고는 없다. 사람에서는 BK 바이러스(BKV), JC 바이러스(JCV) 및 메르켈세포(Merkel cell) 바이러스(MCV) 등 3개의 폴리오마바이러스가 존재한다. JCV는 면역결핍환자(예, AIDS)에서 발생하는 희귀하고 치명적인 신경수초파괴성 질병인 진행다초점백색질뇌병증(progressive multifocal leukoencephalopathy, PML)과 관계된다. BKV은 동일 환자에서 방광염을 일으킬 수 있다. MCV는 2008년에 분자생물학적 기법에 의해 발견되었으며 MCV DNA는 흔치는 않으나 공격적인 메르켈세포암종(Merkel cell carcinoma)의 대부분에서 검출된다.

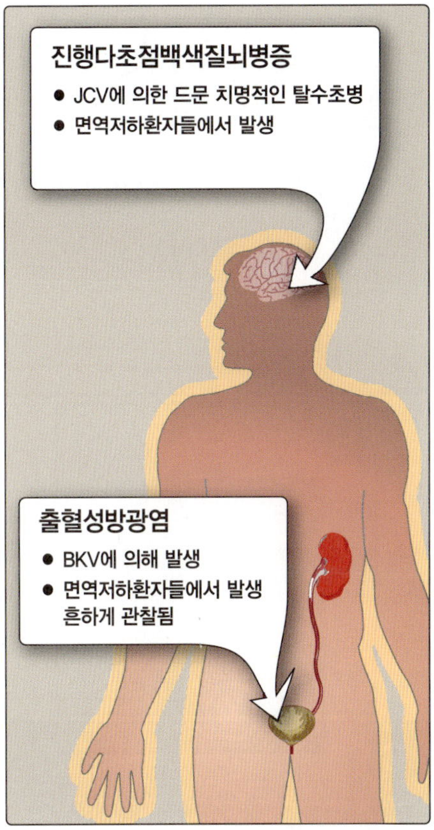

그림 24.6
폴리오마바이러스 감염들의 위치와 특성들. JCV = JC polyomavirus; BKV = BK polyomavirus

A. 역학과 발병기전

사람 폴리오마바이러스인 BKV와 JCV는 감염된 사람의 호흡기 비말 또는 환자의 오줌과의 접촉으로 전파된다. 이 바이러스들에 의한 감염은 유년기에 흔하게 일어난다. 한 개 또는 두 개의 사람 폴리오마바이러스들에 대한 항체는 성인인구의 70~80%에서 존재한다. 이것은 BKV와 JCV가 모두 상부호흡기도에서 신장으로 이행하여 건강한 사람의 관상 상피 내에서 비활동 상태로 지속된다는 증거가 된다. 폴리오마바이러스들은 핵 안에서 DNA 바이러스의 유전체 복제와 유전자 발현의 기본적인 형태를 따른다. 세포의 DNA 합성을 위해 생성되는 효소와 전구체들은 바이러스 DNA의 합성을 위해 이용된다. 이러한 생산적인 주기는 바이러스를 증식시키지만 궁극적으로 숙주세포를 사멸시킨다.

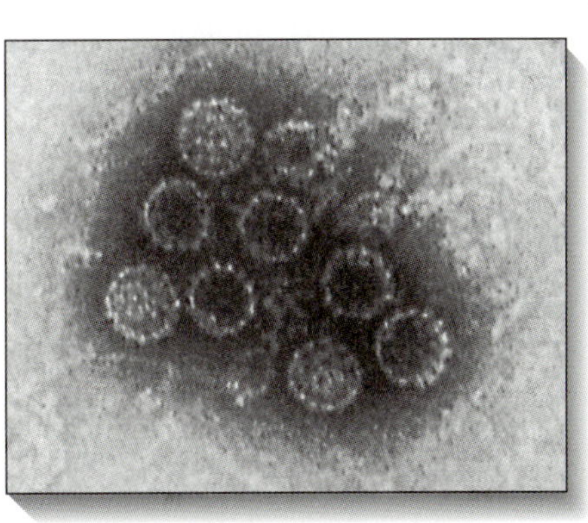

그림 24.7
감염환자의 오줌에 존재하는 BK 비리온들의 전자현미경 사진

B. 임상적 중요성

다양한 형태의 면역은 병변이 뇌의 백질에만 국한되어 명명된 진행다초점백색질뇌병증(PML)의 발달에 관련된다(그림 24.6). 혈액을 통해 중추신경계로 들어간 재활성 JCV에 의해 일어난다고 생각되는 PML은 다수의 림프세포증식질환들의 합병증과 면역기능에 영향을 주는 만성질환들에서 발생한다. [주: 최근에는 진행다초점백색질뇌병증은 특히 AIDS 환자에서 발견된다.] 진행다초점백색질뇌병증에서 JCV는 뇌세포, 특히 희소돌기아교세포들(oligodendrocytes)에서 세포 파괴 감염으로 탈수초를 유발하여 유수초 세포들이 수초를 유지하는 능력을 상실하게 한다. 언어와 정신능력 부전에 대한 초기 발생은 증상 발현 후 3~6개월 이내에 급속한 마비와 감각이상으로 발전되어 죽음에 이르게 한다. [주: BKV도 소변에서 발견되

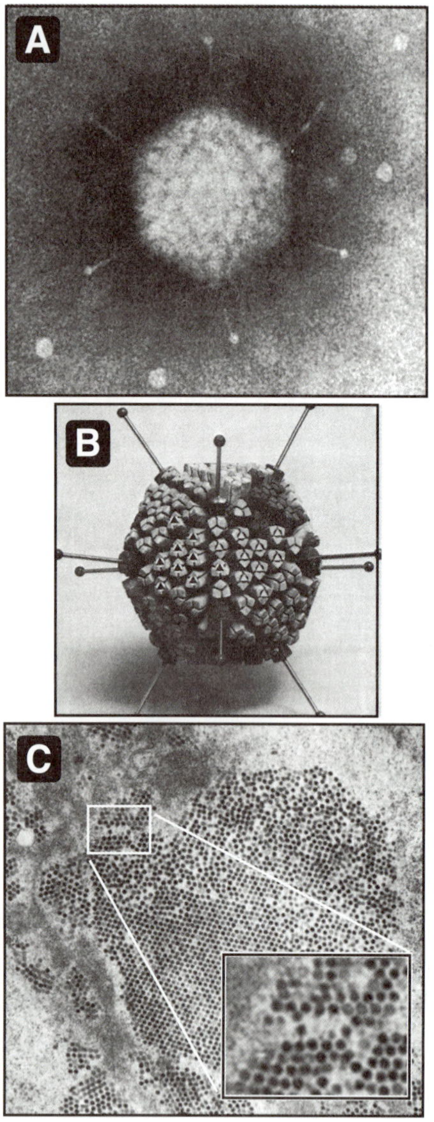

그림 24.8

A. 섬유들을 가진 아데노바이러스 비리온의 전자현미경 사진. B. 아데노바이러스의 모형. C. 세포의 핵에서 아데노바이러스의 결정모양 군집

지만(그림 24.7), 출혈성방광염으로 발전된 면역저하환자를 제외하고는 병리학적 소견을 보이지 않는다.] 메르켈세포암종은 비교적 흔치는 않으나 공격적으로 나이 많은 사람들에서 많이 발생한다. 또한 이 암종은 AIDS 또는 다른 면역결핍으로 인해 면역억제상태인 사람 또는 장기 이식 후 발생한다.

C. 실험실 동정

대부분의 사람들은 이 바이러스들에 대한 항체를 보유하고 있으므로 일반적으로 혈청학적 시험은 급성 감염의 진단에 유용하지 않다. 소변에서 BKV 또는 뇌조직 진행다초점백색질뇌병증 병소 내에서 JCV에 대한 DNA 부합화(hybridization)에 의한 동정은 감염에 대해 가장 민감하고 특이적인 진단 기술이다. MCV 바이러스 DNA와 단백질 항원들은 메르켈세포암에서 분자생물학적 기법으로 검출할 수 있다.

D. 치료와 예방

성공적이며 특이적인 항바이러스요법은 없다. 폴리오마바이러스 감염은 거의 전 세계적이며 무증상이고, 진행다초점백색질뇌병증은 잠재바이러스의 재활성화이므로 현재 가시적인 예방법은 없다.

V. 아데노바이러스과

아데노바이러스(adenovirus)들은 외피가 없으며, 이중가닥의 선형 DNA을 함유하는 정이십면체 모양의 바이러스이다. 이들은 일반적으로 호흡기 감염증, 위장관염 및 결막염 등의 질병을 일으킨다. 아데노바이러스들은 감기바이러스를 조사하기 위해 인후세척액을 조사하고 아데노이드와 편도선을 배양하는 과정에서 처음 발견되었다. 이들은 현재 일반적으로 사람, 포유동물 및 조류들에 감염되는 바이러스들의 가장 큰 그룹으로 간주된다. 50종 이상 혈청형의 사람 아데노바이러스들이 알려져 있으며 항체조사 결과 대부분의 성인은 여러 종의 혈청형에 감염되어 있다. 비록 어떤 사람혈청형들은 실험동물에서 높은 발암성이 있지만 사람 악성종양과는 관련 없다.

A. 역학과 발병기전

아데노바이러스 감염에 의해 일어나는 임상증후군의 위치는 일반적으로 바이러스의 전파양식과 관련 있다. 예를 들면, 대부분의 아데노바이러스들은 호흡기질병의 일차 원인체로서 호흡기를 통해 전파된다. 그러나 대부분의 아데노바이러스들은 장관 내에서 효과적으로 증상 없이 증식하며, 건강한 사람의 대변 이외에도 호흡기 증상이 끝난 후의 대변에서도 잘 분리된다. 유사하게 눈의 감염은 바이러스에 오염된 된 손, 안과용 도구 또는 수영을 함께한 아이들 집단의 물에 의한 직접 접촉에 의해 전파된다.

B. 구조와 복제

아데노바이러스의 캡시드는 각 정점의 펜톤(penton) 캡소미어와 함께 정이십면체의 삼각형 표면을 구성하는 헥손(hexon) 캡소미어들로 구성된다(그림 24.8). 아데노바이러스의 복제는 기본적으로 DNA 바이러스들의 일반적인 모델을 따른다. 숙주세포 수용체로의 부착은 바이러스 섬유들(fibers)의 말단에 있는 고리들(knobs)을 통해 일어나며 수용체 매개성 세포내 섭취를 거쳐 세포 내로 도입된다. 그 다음 바이러스의 유전체는 바이러스 유전자들의 모든 전사, 유전체 복제 및 조립 등이 일어나는 핵으로 이동하는 동안 진행적으로 탈외피된다. 두 개의 조기 바이러스 유전자들은 파포바바이러스들의 조기 단백질들과 동일한 기능(즉, 정상적으로 세포주기 진행을 방지하는 p53과 세포조절 단백질을 불활화시키는 pRb)을 가지고 있다. 그러나 상대적으로 더 큰 아데노바이러스 유전체는 DNA 중합효소와 바이러스 유전체의 전사와 복제에 영향을 주는 인자들을 포함하는 다수의 부가적인 조기 단백질들을 암호화한다. 생산적 주기는 감염되는 동안 세포 DNA, RNA 및 단백질의 합성을 중단시켜 숙주세포를 사멸시킨다. 세포에서 감염바이러스들의 방출은 사멸하는 세포의 느린 분해 작용에 의해 일어난다.

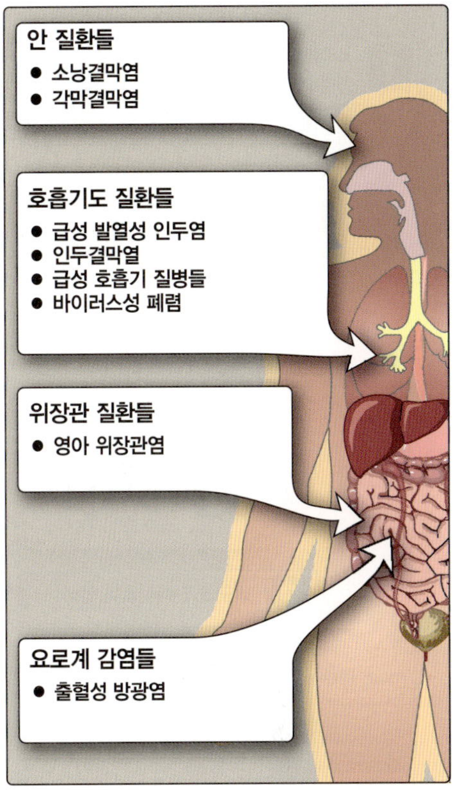

그림 24.9
아데노바이러스 감염들

C. 임상적 중요성

모든 아데노바이러스들은 상피세포 안에 잘 복제한다. 관찰되는 질병의 증상들은 일차적으로 이러한 세포들의 사멸과 관련되며 전신 감염은 드물다. 대부분의 아데노바이러스 감염들은 무증상이나 특정 형들은 다른 형들보다 더 흔히 사람 질병과 관계된다. 이 질병들은 다음과 같이 1) 호흡기, 2) 눈, 3) 위장관, 빈번하지 않음, 4) 요로계와 심장 등의 기타 조직 등 영향을 받는 장소로 쉽게 집단화할 수 있다(그림 24.9).

1. **호흡기도 질환들:** 영아와 어린이의 가장 흔한 아데노바이러스 감염 증상은 기침, 목의 통증, 코막힘과 발열로 특징되는 급성 발열성 인두염이다. 독립적인 증상은 다른 일반적인 바이러스성 호흡기 감염증들과 구별이 어렵다. 어떤 아데노바이러스형들은 부가적으로 결막염을 일으키며 이러한 경우를 인두결막열(pharyngoconjunctival fever)이라 부른다. 이러한 증상은 취학 어린이들에서 만연하여 산발적 또는 유행성으로 발생하며 종종 가족이나 같은 수영시설(수영장결막염; swimming pool conjunctivitis)을 이용하는 집단에서도 발생한다. 급성호흡기질병으로 불리는 증후군은 군대 신병들 사이에서 발생하는 일차적인 전염병을 말한다. 이것은 새로운 바이러스주들에 대한 노출, 피로와 집단 생활환경, 감염의 효과적인 전파 촉진 등에 의한 저항력 저하를 반영한다. 마지막으로, 위에서 기술한 호흡기 증후군들은 영아에서 약 10%의 사망률을 보이는 진성 바이러스성 폐렴으로 진행될 수도 있다.

2. **안 질환들:** 위에서 기술한 상부호흡기증후군과 종종 수반되는 결막염 외에도 유사한 소낭결막염(follicular conjunctivitis)은 독립적인 질병으로 발생한다. 이 질병은 자연 치유되며 영원한 후유증은 없다. 더 심각한 감염은 각막상피에 감염되어 수년간 지속되는 각막혼탁이 수반되는 유행성 각막결막염(epidemic keratoconjunctivitis)이다. 이 질병의 유행은 수건 또는 안약의 공동사용, 사람과 사람 간의 직접접촉 또는 부적절하게 멸균된 안과기기 등에 의해 발생한다.

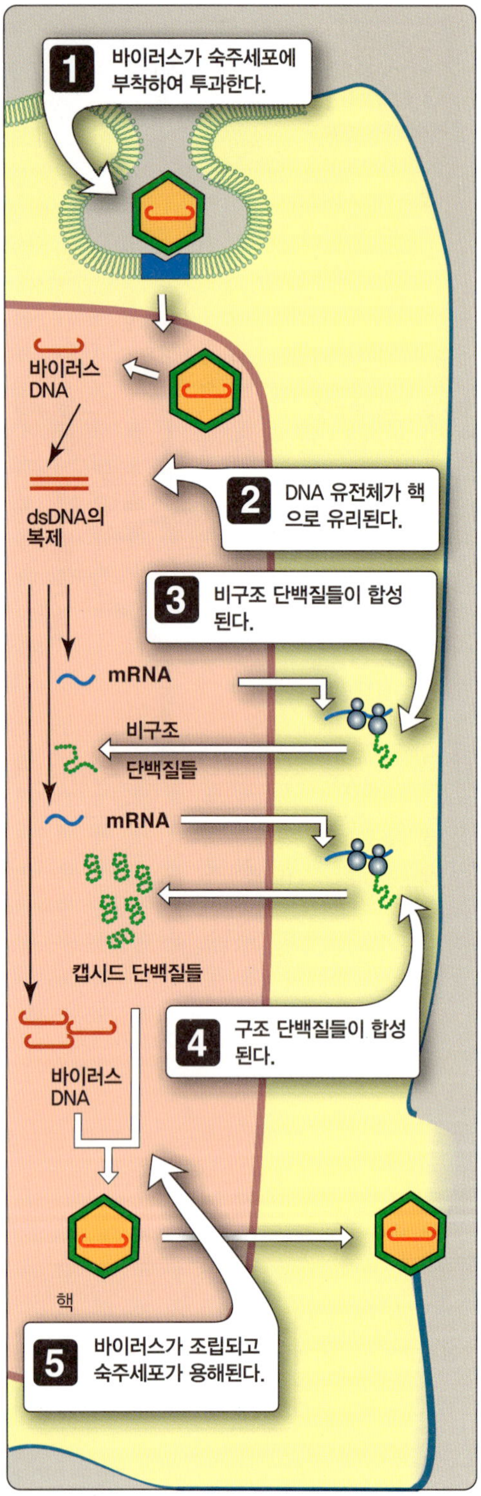

그림 24.10
B19 파보바이러스의 복제

3. **위장관 질환들:** 대부분의 사람 아데노바이러스들은 위장관에서 증식하여 대변에서 발견되나 대부분 무증상 감염이다. 2개의 혈청형이 특이적으로 영아 위장관염과 관련되며 어린이에서 바이러스성 설사증의 5~15%를 차지한다.

4. **빈도가 낮은 질환들:** 몇 개의 아데노바이러스 혈청형들은 주로 소년들에서 발생하는 급성이며 자연 치유되는 출혈성 방광염과 관련 있다. 이것은 혈뇨증으로 특징되는데 바이러스는 대개 오줌에서 분리된다. 유사하게, 아데노바이러스의 심근 감염은 최근 아이들과 성인 모두에서 좌심실 부전에 대한 원인 중의 하나임이 알려졌다. AIDS 환자처럼 면역저하환자에서 흔한 호흡기 아데노바이러스 감염은 심하며 때로는 치명적인 폐렴으로 진행될 위험성이 증가한다. 치명적인 결과를 초래하는 다른 파종성 감염들은 면역계가 저하되거나 또는 약물치료로 면역력이 억제된 환자에서 보고된다.

D. 실험실 동정

동정을 위한 바이러스의 분리는 일반적으로 수행되지 않고 있으나 전염병 또는 탁아소 등의 원내 감염에서는 바람직하다. 아데노바이러스 혈청형의 동정은 형 특이 항혈청을 이용한 중화반응 또는 혈구응집억제반응에 위해 수행 가능하다. 바이러스는 효소결합면역흡착측정법(enzyme-linked immunosorbent assay, ELISA)에 의한 대변검체에서의 직접 시험에 의해 흔히 검출된다.

E. 치료와 예방

현재 아데노바이러스 감염을 치료하기 위한 항바이러스 약제는 없다. 면역에 의한 유행성 호흡기 질환의 예방은 오직 군대의 군인들을 보호하기 위해 사용되어 왔다. 생균 약독화 아데노바이러스백신은 이러한 목적으로 사용되는데 좋은 중화항체반응을 생산한다. 2011년 미군의 사용을 목적으로 새로운 백신이 허가되었으며 경구 투여를 위한 아데노바이러스 4형과 7형의 비약독화 생백신이다.

VI. 파보바이러스과

파보바이러스(parvovirus)들은 가장 작은 DNA 바이러스로서 외피가 없으며 정이십면체 캡시드와 단일가닥의 선형 DNA를 보유한다. 사람 파보바이러스 B19는 낫적혈구병(sickle cell disease) 환자에서 일시적 재생불량증(transient aplastic crisis)과 성인의 급성 다발성관절염(polyarthritis)의 원인체로 분리 동정되고 있다. 또한 이 바이러스는 유년기에 흔한 전염성홍반(erythema infectiosum)의 원인체이며 일차 감염된 임산부에서 태아 사망과 관련된다. 파보바이러스과는 복제하는데 도움(helper) DNA 바이러스의 동시 감염 요구성 또는 독자적인 복제 능력(autonomous parvoviruses, 독립 파보바이러스)에 따라 2개의 속으로 분리된다. 첫 번째 군의 바이러스들은 감염 세포에서 일반적으로 도움 아데노바이러스(helper adenovirus)들과 결합하여 발견되기 때문에 아데노부속바이러스(adenoassociated viruses, AAVs)라고 불린다.

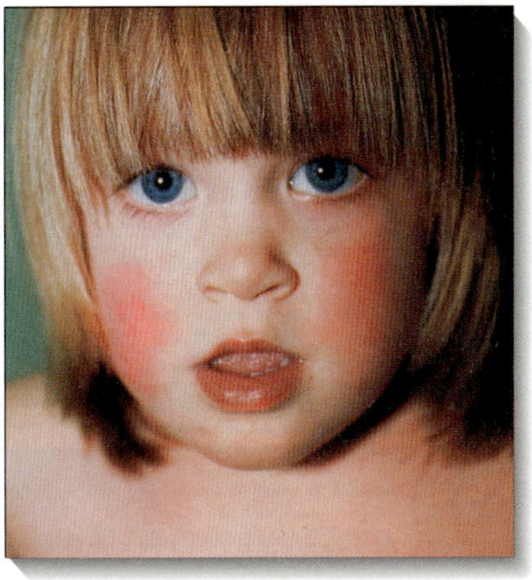

그림 24.11
B19 파보바이러스(제5병)에 감염된 어린이의 전형적인 "따귀를 맞은 것 같은" 외관

A. 역학과 발병기전

파보바이러스는 호흡기 경로를 통하여 전파된다. 높은 역가의 바이러스혈증은 감염 약 1주일 후부터 수일 동안 지속되며 이 기간 동안 바이러스는 인후분비물에 존재한다. 특이항체 반응은 빠르게 일어나서 바이러스혈증의 억제가 일어난다. 파보바이러스의 복제에는 DNA 합성이 진행 중인 숙주세포가 필요하므로 세포 손상은 일차적으로 유사분열이 활발한 특정조직으로 제한된다. [주: B19바이러스의 경우 일차조직은 적혈구 세포 유래이다.] 세포 DNA 중합효소에 의한 이중가닥 DNA 분자로의 전환은 유전체의 단일가닥 특성 때문에 부수적인 단일가닥 바이러스성 DNA 유전체들의 생성 또는 바이러스성 mRNA의 전사가 시작되기 전에 반드시 일어나야 한다. 유전물질의 양적 제한에도 불구하고, 두 개 또는 세 개의 캡시드 단백질들과 두 개의 비구조 조절 단백질들은 선택적 RNA 스플라이싱 패턴들과 전사 후 과정의 결합에 의해 생성된다. 파보바이러스의 생활환은 그림 24.10으로 요약된다.

B. 임상적 중요성

이 바이러스과의 유일한 사람병원체는 독립적인 파보바이러스 B19이다. 이 바이러스에 의해 일어나는 질병들의 범위는 적혈구의 선조세포의 순환에 대한 특이적인 친화성과 관련 있다. B19는 일시적 재생불량증을 겪고 있는 낫적혈구병 환자에서 처음 분리되었으며, 이후 바이러스를 제거할 면역반응을 생성할 수 없는 B19 감염 면역저하환자들에서 만성 진행성 골수억제를 일으킨다고 알려졌다.

1. **전염성홍반(Erythema infectiosum):** 인구집단의 30~60%가 B19에 대한 항체를 보유하고 있다는 사실은 이 바이러스가 그림 24.11와 같이 유년기에 흔한 전염성 홍반(제5병; fifth disease)의 원인체임을 알 수 있게 한다. 특징적인 발진(따귀를 맞은 것 같은 외관)은 바이러스가 검출되지 않는 초기 노출 약 2주 후에 발생하며 면역계 매개성이다. B19 감염과 수반되는 다른 합병증은 대개 좌우 관절에 연관되는 급성관절염로서 아이들보다 성인에서 더 흔하며 일반적으로 수주일 내에 회복된다.

2. **선천성 결손:** 여성에서 임신 처음 석달의 일차 감염은 자연유산율을 증가시킨다. 제2석달과 제3석달에서 일차 감염은 태아수종과 관계있다.

C. 실험실 동정

B19 감염의 실험실 동정은 일상적으로 수행되지 않는다. 바이러스혈증기(대개 무증상)에 대량의 바이러스 존재는 면역학적 방법에 의한 바이러스 단백질 검출 또는 다양한 부합화(hybridization) 방법에 의한 바이러스 DNA 검출로 가능하다. 회고진단은 특이항체반응을 증명하는 일반적인 방법들에 의해 수행될 수 있다.

D. 치료와 예방

사람 B19 감염을 치료하기 위한 항바이러스 약제나 백신은 없다. 파보바이러스 감염증의 임상증상을 보인 환자의 격리는 무증상 감염이 일어나며 감염 개체로부터 증상이 발현되기 전에 바이러스가 배출되므로 질병의 억제를 위한 유용한 방법이 아니다. B19 바이러스 특이 면역글로불린 G의 정맥 투여는 만성 감염으로 인한 면역저하환자에서 도움이 된다.

학습 문제

정답을 한 개 고르시오.

24.1 인간유두종바이러스에 의한 종양형성으로 제안되는 기전에서 중요한 시기는?

A. 유전자의 암호화부위에 삽입되어 있는 인간유두종바이러스에 의한 세포성 조절유전자의 불활성화
B. 인간유두종바이러스 조기 단백질에 의한 정상적인 잠재 세포성 종양형성유전자의 전환 활성화
C. 자손 인간유두종바이러스의 지속적인 활성 복제와 생산에 의해 야기되는 케라틴 형성세포 분화의 역위
D. 특정 인간유두종바이러스 조기 단백질들의 세포성 항종양형성단백질들과의 특이 결합
E. 세포성 종양형성 유전자의 활성화를 일으키는 특정 염색체 위치전환 유도

정답 = D. 정상세포들을 불멸화하고 변형시키는 데 요구되는 아데노바이러스와 파포바바이러스과의 조기 단백질들은 유사분열주기의 조절을 유지하는데 중요한 세포성 단백질인 p53과 pRb에 특이적으로 결합한다. 바이러스 단백질과의 상호작용은 자연적으로 악성종양에서 발생하는 현상과 흔히 관련 있는 변이에서와 같이 세포들에서 정상기능들의 소실을 일으킨다고 생각된다. A, B: 결합에 의한 유전자의 불활성화나 조기 단백질에 의한 전사 활성화는 모두 관찰되지 않는다. C: 바이러스의 복제는 분화된 케라틴 형성세포에서 일어나지만 탈분화는 일어나지 않는다. E: 다발성 염색체 재배열은 악성종양 진행과정의 후기에 나타나지만 인간유두종바이러스-변형 세포들 사이에서 특이한 것은 없다.

24.2 독립적인 파보바이러스들에 의해 발생하는 특징적인 질병과 관련 있는 것은?

A. 필수적인 유전자를 파괴하는 특이 염색체 위치에 삽입하여 세포 사멸을 야기
B. 유사분열주기를 통해 활발하게 분화되는 숙주세포의 필요
C. 오직 분화 말기의 세포들에만 감염
D. 세포 단백질 합성을 차단하는 조기 단백질을 암호화
E. 정상적인 도움바이러스와 연관되어 일어나는 병증의 증가

정답 = B. 독립적인 파보바이러스들에 의해 일어나는 질병들은 모두 정상기능을 위해 필수적으로 증식하는 세포들의 사멸로부터 야기된다. 예를 들면, B19는 태아나 면역결핍환자에서 특이적으로 적혈구 모세포에 감염되어 빈혈을 일으킨다. A, C, D: 파보바이러스들은 복제기 동안에는 삽입되어 관찰되지 않는다. 분화말기세포에서는 복제될 수 없으며 세포합성을 중단시키지도 않는다. E: 정의에 의해, 독립적인 파보바이러스들은 복제에 있어서 도움바이러스들을 요구하지 않는다.

24.3 전염성 홍반에서 나타나는 특징적인 발진의 원인은?

A. 비리온/항체 면역복합체 형성
B. B19 감염에 의한 적혈구세포 전구체들의 사멸에 의해 발생하는 골수억제
C. 간장의 손상
D. 상피세포의 B19 감염
E. B19 감염에 대한 모세혈관 내피의 염증반응

정답 = A. 발진은 바이러스혈증의 정점 수일 후에 나타나는 B19에 대한 항체의 형성과 동시에 발생한다. B: 면역결핍개체에서의 감염은 적혈구전구체의 만성, 진행적 결핍과 심한 빈혈을 야기하지만 발진은 일으키지 않는다. C: B19의 숙주범위는 태아의 간장에서 발견되는 것을 포함하는 적혈구계 전구체들로 제한된다. 비록, 이것은 임산부에서 B19 감염의 결과로서 야기되는 태아수종의 원인이 될 수도 있으나 발진과는 관련 없다. D와 E: B19는 적혈구계 전구세포들 이외에는 감염되지 않는다.

외피 보유 DNA 바이러스

25

I. 개요

이 단원에서는 3개의 외피 보유 DNA 바이러스과 중 헤르페스바이러스과(*Herpesviridae*)와 폭스바이러스과(*Poxviridae*)에 대해 기술한다(주: 3번째 외피 보유 DNA 바이러스 과인 헤파드나바이러스과(*Hepadnaviridae*)는 26장에서 논의한다). 헤르페스바이러스과와 폭스바이러스과는 모두 구조적, 유전적으로 24장에서 설명한 DNA 바이러스들보다 복잡하다. 예를 들면, 바이러스 복제에 관여하는 매우 많은 수의 바이러스 암호화 단백질들이 존재하여 숙주세포의 제공 기능들에 덜 의존적이다. 후자의 특성은 저해제에 대한 대상으로 작용할 수 있는 바이러스 특이 효소들이 많이 존재하므로(숙주세포 기능에 더 의존적인 바이러스들과 비교할 때) 이 바이러스들에 대한 항바이러스 약제 개발에 있어서의 큰 성공에 기여를 했다. 또한 헤르페스바이러스들과 폭스바이러스들의 복제는 숙주세포의 주기에 비의존적이다. 헤르페스바이러스과는 중요한 사람 병원체를 포함한다(그림 25.1). 폭스바이러스과에서 유일한 고병원성 바이러스인 두창바이러스(variola; 천연두의 원인)는 성공적으로 박멸된 유일한 사람 병원체로서 다른 감염성 질병을 제어하고 효과적으로 박멸하는 데 있어서 모델이다.

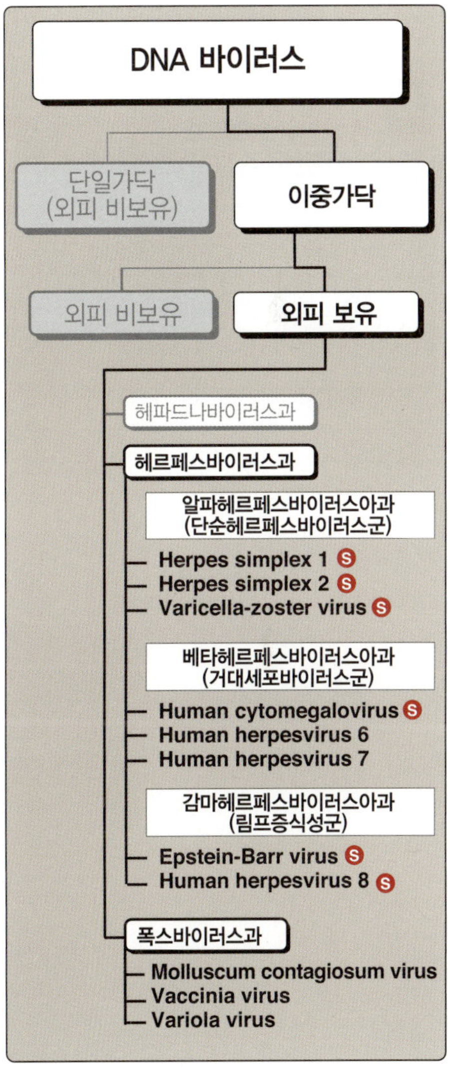

그림 25.1
외피 보유 DNA 바이러스의 분류. S p. 356 요약 참조

II. 헤르페스바이러스과: 구조와 복제

8개의 헤르페스바이러스 종들이 알려져 있으며 모두 자연 숙주에 일차 감염되어 잠복기로 들어간 후 재활성화 될 수 있는 능력을 가진다. 그러나 잠복과 재활성화의 빈도와 발현에 대한 정확한 분자적 특성은 헤르페스바이러스의 종에 따라 다양하다.

A. 헤르페스바이러스들의 구조

헤르페스바이러스 비리온들은 숙주의 핵막에서 기인된 외피에 둘러싸여 있는 정이십면체의 캡시드로 구성된다(그림 25.2). 외피와 캡시드 사이에는 비록 중합효소는 아니지만 감염주기의 개시에 필수적인 바이러스가 생산하는 효소들과 전사인자들을 포함하는 형태가 없는 테규멘트(tegument)라 불리는 단백질성 물질이 존재한다. 유전체는 종에 따라 70~200개의 단백질들을 암호화하는 선상의 이중나선 DNA 단일분자이다. 비록 바이러스과의 모든 바이러스가 동일한 기능을 가진 유전자들을 보유하고 있지만, 종간에 뉴클레오티드 유전자의 보존성과 항원적 연관성은 거의 없다.

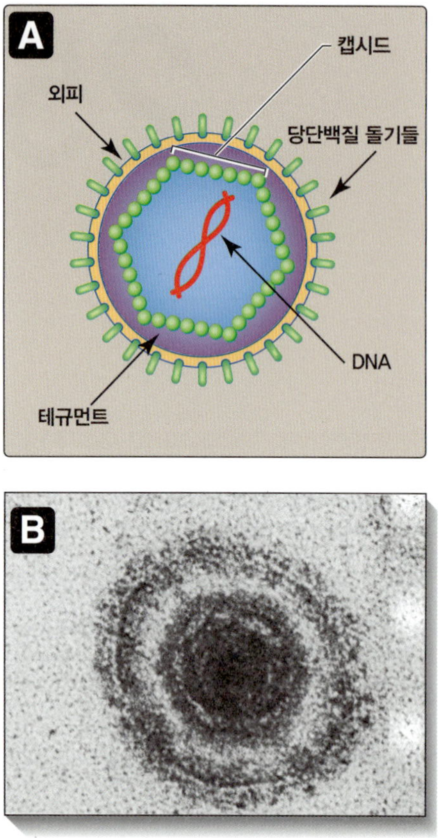

그림 25.2
헤르페스바이러스의 구조
A. 도식적 그림
B. 주사전자현미경

B. 헤르페스바이러스의 분류

헤르페스바이러스과는 모두 유사한 외형을 가지므로 전자현미경 상에서 형태학적으로 쉽게 구별할 수 없으나 생물학적 특성들에 따라 3개의 아과로 구분된다(그림 25.1 참조).

1. **알파헤르페스바이러스아과(*Alphaherpesvirinae*, 단순헤르페스바이러스 군; herpes simplex virus group):** 이 바이러스들은 상대적으로 빠른 세포 파괴 또는 용해성 성장주기를 가지며 신경절에서 잠복 감염을 일으킨다. 단순헤르페스바이러스 1형과 2형(herpes simplex virus type 1과 2; HSV-1과 HSV-2) 및 수두-대상포진바이러스(varicella-zoster virus, VZV)가 여기에 속한다. HSV-1과 HSV-2는 매우 높은 뉴클레오티드 상동성을 가지고 있으므로 복제와 병인에 있어 많은 특성을 공유한다. 수두-대상포진바이러스는 단순헤르페스바이러스보다 작은 유전체를 가지고 있지만, 두 바이러스는 염기 상동성을 공유하는 많은 유전자들을 보유한다.

2. **베타헤르페스바이러스아과(*Betaherpesvirinae*, 거대세포바이러스군; cytomegalovirus group):** 이 바이러스들은 특징적인 다핵성 거대 숙주세포를 형성하며 상대적으로 느린 복제주기를 가진다. 잠복은 비신경조직, 주로 림프망 세포와 육아종 조직에서 이루어진다. 인간거대세포바이러스(human cytomegalovirus, HCMV)와 인간헤르페스바이러스 6형과 7형(human herpesvirus type 6와 7, HHV-6와 HHV-7)이 여기에 속한다.

3. **감마헤르페스바이러스아과(*Gammaherpesvirinae*, 림프증식성바이러스군; lymphoproliferative group):** 이 바이러스들은 점막 상피에서 증식하여 주로 B세포에서 잠복 감염을 유발한다. 이들은 림프모구세포에서 세포증식과 불멸화를 유도한다. 엡스타인-바 바이러스(Epstein-Barr virus, EBV)는 이전에는 특성이 잘 규명된 유일한 사람 감마헤르페스바이러스였으나 카포시육종(Kaposi sarcoma, KS) 세포의 바이러스 유전체 분석을 통해 새로운 바이러스가 발견되어 사람 헤르페스바이러스 8형(human herpesvirus type 8, HHV-8)으로 명명되었다. 사람 헤르페스바이러스 8형은 내피세포에 잠복하여 불멸화를 유도한다.

C. 헤르페스바이러스의 복제

헤르페스바이러스는 DNA 바이러스 복제의 기본양식에 따라 핵에서 복제된다(238쪽 참조). 헤르페스바이러스 전사의 조절은 두 번째 유전자군의 발현을 위해 처음 유전자군의 발현이 요구되며, 세 번째 유전자군의 발현에 다시 두 번째 유전자군의 발현이 요구되는 "단계적 반응의 조절"이라고 불린다. [주: 유사한 유형은 즉시 조기(immediate early), 지연 조기(delayed early) 및 후기(late)로 불리는 유전자들을 가지는 다른 DNA 바이러스과에서 발견된다.] 헤르페스바이러스 복제의 일반적인 특징은 그림 25.3에 요약하였다.

1. **바이러스 흡착과 투과:** 헤르페스바이러스들은 바이러스의 종들과 감염되는 조직형에 따라 다른 숙주세포 수용체들에 흡착한다. 바이러스 외피

의 당단백질은 외피와 세포의 원형질막과의 융합을 촉진하여 세포액에 뉴클레오캡시드와 테규먼트 단백질들을 남긴다. 테규먼트 단백질들 중 한 종은 일반적인 RNase로서 효과적으로 모든 mRNA들을 분해하여 숙주세포 단백질의 발현을 차단한다. 이 단백질의 핵산용해 활성은 바이러스 mRNA 합성의 개시 이전에 일어나므로 숙주 RNA에 대해 선택적이다.

2. **바이러스 DNA 복제와 뉴클레오캡시드 조립:** 뉴클레오캡시드는 핵공을 통하여 이동되며 따라서 바이러스 DNA는 핵으로 방출된다. 다른 테규먼트 단백질은 세포 RNA 중합효소의 활성인자로서 후기 유전자 전사를 포함한 다양한 조절 기능들을 암호화하는 즉시 조기 유전자군들의 전사 개시를 일으킨다. 다음으로, 바이러스 DNA 중합효소, 헬리케이스(helicase)와 티미딘 카이네이즈(thymidine kinase)와 같은 바이러스 DNA의 복제를 위하여 필요한 효소들을 주로 암호화하는 지연 조기 유전자들이 발현된다. 이 효소들은 바이러스에 특이적이므로 상대적으로 세포에 독성이 없는 항헤르페스 약제들(아시클로버; acyclovir)에 대한 훌륭한 대상들을 제공한다. 다른 DNA 바이러스들의 경우에서와 같이, 비리온의 구조 단백질들을 암호화하는 후기 유전자들은 바이러스 자손들의 조립과 성숙에 관여한다.

3. **바이러스 외피의 획득:** 새로 합성된 외피 단백질들은 핵막에 조각으로 축적되며, 핵에서 조립된 뉴클레오캡시드는 이러한 조각들을 관통하는 출아에 의해 외피를 획득한다. 완전한 바이러스는 공포에 의하여 세포의 표면으로 이동된다. 부가적인 외피당단백질 복제물은 원형질막으로 이동되어 헤르페스바이러스의 항원결정기를 획득한다. 이러한 당단백질들은 이웃한 세포들과 융합을 일으켜 어떤 경우에는 특징적인 다핵거대세포들을 형성한다. 이러한 생산 세포용해성 주기의 마지막 결과는 대부분의 세포합성경로가 차단되어 발생하는 세포사멸이다.

4. **잠복:** 모든 헤르페스바이러스들은 별도의 감염주기를 가질 수 있으므로 후에 재활성화될 수 있는 정지된 상태(잠복)로 유도될 수 있다. 이것이 일어나는 세포형은 생산성과 세포용해성 감염들이 일어나는 세포형과는 대부분 동일하지 않다. 그러므로 이 장에서 잠복의 논제들은 각 바이러스종에 따라 설명하고자 한다.

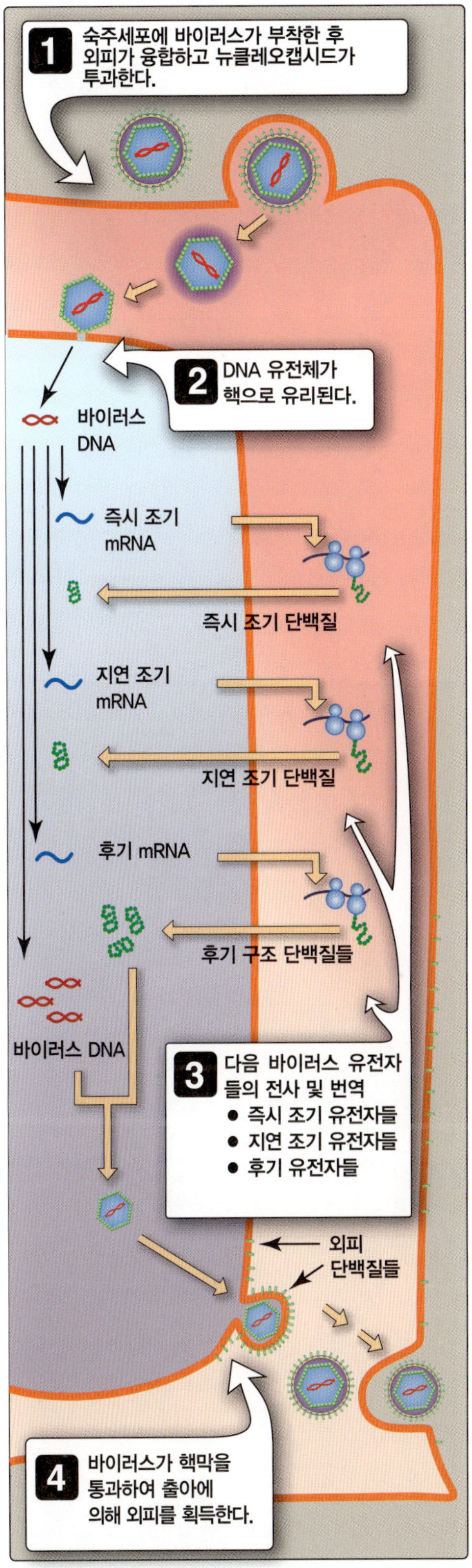

그림 25.3
헤르페스바이러스들의 복제

III. 단순헤르페스바이러스 1형과 2형

단순헤르페스바이러스 1형과 2형은 높은 뉴클레오티드 상동성(약 50%)을 가지는 유일한 사람 헤르페스바이러스들이다. 따라서 이들은 복제, 질병 발현 및 잠복에 있어서 많은 공통된 특성을 공유한다.

A. 역학과 발병기전

두 개의 단순헤르페스바이러스형은 모두 바이러스 함유 분비물 또는 점막이나 피부표면 병변들과의 직접 접촉에 의해 전파된다. 단순헤르페스바이러스 1형에 의해 발생하는 인후두부위의 일차 또는 재발 감염은 타액으로 분비되는 바이러스에 의해 일어나므로 키스나 타액을 함유하는 손가락은

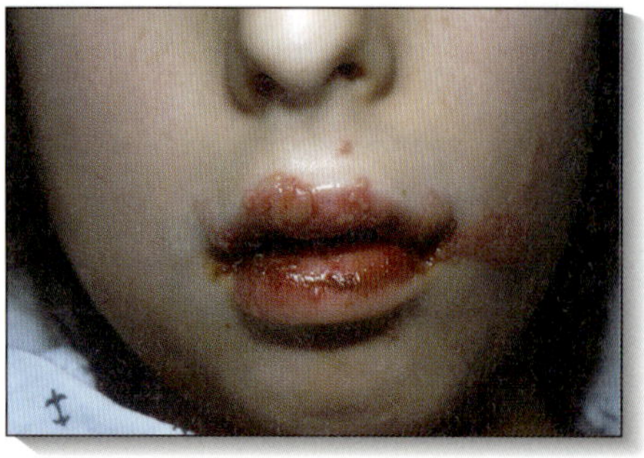

그림 25.4
단순헤르페스 잇몸입안염

주된 전파경로이다. 단순헤르페스바이러스 2형에 의해 발생하는 생식기 감염에서 바이러스는 생식기 분비물에 존재한다. 따라서 성관계와 산도를 통한 신생아 감염은 전파의 주요 양식이다. 단순헤르페스바이러스 1형과 단순헤르페스바이러스 2형 모두 바이러스가 침입한 점막표면의 상피세포에서 증식하여 감염력 있는 바이러스를 함유하는 수포나 얕은 궤양을 형성한다. 면역적격성 개인에서 상피 감염은 세포독성 T림프구가 감염 세포 표면의 단순헤르페스바이러스 특이항원을 인식하여 자손바이러스가 생산되기 전에 감염 세포들을 사멸시키기 때문에 국소적으로 잔존한다. 일생을 지속하는 잠복 감염은 일반적으로 감염성 비리온이 감각신경절을 통해 침입한 후 감염이 종결되는 부위인 국소신경절에서 형성된다.

B. 임상적 중요성

제한적이기는 하지만 일반적으로 단순헤르페스바이러스 1형은 허리 위의 병변에서 흔히 발견되며, 단순헤르페스바이러스 2형은 허리 아래에서 병변을 일으킨다. 그러나 단순헤르페스바이러스 1형은 생식기에 감염되어 유사한 병변을 일으킬 수 있으며 단순헤르페스바이러스 2형도 구강에서 병변을 일으킬 수 있다.

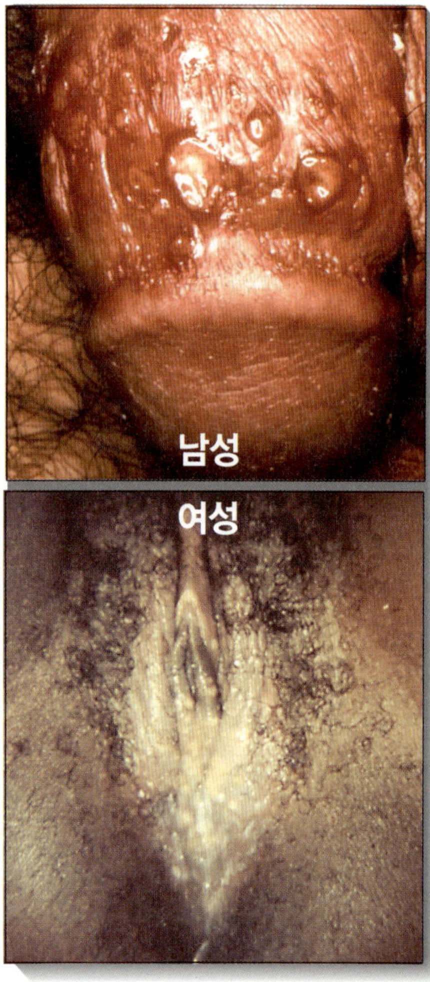

그림 25.5
단순 성기헤르페스 감염증들

1. **상체의 일차 감염:** 많은 일차 단순헤르페스바이러스 감염은 무증상이지만 상체에서 가장 흔한 감염 증상은 어린이에서의 잇몸입안염(gingivostomatitis, 그림 25.4)과 성인에서의 인두염이나 편도선염이다. 통증이 있는 병변은 전형적인 수포나 얕은 궤양으로 때때로 발열, 권태감 및 근육통과 같은 전신증상을 동반한다. 임상적으로 중요한 다른 감염 부위는 눈으로서 각막결막염은 각막궤양과 심지어는 실명을 유발한다. 만약 단순헤르페스바이러스 감염이 중추신경계로 확대된다면 뇌염이 유발되어 치료하지 않으면 사망률은 70%에 달하고 생존자도 대부분 신경적 결함이 남게 된다. 미국에서는 눈의 단순헤르페스바이러스 1형 감염은 창상 다음으로 각막성 실명의 흔한 원인이다. 중추신경계의 단순헤르페스바이러스 감염은 바이러스성 뇌염의 20% 정도를 차지한다.

2. **생식관의 일차 감염:** 생식관의 일차 감염 병변은 인후두부의 병변과 유사하다. 그러나 집단에서 항체빈도에 따르면 이 감염의 대부분은 무증상이다. 증상이 나타날 때(성기헤르페스)의 국소증상들은 여성에서는 외음부, 경부, 질 또는 남성에서는 음경에서 통증을 수반하는 수포궤양성 병변들이다(그림 25.5). 전신적 증상인 발열, 권태감 및 근육통은 구강의 일차 감염에서 나타나는 것보다 더 심하다. 생식관 단순헤르페스바이러스에 일차 감염된 임산부에서는 출산 시 신생아가 감염될 확률이 30~40%에 달하며(신생아 헤르페스), 신생아는 모체이행방어항체가 없기 때문에 중추신경계가 관여하는 파종성 감염이 종종 일어난다. 만약 치료하지 않으면 사망률은 높으며 생존자도 평생 신경성 후유증을 갖게 된다. 또한 신생아는 감염된 어머니로의 오염된 손가락이나 침을 통하여 감염될 위험이 있다. 그러나 자궁내 감염은 매우 드물다.

3. **잠복:** 신경절의 잠복 감염세포인 단순헤르페스바이러스 1형의 삼차 신경절 또는 단순헤르페스바이러스 2형의 천골 또는 요골 신경절에서 1개에서 수천 개의 바이러스 유전체 복제물은 핵에서 결합되지 않은 환

상 DNA 분자로 존재한다(그림 25.6). 제한된 수의 바이러스 유전자들은 잠복기 동안 발현되며 이 전사물들[잠복관련 전사물; latency-associated transcripts (LATS)]은 자손바이러스의 생산을 억제한다.

4. **재활성화:** 호르몬의 변화, 발열 및 신경세포의 물리적인 상해 등과 같은 여러 인자들은 잠복바이러스의 재활성화와 복제를 유도한다(그림 25.6 참조). 새로 형성된 비리온들은 바이러스가 방출된 곳으로부터 신경돌기를 따라 신경말단부로 이동하여 근접 상피세포를 감염시킨다. 따라서 특징적인 병변은 일차 감염 병변과 동일한 일반적인 부위에서 형성된다 [주: 바이러스의 복제는 오직 잠복 감염 신경세포 부위에서 일어나며 이 신경세포들은 궁극적으로 사멸한다]. 혈액 속의 항체의 존재는 이러한 재활성화를 막지는 못하나 바이러스가 조직주위로 확산되는 것을 제한한다. 통증과 같은 감각신경증상은 병변의 출현 전에 나타나거나 동반된다. 일반적으로 전신증상들은 일차 감염 때 보다 약하며 많은 재발증들은 사실 수포성 병변 없이 감염성 바이러스의 배출로써 특징된다.

   a. **단순헤르페스바이러스 1형(Herpes simplex virus type 1):** 인후두의 증상적 재발의 빈도는 1년간 없거나 여러 번 일어나기도 한다. 병변은 입술의 경계선에 수포의 집단으로 나타나며(헤르페스성 구순염 또는 입술물집) 흉터 없이 8~10일 사이에 치유된다.

   b. **단순헤르페스바이러스 2형(Herpes simplex virus type 2):** 생식기 감염의 재발은 비교적 높은 빈도(예를 들면 매달)로 발생할 수 있으며 종종 무증상으로 바이러스를 배출한다. 따라서 성행위 상대나 신생아는 전파에 대한 경고의 부재로 인해 감염에 대한 위험성이 증가한다. 신생아에 대한 전파의 위험성은 상대적으로 적은 양의 바이러스가 배출되며 모체이행 항단순헤르페스바이러스 항체가 존재하므로 일차 감염에서 보다 작다. 만약 감염이 발생한다면 항체는 질병의 중증을 감소시킨다.

C. 실험실 동정

정상 개체에서 특징적인 단순헤르페스바이러스의 진단을 위한 실험실 동정은 필요치 않다. 그러나 동정은 치료의 조기 개시가 필수적이나 특징적인 병변이 나타나지 않은 신생아 감염, 단순헤르페스바이러스성 뇌염 및 각막결막염의 예방에서는 중요하다. 더욱이 면역저하환자에서 치료목적으로 단순헤르페스바이러스 감염은 수두-대상포진바이러스 감염과는 구별되어야 한다(261쪽 참조). 또한 다른 바이러스나 세균 또는 비감염성 알러지 기반 반응들에 의해 일어나는 유사발진(피부발진)과도 감별하여야 한다. 수포 찰과표본, 수포액 또는 생식기 추출 시료들을 사람세포 조직배양에 접종하는 방법은 감염을 증명하는 궁극적인 방법이다. 바이러스의 존재는 세포들 사이에서 합포체(syncytia)를 형성하며 숙주세포의 핵 내에 카우드리 A형 봉입체(Cowdry type A inclusion bodies)를 형성한다. 육안적 세포병변 변화는 나타나는데 수일이 요구되나 각각의 감염 세포들은 바이러스 조기 단백질들에 대한 항체를 이용한 면역형광법(28쪽 참조) 또는 면역과산화효소염색법에 의해 24시간 이내에 검출가능하다. 비록 이 방법들은 일반적으로 조직배양을 이용한 바이러스의 분리보다는 덜 민감하지만 임상검체로부터 감염 세포들의 직접 증명에 사용 될 수 있다. 이러한 방법들에 대한

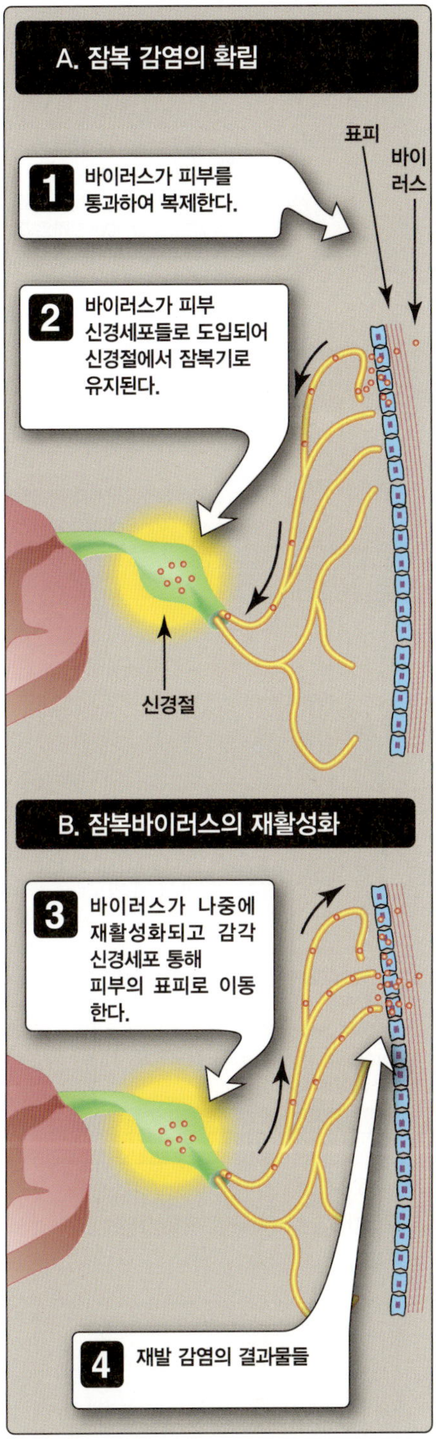

그림 25.6
일차와 재발 단순헤르페스 감염증들

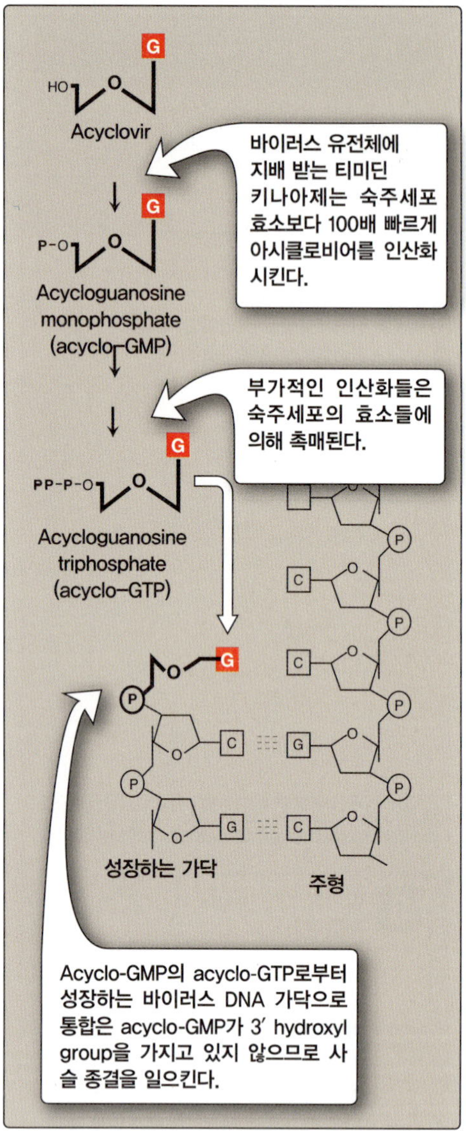

그림 25.7
아시클로버(acyclovir)의 작용기전

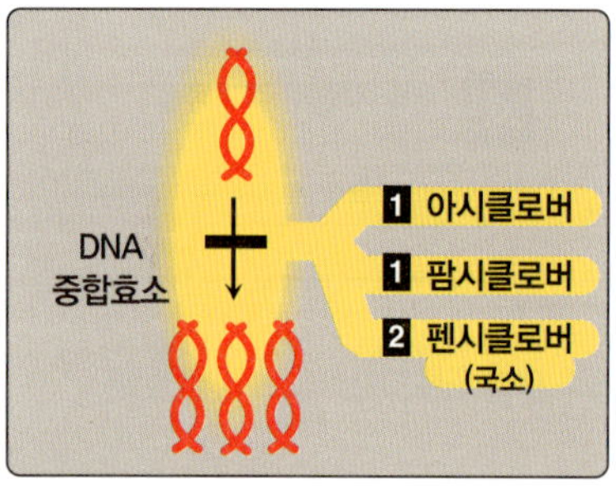

그림 25.8
단순헤르페스 감염에 대한 약물치료. 1 일차 약제들이며 2는 대체 약제들을 지칭함

보조법으로 중합효소연쇄반응에 의한 DNA 증폭([PCR] 29쪽 참조) 후 부합화(hybridization) 기술에 의한 바이러스 DNA의 직접 검출은 상대적으로 더 민감한 방법이다. 예를 들면, 뇌염환자에서 단순헤르페스바이러스의 병인은 뇌 생검에 의해서가 아니라 뇌척수액에서 바이러스 DNA의 존재에 의해 결정된다.

D. 치료

구아닌 유사체인 acycloguanosine(아시클로비어)는 단순헤르페스바이러스의 티미딘 카이네이즈(thymidine kinase)에 의해 인산화가 개시된 직후에 DNA 합성의 활성 억제제로 되므로 선택적으로 단순헤르페스바이러스에 대해 효과가 있다(그림 25.7). 어떤 단순헤르페스바이러스 일차 감염에 대해서도 아시클로비어는 헤르페스성 뇌염, 신생아 헤르페스 및 면역저하 환자에서 파종성 감염을 치료하는데 있어서 필수적이다. 단순포진 감염을 치료하는데 있어서 효과적인 다른 약제는 팜시클로비어(famciclovir)와 국소 펜시클로비어(penciclovir)이다(그림 25.8). 팜시클로비어는 활성 펜시클로비어로 대사되는 전구약물로서 경구용 아시클로비어보다 용량에서 더욱 편리하며 더 큰 생체 적용성이 있다. 팜시클로버는 단순헤르페스바이러스 1형 및 2형과, 수두-대상포진 바이러스에 대해 활성이 있다. 이러한 약제 어느 것도 잠복 감염을 치유할 수 없으나 무증상 바이러스 배출과 증상의 재발을 최소화할 수 있다(그림 25.9).

E. 예방

단순헤르페스바이러스 전파는 잠재성 있는 바이러스를 배출하는 병변과의 접촉을 피하는 것과 안전한 성관계에 의해 예방된다. 신생아 단순헤르페스바이러스에서 감염의 예방은 중요하지만 산모의 생식관 감염이 종종 무증상이므로 발견하기는 어렵다. 확실한 생식관 병변이 출산 시 발견되면 일반적으로 제왕절개가 수행된다. 아시클로버의 산모와 신생아의 예방적 치료는 단순헤르페스바이러스가 출생 직전이나 출생 시에 검출된다면 사용될 수 있으며, 출산 후 검진 또한 물리적 전파를 예방하는데 매우 중요하다. 현재 백신은 개발되어 있지 않다.

IV. 수두-대상포진 바이러스

수두-대상포진 바이러스는 단순헤르페스바이러스와 생물학적, 유전적으로 유사하며 단순헤르페스바이러스와 함께 알파헤르페스바이러스아과에 속한다. 수두-대상포진 바이러스와 단순헤르페스바이러스의 생물학적 유사성은 감각신경절에서 이루어지는 잠복과 빠르게 세포를 파괴하는 감염이다. 수두-대상포진 바이러스의 일차 감염은 수두(chickenpox)의 원인이 되며 잠복바이러스의 재활성화는 대상포진(shingles)을 일으킨다.

A. 역학과 발병기전

수두-대상포진 바이러스는 우발적인 접촉에 의해 사람으로부터 사람으로 쉽게 전파되는 유일한 헤르페스바이러스이다. 수두-대상포진 바이러스의 전파는 주로 호흡기 비말을 통하여 이루어지며 호흡기 점막에 초기 감염을 일으킨 후 국소 림프절로 이동한다(그림 25.10). 자손바이러스들은 혈류로 들어가서 간장과 비장의 세포들에서 이차증식하며 감염된 단핵백혈구에 의해 신체로 퍼진다. 궁극적으로 모세혈관의 내피세포들과 피부상피세포이 감염되어 감염 후 14~21일 사이에 나타나는 수두의 특징적인 바이러스가 함유된 수포를 형성한다. 감염 개체는 잠복기의 거의 말기에 바이러스가 호흡기 점막세포들에 재감염을 의미하는 발진이 나타나기 1~2일 전부터 감염력이 있다. 수두의 발진으로부터 형성되는 수포액도 높은 감염력이 있으며 공기매개 시 면역이 없는 개체로 전파된다.

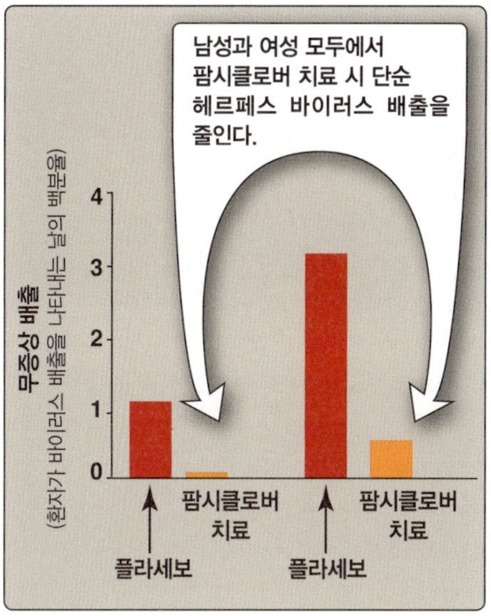

그림 25.9
만성 억제 항바이러스 치료는 무증상 단순헤르페스바이러스의 배출빈도를 감소시킨다.

B. 임상적 중요성

단순헤르페스바이러스 감염들과 비교할 때 수두-대상포진 바이러스에 의한 일차 감염과 재발 감염(수두와 대상포진)들은 매우 다르다. 두 질환은 모두 정상 상태의 건강한 개체에서는 일반적으로 생명에 위협을 주지는 않지만 면역력이 저하된 환자들에서는 심한 합병증들을 일으킨다.

1. **일차 감염(수두):** 정상적으로 건강한 어린이에서 잠복기는 대부분 14~16일이다. 처음 발진의 출현은 1~2일간의 발열, 권태감, 두통 및 복통의 전구증상들 이후에 나타난다. 발진은 홍반으로 두피, 얼굴 또는 몸통에서 시작되어 약 48시간 이후에 딱지 형성을 시작하는 바이러스를 함유하는 수포로 진행된다(그림 25.11). 가려움증은 수포 전개과정의 초기에서 가장 심하다. 새로운 소낭은 처음 소낭의 병변이 진행되는 동안 몸통과 사지말단에서 출현한다. 노인이나 면역력이 저하된 사람에서는 병변은 구강인두, 결막 및 질과 같은 점막에서도 나타난다. 새로운 병변들은 6~7일간 지속되며 상처 없이 치유된다. 치유는 장기간의 예후 없이 일어나나 병소가 치유된 후 분화구 모양의 흉터가 남을 수도 있다. 수두는 어린이에서 보다 건강하거나 면역력이 저하된 어른들에서 더욱 심한 질병이다. 수두폐렴은 심각한 합병증 중 가장 흔하나. 전격성 간염과 수두뇌염도 발생한다. 임산부에서의 일차 감염은 산모를 매우 심한 성인 수두형으로 진행되게 하며 태아 또는 신생아에게도 영향을 미칠 수 있

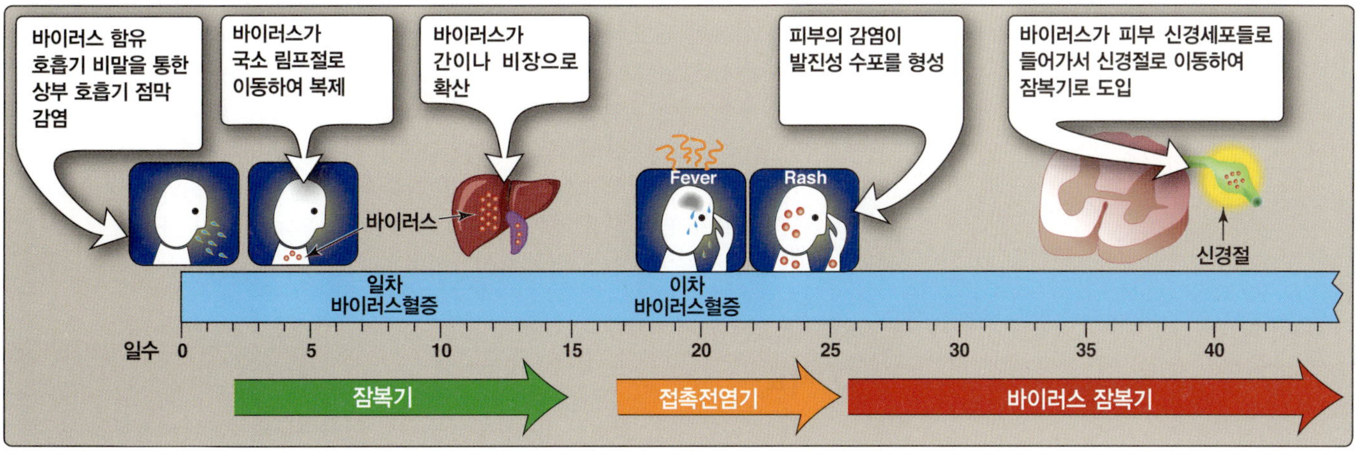

그림 25.10
어린이에서 수두의 시간경과. 어른에서의 질병은 더 긴 시간경과를 보이며 더 심하다.

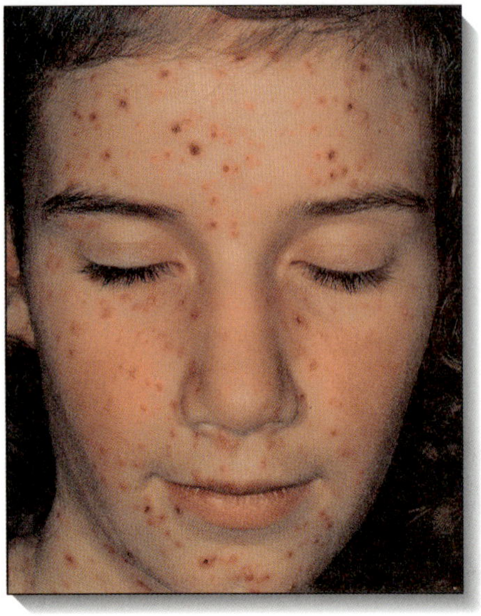

그림 25.11
모든 병변 단계를 보이는 수두

다. 임신초기의 태아 감염은 흔치 않지만 다발성 발달 장애를 일으킬 수도 있다. 더욱 흔하게, 출산 부근에 감염된 태아는 출생 시나 출생 직후에 전형적인 수두 증상을 보인다. 질병의 병증은 산모가 출산시 항수두-대상포진 바이러스 면역글로불린을 생성하기 시작했는가에 의존한다.

2. **라이증후군(Reye syndrome):** 지방간에 수반되는 급성 뇌병증인 라이증후군은 어린이에서 때때로 수두-대상포진 바이러스 또는 인플루엔자 바이러스 감염증들 이후에 일어난다. 역학적 조사 결과 어린이에서 바이러스 질환 동안 통증과 열을 조절하는 데 사용되는 아스피린 또는 살리실산 함유 화합물들이 라이증후군의 발현과는 연관성이 있는 것으로 추측되고 있다. 수두 백신 접종 후 아스피린의 투여를 금지하는 것은 중요하다.

3. **재발성 감염(대상포진):** 일차 감염의 파종성 특성 때문에 잠복은 다발성 감각신경절, 삼차, 가슴, 허리 신경절에서 가장 흔하게 일어난다. 대부분의 헤르페스바이러스와는 다르게 무증상 바이러스 배출은 흔하지 않다. 대상포진은 새로운 바이러스의 외인성 노출이 아닌 잠복바이러스의 재활성화에 기인한다. 재발은 일생에 어떤 시기에 감염된 적이 있는 개체의 약 30%까지 발생하며 가능성은 나이가 들수록 증가한다. 대상포진의 가장 두드러진 특징은 수포병변 집단의 분포가 그림 25.12에서 보이는 것처럼 피부분절(단일 척수신경으로부터의 파생된 분지들에 영향받는 피부부위)이라는 점이다. 심지어 병소가 치유된 후 어떤 환자는 수개월에서 수년간 심신을 약화시키는 통증으로 계속 고통 받는다. 이러한 대상포진 후 신경통(postherpetic neuralgia, PHN)은 대상포진의 가장 중요한 후유증이지만 항바이러스제의 조기 투여와 통증 조절제 투약에 의해 완화시킬 수 있다. 대상포진과 대상포진 후 신경통의 발생빈도는 50세 이상 집단에서 대상포진의 백신의 사용으로 크게 감소하고 있다.

C. 실험실 동정

합병증이 없는 수두 또는 대상포진의 실험실 진단은 병변의 전형적인 임상적 출현과 분포 때문에 일반적으로 필요하지 않으며 수행되지도 않는다. 그러나 치료가 필요한 면역저하환자에서는 수두-대상포진 바이러스 감염과 다른 유사 발진들과 구별은 중요하다. 수포액 시료를 접종한 세포조직배양에서 수일 내에 육안적인 세포병변효과가 나타난다. 감염된 각각의 세포들은 바이러스 조기 단백질들에 대한 항체를 이용한 면역과산화효소염색법에 의해 24시간 이내에 검출가능하다. 더욱 빠른 진단은 수포의 기저로부터 얻은 상피세포를 위의 방법으로 염색하거나 수두-대상포진 바이러스 특이 DNA 탐색자들를 이용한 제자리부합법(*in situ* hybridization)에 의해 수행된다.

D. 치료

면역저하환자들, 성인들 및 신생아들에서 일차수두의 치료는 질병의 중증도에 따라 이루어진다(그림 25.13). 아시클로버는 이러한 환자들에서 선택적 약제가 되나 효과적인 혈청 수준을 얻기 위해서는 정맥 내 투여가 요구된다. 구강으로 투여한 아시클로버는 대상포진의 발현기간과 급성통증을 경감하지만 후속되는 대상포진 후 신경통에는 효과가 매우 작거나 전혀 없다. 팜시클로버(famciclovir)와 발라시클로버(valacyclovir)는 아시클로버와 유사한 염기유사체로서 수두-대상포진 바이러스에 대해 더 큰 효과가 있다.

E. 예방

특정 감수성 개체들(예를 들면, 신생아, 출산 후 2일부터 5일 이내에 활동성 수두를 갖는 모체에 노출된 신생아 및 중증 면역저하환자)은 수두-대상포진 면역글로불린(VariZIG)의 투여에 의해 방어될 수 있다. VariZIG 투여는 대상포진의 발생에는 효과가 없다. 1995년에 미국에서 한 살 이상의 어린이에서 사용이 승인된 약독화 생백신은 현재 일반소아용 백신 중의 하나로서 권고되고 있다. 미약하게 나타나는 수두 예는 백신투여의 부작용으로 보고되고 있다. 또한 이 백신은 전파력이 있는 개체에 노출될 위험성이 있는 면역력이 없는 성인에도 적용된다. 조스타박스(zostavax)는 약독화 생바이러스를 함유하는 고효율의 수두백신이다. 조스타박스는 미국 식품의약국(FDA)으로부터 승인되어 50년 이상 대상포진을 예방하는 데 사용되어 오고 있으며 대상포진 후 신경통을 경감하는 효과가 있다.

V. 인간거대세포바이러스

인간거대세포바이러스(human cytomegalovirus, HCMV)는 베타헤르페스바이러스아과의 구성원으로 단순헤르페스바이러스나 수두-대상포진 바이러스와는 여러 부분에서 다르다. 이 바이러스의 복제주기는 매우 길며 감염 세포는 특징적으로 거대하게 확장되며 다핵화되어 그림 25.14에서 보이는 것처럼 "거대세포(cytomegalo-)"란 말로 불린다. 사람 거대세포바이러스는 유일한 사람바이러스이나 항원적 차이 이외에도 유전체의 제한효소 절단형 분석(restriction fragment length polymorphism)에 의해 구별되는 많은 주들이 존재한다. 인간거대세포바이러스는 미국에서 자궁내 감염증과 선천적 비정상증의 가장 흔한 원인체이다. 또한 이 바이러스는 면역결핍이나 면역억제 환자들에서 치명적이다.

A. 역학과 병인

인간거대세포바이러스의 일차 감염은 주로 어린 시절에 발생한다. 지리학적 위치와 사회경제학적 군에 따라 차이는 있지만 성인의 35~90%가 바이러스에 대한 항체를 보유한다.

1. **전파:** 어린이에서 감염은 대부분 무증상으로 실질적으로 수개월 동안 눈물, 소변 및 타액 등과 같은 모든 체액을 통해 지속적으로 바이러스를 배출한다. 비록 타액이 가장 흔한 요소이지만 전파는 이러한 체액들의 무의식적인 접촉으로 이루어진다. 성인에서 바이러스는 또한 다음의 방법에 의해 전파될 수 있다. 1) 바이러스가 정액과 질 분비물들에 존재함으로 인한 성관계, 2) 장기이식, 3) 수혈. 유사하게, 바이러스가 모유에 존재하므로 신생아는 위 경로를 통해 감염될 수 있다. 사람 거대세포바이러스는 태반을 통과할 수 있으므로 자궁 내에서 태아에 감염된다. 호흡기와 위장관계의 상피세포에서 바이러스의 초기 복제 후에 바이러스

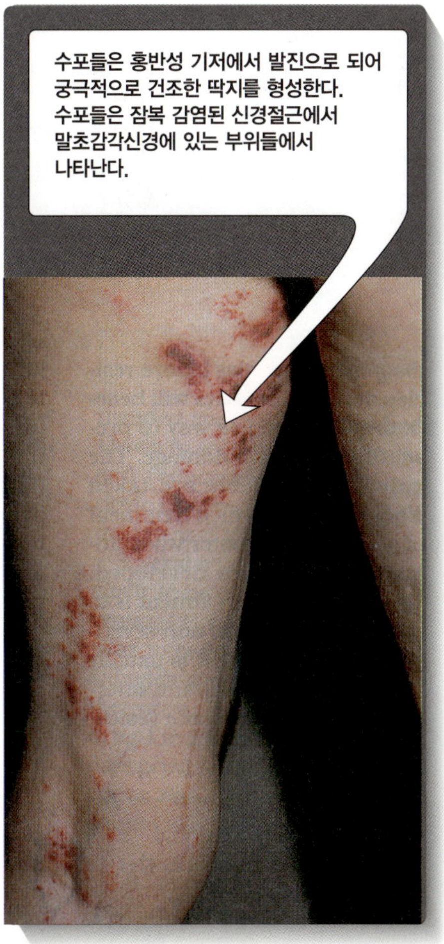

그림 25.12
급성 헤르페스성 대상포진의 피부발현

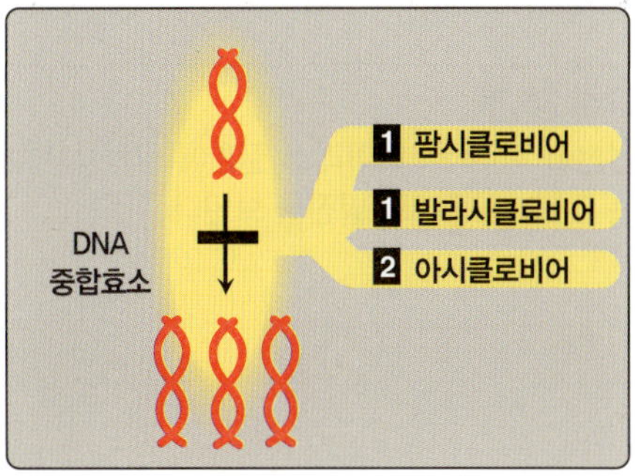

그림 25.13
수두바이러스의 약물요법. 1은 일차 약제들

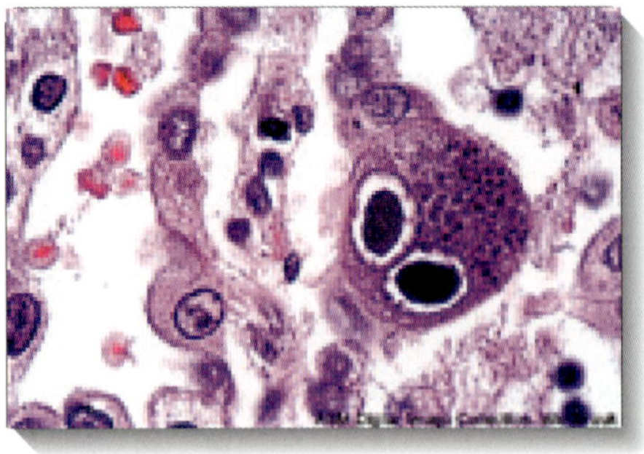

그림 25.14
거대세포바이러스 감염. 폐 단면은 전형적인 올빼미 눈 봉입체(owl-eye inclusions)들을 보인다.

혈증이 일어나며 신체의 모든 장기에 감염된다. 증상이 있는 경우, 호흡기와 위장관계 이외에도 신장 세뇨상피, 간장 및 중추신경계가 가장 흔히 영향 받는다.

2. **잠복과 재활성화:** 인간거대세포바이러스 잠복의 특별한 특징은 오랜 기간 동안 무증상바이러스의 반복적인 배출 현상이다. 잠복은 단핵구와 대식세포에서 형성되나, 신장세포와 같은 다른 세포도 관여한다.

B. 임상적 중요성

건강한 사람에서 인간거대세포바이러스의 일차 감염은 대개 무증상이다. 비록 대부분의 감염들은 어린 시절에 발생하지만, 성인에서의 일차 감염은 임상적으로 엡스타인-바 바이러스(EBV)에 의해 일어나는 것과 동일한 단핵구증후군(mononucleosis syndrome)을 일으킨다(268쪽 참조). 전염성단핵구증(infectious mononucleosis, IM)의 약 8%는 인간거대세포바이러스에 의해 발생한다. 지속적인 발열, 근육통 및 림프절병증은 전염성단핵구증의 특징적 증상으로 비정상 림프구와 간 효소들의 수준이 증가한다. 거대세포바이러스에 의한 전염성단핵구증의 주요 감별 특징은 엡스타인-바 바이러스에 의해 일어나는 전염성단핵구증의 특징인 이종친화성 항체(heterophile antibodies)의 부재이다(268쪽 참조). 선천적 감염과 면역저하환자에서의 감염과 같은 두 개의 특이 상황은 임상적인 중요성을 증가시킨다.

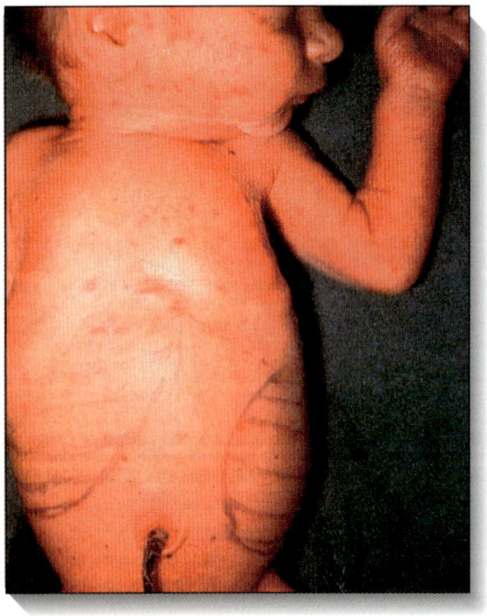

그림 25.15
선천적 거대세포바이러스 질환에 걸린 신생아는 간장비장종대와 발진을 보인다.

1. **선천적 감염:** 인간거대세포바이러스는 가장 흔한 자궁 내 바이러스 감염체이다. 그러나 산모가 일차 감염 또는 재발 감염을 경험하는지에 따라 태아 감염의 발생빈도와 병증의 중증도는 큰 차이가 있다. 여성이 임신하는 동안 처음 인간거대세포바이러스에 감염되어 따라서 사람 거대세포바이러스에 의한 항체가 아직 생산되지 않은 상태라면 35~50%의 태아가 감염되어 이 중 10%에서 증상이 나타난다(그림 25.15). 거대세포봉입체질환과 증상들의 중증도는 감염이 임신 처음 석달에 이루어졌을 때 가장 심하다. 감염의 결과들은 태아 사망으로부터 간장, 비장, 조혈기관들과 신경계의 구성체들에 대한 상해에 이르기까지 다양하다. 신경계의 손상은 청력상실과 정신지체의 흔한 원인이다. 비록 영아가 출생 시 무증상이라 하더라도 청력결핍과 안구상해(예, 맥락망막염; chorioretinitis)는 후에 일어날 수 있으며 출생 후 수년간 진행된다. 선천적이거나 출산 후에 감염된 영아들은 출생 후 수년간 바이러스를 배출하며 중요한 바이러스 보균자의 역할을 한다.

2. **면역억제나 면역결핍환자들의 감염:** 면역력이 억제된 장기 수용자들은 다음과 같은 같은 위험이 증대된다. 1) 이식되는 조직에 사람 거대세포바이러스의 존재, 2) 수혈과 연관되어 백혈구에 바이러스의 존재, 3) 내인성 잠복바이러스의 재활성화. 장기이식을 위한 면역억제는 혈액에 바이러스를 보유한 수용자에서 감염에 대한 방어를 줄 수 없기 때문에 부정적이다. 위장관 조직의 파괴, 간염과 폐렴은 흔히 일어나며 후자는 골수이식 수용자에서 사망의 주요 원인이다. 사람 거대세포바이러스 감염은 고형조직이식들(심장, 간장, 신장)의 생존율 감소와도 관련 있다. 인간면역결핍바이러스(human immunodeficiency virus, HIV) 감염 환

자에서 인간거대세포바이러스의 동시 감염은 유사한 전파경로 때문에 빈번히 일어난다(364쪽 참조). AIDS 환자에서 흔한 기회감염으로서 잠복바이러스의 재활성화로 발생하는 침습성 사람 거대세포바이러스 감염은 CD4+ 림프구의 수와 면역상태 저하로서 중요성이 증가하고 있다(300쪽 참조). 비록 어떤 장기도 영향을 받을 수 있지만, 폐렴과 사람 거대세포바이러스 망막염으로 생기는 실명은 특히 흔하다. 추가적으로 인간거대세포바이러스 동시 감염은 AIDS의 병리학적 진행을 촉진시킨다(그림 25.16).

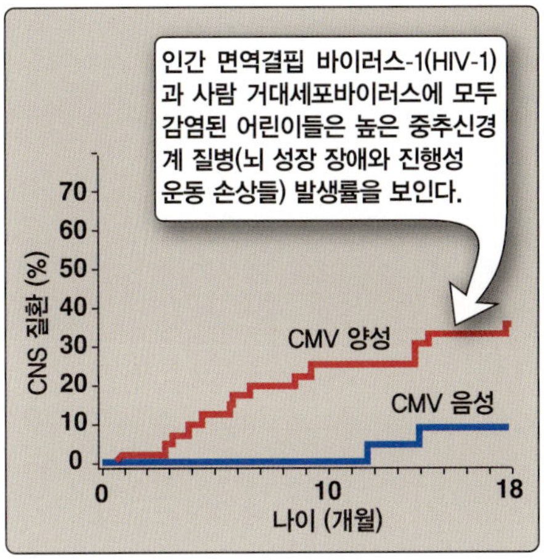

그림 25.16
인간거대세포바이러스에 감염되거나 감염되지 않은 인간 면역결핍 바이러스(HIV) 감염 어린이에서 중추신경계 질병의 발생

C. 실험실 동정

인구집단에서 인간거대세포바이러스 감염의 발생률이 매우 높으며 주기적인 무증상 재발 감염이 흔히 일어나기 때문에 단순한 바이러스나 항인간거대세포바이러스 항체의 검출은 일반적으로 유용하지 않다. 바이러스 분리는 일반적으로 시행하지 않는다. 효소결합면역흡착측정법(enzyme-linked immunosorbent assay, ELISA) 기술을 이용한 혈청학적 진단은 IgG 혈청전환이나 인간거대세포바이러스 특이 IgM 항체의 존재로서 재발 감염으로부터 일차 감염을 감별할 수 있다. 백혈구에 존재하는 바이러스 DNA양의 존재나 단백질의 직접적인 측정은 침습성 질병의 지표로서 유용하나, 오줌이나 타액에 존재하는 세포외 바이러스는 무증상적인 재발에 기인한다. 이러한 기술들은 조직 제공자와 수용자에서 사람 거대세포바이러스 상태의 측정에 유용하다.

D. 치료와 예방

인간거대세포바이러스 감염의 치료는 일차적으로 면역이 저하된 환자들에서 적용된다(그림 25.17). 아시클로버는 사람 거대세포바이러스가 티미딘 키나아제를 가지고 있지 않으므로 효과가 없다. 그러나 두 개의 사람 거대세포바이러스 DNA 중합효소 억제제인 바이러스 유래 단백질 키나아제에 의해 인산화되는 구아닌 유사체인 간시클로비어(ganciclovir)와 데옥시시티딘 유사체인 시도포비어(cidofovir)는 사용 가능하다. 위의 두 약제들과 관련 없는 세 번째 DNA 중합효소 억제제는 phosphonoformic acid(포스카넷; foscarnet)이다. 간시클로비어는 장기이식 수용자나 AIDS 환자들에서 침습성 감염들에는 유용하나 상대적으로 독성이 있다. AIDS 환자들에서 망막염에 대한 독성부작용은 간시클로비어를 함유하는 삽입물의 직접 안구 내 이식에 의해 회피할 수 있다. 장기이식에 따라 환자들은 간시클로버나 항 인간거대세포바이러스 면역글로블린의 예방적인 치료가 가능하다. 별도로 환자들은 인간거대세포바이러스 복제의 처음 징후에 대한 감시가 있어야 하며 그 후 항바이러스약제의 선제적인 치료가 행해져야 한다. 능동면역을 위한 백신은 가능하지 않다.

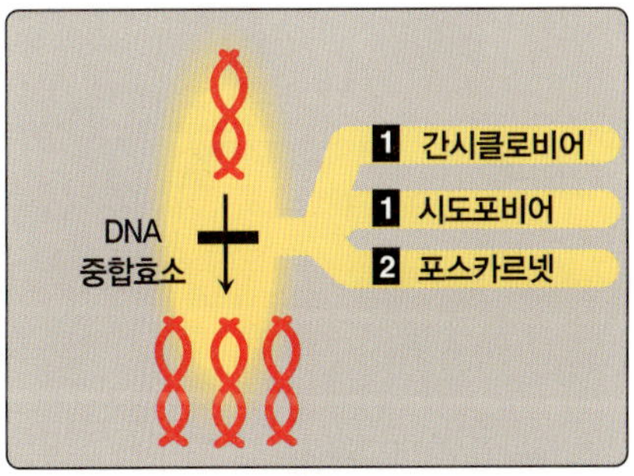

그림 25.17
사람세포거대바이러스의 약물요법. 1은 일차약제들이며 2는 대체약제들임

VI. 인간헤르페스바이러스 6형과 7형

인간헤르페스바이러스 6형과 7형(human herpesvirus types 6 and 7, HHV-6 and HHV-7)은 베타헤르페스바이러스아과의 구성원으로 생물학적 및 유전체학적 특성상 사람 거대세포바이러스와 큰 유사성을 갖는다. 비록 인간 헤르페

스바이러스 7형 감염이 더욱 흔히 무증상이지만인간 헤르페스바이러스 6형과 7형 모두 장미진(roseola infantum, 돌발피진; exanthema subitum)의 원인체이다. 두 개의 인간 헤르페스바이러스 7형의 변종인 HHV-6A와 HHV-6B이 발견되었는데 HHV-6B가 궁극적으로 도처에 존재하며 장미진의 원인체이다. HHV-6A는 인간 면역결핍 바이러스 질환이 만발한 AIDS로 진행되는데 관련 있다.

A. 역학과 발병기전

대부분의 인간헤르페스바이러스 6형과 7형의 감염들은 대략적인 항체 형성률이 3세 집단에서 90%에 도달하므로 출생 후 3년 이내에 이루어진다. 전파는 바이러스들이 구강인두 이외에도 B 및 T 림프구들에서 복제되므로 구강 분비물들을 통해 이루어진다. 특히 헤르페스바이러스 7형은 건강한 개체의 타액에서 흔히 분리된다. 이 바이러스들은 또한 말초혈액림프구와 중추신경계를 포함한 다양한 고형기관 세포들에도 감염된다. 림프양세포에서 HHV-6A 감염은 CD4 당단백질 합성, 인터페론-알파, 종양괴사인자-알파와 인터루킨-1-베타의 합성을 포함하는 다수의 중요한 세포반응들을 유도한다. 세포에서 정상적으로 발현 되지 않는 CD4의 발현을 유도하는 HHV-6A의 능력은 HIV에 의해 감염 가능한 세포들로 확대된다. 더욱이 HHV-6A는 인간 면역결핍 바이러스의 전사를 경유 활성화시켜 복합 감염세포에서 세포사멸을 증가시킨다. 잠복 감염된 세포들은 말초혈액 림프구 집단에서 발견된다. HHV-6A는 질환모델동물에서 AIDS의 진행을 촉진시킨다.

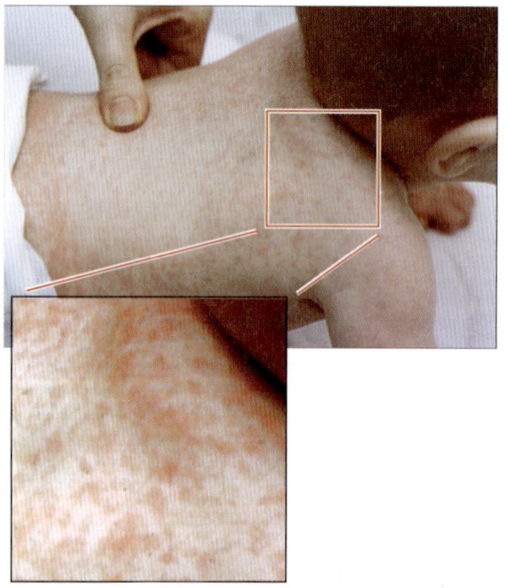

그림 25.18
장미진

B. 임상적 중요성

인간헤르페스바이러스 6형 감염에 의한 질병들은 영아와 면역력이 저하된 개체에서 가장 흔하다.

1. **일차 감염:** 증상을 보이는 장미진(돌발진) 증상은 대략 인간 헤르페스바이러스 6형에 일차 감염된 영아의 1/3~1/2에서 발생한다. 이것은 3~5일 동안의 고열을 특징으로 하며 이후에 목과 몸통에 특징적인 홍반성 반점발진이 출현하며 후유증 없이 수일 후에 회복된다(그림 25.18). 인간헤르페스바이러스 7형 감염은 동일한 임상증상을 나타낸다. 임상적으로 더욱 중요한 것은 영아의 일차 인간헤르페스바이러스 6형 감염은 특징적인 발진이 없는 많은 급성발열성질환과 발열성 경련의 원인이라는 것이다. 이러한 증례의 일부분에서의 인간 헤르페스바이러스 7형은 원인체로 생각되지만, 어떤 경우에서는 환자는 인간헤르페스바이러스 6형과 7형의 복합 감염인 경우도 있다. 영아에서 열성질환으로 응급실을 방문하는 20%와 열성경련의 1/3은 인간헤르페스바이러스 6형 또는 인간헤르페스바이러스 7형의 일차 감염에 기인한다(그림 25.19).

2. **재발 감염:** 장기이식을 위한 면역억제 또는 인간면역결핍바이러스 감염에 관련된 면역저하에 따라, 빈번히 인간거대세포바이러스와 동반하는 잠복 인간헤르페스바이러스 6형의 재활성화는 이식거부 이외에도 종종 치명적인 간질성 폐렴, 발열, 간염과 뇌염과 관련 있다. AIDS에 대한 HHV-6A의 관련성은 완전히 규명되지 않았다. 3가지 인자들은 인간헤르페스바이러스 6형이 초기 인간 면역결핍 바이러스 감염으로부터 말기

AIDS로의 진행을 가속화시킨다. 1) HHV-6A는 CD4에 의해 유도되는 인간 면역결핍 바이러스가 감염될 수 있는 세포의 범위를 증가시킨다, 2) 동시 감염된 세포들은 더욱 빠르게 사멸한다, 3) 광범위하게 퍼진 인간헤르페스바이러스 6형 감염이 흔히 말기 AIDS 환자로부터 발생한다. AIDS 환자에서 인간 헤르페스바이러스 6형과 연관된 가장 흔한 임상 증상은 뇌염이다(그림 25.20).

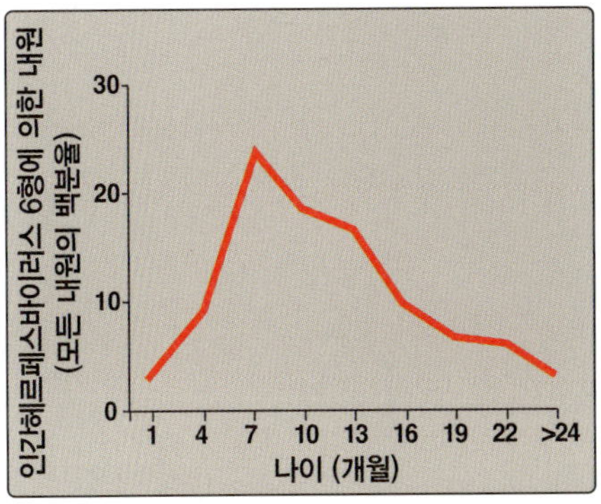

그림 25.19
인간헤르페스바이러스 6형과 관련 있는 발열성 질환에서 응급실 내원 비율

C. 실험실 동정

인간헤르페스 6형 또는 인간헤르페스 7형에 의한 일차 감염을 위한 간단한 진단법은 없다. 중합효소연쇄반응은 신경증상이 있는 환자의 뇌척수액과 장기이식 후 잠복 감염이 재 활성화된 환자 혈청에서 인간 헤르페스 6형 DNA를 검출하는데 이용된다.

D. 치료와 예방

인간거대세포바이러스와의 유전적 연관성 때문에 인간 헤르페스 6형은 일반적으로 동일 약제들(266쪽 참조)에 의해 억제되나 아직 광범위한 임상시험은 수행되지 않았다. AIDS 환자에서 인간면역결핍바이러스 감염에 대한 치료는 또한 인간헤르페스 6형 양의 감소를 보인다. 이 바이러스들에 대한 백신은 현재 없다.

VII. 인간헤르페스바이러스 8형

정상적인 건강한 개체에서는 인간헤르페스바이러스 8형(human herpesviruses type 8, HHV-8) 감염은 다른 헤르페스바이러스과 처럼 흔하게 발생하지 않는다. 카포시육종(Kaposi sarcoma, KS) 환자의 90% 이상에서 바이러스의 유전체 또는 단백질들이 검출되었음에도 불구하고 비카포시육종 조직에서는 1% 이하이다. 인간헤르페스바이러스 8을 검출하는 일차적인 방법은 중합효소연쇄반응 후 DNA 부합화이다.

VIII. 엡스타인-바 바이러스

엡스타인-바 바이러스(Epstein-Barr virus, EBV)는 청소년에서 전염성 단핵구증의 원인체로 널리 알려져 있다. 이 바이러스는 청소년기 질병인 버킷림프종(Burkitt lymphoma, BL)에 연관되어 처음 발견되었으며 악성종양과 관련된 최초의 사람바이러스로 인식되었다. 최근에는 엡스타인-바 바이러스는 많은 수의 다른 부수적인 사람 신생물 질병들과 관련된다.

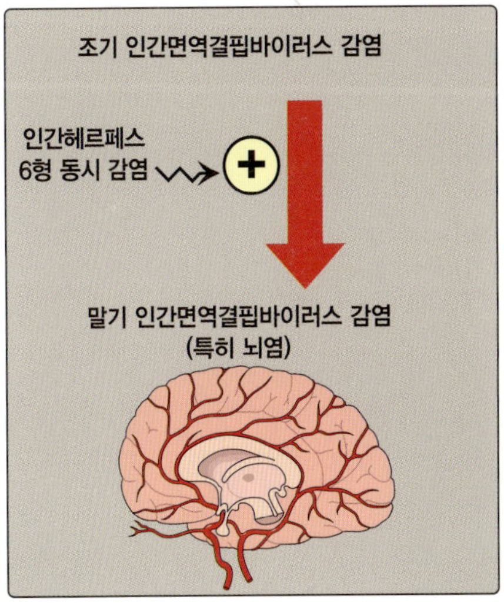

그림 25.20
인간헤르페스 6형의 동시 감염은 인간면역결핍바이러스(HIV) 증상들의 진행을 가속화시킨다.

A. 역학과 발병기전

대부분의 엡스타인-바 바이러스의 일차 감염이나 반복되는 무증상 바이러스 배출기 동안 전파는 바이러스가 함유된 타액의 무의식적인 접촉에 의해 이루어진다. 바이러스 복제의 개시 부위는 구강인두의 상피이며 이어서 자손바이러스의 일부가 B 림프구에 감염된다(그림 25.21). 엡스타인-바 바이러스에 대한 B세포 수용체는 보체성분인 C3b 수용체이다. B세포 감염기에는 오직 제한된 수의 조기 단백질들이 합성되며, 이 유전자 산물들의 발

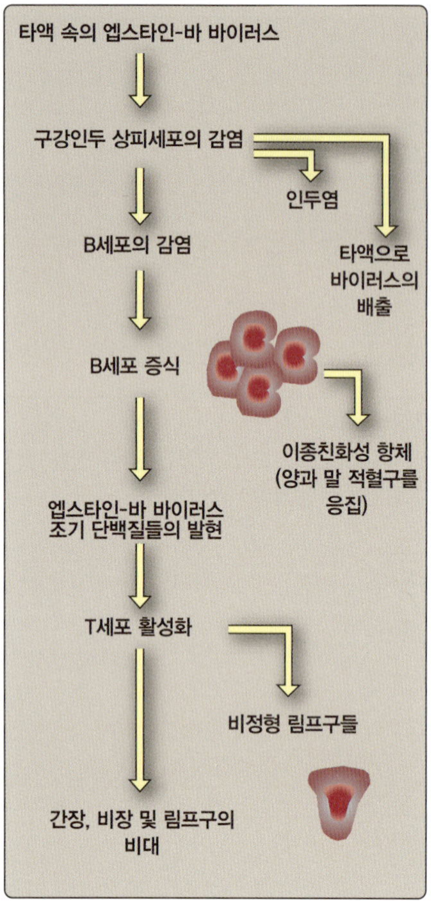

그림 25.21
엡스타인-바 바이러스에 의해 발생한 전염성 단핵구증의 발병기전

현은 잠복과 B세포의 불멸화를 유도한다. 잠복기 동안 엡스타인-바 바이러스 유전체는 에피솜(episome)이라 불리는 환상의 플리스미드 유사 형태로서 유지된다. B세포로의 엡스타인-바 바이러스 감염은 B세포 성장인자들을 포함하는 다수의 세포 림포카인들을 유도한다. 다른 헤르페스바이러스들과 다르게, 엡스타인-바 바이러스의 조기 유전자들은 세포사멸보다는 세포분화와 불멸화를 유도한다. 따라서 감염은 다크론성 B세포 증식과 수반되는 전체 IgM, IgG 및 IgA의 비특이적인 증가를 유도한다. IgM 클래스는 양과 말 적혈구를 응집하는 이종친화성 항체(heterophile antibody)를 포함한다. 이러한 항체들은 엡스타인-바 바이러스 관련 전염성 단핵구증에 대한 고전적인 진단법의 기초가 된다(269쪽 참조).

B. 임상적 중요성

앞에서 설명한 바와 같이, 영아기와 청소년기에서 일차 감염은 대개 무증상이지만 감염자의 50% 이상은 후에 전염성단핵구증으로 발전한다. 비록 엡스타인-바 바이러스 수용체 분자의 존재로 인하여 B세포가 감염의 일차 대상이지만, 최근에는 엡스타인-바 바이러스가 적은 경우 이기는 하지만 T세포 악성종양들과도 관련 있음이 보고되었다. 면역결핍이나 면역억제환자들에서 세포성매개면역조절의 결핍은 다양한 종류의 림프세포증식질환들을 증가시킬 가능성이 있다. 일생을 통하여 건강한 엡스타인-바 바이러스 보균자들은 무증상 바이러스 배출기를 유지한다. 이 바이러스의 유래는 잠복 감염된 B세포로부터 세포용해주기로 활성화되어 바이러스가 생성되는 생산적인 감염 구강인두세포들로 추정된다.

1. **전염성 단핵구증(Infectious mononucleosis, IM):** 일차 엡스타인-바 바이러스 감염의 발현과 중증도는 크게 다양하나 전형적인 전염성단핵구증 증후군은 4~7주의 잠복기 이후에 나타나며 인두염, 림프절병, 발열, 비장종대 및 혈액에서 간 효소들의 증가를 포함한다(그림 25.22). 두통과 권태는 때로 질병에 선행되어 발생하거나 동반되며 수 주일간 지속된다. 완전 회복은 더 오랜 기간이 소요된다.

2. **엡스타인-바 바이러스와 악성종양:** 엡스타인-바 바이러스가 버킷림프종와 관련되어 처음 발견된 후 다수의 사람 신생물 질환들과의 연관성이 관찰되고 있다.

   a. **버킷림프종(Burkitt lymphoma, BL):** 버킷림프종은 1958년에 턱의 흔하지 않은 악성종양으로 처음으로 보고되어 이례적으로 아프리카 적도부근의 지역의 어린이에서 비정상적인 높은 빈도로 발견된다. 버킷림프종 세포들은 모두 1~3개의 특징적인 염색체 전위를 가지고 있다. 이러한 전위의 구획점은 염색체 8번 상에서 c-myo proto-oncogene이 본질적으로 활성화되는 것과 같은 것이다. 말라리아 감염과 HIV 감염은 버킷림프종을 발전시키는 위험인자들이다.

   b. **엡스타인-바 바이러스 관련 비인두암(nasopharyngeal carcinoma, NPC):** 비인두암은 남동아시아, 북아프리카 및 에스키모 집단에서 가장 흔한 암들 중 하나이지만 다른 지역에서는 드물다. 비인두암은 특징적인 염색체 변화가 없으며 관련되는 세포가 상피세포 기원이라는 점에서 버킷림프종과는 다르다. 엡스타인-바 바이러스의 역할은

모든 종양세포가 세포질에 에피솜 형태의 바이러스 RNA 분자를 함유하고 있기 때문에 추정된다.

c. **면역저하와 면역억제 환자들에서의 엡스타인-바 바이러스 감염:** 버킷림프종과 비인두암에서 엡스타인-바 바이러스 감염은 다양한 발증 진행과정 중 한 과정만을 보이며 특이적인 역할은 아직 확실치 않다. 반면, 엡스타인-바 바이러스는 단독으로 조기 단백질에 의해 유도되는 세포 분화를 조절할 수 없는 장기이식 수여자와 AIDS 환자와 같은 면역저하자에서 B세포 림프종을 유도하는데 충분하다. 예를 들어, 많은 AIDS 환자들은 특정 종류의 B세포 악성종양으로 진행되는데 산발적인 형태의 버킷림프종은 AIDS 진행 초기에서 높은 빈도로 발생하는 반면, 비버킷림프종형 림프모세포성 림프종(lymphoblastic lymphoma)은 말기 AIDS 환자에서 더욱 특징적이다. 인간면역결핍바이러스 관련 버킷림프종 모두가 엡스타인-바 바이러스 유전체를 보유하는 것은 아니다. 엡스타인-바 바이러스에 감염된 AIDS 환자들은 비악성종양인 혀의 회백색 병변(모발성백반증; hairy leukoplakia)을 나타낼 수도 있다(그림 25.23).

C. 실험실 동정

비정형 림프구(세포독성 T세포)들은 전염성단핵구증 환자의 혈액표본에서 관찰될 수 있다(그림 25.24). 전염성단핵구증의 고전적 검사법인 폴-버넬(Paul-Bunnell) 시험법은 엡스타인-바 바이러스 감염에 의한 B세포의 다클론성 자극이 말 또는 면양 적혈구들을 특이적으로 응집시키는 이종친화성 항체를 포함하는 모든 면역글로블린들을 비 특이적으로 증가시킨다는 사실에 기초한다. 이러한 이종친화성 항체들은 비록 모든 엡스타인-바 바이러스 전염성 단핵구증례에는 존재하지는 않지만 전염성 단핵구증 관련 엡스타인-바 바이러스의 진단에는 사용가능하다. 엡스타인-바 바이러스에 대한 특이 항체들은 감염 시에도 발생한다. 엡스타인-바 바이러스 핵항원 1 (Epstein-Barr virus Nuclear Antigen 1, EBNA1)과 캡시드단백질들에 대해 특이적인 IgM과 IgG 항체들은 혈청학적 검사들에 의해 검출 가능하다.

D. 치료와 예방

비록 아시클로비어가 엡스타인-바 바이러스의 복제를 억제하지만 항 헤르페스 약제들은 엡스타인-바 바이러스에 의한 전염성 단핵구증의 진행이나 중증도를 변화시키거나 엡스타인-바 바이러스 관련 B세포 악성종양들의 발달을 예방하는데 효과적이지 못하다. 아시클로버는 바이러스가 혀의 상피세포에서 활동적으로 복제되는 구강 모발성백반증을 치료하는 데 효과적이다. 엡스타인-바 바이러스 감염의 예방을 위한 백신은 현재 없다. 일반적인 헤르페스바이러스의 특성들은 그림 25.25로 요약된다.

IX. 폭스바이러스과

폭스바이러스(poxvirus)는 분명한 구조를 가지지 않는 크고 유전적으로 복잡한 바이러스과에 속한다. 이 바이러스과의 구성원들은 자연계에 널리 분포한다. 과거에 사람에서 의학적으로 중요한 병원체인 두창바이러스(variola virus)

A 전염성단핵구증의 고전적 임상 증후:

- 발열
- 인두염
- 림프절병
  (대개 전방 및 후방 목 림프절들의 확장)

주: 어린이에서 급성 감염은 때때로 무증상인 반면, 청소년들은 전형적인 전염성 단핵구증의 증상들을 보인다.

B 전파:

- 구강인두 분비물들에 노출

C 연령에 따른 엡스타인-바 바이러스 관련 전염성 단핵구증의 임상 소견:

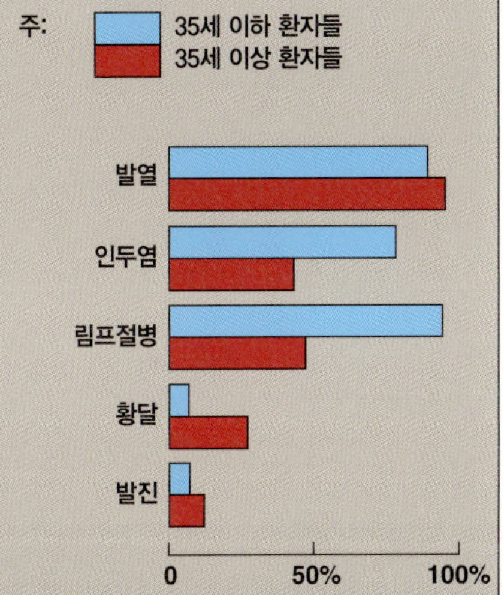

D 엡스타인-바 바이러스 관련 단핵구증의 발생률:

- 최고 발생률은 15~19세에 일어난다.
- 미국에서는 흑인이 백인보다 30배 많이 발생한다.
- 성에 대한 발생률의 차이는 없다.
- 정상 인구의 90%가 과거에 엡스타인-바 바이러스 감염 증거를 보인다.

그림 25.22
전염성단핵구증의 특징

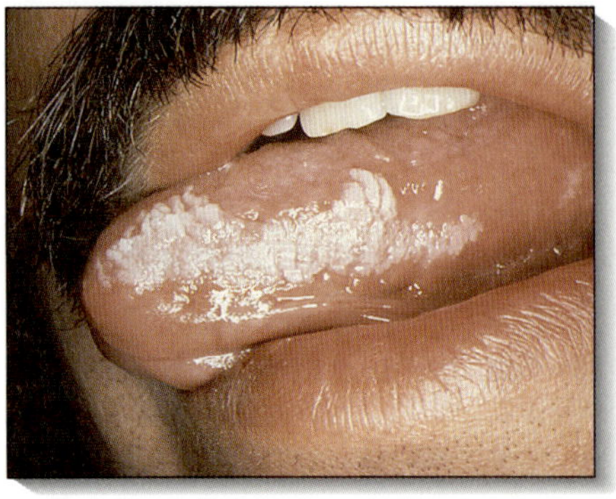

그림 25.23
엡스타인-바 바이러스에 의해 발생한 모발성 백반증

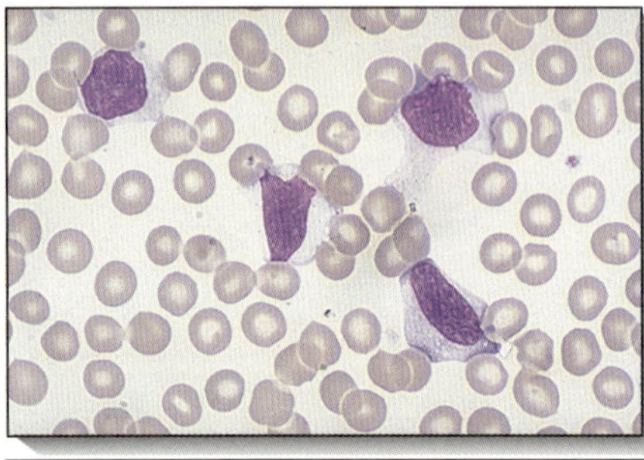

그림 25.24
전염성단핵구증에서 흔히 나타나는 비정상 단핵세포들

는 지구상에서 사라진 것으로 선포된 최초의 전염병인 천연두의 원인체이다. 이러한 성공으로 이끈 요인들은 다음과 같다. 1) 효과적인 약독화 백신의 존재, 2) 단지 한 개의 항원형만 존재하는 바이러스의 항원적 안정성, 3) 무증상 증례 또는 지속 보균자의 부재, 4) 동물 병원소의 부재, 5) 종식시키려는 노력에 있어 대중적 협조에 충격요법이 되는 높은 치사율과 외관을 손상시키는 질병의 감정적인 효과. 높은 효과를 가지는 폭스바이러스 백신은 천연두를 일으키는 생 백시니아 바이러스(vaccinia virus)를 함유하며 바이러스 유전체는 최근에는 다른 감염체들의 면역원성 유전자들을 함유하는 운반체를 제작하는 시도에도 사용되고 있다. 마지막으로 폭스바이러스의 일종인 전염물렁종 바이러스(molluscum contagiosum virus, MCV)는 파필로마바이러스에 의한 진성 사마귀와는 다른 작은 사마귀모양의 종양을 일으킨다(245쪽 참조).

A. 구조와 분류

유전체는 이중가닥 DNA의 단일 선상 분자로서 200개 이상의 폴리펩티드를 암호화할 수 있다. 비리온은 복제 초기 단계에 관여하는 효소들을 가지고 있다. 척추동물 폭스바이러스들은 공통적인 핵단백질 항원에 의해 서로 연관되지만 다른 성상들은 매우 다르다. 사람은 천연두와 전염물렁종 바이러스의 자연숙주이나 원숭이두창(monkeypox), 우두(cowpox) 및 다수의 다른 동물 폭스바이러스도 사람에서 질병을 일으킬 수 있다.

B. 폭스바이러스의 복제

폭스바이러스는 몇 개의 특이한 예외를 제외하고 DNA 바이러스의 기본 복제 양식을 따른다(238쪽 참조). 이 중 가장 두드러진 것은 복제주기의 전 과정이 세포질에서 일어나며 바이러스가 바이러스 DNA 의존성 중합효소 포함하는 DNA 복제와 유전자 발현에 필요한 모든 효소들을 제공한다는 것이다. 지질단백질 외피의 획득에 의한 최종 성숙은 바이러스가 세포로부터 출아될 때 일어난다. 복제주기는 빠르며 모든 세포 거대분자 합성을 조

바이러스	바이러스 아과	일차 감염의 임상소견	재발 감염의 임상소견	초기 감염 부위	잠복 부위
단순 헤르페스 바이러스-1	α	각막결막염, 잇몸입안염, 인두염, 편도선염	입술헤르페스	점막상피	삼차신경절
단순 헤르페스 바이러스-2	α	성기 헤르페스, 출생전후기 파종성 질병	성기헤르페스	점막상피	요골 또는 천골 신경절
수두-대상포진 바이러스	α	수두	대상포진	점막상피	삼차 또는 후방 신경절근
거대세포바이러스	β	선천성 감염(자궁 내), 단핵구병 유사 증후군	무증상 바이러스 배출	단핵구, 림프구 및 상피세포	단핵구, 림프구
엡스타인-바 바이러스	γ	전염성 단핵구증, 버킷 림프종	무증상 바이러스 배출	점막 상피, B림프구	B림프구

그림 25.25
헤르페스바이러스 감염들의 일반적인 특성들

기에 차단시켜 세포사멸을 일으킨다.

C. 역학과 발병기전

천연두의 증상 단계는 그림 25.26에 도식화되어 있다. 비록 자연적으로 발생하는 천연두에 의한 위험은 더 이상 없지만, 사람에 대한 병원성을 생성하는 동물 폭스바이러스 중의 하나에 대한 변이는 계속하여 주목받고 있다. 원숭이두창에 대한 사람 감염은 임상적으로 천연두와 유사하며 비록 증상이 덜 심하다 할지라도 치사율은 약 11%에 이른다. 이러한 감염은 사람들이 감염된 동물들과 직접 접촉한 곳에서 관찰된다. 자연상태에서는 원숭이두창은 사람에게는 쉽게 전파되지 않는다. 전염물렁종 바이러스 감염은 사람에서만 일어나며 다양한 신체표면에 사마귀모양의 양성종양을 일으킨다. 일반적으로 직접접촉에 의해 확산되며 바이러스는 성인에서 성관계에 의해 전파될 수 있다.

D. 실험실 동정

폭스바이러스 복제의 독특한 세포내 존재는 피부병변으로부터 채취한 세포들에 존재하는 DNA 함유 세포질 내 봉입체들의 관찰에 의해 신속하게 진단될 수 있다.

E. 치료와 예방

비록 백시니아 바이러스에 의한 면역접종이 일상적으로 행해지지 않고 있지만 군대나 실험실 종사자과 같은 그룹에서는 현재도 실시되고 있다. 비록 건강한 수용자들에서는 가장 안전한 백신들의 한 개라고 할지라도 습진이 있는 사람들은 신체 표면을 덮는 전신적인 우두발진으로 발전할 수도 있다. 면역저하 환자는 진행성 우두로 발전하기 쉬우며 높은 치사율을 보인다. 40%의 치사율을 보이는 백신 후 뇌염은 백신 접종에 수반되는 이차 위험이다.

F. 생물학적 무기로서의 천연두

천연두는 매우 전염력이 높으며 백신을 접종하지 않은 사람들에서 30% 이상의 높은 치사율을 보이므로 강력한 파괴적인 생물학적 무기이다. 1972년에 미국에서는 천연두에 대한 시민들의 일반적인 백신접종을 중단하였다. 이 결과로 현재 인구의 40% 이상이 천연두 감염에 대해 저항력이 없으며 이 비율은 매년 증가하고 있다. 미국은 생물대응 프로젝트의 일환으로 생물테러 공격에서 사용하기 위한 차세대 천연두백신의 개발을 지원하고 있다. MVA(modified vaccinia Ankara)라고 불리는 새로운 백신은 사람에서 복제가 불가능한 백시니아 바이러스의 변이체를 포함한다. 이 백신은 면역저하자들에서도 안전하며 영장류 감염 모델에서 원숭이두창을 방어한다.

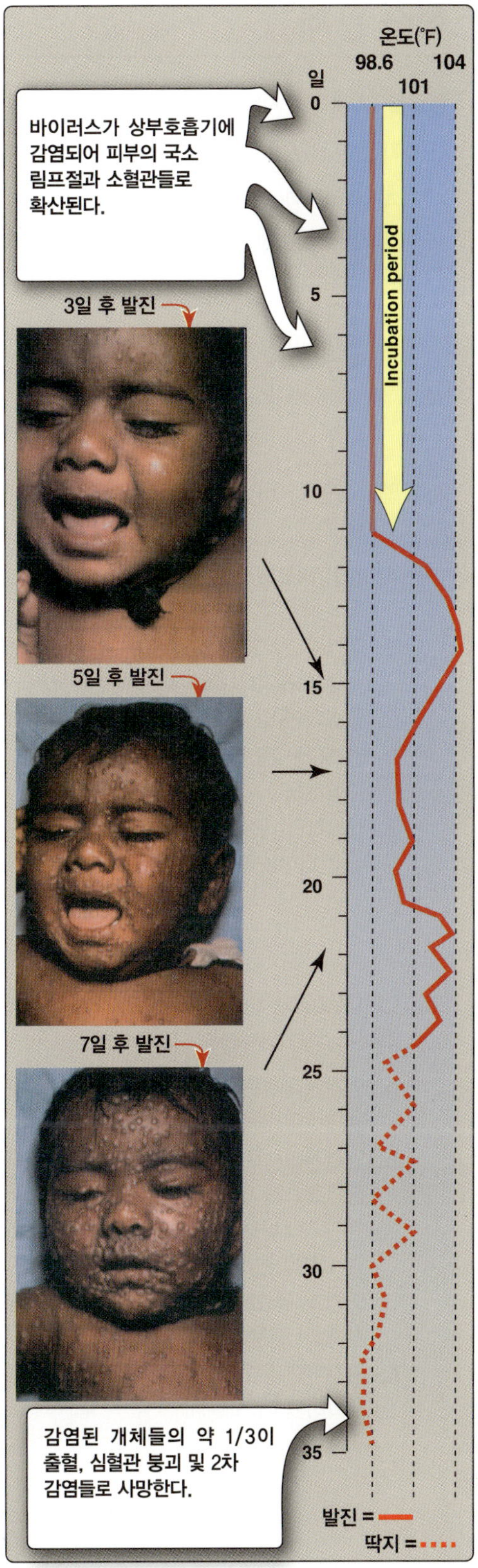

그림 25.26
천연두의 시간 경과

학습 문제

정답을 한 개 고르시오.

25.1 가장 흔히 발생하는 인간거대세포바이러스의 초기 감염은?

A. 체액교환에 의한 이른 유년기
B. 잠복 감염된 임산부의 자궁 내에서 태반을 통한 전파
C. 청소년 사이에서 타액의 전달
D. 성관계
E. 수혈이나 장기이식

정답 = A. 어른에서는 집단에 따라 90%까지 항체를 보유한다. B: 감염의 가장 큰 합병증은 태반을 통한 전파에 의해 일어나지만 전파의 일반양식은 아니다. C와 D: 키스나 성관계에 의한 전파는 발생할 수 있지만 대부분의 사람은 이 시기 이전에 감염된다. E: 이 전파양식은 항체음성 수용자에서는 심각한 결과를 보이나 대부분의 수용자들은 어린 시절에 감염된다. 장기이식 목적을 위해 면역이 억제된 수용자에서 잠복 HCMV의 재활성화가 더 흔하다.

25.2 엡스타인-바 바이러스에 의해 일어나는 전형적인 조직학적 소견은?

A. 감염 세포에서 합성되는 엡스타인-바 바이러스 조기 단백질에 의한 B세포 증식 촉진
B. 감염된 B세포의 표면에서 발현되는 엡스타인-바 바이러스 항원에 반응하는 세포독성 T세포의 증식
C. 엡스타인-바 바이러스 감염에 대한 일차 체액성 면역반응
D. 엡스타인-바 바이러스에 감염된 세포의 사멸에 반응하는 대식세포
E. 엡스타인-바 바이러스에 감염된 림프구에서 염색체 전위에 기인하는 발암유전자의 활성화

정답 = B. 세포독성 T세포의 증식은 엡스타인-바 바이러스에 감염된 환자의 혈액 도말표본에서 발견되는 비정형 림프구들의 수를 증가시킨다. A: 엡스타인-바 바이러스 감염에 의해 B세포의 다클론성 자극이 일어나며 특징적인 이종친화성 항체가 나타난다. 그러나 이것은 전염성 단핵구증의 비정형 림프구증가증을 일으키는 세포독성 T세포 반응이다. C: 엡스타인-바 바이러스 특이 체액성 면역반응은 림프구증가증과 관련 없다. D: B세포는 엡스타인-바 바이러스 감염에 의해 사멸되지 않는다. E: 비록 이것이 엡스타인-바 바이러스관련 버킷 림프종을 일으키는 과정이지만, 바이러스 초기 감염 후 수 년 후에 발생한다.

25.3 아시클로버가 인간거대세포바이러스 감염증의 치료에 크게 효과가 없는 이유는?

A. 인간거대세포바이러스가 대상 효소에 대해 높은 변이율을 보이기 때문
B. 인간거대세포바이러스는 DNA를 하는데 숙주세포의 DNA 중합효소에 의존하기 때문
C. 인간거대세포바이러스는 아시클로버의 활성화에 요구되는 타이미딘 카이네이스가 없기 때문
D. 인간거대세포바이러스가 증식하는 세포에 약제가 도달할 수 없기 때문
E. 인간거대세포바이러스가 약제를 불활화하는 효소들을 암호화하기 때문

정답 = C. 아시클로비어의 특이성은 단순헤르페스바이러스나 수두-대상포진 바이러스의 타이미딘 카이네이스의 인산화로 인해 바이러스 DNA 합성에 대한 능동적인 활성 저해에 기인한다. 인간거대세포바이러스는 대응하는 효소가 없다. A: 인간거대세포바이러스는 간시클로비어나 시도포비어와 같은 효과적인 약제들을 오랜기간 투여하면 저항성이 생긴다. 그러나 작용기전이 다르기 때문에 한 개의 약제에 대한 저항성이 있는 변이주는 다른 약제에는 일반적으로 저항성이 없다. B: 모든 헤르페스바이러스들은 자체 DNA 중합효소를 암호화한다. D: 헤르페스바이러스 감염들의 치료에서 약제의 접근이 문제가 되는 경우 직접 투여가 수행된다. E: 항헤르페스바이러스 약제들의 저항성은 일반적으로 약제의 비활성화가 아니라 약제와 상호작용하는 효소들의 변이가 관여한다.

B형간염바이러스와 D형간염(델타)바이러스

26

I. 개요

간염(간 염증)은 다양한 생명체와 독소가 일으킬 수 있다. 예로, 엡스타인-바 바이러스에 의한 전염성단핵구증(268쪽 참조)처럼 많은 바이러스 질환은 어느 정도 간 손상을 이차적으로 일으킨다. 그렇지만 바이러스가 특히 간세포(hepatocyte)에서 증식하고 그 세포를 파괴하는 발병기전을 보이면 "간염바이러스"라 한다. 이 장에서는 DNA 유전체가 있는 유일한 인간 간염바이러스인 B형간염바이러스(hepatitis B virus, HBV)를 보여준다(그림 26.1). 또한 감염 시 B형간염바이러스와 때로 동반하는 결손감염체인 D형간염바이러스(hepatitis D virus, HDV)도 이 장에서 논의한다. HDV는 "델타 항원(delta antigen)"이라고도 한다. HBV(B형간염바이러스)를 제외하고 현재까지 알려진 간염바이러스(A형간염, C형간염, D형간염 및 E형간염)는 RNA를 가지고 있으며 서로 다른 과(family)에 속하나(그림 26.1), 각각의 바이러스가 일으키는 급성간염은 비슷하다(간염의 요약은 291, 378쪽 참조). 그럼에도 감염의 결과 및 전파경로는 간염바이러스 마다 다르다(그림 26.2). 전 세계적으로 약 3억 명 정도가 만성B형간염을 앓고 있으며, 이 중 4분의 3이 아시아에 있다. HBV는 만성간염, 간 경변 및 간암의 주요원인이며 매년 백만 명이 이로 인해 사망한다.

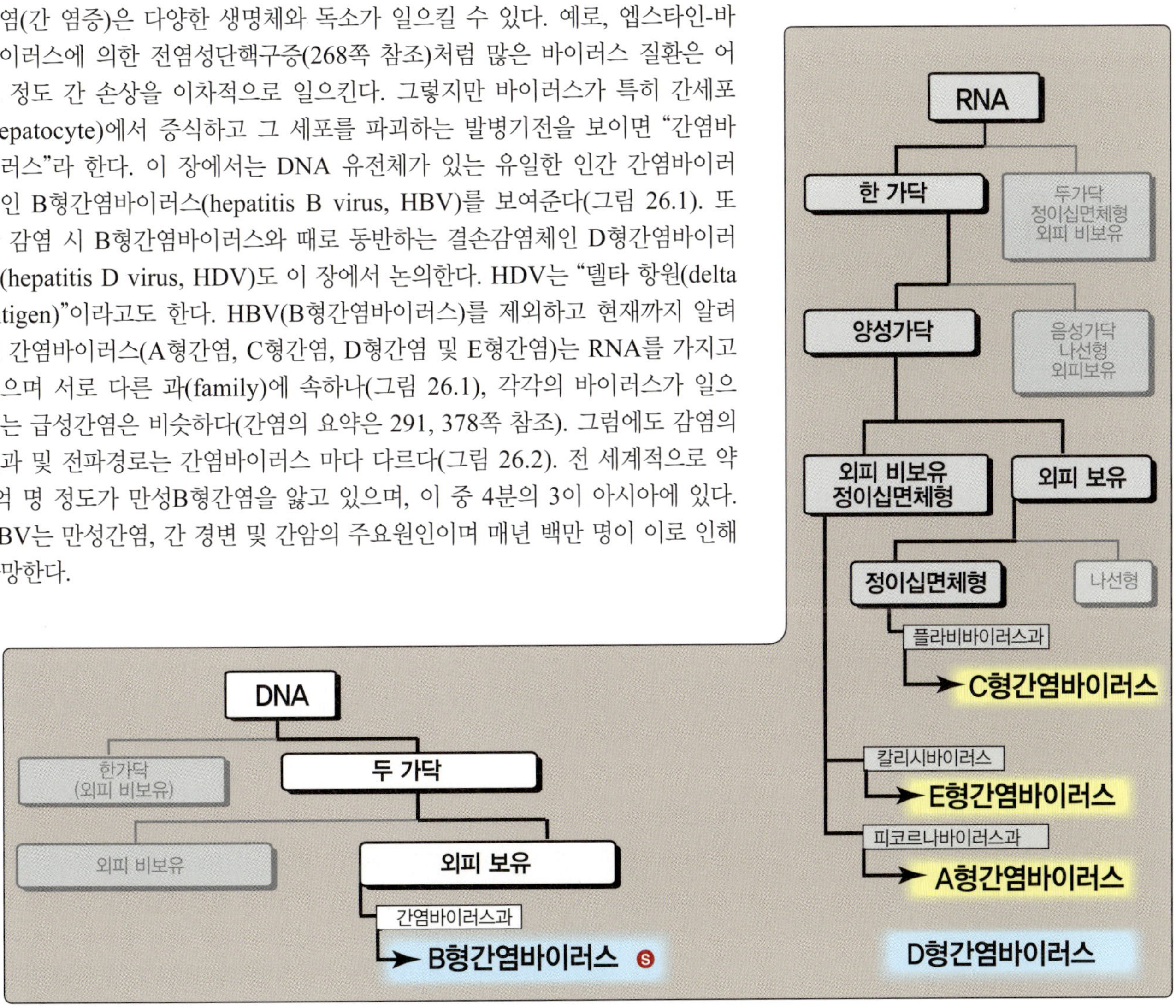

그림 26.1
간염을 일으키는 주요 바이러스의 분류. [주: D형간염바이러스는 결손 바이러스로, 미분류됨. A형, C형 및 E형 간염은 27장에서 논의한다.]
S 이 바이러스이 요약은 355쪽 참조

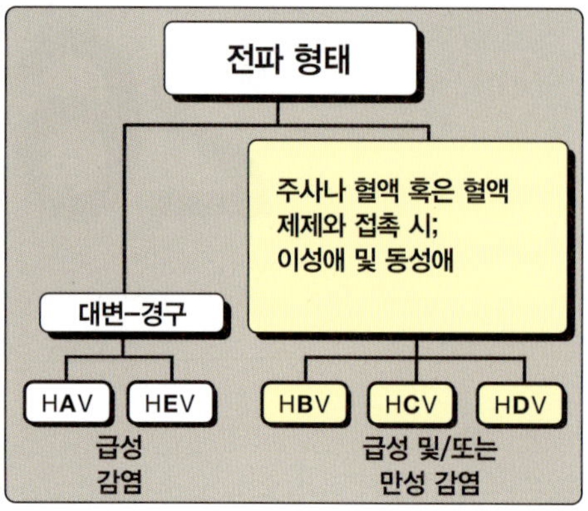

그림 26.2
전파경로에 따른 간염바이러스 분류

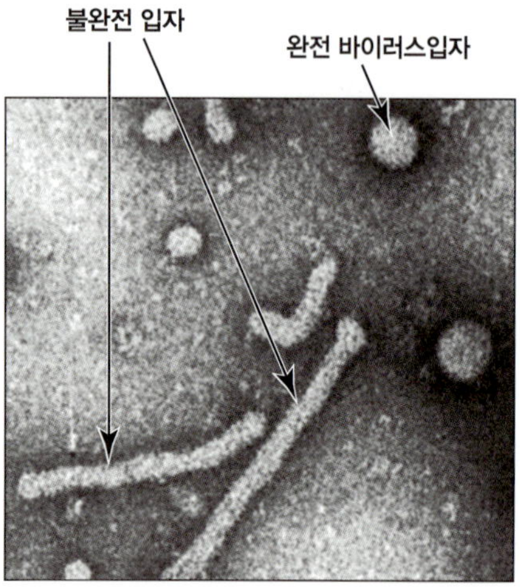

그림 26.3
중증 감염 환자의 혈청분획의 전자현미경사진

II. 헤파드나바이러스과

헤파드나바이러스과(간친화성 DNA 바이러스)는 DNA 유전체를 지닌 간염유발바이러스들로 이루어진다. 각 헤파드나바이러스는 숙주범위가 좁아, 그 숙주에 급성 감염 및 만성 지속성 감염을 일으킨다. HBV만이 사람에 감염되는 헤파드나바이러스과의 유일한 바이러스다. 증상이 있거나 없는 두 환자들의 혈액에는 고감염성 바이러스가 있어, 만성감염자는 보건직종 근무자에게 심각한 위협으로, 이 근무자들은 보통 예방접종이 필요하다. 유전적으로 재조합된 효모세포(yeast cell)에서 만들어진 백신을 사용할 수 있으며 아주 효과가 좋아서 어린이의 정기적인 면역접종에도 사용한다(39쪽 참조). 생물학적으로 HBV는 사람에게 질병을 일으키는 병원체 중에서 특이하다. 왜냐하면 이 바이러스는 증식을 할 때 레트로바이러스의 역전사효소와 상동한 바이러스효소를 이용하여 RNA 중간체를 거쳐 이를 역전사해 DNA 유전체를 만든다(296쪽 참조). 그러나 레트로바이러스는 RNA 유전체가 바이러스입자내 있지만, 헤파드나바이러스과는 입자내 DNA 유전체가 있다.

A. HBV의 구조 및 증식

HBV 비리온은 역사적으로, Dane 입자라 하며. 정이십면체의 뉴클레오캡시드를 외피가 싸고 있다.

1. **HBV 유전체의 구조:** 짧은 HBV DNA 유전체는 일부는 한가닥이며, 다른 일부는 두 가닥인 비공유결합의 닫힌 원형 DNA 분자를 지녀 특이하다(즉 한 가닥이 다른 가닥보다 길, 그림 26.4). 길이가 다양한 짧은 양성가닥은 상대 음성가닥 길이의 50~80%까지만이다. DNA 가닥의 한쪽 끝의 염기쌍 형성에 의해서 유전체의 원형의 구조가 유지된다. 그림 26.4에서 HBV 증식과정을 요약한다.

2. **바이러스 단백질:** 바이러스 DNA에 암호화된 4개의 단백질은 1) 캡시드 단백질[B형간염 캡시드항원(HBcAg)]; 2) 외피단백질[B형간염 표면항원(HBsAg)으로 부르는 당단백질]; 3) 캡시드안에서 DNA 유전체와 복합체를 이루고 있는 다기능성 역전사효소/DNA 중합효소; 4) 비구조 조절단백질인 X단백질이 있다. [주 : HBeAg은 HBcAg 생산 개시 상부에 있는 대체 개시부위에서 만들어진다.]

B. 전파

HBV에 감염된 사람의 모든 체액에는 감염성 HBV가 있다. 그러므로 예로 혈액, 정액, 침, 모유가 감염원이 될 수 있다. 급성감염환자의 혈액 1ml에 10^8개까지의 감염성바이러스입자가 있으나 다른 체액에서는 보통 수치가 낮다. 예로 동남아시아, 아프리카, 중동지방처럼 HBV가 풍토병인 지역민 다수가 만성 감염된 어머니나 감염된 형제자매로부터 출생시나 직후 감염된다. 이 어린 감염자들은 만성보균자가 되기 매우 쉽고, 지역민 집단에 바이러스의 유병률을 높인다. 미국이나 서양에선 보균자 비율은 훨씬 더 낫으며 신생아에서 일차감염은 드물다. HBV는 개발도상국가에서는 우선 영아가 걸리나, 서양에서는 주로 성교나 정맥주사용 마약사용으로 주로 어른이 걸린다.

C. 발병기전

완전히 분화된 간세포가 HBV에 감염되는 일차/우선 세포형이다. 일차적으로는 세포매개면역반응으로 간세포가 파괴되며, 염증과 괴사가 온다. 세포독성 T세포가 관여하며, 이 세포는 감염된 간세포표면에 발현되는 뉴클레오캡시드단백질(HBcAg과 HBeAg)의 조각/단편에 특이적으로 반응한다. 이 반응으로 바이러스 생산세포를 없애 감염을 조절한다. 한편, 자연살세포 활성이 오르고 감마 인터페론도 생산되어 감염확산을 막는다. Anti-HBsAg 항체는, 중화항체로 회복기에 나타나며 이때 항체는 혈액 내 순환하는 잔존 바이러스 제거에 보탬이 된다. 다욱 중요한 점은 이 항체가 재감염을 막는 것이다. 그럼에도 바로 이 동일 항체가 10~20%의 환자에서 간외 손상의 원인이며, 이는 HBsAg/anti-HBsAg 항원면역복합체(immune complex)가 만들어져 축적되면서 보체가 활성화되어 일어난 것으로 생각된다.

D. 임상적 중요성: 급성 질환

HBV는 의학 및 공중보건에 중요하다. 이유는 급성 간질환 및 만성 지속성 감염을 일으켜 끝내, 감염자가 간경변이나 간암으로 죽기 때문이다. 만성 감염자는 인구집단에 감염성 바이러스를 전파하는 병원소/저장숙주가 된다. 대부분의 사람은 일차 감염 시 증상이 없고 효과적인 세포매개면역 반응으로 낫는다(그림 26.5).

1. **급성 HBV 감염기:** 감염 후 HBV는 45~120일간의 길지만 다양한 잠복기를 가진다. 잠복기 이후, 전황달(pre-icteric, pre-jaundice)기는 수일에서 일주일 가며, 특징은 미열, 권태, 식욕부진, 근육통 및 구토가 온다. 급성의 황달기가 그 다음에 시작되며 한 달에서 두 달 간다. 급성의 황달기에는 빌리루빈뇨증(bilirubinuria)에 의한 암뇨와 황달(점막, 결막과 피부가 노랗게 변색)이 명확히 온다. 더불어 대개 간이 비대해지고 압통도 온다. 감염된 성인의 80~90%는 수개월의 회복기를 거쳐 완전히 낫는다(그림 26.6).

2. **급성 HBV 감염 경과의 조사:** 간 특이 효소가 모든 바이러스 간염의 중요한 임상적 결정인자이나, HBV 감염은 다음 관점에서 유별나다. 이는 혈액 내에 비리온과 비리온 성분의 양이 많아져, 이것들이 나타나고, 사라지는 시간별 경과는 이들에 대한 항체와 더불어 질병 단계 및 이후의 경과를 예측하는 편리한 마커로 기능한다.

   a. **바이러스항원의 출현:** 잠복기 동안에 HBsAg과 HBeAg은 혈액에 나타나는 HBV 감염의 최초의 지표이다. 이들 항원이 있으면 활동성감염을 나타내나, 급성과 만성 감염을 구별할 수 없다. 다음으로,

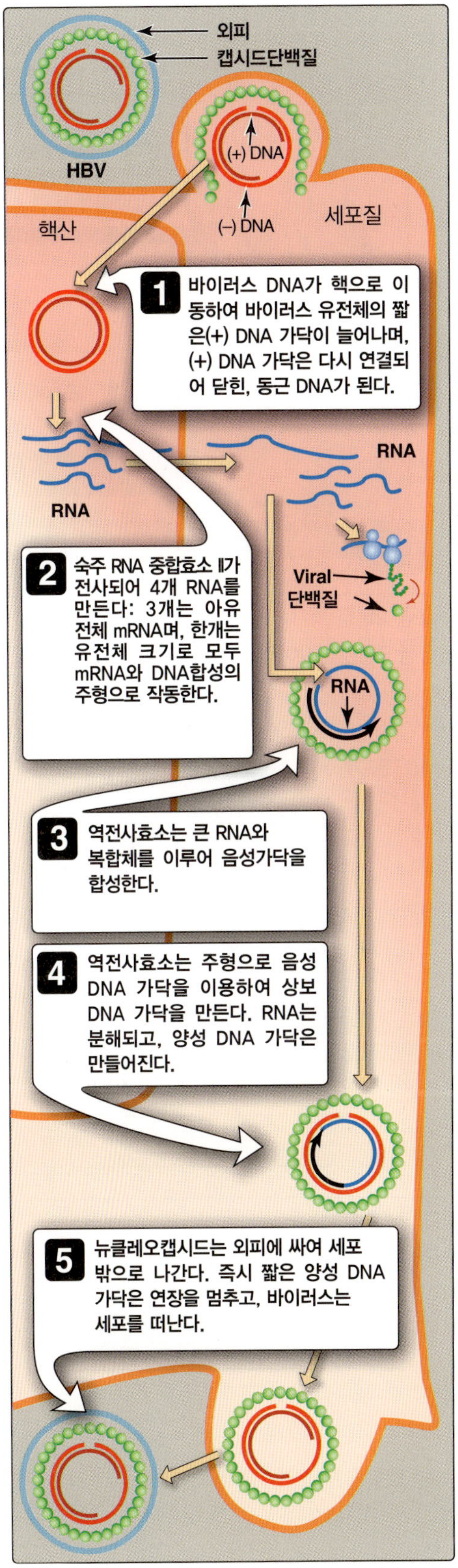

그림 26.4
B형간염바이러스의 증식

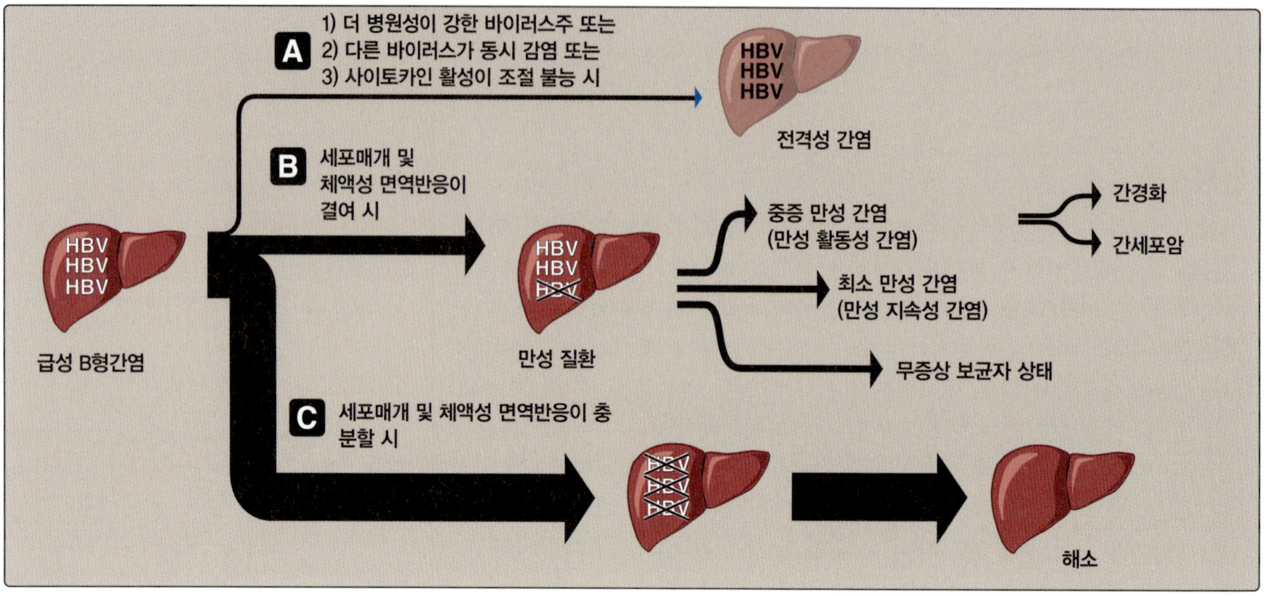

그림 26.5
급성 B형간염바이러스 감염의 임상 경과

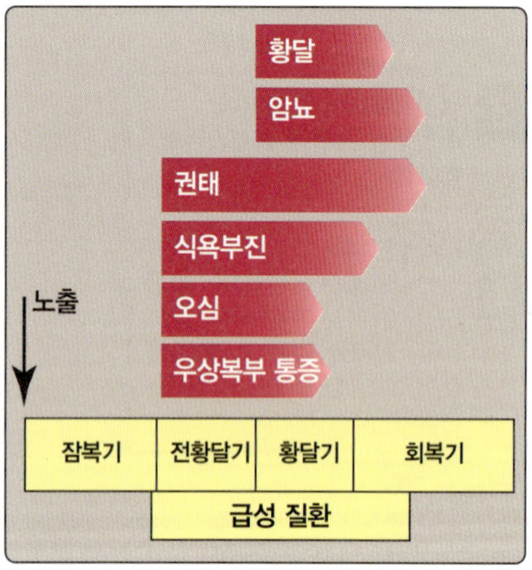

그림 26.6
급성 B형간염 감염증상. ROQ = 우상상한

바이러스 DNA 및 바이러스 DNA 중합효소와 완전한 비리온을 검출할 수 있다. 이것들은 환자의 혈액 내에 감염성의 바이러스가 가장 많이 존재하는 급성의 시기 동안 계속 증가한다.

b. **항바이러스항체의 출현:** HBcAg에 대한 항체는 혈청 내의 간효소 수치와 함께 증가하지만, HBeAg에 대한 항체와 HBsAg에 대한 항체는 일반적으로 이들 각각의 항원이 혈액 내에서 사라진 이후에 회복기의 초기까지도 나타나지 않는다. HBs에 대한 항체 훨씬 이후에 나타난다. 감염에서 완전히 회복된 환자의 HBcAg에 대한 항체와 HBsAg에 대한 항체는 평생 지속되어 재감염을 막는다. 6개월 이상 HBsAg이 존재하고 HBsAg에 대한 항체(anti-HBs)가 없으면, 현 감염은 만성 감염이다(그림 26.8). 만성 B형 간염에 걸린 환자는 HBsAg에 면역반응을 일으킬 수 있으나 항체가 너무 낮아 측정이 안된다. 발현되는 항체는 모두 순환 HBsAg와 복합체를 이룬다.

3. **전격성 간염:** 급성의 증상이 있는 경우의 1~2%에서는 훨씬 더 심한 간의 괴사(necrosis)가 급성기의 첫 8주 동안 생긴다. 이 증상은 고열, 복통을 동반하며, 끝내 신부전, 혼수 및 발작이 온다. 전격성 간염이라 하며, 대략 8%가 사망한다. 왜 급성 질병이 이러한 경과를 밟는지 모르나, 고병원성 종주 HBV 또는 HDV나 또 다른 간염바이러스(예를 들어 HCV)가 동시감염 그리고/또는 환자의 면역반응이 조절되지 않아 생긴 것으로 생각된다.

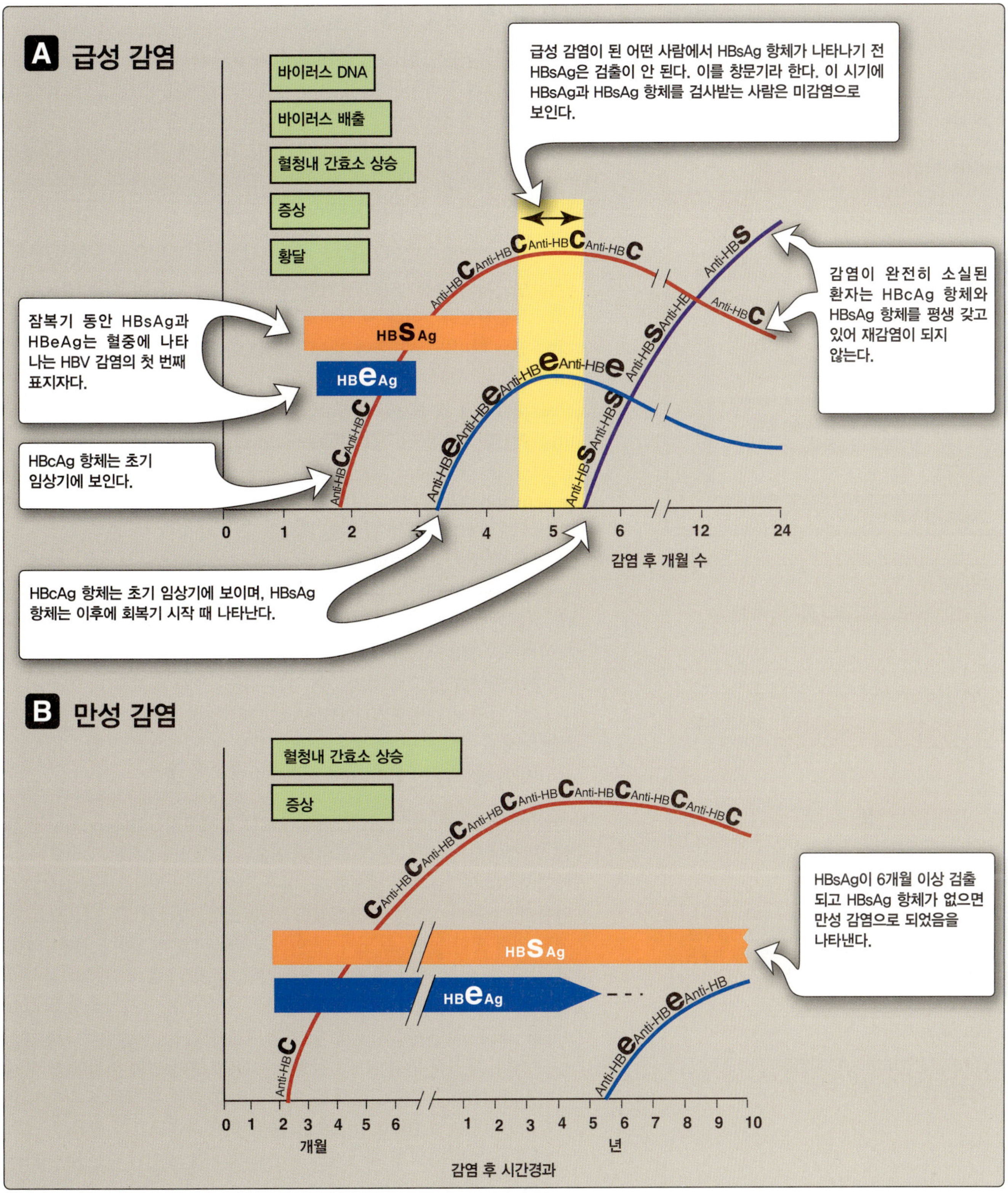

그림 26.7

B형간염바이러스 감염의 전형적인 경과. A. 급성 감염 B. 만성 감염

혈청마커	소실	만성[1]	백신투여 시
HBeAg	−	+	−
HBsAg	−	+	−
Anti-HBcAg	+	+	−
Anti-HBsAg	+	−	+

HBsAg 항체가 없으면 만성임

현재 사용되는 백신은 재조합 HBsAg이 있어 HBsAg 중화 항체만을 생산한다.

[1] 최초 감염 후 1년

그림 26.8
B형간염바이러스 감염의 혈청학적 해석

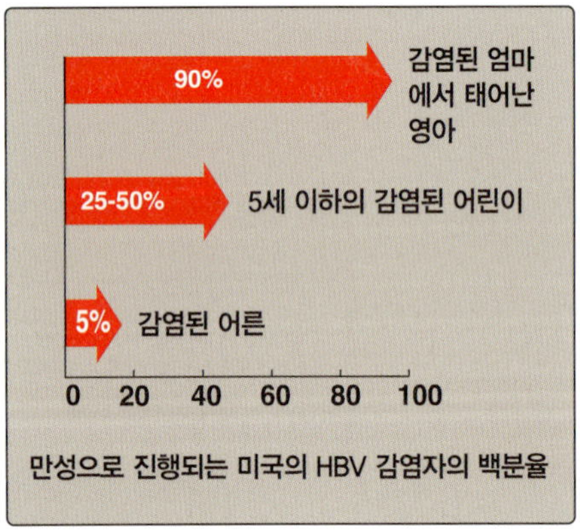

그림 26.9
급성 B형간염바이러스 감염이 만성으로 진행 시 연령 효과

E. 임상적 중요성: 만성 질병

약 2/3의 사람들에서, 일차 감염 시 증상이 없다. 그렇지만 그 환자들은 이후에 바이러스가 지속되는 현성 만성 간질환으로 발전할 수 있다. 급성 질환(또는 무증상의 감염)이 그친 후에, 약 2~10%의 성인과 25% 이상의 어린 어린이들은 만성감염이 된다(그림 26.9). HBV에 감염된 어머니로부터 태어난 영아가 만성간질환으로 진행되기 쉬운 것은 신생아의 면역상태 미숙과 관련이 있다고 생각된다. 정상적인 면역성을 가진 사람보다 면역이 결핍된 어른이 만성감염으로 훨씬 더 진행되기 쉽다.

1. **만성 보균자의 종류:** 지속 감염된 사람에서 가장 흔한 형이 HBsAg양성의 무증상보균자이다. 이들은 주로 HBe에 대한 항체를 가지며 감염성이 있는 바이러스가 혈액 내에 없거나 아주 조금 있다(그림 26.7B와 26.8 참조). 이러한 환자는 이후에 간 손상으로 진행되거나 급성 간염으로 재발하는 경우는 드물다. 경증 만성 간염(minimal chronic hepatitis, 이전의 "만성 지속간염[chronic persistent hepatitis]")을 앓고 있는 보균자는 대부분의 시간 동안에는 증상이 없으나 질병이 재활성화(reactivation)되기 더 쉬우며, 적은 비율이나 간경화로 진행된다. 중증 만성간염(이전의 "만성 활동성간염)은 급성 증상이 다 자주 악화된다. 이 급성 증상으로 간경화 및/또는 간세포암(아래 참조)으로 진행될 가능성이 있는 진행성 간 손상, 만성피로, 식욕부진, 권태, 불안감 등이 있다. 이러한 증상과 함께 HBV가 활발하게 증식하고, 마침 혈액 내에 이 바이러스의 HBeAg도 나타난다. 혈청에 존재하는 간효소와 빌리루빈의 양이 다양한 정도로 증가하며, 이는 간의 괴사 정도를 나타낸다. 자주 급성 간염이 재발하거나 HBeAg이 혈액 내에서 지속하여, HBV가 활발하게 증식하고 있는, 보균자들이 가장 간 경변으로 진행되기 쉽다. 간 경변을 앓고 있는 환자의 평균 기대수명은 꽤 짧다.

2. **간암(hepatocellular carcinoma; HCC[간세포암], hepatoma)의 발생:** 미국에서는 HCC가 꽤 드무나, HBV 유행지역에서는 미국보다 10배에서 100배 더 자주 발생한다. 인구 전체에서 남자는 만성 HBV 감염률이 더 높아, 간 경변 진행률도 더 높으며, 따라서 결국 HCC로 진행될 위험 또한 높다. 즉 남자 대 여자의 비율이 6 대 1이다. HBV의 일차 감염 후 여러 해 후에 HCC가 생기며, 종양 자체는 천천히 자라며, 전이도 드물지만 일어난다. HCC 환자는 체중감소, 우상상한통증(right upper quadrant pain; 오른쪽 위 가슴의 통증), 열, 장출혈의 임상증상을 보인다. 당연히 만성 HBV 감염으로 HCC가 발생할 위험이 크게 증가하지만, HBV가 HCC 유발을 일으키는 기전은 완전히 밝혀지지 않았다. 그러나 만성 HBV 감염으로 간 손상이 지속되고 손상된 간 조직이 재생함으로, 염색체 재배열과 돌연변이가 잘 일어날 수 있다. HBV는 DNA 바이러스라, 바이러스 유전체가 숙주의 염색체로 끼어 들어가 유전체 돌연변이와 삽입이 또 일어나게 되며, 더불어 세포성장 조절 이상이 온다. 실제, 최근의 연구에 의하면 HBV 유전자 X가 숙주의 유전

체내 삽입되어, X 단백이 종양을 발생시키는 데 깊이 관여한다. 악성종양인 HCC는 세계적으로 주요 사망 원인이며, HCC의 분포는 HBV 발생분포와 일치한다(약 80%의 일차 HCC는 HBV 감염자에서 생긴다).

F. 실험실 동정

임상적 간염인 환자를 대상으로 진단 검사실 검사하는 목적은 우선 어떤 간염바이러스가 간염의 원인인지를 밝히는 것이고 둘째로는 HBV의 경우에 급성인지 만성인지를 구분하는 것이다. 간염진단은 우선 임상적 근거와 간손상을 평가하는 생화학적인 검사를 함께해 한다. 아미노전이효소의 증가, 빌리루빈의 증가, 프로트롬빈의 증가로 간염을 조기에 알아낼 수 있다. 바이러스항원과 항체를 검출하기 위한 ELISA(27쪽 참조)와 다른 면역학적인 검사법은 일차적 측정 수단으로서 HAV, HBV, HCV, HDV를 구별하게 한다. 덧붙여, 바이러스의 특이 항체 및 특이 항원의 유무로, 급성 HBV 감염과 만성 HBV 감염이 구별된다(그림 26.7 참조).

G. 치료

1. **급성 간염:** 급성 B형 간염의 특이적 치료법은 대개 필요치 않다. 이유는 어른의 약 95%에서, 면역계가 감염을 조절하여 6개월 내에 바이러스가 사라지기 때문이다. 약물 치료가 보통 만성 간염에만 쓰지만, 급성 중증 간손상으로 전격성 간염이 동반 시 사용할 수 있다.

2. **만성 간염:** 만성 간염 환자의 치료 목표는 진행성 만성 간질환의 위험 및 만성 HBV로 인한 다른 장기간의 합병증들(가령 간경화와 간세포암)을 줄이는 것이다. 가장 많이 쓰는 약은 인터페론-알파이나 무수히 많은 뉴클레오티드/뉴클레오시드 중 하나다(그림 26.10). 일차선택 약은 여러 인자(항원과 항체를 포함한)에 좌우된다. 페그인터페론-알파(환자가 간경화가 없다면), 엔테카비어 또는 테노포비어를 초기 치료에 종종 선호한다. 치료 효능을 모니터하는 가장 많이 사용하는 두 가지 마커는 HBeAg 항체가 생긴 혈청전환과 HBV DNA가 지속적으로 감소하는 것이다.

H. 예방

HBV 감염 전파를 조절하는 목적은 급성 간염환자의 발생을 예방하는 것이다. 또 다른 목적은 만성 감염자 풀을 줄이는 것이다. 이 만성 감염자들은 집단에서 감염성 바이러스의 병원소 역할을 하며, 간경화와 간암으로 갈 위험이 아주 높다. 고효능 백신으로 장기간 여러 가지 시도를 한 바 1) 생활습관이나 직업 때문에 감염위험이 많은 어른의 예방; 2) HBV 양성 어머니가 신생아한테 바이러스 전파를 예방(만성감염으로 가는 비율이 높아 중요함, 274쪽 참조); 3) 만성적으로 감염된 가족에 의한 형제자매나 다른 어린이 감염을 예방.

인터페론과 페그인터페론

- 많은 부작용
- 약제 내성 없음
- 피하 주사
- 고비용
- 페그인터페론은 지속형 인터페론으로 주 1회 투여 받으며 일년간 준다.[1]

[1]이는 다른 간염 치료와 대비된다. 즉 다른 치료법은 치료 반응이 나타날 때까지 수년간 구강 투여한다.

라미부딘

- 약제 내성이 잘 생김
- 저비용
- 다년간 경험으로 안전성 입증, 임신 중 사용 가능

아데포비어

- 잠재적 신장독성
- 라미부딘 저항 HBV에 활성

엔테카비어

- 고비용
- 잠재적 항바이러스 활성 및 약제 내성이 덜 생김

텔비부딘

- 약제 내성이 잘 생김
- 일차치료가 제한 시 적용

테네노비어

- 잠재적 신장독성
- 일차치료제로 처음 약을 쓸 시 및 라비무딘, 텔비부딘, 또는 엔테카비어에 저항을 보이는 환자에서, 특히 다른 치료로서 사용

그림 26.10
B형간염바이러스 치료약

기본 예방접종

- 모든 영아와 백신 안맞은 어린이는 11세까지 해당

B형간염 위험군

- 다수 성적 배우자가 있을 시
- HBsAg 양성자와 접촉한 성적 배우자나 가족
- 남자동성애자
- 풍토병 지역에 여행객
- 혈액이나 체액에 직업적으로 노출되는 사람
- 불법주사 약 사용자
- 혈액투석 환자
- 혈액응고인자 농축액을 투여받는 환자

그림 26.11
B형간염바이러스 예방접종 대상자

1. **능동면역:** 비리온 성분인 HBsAg에 대한 항체가 바이러스 감염력을 중화하므로, HBsAg은 백신 제조에 쓰인다. 현재 HBV 백신은 영아의 일상적인 면역접종 및 비예방접종자인 청소년의 예방접종에 권장된다. 권장 예방접종 일정의 남다른 특징은 HBV 백신시리즈를 출생 시 시작하는 것이다. 신생아 예방접종 시 영아에서 적절한 항체반응이 생겨서 가능하다. HBV 백신을 투여 받을 다른 후보자는 그림 26.11에 있다.

2. **수동면역:** B형간염 면역글로불린(HBIG)은 고역가의 HBsAg에 대한 항체를 지닌 공여자의 혈액으로 만든다. HBIG의 즉시 투여를 권장하는데, 이는 우연히 바늘이나 다른 수단으로 HBV에 오염된 혈액에 노출된 사람과 HBV 양성자와 성교한 사람이 감염될 것을 예방하는 첫 단계다. 이 경우에 HBV 백신으로 능동 예방접종도 같이 한다. 또한 강력히 추천하는 것은 임산부가 HBsAg 유무를 검사받게 한다. HBV 양성인 어머니로부터 태어난 영아는 출생 시 HBIG와 HBV 백신을 동시 투여하고, 1개월과 6개월에 추가로 준다.

III. D형간염바이러스(델타항원)

D형간염바이러스(HDV)는 본래 HBV와 동시 감염 시에만 발견된다. 왜 중요하냐면, HDV가 있으면 중증 급성 간염이 전격성 간염으로 진행되기 훨씬 쉽고, 만성 감염환자에서 간경화나 간암으로 진행이 더 용이하다.

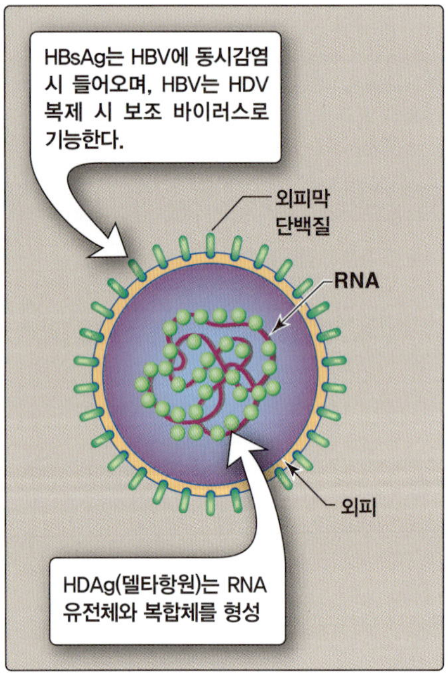

그림 26.12
D형간염바이러스의 구조

A. 구조와 증식

HDV는 기존 동물바이러스 어디에도 속하지 않는다. HDV는 원형의 음성, 한 가닥 RNA 유전체를 가지며 한 개의 단백질(델타항원)을 암호화한다. 이 델타항원과 유전체가 비리온에서 뭉쳐 있다(그림 26.12). 감염성 입자내, 뉴클레오단백질 복합체가 있고, 이를 HBV가 만든 HBsAg이 든 외피가 싸고 있다. 그러므로 HDV가 생산되려면 보조/조력바이러스(helper virus)로서 HBV가 필요하다. HDV RNA 유전체는 세포 효소를 이용하여 핵에서 증식하고 전사된다. 이 세포 효소 특이성은 델타 단백질과 뭉쳐서 바뀌게 되리라. 이런 HDV 증식기는 HBV와 무관하다. HBV의 유일한 보조기능은 HBsAg를 제공해 HDV 외피를 만드는 것이다.

B. 전파와 발병기전

HDV는 HBV와 관련해서만 존재하므로, HBV와 같은 경로로 감염된다. 그렇지만 HBV나 HIV처럼 자주 성교로 전파되지 않는다. 병리적으로 간손상은 다른 간염바이러스에 의한 간손상과 본시 같으나, HDV가 있으면 간손상이 훨씬 더 커지고 중하다.

C. 임상적 중요성

HDV 질환은 세 가지 변형 중 하나로 나타난다(그림 26.13). 첫째, HBV와 HDV가 동시에 일차적, 동시감염 시 급성 질환이 생기며, 이는 HBV 단독감염 때와 비슷하다. 예외로, 이 두 바이러스의 상대적 농도에 따라서 급성 간염이 연속 두 번 올 수 있다. HBV 단독감염 때보다 HDV와 동시감염 시 치명적인 전격성 간염이 더 쉬 생긴다. HDV 질환의 둘째 변형은 HBV와 만성 동시감염이며, 위의 경우처럼 두 번째 변형으로 더 잘 가게 된다. 이 경우에 또한 HBV 단독감염보다 간경화와 간암 또는 간부전으로 인한 사망이 훨씬 빈번히 생긴다. 셋째 변형은 만성 B형간염환자에 HDV의 일차감염이며, 짧은 잠복기 후 중증의 급성 간염이 오고, 환자의 70% 이상이 만성 HDV 간염이 생긴다. 이런 경우 또 급성 간염에서 전격성 간염으로 진행되기 쉬워, 지속감염은 종종 중증 만성형이다(276쪽 참조)

D. 실험실 동정

HBV 진단에 사용된 면역학적인 방법을 HDV에서 쓸 수 있다. 혈청에서 델타(D) 항원과 IgM 항체를 검출할 수 있다. HDV RNA가 있으면, 활동성 감염의 지표이며, 혈청이나 간 조직에서 부합화/교잡법로 검출하며, 역전사효소반응 후 PCR 방법(RT-PCR)을 이용할 수도 있다.

E. 치료와 예방

HDV 감염의 특이 치료법은 없다. HDV는 HBV와의 동시감염에 좌우되어 HBV 감염예방이 HDV 감염예방에도 효과적이다. HDV 특이 백신은 없다. 그래서 HBV 만성감염자는 감염원에 노출을 피해야만 HDV 감염을 예방할 수 있다. 예방접종으로 HBV 감염에 안걸리면 HDV도 감염되지 않는다.

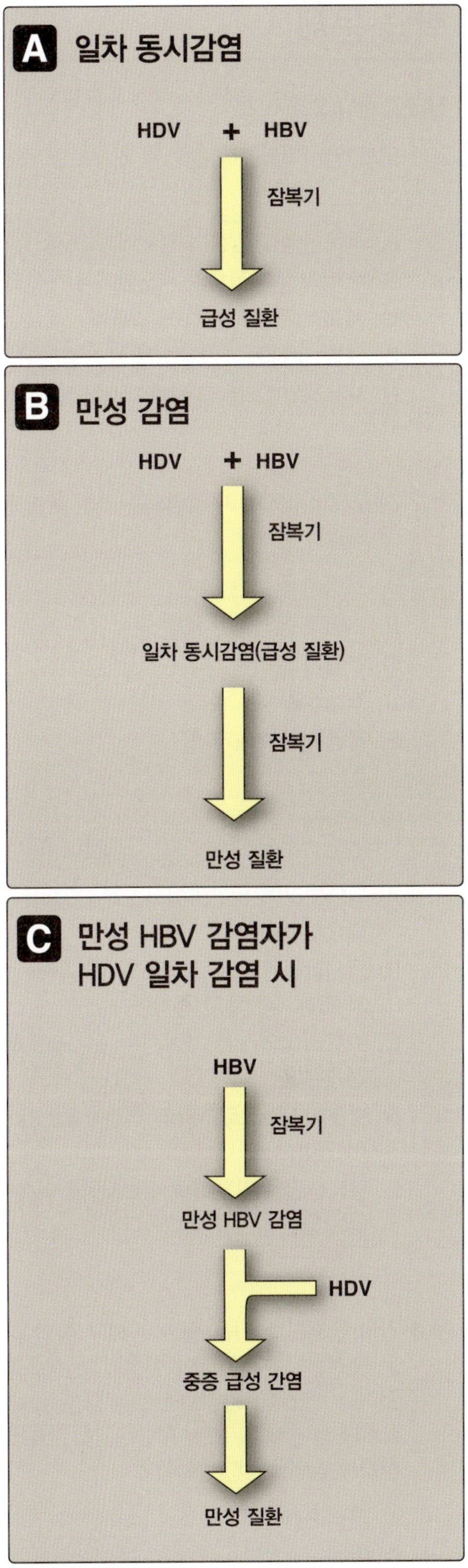

그림 26.13
D형간염바이러스 감염의 결과

학습 문제

정답을 하나 고르시오.

26.1 B형간염바이러스에 감염된 간세포를 죽는 것은 일차적으로 _______ 생긴다.

A. 세포단백질 합성의 억제에 의해서
B. HBV항원 응집체가 세포질내에 축적되어서
C. 세포 mRNA의 분해에 의해서
D. HBV 항원에 대한 세포독성 T 림프구 공격에 의해서
E. 바이러스에 의한 염색체 재배열 및 결손 이상에 의해서

정답 = D. HBV 감염이 세포를 죽이는 증거는 없다. 감염세포의 단백질 합성이 멈추지 않고, mRNA도 분해되지 않는다. HBV 단백질이 축적되지 않으며 세포 밖으로 활발히 배출된다. 염색체 손상은 원발성 간세포암에서 관찰되지만, 이는 비악성 감염된 간세포의 특징은 아니다.

26.2 B형간염바이러스가 감염되는 가장 흔한 전파경로는 ______ 에 의해서 일어난다.

A. 오염된 수질원
B. 소변과 정액같은 체액
C. 호흡기 분비물
D. 직접접촉
E. 감염된 공충매개체

정답 = B. HBV는 전 체액에 높은 수치로 존재하며 모체에서 신생아로, 형제자매끼리, 성교를 통해서 또한 바이러스에 오염된 혈액을 통하여 전파되어 감염된다. 오염된 음식과 물은 주로 HAV와 HEV의 감염경로이다.

26.3 D형간염바이러스는 ______ 때문에 특이하다.

A. 감염되려면 보조바이러스가 제공하는 외피단백질이 필요하다.
B. 동시감염된 보조바이러스가 제공해주는 복제효소에 의해서 RNA 유전체가 증식한다.
C. 보조바이러스가 제공하는 전사효소에 의해서 mRNA가 전사된다.
D. 보조바이러스로부터의 역전사효소가 바이러스입자에 들어 있다.
E. 델타항원을 암호화하여 보조바이러스 입자의 외피에 있는 당단백질을 대체한다.

정답 = A. 보조바이러스 HBV의 유일한 기능은 외피를 제공하는 것이다. B: 유전체복제는 HDV 델타항원에 의해 변형된 세포의 RNA 중합효소가 필요하며 HDV RNA가 주형(template)으로 사용된다. C: 전사는 세포효소를 사용한다. D: 바이러스입자는 델타단백질만 가지고 있다. E: HDAg은 HDV 바이러스입자에서 RNA유전체와 복합체를 이루고 있으며 HBV 바이러스입자에는 없다.

26.4 간염 환자가 원인을 알고자 해당 실험실 검사를 받았다. 다음 결과는 환자 혈청의 혈청학적, 생화학적 검사에서 나온 것이다: HBsAg 양성, HBeAg 양성, anti-HBcAg IgM 양성, anti-HBsAg 음성, HDV RNA 음성, 간효소의 증가. 이 결과로 환자의 감염을 진단한다면?

A. 급성 B형간염
B. 만성 B형간염
C. 만성 B형간염으로 D형간염이 중복감염됨
D. 급성 D형간염
E. 만성 D형간염

정답 = A. HBsAg(표면)과 HBeAg이 있으면 초기 급성 B형간염이다. 감염 초기에 HBsAg에 대한 항체가 아직 없고, anti-HBcAg IgM가 생긴다. 이어 회복기에 IgM 동형이 IgG로 바뀐다. HDV RNA가 없으면 HDV 중복감염은 아니다. D와 E는 틀리다. HDV는 혼자 감염되지 않고, 보조바이러스로 HBV가 필요하기 때문이다. 그래서 HDV 감염자는 HBV와 동시에 감염되어야 한다.

양성가닥 RNA 바이러스

27

I. 개요

양성가닥의 RNA 유전체를 가지는 바이러스[즉, 유전체가 감염된 세포에서 전령 RNA(messenger RNA, mRNA)로 작용할 수 있는 바이러스임]에는 피코르나바이러스과, 토가바이러스과, 플라비바이러스과, 칼리시바이러스과, 코로나바이러스과 등의 바이러스과(faimily)에 속한다. 이들 바이러스는 광범위하게 질병을 일으키나, 다음 특징을 나눈다: 1) 세포질에서 증식한다; 2) 유전체 RNA는 mRNA로 작용할 수 있으며 유전체 RNA가 감염성이 있다; 3) 유전체 RNA는 비분절화되어 있다; 4) 비리온에 어떤 효소도 없다; 5) 바이러스 특정 단백질은 중합단백질(polyprotein)로 합성된 다음에 바이러스와 세포의 단백질분해효소에 의해서 알맞게 잘라진 후 각각의 바이러스 단백질이 된다. 일부의 양성가닥 RNA 바이러스는 외피가 있고 나머지는 외피가 없다. 이 장에서 설명할 양성가닥 RNA 바이러스를 그림 27.1에서 요약하고 있다.

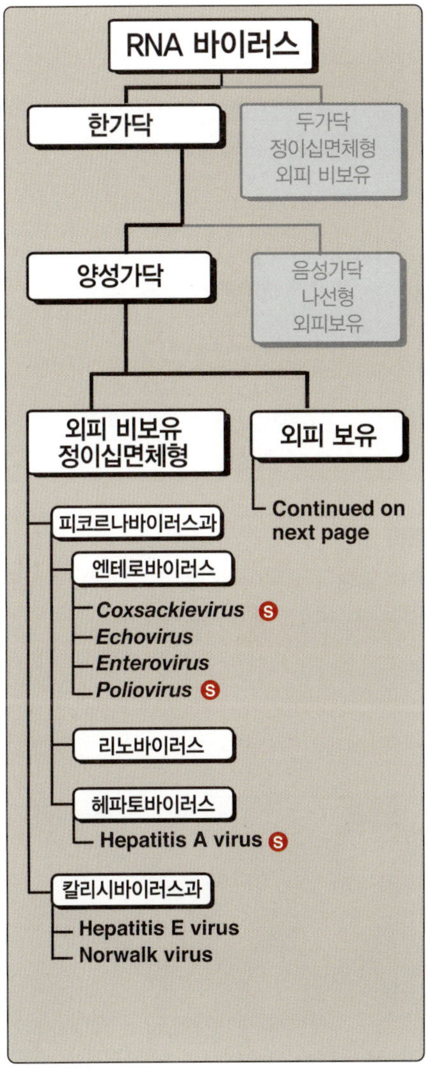

그림 27.1
RNA 양성가닥 바이러스의 분류(다음 쪽에 계속) S 이들 바이러스 요약은 363쪽 참조

II. 피코르나바이러스과

피코르나바이러스는 작고, 외피가 없는 정이십면체의 바이러스(그림 27.2)로 한 가닥의 비분절성 RNA 유전체와 4개의 구조 단백질을 가지고 있다. 피코르나비리대는 5개 속으로 나눈다: 엔테로바이러스(enterovirus), 리노바이러스(rhinovirus), 카디오바이러스(cardiovirus), 아프토바이러스(aphthovirus), 헤파토바이러스(hepatovirus)가 있다. 카디오바이러스는 생쥐에 뇌염과 심근염 을 일으키며 아프토바이러스는 소에 감염되는 족구병이 대표적이다. 엔테로바이러스, 리노바이러스, 헤파토바이러스는 사람에게 아주 다양한 임상증상을 유발한다. 가장 많이 연구된 피코르나바이러스는 폴리오바이러스(소아마비바이러스, poliovirus)지만, 폴리오바이러스의 구조와 증식연구로 얻은 지식이 이 과의 다른 바이러스에 대부분 적용된다

A. 엔테로바이러스

70종류 이상의 엔테로바이러스가 밝혀졌다. 현재 새로운 엔테로바이러스가 밝혀지면 이미 밝혀진 엔테로바이러스에 속하게 하지 않고 단순히 번호를 붙인다(예로 엔테로바이러스 68, 엔테로바이러스 69, 기타 등등).

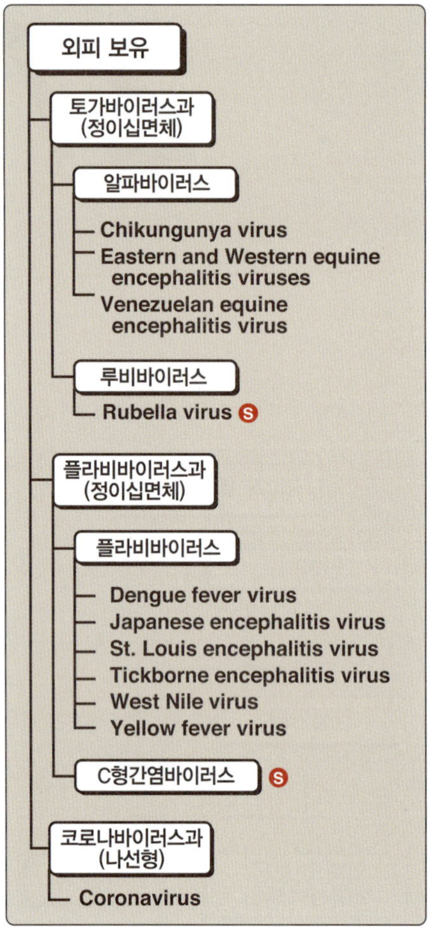

그림 27.1

RNA 양성가닥 바이러스의 분류(계속) S 이들 바이러스 요약은 366, 355쪽 참조

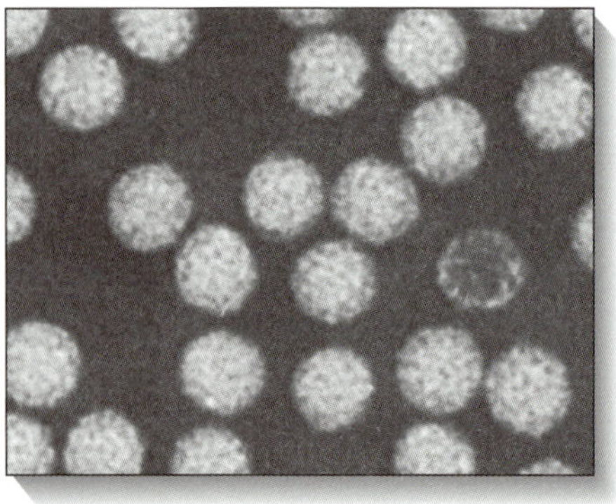

그림 27.2

피코르나바이러스과의 폴리오바이러스는 가장 단순하고 작은 바이러스 중 하나다.

1. **역학:** 감염은 엔테로바이러스에 오염된 음식이나 물을 통해서 된다. 엔테로바이러스는 위의 낮은 산도에서도 안정하며 위장관에서 증식하고 대변으로 배출된다. 그래서 이 바이러스를 대변-구강경로로 전파된다고 한다. 구인두와 소장의 림프조직에서 증식한 후 엔테로바이러스는 소장을 떠나서 혈류에 들어가, 여러 표적 장기[예로 폴리오바이러스(소아마비바이러스)는 중추신경계에 간다]로 퍼진다. 대부분의 감염은 무증상이나, 현성 또는 불현성이든 감염으로 방어면역이 생긴다. 미국에서는 대략 매년 천만에서 천오백만 명이 엔테로바이러스에 의한 증상이 있는 감염이 발생한다.

2. **바이러스 증식:** 엔테로바이러스는 숙주세포의 특이수용체에 붙는다. 예로 폴리오바이러스는 면역글로불린 슈퍼패밀리의 단백질에 속하는 단백질이 특이수용체이며 그 수용체에 붙는다. 이러한 특정수용체가 없는 세포는 감염되지 않는다.

   a. **유전체 증식 기전:** I형 RNA 바이러스(239쪽 참조)에서 기술한 것과 같은 과정이다; 즉, 새로 유입된 부모 RNA가 주형으로 작용해 유전체 크기의 음성가닥 RNA를 만든 다음, 그 유전체 크기의 음성가닥 RNA는 그 다음에 양성가닥의 자손 RNA 복사본을 만들기 위한 주형이 된다.

   b. **번역:** 엔테로바이러스 RNA는 하나의 긴 열린 주형틀(open reading frame, ORF)을 가지고 있다. 이 정보를 번역 시 하나의 긴 중합단백질이 만들어지고, 바이러스의 단백질분해효소에 의해서 다듬어져 구조 단백질과 비구조 단백질이 된다. 비구조 단백질에는 바이러스 유전체의 복사본을 더 만드는 데 필요한 RNA 중합효소가 포함된다.

3. **엔테로바이러스 감염의 일반적인 임상적 중요성:** 모든 엔테로바이러스는 CNS 질병을 일으킨다. 예로 급성 무균성 수막염 증후군의 알려진 주요 원인으로, 이 증후군은 최초검사와 함께 뇌척수액의 일상적인 염색과 배양을 한 후에 그 원인을 모르는 수막염(감염성 또는 비감염성)을 말한다. 바이러스성 수막염은 매년 75,000명 가량 환자가 발생하는 미국에서 흔한 질병이다. 바이러스성 수막염은 대개 세균성 수막염과 구별된다. 그 이유는 1) 바이러스성 수막염은 증상이 덜 심하다; 2) CSF에서, 세균성 수막염에서는 중성구 증가 대신, 림프구가 증가한다; 3) CSF의 포도당 농도가 감소하지 않는다. 바이러스성 수막염은 주로 여름과 가을에 발생하며 어린이와 어른 모두에게 감염된다. 치료는 대증적이며, 질병의 경과는 대개 좋다. 바이러스는 대변에서 또는 여러 표적 기관(치명적인 경우에는 CNS에서 또는 결막염의 경우에는 결막액에서)에서 분리될 수 있다. 감염 여부는 엔테로바이러스에 대한 특이항체가의 상승으로 입증한다. 엔테로바이러스 감염을 치료하는 항바이러스제는 아직 없다.

4. **폴리오바이러스 감염의 임상적 중요성:** 회백수염(poliomyelitis)은 급성 질환으로 폴리오바이러스가 척수와 뇌간의 아래운동신경세포/하위

운동신경원(lower motor neuron)을 선택적으로 파괴하여 이완성의 비대칭성의 쇠약/무력증이나 마비를 일으킨다. 미국에서는 야생형의 폴리오바이러스에 의한 마비성 회백수염은 20년 이상 발생하지 않았다. 몇 번 폴리오(일 년에 10명 이하) 환자 발생은 약독화 사빈 폴리오 생백신의 바이러스의 병원성을 회복으로 생겼다(아래 참조). 예방접종률이 낮은 나라에서는 마비성 폴리오는 계속 발생하고 있다. 다음 세 나라만이 폴리오가 여전히 풍토병이다: 아프가니스탄, 파키스탄 및 나이제리아. 많은 국가들이 1988년에 125명에서 계속 발생이 꽤 줄고 있다. 특히 인도는 2011년에 처음으로 박멸되었다. 이렇게 지구에서 폴리오를 없애려는 목표에 상당히 다가섰지만, 2009~2010년에 과거 폴리오가 박멸된 23개국에서 창궐하였다. 이는 바이러스가 재유입된 탓이다.

a. **전파와 발병기전:** 폴리오바이러스 감염은 여러 경과 중 하나를 좇는다: 1) 무증상의 감염으로, 환자의 90%에서 95%에서 생기며, 현증과 후유증은 없다; 2) 부전형 감염(abortive infection); 3) 비마비성 감염; 4) 마비성 회백수염(그림 27.3). 마비성 회백수염의 전형적인 증상은 종종 하지에 이완성 마비다. 이는 바이러스가 척수의 전각세포(anterior horn)에 있는 하위운동신경원에 증식하여, 신경원을 파괴하여 생긴 것이다(그림 27.4). 뇌간의 감염 후에는 호흡근육의 마비도 생길 수 있다. 비예방접종자가 발열, 두통 및 있으며 목과 등에 통증이 있고 감각신경은 살아 있는 비대칭적인 이완성 마비와 림프구 세포증가증(pleocytosis, 척수액에 림프구수의 증가)이 오면 회백수염으로 생각해야 한다.

b. **예후:** 마비성 회백수염을 앓는 환자의 대략 2/3는 영구적으로 근무력이 된다. 급성 마비가 심하면 완전히 회복될 가능성은 낮다; 호흡근육 마비로 기계 호흡이 필요한 환자는 회복되더라도 약간의 영구적인 불구가 남는다.

c. **회백수염 후 증후군(postpoliomyelitis syndrome):** 마비성 회백수염에서 일부 또는 완전히 나은 환자의 약 20%에서 30%는 급성 질환을 앓은 후 25년에서 35년 후에 근무력과, 통증, 위축(atrophy)과 피로가 새로 나타난다.

d. **치료와 예방:** 회백수염의 치료를 위한 특이 항바이러스제는 없다. 그러므로 치료는 보조적이며 대증적이다. 회백수염을 예방하는 유일한 효과적인 방법은 예방접종이다(40쪽 참조). 회백수염은 약독화 폴리오 생백신(사빈, Sabin) 또는 폴리오 사백신(소크, Salk)으로 예방할 수 있다. 이 백신으로 서부유럽과 일본과 미국에서 야생형의 폴리오바이러스를 박멸하였다. 폴리오 사백신은 부작용이 없는 반면, 약독화 폴리오 생백신은 백신을 접종받은 사람의 소장에서 증식 시 병원성형으로 돌아가, 백신 접종자에게 백신연관 마비성 회백수염을 일으킨다. 1979년 이후로 미국에서 일 년에 4번에서 8번 발생하였던 모든 마비성 회백수염은 백신유래 균주가 원인으로, CDC는 2000년에 일상적인 폴리오 예방접종을 사백신으로 추천하게 되었다.

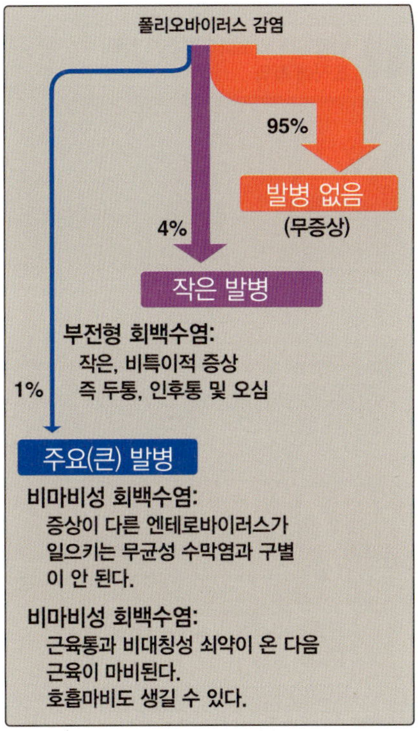

그림 27.3
폴리오바이러스 감염의 임상적 결과

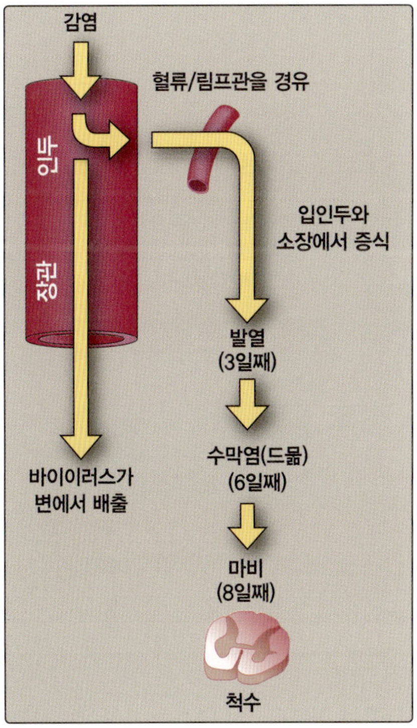

그림 27.4
폴리오바이러스에 의한 중추신경계 침입

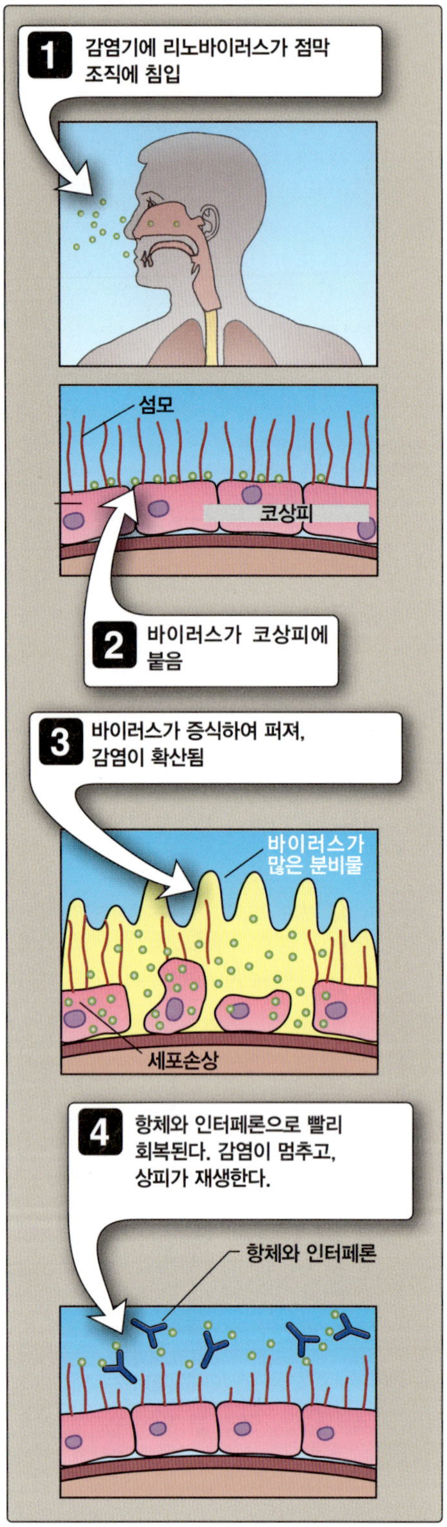

그림 27.5
감염에서 회복까지의 단계를 보여주는 감기의 발병기전

5. **콕사키바이러스와 에코바이러스 감염의 임상적 중요성:** 이들 바이러스는 수막염, 상기도 감염증, 위장염, 포진성 구협염(herpangina, 수포궤양성 병변이 있는 심한 인후통), 흉막염(pleurisy), 심막염(pericarditis), 심근염(myocarditis)과 근염(myositis) 등 아주 다양한 임상증후군을 일으킨다.

6. **엔테로바이러스 70과 71 감염의 임상적 중요성:** 이들 바이러스는 중증의 중추신경계 질병과 연관된다. 특히 극도로 전염성이 높은 급성 출혈성 결막염은 엔테로바이러스 70과 연관된다.

B. 리노바이러스

리노바이러스는 일반 감기를 일으킨다(그림 27.5). 이들 리노바이러스는 두 가지 중요한 점에서 엔테로바이러스와는 다르다. 우선 엔테로바이러스는 산성에 안정하나(위의 산성 환경에서 생존해야 한다), 리노바이러스는 산성에 약하다. 두 번째로 비강/비통로에서 증식하는 리노바이러스는 증식을 위한 최적 온도가 엔테로바이러스보다 낮다. 이로써 체온보다 온도가 몇 도 낮은 곳에서 리노바이러스는 효율적으로 증식하게 된다. 리노바이러스 증식은 폴리오바이러스 증식과 비슷하다(284쪽 참조). 100종류 혈청형 이상의 리노바이러스로 백신개발이 실효성이 없다. 리노바이러스는 호흡기 비말로 전파 외에 손끼리 접촉으로 전파된다. 그래서 알맞은 시간 간격으로 손을 씻는 것이 유용한 예방법이다.

C. 헤파토바이러스

A형간염바이러스(hepatitis A virus, HAV)는 헤파토바이러스에 유일하게 속한다. 한때 HAV는 엔테로바이러스 72로 알려졌으나 HAV와 엔테로바이러스 간에 여러 차이점이 발견되어서 HAV를 단독의 속으로 구분하게 되었다. 단 하나의 혈청형을 갖는 HAV는 바이러스성 간염을 일으킨다. 엔테로바이러스에서처럼 대변-구강경로로 전파되며 바이러스는 대변으로 배설된다. 예를 들어 하수에 오염된 물에서 수확하여 조리하지 않은 패류를 섭취하여 바이러스에 감염되는 것이 바이러스의 가장 일반적인 전파경로이다. 주로 간세포에서 증식하며, 바이러스 증식시 심한 세포병변을 일으켜, 간 기능이 현저히 손상된다(그림 27.6). 대부분의 다른 피코르나바이러스들과는 달리 HAV는 조직배양에서 잘 자라지 않는다. 급성 A형간염 환자의 예후는 보통 좋으며 지속감염과 만성 감염으로 잘 진행되지 않는다. HAV 감염은 위생상태가 나쁜 개발도상국에서는 가장 흔하다(그림 27.7). 예방하려면 음식과 물이 대변에 오염되지 않게 한다. 주로 HAV 노출후예방법으로 면역글로불린이 여러 해 사용되어왔다. 지금은 포름알데히드로 전체 바이러스를 불활성화시킨 사백신을 쓴다. HAV 백신은 한 살 이상 어린이와 개발도상국행 여행자에 권장된다. 복합백신(트윈릭스)을 HAV와 HAB 감염 예방에 쓴다.

III. 칼리시바이러스과

칼리시바이러스는 작은, 비외피성 구형 입자다. 각 바이러스는 한 가닥의 비분절 RNA 유전체와 한 종류의 캡시드 단백질이 있다. 피코르나바이러스와는 달리 칼리시바이러스 유전체는 3개의 열린 주형틀(open reading frame, ORF)이 있다. 사람의 원형 칼리시바이러스는 노웍바이러스(Norwak virus)이다. 사람의 칼리시바이러스에는 최소 네 주(strain)가 있다.

A. 칼리시바이러스(Caliciviirus)

노웍바이러스(전에는 노웍 유사 바이러스라 함)는 위장관에서 증식하며 대변으로 나온다. 노웍바이러스는 오염된 음식과 물을 섭취 시 대변-구강 경로로 감염된다. 특히 학교, 캠프, 군대, 감옥 및 크루즈 선박 처럼 기타 유사한 환경에서 유행성 급성 위장염의 주요 원인은 노웍바이러스이다. 주로 성인과 학동기 어린이가 주로 감염되지만 유아는 감염되지 않는다. 임상 증세의 특징은 오심, 구토 및 설사다. 증상은 24시간에서 48시간 지속되며 자연치유된다. 방사선 면역측정법(radioimmunoassay)과 ELISA 검사로 바이러스항체를 검출한다(27쪽 참조). 특이적인 항바이러스제는 없다. 손씻기와 음식과 물 공급의 오염이 예방됨을 환기하면 감염 발생을 줄인다.

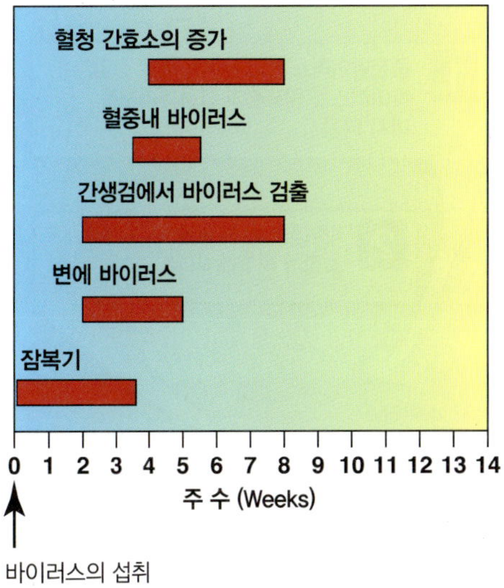

그림 27.6
A형간염 감염의 경과

B. E형간염바이러스(hepatitis E virus, HEV)

HEV는 비외피가성, 한 가닥 RNA 바이러스다. 개발도상국에서 소장을 통해 전파되는 수인성 간염의 주요 원인이다. 청년에서 호발하며, 임산부에게 특히 심해 임산부는 HEV 감염으로 사망할 수 있다. 감염된 환자의 대변에서 바이러스 RNA를 RT-PCR로 검출할 수 있으며(29쪽 참조), 혈청학적으로 확인된 HEV 유행병은 거의 모두 대변에 오염된 물로 감염된다. 유행병 발생과는 별도로, 감염된 사람에서 임상적인 근거로만 HEV로 진단할 수 없다. 그렇지만 HEV에 대한 항체를 검출하는 특이 검사가 가능하다. 다른 급성의 간염바이러스 감염에 의해서 보이는 증상과 징후가 HEV와 유사하지만, A형간염처럼 만성 간염으로는 진행하지 않는다. 흥미롭게, HEV가 거의 없는 곳에서도 진단을 하면 HEV 항체가 여전히 발견된다. 현재 항바이러스제나 백신은 없다.

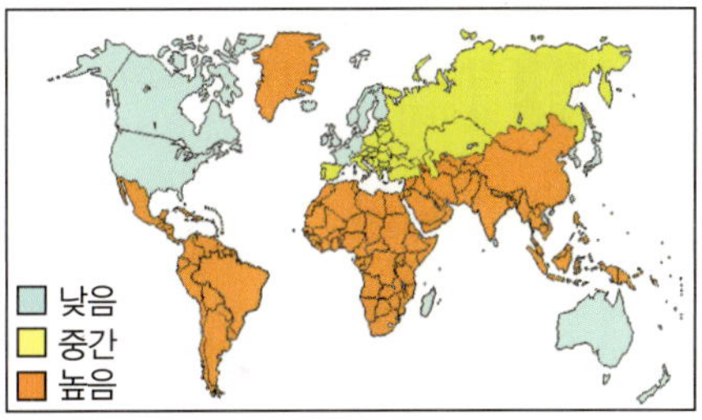

그림 27.7
A형간염바이러스의 분포

IV. 토가바이러스과

토가바이러스는 외피를 갖는 정이십면체 바이러스로 양성, 한 가닥의 RNA 유전체와 보통 3개의 구조 단백질이 있다. 캡시드(capsid, C) 단백질은 바이러스 RNA를 싸서 뉴클레오캡시드를 형성하고; 두 개의 다른 단백질(E1과 E2)은 당단백질로서 혈구응집소(hemagglutinin)가 있는 바이러스 스파이크(spike)가 되어 지질 이중막 밖에 나와 있다. 토가바이러스과는 알파바이러스(*Alphavirus*)와 루비바이러스(*Rubivirus*)의 두 개의 속(genera)으로 나눈다.

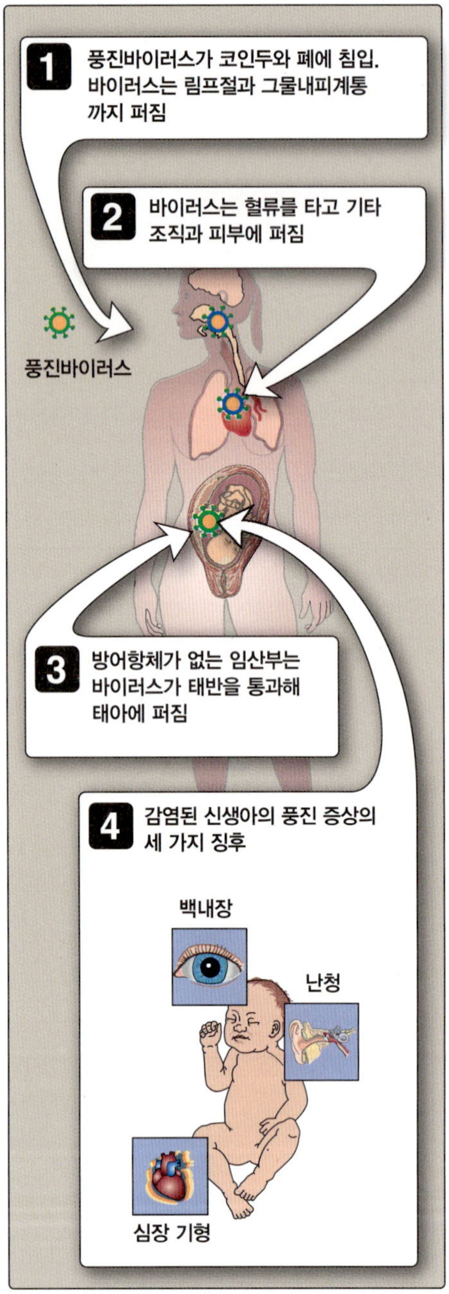

그림 27.8
풍진바이러스의 병리

A. 알파바이러스(*Alphavirus*)속

대략 26종류의 바이러스가 있는 알파바이러스는 절지동물 매개 바이러스(arthropod-borne virus; 아보바이러스[arbovirus])로서 모기에 의해서 사람과 가축에 전파된다. 모든 알파바이러스는 공통의 그룹항원이 있다. 몇 아보바이러스는 말에서 처음 분리되어서 바이러스 이름에 "equine(말의, 마형)"이 있다(아래 참조).

1. **역학과 발병기전:** 알파바이러스는 숙주의 범위가 광범위하여 모기와 사람처럼 계통분류학상으로 아주 멀리 떨어진 숙주에서도 증식할 수 있다. 모기에 의해서 바이러스가 들어온 후에 환자는 바이러스혈증을 보이며 그 다음에 바이러스는 여러 표적기관로 퍼진다. 예로 뇌염바이러스의 표적장기는 중추신경계다.

2. **바이러스 증식:** 세포 표면에 부착된 이후에 바이러스는 수용체 매개 세포내 이입으로 세포 내로 들어간다. 피코르나바이러스처럼 유전체 증식은 I형 RNA 바이러스에서 설명하였던 것처럼 증식한다(239쪽 참조).

3. **임상적 중요성:** 사람들이 알파바이러스가 감염되면 몇 가지의 다른 임상적 증상들이 나타난다. 1) 급성 뇌염[동부 마형 뇌염바이러스와 서부 마형 뇌염바이러스(eastern and western equine encephalitis viruses, EEE와 WEE)]; 2) 급성 관절병증(Chikungunya 바이러스); 3) 독감 유사증상과 함께 열이 나는 증상(베네주엘라 마형 뇌염바이러스[venezuelan equine encephalitis viruses, VEE]) 들이 있다. 그러나 대부분의 감염은 불현성이며, 면역반응을 증명해야 진단한다.

4. **실험실 동정:** 보통 항체가 상승을 입증해야 된다(즉, 급성과 회복기 혈청을 비교함). 바이러스는 CSF, 혈액, 조직에서 분리될 수 있다. 특이 IgM 항체를 급성 감염 환자의 CSF에서 검출 할 수 있다.

5. **예방:** 알파바이러스 감염을 방지하기 위한 가장 중요한 예방법은 모기 매개자의 수를 조절하는 것이다. 베네주엘라 마형 뇌염바이러스의 백신은 있다.

B. 루비바이러스(*Rubivirus*)

루비바이러스속에 풍진바이러스(rubella virus)가 유일하다. 풍진바이러스의 구조와 증식은 알파바이러스 증식에서 설명과 기본적으로 같다(287쪽 참조). 감염자의 호흡기 분비물이 풍진바이러스 전파의 일차(우선) 전달체이다. 풍진은 경한 임상 증후군으로 특징은 몸 전체 반점구진상의 발진(maculapapular rash)과 후두의 림프절종대(occipital lymphadenopathy)다. [주: "풍진(German measles)"은 홍역바이러스에 의한 "홍역(measles, rubeola)"과 헷갈리지 말 것(313쪽 참조)]. 대부분 이러한 증상은 인지가 안되어, 불현성으로 간다. 이러한 이유 때문에 이전에 풍진바이러스에 감염을 확인하는 유일한 증명은 풍진바이러스 항체를 확인하는 것이다. 풍진의 임상적인 중요성은 위에서 설명한 일차감염에만 있는 것이 아니다. 오히려 여성이 임신기간 중에 특히 임신 초기 첫 3개월에 감염되면 태아발생에 심각한 손상이 될 수 있다(선천성 풍진, congenital rubella). 이러한 선천성 손상에는 선천성 심장병 또는 백내장 또는 간염 또는 정신지체와 운동 기능실조와 난청 등의 중추신경계와 관련된 기형 등이 있다(그림 27.8). 풍진바이러스 감염에 의한 태아 손상은 약독화 풍진 생백신으로 예방할 수 있다. 약독화 풍진 생백신은 소아 예방접종일정표에 포함되어 있다(41쪽 참조). 부작용이 거의 없는 이 약독화 풍진 생백신은 어린아이 집단에서 바이러스 병원소/저장소를 감소시키며 또한 가임기 여성이 풍진 감염에 대해 면역이 생긴다. 이미 임신한 여성이나 아기를 포함하여 면역이 저해된 환자에게는 백신을 투여하면 안 된다. 미국에서는 풍진이 예방접종 일람에 없는 나라에서 온 감염자가 풍진을 일으킨다.

■ 가장 위험한 지역

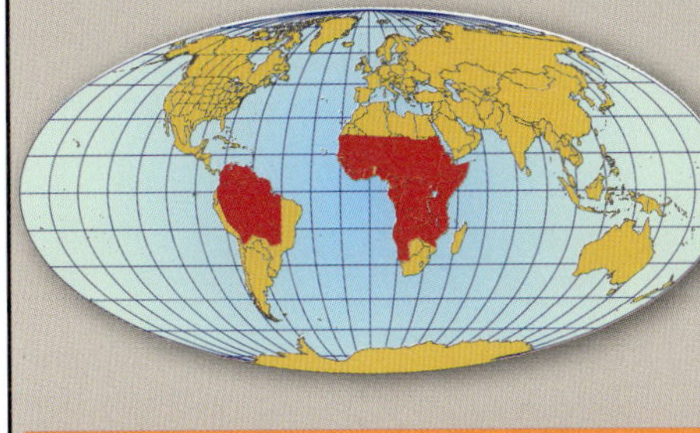

황열

대략 매년 15,000명 환자가 남미와 아프리카에서 생긴다. 증상은 발열; 두통; 오한; 오심; 구토 및 간혹 황달. 중증환자에서 간과 신장도 손상될 수 있다.

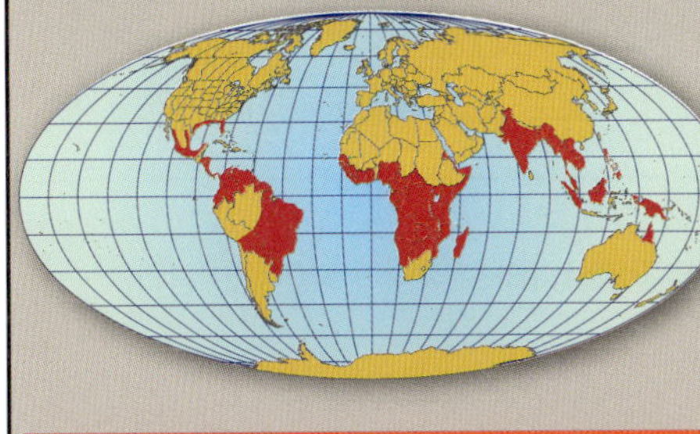

뎅기열

대략, 매년 5,000만에서 1억 명 환자가 생기며, 특징은 발열, 두통, 심한 근육통이 갑자기 온다. 심해지면 쇼크, 출열 및 사망에 이른다.

그림 27.9
황열과 뎅기열의 전세계 분포

IV. 플라비바이러스과

이 플라비바이러스과의 바이러스는 외피성, 양성, 한 가닥의 RNA 유전체와 3개의 구조 단백질이 있다. 캡시드(capsid, C) 단백질과 바이러스 RNA는 정이십면체의 뉴클레오캡시드(icosahedral nucleocapsid)를 형성하고; 2개의 다른 단백질은 외피단백질이다. 현재 플라비비리대의 바이러스는 3개의 속(genera)으로 나눈다: 플라비바이러스(*Flavivirus*), C형간염바이러스(Hepatitis C virus), 페스티바이러스(*Pestivirus*). 페스티바이러스속의 바이러스(고전적 돼지열 바이러스와 소의 바이러스성 설사 바이러스)는 수의학에서만 관심거리다.

A. 플라비바이러스(*Flavivirus*)

플라비바이러스속은 60개 이상의 바이러스로 이루어져 있다. 플라비바이러스속에는 황열바이러스(yellow fever virus), 세인트루이스 뇌염바이러스(St. Louis encephalitis), 일본뇌염바이러스(Japanese encephalitis virus), 뎅기열바이러스(dengue fever virus), 서부나일바이러스(West Nile virus) 등이 있고, 이들은 의학적으로 중요하며, 모두 모기로 전파된다. 참진드기 매개 뇌염바이러스(tickborne encephalitis virus)는 물론 참진드기에 의해서 전파된다. [주: 토가비리대과의 알파바이러스속의 바이러스들처럼(287쪽 참조), 이 플라비바이러스 속의 대부분도 아보바이러스이다.] 플라비바이러스속의 모든 바이러스는 공통 그룹(군) 항원이 있다.

1. **역학과 발병기전:** 아보바이러스로서 의학적으로 중요하며, 감염된 모기와 참진드기가 물어 사람에게 옮긴다. 바이러스들은 절지동물 매개자와 척추동물 숙주를 바꿔가면서 증식하여 자연에서 보존 유지된다. 그림 27.9는 황열과 뎅기열의 전 세계적인 분포다.

2. **증식:** 세포 표면에 붙은 뒤, 바이러스는 수용체 매개 세포내이입으로 세포 안으로 들어간다(그림 23.9 참조). 바이러스 RNA의 증식은 I형 RNA 바이러스에서 설명한대로 증식한다(239쪽 참조). 유일한 한 종류 mRNA인 유전체 RNA는 감염된 세포에서 관찰된다. 이 mRNA는 하

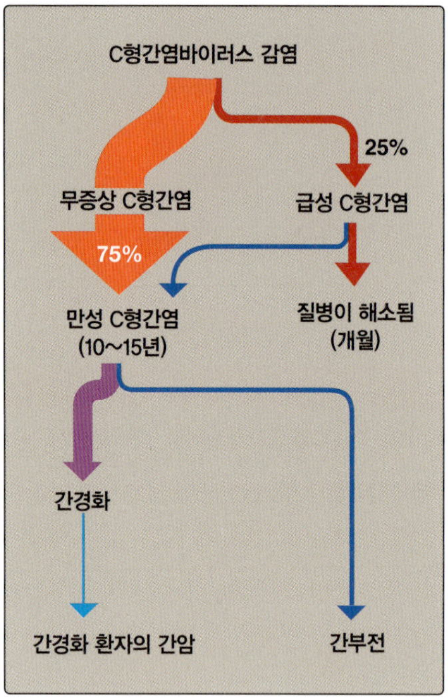

그림 27.10

C형 간염바이러스 감염의 자연적인 경과

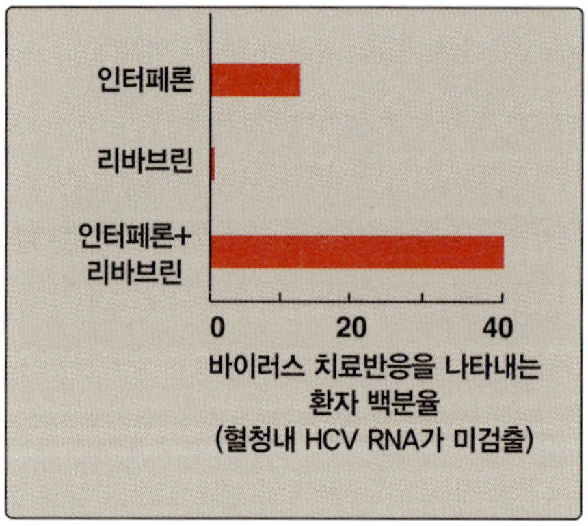

그림 27.11

인터페론과 리바비린을 이용한 만성 C형 간염의 복합치료[주: 리바비린만을 투여받은 환자는 생물학적, 조직학적 반응이 있으나, 순환 바이러스 감소는 없었다.]

나의 긴 복합 단백질로 합성된 다음에 바이러스와 세포의 단백질 분해효소에 의해서 알맞게 잘라져 3개의 구조 단백질과 7개의 비구조 단백질이 된다. 뉴클레오캡시드가 세포질에서 형성되고 뉴클레오캡시드의 외피획득에 의해서 바이러스입자가 성숙된다. 이 바이러스의 외피막은 토가바이러스과의 바이러스처럼 원형질막에서 나가는 것이 아니라 세포질 골지체의 막에서 나가게 된다. 바이러스입자는 소포(vesicle)에 축적되고 소포가 세포표면으로 이동시 세포 밖으로 배출된다.

3. **임상적 중요성:** 플라비바이러스속의 바이러스들은 여러 가지 다른 임상적 증후군과 연관된다. 이러한 증후군에 뇌염(세인트루이스 뇌염바이러스, 일본뇌염바이러스, 참진드기 매개 뇌염바이러스), 출혈열(황열바이러스), 발열과 근육통과 발진(뎅기열바이러스)이 있다. 고전적인 뎅기열바이러스는 치사율이 높지 않으나 동남아시아 같은 특정 지역에서는 특히 유아와 어린 어린이에게 중증형의 뎅기열바이러스 감염이 온다. 뎅기출혈열(dengue hemorrhagic fever) 또는 뎅기쇼크증후군(dengue shock syndrome)이라 하며, 비치료 시 꽤 치사율(10% 이상)이 높다. 뎅기열처럼 서부나일열은 모기에 의해서 전파되며 주로 자연 치유되는 급성 질병이다. 이 서부나일열의 주 증상은 발열, 권태, 림프절종대, 발진이다. 감염으로 노인에게는 무균성 수막염이나 수막뇌염(meningoencephalitis)이 올 수 있다. 미국에서 서부나일뇌염의 첫 번째 발병은 1999년 여름에 뉴욕에서 발생하였고, 브롱스 동물원에 야생 까마귀와 외국 조류가 의심쩍게도 갑작스런 소멸 뒤에 생겼다. 서부나일 바이러스는 새들의 이동에 따라서 미국 48개주에 현재 퍼져 있다.

4. **실험실 동정:** 특이적인 진단은 주로 혈청학적으로 한다(즉, 급성과 회복기의 혈청을 비교할 때 항체가가 최소한 4배 정도 상승함을 증명). 때로는 바이러스를 분리하거나 바이러스 특이항원을 입증함도 가능하다.

5. **예방:** 황열에 대비해 안전하고 고효능 약독화 생백신이 여러 해 사용했왔다. 중국과 일본에서는 포르말린으로 불활성화시킨 일본뇌염바이러스 백신을 사용하고 있다; 중앙유럽에서는 참진드기 매개 뇌염을 예방하기 위해 포르말린으로 불활성화시킨 백신을 널리 사용하고 있다. 또 다른 중요한 예방법은 매개체(벡터) 조절이다. 도시에서 산란처를 제거 시 *Aedes aegypti* 모기의 개체수를 현저히 감소시킬 수 있다. 이 모기는 황열바이러스와 뎅기열바이러스의 매개체다.

B. C형간염바이러스

C형간염바이러스(hepatitis C virus, HCV)는 수혈 연관 비A, 비B 간염의 원인을 조사 중 1988년에 발견되었다. 이 시기에 nonA, nonB 간염의 90% 정도가 HCV에 의한 것이었다. C형간염바이러스들은 이질성이 있고, 뉴클레오티드 서열을 근거로 6개 형으로 나눈다.

1. **전파와 발병기전:** HCV는 초기에 수혈 후 간염의 주요 원인으로 밝혀졌으나, 정맥 내 마약사용자와 혈우병 환자 또한 HCV 감염의 고위험군이다. 문신 또한 HCV 감염의 주요 원인이다. 게다가 어머니로부터 아기에 가며, 성교로도 HCV가 감염되는 증거가 있다. 감염된 사람의 간세포에서 바이러스가 증식하며 단핵구세포(림프구와 대식세포)에서도 아마도 증식한다. 간세포의 파괴는 바이러스 유전자 산물이 직접 작용하고, 세포독성 T 림프구 등의 숙주 면역반응 탓이다. DNA 바이러스가 만성 감염과 종양 발생과 관련되나, RNA 바이러스 경우에는 대개는 그렇지 않다. 그렇지만 특정 HCV 주는 간경화가 없이 간암 발생과 관련 있다. HCV의 핵심 유전자의 특정 대립유전자는 간세포암의 발생과 상당히 관련 있다. 변종 핵심 대립유전자는 또한 인터페론 감마 치료에 잘 듣지 못하게 한다.

2. **임상적 중요성:** HCV 감염의 대부분은 불현성(무증상)이며, 감염된 사람의 약 25%는 황달이 오는 급성 간염을 앓는다(그림 27.10). 더 중요한 점은, 많은 경우에 감염이 만성 간염과 간 경변으로 진행한다. 끝내 환자 중에는 일차감염 이후 여러 해가 지나 간세포암이 생긴다.

3. **실험실 동정:** 재조합 바이러스 단백질 조합과 반응하는 항체를 입증하면 특이 진단을 할 수 있다. RT-PCR(바이러스 RNA의 DNA 복사본은 역전사효소로 합성되며 이 DNA 복사본을 PCR로 증폭하는 것, 29쪽 참조)로 이 바이러스의 핵산을 검출하는 민감한 검사도 현재는 가능하다.

4. **치료와 예방:** 수년간 수혈할 혈액에 HCV가 있는지를 스크린 해왔지만, 수혈과 관련된 간염원인으로서 HCV는 드물다. 감마인터페론 투여는 만성 간염환자에 때로는 효과적이나, 대부분 환자가 감마인터페론 투여 시에만 그렇다. 감마인터페론과 리바비린(ribavirin)을 병용투여 시 꽤 호전되어, 병용요법이 일차 선택치료다(그림 27.11). 심각한 간손상에 이르는 만성 간염은 간이식이 필요하다. 그림 27.12는 간염 A, B 및 C를 요약한다.

VI. 코로나바이러스과

코로나바이러스는 크고, 외피성, 여러 모양의 바이러스입자로 뚜렷한 스파이크(spike, peplomer)가 바이러스입자 표면에 뻗쳐 있다. [주: 이렇게 뻗친 스파이크는 해 무리(코로나) 모양이다. 따라서 코로나바이러스로 이름 지어졌다.] 코로나바이러스의 RNA 유전체는 현재까지 알려진 RNA 바이러스 중 가장 크다. 사람의 코로나바이러스는 상기도 감염을 가장 많이 일으키며, 보통 감기의 10~30%를 일으킨다.

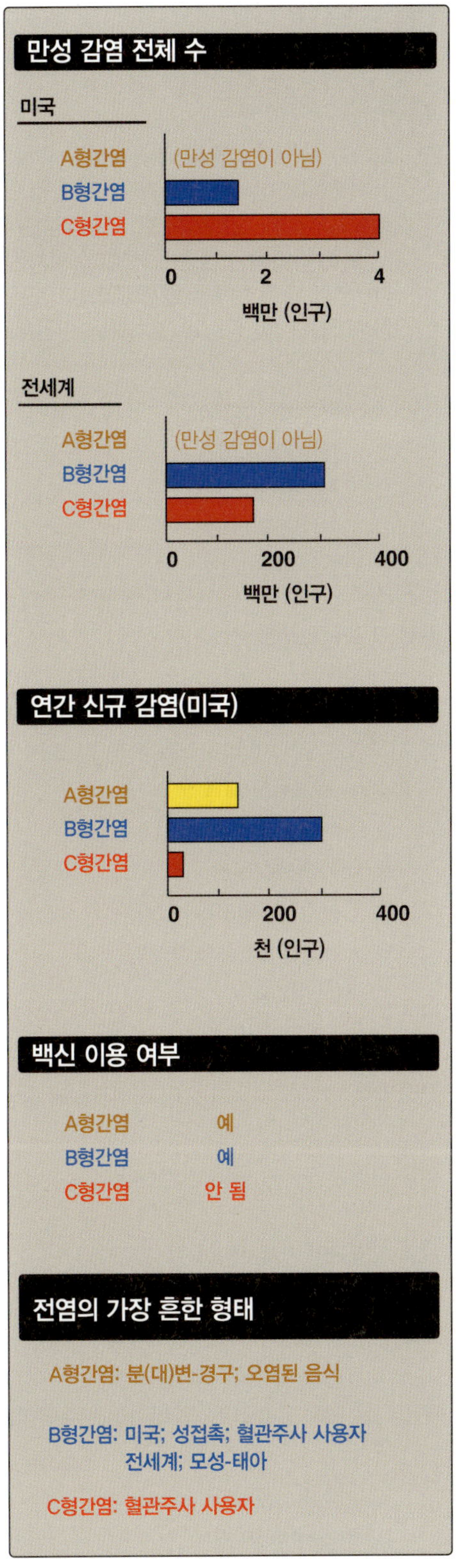

그림 27.12
A형간염, B형간염, C형간염의 요약

학습 문제

정답을 하나 고르시오.

27.1 회사가 42명의 사원을 위해서 멋진 휴일 저녁 파티를 열었다. 3~4주쯤에 참석자 다수가 피로, 발열, 오심, 암뇨를 겪었고 황달도 생겼다. 공통적으로 세균감염은 없었다. 앓던 직원들은 모두 파티에서 생굴은 먹었다. 의사는 환자의 혈액에서 B형간염에 대한 항체를 검사하였으나 모두 HBsAg에 대한 IgM 음성이었다. 이 증상과 일치하는 원인체로 가장 가능한 것은:

A. A형간염바이러스
B. B형간염바이러스
C. C형간염바이러스
D. D형간염바이러스
E. E형간염바이러스

정답 = A. A형간염은 대변-구강경로로 전파되며 가장 흔하게 오염된 어패류를 섭취하거나 보유자(carrier)와의 접촉으로 감염된다. 파티에 참석자들의 증상은 간염에 의한 간 손상과 일치하였다. B형간염은 항체검사에서 음성으로 가능성을 배제한다. C형간염은 정맥 내 마약사용자나 투석환자나 문신자에 가장 흔히 감염된다. D형간염은 B형간염이 있을 때만 감염된다. E형간염은 개발도상국에서 장관으로 전파되는 수인성 간염의 주요 원인이다.

문제 27.2에서 27.5:

다음 목록의 설명 중 가장 맞는 것과 이와 일치하는 바이러스를 짝 지으시오. 각각의 바이러스는 한 번 또는 한 번 이상 해당되거나 한 번도 해당되지 않을 수 있다.

A. A형간염바이러스(HAV)
B. 콕사키바이러스
C. C형간염바이러스(HCV)
D. E형간염바이러스(HEV)
E. 황열바이러스
F. 풍진바이러스

27.2 정맥 내 마약사용자는 이 바이러스에 감염될 위험이 높다.

정답 = C. 혈액 내에서 HCV를 검출하기 위한 검사가 최근에 개발되기 전에는 HCV는 수혈과 관련된 간염의 중요 원인이었다. 정맥 내 마약사용자는 여전히 이 바이러스에 감염될 고위험군 중 하나다.

27.3 감염된 모기가 물어 감염된다.

정답 = E. 황열바이러스는 절지동물매개바이러스로 감염된 *Aedes aegypti* 모기에 물려서 감염된다. 사람에서 사람으로 바이러스가 전파되지 않는다.

27.4 감염되면 간세포암이 잘 걸린다.

정답 = C. HAV와는 달리 HCV 감염은 만성 간염과 간경변으로 진행되는 경향이 심하며 여러 해가 지난 후에 간세포암으로 진행되기도 한다.

27.5 감염은 선천성기형을 일으킨다.

정답 = F. 풍진바이러스 감염 시 어른은 보통 별 영향이 없으나 예외는 임신부이다. 임신부가 풍진바이러스에 감염되면 태아가 선천적인 기형이 될 수 있다. 처음 3개월인 경우에는 그 위험이 가장 높다. CNS, 간, 심장, 눈에 이러한 기형이 나타날 수 있다.

27.6 다음 RNA 바이러스 중 바이러스 수막염을 흔히 일으키는 것은?

A. 리노바이러스
B. 칼리시바이러스
C. C형간염바이러스
D. 플라비바이러스
E. 엔테로바이러스

정답 = E. 모든 엔테로바이러스는 CNS 질환을 일으킨다. 엔테로바이러스는 무균성 수막염의 주요 원인체다. 리노바이러스는 감기를 일으키나, 칼리시바이러스는 위장질환을 일으킨다. C형간염바이러스는 간염과 간경화를 일으킨다. 플라비바이러스는 뇌염과 출혈열을 일으킨다. 웨스트나일바이러스는 수막염을 일으키나, 증세는 전 플라비바이러스군같이 전형적이지 않다.

레트로바이러스와 에이즈

28

I. 개요

레트로바이러스과는 다수의 병원성 동물 바이러스를 포함하고 있으며, 이 중 일부는 임상적으로 사람에게 심각한 질병을 유발할 수 있다(그림 28.1). 레트로바이러스는 단일가닥(single-stranded) RNA 바이러스 유전체를 이중가닥(double-stranded) DNA 바이러스 유전체로 바꿔주는 역전사효소(reverse transcriptase)라는 특이한 효소를 갖는다는 점에서 다른 RNA 바이러스와 구별된다. 레트로바이러스는 정보 전달 순서를 뒤집기 때문에(일반적으로는 DNA가 RNA 합성을 위한 주형이 되지만 이 경우에는 반대로 RNA가 DNA 합성을 위한 주형이 됨) 레트로바이러스라 불린다. [주: Retro는 역이라는 뜻의 라틴어이다.] 레트로바이러스는 사람에게 관심의 대상이 되는 두 개의 속으로 나뉜다: 1) 사람의 면역결핍바이러스(HIV)-1, -2를 포함하는 렌티바이러스와 2) 인간의 T-Cell lymphotrophic virus -1, -2를 포함하는 human T-cell lymphotrophic virus bovine leukemia virus group(HTLV-BLV group)이다. 렌티바이러스는 신경과 면역에 관련된 질병을 일으키지만, HTLV-BLV 그룹이 갖는 것과 같은 발암성 특징은 갖지 않는다. 이 장에서는 레트로-바이러스과에 속하는 모든 바이러스의 공통적인 특징에 대한 고찰을 제시하고, 이에 이어 HIV와 HTLV에 대해 상세하게 검토한다.

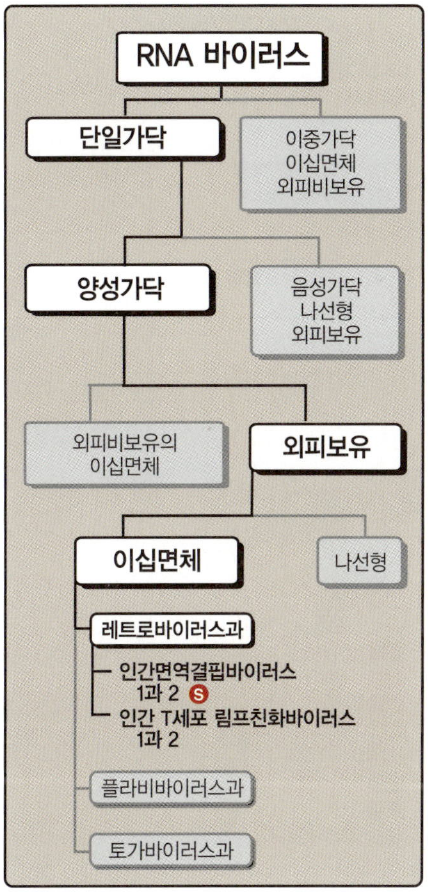

그림 28.1
인간에게 병을 일으키는 레트로바이러스의 분류. 364쪽 참조

II. 레트로바이러스의 구조

레트로바이러스가 일으키는 질병 증상의 다양성과는 달리, 바이러스 자체의 구조, 유전체의 구성 및 복제 형태는 모두 유사하다. 레트로바이러스는 외피 보유 입자이다(그림 28.2). 숙주세포의 세포막으로부터 형성되는 바이러스 외피에는 돌기마디가 있다. 숙주세포막으로부터 형성되는 바이러스의 envelope는 바이러스 입자 표면을 통해 돌출되고 전자현미경에서 뾰족한 돌기마디로 보이는 복잡한 HIV 단백질을 포함한다. gp160으로도 불리는 full-length 단백질은 바이러스 분해효소에 의해 두 개의 펩티드로 분해된다. [주: gp로 명칭된 단백질은 글리코실레이티드 되었음을 나타낸다.] 이 돌기마디는 표면 단백질과 연결되어 있으며 막의 안팎에서 생성되는 TM(gp41으로도 불리는 융합단백질)과 감염 시 세포수용체(receptor)와 결합하는 SU(gp120으로도 불리는 부착 단백질)로 구성되어 있다. MHC class II(major histocompatibility complex II)를 포함하는 숙주세포 단백질들 역시 외피(envelope)에 존재한다. 비리온은 20면체 원뿔모양(cone-shaped)의 중심부를 가지며, 여기에는 주요 캡시드 단백질(CA, P24로도 불림)이 포함되어 있다. 캡시드와 외피 단백질 사이에는 외부 기질 단백질(MA P17)이 있는데, 이는 이중나선 DNA 프로바이러스가 핵(nucleus) 안으로 들어가고 후에 일어나는 바이러스 조립(assembly)과정에 필수적인 요소이다. 캡시드에는 두 개의 동일한 양성단일가닥(positive-sence

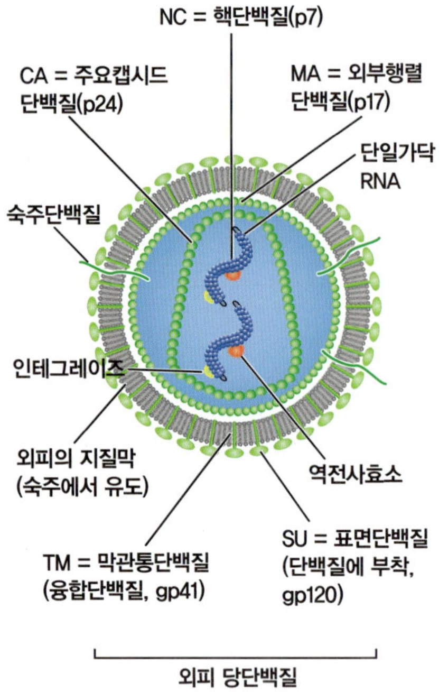

그림 28.2

인간면역결핍바이러스의 구조

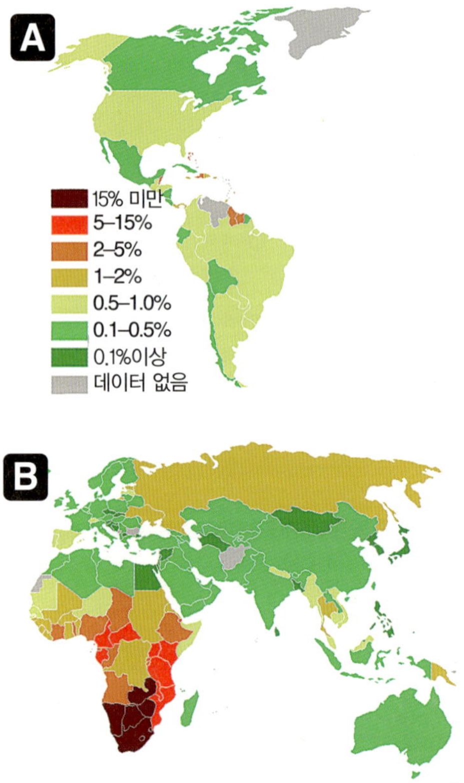

그림 28.3

세계적으로 HIV 바이러스에 감염된 인구 (2008).

A: 미국, B: 유럽, 아프리카, 아시아 그리고 호주

single strand) RNA 유전체 복제물이 있다(다시 말하면 다른 바이러스와 달리 레트로바이러스는 이배체이다). RNA는 기본 단백질인 NC(p7)와 단단한 복합체를 이루어 뉴클레오캡시드(nucleocapsid) 구조를 형성하는데 이러한 형태는 여러 레트로바이러스속과 다르다. [주: “gp41”이라는 명칭은 분자의 구조가 당단백질(glycoprotein)임을 의미하며 반면 “p24” 비당단백질(nonglycosylated protein)을 말한다.] 또한 캡시드 안에는 바이러스 DNA 합성과 숙주세포 염색체로의 삽입(integration)과정에 필요한 역전사효소(reverse transcriptase)와 인테그레이즈(integrase)가 있고 바이러스 조립에 필요한 단백질분해효소(protease)도 있다.

III. 인간면역결핍바이러스

후천성면역결핍증(AIDS)은 1981년 미국에서 처음으로 보고되었다. 초기의 증례는 로스앤젤레스, 샌프란시스코, 뉴욕 등과 같은 대도시에서 발생하였다. 뉴모시스티스 지로베시(*Pneumocystis jiroveci*; 정상적으로는 무해한 진핵생물)에 의한 극심한 폐렴, 카포시육종(Kaposi sarcoma, 정상적으로는 매우 드문 암), 갑작스런 체중감소, 림프절 염증, 그리고 전반적인 면역기능 저하와 같은 알 수 없는 증상의 조합이 젊은 동성애 남성 환자 그룹에서 나타났다. 질병과 관련된 이러한 징후와 증상을 통틀어 후천성면역결핍증(AIDS)라고 부르게 되었다. 이 질병을 이해하기 위한 초기 시도의 초점은 주사제 상용(IDU)이나 감염에 의한 일종의 면역 억제 현상일 가능성에 맞춰졌다. 그러나 곧 동성애자도 아니며, 주사제를 사용하지도 않는 환자 중에서 전혈 또는 혈액의 일부를 수혈받은 이들 중에서도 이 질병이 나타나기 시작했다. 1984년 후에는 후천성면역결핍증이 바이러스에 의한 전염병임이 밝혀졌고 이후에 후천성면역결핍증 환자들로부터 HIV를 분리할 수 있었다. 이 질병이 처음 발견된 후 10년간 후천성면역결핍증은 한국전쟁과 베트남 전쟁에서 희생된 미국인을 합친 것보다도 더 많은 미국인의 생명을 앗아갔다. WHO(World Health Organization)에 따르면 2009년에는 전 세계적으로 3,300만 명의 사람들이 HIV에 감염된 것으로 알려졌다. 2009년에는 전 세계적으로 2,500만 명의 새로운 감염자가 발생했고 1,800만 명이 후천성면역결핍증으로 인해 사망한 것으로 추정되었다. 세계적으로 볼 때 새로이 발생하는 감염자 수는 남성과 여성 인구에서 거의 동일하게 나타나며 대부분의 증례는 이성간의 성행위에 기인한다. 미국인을 비롯한 여러 선진국에서는 후천성면역결핍증의 병세 진행을 현저히 늦출 수 있는 약물의 조합을 발견한 상태이나 HIV 감염자 중 95%는 개발도상국에 살고 있어 경제적인 이유와 다른 복합적 원인으로 인해 이러한 약물의 혜택을 받지 못한다(그림 28.3). 그림 28.4는 미국에서 AIDS로 인한 사고 및 사망을 보여준다. HIV, HIV-1과 HIV-2 두 타입은 유사하지만 지리적 분포와 잠재적인 병원성이 다르다. HIV-1은 매우 치명적이고 감염성이 높고 지리적으로 광범위하게 분포하는 반면, HIV-2는 치명적이지 않으며 서아프리카에서 지역에서 주로 발생한다.

A. HIV 유전체의 구성

HIV의 RNA 유전체에는 세 개의 주요 유전자가 있는데, *gag* 유전자, *pol* 유전자, *env*(그림 28.5)로 구성되어 있다. *pol* 유전자 역전사효소, 단백질분해효소, 인테그라제와 리보뉴클레아제 그리고 *env* 유전자 단백질인 gp41 (TM)과 gp120 (SU) 사이에 암호화 단백질이 위치한다. 그 이외에 다양한 조절 및 보조기능을 하는 단백질에 대한 유전자는 *pol*과 *env* 사이에 위치

한다. 바이러스 RNA의 5말단에는 U5라는 독특한 염기서열이 있다. 이 염기서열은 바이러스가 숙주세포 염색체 안으로 삽입되는 과정에서 꼭 필요한 부위, 그리고 역전사 시작을 위한 tRNA 시발체(primer) 결합부위 두 부분의 일부를 이루고 있다. 또한 바이러스 RNA의 3′ 말단에는 염기서열 U3가 있는데, 이에는 DNA 프로바이러스의 전사조절에 중요한 서열들이 포함되어 있다. RNA 중합효소 II에 의해서 합성된 세포 mRNA와 함께 바이러스 RNA의 끝부분은 DNA로부터 합성되는 메틸화된 캡을 보유하고 3′ 끝부분은 폴리 A-tail을 갖게 된다.[1] 바이러스 유전체의 양쪽 말단에는 역전사와 관련된 반복 서열 R이 존재한다. 이중가닥 DNA 프로바이러스의 합성으로 R과 U 서열이 복제되며 이로 인해 long terminal repeats(LTRs)라 하는 두 개의 동일한 반복 단위가 만들어진다. DNA 프로바이러스의 유전적 구성은 그림 28.5에 나타나 있다. 레트로바이러스 복제에 대한 개요는 23장(그림 23.15 참조)에 있으며 복제주기의 일부 단계에 대한 자세한 내용은 아래에 서술되어 있다.

B. HIV 복제

바이러스의 침투, 역전사, 그리고 숙주 유전체로의 삽입과정을 포함하는 HIV 복제의 첫 번째 단계는 바이러스로부터 제공되는 단백질들에 의해 수행된다. 반면, 바이러스 유전체, mRNA, 그리고 구조 단백질의 합성과 가공 과정을 포함하는 복제의 두 번째 단계는 숙주의 세포기관을 이용하여 전사와 단백질 합성을 수행한다. 대부분의 세포 내에서의 HIV 복제는 세포의 사멸로 이루어진다.

1. **특정한 세포 표면 수용체로의 부착:** HIV의 표면에 있는 gp120(*env* 유전자 산물중 일부)을 통해 부착이 이루어지며 이 부분은 숙주세포의 CD4 분자와 우선적으로 결합한다(그림 28.6). 따라서 HIV는 세포 목에 CD4 분자를 갖는 보조 T세포, 림프구, 단핵세포, 그리고 수지상세포를 감염시킨다(그림 28.7).

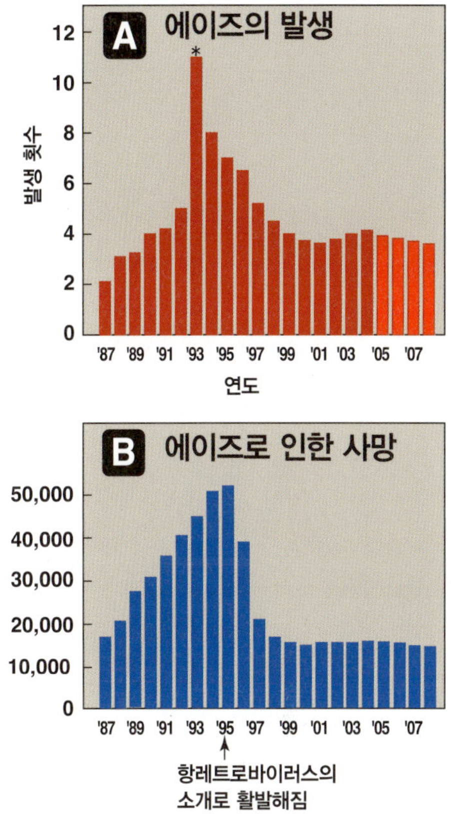

그림 28.4
A: 미국에서 에이즈의 발생. *1993년에 여러 가지 변화들이 소개되면서 크게 증가. B: 미국에서 에이즈로 인한 사망

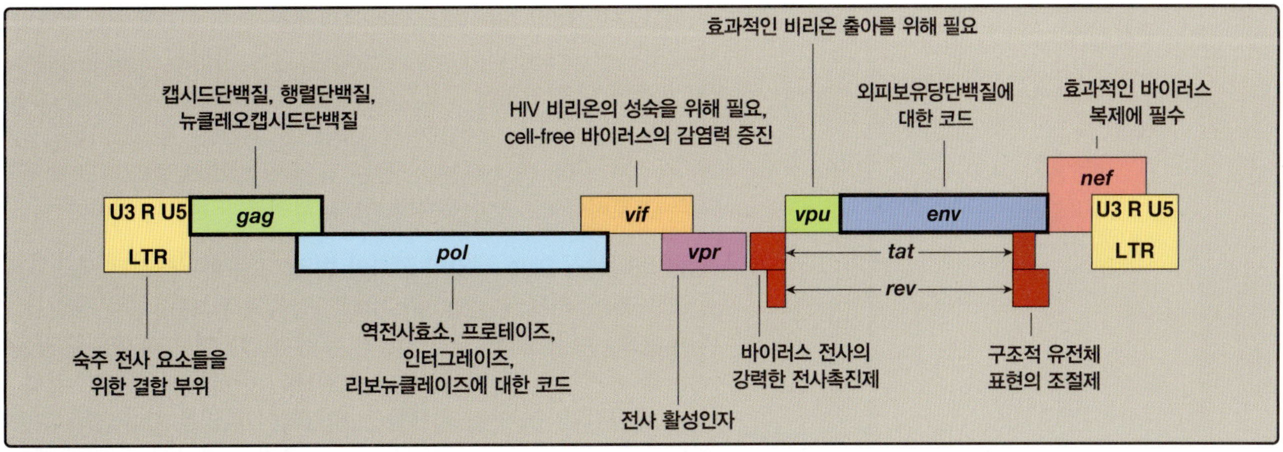

그림 28.5
인간면역결핍바이러스의 프로바이러스 유전체. *rev*와 *tat* 유전자는 비연쇄적인 조각으로 나누어지고, 그 유전자 조각들은 RNA 전사에서 함께 접합된다. LTR: long terminal repeat

INFO LINK [1]mRNA의 폴리 A-tail과 캡(cap)을 알기 위해 **리핀코트의 그림으로 보는 생화학** 30장을 참조.

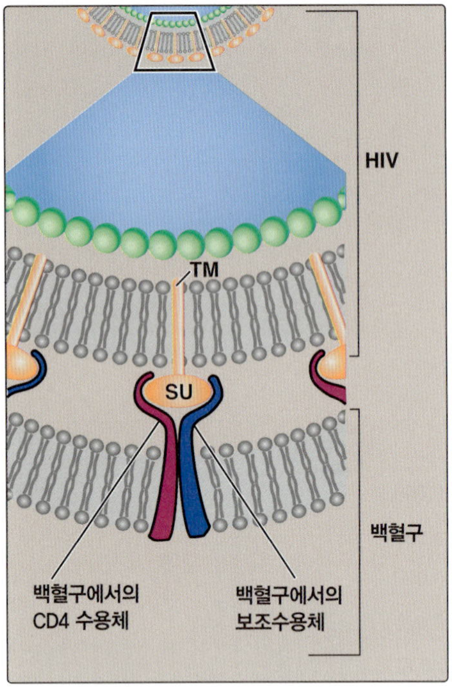

그림 28.6
인간면역결핍바이러스의 림프구 표면으로의 결합

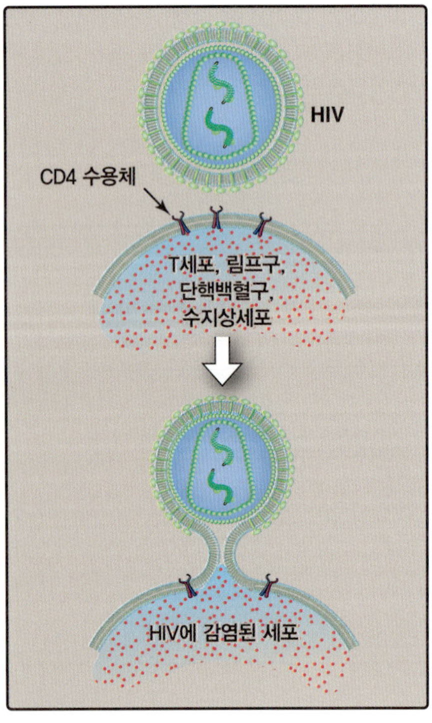

그림 28.7
인간면역결핍바이러스의 흡착 및 들어가는 과정

2. **세포로의 바이러스 침입:** HIV의 중심부가 세포 안으로 들어가기 위해서는 또 하나의 보조 수용체(케모카인 수용체)가 필요하다(그림 28.6). [주: 케모카인이란 주화성을 갖는 사이토카인의 일종으로 림프구와 대식세포에 의해 생성된다.] 보조수용체로 HIV에 의해 작용하는 두 케모카인 수용체가 CCR5와 CXCR4이며 세포 유형에 따라 다르게 발현한다. 보조수용체(coreceptor)가 결합함으로써 바이러스 TM(융합) 당단백질(glycoprotein)이 활성화되고 결국 바이러스 외피와 세포막이 융합된다(그림 28.8).

3. **바이러스 RNA의 역전사:** 숙주세포 안으로 침입한 후, HIV의 RNA는 번역되지 않고, 역전사효소(HIV의 뉴클레오캡시드의 일부분으로서 숙주세포로 들어가는 RNA 의존성 DNA 중합효소에 의해 DNA로 역전사 된다(그림 28.8). 숙주세포성 tRNA는 각 바이러스 분자의 특정한 부위와 수소결합을 하는데, 이 부위에서 tRNA는 역전사 시작을 위한 시발체(primer)로서 작용한다. 이 과정은 세포질(cytoplasm)에서, 그 중에서도 중심 구조에서 일어난다. 바이러스의 역전사효소는 우선 DNA-RNA 혼성 분자를 형성하고 그 뒤에 상보가닥(second strand)을 합성하는 동안에는 자신이 가지고 있는 RNase 활성으로 모체(parental) RNA 분자를 분해한다. 이 과정으로 인해 말단이 복제되어 long terminal repeats(LTR)가 형성된다. 결과적으로 만들어지는 선형 분자(liner molecule) 형태의 이중가닥 DNA가 바로 프로바이러스이다. 프로바이러스의 양쪽 말단의 LTR에는 바이러스 DNA의 발현을 조절하는 촉진자(promoter)와 증강자(enhancer) 서열[2]이 존재한다. 역전사효소는 어떠한 교정능력도 가지지 못하기 때문에 유전체 RNA가 DNA 프로바이러스로 전환되는 과정에서 종종 에러가 발생하기도 한다. 이렇게 오류가 발생하기 쉬운 과정은 새롭게 합성된 바이러스 입자마다 1에서 3의 변이를 높여준다.

4. **숙주세포 DNA로의 프로바이러스 삽입:** 여전히 비리온의 중심부 성분과 연관되어 있는 상태로, 프로바이러스는 P17(MA)의 도움으로 핵으로 운반된다. 이곳에서 바이러스 인테그라제는 염색체 DNA를 절단하여 공유결합으로 프로바이러스를 삽입하며 결국 삽입된 프로바이러스는 세포 유전체 내의 안정적 구조가 된다(그림 28.8). 삽입을 당하는 DNA 내에서의 삽입 위치는 무작위이다. 그러므로 HIV는 두 개의 유전적 형태를 가지게 된다. 즉, 세포 밖에서는 단일가닥 RNA로 그리고 세포 안에서는 프로바이러스의 이중가닥 DNA 형태로 존재하는 것이다.

5. **삽입된 바이러스 DNA 서열의 전사와 번역:** 프로바이러스는 세포 RNA 중합효소 II에 의해 온전한 mRNA로 전사된다. 유전체와 동일한 길이의 mRNA는 최소 세 가지 기능을 갖는데, 1) 어떤 복제물은 자손바이러스의 유전체가 될 것이고, 이 복제물은 바이러스 조립을 위해 세포질로 운반된다. 2) 어떤 복제물은 번역되어 비리온 gag 단백질을 생산한다. 나아가, 약 1/20의 확률로 *gag* 유전자 말단에 있는 정지코돈

INFO LINK [2]유전자의 조절에서 촉진제와 개선제를 알기 위해 **리핀코트의 그림으로 보는 생화학** 30장을 참조.

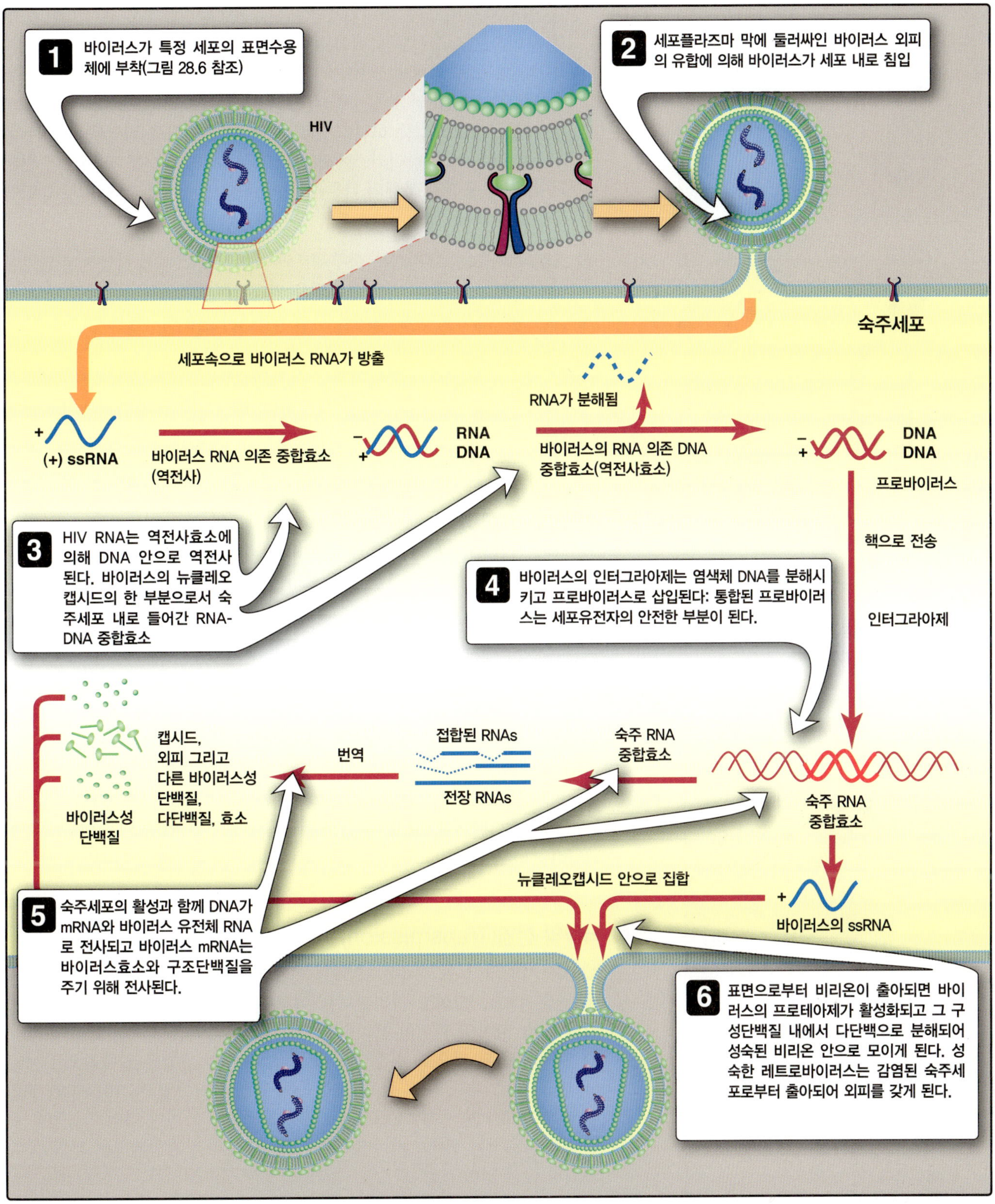

그림 28.8

인간면역결핍바이러스의 복제주기. ssRNA: single strand RNA

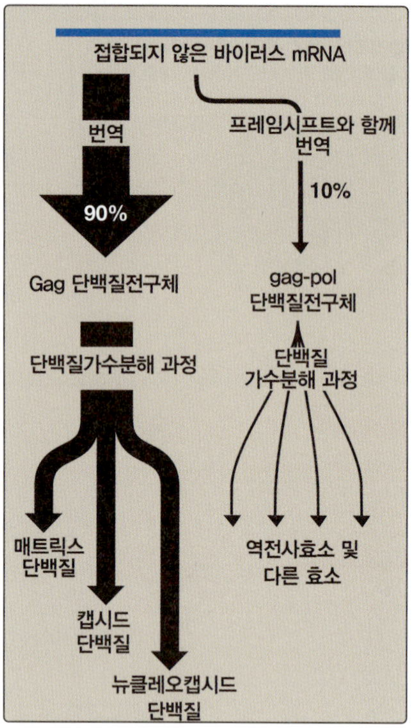

그림 28.9
바이러스 프로테이즈에 의한 gag와 gag-pol 다단백질 전구체의 과정

(codon)을 읽지 않고 지나침으로써 gag-pol 다단백질이 생산된다. 이것은 비리온으로 삽입될 바이러스 역전사효소와 인테그라제의 근원이 된다. 3) 그 외의 바이러스 RNA 복제물은 접합(spliced)되어, 번역 가능한 새로운 염기서열을 생성한다(그림 28.8). 모든 레트로바이러스에서는 접합된 mRNA 중 하나가 반드시 외피 단백질로 번역된다. HIV나 HTLV 같은 복합 바이러스에서는 접합된 분자들 중 한 개 이상이 번역되어, 전사 조절과 복제의 다른 양상에서 중요한 역할을 하는 부속 단백질을 생산한다.

6. **조절:** 비구조적 유전자는 숙주세포와 바이러스 복제에 다양하게 영향을 미치는 많은 종류의 조절 단백질을 암호화한다. *nef*와 *vpu* 유전자의 산물은 숙주세포 수용체 발현을 하향조절시키는데 여기에는 CD4와 대부분의 조직 적합 유전자 복합체(MHC class-1) 분자들도 포함된다. 이러한 산물들은 효과적인 바이러스 복제와 생산을 가능하게 한다. Rev와 Tat 단백질은 서로 다르게 연결된 mRNAs에 의하여 생산된다. Tat 단백질은 숙주세포의 RNA 중합효소가 DNA 주형으로부터 너무 일찍 분리되는 것을 방지하여, 결국 full-lengh HIV RNAs를 만들어 내도록 한다. Rev 단백질은 바이러스의 특정한 mRNA들과의 상호작용에 의하여 숙주의 연결(splicing) 기전을 우회하여 세포핵 외로 이동하는 것을 가능하게 한다. 이 과정에 의하여 바이러스의 mRNA가 정확하게 폴리펩티드로 번역되어 새로운 비리온으로 구성되도록 한다.

7. **감염성을 갖는 자손의 조립 및 성숙:** 이들 경로는 대부분의 외피 보유 바이러스와 다르다. ENV 다단백질(polyprotein)은 골지체를 통한 일반적인 세포성 경로로 가공된 후 원형질막으로 운송되며, 숙주세포 단백분해효소(protease)에 의해 SU와 TM 분자로 분절된다. 유전체, 비분절 상태인 gag와 Gag-Pol 당단백질이 TM이 변형되어 만들어진 원형질막과 결합하면서 조립이 시작된다. 표면으로부터 바이러스 입자가 출아되면 바이러스 단백분해효소가 활성화되어 다단백질을 바이러스 구성 단백질(component protein)로 자르고 이들은 성숙한 비리온으로 조립한다(그림 28.9) 분열은 감염성이 있는 바이러스의 성숙에 있어서 반드시 필요한 단계이다.

C. HIV의 전염(Transmission)

에이즈 사례의 최초 기록은 1959년 아프리카 남성이다. 초기 감염 사례들은 산발적으로, 그리고 격리된 범위에서 발생하다가, 돌연변이로 인해 사람과 사람 사이의 전염이 용이한 독성이 강한 바이러스주(virulent strain)가 탄생하게 된 것으로 추정된다. 오늘날, HIV의 전염은 일반적으로 아래에 언급된 네 가지 경로 중 하나에 의해 발생한다(그림 28.10). 혈액 교환이 이루어지지 않는 침, 소변, 또는 비성적 접촉으로 인한 점염 가능성을 뒷받침하는 증거는 현재로써는 없으며, 곤충에 물려서 감염된다는 것 또한 확인되지 않고 있다.

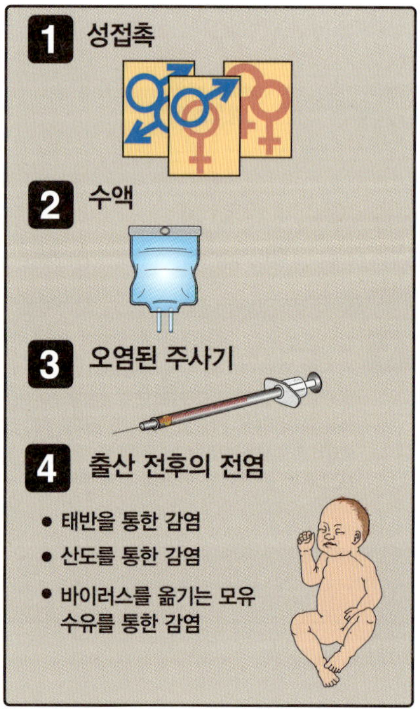

그림 28.10
인간면역결핍바이러스의 전파 모드

1. **성 접촉:** 정액(semen)과 질 분비물(vaginal secretion) 양쪽에 존재하는 HIV는 동성이나 이성 접촉과정에서 주로 세포 연관바이러스로서 전염된다. 성병, 그 중에서도 특히 성기의 궤양화를 초래하는 매독(syphilis)이나 무른 궤양(chancroid) 같은 질병은 HIV-1 감염을 매우 용이하게 할 수 있다. 성접촉에 의해 비궤양적으로 전염된 병원성균은 바이러스와

병원균 박테리아 사이의 시너지 증가에 의해 HIV의 전염성을 높인다.

2. **수혈(Transfusion):** HIV는 전혈, 혈장, 응고인자 혹은 혈액의 세포분획의 수혈을 통해 전염된 바 있다.

3. **오염된 주사 바늘:** 전염은 HIV로 오염된 바늘, 또는 약물 사용자들 사이 주사기 접촉 또는 오염된 주사기 바늘이 사고에 의해 헬스케어 종사자들의 피부에 접촉되었을 경우에 발생될 수 있다.

4. **주산기(Perinatal) 전염:** HIV에 감염된 산모가 신생아에게 전염시킬 확률은 15~40%인데, 이는 아기도 산도(birth canal)를 지나갈 때 태반을 통해서 또는 모유 수유를 통해 일어 날 수 있다. 개발도상국에서는 가임 연령 여성 중 HIV-1 감염자수가 높은 비율을 차지하기 때문에, 이 지역의 모든 AIDS 사례 중 약 20%는 주산기 후천성 HIV-1 감염에 의해 일어난다. 그림 28.11에서는 전 세계적으로 발생하는 전염 유형을 미국에서의 전염 유형과 비교하고 있다.

D. 발병기전 및 HIV 감염의 임상적 중요성

HIV 질병의 병리는 바이러스 자체에 의한 조직파괴, 또는 바이러스에 감염된 세포에 대한 숙주의 반응으로 인해 발생한다. 또한 HIV는 면역결핍 상태를 유도할 수 있으며, 이러한 상태는 감염 없이는 거의 일어나지 않는 기회감염으로 이루어질 수 있다. HIV 감염으로부터 AIDS로의 진행은 HIV 감염자 중 50%에서 평균 10년간의 기간에 걸쳐 일어나며, 이때 만약 치료를 하지 않을 시에는 진단 받은 지 보통 2년 안에 사망한다. 그러나 20년 후에도 AIDS로 진행하지 않는 HIV 감염자들의 비율(약 10%)도 무시할 수 없다. HIV 감염에서 AIDS 말기까지의 진행은 몇몇 단계를 통해 이루어진다(그림 28.12).

1. **최초감염:** HIV 획득 후, 초기에 감염 되는 세포는 일반적으로 생식로(genitaltract)내에 있는 대식세포(macrophage)이다. HIV는 이와 같은 초기의 국지적 감염으로부터 혈액을 통해 퍼지고 그 다음에는 림프조직(lymphoid tissue)에 퍼져있는 수지상세포(dendritic centers)에 모일 수 있다. 그다음 HIV는 림프절의 배중심속을 이동하며 소포 수지상세포(follicular dendritic cell)의 표면으로부터 CD4+ 림프구를 감염 시킬 수 있다. 이러한 과정은 신체의 림프 조직 내에 만성적으로 HIV에 감염되어 있는 세포의 저장소를 만든다. 몇몇 개체는 HIV-1 바이러스의 코어수용체(C-C chemokine receptor type 5, or CCR5)를 암호화하는 유전체 내에서의 삭제로 인한 내성을 갖게 된다.

2. **급성기 바이러스 혈증(Acute phase viremia):** HIV로 이한 초기 감염 몇 주 뒤, 감염자 중 1/3에서 2/3는 감염성 단핵구증(infection mononuclesis)과 비슷한 급성 질환 증후군(acute disease syndrome, 일차감염이라고도 불림)을 경험한다. 이 시기에는 CD4+ 세포에서 바이러스 복제가 활발하게 일어난다. 바이러스와 캡시드 단백질(CA 항원)이 혈증에 다량 존재하며, 최초 감염후 약 1~10주 뒤에는 순환 항체(circulating antibody)가 나타난다(seroconversion-혈청변환). 이 기간 동안 항체테스트로 HIV에 감염된 사람들을 확인할 수 없으며, 또한 이 시기에 림프절도 감염되며 나중에 오는 무증상 기간 동안 이들은 바이러스가 잠복하는 장소가 된다.

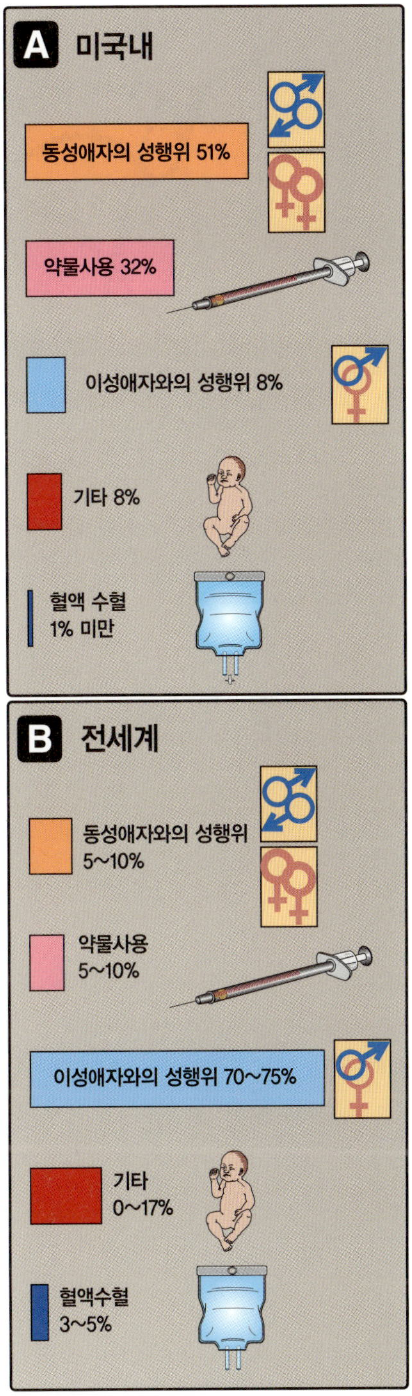

그림 28.11
다른 나라와 비교했을 때 미국에서의 HIV 전염 모드. (A) 미국에서 HIV 전염의 첫 번째 모드는 동성애자와의 성관계이다. 서부 유럽에서의 전파 추이는 미국과 비슷하다. (B) 전세계 대부분에서는 이성애자와의 성관계에 의해 전파된다. [주: other라고 표시된 부분은 출산기의 전염을 포함한다.]

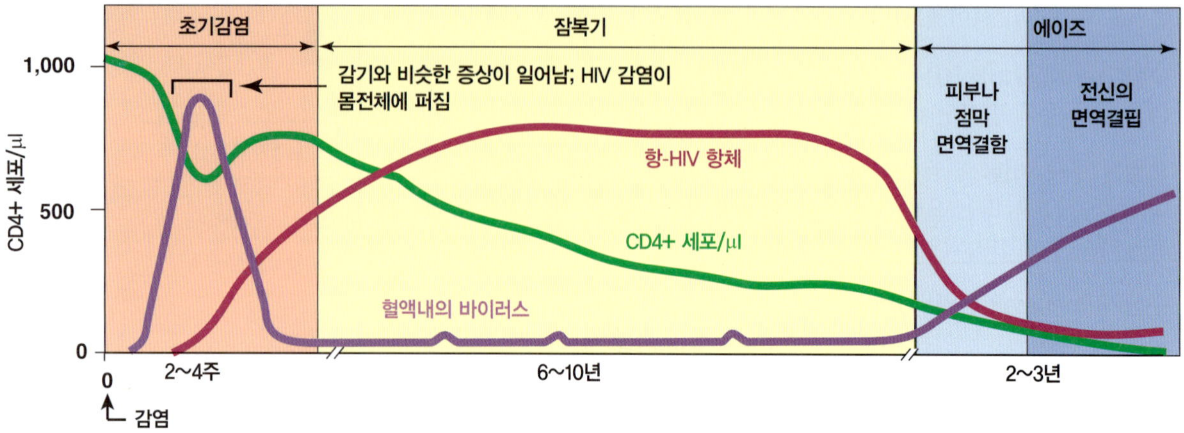

그림 28.12

인간면역결핍바이러스 전염의 전형적인 시간적 경로

3. **잠복기(Latent period):** 급성기 바이러스 혈증은 HIV에 특이적으로 반응하는 세포독성 T림프구 반응의 출현과 그에 이은 체액성 항체반응(humoral antibody response)에 의해 점차 크게 줄어들게 된다. 급성 감염 이후에는 수개월에서 수년간 지속되는 임상적 무증상 기간, 또는 잠복기가 따른다. 잠복기 동안 HIV 프로바이러스 중 대다수(90%)는 전사를 하지 않으므로 HIV DNA가 삽입된 DNA를 갖는 세포 중 10%만이 바이러스 mRNA 또는 바이러스 단백질을 함께 보유한다. 일정한 수준의 바이러스 및 바이러스에 감염된 세포는 림프절에서 새롭게 생성된 세포 및 자손 바이러스, 또 이러한 새로운 세포들과의 감염과 함께 HIV 감염에 의해 죽은 CD4+ 세포와의 결합으로 유지된다. 간혹 그래프 상에서 바이러스 혈증을 나타내는 일시적인 정점이 나타날 수 있으며, 이는 보통 다른 병원체의 감염 또는 예방접종으로 인하여 면역체계의 자극과 연관된다. CD4+ 세포 중 HIV 복제가 일어나고 있는 세포들이 계속해서 죽어 나가지만 줄기세포 증식으로 인한 보상 덕에 CD4+ 세포 수치는 수년에 걸쳐 서서히 감소한다. 또한 이 시기에 숙주의 면역 반응은 아직 바이러스 증식을 비교적 안정적이고 낮은 수준으로 유지하기에는 충분히 효과적이다. 하루에 10^{11}개의 비리온와 10^{9}개의 CD4+ T세포가 생산되는 것으로 추정된다. 이 시기에 분리된 바이러스는 후에 AIDS 증상이 나타나는 시기에 분리된 바이러스보다 CD4+ 세포에 대한 독성이 덜하고, 보다 천천히 복제를 한다. 그러나 CD4+ 세포의 수가 저상에 가깝게 유지됨에도 불구하고 특정한 항원 대한 T세포 면역 반응에 장애가 있음은 확연히 나타난다. 면역 반응이 기능을 하는 한, 감염이 있어도 임상적으로는 비교적 무증상인 상태가 유지된다. 말초혈액세포에서 일어나는 바이러스 복제의 실제 속도는 환자마다 매우 다양하게 나타나며, 바이러스의 양이 높은 상태로 일정하게 유지되는 환자들은 더욱 빨리 AIDS 증후군으로 발전하여 사망하게 된다.

4. **HIV 감염 잠복기 동안의 임상적 합병증(clinical complication):** 잠복기 동안(잠복기의 기간은 다양하지만, 평균적으로 약 10년)에는 지속적이고 전신적 림프절병증(generalized lymphadenopathy;림프절이 붓는 현상), 설사, 만성발열(chronic fevers), 야간발한(night sweats), 체중

감소와 같은 비특이적인 여러 증상이 나타난다. AIDS로 진행되는 시기뿐만 아니라 잠복기 동안에도 대상포진, 칸디다증 같은 통상적인 기회감염이 반복해서 발생한다. CD4+ 세포의 수는 정상이거나 차츰 감소하지만 200/μl 이상은 유지된다.

5. **AIDS로의 진행:** 무증상 감염에서부터 AIDS로의 진행은 돌발적으로 발생하지 않고, 임상 상태의 연속으로 일어난다. 바이러스학 및 면역학적인 몇 가지의 변화는 이러한 AIDS로의 진행률에 영향을 미친다. 사람 헤르페스바이러스 6형을 비롯한 몇 종의 헤르페스바이러스와의 동시 감염은 잠재성 HIV(silent HIV) 프로바이러스의 전사를 활성화하여 HIV 복제를 증가 시킬 수 있다. 휴지기 T세포(resting T cell)의 활성을 일으키는 면역반응의 자극 또한 HIV 복제를 활성화시킨다. 이러한 현상은 감염된 CD4+ 세포의 수와 더불어 돌연변이 바이러스가 여러 세대 생성되는 확률을 증가시킨다. 결국 시간이 지나면서 더욱 독성이 높고 빠른 속도로 번식하는 돌연변이가 나타난다. 이러한 변화는 CXCR4-tropic 바이러스의 변종이 생성됨으로써 이루어지며 반면에 감염된 변종들은 CCR5-tropic 바이러스가 되려는 경향을 보인다 [주: CXCR4 수용체는 여러 종류의 케모카인 수용체 중에 하나이며 분리된 HIV는 CD4+ T 세포를 감염시키는데 사용된다]. 또한 이러한 변이 주는 합포체들을 유발하는 능력이 월등한 경우가 많아, 감염세포와 비감염 세포와의 융합을 촉진시킨다. 림프기관에 있는 T세포 전구체(precursor)도 감염되어 사멸하므로 새로운 CD4+ 세포의 생산능력 또한 점차 사라지게 된다. 체액성 항체 또는 세포독성 T림프구에 의해 인식 되지 않는 변형된 항원 특이성(antigene specificity)을 갖는 돌연변이 HIV의 출현으로 인해 감염력은 더욱 증가된다. 이와 같이 상호작용을 하는 요인들과 그 결과가 쌓여 갈수록 면역 능력 저하를 동반한 CD4+ 세포수의 빠른 감소가 진행된다. CD4+ 세포수가 200/μl 이하로 감소되고 AIDS임을 알려 주는 질병과 각종 기회감염의 출현 빈도와 강도가 증가하는 경우 AIDS에 걸렸다고 말한다.

6. **AIDS 말기:** HIV 감염의 결과로서 신체의 거의 모든 체계가 HIV 자체나 기회 감염생물(opportunistic organisms)의 영향을 받는다. 약해진 면역체계는 악성종양을 포함한 다양한 합병증을 유발시킨다.

   a. **다른 신체부위로의 HIV 전염:** CD4+ 세포 외에 다른 세포들도 HIV에 감염될 수 있다. 이러한 세포들의 감염은 질병 말기에 나타나는 다른 증상의 일부 원인이 된다. 이 중 주요한 것은 단핵세포-대식세포 계열 세포의 감염이며, 이들은 CD4+ 세포만큼 빨리 사멸되지 않아 바이러스를 다른 기관으로 이동시킬 수 있다(그림 28.13). 그 예로, AIDS 뇌병증(encephalopathy) 환자 체내의 HIV 감염세포는 바로 뇌 속의 대식세포인데 이들은 보통 1년 동안의 진화과정을 거쳐 점차적인 악화와 결국 심각한 치매(dementia)의 초래로 이어진다. 이러한 현상은 CD4+의 감소와는 무관하며 오히려 변이 HIV의 숙주 범위가 확장되는 것이 원인으로 보인다. 그러나 신경세포(nuuronal cell)가 어떻게 훼손되는지는 아직 알려지지 않았다. 마찬가지로, AIDS 후기에 나타나는 소모증후군(wasting syndrome)은 다양한 사이토카인, 특히 종양괴사인자를 생산하는 HIV 감염 대식세포와 밀접한 관련이 있다. 골수에 있는 혈액전구세포(blood cell

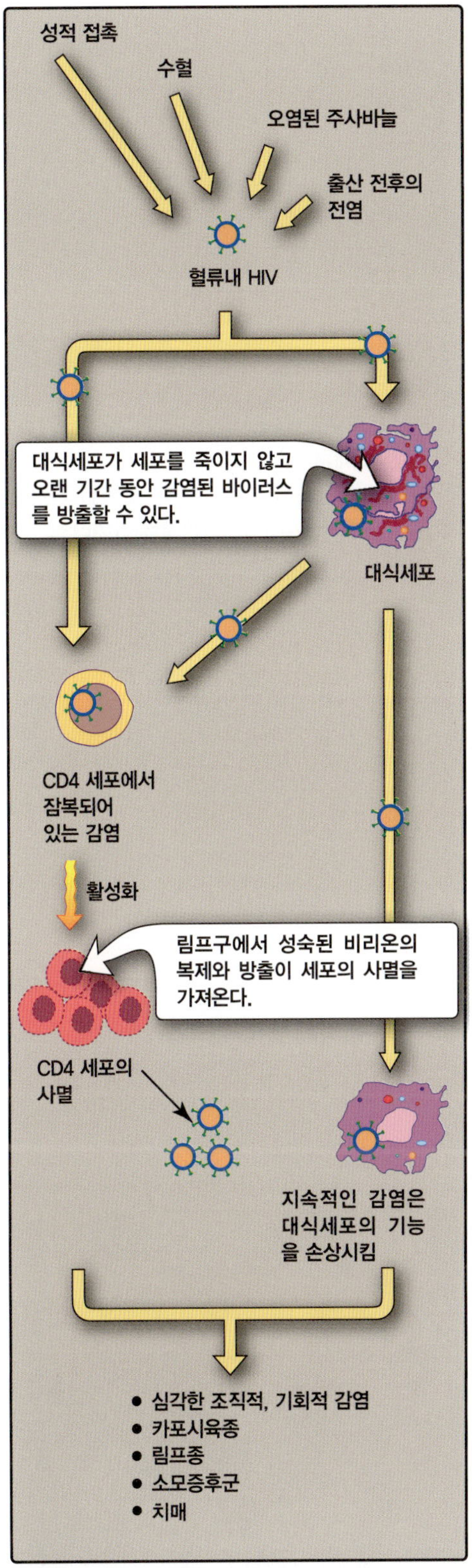

그림 28.13
인간면역결핍바이러스의 병원성

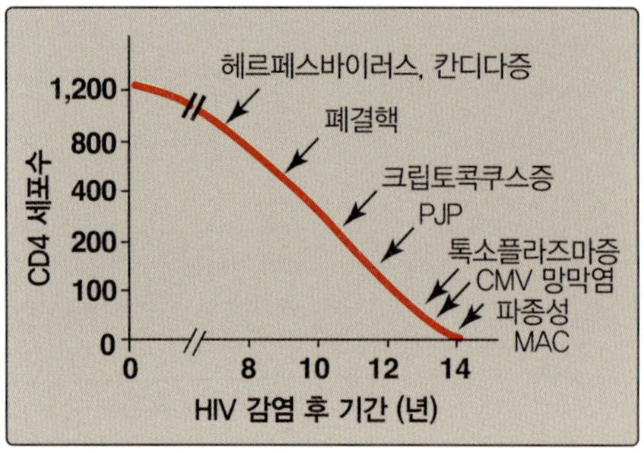

그림 28.14

CD4+ 세포수를 감소시키는 것과 연관된 기회적 감염의 패턴
CMV: 시토메갈로바이러스; MAC: 조형결핵균류 복합체; 폐렴; HIV= 인간 면역결핍 바이러스.

progenitors)의 HIV 감염은 대부분의 AIDS 환자들에게서 발견되는 빈혈을 유발시킨다.

b. **AIDS 기회감염:** CD4+ 세포가 감소함에 곰팡이, 세균, 그리고 다양한 바이러스에 의해 다발성 재발 감염이 발생한다(그림 28.14). 예를 들어, 신경계는 톡소플라즈마, 효모균(*Cryptococcus*), JC 바이러스, 미코박테리아 같은 기회감염의 호발부위가 될 수 있다. 눈은 HIV뿐만 아니라 기회감염 인자에게도 감염될 수 있으며, 이 중 가장 중요한 것은 망막파괴의 심각한 원인이 되는 거대 세포바이러스이다. 폐는 기회감염균에 의해 일차적으로 영향을 받으며 그 중 가장 흔한 것은 사람폐포자충 폐렴이다. 미코박테리아 감염 또한 폐에서 자주 나타나는 문제이며 실제로 현재 AIDS 환자 중 30%가 결핵으로 사망한다(186쪽 참조). 심각한 위장관 질환은 기회 병원체 때문에 발생하지만 HIV도 함께 나타나는 경우가 많다. 장내세균뿐만 아니라 원충류 기생충 질병은 위장관 기능 장애와 또 다른 원인이 된다. 면역결핍은 잠복기의 헤르페스바이러스 감염이 계속해서 재발하거나, 또는 만성이 되어 널리 확산될 수 있는 기회를 제공한다. AIDS 환자들에게 점막피부 칸디다증, 경구, 식도, 질 등에서 일어날 수 있다. 역시 AIDS 환자에서 발견되는 심각한 문제이다. 실제로 여성 환자들이 의사를 찾게 되는 가장 일반적인 요인이 바로 질 칸디다증이다. 일반적으로 AIDS를 결정짓는 기회 감염균에 대한 정리는 그림 28.14를 참조.

c. **에이즈 관련 악성종양(Malignancies):** HIV 감염환자들에게 공통적으로 발생하는 악성종양이 몇 가지 있다. AIDS 환자들에게서 가장 특징적인 신생물은 피부, 점막, 내장에 발생하는 카포시 육종이다. CNS 림프종을 비롯한 다양한 림프종 또한 흔히 나타난다. 이러한 종양은 HIV 자체보다는 면역력 감퇴에 그 원인이 있다고 추정된다. KS는 사람 헤르페스바이러스 유형 8(HHV-8, 그림 28.15)과 밀접한 연관이 있다고 알려져 있다. AIDS 환자들에게서는 체강 림프종(body cavity lymphoma) 또한 흔히 HHV-8 감염과 연관을 짓지만, 다른 여러 림프종들은 EBV와 관련이 있다(268쪽 참조).

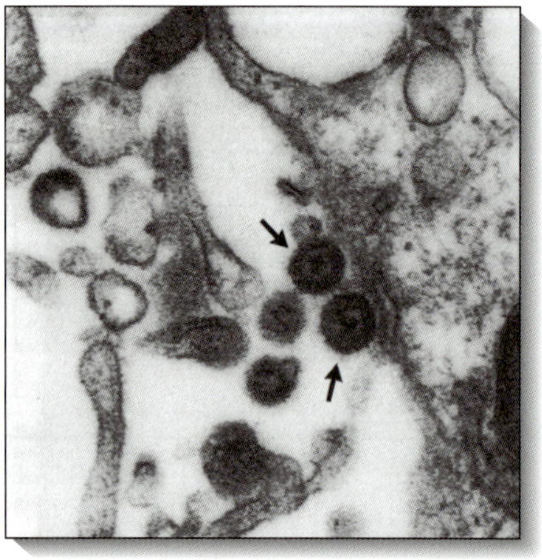

그림 28.15

카포시 육종과와 관련된 헤르페스 8 비리온

E. 실험실 동정

1. **바이러스나 바이러스 구성 성분의 검출:** 혈액이나 조직 표본의 바이러스를 조기 진단하기에 가장 민감한 방법은 바이러스 RNA 및 프로바이러스 DNA를 PCR을 이용해 증폭하는 방법이다(30쪽 참조). 최근에는 이 기술이 바이러스량의 정량적 추정치(그 단위의 예로 혈장당 바이러스 RNA 양을 들 수 있음)를 구하는 데 이용될 수 있도록 응용되었으며, 이 기술로 질병의 단계, 약제 처방의 효과, 그리고 질병의 예후를 파악할 수 있게 되었다. 그와 더불어 순회 바이러스는 염기서열 분석에 의해 유전자형을 알 수 있으며, 이로 인해 의사는 가장 적합한 초기 치료를 결정과 함께, 약제에 내성을 가진 바이러스가 나타났는지 알 수 있도록 한다. 혈액공급의 초기 스크리닝을 위해서는 감염성을 갖고 있으나 HIV 항체 검사 방법으로는 검출되지 않은 환자를 혈청에 존재하는 바이러스 CA(p24) 항원에 대한 ELISA 검사로 진단할 수 있다.

2. **면역 반응의 검출:** HIV 감염의 스크리닝 과정은 일반적으로 두 단계로 이루어지며, 이러한 단계는 감염 가능성이 있는 개개인의 진단, 그리고 혈액공급의 안전 이라는 두 가지의 목적을 위한 것이다. 스크리닝의 첫 단계는 ELISA 검사법으로(27쪽 참조) 바이러스 분해물(whole virus lysate)이나 HIV 합성 펩티드(synthetic HIV peptider)를 혈청 표본(serum sample)과 반응시켜 반응여부를 확인한다. HIV 합성 펩티드를 이용한 방법이 바이러스 분해물을 이용한 방법보다 항체를 보다 빨리 검출할 수 있으며 현재는 표준화되어 있다. 가장 민감한 상태에서도 바이러스가 혈액에 처음으로 존재하는 시점부터 항체가 검출될 수 있을 때까지 25일의 공백 기간이 있다. ELISA 검사법은 상당히 구체적인 반응이지만, 때로는 위양성이 나타날 수도 있으므로 양성 결과가 나온 경우는 모두 웨스턴 블롯 기술로 재확인을 한다.[3] 항원(p24)과 항체시험은 4세대 검사에서 결합적으로 이루어지며 이것은 항체가 형성되기 전의 기간 동안 감염된 시료의 검출을 가능하게 한다.

F. 치료

질병의 진행적인 특성 때문에, 오직 말기 단계인 AIDS에만 임상적인 치료의 초점을 두기보다는 HIV 감염 자체에 치료의 관심을 두고 있다. HIV 복제주기의 모든 단계가 항바이러스제의 잠재적 표적이지만, 실질적으로는 역전사효소, 단백분해효소, 그리고 바이러스 융합을 표적으로 한 억제제만이 성공적으로 사용되고 있다(그림 28.16). 이 세 가지의 서로 다른 억제제들을 감염 초기에 함께 투여하면 일시적으로나마 혈장에 존재하는 바이러스 역가를 검출되지 않을 수준으로 현저히 감소시킬 수 있다.

1. **HIV 치료를 위한 복합약제(Multiple drug)전략:** DNA 중합효소는 교정능이 있어 DNA 복제 시 착오가 거의 생기지 않지만 역전사효소는 교정능이 없다. 따라서 바이러스 역전사효소는 DNA 합성과정에서 많은 오류를 범한다. (빈도는 합성주기마다 한 번 정도이다.) 이로써 바이러스의 모든 유전자에서 변이가 생기며 변이주가 점차 축적되는 현상이 모든 환자에서 나타난다. 항바이러스제가 존재할 경우에는 약제에 대한 내성을 갖는 돌연변이가 선택되는 경향이 강하고 변이가 발생하는 확률이 높으므로 이러한 성격의 돌연변이가 거의 반드시 나타난다. 치료법에 있어서의 이러한 딜레마에 대한 해답은 바이러스 복제의 서로 다른 단계에서 활성을 나타내는 복합제제를 사용하는 것인데, 이는 같은 유전체에서 적합한 유전자에 여러 변이가 동시 다발적으로 일어날 확률은 아주 낮기 때문에 가능한 방법이다. 어떤 약제의 조합은 바이러스 역가를 저하시키는 데 있어 단순히 각 약제의 효과를 합친 것보다 더 높은 효과를 나타내는 상승효과가 있다. 강력한 약제의 조합을 사용함으로써 바이러스 복제 및 림프 조직으로의 확산을 억제시켜 만성감염 세포수를 줄일 수 있고 약제에 대한 내성으로 이어질 수 있는 돌연변이 발생(복제과정 중에서 일어남) 가능성을 제한할 수 있다. 하지만 이러한 접근도 완전히 효과적이지는 못하다. HIV는 재조합 능력이 뛰어나 두 개의 서로 다른 유전체의 돌연변이를 하나의 바이러스 입자로 결합시키는 재조합 돌연변이를 생성할 수 있기 때문이다.

A 최근 이용가능한 약

뉴클레오시드/티드 역전사효소 억제제:
- *Abacavir* • *Stavudine*
- *Didanosine* • *Tenofovir*
- *Emtricitabine* • *Zalcitabine*
- *Lamivudine* • *Zidovudine*

뉴클레오시드 역전사효소 억제제:
- *Delavirdine* • *Etravirine*
- *Efavirenz* • *Nevirapine*

프로테이즈 억제제:
- *Amprenavir* • *Lopinavir*
- *Atazanavir* • *Nelfinavir*
- *Darunavir* • *Ritonavir*
- *Fosamprenavir* • *Saquinavir*
- *Indinavir* • *Tipranavir*

침투억제제: • *Enfuvirtide*

인터그라아제 억제제: • *Raltegravir*

CCRS 길항제: • *Maraviroc*

B 병용요법[1]

두 종류의 뉴클레오시드/티드 역전사효소 억제제
더하기
하나의 프로테이즈 억제제[1] (+ritonavir)
또는
뉴클레오시드 역전사효소 억제제
또는
인터그라아제 억제제

그림 28.16
강력한 항레트로바이러스의 치료(HAART).[1] 약물요법의 선택은 약물에 대한 내성, 약물간의 상호작용, 편의성/부착성 등에 근거하여 개별화됨. 하루에 한 번 복용하는 안티엔테로바이러스 알약의 이용은 인간면역결핍바이러스 감염의 초기치료를 훨씬 간편하게 만들었다. CCR5 = 바이러스의 보조수용체로 작용하는 C-C 케모카인 수용체의 타입 5

INFO LINK
[3]HIV 노출 테스트법인 EISA와 웨스트블롯법을 알기 위해 **리핀코트의 그림으로 보는 생화학** 33장을 참조.

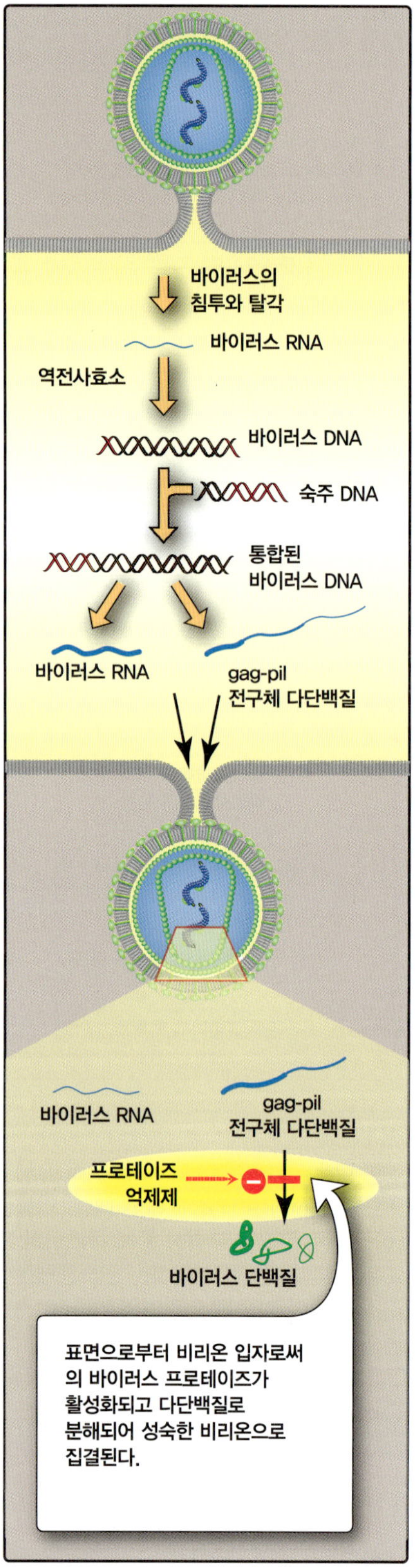

그림 28.17
바이러스 복제에서 인간면역결핍바이러스 효소의 역할

2. **초기 치료:** 질병의 본질에 대한 이해가 깊어져 가면서, 치료에 대한 접근 또한 발전하고 있다. 예를 들어 복제 중인 바이러스의 혈장 내 수치는 에이즈로의 진행속도를 알려주는 예후인자(prognostic indicator)이다. 이에 따라 확립된 원칙이 바로 HIV 감염치료는 최대한 이른 시기에 적극적으로 시행하여 애초에 바이러스가 퍼지는 것을 최소화시켜야 한다는 것이다. 이러한 접근은 복제 중인 바이러스의 혈장 내 수치를 낮게 유지시킬 수 있을 뿐 아니라 변이 주의 출현 빈도가 아직 높지 않을 때 약제를 처리하여 감염 후기에 치료를 할 때보다 더 효과적 이라는 추가적인 이점도 있다.

3. **고활성 항레트로바이러스 치료(Highly active antiretroviral therapy, HAART):** 동시에 3가지를 투약 하도록 되어 있는 약제의 조합이 아래에 서술되어 있는데, 이들은 현재 단기적, 그리고 장기적 효능에 대해 검증 과정을 거치고 있다. 단기적으로는 바이러스 역가의 감소 또는 그리고 CD4+ 세포수의 증가, 장기적으로는 세포의 생존. 약제 처방의 선택은 각 개인의 관용성(tolerability), 약제상호작용(drug interaction), 편이성 및 점착성(convenience/adherence), 기존의 내성 가능성(possoble baseline resistance) 등의 항목을 기준으로 이루어진다. [주: 이러한 다약제 치료법은 공통적으로 Highly active antiretroviral therapy, 혹은 HAART라 불린다(그림 28.16 참조)] 불행히도 다약제 치료를 하면 바이러스가 역가를 검출 가능 수준 이하로 낮출 수 있으나, HARRT를 중단하면 바이러스가 재출현하는 것으로 보아, HIV가 이 방법으로는 완전히 제거되지 않음을 보여준다. 그러므로 현재 약제 치료법으로는 중추신경계, 정액, 휴면기 T 림프구 세포 저장소(nonreplicating T-lymphocyte reservoirs) 같은 신성한 곳에서 잠복하는 HIV를 완전하게 제거할 수 없다. 즉 현재로서 HIV 감염은 만성적이며 치료가 불가능하다.

   a. **뉴클레오시드와 뉴클레오티드 유도체 역전사효소 억제제(NRTI):** 역전사효소 억제제는 HIV RNA 유전체가 프로바이러스 DNA로 복제되는 것을 억제한다. 바이러스 역전사효소의 비뉴클레오시드 억제제, 그리고 뉴클레오시드 유도체 둘 다 존재한다.[4] 이러한 뉴클레오시드와 뉴클레오티드 유도체가 주로 억제를 하는 방법은 길게 자라고 있는 DNA 속에 역전사효소에 의해 삽입되어 사슬형성 종료자(chain terminator)로 작용하는 것이다. 이러한 단일 억제제 중 그 어떤 것이라도 장기간 투여할 경우에는 내성주가 발생하기 마련이다. 하지만 AZT는 교차 내성이 불완전하기 때문에 AZT와 다른 억제제를 병용 투여하면 변이로 인한 효과를 최소화시킬 수 있음이 검증되었다. 이러한 약제의 사용에는 주목할 만한 부작용이 따른다. 어떤 경우에는 병용 치료를 함으로써 투여 농도를 독성이 덜 한 수준으로 낮출 수 있다.

   b. **비뉴클레오시드 유도체 역전사효소 억제제(NNRTI):** NNRTI는 바이러스 역전사효소 자체를 표적으로 한다. NNRTI는 비경쟁적이고 가역적인 방법으로 효소의 독특한 부위에 결합함으로써 효소가 기능할

[4]역전사효소를 알기 위해 **리핀코트의 그림으로 보는 생화학** 29장을 참조.

수 있는 능력을 변화시킨다. 주요한 장점은 숙주의 조혈인자에 영향을 미치지 않는다는 점과 NRTI와의 동시 교차성이 없다는 점이다.

C. **단백분해효소 억제제(PI):** *gag*와 *pol* 유전자의 산물은 우선 큰 다단백질 전구체(Polyprotein precusor)로 번역되며, 바이러스의 단백분해효소에 의해 절단되어 비로소 성숙한 단백질이 된다. 단백분해효소 억제제로는 ritonavir, nelfinavir, saquinavir, amprenavir, indinavir, lopinavir 등이 있고 이러한 억제제는 입자 출아 중인 비리온(budding virion)의 다단백질 생성을 억제하고 결과적으로 감염성이 없는 입자만이 남는다(그림 28.17). 그러나 단백분해효소 또한 단일 투여 시 바이러스 저항성을 유발한다. 나아가 이러한 약제사용으로 인해 지방이영양증(lypodystrophy; 지방의 재분배로 인해 팔다리가 마르고 지방이 복부와 윗부분으로 치우는 것)이나 고혈당증(hyperglycemia)이 발생하기도 한다.

d. **바이러스 융합 억제제(Fusion inhibitor, FI):** 36개의 아미노산 펩티드로 이루어진 enfuvirtide는 gp41과 결합해 HIV와 숙주세포막의 융합을 억제한다.

e. **인티그라제 억제제:** 랄테그라비어(Raltegravir)은 숙주의 유전체 안에서 프로바이러스의 DNA의 통합의 촉매역할을 하는 바이러스 효소를 타깃으로 한다. 임상실험 중인 다른 약제들도 존재하지만, 현재에는 이 부류의 단 한 종류의 약제만이 승인된 상태이다. 이러한 강력한 약제들은 약간의 부작용을 가질 수 있다.

f. **보조수용체 차단제:** 마라바이톡(Maravitoc)은 CCR5 저해제로서 바이러스가 약하거나 민감한 세포 내로 들어가거나 혹은 그들과 결합하는 것을 방해한다. 순환바이러스는 약을 활용하기 전에 그것이 억제제로 바이러스의 침입을 차단할 수 있을 것인지를 결정되어야만 한다. 왜냐하면 모든 변종이 CCR5-친화성은 아니기 때문이다.

4. **기회감염 시 HAART의 효과:** 다약제 병용치료의 적극적인 시행이 확산된 덕에 에이즈 환자의 기회감염 발생률은 저하되고 있다. 이러한 사실은 대부분의 기회감염에 적용된다(그림 28.18).

5. **주산기 치료(Perinatal treatment):** AZT를 HIV-1에 감염된 임산부에게 AZT를 투약하고 출산 후 아이에게도 생후 6주간 투여해 주면 산모로부터 태아에게 전염될 확률을 약23%에서 약 8%로 감소시킬 수 있다. 이와 같이 주산기 HIV-1 감염 전파를 효과적으로 억제할 수 있는 방법의 출현으로 HIV-1 감염 여부 테스트를 모든 산모에 대해(그들의 동의하에) 시행하고자 하는 노력이 증가하게 되었다. 출생 후 모유를 통한 전염은 가능하다.

6. **사전노출 예방:** 3가지 실험이 다른 인구를 대상으로 조사되었다. 조사대상자는 한 사람이 HIV에 양성을 나타내고, 다른 두 사람은 양성이 아닌 동아프리카 이성애자 커플; 보츠와나에서 활발한 성생활을 하는 젊은 성인; 그리고 미국과 그 외 다른 나라에서의 MSM이었다. 각 실험에서, 테노포비어(tenofovir)와 엠트리시타민(emtricitabine)을 함유한 타블릿을 하루 한 번씩 복용한 실험군인 Truvada는 HIV에 감염될 확률이 유의적으로 감소하였다. 이 약은 이미 HIV 감염 치료제로써 승인이

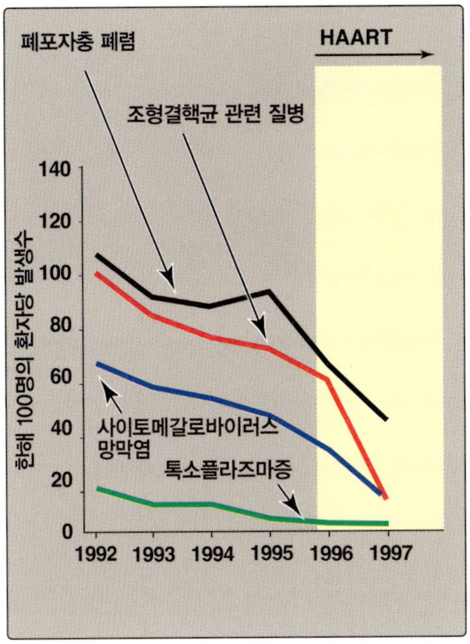

그림 28.18
HIV 감염 환자에게서 선택된 기회적 감염의 발생. 어두운 부분의 'HAART'는 강력한 항레트로바이러스 치료가 가능한 시기를 의미한다. HARRT의 효과가 반영된 이후인 1995년 후에 기회감염이 감소하였다.

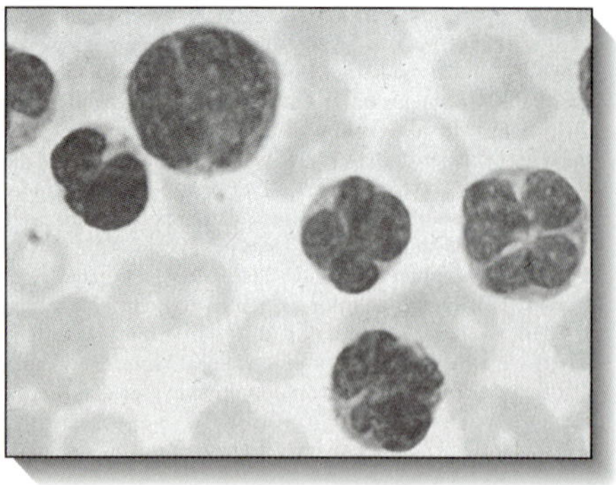

그림 28.19

HTLV-1에 감염된 성인의 T세포 백혈병 세포의 전형적인 "클로버 모양"의 세포핵 모습

되었지만, HIV 종의 내성이 생기는 것을 방지하기 위해 다른 약제와 조화롭게 사용해야만 한다. 이 약은 HIV 감염의 고위험군에 속하는 사람들, HIV 양성자 및 다수와 성행위를 하는 MSM에서 유용하다.

G. 예방

개발도상국에서의 항바이러스제 부족과 백신의 부재로 인해 현재로써 주로 시행되고 있는 바이러스 확산 방지책은 HIV 전파 예방법에 대한 교육이다.

1. **백신 생산을 위한 시도:** 백신을 생산하기 위한 많은 노력에도 불구하고 효과적인 백신은 아직 없다. HIV의 잦은 변이율로 인해 항원적으로 너무도 독특하고 다양한 바이러스주가 존재하기 때문이다.

2. **다른 방법:** 수혈은 통한 전염은 기증혈액에 대한 바이러스 존재 여부를 검사함으로써 거의 사라진 상태이다. 의료진들에 의해 위해를 최소화하기 위해 표준 예방책과 엄격한 시책이 필요하다. HIV 감염 위험이 증가되고 있는 청소년과 성인들을 위한 HIV 스크린이 권고된다. 질병조절과 예방센터에서는 최근 13~64세 사이의 모든 사람들, 그들이 위험요소를 가지고 있는지에 상관없이 "opt-out" 테스트를 받지 않았다면, HIV 테스트를 받아야 한다는 "opt-out" 전략을 권고하였다.

IV. 사람 T세포 림프친화 바이러스 제1형과 2형

HTLV-1과 -2는 염기서열상 대략 65% 정도의 유사성을 보이므로, 유전적, 생물학적으로 유사하다. 그러나 세계적인 분포도는 매우 다르다. HTLV-1은 성인 T세포 백혈병과 같은 인간 악성질병, 그리고 이보다는 덜 보편적으로 나타나는 HTLV 관련 척수병증(HTLV-associated myelopathy, HAM)과 같은 신경 증상과의 연관성이 확인된 바 있다. HTLV-2는 희귀한 암의 일종인 모발상 세포 백혈병(hairy cell leukemia)을 유발한다.

A. HTLV의 전염

HTLV 감염 분포는 지리적인 지역과 사회경제적 집단에 따라서 매우 다양하게 나타난다. HTLV 전염은 주로 세포 관련 바이러스에 의해 발생하며 세 가지 중 하나의 경로에 의해서 발생한다. 첫째, 고도로 유행 중인 지역에서는 모친으로부터 태아나 신생아에게 전염되는 경우가 가장 많다. 이는 감염된 림프구가 태아나 모유를 통해 전염됨으로써 일어난다. 둘째로 정액에 있는 감염된 림프구가 성 접촉 시 전달됨으로써 점염될 수 있다. 셋째, 온전한 세포를 포함한 혈액 산물 또한 전염 매체가 될 수 있다. 세포가 없는 체액을 통한 전염의 가능성은 알려지지 않고 있다.

B. 발병기전과 성인 T세포 백혈병의 임상적 의미

HTLV-1과 HTLV-2 감염 림프구: HTLV-1은 CD4 림프구에 대한 친화성(tropism)을 가지는 반면, HTLV-2는 CD8 림프구에 우선적으로 감염된다. HTLV 감염은 유사분열을 자극하는 동시에 T림프구가 무한 증식할 수 있게 하며 T림프구는 항원에 의해 활성화된 표현형을 갖게 된다. 일단 감염이 되면 바이러스는 숙주세포에 프로바이러스의 상태로 삽입되어 다클론성 T세포 집단에 영향을 미친다. 이러한 세포들에는 모두 프로바이러스가 삽입된 상태이지만, 서로 다른 종양 사이에서의 삽입부위는 모두 다르다. HTLV mRNA는 전사되지 않으며 발암유전자의 활성화 또한 확인되지 않고 있다. 말초혈액도말법으로 하이페리오부레이트된 세포와 함께 림프구 세포를 보여줄 수 있다. 단클로세포 부위는 악성이 증가되어 있는 표현형이 되고, HTLV-1 혈청유병률의 비율은 나이가 증가하거나 여성일수록 더 큰 유병율과 관계되는 등, 나이나 성에 크게 좌우된다. 감염된 대부분의 사람들은 일생동안 성인 T세포 백혈병(ATL)으로 발전될 가능성이 2~4% 정도이다. ATL증상은 보통 첫 감염 후 20~30년 사이에 발생하며 이때 단클론 악성 ATL 세포의 수가 점점 증가하는 동시에 이들 세포가 내장조직(visceral organs)으로 침윤하는 것을 볼 수 있다. 이와 함께 혈청 화학 이상이 동반되고 면역기능 손상으로 인해 기회감염이 초래된다. 그리고 이와 함께 또는 별도로 파종성 진균 및 세균에 의한 감염이 있을 수 있다. 급성 ATL 발생 후의 평균적인 생존기간은 대략 6개월이다.

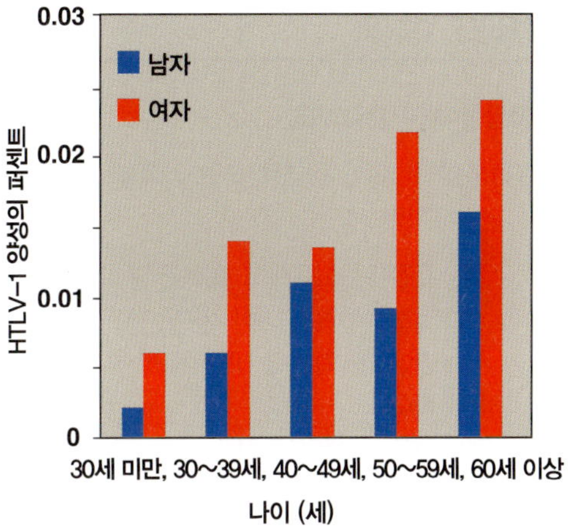

그림 28.20
미국의 헌혈자에서 인간T세포 림프친화바이러스의 연령별, 성별 혈청학적 유병률

C. 발병기전과 HTLV 매개성 척수병증(myelopathy)의 임상적 의미/열대지방의 뇌성대부전 마비

HTLV-1에 감염된 사람의 1~2% 정도는 HAM/TSP로 발전된다. HAM/TSP는 대부분 감염 후 수년 안에 나타난다는 점에서 ATL과는 확연하게 다르다. CNS로의 침투 여부는 1) CSF내 항-HTLV-1항체의 존재, 2) 흉부 척수의 림프구 침윤과 탈수초(demyelination)현상, 그리고 3) 뇌손상으로 판단할 수 있다. HTLV가 삽입된 다클론성 양성부분(polyclonal nonmalignant fraction)은 존재하나 림프구 수는 정상이다. HTLV 감염자 중에서 HAM의 발생빈도는 ATL보다 낮다. HAM의 특징적인 증상에는 경직과 말단 쇠약증, 비뇨와 대변실금 과다반사 일부 말초 감각 손실 등이 있다.

D. HTLV-1 감염의 다른 징후

HTLV-1의 감염은 망막 혈관염과 포도막염과 관련되어 왔다. 또한 만성적이며 심각한 형태의 전염성 피부염은 HTLV-1 바이러스의 수직적 전파로 생겨날 수 있고, 또 이는 HAM/TSP의 초기 증상과 연결될 수 있다.

E. 실험실 동정

혈액 기증자에 대한 HTLV 감염 여부 검사는 ELISA나 응집실험으로 이루어진다(27쪽 참조). 그러나 위양성의 존재로 인해 웨스턴 블롯을 이용한 재확인이 필수적이다. 감염된 개개인마다 항체 역가가 낮고 또한 다양하게 나타나므로 이로 인한 검사 민감도 역시 문제가 된다. PCR 증폭은 HTLV-1과 -2 사이의 바이러스 감염을 구분하고, HAM/TSP 진행의 표지가 되는 바이러스의 정량에 사용된다.

F. 치료와 예방

일반적으로 암에 사용되는 화학 치료제는 ATL 치료에는 효과가 없는 것으로 증명되었고 HAM/TSP를 치료하는 데도 전반적으로는 효과가 없었다. 두 가지 병 모두의 치료는 대증요법을 사용한다. 세계적으로 약 1,500만 명에서 2,000만 명이 HTLV-1 이나 -2에 감염되어 있으며 이들 중 5%는 결국 ATL이나 HAM/TSP 발병에 이른다.

학습 문제

정답을 하나 고르시오.

28.1 현재의 ADIS 치료는 복합 약제를 이용하여 접근한다. 왜냐하면

A. 특정 단일 약제의 효과를 알 수 없다.
B. 특정 약제에 대한 돌연변이 저항성은 빠르게 나타나지만, 복합 약제에 대한 돌연변이 저항성이 나타날 가능성은 적다.
C. 모든 복제의 동일 단계를 저해한다. 그러므로 효과가 증가한다.
D. 이것은 HIV 유전자가 삽입된 세포치료에 가장 효과적인 방법이다.
E. 각각의 약제는 다른 약제의 독성을 중화시킨다.

정답 = B. AIDS 화학 치료의 주된 문제점은 바이러스 돌연변이 비율이 높아서 단일 약제에 대한 돌연변이 저항성이 빠르게 생기는 것이다. 복제주기의 다른 단계에서 활성을 나타내거나 다른 활성 기전을 가지는 약제를 선택하여 영향을 받은 단백질 각각의 돌연변이가 같은 바이러스 유전체에서 일어나야 한다. 복합 약제 투여 시 단독 약제를 사용할 때보다 이러한 돌연변이 발생기회가 현저히 낮아진다. D: HIV 유전자가 삽입된 세포를 치료할 알려진 방법이 없다. E: 이 약제들은 다른 약제의 독성을 중화시키지 않으므로 각각의 약제를 소량 투여하여 그로 인한 독성 부작용을 줄일 수 있다.

28.2 HIV감염에 의한 초기의 급성 질환 "무증상기간"의 특징은:

A. 림프조직에서 HIV 복제 수치가 높다.
B. 순환 T림프구에서 HIV 복제 수치가 높다.
C. 항원 자극에 대한 반응으로 면역체계가 무력해진다.
D. 순환 림프구에서 검출 가능한 HIV 유전자와 mRNA가 없다.
E. 혈액 내에 자유 바이러스의 농도가 높아진다.

정답 = A. 이 기간 동안 순환림프구의 비교적 큰 단편들이 삽입된 HIV 유전자를 포함하는 것으로 보이지만 현저히 작은 단편도 HIV mRNA를 가지고 있고 바이러스의 복제는 비교적 세포에서 거의 발생하지 않는다. 대부분 항원자극에 의한 결과로서 가끔 바이러스 혈증의 파열이 발생할지라도 면역 체계는 미토겐의 일반적인 자극에 의한 반응능력으로 유지하나 일부 특이 항원에 대한 반응의 손상이 있다.

28.3 레트로바이러스에 의해 세포에 감염 후 자손 유전자의 합성은 ______에 의해 수행된다.

A. 바이러스 역전사효소의 DNA 의존성 RNA 중합효소 활성
B. 레트로바이러스 RNA 의존성 RNA 중합효소
C. 숙수세포의 DNA 중합효소
D. 숙주세포의 RNA 중합효소
E. 역전사효소 복합체와 DNA보다 RNA를 합성할 수 있는 이차 바이러스 단백질

정답 = D. 자손바이러스 RNA는 숙주세포 유전자와 동일한 전사 과정을 통해 합성된다. A와 E: 역전사효소는 감염된 모체 RNA 유전자가 DNA로 변환되는 초기 단계에서만 관여한다. B: 다른 RNA 바이러스와 다르게 레트로바이러스는 RNA 의존성 RNA 중합효소를 암호화하지 않는다. C: 숙주세포의 DNA 중합효소는 삽입된 프로바이러스를 복제하지만 자손 합성 역할은 하지 않는다.

28.4 Human T-cell lymphotropic virus, type1 (HTLV-1)의 관한 설명으로 옳은 것은?

A. 감염된 사람 대부분은 성인 T세포 백혈병(ATL)으로 발전한다.
B. HTLV-1은 ATL보다 척수병증의 원인이 된다.
C. ATL는 일반적으로 초기 감염 2–3년 후에 나타난다.
D. 림프구 안으로 바이론의 침입은 플라즈마에서 바이론에 의해 이루어지기보다는 세포간의 직접적인 접촉에 의해 이루어진다.
E. HTLV-1은 감염된 림프구의 사멸로 인해 유도된다.

정답 = D. 플라스마 안에서 비리온(virons)에 의한 전염은 아주 드물게 일어난다. 플라스마의 바이러스에 의해서 전염된다. 감염환자의 대다수는 일생동안 성인 T세포 백혈병(ATL)으로의 발전 가능성이 2~4%로 추정되는 무증상 보균자이다. ATL 증상은 보통 첫 감염 후 20~30년 사이에 발생하며, HTLV와 관련된 골수증보다 흔한 질병이다. HTLV-1은 림프구의 사멸을 유도하지 않으나 변환과 세포의 급증의 원인이 된다.

음성가닥 RNA 바이러스

29

I. 개요

의학적으로는 중요한 음성가닥 RNA 바이러스(그림 29.1)는 몇 가지 공통점을 갖는다. 1) 이들은 모두 외피로 덮여 있다. 2) 이들의 비리온(virion)은 음성가닥 RNA 유전체를 주형으로 이용하여 바이러스 mRNA를 합성하는 RNA 의존성 RNA 전사효소를 가지고 있다. 3) 음성가닥 유전체 바이러스의 mRNA는 양성가닥의 바이러스의 유전체 RNA(283쪽)와는 대조적으로 감염력이 없다. 4) 숙주세포로의 침입한 후 들어오는 유전체 RNA(239쪽)번역이다. 음성가닥 RNA 바이러스 중에는 분절된 형태의 유전체를 가지고 있는 것이 있는 반면 분절되지 않은 유전체를 갖는 것도 있다. 이들 바이러스 대부분은 세포질에서 복제되나, 인플루엔자 바이러스 RNA(오르소믹소 바이러스, orthomyxo virus)의 복제는 핵에서 일어난다.

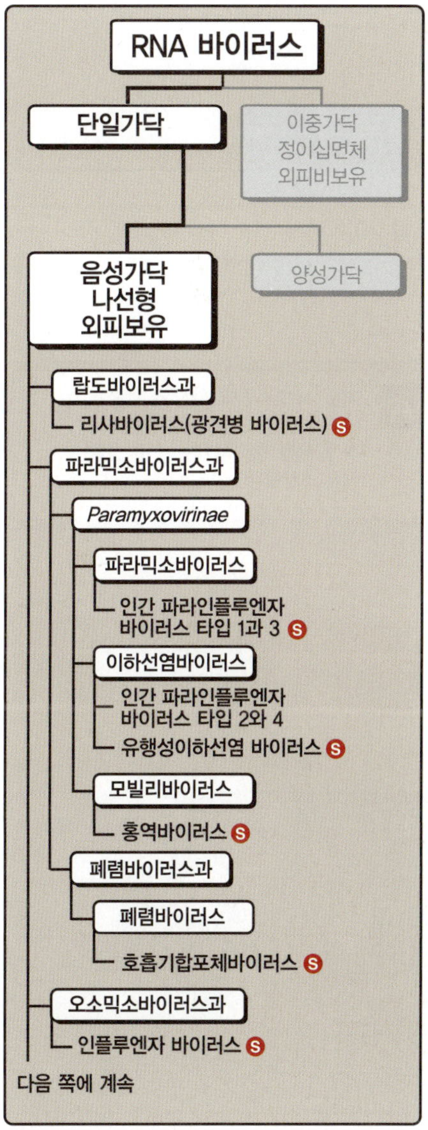

그림 29.1
음성가닥 RNA 바이러스의 분류. S 365, 361, 360쪽 참조

II. 랍도바이러스과

랍도바이러스는 외피를 갖는 탄환 모양의 바이러스다(그림 29.2). 각 랍도바이러스는 나선형 뉴클레오캡시드를 가지고 있다(235쪽 참조). 랍도바이러스과로 분류되는 바이러스 중 포유동물을 감염시키는 것으로 알려진 것들은 릿사바이러스(사람에게 있어 의학적으로 가장 중요한 랍도바이러스인 광견병 바이러스)와 수포성바이러스[이 과에서는 가장 많이 연구된 바이러스인 수포성 구내염바이러스(VSV). 말이나 가축 소의 바이러스이다]의 2가지 속으로 나뉜다. 그 외의 랍도바이러스는 무척추동물이나 식물, 또는 다른 척추동물을 감염시킨다.

A. 역학

라쿤(미국너구리), 스컹크, 다람쥐, 여우, 박쥐와 같은 다양한 야생동물은 광견병(rabies) 바이러스에 대한 병원소를 제공한다(그림 29.3B). 개발도상국에 있어서는 가정에서 키우는 개나 고양이 또한 rabies virus의 중요한 감염원이다. 미국에서의 사람 광견병의 증례는 드물다. 그러나 아프리카와 아시아와 같은 개발도상국에서는 광견병으로 인해 연간 대략 55,000명이 사망자가 발생하고 있다. 사람은 동물에게 물려서 감염되는 경우가 보통이지만, 어떤 경우에는 비말/에어로졸(aerosol: 예를 들어 감염된 박쥐의 배설물)에 의해서도 감염이 일어난다. 미국에서의 사람 증례 중 대부분은 광견병 바이러스의 박쥐 주(strain)로부터 유래했다는 것을 바이러스 RNA의 염기서열 분석에 의하여 알게 되었다.

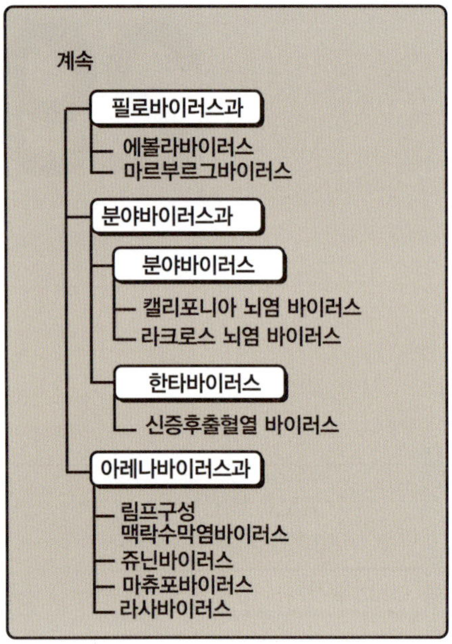

그림 29.1(계속)
음성가닥 RNA 바이러스의 분류

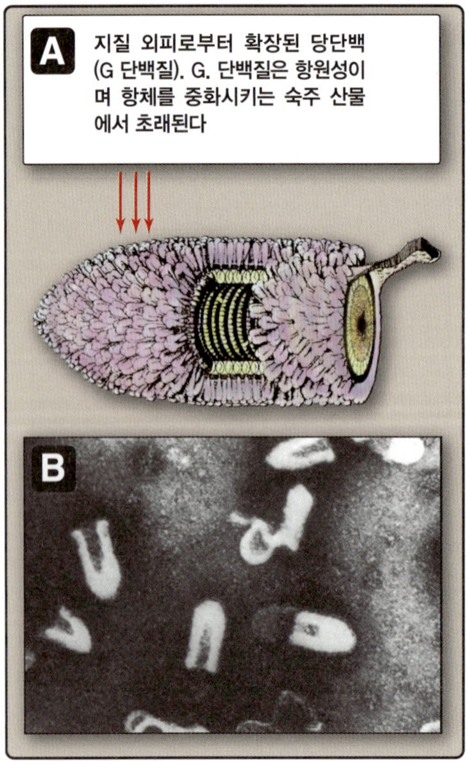

그림 29.2
광견병바이러스.
A. 도식
B. 전자현미경

B. 증식

음성가닥 유전체 RNA는 비분절형이다. 비리온은 다섯 개의 단백질을 포함하고 있는데, 그 중 하나는 G("glyco-") 단백질로 바이러스의 스파이크(그림 29.2)를 구성하는 외피 단백질이다. 광견병 비리온은 당단백질 스파이크를 이용하여 세포 표면 수용체에 부착한다. 숙주세포로의 침입(enter)은 수용체 매개 세포내 이입(receptor-mediated endocytosis)에 의해 일어나는데, 그에 이어 바이러스의 외피는 endocytotic vesicle의 막과 융합되고, 바이러스의 뉴클레오캡시드는 복제가 일어나는 장소인 세포질로 방출된다. 5가지의 서로 다른 mRNA가 비리온의 RNA-의존성 RNA 중합효소(전사기능)에 의해 유전체 RNA으로부터 전사되고, 각각은 바이러스의 다섯 가지 단백질 중 하나를 암호화한다. mRNA를 합성하는 중합효소는 바이러스의 RNA 주형의 양성가닥 복제판을 합성하며(복제효소 기능), 이 복제판을 번역하여 새로운 음성가닥 RNA 유전체 분자를 합성할 수 있다. 이 과정은 240쪽에 서술되어 있는 제II형 바이러스 유전체 복제의 한 예이다. 바이러스 구조 단백질과 음성가닥 바이러스 RNA는 새로운 나선형 뉴클레오캡시드를 형성하고, 이것은 세포 표면으로 이동한다. 세포 표면에 도달하면, 각 뉴클레오캡시드는 바이러스에 의해 변형된 원형질막 부위를 통한 출아(budding)에 의해 외피를 갖게 된다(그림 23.16).

C. 발병기전

이 바이러스는 감염 직후에는 국소에서 증식을 할 수도 있으나, 곧 말초신경 뉴런 내의 후방 수송(retrograde transport)을 통해 뇌로 이동하여 주로 회백질에서 증식하게 된다(그림 29.3A). 이렇게 뇌에 도달한 광견병 바이러스는 자율신경을 따라 이동할 수 있어 폐, 신장, 부신수질 그리고 타액 분비기관의 감염을 초래한다. [주: 타액이 감염되는 경우, 질병이 더 넓은 범위로 전염될 가능성이 생긴다(예: 감염된 동물에 의해 물릴 때).] 잠복기간은 숙주의 저항성, 전달된 바이러스의 양, 중추신경계와 감염된 부위 사이의 거리에 따라 매우 다양하게 나타난다. 일반적으로 1~8주 정도이지만, 몇 달 이상 또는 특별한 경우에는 노출 후 수년 동안 지속될 수도 있다. 임상 증상은 물린 부분에서 비정상적인 감각이 느껴지는 것으로 시작되어, 척수와 뇌의 뉴런의 퇴화를 동반한 치명적인 뇌염으로 진행될 수 있다. 나타나는 증상에는 발작, 육체적 무력증, 정신적 기능장애, 마비, 혼수상태 등이 있으며, 결국에는 사망에 이른다. 항상 그런 것은 아니지만, 환자들 중 대다수에게서는 광견병의 전형적인 증상인 공수병이 나타난다. 이때, "공수병"은 감염환자가 액체(인두의 경련에 의해)를 삼키지 못하게 되어 결국 액체를 피하게 되는 것을 말한다. 일단 증상이 시작되면, 결국 환자는 사망하게 된다.

D. 실험실 동정

임상적 진단은 노출력과 징후, 그리고 광견병 특유의 증상에 의거하여 이루어진다. 그러나 신빙성이 있는 노출력이 주어지지 않는 경우가 많고, 또한 초기 단계의 임상적 증상은 특징적이지 않을 수 있기 때문에, 임상적 진단을 하기 어려운 경우가 많다. 사후 진단의 경우 증례의 약 80% 정도에서 호산성 세포질 봉입체(네그리 소체, Negri body)가 특징적으로 해마와 같은 뇌의 특정 부위에서 확인될 수 있다. 이러한 봉입체로 바이러스의 생산물이

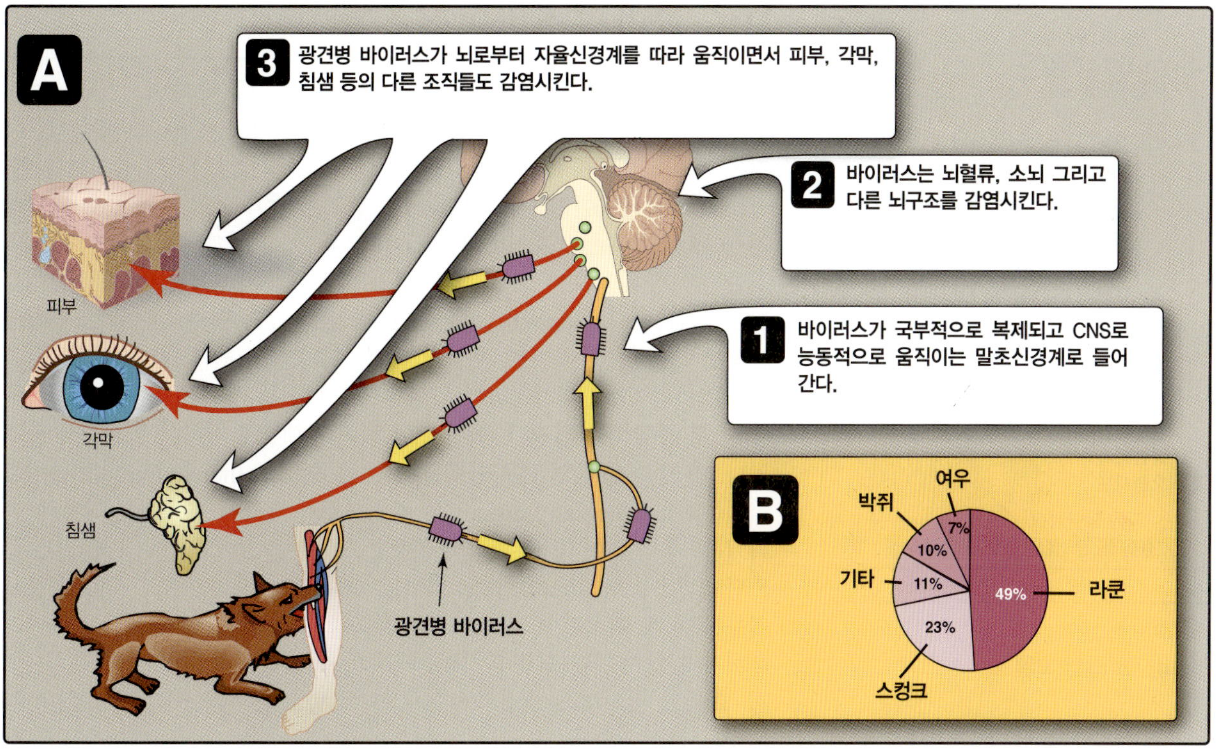

그림 29.3

광견병 전염의 병원성에 대한 그림. B는 미국에서의 야생 광견병을 나타내었다.

나 광견병의 진단을 할 수 있다(그림 29.4). 사망에 이르기 전의 진단은 각막세포나 목의 뒷부분의 피부 생검에서 바이러스 항원을 확인하거나, RT-PCR로 타액에 의한 감염을 바이러스 핵산을 확인함으로써 할 수 있다(30쪽 참조).

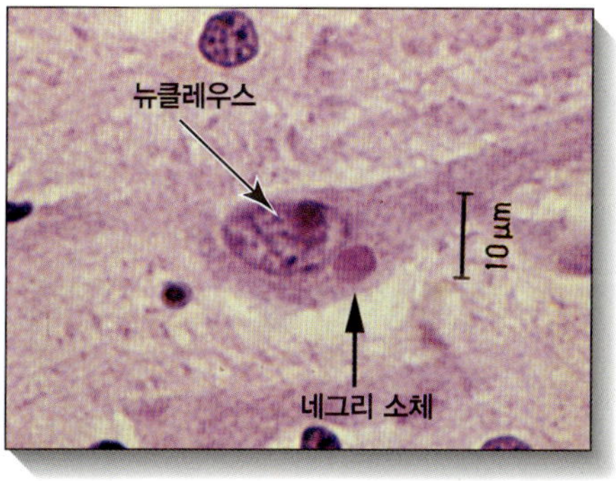

그림 29.4

인간 광견병 사례에서 뇌세포에서 타원형의 네그리 소체

E. 치료와 예방

한번 사람이 광견병의 증상을 나타내게 되면 효과적인 치료는 불가능하다. 하지만 광견병 사백신으로 예방가능하다. 미국 식품의약국(Food and Drug Administration)에서는 두 가지 백신을 공식적으로 사용할 수 있도록 승인하였다. 위의 두 백신은 배양된 세포(닭의 배아세포나 인간의 이배체 세포) 안에서 바이러스의 성장을 불활성화시키는 물질을 포함하였다. 미국에서는 일반적으로 사람 이배체 세포 백신(HDCV)을 사용한다. 노출 전 예방은 직업상 광견병에 대한 노출 위험이 높은 경우에만 적용된다(수의사가 이에 포함된다). 노출 후 예방조치는 광견병을 갖는 것으로 의심되는 동물(또는 사람)에게 노출됐거나 물린 후에 실시하는 치료로서 상처부위를 철저히 살균하거나 항광견병 면역글로불린을 이용한 수동면역, 그리고 광견병 백신(the human diploid cell vaccine, HDCV)을 이용한 능동면역으로 이루어져 있다. 그러나 인간 광견병 발병을 통제하는 가장 중요한 방법은 초기 노출 방지라 할 수 있다.

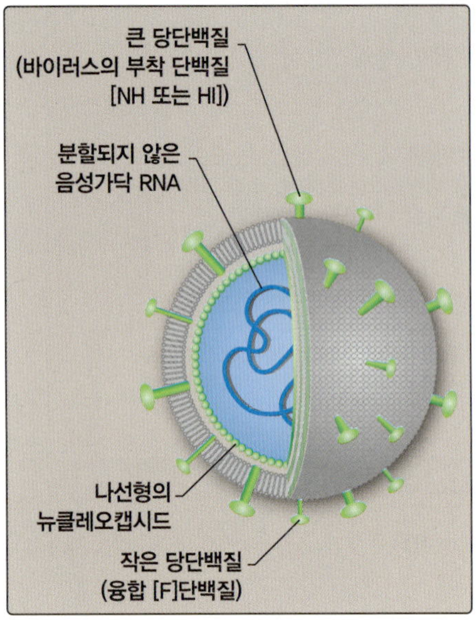

그림 29.5
파라믹소바이러스의 모델

III. 파라믹소바이러스과

파라믹소바이러스과의 바이러스는 최근에 2개의 아과로 나누어졌다(그림 29.1). 첫 번째 아과인 파라믹소바이러스과는 3가지 속을 포함하는데, 이 3가지는 1) 파라믹소바이러스(파라인플루엔자 바이러스, 상기도 감염의 원인이 된다), 2) 루블라바이러스(*Rubulavirus*, 멈프스바이러스), 그리고 3) 모빌리바이러스(*Morbillivirus*, 홍역바이러스)이다. 두 번째 아과는 뉴모바이러스과로서, 소아들에 있어 중요한 호흡기계 병원체인 호흡기 세포융합 바이러스(RSV), 그리고 인간 메타뉴모바이러스(hMPV)를 포함하고 있다. 파라믹소바이러스는 외피를 갖는 구형 이자로, 비분절 음성가닥 RNA 유전체를 가지고 있다(그림 29.5). 파라믹소바이러스과는 일반적으로 나선형 뉴클레오캡시드로 이루어져 있고, 두 종류의 삽입 막 단백질 또는 외피 단백질로 이루어진 외피로 둘러싸여 있다. 첫 번째 종류인 HN 단백질[H는 혈구응집소(hemagglutinin)를, N은 뉴라민분해효소(neuraminidase)]은 바이러스가 세포에 부착하는 작용에 관여한다. [주: 홍역 바이러스는 뉴라만분해효소 활성을 갖지 않는다.] 두 번째 종류인 F 단백질[F는 fusion(융합)을 의미]은 세포막과 바이러스의 막을 융합시키는 기능을 하며, 이로써 바이러스의 복제가 일어나는 장소인 세포질로 바이러스가 들어가기 쉽게 한다(그림 23.10). 파라믹소바이러스의 mRNA 전사, 유전체 복제, 그리고 바이러스 조립과 방출은 모두 랍도바이러스와 비슷하다(309쪽 참조).

A. 파라믹소바이러스속

파라믹소바이러스속에서 임상적으로 중요한 바이러스는 사람 파라인플루엔자 바이러스(hPIV) 제1형과 3형이다. 이 바이러스는 주로 신생아 아이들에게서 발병하는 위막성 후두염, 폐렴, 세기관지염의 원인이 된다. "파라인플루엔자"라는 용어가 탄생한 것은 감염환자들이 독감과 유사한 증상을 나타내고, 또한 이 바이러스가 독감바이러스의 같이 혈구응집소 활성과 뉴라민분해효소 활성을 가지고 있기 때문이다.

B. 루블라바이러스(*Rubulavirus*)속

이 속은 인간 파라인플루엔자 바이러스(hPIV) 제2형과 4형, 그리고 멈프스바이러스를 포함한다.

1. **사람 파라인플루엔자 바이러스 제2형과 4형:** 파라인플루엔자 바이러스 제2형 감염으로 나타나는 임상적 특징은 제1형과 제3형 바이러스의 그것과 유사하다. hPIV 제4형은 오직 상기도계의 경미한 질병과 관련되어 있다고 알려져 있으며, 아이들과 성인 모두에게 영향을 준다.

2. **볼거리(멈프스바이러스):** 멈프스는 유년기에 흔히 발생하는 감염성 질병이었다. 유년기에 이 질병을 앓지 않은 경우에는 성인이 된 후에 감염될 수도 있다. 백신이 실용화되기 전에 멈프스바이러스는 바이러스성 뇌염의 가장 흔한 원인이었다. 그러나 거의 모든 경우에 완전한 회복이 가능했다. 이 바이러스는 호흡기 액체(콧물)에 의해 전파된다. 감염이 된 경우에도 약 1/3은 증상을 나타내지 않지만, 전형적인 임상 신난에 있어서는 타액선, 특히 이하선이 감염되고 부어오르는 것을 주요 지표로 둔다(그림 29.6). 그러나 실제로 감염은 전신에 퍼져 있으며, 타액

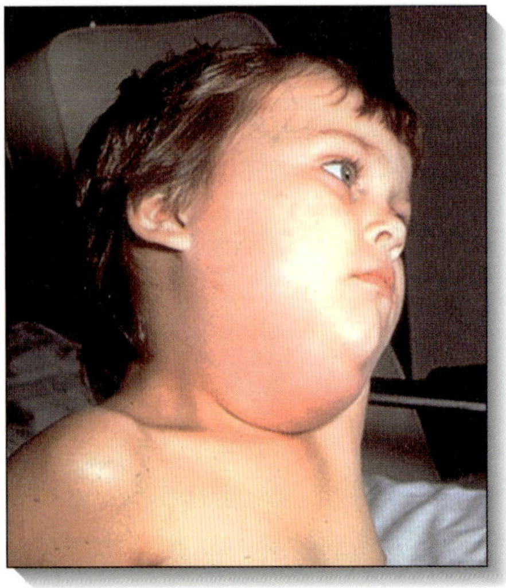

그림 29.6
아이의 부풀어 오른 귀밑샘

선뿐 아니라 췌장, 중추신경계, 정소에도 감염이 있을 수 있다. 멈프스바이러스에 의한 고환염(고환의 염증)은 불임을 일으킬 수 있다. 생약독화 백신이 장기간 시행된 결과 멈프스바이러스의 증례는 극적으로 감소하였다. [주: 질병을 앓는 경험이 있는 환자는 평생 면역력이 형성된다.]

C. 모빌리바이러스(*Morbillivirus*)속

모빌리바이러스속에서 사람에게 질병을 일으키는 유일한 바이러스는 홍역바이러스(MV)이다. *Morbillivirus*속의 다른 바이러스들은 동물에게 질병을 일으킨다(예, canine distemper virus). 홍역바이러스는 파라믹소바이러스과의 다른 바이러스들과 여러 면에서 구분된다.

1. **바이러스 증식:** 홍역 바이러스에 대한 세포성 수용체는 CD46 분자인데, 이 단백질의 정상적인 기능은 보체의 특정 구성 성분을 인식하여 그 부분에 결합하는 것이다. 바이러스 부착 단백질은 혈구응집소활성은 갖지만, 뉴라민분해효소 활성은 갖고 있지 않다. 따라서 HN 단백질보다는 H 단백질로 불린다. 융합(F)단백질은 비리온의 침입을 용이하게 한다. 홍역바이러스의 복제는 배양 조직과 온전한 생물체의 특정 기관 내에서 일어나며, 바이러스 스파이크 F단백질은 역할로 거대한 다핵세포를 형성(합포체 형성)하는 특징을 보인다.

2. **발병기전:** 홍역바이러스는 재채기나 기침에 의한 콧물로 전파된다. 이 바이러스는 감염성이 상당히 높고, 감염된 환자들에게는 거의 모든 경우에 임상적 질병이 발병된다. 홍역바이러스는 초기에는 호흡기 상피에서, 나중에는 여러 림프 기관에서 증식한다. 일반적으로 홍역(이전에는 rubeola라고 불렸음)은 열, 기침, 코감기(콧물) 그리고 결막염(종종 "3C"로 불림)으로 시작한다. 상기도 증상, 결막염 등의 전구증상으로 시작된다. 2~3일 후에는 특징적인 징후로 발전하는데, 그 첫째는 코플릭 반점(입과 목구멍의 선홍색 점막 위에 생기는 작은 흰색 반점, 그림 29.7)이며, 그 다음에는 전반적인 반점 형태의 발진이 머리 쪽에서 하지 쪽으로 천천히 퍼진다(그림 29.8). 발진이 나타난 직후에 환자는 감염성을 잃게 된다. 홍역에 의한 주요 사망률은 감염으로 인한 다양한 합병증과 연관되어 있는데, 그 중에서도 특히 하기도와 중추신경계에 영향을 주는 것과 관련이 크다. 합병증 중에서 가장 중요한 것이 감염후성 뇌척수염(postinfectious encephalomyelitis)인데, 홍역의 1,000례 중 1례 정도의 비율로 나타나는 것을 추측되며, 보통 발진이 처음 나타난 지 2주 내에서 발병한다. 이것은 자가면역질환으로서 미엘린 기본 단백질에 대한 면역반응과 연관이 있다. 그림 29.9는 홍역바이러스 감염의 시간별 추이를 보여준다. 소아는 이 바이러스에 특히 감염되기 쉬운데, 이러한 경향은 그 중에서도 영양결핍이나 다른 질병에 의해 몸이 약해진 경우에 더욱 강하게 나타난다. 이와 같은 이유로 홍역은 개발도상국에서 유년기 사망률의 중요한 원인이 된다.

3. **진단:** 대부분의 경우, 홍역의 임상적 진단, 특히 유행성인 상황에서의 진단은 어렵지 않다. 코플릭 반점의 존재는 홍역의 명확한 진단 근거이다. 만약 검사실적 진단이 필요한 경우에는 일반적으로 항바이러스 항체 역가의 증가를 통해 질병이 있음을 진단한다.

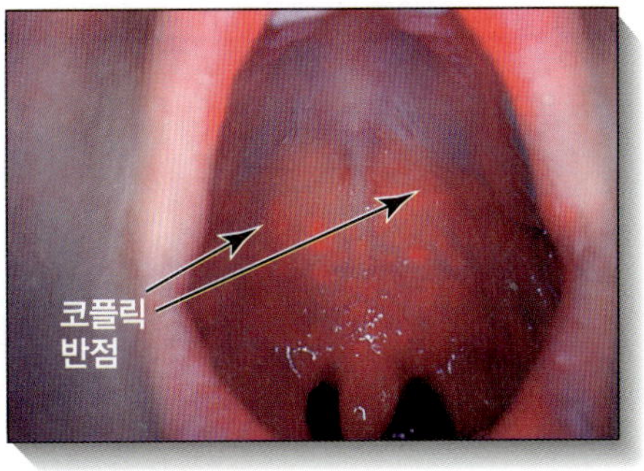

그림 29.7
홍역바이러스에 의한 입 속의 코플릭 반점

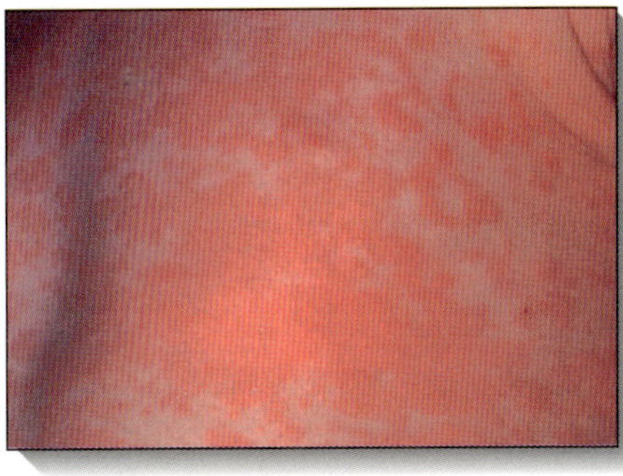

그림 29.8
반점구점이라고 불리는 홍역의 발진. 이것들이 서로 불규칙한 반점을 형성

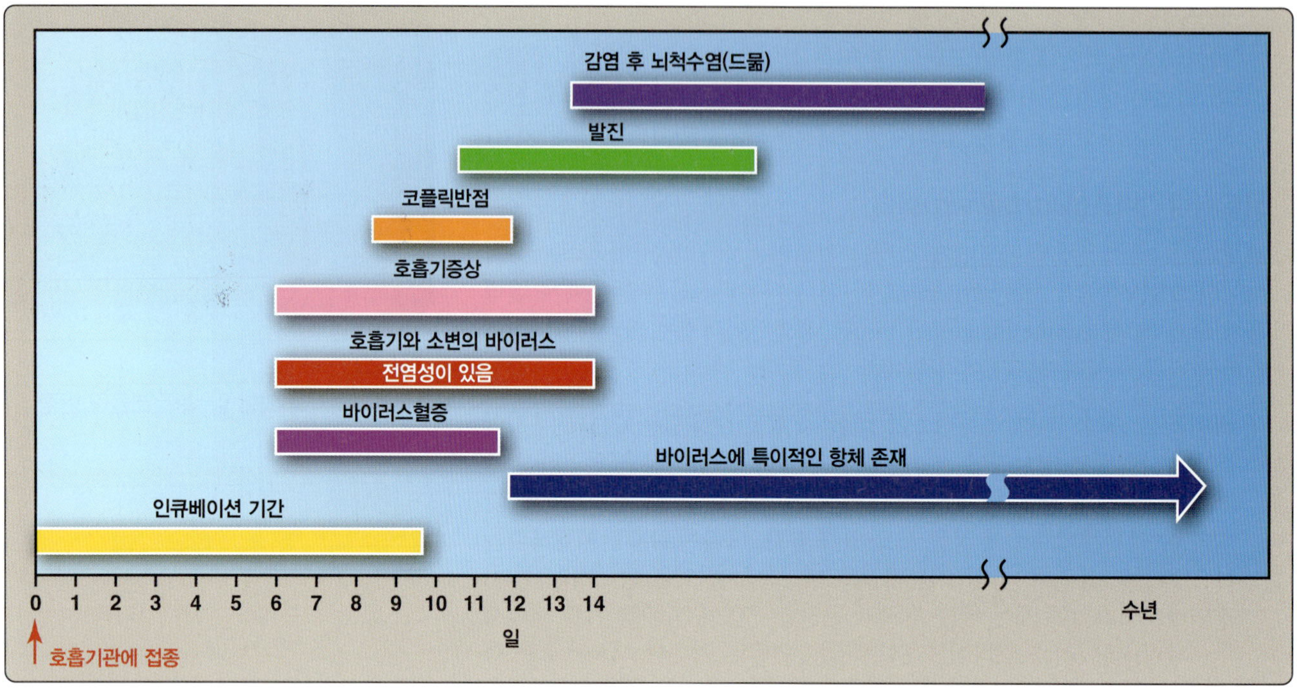

그림 29.9
홍역바이러스 감염의 시간적 경로

4. **예방:** 홍역은 보통 유년기의 질병으로서, 일단 감염되어 생긴 면역력은 평생 유지된다. 홍역의 생약독화 백신은 오랜 기간 동안 사용되어 왔으며, 이 질병의 발병률을 크게 감소시켰다. 그럼에도 불구하고, 홍역의 우발적인 발발은 계속되고 있으며, 특히 유년기 후반의 아이들이나 청소년에 있어 면역력이 감퇴된 상황에서 발병하는 경우가 많다. 따라서 meales-mumps-rubella(MMR)백신(39쪽 참조)을 12~18개월 사이에 1차, 4~6세 사이에 2차, 즉 총 2회 접종하도록 추천하고 있다. MMR 백신에 대한 부모의 저항성은 홍역에 민감한 어린이들을 만들어냈다. 또한 미국에서 최근 해외 여행자들이 본국으로 돌아올 때. 바이러스를 전염시켜 백신을 맞지 않은 어린이들 사이에 홍역을 발생시키기도 하였다.

D. 뉴모바이러스(*Pneumovirus*)속

이 속에 포함되는 두 가지 바이러스는 의학적으로 중요성을 갖는 호흡기 세포융합바이러스(RSV)와 메타뉴모바이러스(hMPV)이다. RSV는 소아 집단의 주요 호흡기 병원체로, 신생아 세관지염의 가장 중요한 원인이다. hMPV는 유아에게 모세기관지염(bornchiolitis)을 두 번째로 많이 일으키고 어린아이들에게 또한 급성 폐쇄성 후두염(croup)과 폐렴(pneumonia)을 일으킬 수 있다. RSV는 또한 영아에서는 폐렴을, 어른에게는 독감유사 증상을, 노인이나 장기이식을 받는 환자들에서는 폐렴과 관련된 급성 세관지염을 일으킬 수 있다. *Pneumovirus*아과의 *Pneumovirus*속에 분류되는 바이러스는 조금 더 복잡한 유전체와 더 많은 수의 바이러스 특이 단백질을 갖고 있어, 파라믹소바이러스의 다른 3가지 속의 바이러스와 구분이 된다. 그러나 복제의 기본 과정은 이 과의 다른 바이러스의 그것과 유사하다(312쪽 참조). RSV의 외피 단백질에는 두 종류가 있는데, 한 종류는 부착

단백질로서의 기능을, 다른 한 종류는 융합 단백질로서의 기능을 한다. 그러나 홍역바이러스와 마찬가지로 RSV는 뉴라민분해효소 활성을 갖지 않는다. RSV는 콧물에 의해, 또는 오염된 손에 의하여 바이러스가 코나 입으로 전달되어 전염된다. 반복적인 감염도 흔히 일어난다. RSV나 hMPV 명확한 진단은 오직 실험실에서의 측정 결과를 통해서만 이루어질 수 있는데, 이는 코인두의 분비물로부터 바이러스 배양, RT-PCR에 의한 바이러스 RNA 검출 또는 효소면역기법(ELISA)으로 바이러스 항원을 검출하는 방법 등을 포함한다. 구체적인 RSV의 치료제로는 리바비린이 유일한데, 에어로졸로 투여되며 그 효과는 중간 정도에 머무른다. 주요 예방법은 손을 깨끗이 씻는 것과 감염된 사람과의 접촉을 피하는 것인데, 그 이유는 어떤 백신도 이 두 바이러스들의 감염을 예방할 수 없기 때문이다.

IV. 오소믹소바이러스과

오소믹소바이러스는 외피를 갖는 구형 바이러스로, 분절된 음성가닥 RNA 유전체를 가지고 있다. 이 과의 바이러스는 사람이나 말, 돼지, 그리고 야생 물새를 감염시키며, 인플루엔자의 원인이다. 오소믹소바이러스는 인플루엔자바이러스 A, B, C의 3가지 형으로 나누어지는데, 이 중 A형과 B형만이 의학적으로 중요하다. 인플루엔자바이러스 A형은 동물이 감염원이 된다는 점과 다시 아형으로 나누어지는 점에서 B형과 구별된다. 인플루엔자바이러스 C는 인간에게 중요한 병원균이 아니다.

A. 구조

인플루엔자 비리온은 구형이고, 외피를 가지고 있으며, 다형태성인 입자이다(그림 29.10). 표면으로부터 돌출된 스파이크에는 2가지 형태가 있는데, 첫 번째는 H 단백질이고, 두 번째는 N 단백질이다. [주:이것은 같은 스파이크 단백질에 H와 N 활성을 모두 가지고 있는 파라믹소바이러스와는 대조적이다.] H와 N 인플루엔자 단백질은 모두 삽입 막단백질이다. M(기질) 단백질은 바이러스의 지질막 아래에 존재한다. 나선형 뉴클레오캡시드에 존재하는 RNA 유전체는 8개의 서로 다른 RNA 분절로 되어 있는데, 각각 하나 혹은 그 이상이 바이러스 단백질이 암호화되어 있다. 이 중 6개는 동일한 단백질로 번역된다. 각 뉴클레오캡시드 분절은 바이러스 RNA 뿐 아니라 네 가지 단백질도 포함하고 있다[네 가지 단백질: 주요 뉴클레오캡시드 단백질인 NP, 그리고 NP보다 더 적은 양으로 존재하는 바이러스 RNA 복제 및 합성 관련 단백질인 3가지의 P(polymerase) 단백질을 일컫는다.]

B. 증식

인플루엔자 바이러스는 RNA의 합성과 복제와 관련되는 2가지 특성에 의해 지금까지 언급된 다른 RNA 바이러스와 구별된다. 첫째, 인플루엔자 바이러스의 mRNA 합성과 바이러스 유전체의 복제는 핵 내에서 일어난다. 이것은 다른 RNA 바이러스의 복제가 순전히 세포질에서 일어난다는 점과 대조된다. [주: 이러한 일반화에서 레트로바이러스는 예외가 된다(295쪽 참조).] 둘째로, 진핵세포 RNA 중합효소 II(PolII)전사체(mRNA)의 합성을 저해하는 악티노마이신 D(actinomycin D)와 α-아마니틴(α-amanitin)과 같은 화합물은 진핵세포의 RNA polymerase II에 의한 mRNA 전사를 억제할 뿐더러, 인플루엔자 바이러스의 복제도 억제한다.

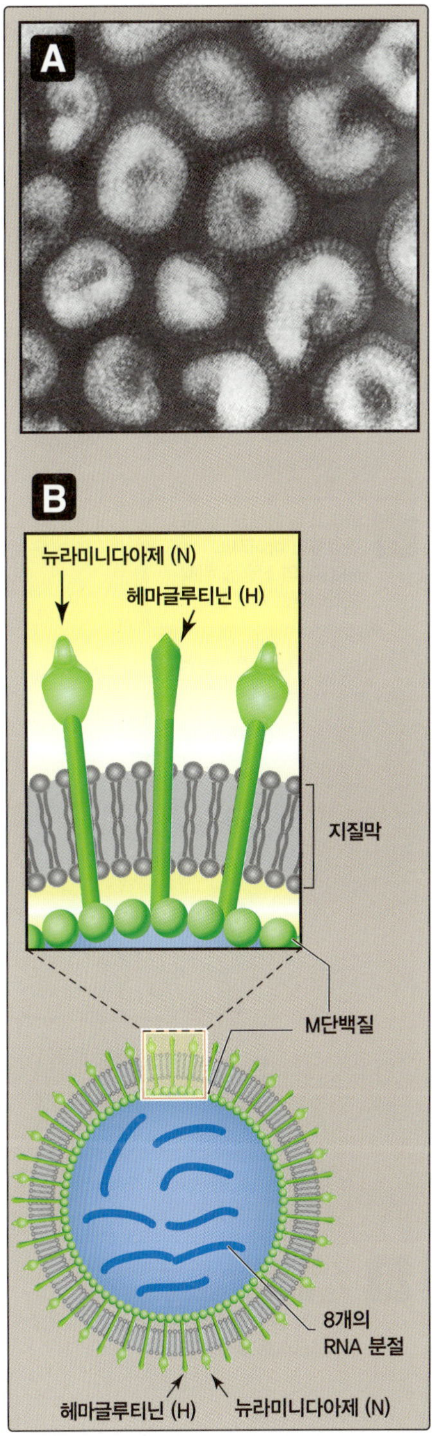

그림 29.10
인플루엔자 바이러스. A: 전자현미경. B: 표면으로부터 생성된 H와 N으로 불리는 외피보유 단백질의 그림이다. M protein: matrix protein.

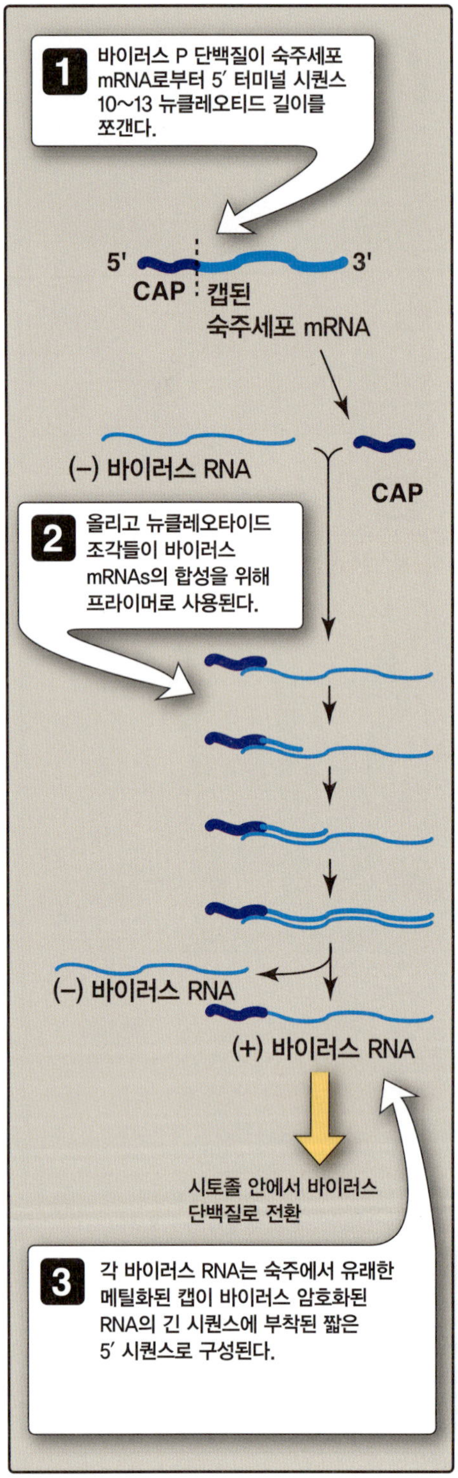

그림 29.11
바이러스의 mRNA 전사 이전의 인플루엔자 바이러스에 의한 “Cap snatching”

1. **숙주세포로의 바이러스의 침입:** 인플루엔자 바이러스는 숙주세포의 당단백질 또는 당지질의 시알산 잔기에 부착하여 수용체 매개 세포내 이입(receptor mediated endocytosis)에 의해서 세포 내로 침입한다(그림 23.10). 부착과 융합 기능은 모두 H 단백질과 관련이 있다.

2. **바이러스 mRNA의 합성과 번역:** 뉴클레오캡시드 분절은 세포질 내로 방출되고, 다른 음성가닥 RNA 바이러스들의 경우 마찬가지로 바이러스 RNA 유전체는 mRNA의 합성을 위한 주형으로써 작용한다. 8개의 유전체 분절은 각각 하나의 양성가닥 mRNA 합성을 담당한다. 그러나 인플루엔자 바이러스는 다른 음성가닥 바이러스들과 다음과 같은 점에서 구별된다. 즉, 비리온이 mRNA를 전사할 수 있는 단백질을 이미 가지고 있음에도, 이들 효소는 바이러스 mRNA에 메틸화나 capping을 하는 능력이 없다. 따라서 인플루엔자 바이러스 mRNA의 mRNA의 합성은 “cap snatching”, 즉 바이러스 P 단백질이 이미 핵 내에서 합성, capping, 그리고 메틸화된 초기의 숙주세포 PolII 전사체로부터 5′ 말단의 염기서열(뉴클레오티드 길이가 10~13)을 잘라 내는 것으로 시작된다. 이때, 올리고뉴클레오티드 절편은 바이러스 mRNA의 합성을 위한 시발체로 사용된다(그림 29.11). 그러므로 각 바이러스 mRNA는 RNA의 짧은 5′ 염기서열(여기서는 숙주로부터 유래한 메틸화된 cap이 포함되어 있음)에 더 긴 RNA 서열(바이러스 RNA에 의해 전사된 것이며, 이 서열은 전사되기 전에 원래 유전체 분절과 그 길이가 같다)이 연결된 형태로 구성이 되어 있다.

3. **인플루엔자 바이러스 입자의 조립과 방출:** 일단 바이러스 mRNA가 만들어지고 번역이 되면, NP를 비롯한 3개의 P 단백질은 핵으로 이동하고, 이때부터 8개의 유전체 분절의 복제가 시작되어 자손 뉴클레오캡시드가 조립된다. 그러는 동안, 원형질막의 특정 부위는 바이러스에 의한 변형이 일어나는데, H와 N 단백질의 삽입과 원형질막 안쪽 부분에 M 단백질이 나열되는 것이 이에 해당된다. 뉴클레오캡시드는 핵에서 세포질로 이동하고, 결국 원형질막에서 바이러스에 의해 변형된 부위에 도달하여 이 부분을 뚫고 나감으로써 세포외 바이러스 입자가 형성된다(그림 29.12). 바이러스의 방출은 세포 표면에서 뉴라민산을 잘라내는 N 단백질에 의해 용이해진다.

C. 발병기전과 임상적 중요성

사람에게 있어서 인플루엔자는 콧물로 전염되며, 감염 영역은 호흡기계에 한정된다(그림 29.13). 바이러스 혈증을 나타내거나 다른 장기로 이동하는 경우는 아주 드물다. 호흡상피세포의 파괴는 숙주 면역반응, 그 중에서도 특히 독성 T세포에 의한 것으로 생각된다. 전형적으로 인플루엔자의 발병 징후는 급하게 나타나며, 증상으로 기침과 오한이 발생하며, 곧 고열 및 근육통(순환하는 사이토카인에 의한), 졸림이 수반된다. 콧물 증세는 일반적이지 않으며, 인플루엔자 바이러스 감염과 일반적인 감기는 구분이 된다. 이 질병은 4~5일간 지속되고, 그 후에는 점차 회복된다. 폐렴으로 진행하는 등 가장 심각한 문제가 나타나는 것은 주로 아주 어린아이들, 노인, 그리고 폐 질환이나 만성 심장병을 앓고 있거나 면역 결핍환자의 경우이다. 라이증후군(Reye syndrome)은 소아, 특히 수두나 인플루엔자 B를 앓은 적이 있는 이들에게서 일어나는 드물고 심각한 바이러스 감염 합병증이다. 바이러스성 발열을 낮추기 위해 사용되는 아스피린은 이런 증후군이 나타나는 데 기여한다. 따라서 소아에게 원인불명의 고열이 나는 경우에는 보통 아세트아미노펜을 사용하도록 권장한다.

D. 역학

인플루엔자 바이러스 감염은 계절성이 있어서 10월부터 5월에 가장 많다. 매년 미국 인구의 5~20%가 감기에 걸려 200,000명 이상이 병원에 입원하고 36,000명 이상이 사망한다.

E. 인플루엔자바이러스의 면역

인체가 인플루엔자 바이러스에 감염이 되면, 다양한 바이러스 단백질에 대한 항체가 생성된다. 그러나 면역의 가장 좋은 지표이자 중화기능을 갖는 것은 H 단백질에 대해 생성되는 항체이다. 인플루엔자 바이러스 단백질 항원의 특성은 인플루엔자 바이러스를 분류하는 기준을 제공하기 때문에 중요하다.

1. **형과 아형:** 인플루엔자 바이러스는 내부 단백질, 그 중에서도 주로 M과 NP 단백질에 의해서 A, B, C형으로 분류된다. 즉, 모든 A형 바이러스는 같은 내부항원을 공유하는데, 이는 모든 B형 바이러스가 공유하는 내부 항원과 다르다는 것이다. A형 바이러스만이 아형으로 분류된다. 아형으로 분류되는 기준은 외각 바이러스 단백질과 연관된 항원인 H와 N이다. 사람뿐 아니라 동물 인플루엔자 바이러스까지 고려하여, 16개의 H와 9개의 N 아형에 대해 설명하였다. 따라서 인플루엔자 바이러스의 아형은 H와 N 항원의 독특한 결합에 의해 만들어진다(예, H1N1, H1N2 그리고 H3N2).

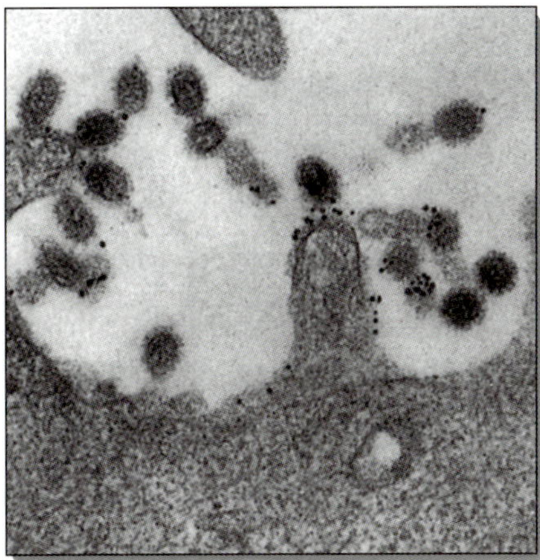

그림 29.12
감염된 세포의 표면으로부터 돌출된 인플루엔자 바이러스

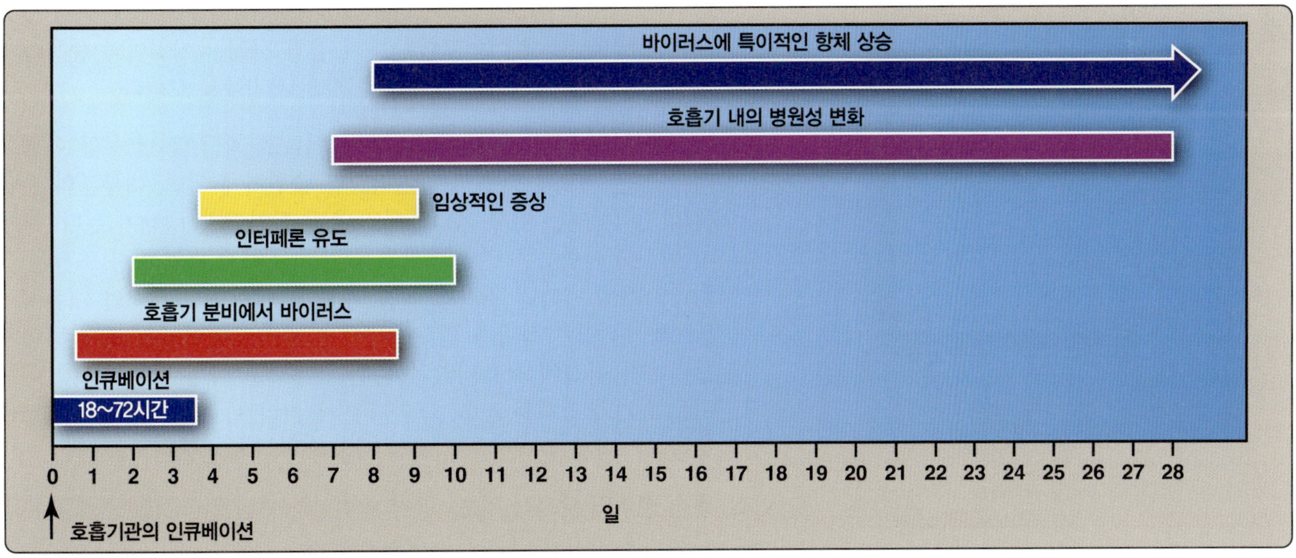

그림 29.13
인플루엔자 A 바이러스 감염의 시간적 경로. 전형적인 감기증세는 초기에 나타나며 후기에는 2차 세균감염으로 인한 폐렴 증상이 나타날 수 있다.

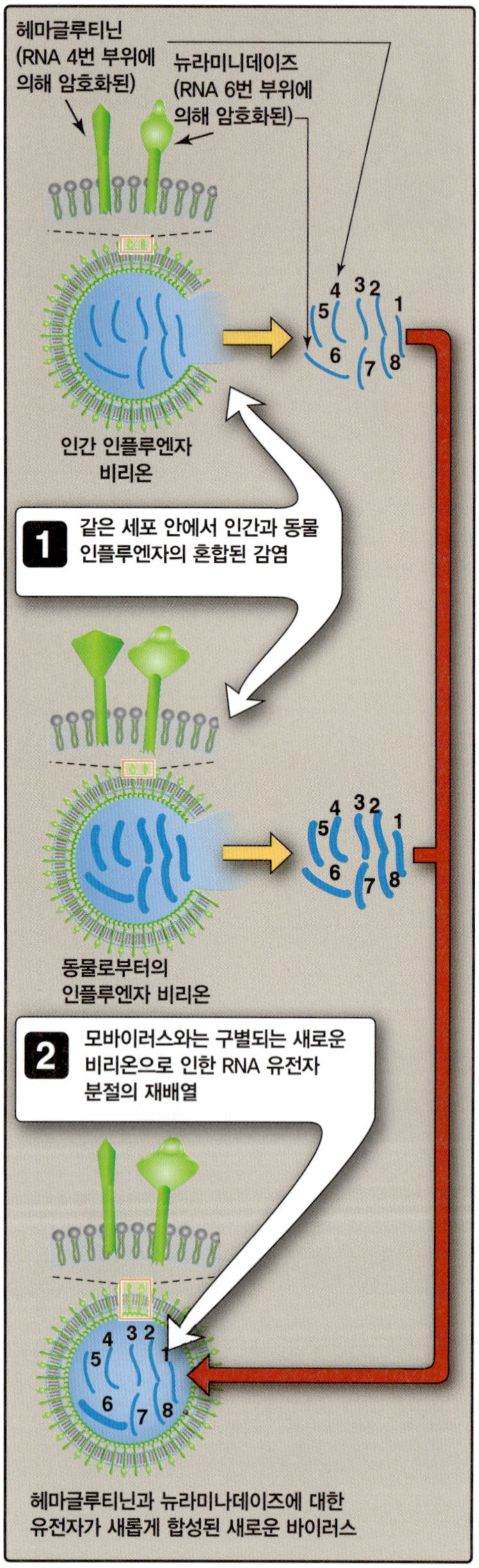

그림 29.14
인플루엔자 바이러스에서 옮겨지는 항원의 메커니즘

2. **인플루엔자 바이러스 항원의 변이성:** 처음 분리된 후로 항원 안정성을 유지하고 있는 소아마비나 홍역 바이러스와는 대조적으로, 인플루엔자 바이러스는 지난 수년간 항원 특성에서, 구체적으로는 H와 N 단백질에 현격한 다양성을 보여 왔다. 항원 소변이와 항원 대변이라는 두 개의 서로 다른 현상이 이러한 관찰 결과의 배후에 있다.

   a. **항원 소변이:** 해마다 H와 N 단백질에 일어나는 작은 항원성 변이를 일컫는다. 항원 소변이는 바이러스 아형의 변화를 수반하지 않는다. 이 현상은 바이러스 RNA의 무작위적 돌연변이, 그리고 H와 N 단백질에서 한 개 또는 소수의 아미노산의 치환으로 쉽게 설명할 수 있다.

   b. **항원 대변이:** 이 현상은 H 그리고/또는 N 단백질 항원 특징의 더 극적인 변이와, 이와 더불어 H1N1에서 H3N2로의 변화와 같은 아형 변화 또한 포함한다(그림 29.14). 항원 대변이가 일어나는 일은 드물며 그 빈도는 약 10~20년에 한 번 정도이다. 예를 들어, 항원 대변이에 의한 것으로 추측되는 새로운 극도의 바이러스 H1N1의 출현은 미국에서 50만 명 이상, 그리고 세계적으로는 2,000만 명이 사망한 1918~1919년에 걸친 세계적 대유행의 원인이었을 것으로 추측된다(그림 29.15). 1957년에 항원 대변이가 또 한 번 일어났고, H1N1은 H2N2 아형으로 대체되었다. H2N2는 1968년에 다시 H3N2로 교체되었고, 1977년 이래로 인플루엔자 A의 다양한 아형이 세계 전 지역에 유행하고 있다. 대부분의 해에서 환자들로부터 인플루엔자 A형과 B형 바이러스 모두를 분리하는 것이 가능하다. A형과 B형 바이러스 모두 항원 소변이를 나타내지만, A형 바이러스만이 항원 대변이를 보인다. H5N1(조류 독감의 한 아형)은 1997년에 인간에게서 처음 분리되었다. 이 바이러스는 닭과 같은 가금류와 밀접하게 생활하고 있는 사람들을 감염시킨다. 한 사람에게서 다른 사람에게 전파되지는 않고, 한 새에게서 다른 새로 전파되는 것으로 알려져 있다(이주를 하는 야생조류 포함). 초기 감염 사례는 아시아와 중동에서 일어났다. 보고된 증례에서 50% 이상의 사망률을 보였다.

   c. **항원 변이의 결과:** 항원 대변이가 일어나고 최근 몇 년 동안 유행한 적이 없는 새로운 아형의 바이러스가 출현하게 되면, 대부분의 사람들의 면역체계는 이 바이러스에 노출된 적이 없는 상태가 된다. 그래서 이러한 사람들은 면역의 보호를 받지 못하게 되고 이런 조건은 그림 29.15에 나타낸 것처럼 독감 유행, 심지어는 세계적인 대유행이 일어날 수 있는 상황을 만드는 것이다. 항원 대변이는 또한 변이가 일어나기 이전에 사용되었던 백신이 새로운 아형 바이러스에 대해서는 효과가 없다는 것을, 그리고 이에 따라 새로운 바이러스 아형을 포함하는 새로운 백신을 신속히 개발해야 하게 됨을 의미한다.

   d. **항원 변이의 분자적 기초:** 항원 대변이와 연관된 극적인 변화는 분절 유전체를 가지고 있는 모든 RNA 바이러스에서 관찰되는 과정인 바이러스 RNA 분절의 재편성으로 인해 나타난다. 재편성이란, 유전적으로 다른 두 종류의 인플루엔자 바이러스에 세포가 감염되었을 때 일어나는데, 이때 양쪽부모 바이러스의 유전체 RNA가 복제되고, 자손바이러스의 일부는 한쪽 부모로부터 받은 유전체 RNA 분절로, 나

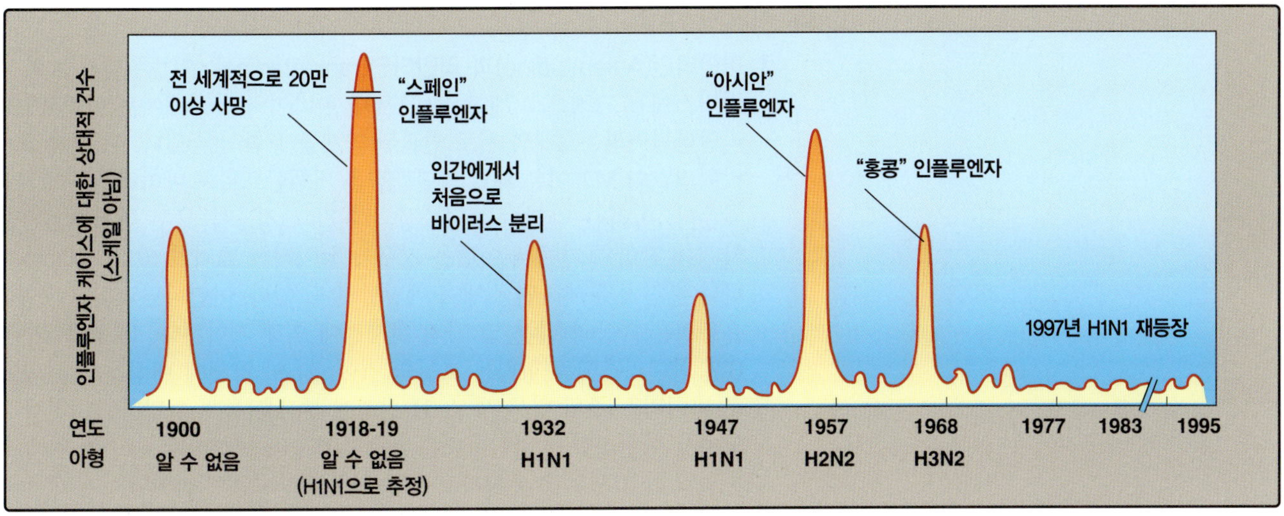

그림 29.15
1900년대에 A형 인플루엔자와 관련된 항원의 움직임과 주요한 발생

머지 부분은 다른 부모로부터 받은 유전체 RNA 분절로 구성된다(그림 29.14). 이런 방법으로, 그 어느 쪽 부모와도 다른 새로운 바이러스가 생성될 수 있는 것이다. 항원 대변이가 일어나는 동안 인플루엔자 바이러스의 RNA 유전체 분절은 8개 모두가 재편성을 거치지만, 항원 대변이가 일어날지 여부가 결정되는 데는 mRNA의 H와 N 단백질(항원 아형을 결정짓는 단백질)을 지정하는 RNA 분절의 재편성이 결정적 역할을 한다. 어떻게 재조합이 일어날까? 인플루엔자 A형 바이러스가 말, 돼지, 그리고 이주성 물새를 포함하는 여러 종의 동물에서 발견되는 것은 이미 알려진 사실이다. 나아가, 서로 다른 조류 종, 그리고 서로 다른 동물종에 감염된 인플루엔자 A형 바이러스 사이(포유류와 조류 사이에서 추출된 경우도 포함)에서 재편성이 일어날 수 있음이 밝혀졌다. 예를 들어, 돼지는 사람과 조류종에 특이적인 인플루엔자바이러스에 의해 감염될 수 있다. 돼지와 조류 그리고 사람이 동시에 생활하는 환경에서는 돼지가 동시에 여러 인플루엔자 아형에 감염될 수 있다. 그러므로 "재조합"은 하나의 숙주 동물(돼지) 안에서 생성될 수 있고, 그 안에서 H와 N 항원은 특정한 조합으로 mRNA를 암호화한다. 그 후에 재조합 바이러스는 사람, 새 그리고 돼지 사이에 퍼져나갈 잠재성을 가지게 된다.

F. 진단

앞서 설명한 독감 유사 증상은 호흡기융합 바이러스 같은 다른 바이러스에 의해서도 야기될 수 있다(314쪽 참조). 그러므로 유행하고 있는 상황일 때를 제외하고는 임상적 근거를 바탕으로 명확한 진단을 내리는 것은 불가능하다. 대부분의 경우, 구체적인 실험실 진단은 실용적이지 않다. 배양에서 비인강 세척물로부터 바이러스를 분리하는 것은 매우 좋은 방법이나 방법이 어렵고 시간 소모가 크다. RT-PCR로 바이러스의 RNA를 검출하는 것이 민감도와 특이도가 좋다. 비인강에서 면봉으로 검체를 확보해 바이러스 항원(뉴라미니다아제 또는 핵단백질)을 검출하는 빠른 방법도 가능하다.

G. 치료와 예방

1. **아만타딘(Amamtadine)과 라만타딘(ramantadine):** 인플루엔자 A형 바이러스에 효과적으로 대항하는 1세대 항바이러스 제제에는 아만타딘과 라만타딘이라는 2개의 서로 연관된 약제를 포함되어 있다. 두 약제 모두 바이러스의 M2 이온 채널 막단백질을 저해함으로써 바이러스의 탈각을 막는다. 이러한 약제는 독감증상의 기간과 정도를 모두 감소시키지만, 약제를 감염 초기에 투여했을 경우에만 이러한 효과가 있다. 증상이 나타나기 전에 투여하면 질병을 예방할 수도 있다. 아만타딘과 라만타딘의 유용성은 다음과 같은 몇 가지 문제점에 의해 제한된다. 1) 인플루엔자 B형 바이러스에 대항하는 효능의 결여, 2) 이 약제에 내성을 갖는 새로운 바이러스 주의 빠른 생성, 3) 신경계 부작용(특히 아만타딘). 현재 미국에서 아만타딘과 라만타딘은 인플루엔자의 예방이나 치료를 위해 추천되지 않고 있는데 유행하고 있는 인플루엔자 A형 바이러스에 대한 이 약의 감수성이 재확인될 때까지는 인플루엔자의 치료나 예방 목적으로 사용하지 않도록 추천되고 있다.

2. **자나미비어(Zanamivir)와 오셀타미비어(oseltamivir):** 인플루엔자 A형과 B형 바이러스에 효과가 있는 2세대 항바이러스 제제에는 자나미비어와 오셀타미비어가 포함된다. 이 약제는 인플루엔자 A형과 B형 바이러스 모두에 있는 바이러스 뉴라민 분해효소를 저해한다. 뉴라민분해효소(neuraminidase)는 자손(progeny)바이러스 복제를 위해 필수적인 효소이다. 이 효소는 감염된 세포로부터 바이러스를 방출시키기 위해 glycoconijugates로부터 말단 시알산 잔기를 끊는다. 뉴라민분해효소 저해제는 합병증이 없는 급성 질병을 앓는 성인, 그리고 최대 이틀간 증상을 나타내고 있는 7세 이상의 사람에게 처방된다. 자나미비어는 흡입 투여되어야 한다. 반면에 오셀타미비어는 경구로 투여했을 때 흡수가 잘 되며, 예방(예를 들어, 요양원 내에서 독감이 퍼지는 것을 예방하는 경우)뿐 아니라 1세 이상의 증상을 나타내는 환자의 치료에도 효과가 있음이 증명되었다. 최대의 효과를 위해서는 증상이 나타나기 시작한 지 이틀 이내에 치료가 시작되어야 한다. 예를 들어 증상이 나타난 지 24시간 내에 투여된 오셀타미비어는 통증 지속 기간을 약 2일 정도 줄여주었고, 환자들은 치료를 시작한 지 하루 내에 증상 완화를 느꼈다고 보고한 바 있다.

3. **백신:** 새로운 치료 방법들이 아무리 유용해도, 백신을 대체하지는 못한다. 포르말린으로 불활성화시킨 인플루엔자 바이러스로 구성된 백신이 개발되어 지난 수년간 사용되어 왔다. 백신은 근육에 주사되고 6개월 이상의 사람 모두에게 사용이 허가되었다. 백신주사는 인플루엔자바이러스에 접촉된 사람 모두, 특히 노인이나 아이들 그리고 의료 종사자들에게 추천된다. 백신은 그 당시에 유행하는 특이한 아형의 인플루엔자 바이러스를 모두 포함하는 것이 매우 중요하다. 전 세계에 유행하는 바이러스 주는 각 계절마다 모니터링 되고, 그 다음 해의 백신은 전년 동안에 수집된 주요한 주를 포함시킨다(일반적으로 한 개의 B형 인플루엔자와 두 개의 A형 인플루엔자 주 포함). 2살에서 49살 사이의 사람들에게 사용할 수 있는 희석된 인플루엔자 바이러스 백신도 승인된 바 있다. 그 바이러스는 온도에 민감하고 코처럼 낮은 온도에서뿐만 아니라 기도처럼 온도가 특히 낮은 곳에서도 복제가 일어난다. 특히 어린이들에게

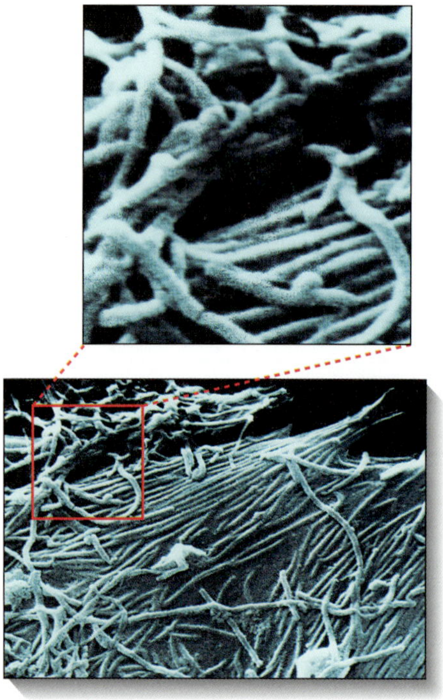

그림 29.16
에볼라바이러스의 전자현미경 사진

H1N1과 H2N3 아형으로 구성된 백신을 비강에 주입하면 점막 면역글로불린 A를 비롯하여 매우 좋은 보호면역을 이끌어 낼 수 있다.

V 필로바이러스과

필로바이러스는 매우 드물게 동물원성 감염을 일으키며 희귀한 형태를 갖는 다형태성 바이러스이다(그림 29.16). 일반적으로 외피를 갖는 긴 필라멘트형 입자로, 분지되어 있기도 한다. 마르부르그바이러스는 아프리카 녹색원숭이의 조직세포배양균을 준비하는 과정에서 극심한 질병 증상을 보이기 시작한 독일과 유고슬라비아의 실험실 직원들에게서 처음 분리되었다. 이 발병 이래로 아주 적은 수의 산발적 발병만이 보고되었고 이는 모두 아프리카에서 발생했다. 에볼라바이러스는 자이레와 수단의 출혈열 환자로부터 분리되었다. 에볼라바이러스와 마르부르그 바이러스는 항원적으로는 연관되어 있지 않다. 에볼라바이러스는 극심한 출혈열의 원인이 되며, 위장관계, 내장 기관, 점막, 피부 등, 넓은 범위에 걸친 출혈이 특징적이다. 사망률은 보통 50%를 넘어서는 수준으로 매우 높다. 사망은 내장기관의 괴사가 원인이다. 비록 이들 바이러스의 자연에서의 감염원은 알려지지 않았으나, 인간으로의 전염은 감염된 원숭이나 다른 동물에게 노출되는 경우, 또는 감염된 환자의 혈액이나 다른 체액에 노출되는 경우에 일어날 수 있다. 이들 바이러스에 의한 출혈열의 발발은 조사기관이나 아프리카 내에서 불규칙적인 시간 간격을 두고 계속해서 일어나고 있다. 실험실에서의 동정을 ELISA법(27쪽 참조)과 같이 항바이러스 항체의 존재를 확인하는 방법으로 할 수 있다. 바이러스를 입수할 수 있을 경우, 그 입자의 형태가 상당히 특징적임을 알 수 있다. 이들에 의한 감염에 대해서는 구체적인 치료 방법이 없다. 감염된 사람이나 검체를 다룰 때에는 철저한 격리 간호법이 필수적이다. 필로바이러스를 다루는 일이 매우 위험하기 때문에, 전 세계에서도 다만 몇 군데의 공인된 연구실에서만 연구되고 있다.

VI. 분야바이러스

분야바이러스과에 속하는 바이러스 중 미국에서 임상적으로 가장 중요하게 다루는 바이러스는 수막염, 뇌염의 원인이 되는 라코세(LaCosse) 바이러스(분야바이러스속), 신장 증후군을 동반하거나 동반하지 않는 유행성 출혈열을 비롯하여 높은 사망률을 보이는 한타바이러스 폐증후군과도 연관된 한탄바이러스(한탄바이러스속)이다. 이 과의 바이러스는 구형의 외피보유 입자로, 비리온의 표면으로부터 돌출된 스파이크를 갖는다. RNA 유전체는 3개의 분절로 나누어져 있으므로, 밀접하게 연관된 바이러스들 사이에서의 RNA 분절 재편성이 가능하다. 절지동물은 분야바이러스과에서 사람에게 전염되는 바이러스의 대부분에 대해 전달체 역할을 한다(그림 29.17). 반면, 한탄바이러스 속에 포함되는 바이러스들은 절지동물 전달체가 없기 때문에, 설치동물의 배설물에서 형성되는 에어로졸 경로로 사람을 감염시킨다. 효과적인 항바이러스제 제는 현재 없다.

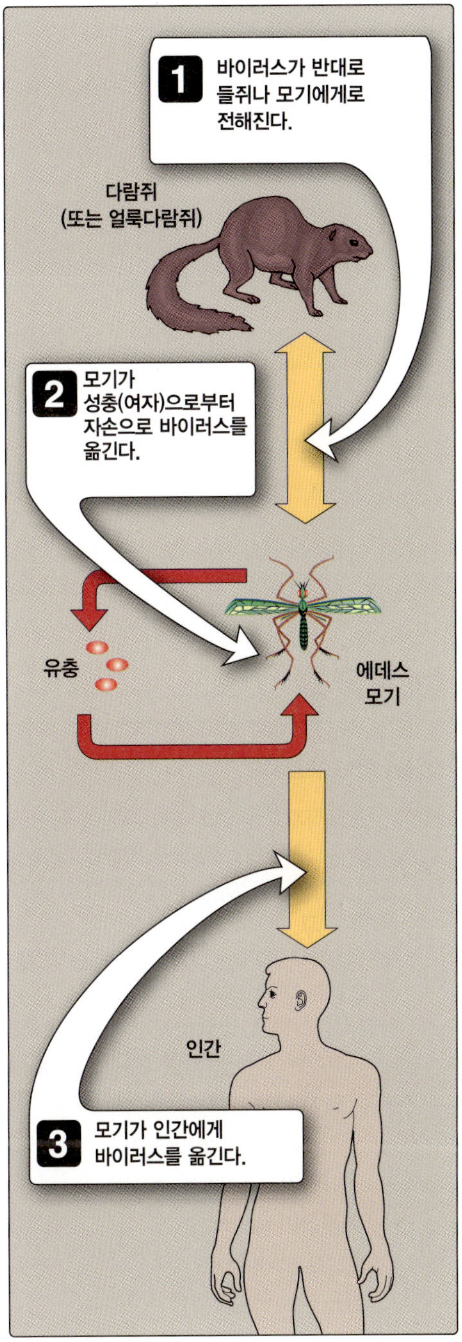

그림 29.17
캘리포니아 뇌염바이러스의 전이

VII. 아레나바이러스

아레나바이러스는 외피를 갖는 구형 입자로, 비리온 안에 나선형 뉴클레오캡시드로 존재하는 2개의 분절 RNA 유전체를 갖는다. 분절된 RNA는 둘 다 양

방향성 전사를 하는데, 이는 번역을 위한 정보가 바이러스의 유전체와 상보유전체 RNA 양쪽 모두에 포함되어 있음을 뜻한다. 바이러스 입자는 원형질막에서 출아함으로써 성숙한다. 이 과의 바이러스는 설치류의 만성적 감염과 연관되어 있으며, 사람이 감염되는 경로에는 오염된 에어로졸의 흡입, 바이러스 입자를 포함하는 음식의 섭취, 그리고 감염된 토양에의 상처 노출 등이 있다. 바이러스성 수막염의 원인 림프구성 맥락수막염(lymphocytic choriomeningitis, LCM) 바이러스는 낮은 사망률을 보이는 비교적 경미한 감염이다. 라틴아메리카의 후닌(Junin)과 맞추포(Machupo)바이러스는 각각 아르헨티나과 볼리비아의 출혈열과 관련되어 있으며, 두 질병은 25~30%의 사망률을 보인다. 아프리카의 라사(Lassa) 바이러스의 감염은 증상을 수반하지 않거나 또는 쇼크, 출혈열 그리고 점막의 출혈과 연관된 심각한 감염인 라사열을 일으킬 수 있다. 단 20%의 경우에서만 이러한 다증상이 나타나지만 감염집단에서의 사망률은 15%에 달한다. 리바비린은 Lassa열과 출혈열의 치료에 도움이 되는 것으로 알려져 있다. 그러나 가장 중요한 예방법은 설치류의 절멸이다.

학습 문제

정답을 하나 고르시오.

29.1 한 조류학자가 남아메리카 우림에 살고 있는 새의 몇몇 종들을 연구하기 위해 3개월간 여행을 하고 있었다. 여행한 지 열흘째 되는 날, 그녀는 비정상적이고 공격적인 박쥐에게 손을 물렸다. 그 과학자는 국소 항생제 연고를 바르고, 연구를 계속했다. 4주 후에는 그 과학자는 손에 감각을 잃었다. 그녀는 곧 고열과 경직, 액체를 삼키는 것에 대하 어려움, 침흘림, 방향감각상실들을 경험하기 시작했다. 죽음이 빠르게 다가왔다. 사망 후 그녀의 뇌를 생검한 결과 네그리소체의 존재를 보였다. 이 증상은 _____의 증상과 일치한다.

A. 캘리포니아 뇌염바이러스
B. 한타바이러스
C. 에볼라바이러스
D. 광견병바이러스
E. 림프구성 맥락수막염 바이러스

정답 = D. 광견병바이러스는 보통 감염된 동물에게 물림으로서 감염되고, 그 여자가 경험했던 그 증상은 광견병의 증상과 일치한다. 캘리포니아 뇌염바이러스는 절지동물에 의해 감염되고, 뇌막염이나 외염의 원인이 된다. 한탄바이러스는 건조된 설치류의 배설물로부터 에어로졸 형태로 감염된다. 이 바이러스는 유행성 출혈열과 심한 폐감염의 원인이 된다. 에볼라바이러스는 동물에 의해서 전염될 수 있지만, 감염은 심한 유행성 출혈열을 일으켰다. 림프구성 맥락수막염 바이러스는 바이러스성 뇌막염의 원인이 되고, 비교적 사망률이 없는 양성 감염이다. 사람은 오염된 에어로졸을 흡입하거나 바이러스 입자가 포함된 음식물을 먹거나 감염된 흙에 상처가 노출되었을 때 감염된다.

29.2 1918년부터 1956년까지 사람에서 보인 인플루엔자의 유일한 아형은 H1N1이다. 1957년에 H1N1은 H2N2로 교체되었다. 이것은 ______의 한 예이다.

A. 바이러스 방해
B. 표현형 혼합
C. 항원 대변이
D. 항원 소변이
E. 바이러스 형질전환

정답 = C. N 단백질이나 H 단백질 또는 둘 다에서 현저한 항원 변이를 항원대변이라고 부른다. 항원 소변이에서는 이들 단백질의 하나 또는 둘 다에서 항원 변이가 또한 일어나지만 그 변이는 매우 적은 정도이다. 예를 들면 항원 소변이로 인하여 H 단백질이 항원적 변이가 일어나도 H1은 H1으로 유지된다.

이중가닥 RNA 바이러스: 레오바이러스속

30

I. 개요

레오바이러스과에서 의학적 중요성을 갖는 유일한 속은 로타바이러스로, 극심한 바이러스성 장염(주로 신생아와 유아에게)을 일으키는 원인이 된다(그림 30.1). 레오바이러스과에 속하는 바이러스는 구형이고 외치가 없는 입자로, 이십면체 구조이다. 바이러스 유전체는 10~12개의 이중가닥 RNA 분절로 되어 있다. 비리온은 양성가닥 RNA 전사를 위해 필요한 모든 효소를 가지고 있으며, 전사의 결과물은 결국 캐핑과 메틸화를 거친다. 레오바이러스의 복제는 처음부터 끝까지 세포질 내에서 일어난다. "레오바이러스(reovirus)"라는 이름은 호흡기, 장관 고아바이러스(respiratory and enteric orphan virus)의 머리글자를 딴 것이다. 비록 고아바이러스는 일반적으로 '그 어떤 질병도 일으키지 않는 바이러스'를 일컫지만, 레오바이러스의 경우는 더 이상 이 설명에 맞지 않는다. 초기에는 에코바이러스도 고려 대상이었으나(283쪽), 곧 여러 종류의 임상적 증후군을 일으키는 것으로 밝혀졌다. 그러므로 적어도 바이러스에 있어서의 "고아"라는 개념은 임시적 상태에 불과할 수 있다.

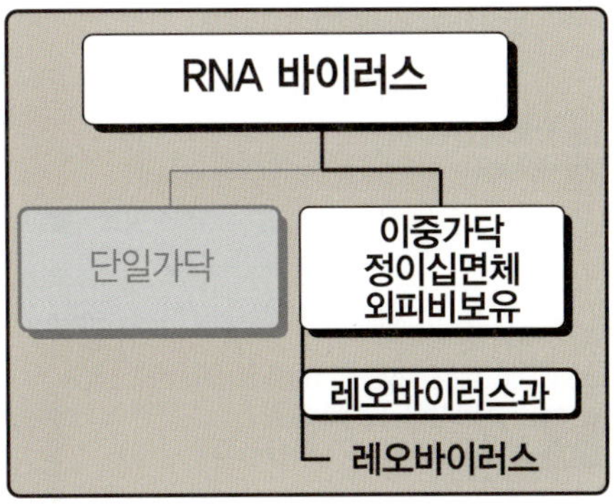

그림 30.1
이중가닥, 외피비보유 RNA 바이러스의 분류

II. 로타바이러스속

포유류에 속하는 여러 종에서 발견되는 로타바이러스는 보통 넓은 범위의 숙주를 가지고 있다. 로타바이러스는 다른 레오바이러스와 구분되는 형태학적인 특성을 가지고 있다. 즉, 바퀴와 같은 모양으로, 바퀴살이 중앙에서부터 매끈한 바깥 테두리로 빠져나가는 형태를 갖는다(그림 30.2). 입자 하나하나는 또한 비리온의 바깥 표면을 내핵부와 연결하는 채널이 여러 개 존재한다. 이러한 채널은 RNA 전사에 필요한 기질의 유입과 새롭게 합성된 RNA 복제물의 방출에 관여할 것으로 추측되고 있다. 세포질에서 비리온 입자가 완전하게 침입하지 않은 상태로 바이러스 복제가 일어나기 때문에 이 채널은 필수적이다.

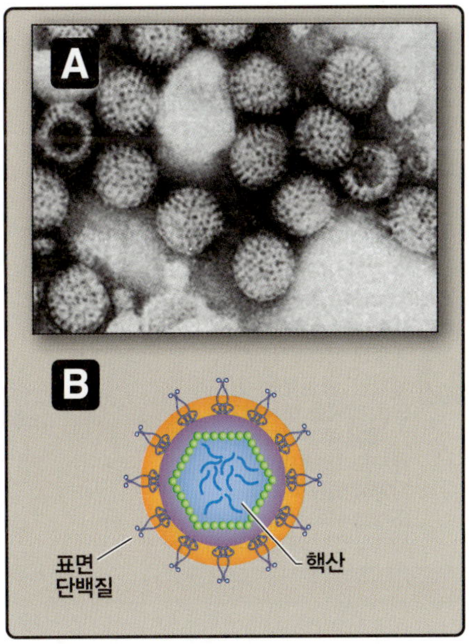

그림 30.2
로타바이러스의 구조

A. 역학

로타바이러스는 7개의 혈청형(A부터 G까지)으로 나누어지며, 이 중 사람에게 전염병을 일으키는 가장 중요한 혈청형은 A군이다. 로타바이러스의 전파는 분변-구강경로를 통해 일어난다. 계절에 따라 두드러지게 감염 빈도수가 다르게 나타나며, 미국에서는 1월에서 3월에 가장 많이 발생한다. 감염성을 갖는 입자가 비교적으로 안정적이므로, 다양한 표면에서 장기간 생존할 수 있다. 영, 유아(2살까지)에게 발생하는 심한 설사 증상 중 약 50%의 증례가 로타바이러스 감염에 의한 것이다.

B. 바이러스 복제

로타바이러스는 숙주세포에 부착하여 침투한 뒤에 리소좀에서 부분적으로 탈각된다. 로타바이러스의 유전체는 11개의 선형 이중가닥 RNA 분절을 가지고 있으며, 각각은 한 개의 단백질에 대한 정보를 담고 있다. 한 세포가 두 개의 서로 다른 로타바이러스에 의해 감염되는 경우에는 RNA 분절의 재편성(318쪽)이 일어날 수 있다. 바이러스 입자는 5′캡을 갖는 양성가닥 RNA 전사결과물 합성에 필요한 효소(RNA 의존성 RNA 중합효소와 같은 것)를 갖고 있다. 이러한 양성가닥 RNA는 mRNA 기능뿐만 아니라 음성가닥 RNA 합성의 주형 기능을 한다(그림 23.14 참조). 음성가닥 RNA가 만들어지면, 그것은 자신의 원본인 야성 주형과 연결된 상태를 유지하여, 비리온 내에 포장된 이중가닥 RNA 분절의 형태를 띠게 된다. 로타바이러스는 막을 통한 출아가 아니라 세포 용해에 따른 방출을 하며, 이로써 외피의 부재가 설명된다. 그림 30.3에서 로타바이러스 복제에 대해 자세히 설명하고 있다.

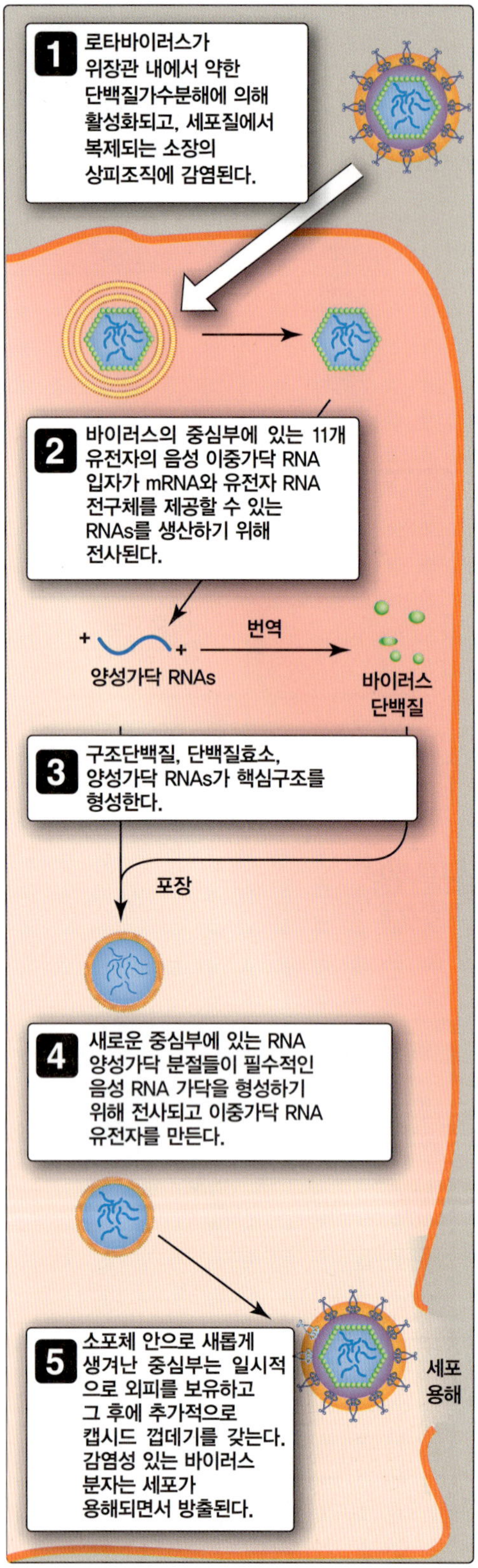

그림 30.3
로타바이러스의 복제

C. 임상적 중요성

소화기관에 침입하면, 로타바이러스는 소장, 그 중에서도 주로 공장(jejunum, 그림 30.4)의 상피세포를 감염시킨다. 로타바이러스가 소장까지 갈 수 있는 이유는 위의 산성 pH에 대해 저항성이 있기 때문이다. 잠복기는 보통 48시간 이하이다. 감염 시 증상은 거의 나타나지 않기도 하나, 약한 설사와 구토에서부터 심하면 혈액이 섞이지 않은 묽은 설사를 심하게 하여 탈수와 전해질 부족 증세를 나타낼 수도 있다. 로타바이러스 감염 건수는 전 세계적으로 대부분 비슷하게 분포되어 있으나, 감염의 결과 양상은 지역적으로 상당한 차이가 있고, 영양실조는 감염의 심각성을 크게 증가시킬 수 있다. 예를 들어 미국의 경우, 유아 인구 전체의 90% 이상이 3~4세의 연령이 될 때까지 로타바이러스에 대한 항체를 갖으며 어린아이들의 사망률이 낮은데 그 이유는 증상이 심한 환자들은 보통 입원을 통하여 체액과 전해질의 부족을 바로 해결해주기 때문이다. 재감염된 어른의 경우 평생에 걸쳐 얻어진 면역력으로 훨씬 가벼운 증상을 갖게 된다. 모유수유를 받은 아기도 가벼운 증상만 보인다. 하지만 의료시설이나 의료진이 부족한 개발도상국이나 개발지역은 사망률이 상당하다: 세계적으로 로타바이러스로 인한 사망은 연간 백만 명 정도로 추산된다.

D. 실험실 동정

심한 설사나 탈수, 전해질 부족에 대한 원인은 여러 가지가 있을 수 있다. 따라서 임상적 근거만으로 최종적인 진단을 하는 것은 불가능하다. 다른 바이러스성 감염의 경우와 같이 로타바이러스의 동정은 대변 검체에서

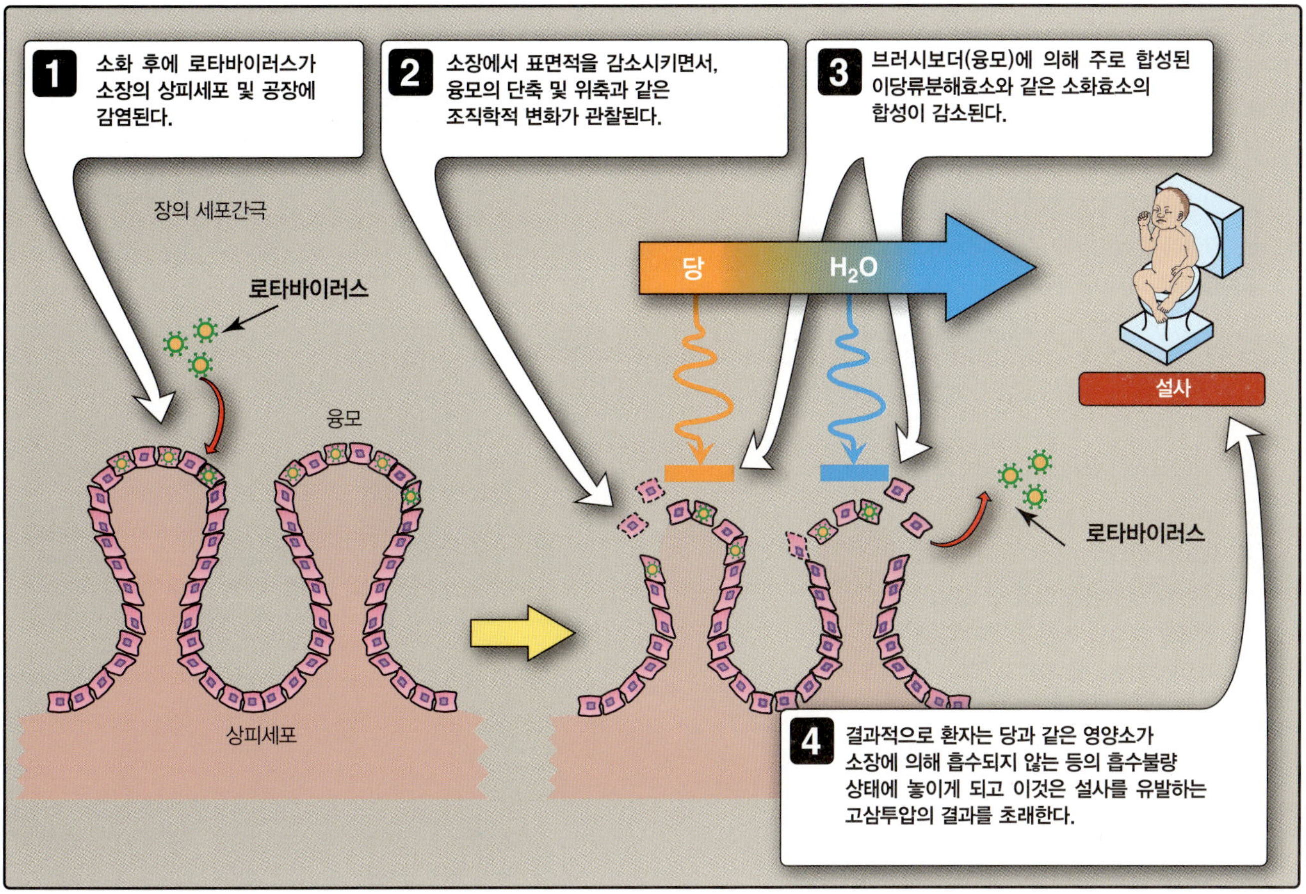

그림 30.4
로타바이러스에 의한 설사의 기전

효소면역학적 방법에 의해 바이러스 캡시드의 항원을 검출하여 확인한다(27쪽 참조). 환자의 혈청 내 항바이러스성 항체 농도의 증가를 확인하여 진단할 수도 있다. 의례적으로 시행되는 진단법은 아니나, 로타바이러스가 특징적 외형을 갖는 다른 점을 활용하여 전자현미경으로 분변 검사를 하여 바이러스 확인에 도움을 줄 수 있다(그림 30.2).

E. 치료 및 예방

로타바이러스 감염 치료에 적절한 구체적인 항바이러스제는 없다. 가장 중요한 임상적 치료는 체액과 전해질을 빠르고 효과적으로 보충해 주는 것으며, 이는 주로 정맥주사를 통해 이루어진다. 또한 개발도상국에서 이용할 수 있도록 체액과 전해질을 보충하기 위한 경구제제도 생산되고 있다. 살아 있는 바이러스를 약화시켜 만든 두 개의 새로운 경구 백신(약독화 생백신)은 영아의 심한 로타바이러스성 위장염 예방에 상당한 효과가 있으며, 중적장(장의한 부분이 다른 부분에 겹쳐 들어가는 것)에 대한 위험성 증가와 연관이 없는 것으로 밝혀졌다. 로타바이러스의 감염을 예방하기 위해서는 공중위생의 개선이 필요하다.

학습 문제

정답을 하나 고르시오.

30.1 로타바이러스 감염과 관련된 전형적인 의학적 증상은?

A. 청소년에게 심한 위장염이 발생한다.
B. 영아에게 심한 세기관지염(bronchiolotics)이 발생한다.
C. 영, 유아에게 구역질, 구토, 설사가 발생한다.
D. 심한 마비증상이 발생한다.

정답 = D. 로타바이러스가 감염되고 위장 내 소화관(tract)에서 복제되어 일반적으로 영아와 아주 어린아이들에게 영향을 미친다. 비록 로타바이러스의 감염이 전세계적인 것으로 보이지만 대부분의 사망률을 보이는 곳은 개발도상국이나 좋은 의학적 치료(예, 체액과 전해질 치료)가 불가능한 곳이다.

30.2 로타바이러스가 폴리오바이러스와 다른 점은?

A. 분변-구강 경로를 통해 감염된다.
B. 외피가 없다.
C. 유전적 재편성을 겪을 수 있다.
D. 어떠한 효소도 가지고 있지 않다.
E. 이십면체 구조를 가지고 있다.

정답 = C. 로타바이러스는 분절유전자(segmented genome)를 가지고 있기 때문에 하나의 세포에 두 개의 다른 로타바이러스가 감염된 경우 유전적 재편성과 하나의 parent와 다른 parent의 유전적 분절(segment)을 가진 새로운 바이러스주가 생겨나게 된다. 로타바이러스는 바이러스성 mRNA의 합성에 필요한 효소를 가지고 있다. A, B, D, E: 폴리오 바이러스와 로타바이러스의 특징에 차이점이 없다.

30.3 로타바이러스 감염 시 진단은?

A. 거의 대부분 기초적인 의학적 의견상 알 수 있다.
B. 분변에 있는 바이러스 껍질 부위의 항체를 검출하여 알 수 있다.
C. 일반적으로 적절하게 처리된 분변샘플의 전자현미경 관찰을 통해 알 수 있다.
D. 역학적인 근거를 통해서만 알 수 있다(예, 전염병이 있을 경우).
E. 특이 항체치료가 가능한 빨리 시작되어야 하기 때문에 빨리 진단해야 한다.

정답 = B. 로타바이러스의 감염은 효소면역반응 분석법에 의해 분변에서 바이러스 항원의 검출로 쉽게 알 수 있다. 비록 전자현미경을 통한 진단이 가능하지만 그것은 일반적인 방법이 아니다. 의학적 표시(presentation)만으로 진단하는 것은 충분하고 적절하게 진단할 수 없고 로타바이러스 감염에 대한 특이적 항바이러스성 치료를 할 수 없다.

30.4 로타바이러스 감염 시 적절한 치료는?

A. 체액과 전해질을 대체해 준다.
B. 막 융합을 타깃으로 하는 항바이러스 제제
C. 메트로니다이졸
D. 역전사를 타깃으로 하는 항바이러스 제제
E. 단백질 분해과정을 타깃으로 하는 항바이러스 제제

정답 = A. 로타바이러스 감염에는 특별한 항바이러스 치료가 없다. 가장 효과적인 치료로는 간단히 체액과 전해질을 주입하는 것이다. 로타바이러스는 막으로 싸여 있지 않아서 막의 융합도 일어나지 않는다. 메트로니다이졸은 혐기박테리아와 몇몇 기생충 감염 시에 치료제로 사용된다. HIV와 다르게 로타바이러스는 바이러스 변이에 필요한 역전사효소 및 단백질분해제를 가지고 있지 않다.

비통상적 감염체

31

I. 개요

"비통상적 감염체"는 명확한 전염성 있는 감염체로, 바이러스와 공통된 몇 가지 특성이 있지만 고전적인 바이러스의 정의에 맞지 않는다(그림 31.1). 이런 고도의 비통상적 감염체인 프리온(prion)은 전염성 해면뇌병증(transmissible spongeform encephalopathy, TSE)을 일으키는 것으로 알려져 있다. 이런 뇌병증들은 감염이 안된 동물과 사람에 전염될 수 있다. 일차적 질환 증상인 뇌병증은 뇌염과 구별되어야 한다. TSE는 특징으로 명확한 염증의 징후가 없지만, 뇌염은 염증과 백혈구의 침윤이 있다. 사람에게 생기는 TSE는 쿠루(kuru), 크로이츠펠트 야곱병(Creutzfeldt-Jacob disease, CJD), 게르스트만 슈트라우슬러 샤잉커병(Gerstmann-Straussler syndrome, GSS), 치명적 가족성 불면증(fatal familial insomnia, FFI) 등이다. 동물의 중요한 TSE는 양의 면양떨림병(스크래피, scrapie), 소의 해면뇌병증[bovine spongeform encephalopathy, BSE; 흔히 광우병(mad cow disease)이람 함], 만성 소모성 질환(사슴류나 뿔이 큰 사슴류에서 발견됨) 등이 있다. 조직학적으로 이러한 질병의 특징은 신경돌기나 회질에 해면상의 공포화(vacuolation)를 보인다. 그리고 특이 단백질(프리온단백질, Pr; 그림 31.2)이 축적되며 어떤 경우에는 PrP로 구성된 세포외 아밀로이드플라크(amyloid plaque)가 뇌에 쌓인다. 이 질병은 때로는 전염성 아밀로이드증(transmissible amyloidosis)이라 한다.

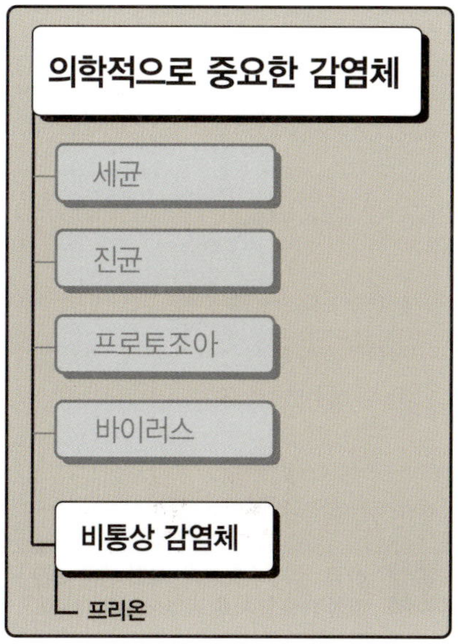

그림 31.1
비통상 감염체 분류

II. 프리온

양에게 스크래피를 일으키는 감염체를 여러 정제과정을 거친 후에 과학자들은 놀랐는데, 이유는 감염체가 핵산과 관련된 것이 아닌, 단일 단백질종과 관련이 있어서이다. 이 감염성 단백질을 프리온 단백질이라고 하였다. 이 프리온 단백질은 단백질분해효소에 의한 분해에 저항하며 감염성이 있을 때는 다른 질병의 뇌에서 발견되는 아밀로이드와 유사한 불용성의 원섬유 응집체(fibril aggregate)를 만들기도 한다.

A. 정상 포유류 뇌에 있는 프리온 단백질(PrP)

비감염성 PrP는 감염체의 PrP와 아미노산과 유전자 염기서열이 같으며, 정상 포유류 뇌의 신경세포와 신경교세포의 표면에 있다. 이것을 PrPc(세포의 프리온 단백질)라 한다. 비감염성 PrPc의 세포내 기능은 모르지만, 다양한 포유류 종에서 아미노산서열이나 유전자 염기서열이 약간의 차이를 보이며, 고도로 보존되어 있다. 최근에 야생형 단백은 신호전달과 금속 항상성에 가능을 보인다는 증거가 있다. 정상의 단백질 또는 감염성이

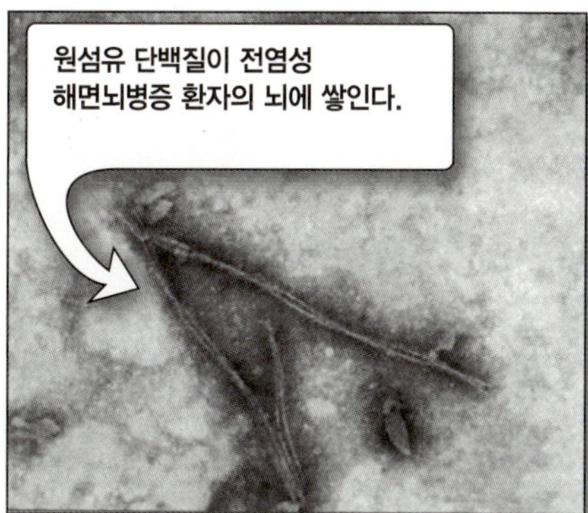

그림 31.2
원섬유 프리온 단백질의 전자현미경사진

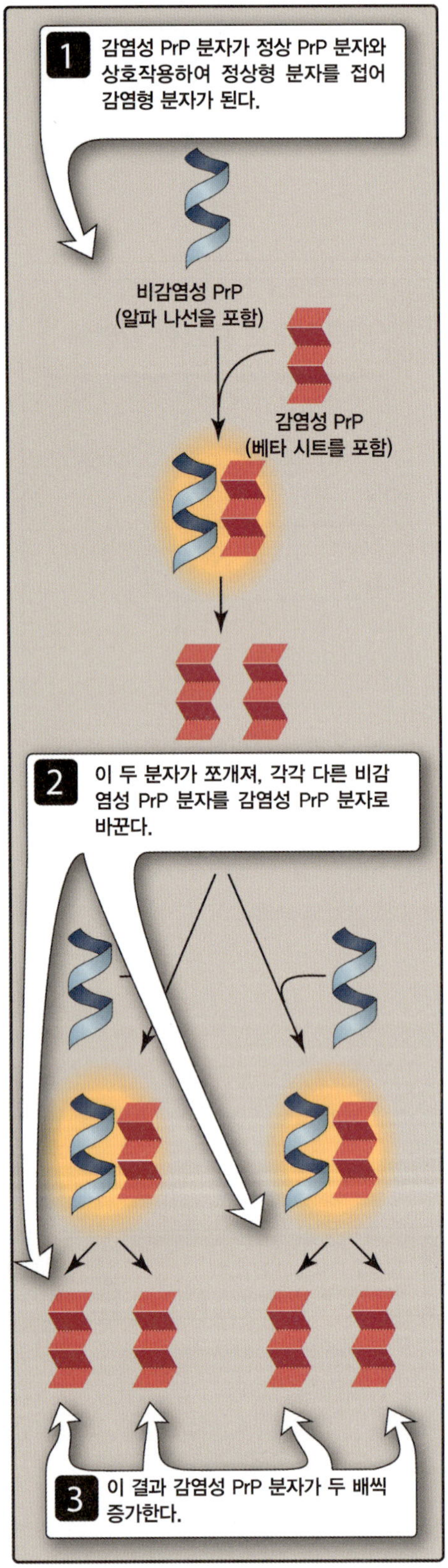

그림 31.3
감염성 프리온 단백질(PrP)의 가능한 "증식" 기전

있는 단백질의 일차구조와 번역 후 변형은 밀접하게 관련되거나 같다. 그렇지만 일부의 부위에서 아미노산 한 개가 특이적으로 돌연변이 되면, 외인성 감염에 감수성이 생기며, 정상적인 PrP^C가 감염형(PrP^{Sc})으로 저절로 전환되는 확률을 결정할 수 있다. 감염성이 생기는 핵심은 프리온 단백질의 3차원적 구조에 있다. 비감염성의 PrP^C에 많이 존재하는 α-나선형(α-helix)1가 감염형 PrP^C에서는 β-sheet2로 바뀌어져 있다. 이런 구조적 차이로 감염성 프리온이 단백질분해효소에 의한 분해에 상대적으로 저항성이 있으며, 감염조직에서 정상적인 PrP^C와 구별된다. 이 프리온의 증식 모델을 그림 31.3에 나타난다.

B. 역학

동물들끼리 정상적인 전파경로(예로 스크래피에 감염된 양떼에서 양들 끼리 전파)는 밝혀지지 않았다. 그렇지만 가축의 여러 질병은 명백히 그 질병이 걸린 다른 병든 동물로 만든 사료 섭취로 전염된 것이다.

1. **소 해면뇌병증(bovine spongeform encephalopathy, BSE):** 흔히 광우병이라 하는 BSE은 영국의 소에서 생겼는데, 원인으로 감염된 양과 소의 신체부분로 제조된 사료에 의해서 발생하였을 것으로 추정된다. 이러한 발생으로 인해 명확히 질문한다면 감염된 소의 BSE가 사람에게로의 전파 여부다. 원래 사람에게 전염될 위험이 무시할 수준으로 생각했으나, 영국의 CJD[지금은 변종 CJD ('variant'의 vCJD)라 함]를 앓는 아주 젊은 환자에서 얻은 조직학적으로 명확한 감염성 물질을 연구하면서, 동물에서 사람으로 전파가 실제 일어날 수 있음을 알게 되었다. 증상이 나타나는 잠복기가 4년에서 40년으로 다양해, BSE가 일으키는 잠재적인 유행병의 가능성은 알 수 없다.

2. **쿠루(Kuru):** 쿠루는 TSE가 사람에서 사람으로 전파되는 예이다. 이 쿠루는 부족의 제사의식으로 식인풍습이 있는 뉴기니의 한 부족에서 부족의 제사를 준비하는 동안에 쿠루를 앓고 있던 사람의 뇌 조직인 감염원에 노출되어 감염되는 질병이다. 오염된 뇌조직을 먹거나 감염된 조직을 다루다 상처난 피부를 통하여 옮을 수 있다. 1950년대 후반에 식인풍습이 멈추면서 질병도 사라지고 있다.

3. **크로이츠펠트 야곱병(Creutzfeldt-Jacob disease, CJD):** 더 일반적으로 중요한 점은 크로이츠펠트 야곱병(CJD)의 병원 전파(의료 시술로 의도성이 없이 생긴) 사례가 보고된 것이다. 예로 CJD로 사망한 사람의 프리온에 오염된 인간 뇌하수체 유래 성장호르몬(pituitary-derived growth hormone)을 사용한 경우다. 이외, 각막 이식, 오염된 뇌전극의 이식과 수혈로 인한 질병의 전파 증례가 있다. 그러나 아직까지 태반을 통과하거나 사람간의 접촉으로 전파된 증거는 없다. CJD의 약 15%는 PrP의 돌연변이에 의하여 이 질병이 유전된다. 그렇지만 대부분의 CJD 증례는 산발적(sporadic)으로 오며, 원인 불명이다(즉, CJD에 노출된 것을 모르거나 돌연변이 없이 생긴다). 산발성 CJD는 발생률은 (대략, 백만 명당 1~2명) 낮지만 PrP의 돌연변이가 있는 가족에서 돌

연변이가 실제 있을시 약 50%에서 100%가 발병한다. CJD와는 달리 GSS나 FFI로 분류된 증례는 모두 특이 PrP 돌연변이 유전이 연관 있다. 이 질병이 유전되기도 하지만, 이런 환자의 뇌조직은 감염력이 있다. PrP^C 유전자 적중 생쥐는 정상으로 보이나 프리온 감염에 면역성이 있다.

C. 병리

프리온을 섭취하거나 프리온에 대뇌 밖 조직이 노출시, 림프망상조직 내 소포성 가지세포와 비장에서 꽤 증식하지만, 중추신경계(central nervous system, CNS)를 침입해야 전형적인 임상증상을 보인다. 비정상적인 PrP^{Sc}가 축적되어 나타나는 병리적인 결과의 근거는 아직 모른다. 환자 뇌조직의 특징은 신경의 세포질 소낭에 아밀로이드 원섬유(amyloid fibril)의 형태로(그림 31.2 참조), 또한 세포 밖의 아밀로이드 플라크(amyloid plaque)의 형태로 비정상적인 PrP^{Sc}가 축적되는 것이다. 게다가, 신경 내에 광범위한 공포화(vacuolation), 신경 손실, 성상교세포(astroglia)의 증식 등이 나타난다. 광범위하게 파괴되면 회질이 조직표본에서 특징적인 해면모양으로 나타나게 된다. TSE의 아밀로이드 플라크는 알츠하이머의 아밀로이드 플라크와 유사하지만 알츠하이머 아밀로이드 β-단백질 전구체의 유전자와 PrP 유전자는 다른 염색체에 있으며 두 유전자 사이에는 염기서열이나 아미노산의 상동성이 없다. 최근에는 이 두 단백질이 물리적으로 서로 작용하여, 신경에 동일 신호전달 또는 수송경로에 기능을 한다고 알려져 있다.

D. 임상적 중요성

전염성 해면뇌병증(TSE)은 궁극적으로는 치명적인 진행성 신경 퇴행성 질병으로 사람과 많은 동물종에 감염되는 질환군을 말한다. 질병의 진행은 기본적으로 모든 TSE가 같지만, 임상적 증상과 조직 병리학적 양상은 다르다. TSE는 또한 통상적인 감염질병과 유사한 점이 있지만 차이점은 매우 크다(그림 31.4).

1. **유전적 TSE의 분자적인 기초:** 각각의 유전성 TSE에서 PrP 유전자에서 특이적인 아미노산이 하나 치환되었거나 뉴클레오티드 반복서열의 삽입이 발견된다. 이것은 감염형의 구조로 바뀔 확률을 크게(10^6배) 올릴 것으로 생각된다. 저절로 생기는 산발성 질환(즉, 이것은 감염성 소재에 노출된 적 없고, 돌연변이 된 PrP 유전자가 유전이 안된 경우)에서는, 변형된 단백질의 접힘이 낮은 확률로, 무작위로 생긴다고 제시된다. 중요한 점은, 이렇게 구조가 바뀌면 비정상적인 PrP^{Sc}는 증식할 수 있으며, 감염체의 특성을 갖는다. 그렇지만 특정 부위에 아미노산이 치환되면 감염에 취약해진다고 알려져 있다.

2. **주요 증상:** 모든 TSE는 PrP 단백질이 축적된다. 유전형에서 각 PrP^{Sc} 돌연변이는 특징적인 임상적 표현형과 연관된다. 예로, CJD의 가장 뚜렷한 특징은 치매가 빠르게 진행되고, 행동장애를 보여, 1년 안에 사

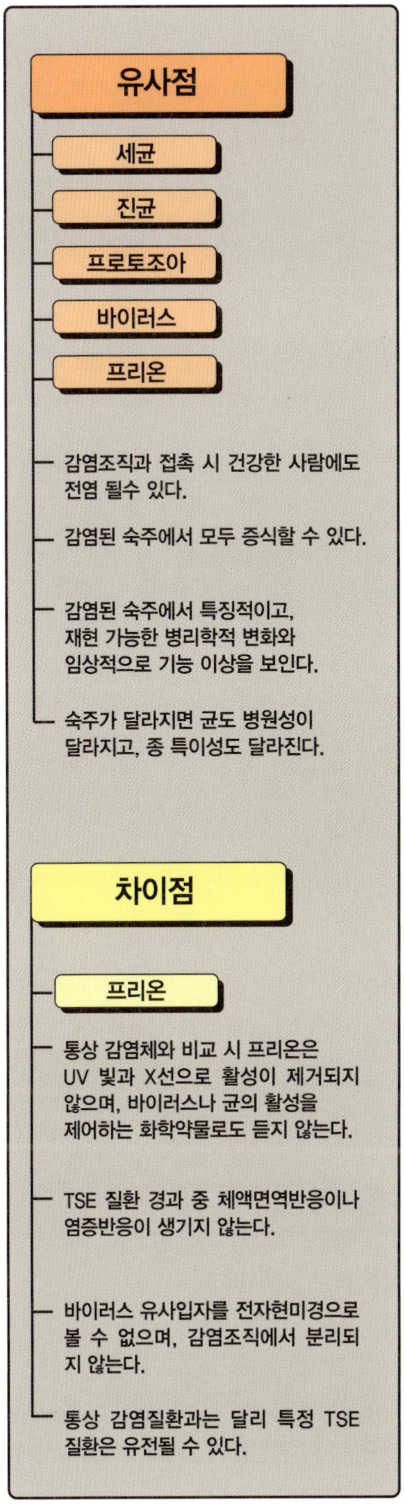

그림 31.4
통상적 감염체와 비통상적 감염체의 유사점과 차이점

망한다. GSS는 운동실조가 훨씬 뚜렷하며 2년에서 6년 내에 사망하게 된다. FFI 또한 일 년 이내에 사망하며 조절할 수 없는 불면증의 증상이 더 있다. 발병하는 나이에는 약간의 차이가 있지만 모든 사람의 TSE(BSE와 관련된 변종 CJD를 예외로)는 비교적 인생의 후반기 즈음에 생기며 주로 40세에서 60세 사이에 생긴다.

E. 실험실 동정

임상적 근거로 예비진단을 하지만, 다른 치매질환과 약간 겹친다. 혈청과 뇌척수액의 기본 실험실 검사는 보통은 정상이다. 말단림프조직에 감염성의 PrP^{Sc}가 있는 경우에는 뇌의 생검을 할 필요 없이, 분석하기에 충분한 검체다. 그러나 아직까지는 사망 후 뇌조직의 조직병리학적인 검사로만 이 질병을 확진할 수 있다. 야생형 PrPC 단백이 비정상적인 PrPSc로 바뀌는 것은 숙주 내에 철 항상성에 변화와 연관 있으며, 이는 철결합 단백이 TSE 질환의 바이오마커로 사용될 수 있는 가설의 근거가 된다.

F. 치료와 예방

TSE는 거의 치명적이며 현재까지는 병의 경과를 바꿀 치료 방법이 없다. 아주 특이할 정도로 대부분의 살균제에 저항성이 있어 감염성이 억제되지 않으며 감염체의 전파를 막기 위한 일반적인 감염의 조절 및 관리 방법은 비효율적이다. CJD 뇌조직 표본의 오염을 제거를 하기 위해서는 현재 132°C에서 고압멸균하는 방법과 함께 희석하지 않은 차아염소산나트륨이나 1N 농도의 수산화나트륨 용액에 담그는 것이다. BSE가 사람에게 전파될 가능성을 차단하려면, 질환의 징후가 있는 모든 동물은 죽이며, 감염이 우려되는 동물의 내부장기로 만든 동물사료 제조를 금지시켰다.

학습 문제

정답을 하나 고르시오.

31.1 오염된 소고기 섭취로 변형 CJD 증상을 보이는 환자에서 가장 잘 나타날 수 있는 현상은?

A. 소 중추신경계 항원에 대해 특이적인 순환항체
B. 소의 감염체의 DNA 복사본이 질병을 앓고 있는 환자의 중추신경계 조직의 염색체에 삽입
C. 중추신경계 특이 항원에 대한 세포독성 T 림프구가 소와 사람 모두에서 발견
D. 사람의 아미노산 서열이라기보다 소의 아미노산 서열을 갖는 아밀로이드 침착물
E. 소 특이 단백질이나 핵산이나 면역반응이 없음

정답 = E. 조직학적으로 변형 크로이츠펠트 야곱병은 특징이 신경돌기나 회질에 해면상의 공포화(vacuolation)를 보인다. 뇌염과는 달리 전염성 해면뇌병증은 염증반응을 일으키지 못한다. A와 C: 프리온 질병의 중요한 특징은 프리온이나 중추신경계항원에 대한 면역반응이 없다는 것이다. B: 이 감염체의 구별되는 두 번째 특징은 검출될 핵산 유전체가 없다는 것이다. D: 이러한 질병에서 보이는 아밀로이드 침착물은 감염된 숙주의 단백질로 구성되며, 감염원의 단백질로 구성되지 않는다.

제 5 단원
임상미생물학 훑기

임상적으로 중요한 미생물의 요점정리 32

I. 전체 개요

이 책에서 다룬 모든 미생물이 임상적으로 중요하나, 일부 미생물은 미국의 질병 병리 측면에서 다른 미생물보다 좀 더 중요하다. 이번 장에서는 미생물의 형태와 분류를 포함하여 독자의 이해를 돕기 위해 아이콘(icon)을 사용하여 특별히 더 중요한 미생물을 알파벳 순서로 요약하였다. 세균과 바이러스의 분류는 박스(Box)로 나타내었고, 각 박스는 미생물의 일반적인 분류를 나타낸다(그림 32. 1A와 B). 컬러 박스 안에 미생물은 이 요약 장에서 소개할 것이며, 미생물이 속해 있는 세균이나 바이러스의 일반적인 그룹이다(그림 32.1A나 B). 즉 **세균(bacteria)** 표시에 아래 큰 글자 이름은 **속(genus)**이고, 속에 대표적 미생물을 볼 수 있다(예외는 본문에 나와 있을 것이다). **바이러스(virus)** 표시 아래 각 컬러 박스는 **과(family)**를 나타내며 과를 나누는 기준을 나타낸다. [주 : 이번 장에서는 세균과 바이러스만 요약되었으며, 다음 쪽에 나오는 각 미생물 소개하는 화살표 아래에 정리된다. 같은 속이나 과에 속하는 추가적인 미생물은 교과서의 본문에 설명되어 있다.] 이번 장에서 미생물의 순서는 그림 32.2에서 제시되었다.

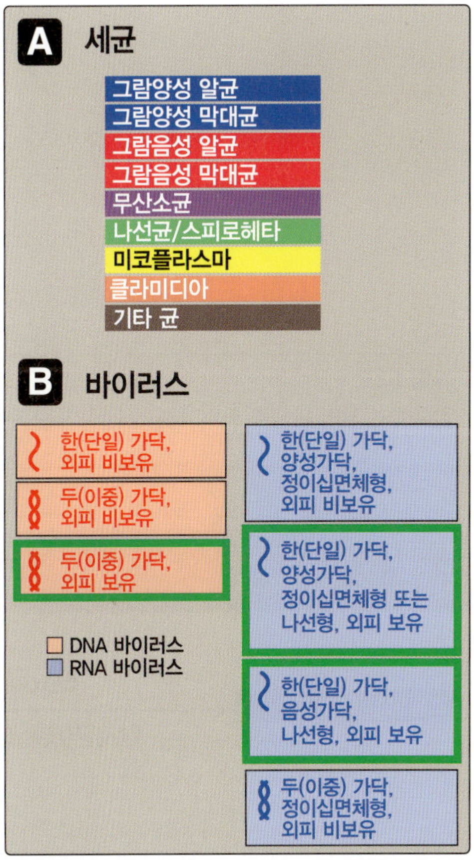

그림 32.1
의학적으로 중요한 세균과 바이러스 군들

그림 32.2
알파벳 순서의 미생물 요약. 해당균은 표시된 페이지를 참조할 것

세균(BACTERIA)

그람양성 막대균 ←

Bacillus species

탄저균(*Bacillus anthracis*)

일반적 특성

- 그람양성
- 끝이 뭉툭한 막대균으로 단균, 쌍균, 때로는 긴사슬 모양
- 내생포자(endospore)를 형성-난형으로 중심에 위치함
- 부동성; 항포식작용을 하는 협막
- 혈액한천배지에 배양

탄저균(*Bacillus anthracis*) 계속

발병기전/임상적 중요성	치료와 예방	실험실 동정

탄저균은 먼저 양, 염소, 말과 같은 가축을 감염시킨다. 감염은 주로 감염된 동물의 제품이나, 우발적인 피부 상처를 통해 접종 혹은 흡입되는 포자가 오염된 먼지가 우연히 생긴 피부상처나 이 먼지를 흡입 시 생긴다. 탄저균 포자는 물리, 화학적 제제에 잘 안죽고, 오염된 목초나 동물사용 기구에서 수년 동안 생존할 수 있다. 탄저균은 2개의 플라스미드에 부호화된 외독소(부종인자와 치사인자)를 만든다. 부종인자는 세포내 cAMP를 올려 심한 부종을 일으키며, 치사인자는 세포의 신호전달을 파괴해 사이토카인 생산을 유도한다. 탄저균 협막(capsule)은 독력을 완전히 나타내는 데 꼭 필요하다.

- **피부 탄저병(Cutaneous anthrax)**

  탄저균이나 발아포자가 피부에 침입 시, 구진(papule)이 생긴다. 이 구진은 통증이 없고, 검고 심하게 부은 "악성 농포"로 빠르게 변하여, 결국엔 딱지(crust)가 된다[괴사딱지(가피): eschar]. 탄저균은 국소 림프절을 침범할 수 있고, 이후 전신으로 퍼져 치명적인 패혈증을 일으킨다. 치료받지 않을 시 피부탄저의 전체 사망률은 약 20%이다.

- **폐 탄저병[pulmonary anthrax("wool-sorter's disease")]**

  탄저균의 포자흡입에 의해 발생되며, 이 질병은 진행 출혈성 폐렴과 림파절염(림프절의 염증)을 특징으로 하며, 치료하지 않으면 100%에 가까운 사망률에 이른다.

- **소화기형 탄저병(Gasterointestinal form of anthrax)**

  탄저병의 흔하지 않은 형태로 포자 섭취가 원인이다. 예로, 탄저균 포자가 든 날고기를 먹거나 부실하게 요리된 고기를 먹어서 생긴다. 이런 식(포자 섭취)으로 동물도 흔히 걸린다.

치료와 예방

- **치료:** 탄저균은 페니실린, 독시사이클린, 시프로플록사신에 민감하다. 그러나 이들 항생제는 피부 탄저병에서 잘 듣는다. 단 감염의 초기과정에서 투약될 때 한한다.
- **예방:** 화학 소독제에 대해 내생포자의 내성이 강하기 때문에, 가압증기멸균법이 유일한 오염 제거 수단이다. 무세포 백신은 고위험도의 작업종사자에 사용된다.

실험실 동정

- 혈액한천에서 배양하며, 탄저균 집락은 크고 회색빛, 비용혈성이며, 집락주변은 불규칙적이다.
- 면역형광법

  직접 면역형광법은 탄저균 동정에 보조로 사용한다.

그람음성 막대균 ← ***Bordetella* species**

백일해균(*Bordetella pertussis*)

일반적 특성

- 그람음성
- 단독으로 혹은 한쌍으로 자라는 작은 구상간균
- 협막이 있음
- 호기성 세균
- 레간-로위 한천배지에서 배양

발병기전/임상적 중요성	치료와 예방	실험실 동정

백일해(pertussis)는 기침에 의한 비말로 주로 전염된다. 균은 외부에서 잠깐만 생존한다. 백일해균은 상부호흡기계에서 섬모가 있는 상피에 붙는다. 균은 다양한 독소와 섬모의 활성을 방해하는 독성인자를 만들어, 결국 세포를 죽인다.

- **백일해("Whooping cough")**

  이 질병 잠복기는 1~3주이다. 이 질병은 두 가지 단계(기)로 나눈다. 1) **카타르기(catarrhal phase)**, 상대적으로 비특이성 증상으로 시작하며 객담이 없는, 마른(nonproductive) 기침으로 진행된다. 2) **발작기(paroxysmal phase)**, 기침이 악화되어, 기침이 발작적으로 나오고 이어 환자들이 숨을 빠르게 들이 쉴 때 "후프(whoop)"소리가 난다. 전형적 점액이 많이 나온다. 3~4주 간의 회복기 동안, 이차 합병증, 즉 뇌병증, 발작, 그리고/혹은 폐렴 등이 생길 수도 있다.

치료와 예방

- **치료:** 에리트로마이신은 백일해 치료의 일차선택약이며, 화학요법제로 필요하며 또한 가족간 접촉을 예방하는 화학요법제로 사용된다. 트리메토프림-술(설)파메톡사졸은 에리트로마이신 치료가 실패할 때 쓰는 대체약이다.
- **예방:** 두 가지 형태의 백신이 현재 사용된다. 그 중 하나는 세포 전체를 죽인 사백신이고 다른 하나는 정제된 백일해 단백질을 포함한 무세포백신. 이 두 가지 모두 디프테리아와 파상풍 변성(유독소)과 함께 백신으로 제조된다.

실험실 동정

- 비인두 검체에서 얻는 백일해균은 선택배지에서 배양할 수 있다. 레간-로위배지와 같은 선택배지에서 균은 아주 작은 용혈성 집락을 보인다.
- 더 빠른 진단은 비인두 검체의 도말 표본에서 백일해균을 찾기 위해 직접 형광 항체를 사용할 수 있다.

나선균/스피로헤타

Borrelia species

라임병균(*Borrelia burgdorferi*)

일반적 특성

- 그람 음성균이나, 염색이 잘 안먹어 다른 방법으로 관찰이 필요함
- 길고, 가느다란, 유연성인, 나선형의 혹은 코르크따개 모양의 막대균
- 운동성이 심함
- 배양이 어렵고 시간이 걸림

발병기전/임상적 중요성

라임병균은 진드기 중 *Ixodes* 속의 작은 진드기에게 물림으로써 사람에게 전염된다. 이 진드기는 적어도 24시간 동안 먹이가 있어야 감염을 일으킬 균을 확보한다. 사슴, 쥐, 다른 설치류, 새들은 스피로헤타에게 병원소와 같은 역할을 한다. 이 균은 사람끼리 전염되지 않는다.

- **라임병(Lyme disease)**

  이 질병의 첫 번째 단계는 진드기에게 물린 3~22일 후에 시작되는데, 특징적으로 홍반과 그 가운데가 투명한 원형의 발진(만성이동홍반: erythema chronicum migrans)이 물린 자리에 나타난다. 감기와 같은 증상이 발진과 같이 올 수 있다. 이 균은 림프나 혈액을 통하여 근골격계, 피부, 중추신경계, 심장, 다른 기관으로 퍼진다. 초기증상의 몇 주에서 몇 달 후에 이 질병의 두 번째 단계가 시작되며 관절염, 관절통, 심장합병증 및 수막염과 같은 신경학적 합병증이 생긴다. 세 번째 단계는 몇 달에서 몇 년 후에 나타나는데 만성 관절염과 진행성 중추신경계 질환이 생긴다.

치료와 예방

- **치료:** 세팔로스포린, 아목시실린, 또는 독시사이클린은 라임병의 초기 단계에서 유용하다. 만약 관절염적 증상이 이미 나타났다면 더 긴 경과를 가진 항생제를 사용한다.
- **예방:** 이전에 허가된 백신은 취소되어 쓸 수 없다. 가장 좋은 예방법은 옷을 입어서 진드기, 곤충에게 피부를 노출하지 않는 것이다.

실험실 동정

- 중합효소 연쇄반응은 체액내의 라임병균 검출에 있어 가장 신뢰있는 검사다.
- 라임병균 감염은 혈청학적으로 진단될 수 있다. 그러나 위양성 반응의 빈도가 진짜 양성반응의 빈도보다 많을 수 있다.

그람음성 막대균

Brucella species

브루셀라 아보르투스(*Brucella abortus*)
브루셀라 카니스(*Brucella canis*)
말타열균(*Brucella melitensis*)
브루셀라 수이스(*Brucella suis*)

일반적 특성

- 그람음성
- 작은 알막대균, 단균이나 쌍균으로 배열
- 협막 없음
- 호기성, 세포내 기생균
- 혈액한천배지에 배양

발병기전/임상적 중요성

브루셀라증은 만성적이며, 동물에게 평생 감염된다. 균은 생식기관(남성과 여성)에 국소 감염되며 균을 많이 흘린다(예를 들어 우유나 소변에). 사람에 전염이 일어나는 것은 보통 감염된 동물조직과의 직접 접촉이나 저온살균을 하지 않은 우유나 유제품을 먹어 발생한다. 사람끼리 전염은 드물다.

브루셀라는 전형적으로 피부의 상처나 위장관을 통해 몸에 침입한다. 브루셀라는 림프계를 거쳐 림프절로 이동한다 그곳에서 균은 살아남고 숙주 포식세포 내에서 증식한다. 균은 후에 혈액을 타고 간, 비장, 신장, 골수, 림프 결절을 포함하는 세피내망계를 포함한 기관에 옮는다. 지질다당질은 주요 독성/발병인자이다.

- **브루셀라증**

  브루셀라증의 증상은 비특이적이며 감기와 비슷(권태감, 열, 땀흘림, 식욕부진, 위장관계 증상, 두통, 요통)하며 우울증이 올 수 있다. 치료를 받고 있지 않은 환자는 파상성 열을 나타낼 수 있다. 브루셀라증은 위장관과 골격계, 신경계, 심장혈관계, 폐 등의 여러 기관계에 생길 수 있다.

치료와 예방

- **치료:** 독시사이클린과 스트렙토마이신 또는 겐타마이신으로 구성된 복합요법은 브루셀라증 치료를 위해 권장된다. 장기간 치료가(예를 들어, 6주) 재발 방지나 합병증 발생을 줄이기 위해 대체로 필요하다.

실험실 동정

- 자세한 병력은 비특이적 증상 때문에 종종 중요하다.
- 균은 혈액과 체액, 조직으로부터 배양된다. 그러나 균 분리는 어렵고 시간이 오래 걸린다.
- 응집항체를 위한 혈청 검사는 진단상 유용하다. 역가가 1:160보다 크고, 상승 시 브루셀라 감염으로 생각할 수 있다.

그람음성 막대균

Campylobacter species

공장캄필로박터 (*Campylobacter jejuni*)

일반적 특성

- 그람음성
- 만곡형, 나선형, S형 막대균
- 단일 극편모는 특징적인 화살촉 운동성(darting motion)을 보임
- 최소호기성균(미세산소균)
- 탄수화물을 발효하지 않음
- 선택배지(다른 대변균무리 성장을 억제하는 항생제를 넣은 혈액한천배지)에 배양함

발병기전/임상적 중요성

캄필로박터종은 자연에 넓게 분포되어 있고 야생이나 길들여진 포유류와 가금을 포함하는 척추동물종의 정상균무리에 속한다. 전염은 분변(구강) 경로를 거쳐, 즉 직접 접촉을 하거나 오염된 고기(특히 가금)나, 오염된 물에 접촉 시 일어난다.

캄필로박터 종은 장에 감염되며, 여기서 공장, 회장, 결장의 궤양성 염증 병변을 일으킨다. 비록 세포독소와 장독소는 확인되었지만 질환에서 이러한 분자들의 역할은 규명되지 않았다.

- **급성 장염**

  캄필로박터종은 미국에서 식품매개 질환의 으뜸 원인균이다. 전신성(열, 두통, 근육통)과 장(심한 복통, 설사: 피가 섞인 또는 피가 없는 설사) 증상이 모두 나타날 수 있다. 캄필로박터종은 여행자 설사와 가성 충수염의 원인이다. 드문 합병증으로 감염성 유산, 관절염과 길랑-바레 증후군이 있다.

치료와 예방

- **치료:** 설사는 증상에 따라 치료되어야 한다(체액과 전해질보충). 만약 질환이 심하다면, 시프로록사신이 일차 선택 약이다.
- **예방:** 백신이나 예방약은 없다. 오염된 물을 피하고, 우유와 유제품을 저온살균하며, 잠재적으로 오염된 음식(예로 가금류)를 철저한 조리, 즉 위생이 좋으면 감염을 예방할수있다.

실험실 동정

- 젖은 표본의 분변 내에 빠른 화살촉 운동성을 보이는 굽은 모양의 균이 보이면 진단을 추정 할 수 있다.

Chlamydia

Chlamydia species

폐렴클라미디아 (*Chlamydia pneumoniae*)
앵무새병균(*Chlamydia psittaci*)
트라코마균(*Chlamydia trachomatis*)

일반적 특성

- 그람염색이 되지 않음
- 작은 원형 및 난형의 균
- 절대적 세포내 기생균, 이 균은 세포내 액포(endocytic vacuoles)에서 복제하고, 특징적인 세포질내 봉입체(cytoplasmic inclusion bodies)를 만듦

Chlamydia pneumoniae

발병기전/임상적 중요성

폐렴클라미디아는 일반적으로 호흡비말(respiratory droplets)에 의해 옮겨진다. *Chlamydia*는 에너지 기생균이어서, 성장을 위해 외인성의 ATP와 NAD^+가 필요하다. 그들은 숙주세포 안에 복제하면서 ATP와 NAD^+가 필요하다.

- **지역사회형 호흡감염(Community-acquired respiratory infection)**

  폐렴클라미디아는 전세계적으로 호흡기감염의 중요한 원인이며, 인두염(pharyngitis), 후두염(laryngitis), 기관지염(bronchitis), 간질성 폐렴(interstitial pneumonia)를 유발한다. 유행성 발병이 줄곧 있었다.

[*Chlamydia* species 다음 쪽에 계속]

치료와 예방

- **치료:** 독시사이클린과 에리트로마이신이 일차 선택약이다.
- **예방:** 백신이나 예방이 없다.

실험실 동정

- 혈청학적 검사도 배양에 의한 동정도 일상적으로 유용하지 않다.

Chlamydia psittaci

발병기전/임상적 중요성	치료와 예방	실험실 동정
● **앵무(새)병 [Psittacosis(ornithosis)]** 이것은 감염된 조류(앵무새와 같은)의 배설물이나 호흡기 분비물에 의한 오염된 먼지를 흡입 시 사람에게 전파되는 인수공통질병이다. 인간의 앵무새병균 감염은 호흡기가 표적이며, 마른기침과 감기와 같은 증상, 폐의 침윤을 유발한다. 간과 비장의 확대도 자주 발생한다.	● **치료:** 테트라사이이클린과 독시사이클린이 일차 선택약이다.	● 보체고정(complement fixation)이나 간접적 면역형광검사에서 항체역가가 상승 시 진단에 도움이 된다.

Chlamydia trachomatis

발병기전/임상적 중요성	치료와 예방	실험실 동정
● **비임균성 요도염(Nongonococcal urethritis, NGU)** 트라코마균은 미국에서 가장 흔한 성병인 비임균성 요도염(NGU)의 주요 원인균이다. 이것은 사람간의 성접촉으로 전파되고 남녀 모두 감염된다. 재차 또는 만성적으로 이 균에 노출되면 불임이나 자궁외 임신이 될 수 있다. 여성은 골반염증질환(PID)을 앓을 수 있다. ● **트라코마(Trachoma)** 트라코마균은 단순한 눈의 자극에서 실명에 이르는 증상을 가진 안구감염(만성 각결막염증, chronic keratoconjunctivitis)을 일으킨다. 이 질병은 개발도상국에서 널리 퍼져 있다. 이 감염은 감염된 사람 또는 오염된 표면과의 접촉 시, 그리고 파리에 의해 전염된다. ● **신생아 봉입체 결막염(Inclusion conjunctivitis of the newborn, ICN)** 트라코마균에 감염된 산모에서 태어난 신생아는 산도를 지날 때 감염될 수 있다. 이것은 급성, 화농성 결막염을 유발할 수 있고 대개 저절로 낫는다. ● **성병(성) 림프육아종(Lymphograuloma venereum, LGV)** 트라코마균은 침습성 성병인 LGV를 유발한다. 이 질병은 미국에서 흔하지 않으며 아시아, 아프리카, 남미에서는 풍토병이다. LGV는 외음부에서 일시적인 구진(papule)이 특징적으로 나타나며 1~2개월 지나 서혜부와 직장주변의 림프절에 통증성 국소부종이 생긴다. 국소적인 림프 배출이 막힐 수 있다.	● **치료:** 아지스로마이신, 에리트로마이신, 독시사이클린류의 테트라사이클린은 클라미디아 감염을 치료하는 데 유용하다. [주 : 에리트로마이신은 어린아이와 임산부에게 사용된다.] ● **예방:** 백신은 없다. 에리트로마이신이나 질산은 연고나 안약은 클라미디아 감염 위험이 있는 신생아의 눈에 예방적으로 사용된다. NGU 전염을 막기 위해서 성적 접촉 시 적절한 예방책이 이뤄져야 한다.	● 직접적 형광 항체에 의해 염색한 감염 세포를 현미경 검사하여 특징적인 세포성 세포질막 봉입체를 볼 수 있다. ● 핵산 증폭검사가 민감도가 높아 균을 탐지할 수 있다.

Clostridia species

무산소균

보툴리누스균(*Clostridium botulinum*)
클로스트리듐 디피실리(*Clotridium difficile*)
클로스트리듐 퍼프린젠스(*Clostridium perfringens*)
파상풍균(*Clostridium tetani*)

일반적 특성

- 그람양성
- 크고 내성 포자를 만드는 끝이 뭉툭한 막대균
- 대부분의 균종이 운동성 있음
- 절대 혐기균/무산소성균
- 혈액 한천배지에서에서 혐기적 배양

Clostridium botulinum

발병기전/임상적 중요성	치료와 예방	실험실 동정
보툴리누스균은 흙과 수생 침전물에서 발견된다. 균포자는 야채, 고기, 생선을 오염시킨다. 균의 외독소는 아세틸콜린의 방출을 억제하여 신경근 접합에서 수축을 막고 마비를 일으킨다. ● **보툴리눔독소증/보툴리즘(식중독)과 저긴장아증후군(floppy baby syndrome)** 외독소의 섭취가 원인. 이완마비, 구토, 설사를 일으킴. 호흡 마비로 사망할 수 있다. 이 균은 대장에 거주하여 천천히 흡수되는 외독소를 만든다. 무기력, 근육무력(poor muscle tone), 변비를 유발한다.	● **치료:** 항독소(말 항혈청)는 아직 붙지 않은 보툴리누스균 독소를 중화하며 보툴리눔 독소증으로 의심되면 가능한 즉시 투여해야 한다. ● **예방:** 적절한 음식 보관 기술로 클로스트리듐의 외독소 생산을 미리 방지한다.	● 보툴리듐 독소는 음식, 장 내용물, 혈청에서 탐지할 수 있다. ● 균은 표준 혐기적 방법에 의해 배양 될 수 있고 확인된다.

[*Chlamydia* species 다음 쪽에 계속]

Clostridium difficile

발병기전/임상적 중요성	치료와 예방	실험실 동정
클로스트리듐 디피실리는 정상균무리이나 대장의 정상균무리 중 소수균이다. 균 포자는 실내나 야외에서도 오염될 수 있다. 이 균은 정상균무리를 없애는 항생제 치료 환자의 대장에서 과도하게 자랄 수 있다. 균의 장내독소 A는 대장에서 많은 체액을 배출하고 염증반응을 일으킨다. Toxin B는 단백질 합성을 막는 세포독소로, 숙주세포를 용해한다. ● **위막성 대장염(Pseudomembranous colitis)** Toxin A와 B에 의해서 발생하며, 특징으로 대장에서 폭팔성 물 설사와 대장에서 위막을 만든다.	● **치료:** 투약하는 약을 중단하고, 수액과 전해질을 보충한다. 이 균은 많은 항생제에 내성이 있다. 반코마이신이나 메트로니다졸을 중환자에 추가로 구강 투여할 수 있다. ● **예방:** 백신이나 예방약이 없다.	● 장독소는 외독소 A와 B에 대한 ELISA 검사법을 이용하여 대변 검체에서 탐지할 수 있다. ● 대장에서 위막 여부는 내시경으로 탐지될 수 있다.

Clostridium perfringens

발병기전/임상적 중요성	치료와 예방	실험실 동정
클로스트리듐 퍼프린젠스는 질과 위장관 통로의 정상균무리의 일부다. 균 포자들은 흙에서 발견된다. 균의 독소는 내피세포와 혈구 세포를 터트리는 포스포리파제 C(레시티나제)이다. 이 균은 적어도 추가적으로 11개의 외독소를 만들며 이는 용혈성 및 세포독성과 괴사를 일으킨다. ● **근육괴사(가스성 괴저)** 포자는 위장관 수술, 화상, 천공된 상처, 전쟁 상처 같은 개방성 상처에 발아하고 세포 독성인자를 만든다. 조직 탄수화물을 발효하여 가스 방울이 만들어진다. 질환이 진행되면서 증가된 모세혈관 투과성이 증가하여 외독소가 손상된 세포로부터 나와 순환하여 다른 기관에 미치면 그 결과 쇼크, 신부전, 혈관내 용혈과 같이 전신에 영향을 준다. 근육괴사를 치료하지 않을 시 거의 치명적이다. ● **급성 식중독** 이 상태는 부적절히 조리된 음식 안에 있는 포자로 인해 생기며, 이 포자가 발육하여 소장의 좀 더 하부에서 이온수송을 저해하는 장독소를 생산한다. 이것으로 체액과 세포내 단백질이 손실된다. ● **무산소성 봉와직염** 이것은 결합조직의 클리스트리듐 감염으로 세균이 자라 근막 면을 따라 빠르게 퍼진다.	● **가스 괴저 치료:** 즉각적인 치료와 상처부위의 죽은 조직 제거술 또는 절단과 고압산소에 상처를 노출시키는 것이 감염 치료의 중요한 기전이다. 고용량의 페니실린 G 또는 독시사이클린을 투여해야 한다. ● **식중독의 치료:** 클로스트리듐성 식중독은 보통 저절로 나으며 보조치료만이 필요하다. ● **예방:** 백신이나 예방약은 없다. 식중독 예방은 적절한 음식 다루기 실행의 문제이다.	● 감염조직에서 검체를 그람염색을 하였을 때 크고 그람양성균이 보임. ● 혈액한천배지에서 배양되었을 때, 이 균은 베타용혈의 독특한 이중(더블) 존을 생산한다. ● 다른 진단학적 생화학적 검사법으로 설탕 발효와 유기산 생산 같은 특징을 측정하는 것이다.

Clostridium tetani

발병기전/임상적 중요성	치료와 예방	실험실 동정
파상풍균 포자는 흙에 흔하다. 파상풍균 외독소, 테타노스파스민(tetanospasmin)은 비가역적으로 부착하여. 뉴런에 침투하고 억제시냅스에서 신경전달물질 방출을 억제한다. 이때 근육경련이 심하고, 오랫동안 일어난다. ● **파상풍(Tetanus)** 파상풍 포자는 찔린 상처, 심각한 화상이나 수술 후 절개시 상처에 감염된다. 초기 단계에서는 턱 근육이 영향을 받아 입을 벌릴 수가 없다 [**tetanus**, 아관 경련("lockjaw")] . 점차적으로 다른 수의근들에 퍼진다. 보통 흉근의 마비로 인한 호흡기 부전으로 죽는다.	● **치료:** 우선적인 치료는 인간 과다면역글로불린(human hyperimmune globulin)이다. 대체 치료는 말항독소이다. 진정제와 근육이완제를 투여하며, 적절히 환기를 해주어야 한다. 파상풍균은 페니실린에 민감하다. ● **예방:** 불활성화된 파상풍 변성독소는 DPT 백신에 포함시켜 준다.	● 진단은 임상소견에 근거한다. 왜냐하면 실험실 동정은 매우 어렵기 때문이다(파상풍균은 배양이 어려워, 흔히는 감염 조직에서 균이 잘 분리되지 않는다).

그람양성 막대균 ←

Corynebacterium species

디프테리아균 (*Corynebacterium diphtheriae*)

일반적 특성

- 그람양성; 염색이 균일하지 않음
- 작고, 가는, 다형성 막대균으로 한자(漢字)나 말뚝 울타리처럼 특징적인 뭉쳐 보임
- 운동성이 없으며, 협막도 없음
- 많은 균종은 통성 혐기균(조건 무산소성균)
- 틴달한천와 같은 선택배지로 호기성 배양

발병기전/임상적 중요성

디프테리아균는 보균자 및 디프테리아 환자의 피부, 코, 목구멍(throat), 비인두(nasopharynx)에서 발견된다. 디프테리아균은 주로 호흡기 비말로 전파된다. 디프테리아는 국소적 및 전신적 증상을 나타내는, 진핵세포의 단백질 합성을 억제하는 한 개의 외독소가 원인이다. 외독소는 ADP-리보실화에 의한 EF-2(진핵세포의 폴리펩티드 사슬 연장요소)를 불활성화시켜 단백질합성을 종결한다. [주: 독소의 구조 유전자는 박테리오파지에 의해서 코드화되어 오직 이 파지에 대한 용원성 디프테리아균종만이 독소를 만들며 따라서 독력이 있다.]

- **디프테리아(Diphtheria)**

  생명을 위협하는 디프테리아: 일반적으로 목구멍/인후(throat)의 국소적 감염으로부터 시작된다. 디프테리아 감염은 감별 가능한 두꺼운, 회색, 부착성 삼출물(위막이라 함)을 만들며 이는 점막의 세포조각과 염증물질로 구성된다. 삼출액은 목구멍에 막을 형성하고, 비강(nasal passage)이나 기도(respiratory tract) 안으로 확장하여 때로는 기도를 폐쇄하고 질식시킨다. 전신 증상은 독소가 퍼진 탓이다. 모든 사람 세포가 디프테리아 독소에 민감하지만, 주로 임상적 증상은, 심장과 말초신경을 침범한다. 심장에는 심내막염을 일으켜 울혈심부전증과 영구적 심손상을 일으킨다. 말초신경 쪽에는 뇌신경 신경염과 근육마비를 일으키는데 이들 신경과 근육은 구개나 눈의 움직임을 조절한다.

치료와 예방

- **치료:** 비록 세포표면 수용체에 이미 붙어 있는 독소에는 효과가 없지만, 말 혈청항독소의 1회 투여량만으로 몸을 순환하는 독소를 불활성화시킨다. [주 : 말 혈청단백질에 대한 반응이 원인인 혈청병은 합병증을 일으킬 수 있다.] 디프테리아균을 박멸하려면 에리트로마이신이나 페니실린과 같은 항생제를 사용한다.
- **예방:** 대개 DPT 3가지 백신(디프테리아 변성독소, 백일해 항원, 파상풍 변성독소)을 투여하며, 디프테리아 변성독소 예방주사는 영아 때부터 시작한다. 디프테리아 변성독소 예방접종(파상풍 변성독소와 함께)은 평생 약 10년 간격으로 할 수 있다.

실험실 동정

- 디프테리아에 대한 치료를 위해, 신뢰할만한 빠른 진단법이 없기 때문에 초기진단과 결정은 임상적(증상) 관찰에 기초해야 한다.
- 디프테리아균은 틴달 한천 선택배지(다른 호흡기 정상균무리를 억제하는 칼륨 텔루라이트를 함유)에 배양할 수 있다. 이후 면역학적 침강반응을 이용한 독소 생산능을 검사한다.

그람양성 알균 ←

Enterococcus species

엔테로코쿠스 파이칼리스 (*Enterococcus faecalis*)

엔테로코코스 파시움 (*Enterococcus faecium*)

일반적 특성

- 그람양성
- 원형 또는 타원형의 모양 쌍이나 사슬로 보임
- 알파용혈 또는 비용혈성 집락
- 카탈라아제 음성반응
- 퍼센트 염화나트륨에서 자라고 담즙 에스쿨린한천에서 배양

발병기전/임상적 중요성

엔테로코쿠스 파이칼리스와 엔테로코코스 파시움은 정상 대변균 무리이다.

- **병원감염:** 장알균은, 특히 중환자실(ICU)에서 병원감염의 흔한 원인이다. 숙주의 저항력이 감소되거나 위장관(생식비뇨기)이 손상되면, 장알균은 정상적으로 무균성 지역까지 퍼질 수 있어 비뇨기계 감염, 패혈증, 아급성 세균성 심내막염, 담즙관 감염, 복막내 농양의 원인이 된다.

치료와 예방

- **치료:** 페니실린과 아미노글리코시드 또는 글리코펩티드 반코마이신의 복합처방이 장알균 감염 치료에 사용한다. 퀴누프리스틴과 댈포프리스틴을 복합한 최신 항생제가 반코마이신 내성 감염 치료에 사용한다.
- **예방:** 장알균에 대한 백신은 없다. 손 씻기에 주위를 기울이고 병원직원 간에 청결도 조사는 의미있게 병원감염 발생을 줄인다.

실험실 동정

- 장알균은 6.5% 염화나트륨에서 살 수 있어 비D군의 사슬알균과 구별된다. 장알균은 담즙이 섞여 있는 다당류 에스쿨린을 가수분해할 수 있다.

그람음성 막대균 ← *Escherichia* species

대장균(*Escherichia coli*)

일반적 특성

- 그람음성
- 짧은 막대균
- 통기성/조건 혐기균/무산소균
- 포도당과 넓은 범위의 탄수화물을 발효
- 카탈라아제 양성, 산화효소 음성
- 맥콩키(MacConkey) 한천에 배양

발병기전/임상적 중요성

대장균은 인간이나 다른 동물들의 결장 안에 있는 정상 세균무리이다. 그러나 위장관의 안이나 밖에서 병원성을 보일 수 있다. 대장균종은 O(170종 이상), K(90종), H(50여 종)의 3종류의 항원을 지닌다. 섬모는 대장균이 사람의 상피의 표면에 부착을 쉽게 한다. 대장균에 의한 질환들은 위장관 내외에서 나타난다.

- **요로 감염(Urinary tract infections, UTI)**

  대장균은 요로감염의 가장 흔한 원인이다. 특히 여자에서 증상은 배뇨곤란(dysuria), 빈번한 배뇨(urinary frequency), 혈뇨(hematuria), 농뇨(pyuria)를 포함한다.

- **설사**

  몇 개의 설사 분류는 각기 다른 대장균주가 원인이다. 가장 유행하는 것은 다음과 같다.

  장독소생성 대장균(Enterotoxigenic *E. coli*, ETEC): 이 균은 개발도상국에서 "여행자의 설사(traveler's diarrhea)"의 흔한 원인이다. 오직 사람만 감염시키며, 분변에 오염된 음식이나 물을 통해서나, 개인적 접촉에 의해 전파된다. ETEC가 소장에서 증식을 하고, 많은 cAMP 생산을 자극하는 장독소에 의한 작용으로, Na의 재흡수를 억제되며 Cl(염화이온)과 물이 오랫동안 과다배설된다. 장은 수액으로 가득 차게 되고, 수일 내내 현저한 물설사를 유발한다.

  장병원성 대장균(Enteropathogenic *E. coli*, EPEC): 특히 개발도상국가에서 영아 설사의 중요한 원인. 신생아는 태어나는 동안이나 자궁 안에서 감염됨. ETEC는 소장의 점막세포에 부착하여 미세융모(microvilli)를 파괴하며 특징적인 병변(상피세포가 컵 모양으로 주춧돌 자리처럼 만들어짐)을 일으킨다. 물설사를 일으키고, 만성으로 갈 수 있음.

  장출혈성 대장균(Enterohemorrhagic *E. coli*, EHEC): EHEC는 대장에서 세포에 붙고, 미세융모를 파괴하는 시가유사독소(shiga-like toxin)를 생산하여, 중증의 다량의 혈액성 설사(**hemorrhagic colitis, 출혈성 대장염**)와 급성 신부전(**hemolytic uremic syndrome, 용혈성-요독성 증후군**)을 일으킴. 혈청형 O157:H7은 가장 흔한 대장균 종인데 이 균은 시가유사독소를 생성함. EHEC의 주된 저장소/병원소: 가축. 따라서 갈은 소고기를 철저히 위생적으로 요리하고 우유를 저온살균함으로써 감염 가능성을 크게 낮출 수 있음.

- **영아의 수막염**

  대장균과 그룹 B 사슬알균은 신생아 수막염 원인균임. 신생아가 IgM이 부족하여 특히 대장균 패혈증에 걸리기 쉽고, 뇌까지 균이 침범할 수 있음. K1 협막이 있으면 수막염을 일으키며 이는 혈청학적으로 혈청군 B의 수막염균과 같다.

치료와 예방

- **UTI의 치료:** 트리메토프림-술(설)파메톡사졸, 플로로퀴놀론, 시프로플록사신등이 일차 선택약이다. [주: 분리균들은 항생제 감수성 검사를 받아야 한다. 이는 전달성 플라스미드가 나르는 다약제 내성이 흔하기 때문이다.]
- **수막염의 치료:** 세팔로스포린의 세포탁심과 겐타마이신의 복합처방이 대개 권장된다.
- **설사의 치료:** 수막염에 사용되는 항생제는 설사 지속기간을 줄인다. 설사 환자는 탈수되지 않게 해야 하고, 전해질을 보충해야 한다. EHEC에 의한 용혈성-요독성증후군의 한균치료는 권장되지 않는다. 세균을 죽으면서 독소가 나와 더 악화되기 때문이다.
- **예방:** 백신이나 예방약은 없다. 설사 예방은 물이나 음식 섭취를 조심하는 것이다. 사람들 간 감염의 전파를 조절하려면 손 씻기와 소독을 철저히 한다.

실험실 동정

- 대장균은 맥콩키 한천과 같은 감별배지에서 배양한다.
- 탄수화물 발효패턴이 관찰(예로 대부분의 대장균균주는 젖당을 발효하며, 포도당을 발효 동안에 가스를 생성한다. 그래서 만니톨 발효 검사에서 양성을 보인다.

그람음성 막대균

Francisella species

야토병균(*Francisella tularensis*)

일반적 특성

- 그람음성
- 작고 지질이 풍부한 협막을 가진 다형태의 알막대균
- 조건 세포내 기생균
- 절대 호기성균
- 동물의 일차/우선 병원체
- 배양 잘 안됨

발병기전/임상적 중요성

야토병균의 숙주의 범위는 넓고, 야생과 가정의 포유동물, 새, 애완동물 등을 포함한다. 많은 절지동물(물거나 피를 빨아먹는 것들)이 매개체가 된다. 전파는 감염된 동물의 조직, 오염된 물, 절지동물에 의한 물려서 이뤄진다. tularemia(야생토끼병, 야토병)은 수의사, 사냥꾼, 축산업자, 도축업자에서 직업병 위험군으로 접촉에 의해 발생한다.

야토병균은 다른 세포 내뿐만 아니라 숙주의 포식세포 속에서 생존/증식하는 세포내 기생균이다. 피부에 물리면, 야토병균은 국소적으로 증식되고, 구진이 생기며 며칠 후에 궤양으로 발전한다. 균은 국소적 병변 부위에서 주위 림프절까지 번지며, 그곳에서 커지고 압통이 오며 곪을 수도 있다. 림프절로부터, 야토병균은 림프계를 거쳐 폐, 간, 비장, 신장, 중추신경계(CNS)를 포함한 다양한 기관과 조직으로 퍼진다.

- **야생 토끼병, 야토병(Tularemia)**

  야토병은 질병의 정도가 경한 증상에서부터 전격성, 치명적인 질병양상까지 다양하다. 증상의 시작은 대개 급격히 발생한다. 가장 흔한 증상으로 감기유사증상(오한, 열, 두통, 무력감, 식욕감퇴, 피로)이 오며, 호흡과 위장관 증상도 일어날 수 있다. 궤양은 동물제품에 접촉 시, 혹은 벌레가 물은 곳(ulceroglandular tularemia: 궤양샘 야토병)에서 발생한다. 림프절병증(lymphadenopathy)도 특징적이다.

치료와 예방

- **치료:** 야토병의 일차선택약은 스트렙토마이신 또는 겐타마이신과 독세사이클린 같은 테트라사이클린을 같이 쓴다.
- **예방:** 곤충 매개체를 피하고, 다루고 있는 야생동물 또는 동물 제품을 다룰 때는 조심하는 것이 야토병균 감염의 가장 좋은 예방책이다.

실험실 동정

- 임상증상과 노출가능성이 있는 병력은 야토병의 진단시 중요하다.
- 임상진단의 확진은 혈청학적 소견으로 가늠된다.
- 균은 배양이 매우 어렵다.

그람음성 막대균

Haemophilus species

인플루엔자균
(*Haemophilus influenzae*)

일반적 특성

- 그람음성
- 다형성, 작은 구형 막대균에서 부터 길고 가느다란 미세섬유 모양
- 성장에 헤민과 NAD^+가 필요한 절대 기생균
- 헤민과 NAD^+를 포함한 초콜릿 한천에서 배양

발병기전/임상적 중요성

인플루엔자균은 인체 상부기도의 정상균이며 결막과 생식기관에 옮겨 살 수 있다. 호흡비말에 의해 전염된다.

인플루엔자균은 협막이 없거나 또는 협막을 만들 수 있다(b형 협막은 가장 심각한, 침습적 질병과 관련됨). 호흡기 점막에 부착되어 집락을 이루면, 중추신경계로 통하는 혈액으로 세균이 퍼져 전신적인 감염이 될 수 있음.

- **세균성 뇌막염**

  이 균은 세균성 뇌막염, 특히 유아나 아주 어린 아이들에게 세균성 뇌막염을 일으킴.

[*H. influenzae* 다음 쪽에 계속]

치료와 예방

- **치료:** 항생제 감수성 검사: 적절한 항생제를 선택하기 위해 실시. 일반적으로, 세포탁심이나 세포트리악손과 같은 제3세대의 세팔로스포린은 뇌막염의 치료에 효과적이다. 암피실린과 설박탐의 복합제도 사용된다.
- **예방:** 인플루엔자균협막 다당류형 B(Hib)에 대한 결합 예방백신을 영아에게 투여한다. 리팜핀은 예방적으로 투여함.

실험실 동정

- 인플루엔자균은 헤민(X인자)과 NAD^+(Nicotinamide Adenine Dinucleotide, V인자)을 포함한 초콜릿 한천에서 배양
- 협막팽창(quellung reaction)이 관찰되고, 협막이 면역형광 염색에 의해 확인됨.
- 면역학적 기법을 이용하여, 협막 항원을 뇌척수액(CSF) 및 다른 체액에서 탐지함.

Haemophilus influenzae (계속)

발병기전/임상적 중요성	치료와 예방	실험실 동정
● **상기도 감염(Upper respiratory tract infection)** 이 균은 주로 어린이에서 중이염, 부비동염, 후두염의 주요 원인균임. ● **폐렴(Pneumonia)** 이 균은 특히 노인이나 면역력이 감소한 사람에서 폐렴을 일으킴.		

그람음성 막대균

Helicobacter species

위나선균/위염균 (*Helicobacter pylori*)

일반적 특성

- 그람음성
- 휜 나선형 막대균
- 여러 개의 편모가 있어 빠른 화살촉-나선/코르크따개형 운동성
- 요소분해효소 양성
- 다른 대변 정상균무리의 성장을 억제하기 위해 항생제를 포함한 선택배지에 배양

발병기전/임상적 중요성	치료와 예방	실험실 동정
위나선균은 위에서 다른 세균과는 달리 살 수 있다. 대체로 PH가 낮은 위는 박테리아 감염에서 보호된다. 감염은 사람에게서 사람으로 옮겨지는 것으로 생각된다. (균은 스스로 음식이나 물에서 분리되지 않는다.) 치료하지 않으면 감염은 만성으로 되거나 평생 지속될 수 있다. 위나선균은 위점막세포에 기생하며 상피세포 위에 덮여 있는 위점막층에서 산다. 균은 비침습적이며 염증세포를 불러모아 활성화시켜, 위점막에 만성 염증을 일으킨다. 이 균은 요소분해효소를 분비하고 균 주변에 위산을 중화시키는 암모늄이온을 만들어, 균을 더욱 증식시킨다. 암모니아는 위점막을 손상시켜서 이 균이 내는 세포독소 효과를 더 증가시킨다. ● **급성 위염** 위나선균 초기감염 시 위점막 생성을 감소시켜, 결국 급성 위염을 일으킨다. **십이지장궤양**(duodenal ulcers)과 **위궤양**(gastric ulcers) 둘 다 위나선균 감염와 상당히 관련이 많다. 이 균은 **위암**(gastric carcinoma)과 위 **B세포림프종**(gastric Bcell lymphoma)의 발생에 있어 위험인자로 여겨진다.	● **치료:** 위나선균을 제거하려면 내성균이 빨리 나타나므로 2개 이상의 항균제로 복합치료해야 한다. 전형적인 처방으로 테트라사이클린에 메트로니다졸과 비스무스염을 더한다. ● **예방:** 백신이나 예방약은 없다.	● 특징적으로 코르크따개형처럼 움직이는 균을 생검한 위점막의 도말에 보일 수 있다. ● 요소분해효소-양성은 요소날숨검사(방사능 표지 요소가 균효소에 분해되어 날숨에서 방사능표지 이산화탄소가 나옴)로 측정이 가능하다. ● 혈청검사로 위나선균의 혈청항체를 측정하기 위한 ELISA를 사용할 수 있다.

Legionella species

그람음성 막대균

폐렴 레지오넬라
(*Legionella pneumophila*)

일반적 특성

- 그람음성(희미하게 염색)
- 자연에서 가느다란 막대균, 임상 검체에서는 짧은 알막대/구간균
- 통성/조건, 세포내 기생균
- 단편모가 있고 협막이 없음(unencapsulated)
- 특수 배지에서 배양

발병기전/임상적 중요성

정상적 서식처 : 물, 토양, 냉각탑, 습윤기, 에어컨, 물 분산 시스템(water distribution systems)에서 자랄 수 있음. 염소(chlorine)에 내성이 있어, 수처리 과정(water treatment procedures)에서 생존가능함.

분무화(aerosolized)된 세균을 흡입 시 감염되며, 이로 인한 병변은 일차적으로 호흡기에 국한된다. 대식세포는 폐렴 레지오넬라를 포식하나, 포식소체(phagosome)는 용해소체와 합치지 못한다. 대신에 그 세균은 세포가 파열될 때까지 그 보호된 환경(포식소체) 안에서 번식을 하고, 늘어난 감염 박테리아를 배출함.

- **레기오넬라증(재향군인병, Legionnaires' disease)**

  이 병은 다발적 전신증상을 동반하는 급성 폐엽성 폐렴(acute lobar pneumonia)임. 질병에 쉽게 걸리게 하는 요인: 면역손상, 폐 손상(심한 흡연과 만성 폐 질환에 의한), 과다한 알코올 섭취, 나이, 수술에 의한 쇠약화 폐렴(약간의 가래를 동반하는 기침을 수반): 주된 증상. 물, 비혈성(nonbloody) 설사가 전체환자 중 25~50% 발생. 구역질, 구토, 신경학적 증상이 나타나기도 함.

- **폰티악 열(Pontiac fever)**

  감염은 감기처럼 오며 특징적으로 걸리기 전까지는 건강한 사람에게 생긴다. 대개 1주일 이내에 완전히 회복된다.

치료와 예방

- **치료:** 레기오넬라증의 일차선택약은 마크로리드(에리트로마이신, 아지스로마이신)이며, 플로로퀴놀론도 효과가 있다. 폰티악 열은 특별한 치료법이 필요하지 않음
- **예방:** 백신이나, 예방약이 없음. 매우 뜨거운 물을 수세용으로 공급 조치 시 오염의 기회 감소

실험실 동정

- 호흡분비물로부터 폐렴 레기오넬라를 배양 시 L-시스테인, 철, α-케토구르타르산이 풍부한 완충 숯 효모 추출물을 이용함.
- 혈청학적 검사: 소변에서 균을 검사하기 위해 직접 형광 항체 검사 및 방사면역검사법을 이용.
- DNA 탐식자를 사용한 균의 리보솜 RNA 교잡(hybridization)법도 사용가능함.

Leptospira species

나선균/스피로헤타

렙토스피라병균(렙토스피라) 인테로간스
(*Leptospira interrogans*)

일반적 특성

- 그람음성, 염색이 잘 안먹어 다른 방법으로 관찰이 필요함.
- 길고 매우 가늘며 유연한 나선 막대모양
- 높은 운동성
- 특수배지에서 배양

발병기전/임상적 중요성

많은 야생동물과 가축들이 렙토스피라균 병원소의 역할을 한다. 사람에 전염은 오염된 음식이나 물을 섭취 시 일어난다. 예를 들면 스피로헤타를 담고 있는 동물의 오줌이다. 이 균은 고여 있는 물에서 여러 주 동안 생존하나 건조에는 민감하다.

- **렙토스피라증**

  렙토스피라증을 일으키는 서로 다른 레토스피라증 균주가 세계 여러 곳에서 발견되었고 **감염성 황달**, **습지열**, **바일병** 및 **양돈업자병**과 같은 다양한 지역적 이름으로 알려졌다. 열은 감염 후 1주일에서 2주일 동안 발생하며, 렙토스피라 인테로간스는 이때 혈액에서 나타난다. 다음으로 균은 여러 장기를 감염시키는데 특히 간과 신장에 감염되어 황달, 출혈, 조직의 괴사를 일으킨다. 많은 수의 렙토스피라는 감염된 신장/콩팥에서 나와 오줌에 흘러나온다. 그 질병의 두 번째 단계는 IgM 항체가 상승되며 무균성 뇌막염이 생긴다. 간염도 자주 발생한다.

치료와 예방

- **치료:** 페니실린 G나 독시사이클린과 같은 테트라사이클린이 감염 초기에 사용된다.
- **예방:** 백신은 없다. 독시사이클린은 감염 예방에 효과적이다. 오염된 물에 대한 노출의 예방과 설치류의 통제는 그 감염의 기회를 줄이는 데 도움이 된다.

실험실 동정

- 렙토스피라균은 잘 염색되지 않으나 때때로 암시야 현미경으로 신선한 혈액도말에서 관찰될 수 있다.
- 렙도스피라병균은 혈청학적 응집검사로 탐지될 수 있다

그람양성 막대균

Listeria species

단구성 리스테리아 (*Listeria monocytogenes*)

일반적 특성

- 그람양성, 진하게 염색됨
- 얇고 짧은 막대균으로 때로는 쌍막대균 또는 짧은 사슬 모양으로 보임
- 세포내 기생균
- 카탈라아제 양성
- 액체배지에서 텀블링 운동성으로 구별
- 조건균으로 영양강화배지에서 자람

발병기전/임상적 중요성

리스테리아균종은 야생동물 사이에 널리 퍼져 있다. 병원성 단구성 리스테리아의 감염은 산발적으로 혹은 약한 유행병으로 발생할 수 있는데 주로 음식으로 전파된다(유제품, 육류, 가금류).

단구성 리스테리아는 조건/통성, 세포내 기생체다. 균은 다양한 포유류의 세포에 붙고 포식작용을 통해 침투한다. 일단 세포 내로 들어가면, 리스테리올리신이라는 세포막-파괴 독소를 만들어 포식 액포(vacuole)에서 벗어난다. 리스테리아는 세포질에서 자라며, 액틴을 사용하여 움직이며, ActA 단백을 이용, 세포 간 직접이동을 촉진시킨다.

- **리스테리아병**

  패혈증과 수막염이 리스테리아 감염에서 가장 흔하게 보고되는 감염형이다. 이 균은 감염된 모체로부터 신생아에게로 전염될 수 있고(리스테리아는 신생아 수막염의 비교적 흔한 원인이다), 혹은 태아에게 전염되어 유산을 일으킬 수 있다. 면역이 손상된 개인은, 특히 세포성 면역에 결함이 있는 사람은 중증의 전신적 감염에 취약하다.

치료와 예방

- **치료:** 암피실린 혹은 트리메토프림+술(설)파메톡사졸 등의 여러 항생제가 단구성 리스테리아의 치료에 성공적으로 사용되고 있다.
- **예방:** 단구성 리스테리아에 대해서 유효한 백신은 없다. 리스테리아 감염을 예방하려면 음식을 적절하게 취급하고 다루어야 한다.

실험실 동정

- 단구성 리스테리아는 혈액, 뇌척수액, 다른 임상적 검체에서 분리된다.
- 혈액한천에서, 이 미생물은 베타 용혈의 좁은 구역에 의해 둘러싸인 작은 집락을 나타낸다.
- 리스테리아균종은 형태, 양성 운동성, 카탈라아제의 생성으로 감별된다.

기타 균

Mycobacterium species

나(병)균(*Mycobacterium leprae*)
결핵균(*Mycobacterium tuberculosis*)

일반적 특성

- 지방이 풍부한 세포벽 때문에 그람염색이 되지 않음
- 길고, 가는 비운동성 막대균
- 호기성/산소성균
- 건조함에 대한 내성
- 결핵균은 로벤슈타인-옌젠 한천과 같은 특수배지에서 배양됨; 나병균(*M. leprae*)은 배양 안 됨

Mycobacterium leprae

발병기전/임상적 중요성

나병균(*M. leprae*)은 감염력이 낮다. 나균은 사람끼리 장기간 접촉을 통하여 전달된다. 예로 나환자 피부 병변의 삼출물이 비환자의 피부상처에 접촉을 들 수 있다. 미국에 몇몇 환자발생은 나균의 병원소인 아마딜로 섭취나 접촉과 관련이 있다. 나균의 독소나 병원성/독력 인자는 알려져 있지 않다.

- **한센병(나병)**

  나병은 말초신경과 피부의 만성적 육아종 상태: 두 가지 임상형이 있다.

  결핵 나: 숙주의 세포성 면역반응에 의한 파괴적인 병변이큰 반상 플라크(macular plapues)로 생긴다. 호발부위는 온도가 낮은 부위, 즉 피부, 정소, 표재 신경종말 부위이다.

  나병 나: 세포성 면역반응이 매우 약하고, 병은 느리나 진행성으로. 병변과 혈액에서 많은 균이 발견된다.

[*Mycobacterium* species 다음 쪽에 계속]

치료와 예방

- **결핵 나 치료:** 답손 + 리파민 등 복합 치료를 한다.
- **나병 나 치료:** 클로파지민

  → 두 가지 모두 장기간의 항생제 치료가 필요하다.
- **예방:** 예방약은 없다. BCG 백신은 나병에서 방어효능이 약간 있다.

실험실 동정

- **결핵 나:** 임상 검체에서 균이 아주 드물다; 진단은 임상소견과 생검체의 조직학 소견에 따른다.
- **나병 나:** 비강점막이나 다른 감염된 부위에서 피부 찰과 표본을 항산성 염색 시 나균을 볼 수 있다.

Mycobacterium tuberculosis

발병기전/임상적 중요성	치료와 예방	실험실 동정
결핵균은 숙주 대식세포에서 살아남아 자란다. 즉 대식세포에서 살아 있으나 가만히 수십 년간 머무를 수 있다. 면역이 억제되면 균이 재활성화된다. 결핵균은 확인된 내독소, 외독소가 없다. 결핵균은 주요 만성 세균성 질병이다. 전세계의 감염으로 인한 사망의 으뜸원인이다. 전염은 기침할 때 분무되는 방울로 퍼지며, 많은 사람들이 모여 있고 환기가 되지 않을 때 잘 발생된다. ● **결핵** 결절(tubercle; 증식성 육아종 병변)은 결핵균 감염 시 폐에 생긴다. 이 결절은 숙주 면역반응으로 생긴다. 병변은 더 커지지 않고, 섬유화나 석회화가 되거나, 또는 터져 림프와 혈류를 타고 감염을 퍼트린다. 결핵균은 다른 조직에 퍼져 폐렴, 결핵성 골수염, 또는 결핵성 수막염을 일으킨다. 만약에 활동성 결절이 몸 곳곳에 생기면 이것은 좁쌀(파종성) 결핵으로 중증이다.	● **치료:** 장기간의 복합 항생제 치료(6개월이상)가 완치를 위해 필요하며 이소니아지드, 에탐부톨, 스트렙토마이신, 피라지나마이드(이 약물들은 보통 복합하여 사용됨)를 사용한다. ● **예방:** BCG가 사용되며 계속된 고위험군의 투베르쿨린 검사 음성반응 환자들에게 사용됨. 이소니아지드는 예방요법으로 사용되며, 예로 투베르쿨린 양성이나 무증상으로 다른 질환으로 면역억제 치료를 요하는 사람들에게 투여한다.	● 항산균은 임상 검체를 칠넬센 염색으로 처리 시 관찰된다. ● 핵산 탐색자를 사용하여 PCR에 의해 증폭되는 결핵균 DNA를 탐지한다. ● 균은 로벤슈타인-옌젠배지 같이 특수배지에서 배양될 수 있다.

미코플라스마 ← ***Mycoplasma* species**

폐렴미코플라스마
(*Mycoplasma pneumoniae*)

일반적 특성

- 펩티도글리칸 세포벽이 없어 그람염색으로 보이지 않음
- 유연성, 다형성적인 모양이다(막대도 아니고 구형도 아님)
- 3층 세포막(trilaminar cell membrane)에 스테롤(sterols)이 있다.
- 진단을 위해 거의 배양하지 않음

발병기전/임상적 중요성	치료와 예방	실험실 동정
폐렴미코플라스마는 사람의 입과 비뇨생식기관의 정상 세균무리이다. 호흡기 비말에 의해 전염된다. 이 균은 막연관 세포부착소(P1)가 있어, 섬모성 기관지 상피세포(ciliated bronchial epithelial cells)에 부착하여 섬모 작용을 억제한다. 그 결과 기관지조직에서 염증반응이 나타난다. 이 균은 내 · 외독소를 만들지 않는다. ● **원발성 비정형폐렴(Primary atypical pneumonia):** 하부호흡기관지의 질병은 폐렴미코플라스마 감염이 가장 잘 알려진 형태이다. "보행 폐렴"으로 부르는데, 이유는 증상과 징후가 미약하여, 환자가 아픈 동안에도 걸어 다닐 수 있기 때문이다. 폐렴미코플라스마 감염은 기관지염(bronchitis), 인두염(pharyngitis)과 비화농성 중이염(nonpurulent otitis media)을 일으킨다. 어린이와 청년들(6~20세)이 가장 질병의 발생수가 높다.	● **치료:** 독시사이클린과 에리트로마이신이 일차선택약이다.	● 균에 대한 보체고정 항체와 같은 혈청학적 검사는 원발성 비정형폐렴을 동정에 가장 널리 사용된다. ● 폐렴미코플라스마는 배양하기 어렵고 비싸다. ● 상품화된 DNA 탐색자를 이용하여 객담 검체에서 폐렴미코플라스마 RNA를 탐지할 수 있다.

그람음성 알균

Neisseria species

임질균(*Neisseria gonorrhoeae*)
수막염(알)균(*Neisseria meningitidis*)

일반적 특성

- 그람음성
- 강낭콩 모양의 쌍알균
- 섬모가 있다.
- 산화효소 양성
- 호기성균

Neisseria gonorrhoeae

발병기전/임상적 중요성

임질균의 정상적인 서식지는 사람의 생식기다. 이것은 대개 성적접촉에 의해 전염되나 아기가 감염된 산도로 나올 때도 전염될 수 있다.

임질은 탈수에 매우 민감하며 협막은 없다. 세균 단백질(섬모나 외막 단백질)은 여러 부위의 숙주 상피나 세포 표면의 점막에 박테리아가 잘 부착하게 하며 균의 집락을 이룬다. 예로 요도, 직장, 목, 인두 또는 결막의 상피나 점막을 들 수 있다. 섬모 항원변이로 면역공격을 피하고, IgA 단백분해효소로 임균이 점막 IgA 공격을 피하게 된다.

- **임질**

  임질은 미국에서 가장 흔하게 보고되는 감염성 질환이다. 남성에서 요도염, 회농성 분비물, 소변 시 통증의 증상을 보인다. 여성의 경우 감염은 대개 내자궁경부에 국한되며, 종종 화농성 질 분비물을 낸다. 만약 임질이 자궁으로 확산되면 임균성 **난관염**(관 모양의 반흔과 불임을 유발할 수 있는), **골반 염증성 질병**(PID) 및 섬유증을 일으킬 수 있다. 이와는 달리 무증상일 수도 있다.

- **신생아 안염**

  이는 임질균에 감염된 엄마의 산도를 통해 신생아가 걸린 화농성 결막염이다. 만약 치료하지 않는다면, 급성 결막염으로 시력을 잃을 수 있다.

- **패혈성 관절염**

  혈행성(파종성) 임질은 성활동이 많은 성인에서 감염성 관절염의 가장 흔한 원인이다.

치료와 예방

- **단순한 임질의 치료:** 세프트리악손은 최근의 일차선택 항생제다. 독시사이클린 같은 테트라시클린은 클라미디아 감염이 함께 의심될 때 쓸 수 있다.
- **신생아 안염의 치료:** 테트라시클린 또는 에리트로마이신을 신생아 눈에 투여하여 임질균과 트라코마균을 모두 제거한다.
- **예방:** 백신 또는 예방약이 없다. 눈이 임질에 감염위험이 있는 신생아는 테트라시클린 또는 에리트로마이신으로 예방적 치료를 한다. (콘돔 사용) 성행위 시 주의하면 임질의 전염을 막을 수 있다.

실험실 동정

- 그람음성 쌍알균은 요도 삼출물의 중성구 안에서 관찰된다.
- 배양 시 산화효소 양성이며 산소 농도가 높은 테이어-마틴 한천에서 자란다.
- 임질은 포도당을 발효하나 맥아당은 발효하지 못한다.

Neisseria meningitidis

발병기전/임상적 중요성

수막염균은 수막염의 가장 흔한 원인균 중 하나다. 호흡에서 나온 비말로 전염되며, 섬모(pili)는 수막염균이 비인두 점막에 잘 붙게 한다. 수막알균 다당류 협막은 항포식작용을 하며, 가장 중요한 독력인자로 감염이 지속하게 한다. 수막염균은 또한 IgA 단백분해효소를 만든다(임균 참조). LOS라 하는 불완전한 내독소수막염균 질환에서 대부분의 조직손상을 일으킨다.

- **수막염**(Meningitis)

  비인두의 상피내층은 일반적으로 세균에 대한 장벽 역할을 한다. 만약 수막알균이 장벽을 통과하거나 혈액내에 급속히 증가하게되면 이는 수막알균혈증을 일으킨다.

치료와 예방

- **치료:** 페니실린 G, 세포탁심, 세프리악손이 일차선택약이다.
- **예방:** 결합백신은 혈청군 A, C, Y와 W-135의 항원으로 구성되어, 성인과 청년들에게 권장됩니다. 그러나 혈청군 B 협막은 면역반응이 적어, 백신이 없습니다.
- **화학예방:** 리팜핀을 가족이나 감염자의 가까운 사람들에게 투여할 수 있다.

실험실 동정

- 광학현미경으로 보면 뇌척수액에서 수막염균은 그람음성 쌍알균으로 나타나며, 종종 다형핵백혈구 내에서 보인다.
- 수막염균은 초콜릿 한천에서 배양할 수 있다.
- 균은 산화효소 양성이며 이산화탄소 5%의 환경에서 포도당과 맥아당을 발효한다.

[*N. meningitidis* 다음 쪽에 계속]

Neisseria meningitidis (계속)

발병기전/임상적 중요성	치료와 예방	실험실 동정
이 패혈증은 혈관내 응고, 순환허탈, 아주 치명적인 쇼크를 일으킨다(대체로 세균 내독소가 원인임). 만약 수막염균이 혈관-뇌 장벽을 통과하면 수막에 감염되어, 급성 염증반응을 일으켜 화농성 수막염이 발생한다. 초기열과 권태감은 두통, 목의 강직, 구토, 밝은 빛에대한 민감성으로 급속히 진행할 수 있다. 몇 시간 이내에 혼수상태가 발생할 수 있다. **●워터하우스-프리데릭센 증후군**(Waterhouse-Friderichsen syndrom) 이 증후군은 급성, 전격성 수막알균 패혈증으로 주로 어린아이들에게서 발생한다. 부신의 출혈과 관련이 있다.		

Pseudomonas species

그람음성 막대균 ← 녹농균(*Pseudomonas aeruginosa*)

일반적 특성

- 그람음성
- 협막, 운동성을 갖는 막대균(극편모)
- 절대 호기성균
- 확산이 가능한 녹청 색소를 만듦
- 산화작용 그러나 젖산 같은 탄수화물의 발효는 하지 않음
- 맥콩키 한천에서 배양

발병기전/임상적 중요성	치료와 예방	실험실 동정
녹농균은 자연의 구석구석에 퍼져 있다.(흙, 물, 동식물) 녹농균은 건강한 사람의 인체 내에서는 병을 일으키지 않으면서 집락을 이루고 있으나, 기회감염의 병원체로 병원 감염의 주요 원인균이다. 녹농균은 아래 질환의 단골 원인이다. 즉, 병원성 폐렴, 병원성 요로 감염, 수술 부위 감염, 심각한 화상 부위의 감염의 원인이 되며, 섬유성 낭종(cystic fibrosis)을 앓고 있는 환자의 감염에서도 그 원인이며, 또한 종양 질환을 위한 화학치료 혹은 다른 감염 질환 때문에 항생제 치료를 받고 있는 환자의 감염의 원인이 된다. 녹농균은 증류수, 실험용 온수조, 욕조, 젖은 IV관, 물이 담긴 용기 등에서 자랄 수 있다. 이런 특성이 녹농균이 왜 많은 감염증의 원인인지 설명할 수 있다. 녹농균은 숙주에 부착하고 집락을 이룸으로써 질환을 일으키기 시작한다. 거의 모든 조직, 장기가 이 균에 의해 감염될 수 있다. 섬모는 부착을 돕고, 세포외 단백질분해효소, 세포독소, 용혈소 및 피오시아닌은 조직 손상 및 국소적인 침입을 촉진시켜 균을 잘 퍼트리게 한다. 항포식작용(antiphagocytic) 협막과 내외독소 때문에 전신 질환이 촉발된다. **●국소 감염** 녹농균에 의한 국소 감염은 눈, 귀, 피부, 요로, 호흡기, 소화기, 중추신경계에서 일어날 수 있다. 대부분의 증례에서, 국소감염은 언제든지 파종성 감염으로 진행수 있다. **●전신적 감염** 소화기는 균 침입이 잘 일어나는 부위이다. 결과로 생기는 전신감염은 균혈증, 2차적 폐렴, 뼈와 관절의 감염, 심장내막염, 피부 혹은 연조직의 감염, 중추신경계의 감염 등이 있다.	●**치료:** 항생제에 대한 내성은 이 균종에서 흔하다. 그러므로 아미노글리코사이드와 항슈도모나스 β-락탐 같은 살균성 항생제를 조합하여 항균 치료를 한다. ●**예방:** 백신과 예방약은 없다. 화상 감염을 예방하려면 국소 설파디진을 사용한다.	●녹농균은 lactose(젖당)을 발효하지 않으며 산화효소 양성이다. ●녹농균은 맥콩키 한천에서 무색 집락을 이룬다. 배지 위에 녹농균은 청색(피오시아닌)과 형광 초록(피오버딘)을 나타낸다.

기타 균

Rickettsia species

리케차 리케치(*Rickettsia rickettsii*)

일반적 특성

- 그람음성이나 염색이 잘 안됨
- 작고, 막대균 같거나 알막대균 모양
- 살아 있는 숙주세포 안에서만 성장
- 감염된 진드기(tick)에 의해 전파됨
- 절대적 세포내 기생균이므로 일반적으로 배양되지 않음

발병기전/임상적 중요성

리케차 리케치는 감염된 나무진드기 혹은 개의 진드기에 쏘여서 사람에게 전염된다. 순환기계를 통해 모세혈관을 따라 있는 내피세포에서 기생하며, 결국에는 숙주세포를 죽인다. 그 결과 피부를 포함한 다양한 기관의 국소 트롬빈(혈전생성효소)을 형성한다. 다양한 작은 출혈과 혈류장애로 질병 증상이 생긴다.

- **록키산 홍반열**(Rocky Mountain spotted fever)

  이 질병의 증상은 고열, 권태감, 손바닥과 발바닥에 두드러진 발진을 시작으로 전신으로 퍼진다. 이 발진은 반점(macular)에서 시작하여, 병리학적으로 점상출혈(petechial)이나 명백한 출혈로 진행된다. 치료하지 않으면 감염은 심부전 및 신부전을 일으킨다. 이 질병은 어린이나 10대 청소년에서 가장 많이 발병하지만, 사망률은(5~30%) 40세 이상의 성인에게서 높다.

치료와 예방

- **치료:** 독시사이클린과 클로람페니콜은 리케차 리케치 감염의 일차선택약이며, 감염 초기에 투약된다. 주요 진단 방법인 혈청전환(seroconversion)을 입증해야 되므로 치료를 결정하려면 과거력이나 진드기 접촉 가능성을 함께 고려하는 임상적인 근거가 필요하다.
- **예방:** 미국에서 승인된 항리케차 백신이 없으며, 예방약도 없다. 예방법은 매개체 조절, 맨 피부를 드러내지 않도록 적절한 차림새, 붙은 진드기를 즉시 제거하는 것 등이다.

실험실 동정

- 혈청학적 검사로 감염과정 동안에 리케차 특이 항체반응을 증명할 수 있다.
- 표준/기준 검사실에서는 리케차 특이 항체를 이용한 간접형 광항체검사를 우선적으로 이용한다.

그람음성 막대균

Salmonella species

장티푸스균(*Salmonella typhi*)
쥐티브스균/살모넬라티피무륨(*Salmonella typhimurium*)

일반적 특성

- 그람음성 막대균
- 조건무산소성균
- 포도당과 공범위한 탄수화물을 발효하나 대부분의 살모넬라균은 젖당발효를 하지 못함
- 카탈라아제 양성, 산화효소 음성
- 맥콩키 한천에서 배양

Salmonella typhi

발병기전/임상적 중요성

장티푸스균은 동물이나 가금류의 저장소/병원소 없이도 사람끼리 전염된다. 감염은 구강/대변 경로로 이뤄지고, 일반적으로 사람의 변에 의해 음식이나 물이 오염되어 감염된다. 어린아이와 노인은 살모넬라 감염에 특히 민감하다. 또 사람 밀집 기관이나 환경에 사는 사람도 살모넬라 감염에 민감하다.

장티푸스균은 내장 림프조직(파이어 반, Peyer's patches)의 대식세포에 붙어, 침투하여 질병을 일으킨다. 이 균은 이 세포 안에서 급속히 증식하며 마침내 세망내피계통으로 퍼진다. (간과 비장을 포함하며 이 장기는 점점 커진다.) 그리고 쓸개까지 위협할 수 있다.

- **창자열/장열(장티푸스)**

  열과 자주 복부 증상을 특징으로 하는 중한, 생명을 위협하는 전신적인 질환이다. 약 30%의 환자가 몸에 희미한 반구진성 발진(장미점)을 보인다. 1~3주의 잠복기를 거쳐, 균은 혈류 내로 침입하고 그 결과 균혈증은 열과 두통 권태감 피설사를 일으킨다. 세균의 내독소는 뇌병증, 심근염, 혈관내응고를 일으킬 수 있다. 장의 천공은 출혈을 유발할 수 있다. 감염자중 일부는 균이 담낭에 지속적 잔류 감염 때문에 몇 년간은 만성 보균자가 될 수 있다. 공공 음식 취급자나 보균자인 의료관계자들은 현재 심각한 공공 보건문제가 되고 있다. ('Typhoid mary'; 장티푸스 메리를 상기하라: 미국에서, 장티푸스에 걸린 요리사가 수십명을 감염시킨 사건)

치료와 예방

- **치료:** 세프트리악손과 시프로플록사신 같은 플로로퀴놀론 같은 약물이 일차선택약임.
- **예방:** 두 개의 백신은 이용가능, 하나는 *S. enterica* 혈청형 Typhi 약독화 균주며 경구형 제제이다. 두 번째는 협막 항원으로 만든 것이며, 혈관형 제제이다. 예방은 적절한 위생과 철저한 음식물 관리가 요구됨.

실험실 동정

- 장티푸스균은 혈액, 분변, 골수, 오줌 또는, 장미진이 있는 조직에서 분리될 수 있다.
- 장티푸스균은 맥콩키 한천에서 배양 시 무색의 비젖당발효 집락을 보인다.
- 환자의 혈청에서 O 항원에 대응하는 항체를 찾는 혈청진단법이 진단에 도움이 된다.

[*Salmonella* species 다음 쪽에 계속]

Salmonella typhimurium

발병기전/임상적 중요성	치료와 예방	실험실 동정
쥐티브스균(그리고 소장결장염의 원인이 되는 다른 살모넬라 종들)은 사람이나 동물, 조류의 위장관에 서식한다. 오염된 음식, 구강/항문 경로를 통해 전파됨. • **소장대장염(enterocolitis, 위장관염, 식중독)** 오염된 가금류 제품 및 그 알은 사람의 주요 감염 전달경로임. 원유와 거북이 같은 애완동물 또한 이 질병을 전파함. 이 균은 소장과 대장의 장세포(entrocytes)에 부착하여 침범하며, 심한 염증반응을 일으킴. 균을 섭취 후 10~48시간 이내에 구역질, 구토, 복부 근육경련, 설사가 뒤이어 일어남. 설사는 1주일 이내에 자연적으로 멈춤.	• **치료:** 설사가 심할 시 수액과 전해질 보충이 중요함. 항생제는 정상적으로 사용하지 않으나, 전신감염을 예방할 목적으로 면역이 손상된 환자에게 사용함 • **예방:** 백신이나 예방약 없음. 예방법은 적절한 하수처리, 올바른 음식 취급, 개인위생을 철저히 함.	• 대변 검체물에서 분리된 균은 맥콩키 한천에서 무색의 집락을 형성.

Shigella species

그람음성 막대균

손네이이질균(*Shigella sonnei*)
이질균(*Shigella dysenteriae*)
시겔라 플렉스네리(*Shigella flexneri*)
시겔라 보이디(*Shigella boydii*)

일반적 특성

- 그람음성 막대균
- 통성 혐기성균
- 포도당과 광범위하게 탄수화물을 발효하나, 젖당을 비발효
- 카탈라아제 양성, 산화효소제 음성
- 헥튼 한천배지에서 배양

발병기전/임상적 중요성	치료와 예방	실험실 동정
이질균은 전형적으로 오염된 대변으로 사람간에 전염된다(오직 사람만을 숙주로 함). 파리와 오염된 음식이나 물은 이 질병을 전염(수인성 질환). 균은 적은 감염유발량(200개 미만의 살아 있는 균이 질병발생하기에 충분하다)을 지녀, 가족끼리 이차 발생이 흔하며, 특히 군중이 밀집되거나 위생상태가 나쁠 시 발생한다. 손네이이질균은 미국에서 식중독의 흔한 원인균으로, 대장의 점막을 침범하여 파괴시키지만, 깊은 소장층까지 뚫지는 않으며, 장독성 및 세포독성을 보이는 외독소(**시가독소**, Shiga toxin)를 만든다. • **세균(성) 이질(Bacillary dysentery, shigellosis)** 혈액 및 점액성으로 쥐어짜는 듯한 복부통증을 특징으로 하는 설사를 특징이다. 이 질병은 일반적으로 젊은이에서 노인, 그리고 영양실조 환자에서 가장 심하며, 이질 환자는 중증의 탈수 및 사망에 이를 수 있다.	• **치료:** 시프로플록사신이나 아지스로마이신과 같은 항생제는 질병기간과 배균기간을 줄일 수 있지만, 항생제 내성이 만연하여 사용시 감수성 검사가 필요하다. • **예방:** 물과 음식공급을 균에서 보호하고 개인 위생이 감염 예방에 필수적이다. 백신개발은 현재 실험 중이다.	• 급성기 질병 동안에, 이 균은 헥튼 한천이나 장관병원균용 특수배지를 이용하여 대변 검체로부터 배양할 수 있다.

Staphylococcus species

그람양성 알균

황색포도알균(*Staphylococcus aureus*)
표피포도알균(*Staphylococcus epidermis*)
부생성포도알균(*Staphylococcus saprophyticus*)

일반적 특성

- 그람양성, 진하게 염색됨
- 둥근 알균으로 포도송이 모양을 이룸
- 진성 통성 혐기성균
- 액체배지/피를 포함한 영양강화배지에서 배양

Staphylococcus aureus

발병기전/임상적 중요성

피부/호흡기(전비공, anterior nares), 위장관 및 질의 점막에서는 정상균무리이나, 역설적으로 포도알균 중 가장 병원성(virulent)이 높다.

피부의 침투(상처나 수술)하여 감염이 발생하며, 특히 농양(abscess)을 만든다. 이후 수반되는 질환은 실제 감염, 감염 없이 독소(toxins) [독소증: toxinosis] 또는 감염과 독소에 의한 중독(intoxication)이 함께 작용하는 점에 따라 양상이 달라짐.

황색포도알균 의 병원성(virulence) 인자로는:

1) 세포벽 독성인자: 점막세포에 부착 및 항옵소닌 효과(항포식작용); 2) 세포용해성 외독소: 용혈소; 3) 초항원내독소: 장독소(식중독 원인), 독소충격증후군 독소 및 표피탈락독소(어린이에서 화상피부증후군, 수포성 농가진을 일으킴)

- **국소피부질환**

  여기에는 1) 작은 표피농양이 땀샘, 피지샘 또는 모낭(예로 흔한 다래끼, sty)에 생긴다. 2) 피하농양(뾰루지, furuncles or boils)이 골절편(splinter)과 같은 이물질 주위에 형성됨. 3) 좀 더 큰 심부감염(큰종기/옹종 carbuncles)은 균혈증을 일으킬 수 있다.

- **미란성 피부감염–농가진(Impetigo, pyoderma)**

  피부표면에 넓게 퍼진 가피 병변이며 일반적으로 어린이에게 발생.

- **심부 국소감염(Deep, localized infections)**

  급성 및 만성 골수감염(골수염:osteomyelitis)의 가장 흔한 원인균이며, 또한 관절강내 급성 감염으로 인한 관절염(arthritis, septic joint)의 가장 흔한 원인균임.

- **기타 감염**

  이 균은 **급성 심내막염**, **패혈증**, 중증 **괴사성 폐렴**을 일으킴. [주: 황색포도알균은 가장 흔한 병원 감염중 하나다. 흔히 패혈증으로 마치게 된다.]

- **독소증(Toxinoses)**

  1) **독소충격증후군**: 특이 흡착 독소를 만드는 황색포도알균종이 원인으로 고열, 발진, 구토, 설사, 저혈압, 여러 장기에 병변을 일으킴(위장관, 신장, 간손상).

  2) **포도알 위장염(gastroenteritis)**: 황색포도알균이 만든 독소에 오염된 음식을 섭취 시 발생

  3) **화상피부증후군**(경증인 경우에 때로는 **수포성 농가진**이라 함): 피부 표재성 수포가 생기며 이는 각질층의 세포간 부착을 억제하는 표피탈락 독소가 원인으로 현저한 표피박리를 일으킴.

치료와 예방

- **치료:** 중증의 황색포도알균감염은 적극적인 치료가 필요: 전신 항생제(systemic antibiotics)를 투여하면서 국소 병변을 절개 후 배액. 후천성 항생제 내성균주로 종종 약물의 선택이 어려움. 예를 들면, 거의 모든 황색포도알균은 페니실린 G에 내성이 있고, MRSA는 병원분리주 중 대다수다. 베타 락타메이스에 저항성이 있는 나프실린과 옥사실린은 페니실린 G를 대체함. 반코마이신은 MRSA를 치료하는데 사용하나, 이들 약물에 대한 내성균이 나타남.
- **예방:** 백신이나 예방약이 없음. 황색포도알균 병원전염병의 감염조절에 있어 체부장벽 관리에 주의 및(예, 장갑 착용), 손씻기, 매개물의 소독 등이 중요함.

실험실 동정

- 황색포도알균은 그람양성으로 진하게 염색되며, 포도송이 모양으로 보임.
- 카탈라제 및 혈장 응고효소가 양성.
- 황금/짙은 노란색, 용혈성 집락을 만듦.

Staphylococcus epidermis

발병기전/임상적 중요성	치료와 예방	실험실 동정
표피포도알균은 피부와 전비공의 정상균무리임. ● **인공 삽입물(prosthetic implants)로 인한 감염의 중요 원인** 심판막, 카테터와 같은 외과적 삽입물(surgical implant)은 표피포도알균이 쉽게 감염된다. 중합당질의 세포벽은 바이오필름을 만들어 플라스틱 표면에 잘 붙게 한다. 바이오필름에 부착능이 중요한 병원성 인자다.	● **치료:** 균에 의한 후천성 약내성이 황색포도알균보다 더 빈번하게 나타나며, 반코마이신에 들으나, 반코마이신 내성균주가 보고되고 있음. ● **예방:** 백신이나 예방약은 없음.	● 표피포도알균은 그람양성. 포도송이 모양. ● 표피포도알균은 영양강화 한천배지에서 흰색, 비용혈성 집락을 보임. 혈장응고효소는 음성(−)이며, 노보비오신 항생제에 민감함.

Staphylococcus saprophyticus

발병기전/임상적 중요성	치료와 예방	실험실 동정
부생성포도알균은 질내 정상균총의 하나임. ● **여성에서 방광염** 이 균은 여성에서 방광염의 흔한 원인균이다. [주: 소변 응고효소 음성 포도알균은 부생성포도알균으로 추정되면, 노보비오신 감수성으로 균을 확인할 수 있다.]	● **치료:** 부생성포도알균은 페니실린 G를 포함한 대부분의 항생제에 잘 듣는다. ● **예방:** 백신이나 예방약은 없음	● 부생성포도알균은 그람양성. 포도송이 모양. ● 부생성포도알균은 영양강화배지에서 흰색, 비용혈성 집락을 만듦. 혈장응고효소 음성(−)이며, 노보비오신 감수성 항생제에 민감함.

그람양성 알균 ←

Streptococcus species

젖마름증 사슬알균 (*Streptococcus agalactiae*)
폐렴알(구)균(*Streptococcus pneumoniae*)
고름사슬알균(*Streptococcus pyogenes*)

일반적 특성

- 그람양성
- 구형 내지 난형 모양, 한 쌍이나 사슬로 보임
- 비운동성, 카탈라아제 음성
- 대부분 조건무산소성균, 하지만 산소가 있어도 발효하며 자람
- 혈액한천배지에서 배양

Streptococcus agalactiae

발병기전/임상적 중요성	치료와 예방	실험실 동정
젖마름증 사슬알균은 B군의 사슬알균이다. 이것은 보통 여성 보균자의 질자궁목(vaginocervical)관, 위장관(특히, 직장)뿐만 아니라 남성 보균자의 요도점막에서 정상적으로 발견된다. 감염은 감염된 어머니로부터 아이에게, 성병에 걸린 성인들 간에 일어난다. 이 균의 협막다당류는 항포식작용이 있어 조직 감염 및 염증반응을 이끈다. ● **신생아의 수막염과 패혈증** 감염은 영아가 산도를 통과시 발생한다. 이 균은 신생아에서 이 증후군의 으뜸원인이며 사망률도 높다. ● **성인의 감염** 이 균은 간혹 산후 여성의 자궁내막염과 면역체계가 약화된 사람에서 패혈증이나 폐렴을 유발한다.	● **치료:** 모든 분리주들은 선택적인 항생제인 페니실린 G와 암피실린에 민감하며, 이 약들이 일차선택약이다. 위급한 감염 시 아미노글리코사이드가 위 처방에 추가될 수 있다. ● **예방:** 백신이나 예방약은 없음	● 혈액, 자궁경부의 면봉, 가래 또는 척수액 검체들은 혈액한천배지에서 배양될 수 있다. B군의 사슬알균은 베타용혈을 보이며, A군의 사슬알균보다 큰 집락과 적은 용혈성을 지닌다. ● 이 균은 카탈라아제 음성이며, 히푸르산 나트륨을 가수분해할 수 있다.

[*Streptococcus* species 다음 쪽에 계속]

Streptococcus pneumoniae

발병기전/임상적 중요성

폐렴알(구)균[이전에 *Diplococcus*(쌍알균) *pneumoniae* 및 *pneumococcus* 라고 부름]은 폐렴, 중이염의 가장 흔한 원인균이며 수막염과 균혈증/폐혈증의 중요한 원인균이다. 이 균은 많은 건강한 사람의 코 인두에서 옮겨진다. 감염은 내인성(균에 대한 저항성이 떨어진 보균자) 또는 외인성(보균자의 콧물)으로 올 수있다.

독성인자는 항포식성 다당류 협막 외에 세포 관련 효소, 뉴모라이신(pneumolysin) 및 자가용해소 등이 있다.

- **급성 박테리아 폐렴**

  폐렴알균에 의한 폐렴은 노인이나 저항능력이 손상된 사람에서 으뜸가는 사망원인이다. 폐렴에 앞서 종종 이것은 종종 상기도, 중기도 호흡기 바이러스 감염이 먼저 생기며, 이로 인해 폐 실질부위의 폐렴알균 감염에 잘 걸리게 한다. 기전으로는 분비물의 부피와 점성이 늘어나 제거하기 어려우며, 바이러스 감염으로 기관지 섬모 활동이 뒤이어 억제된 탓이다.

- **중이염**

  귀앓이가 특징이며, 어린아이들에게 가장 흔한 세균 감염이다. 폐렴알균이 가장 흔한 원인균이다.

- **수막염**

  폐렴알균은 수막염의 가장 흔한 원인균이다. 이 병은 심지어 적당하게 치료받았을 때조차 사망률이 높다.

치료와 예방

- **치료:** 페니실린 G가 일차선택약이다 하지만 저항균주가 일정하게 나타난다. 대부분 저항균주는 반코마이신에 잘 듣는다. 이 항생제는 폐렴알(구)균의 페니실린 내성 균주에 의한 침습성 감염 시 일차선택약이다.
- **예방:** 이 균의 23가지 혈청형에 대한 면역을 가진 항 폐렴알균 협막 다당류 백신은 2살이 넘은 고위험도의 사람을 보호하기 위해 사용된다. 13가 백신이 6주 이상의 영아 사용에 승인되었다.

실험실 동정

- 현미경상에서 그람양성 폐렴알(구)균은 협막이 있고 세모날(lancet) 모양이 쌍으로 보인다(그래서 이전 이름은 "diplococcus" 쌍알균이다)
- 코인두 면봉에서 얻는 검체, 피, 농, 가래 척수액 등은 혈액한천에 배양할 수 있다. 집락은 알파 용혈성이다.
- 협막팽창(팽창반응; quellung reaction)이 폐렴알(구)균이 형특이 항혈청으로 처리 시 관찰된다.

Streptococcus pyogenes

발병기전/임상적 중요성

고름사슬알균은 그룹 A 사슬알균으로 감염된 환자에 상주하며 또한 건강한 사람 보균자의 피부와 점막(특히 비인두)에 거주한다. 전염의 가장 흔한 원인으로 보균자 또는 사슬알균 인두염 환자의 분무를 통해서, 또는 피부 보균자, 농가진을 가진 환자와의 직접적인 접촉을 들 수 있다.

고름사슬알균은 가장 빠른 진행성 감염 중 몇 가지를 일으키며 신체의 어떤 곳에든 봉와직염(미란성 확산 염증)을 일으키는 것으로 알려져 있다. 이 균은 감염후유증의 원인으로 여기에는 류머티즘성 발열과 급성 사구체신염이 포함된다. 황색포도알균처럼 고름사슬알균은 광범위한 외독소를 분비한다.

- **급성 인두염 또는 인두편도염**

  이 균은, 특히 2세~20세 사이의 환자에서 목앓이/인후통의 가장 흔한 원인 세균이다; 인두염(예로, **인후염**)은 고름사슬알균 감염의 가장 흔한 유형이다. 항체를 가지고 있지 않은 환자에게 발열성 외독소가 방출되면 광범위한 발진과 **성홍열**로 명명된 증후군을 일으킨다.

- **급성 류머티즘성 발열**

  이 자가면역 질병은 인두염 발병 후 2~3주에 일어날 수 있다. 이 질병은 심장과 관절조직의 항원과 사슬알균의 항원끼리 교차반응이 원인이다.

- **농가진**

  이 병은 전염성이며, 피부에 농을 형성하는 감염으로, 두껍고, 노르스름한 가피를 형성한다. 보통은 얼굴에 생김. 이것은 대개 어린이가 걸리며 얼굴과 사지에 심하고 광범위한 병변을 일으킬수 있다.

치료와 예방

- **치료:** 배액과 괴사조직 제거는 괴사성 근막염과 근염의 치료에 매우 중요하다. 항생제는 모든 그룹 A 사슬알균 감염에 사용된다. 고름사슬알균은 페니실린 G에 대한 후천성 내성은 없다. 페니실린 G는 여전히 급성 사슬알균 감염에 일차선택약이나, 페니실린 알러지 환자에는, 클라리트로마이신과 아지스로마이신과 같은 마크로리드를 선호한다.
- **예방:** 이 균에 대한 백신은 없다. 류마티즘성 발열을 예방하려면 감염 초기에 항생제 치료로 균을 신속히 박멸해야 가능하다.

실험실 동정

- 인후면봉법으로 얻은 검체, 농 그리고 병변 검체, 가래, 혈액 또는 척수액을 면양 혈액 한천 배지에서 배양한다. 이 균은 작은 유백광 집락을 만들며, 베타-용혈에 크게 둘러싸여 있다.
- 혈청학 검사로 스트렙토라이신-O에 대한 환자의 항체를 탐지한다(ASO 검사).
- 고름사슬알균은 바시트라신에 매우 민감하여, 이 항생제의 진단 디스크에서 아주 낮은 농도에도 균의 성장이 억제된다.

Streptococcus pyogenes

발병기전/임상적 중요성	치료와 예방	실험실 동정
• 단독(Erysipelas) 모든 나이에 올 수 있다. 단독 환자들은 화끈거리고 발갛다가 홍반으로 진행한다(특히 얼굴과 하지에). **• 산후패혈증(Puerperal sepsis)** 이 감염은 아이를 낳는 도중에 시작되거나 낳은 후에 곧바로 나타난다. 자궁내막의 질병으로 환자들은 화농성의 질 분비물이 나오며, 자주는 심하게 전신에 오며 높은 발열을 동반한다. **• 침습성 A군 사슬알 질병**[invasive group A treptococcal (GAS) disease] 환자에 국소적으로 균의 침입하며 조직의 괴사가 있거나 없을 수도 있다. (괴사성의 **근막염/근염**의 병변 때문에 "**육식성 박테리아**"라는 용어가 나왔다.) GAS 질환은 심지어 건강한 사람일지라도 빠르게 퍼져 균혈증과 패혈증을 일으킨다.		

나선균/스피로헤타 ← *Treponema* species

매독균(*Treponema pallidum*)

일반적 특성

- 그람음성이나 염색이 잘 안먹어 다른 방법으로 관찰이 필요함
- 길고, 가늘고, 유연하며, 나사 모양의 혹은 코르크따개 모양의 막대균
- 높은 운동성
- 배양 시 자라지 않음

발병기전/임상적 중요성	치료와 예방	실험실 동정
매독균은 인간에만 기생하며 우선 성접촉으로 전염된다. 이 전염성 병변은 보통 피부나 생식기 점막에 나타난다. 매독균은 바탕질/기질을 분해하는 히알루론산 분해효소를 분비하여 감염이 쉽게 퍼지게 한다. 이 균은 균의 바깥 덮개 아래에 내편모(축잔섬유: axial filament)가 있고 이로 움직인다. **• 매독** 매독균은 초기감염장소에서 자라 림프를 거쳐 혈액에 침입한다. 2~10주 이내에, 단단한 궤양(**굳은궤양, chancre**)이 형성된다. 10주 후까지 2차 병변이 나타난다. 2차 병변은 초기에 주로 손바닥이나 발바닥에서 보이는 반구진성 발진과 창백한, 습성 구진으로 되어 있고 이 구진은 주로 항문성기부분(**콘딜로마**라고 불림), 겨드랑이 및 구강에서 보인다. 1차와 2차 병변 모두 매독균이 많아 아주 감염력이 높지만 저절로 낫기도 한다. 2차 병변은 전신적인 병변을 동반할 수 있다. 즉 **매독성 간염**, **수막염**, **신장염**, 또는 **맥락망막염** 등이다. 감염된 사람의 대략 40%가 제 3단계로 진행되며 특징으로 신경계의 퇴행성 변화, 심혈관계 병변, 그리고/또는 간, 피부, 뼈에서의 육아종 병변(**고무종**)이 나타난다. **• 선천성 매독** 매독에 감염된 임산부는 태반을 통해 10~15주 된 태아에게 매독균을 전염시킬 수 있다. 감염이 되면 태아가 사망하거나 유산되거나 사산을 일으킬 수 있다. 살아남은 영아는 선천성 매독의 증상을 보이며, 여기에 다양한 중추신경계 및 신체구조의 기형이 포함된다.	**• 치료:** 페니실린 G는 여전히 선택성 약물이다. 에리스로마이신 또는 테트라사이클린은 페니실린 알러지 환자에게 사용될 수 있다. **• 예방:** 백신 또는 예방약은 없고, 안전한 성습관에 달려 있다. 임신 중 적절한 항생제와 함께 여성의 치료는 선천성 매독을 예방할 수 있다.	• 매독균은 그람염색 도말표본에서 볼 수 없다. 임상 검체를 암시야 검사 시 운동성 스피로헤타균을 보여줄 수 있다. • 매독균은 시험관 내에서 배양되지 않는다. • 혈청검사로는 비매독항원 검사(VDRL, RPR, Wasserman 검사; 바세르만 반응 검사), 매독항체 검사(FTA-ABS; 매독형광항체흡수 검사법, TPI; 트레포네마부동화시험, TPHA 검사; 트레포네마 감작혈구응집시험) 등이 있다.

그람음성 막대균

Vibrio species

콜레라균(*Vibrio cholerae*)

일반적 특성

- 그람음성
- 길이가 짧고, 휜 막대균
- 단일 극 편모에 의한 빠른 운동성
- 통성 혐기성균
- 많은 비브리오 균주의 성장은 NaCl이 필요하거나 NaCl에 활성화됨
- 혈액한천/맥콩기 한천배지에서 배양

발병기전/임상적 중요성

콜레라균은 물과 음식의 오염으로 전염된다. 동물 병원소, 동물이나 절지동물의 매개체는 모른다. 콜레라균 감염의 발생은 오염된 물에서 수확한 날 것이나 잘 조리 안된 해산물과 연관되어 왔다.

섭취 시, 균은 소장에 감염된다. 부착인자는 집락화와 독성을 나타내는데 중요하다. 이 균은 비침습성이고 장독소(콜레라독소)의 작용으로 질병을 일으킨다. 이 독소는 ADP-리보실화로 아데닐 사이클레이즈 활성을 올린다. 이 작용으로 체액이 장관 내로 배출된다. 콜레라균만이 용원성 파지가 침입하여 콜레라 독소를 만들어 질병을 일으킨다.

- **콜레라(Cholera)**

  본래 콜레라의 특징으로 몸에서 다량의 체액과 전해질이 손실되는 것이다. 몇 시간에서부터 며칠간의 잠복기를 거쳐 심한 물설사(쌀뜰물 변)가 시작된다. 치료하지 않을 경우, 몇 시간에서 며칠 안에 쇼크에 빠져 죽음에 이를 수 있으며 사망률은 50%가 넘는다.

치료와 예방

- **치료:** 수액과 전해질을 보충해야 쇼크를 예방하며 세균학적 진단은 이때 필요없다. 독시사이클린과 같은 항생제는 설사 기간과 균의 배출을 줄일 수 있다.
- **예방:** 공중위생 관리로 물 공급과 음식의 분변 오염을 줄이고 적절한 음식 조리로 전염을 최소화시킬 수 있다.

실험실 동정

- 변 검체에서 온 콜레라균은 혈액과 맥콩키 한천 같은 표준적이고 비선택배지에서 자란다. TCBS 배지는 균분리를 쉽게 한다.
- 콜레라균은 산화효소-양성이다.

그람음성 막대균

Yersinia species

페스트균(*Yersinia pestis*)

일반적 특성

- 그람음성
- 양극성 염색성, 작은 막대균
- 비운동성, 비협막
- 맥콩키 또는 CIN(선택) 한천에 배양

발병기전/임상적 중요성

페스트균은 다양한 포유류에서 만연하며 도시와 산림 모두, 그리고 전세계적으로 분포되어 있다. 감염은 동물 병원소 내에 감염을 유지하는 벼룩이 옮긴다. 인간은 대개 우연 숙주이며 종말숙주이다. 균은 오염된 동물조직의 섭취나 호흡기 경로로 옮겨질 수 있다.

균은 림프계를 따라 침투부위에서 국소 림프절까지 이동하며 림프절에서는 대식세포가 균을 삼킨다. 페스트균은 이들 세포에서 증식한다. 균이 다른 기관이나 조직으로 혈행성 전이 시 이 부위에 출혈성 병변을 일으킨다.

- **림프절(패혈증) 흑사병**

  잠복기는(벼룩에 물려 증상발전까지) 보통 2~8일 정도이다. 고열, 오한, 두통, 근육통, 탈진에 이르는 쇠약과 같은 비특이적 증상은 갑자기 발생한다. 단시간 내에, 특징적이고 통증성 **가래톳**이 생긴다. 전형적으로 서혜부이지만, 겨드랑이나 목에서도 생길 수 있다. 혈압은 떨어지고, 패혈성 쇼크와 사망으로 이어질 수 있다.

- **폐렴 흑사병**

  페스트균이 폐에 도달하면, 균은 전염성이 높은 화농성 폐렴을 일으키며, 치료하지 않으면 빨리 죽을 수 있다.

치료와 예방

- **치료:** 스트렙토마이신은 일차선택약이다. 겐타마이신과 테트라사이클린은 공인된 대체약이다. 제어하기 어려운 패혈증의 발생에 대비하여 항생제 치료를 빨리 시작해야 한다. 지지요법이 쇼크의 징후가 있는 환자에게 필수적이다.
- **예방:** 포르말린-사백신은 페스트에 걸릴 고위험군에 사용된다. 유행지역 내의 개인에게 설치류와 벼룩에 대한 노출을 최소화해야 한다.

실험실 동정

- 실험실 동정은 그람염색된 도말과 가래톳에서 흡인물의 배양(또는 폐렴 흑사병 환자에서의 가래)으로 가능하다.
- 균은 다른 장내세균들보다 집락이 다소 느리게 자라나 맥콩키와 혈액한천에서 모두 성장한다.

바이러스(VIRUSES)

두/이중가닥,
외피 비보유

Adenoviridae

Adenoviruses

일반적 특성

- 두가닥 선형 DNA
- 외피 비보유 정이십면체
- 핵에서 복제, 숙주세포를 죽임

발병기전/임상적 중요성

아데노바이러스 감염에 의한 임상 증상이 생기는 부위는 일반적으로 바이러스 전파 방식과 관련이 있다. 아데노바이러스는 우선 호흡기계 질환의 병원체이고, 호흡기 경로로 전염된다. 위장질환과 특히 관련된 것들은 대변-입의 통로를 통해 전달되고, 반면에 눈의 감염은 바이러스가 묻은 손, 안과관련 기구, 또는 수영장을 통해 전염된다.

• 호흡기도 질환

가장 흔한 영아기와 어린이의 아데노바이러스 감염의 증상은 **급성 열성 인두염**이며, 기침, 인후염, 코막힘, 발열이 특징이다. 급성 호흡기 질환은 주로 신병들(new military recruits) 간에 유행하고, 피로와 사람이 밀집된 환경에 의해 촉진된다. 이 증후군은 영아기의 10%의 사망률을 보이는 진성 바이러스성 폐렴으로 진행될 수 있다.

• 눈 질환

기도와 눈이 모두 침범되었다면, 이 증후군은 **인두결막열(pharyngoconjunctival fever)**이라고 한다. 이와 비슷한 소포 결막염이 분리된, 자가치유 질병으로서 생길 수 있다. 더 심각한 감염은 **유행각막결막염(epidemic ketatoconjunctivitis)**으로 이는 각막 상피에 생기며, 각막의 혼탁이 몇 년간 지속될 수 있다. 이 질병의 유행 특성은 부분적으로는 부적절하게 살균된 안과기구에 의한 전염에서 기인한다.

• 위장 질환

많은 인간 아데노바이러스는 위장관에서 번식하고, 대변에서 찾을 수 있다. 그러나 이것들은 일반적으로 무증상의 감염이다. 2가지 혈청형은 유아위장관염과 특히 연관되며, 아동기에 모든 바이러스성 설사병의 5~15% 정도와 관계가 있는 것으로 추정된다.

치료와 예방

- **치료:** 아데노바이러스 감염을 치료를 위한 항바이러스제는 없다.
- **예방:** 새 백신이 2011년 미군에서 사용 허가되었다. 백신은 약독화 바이러스 4 및 7형이 든 경구 투여용이다.

실험실 동정

- 동정검사를 위한 바이러스의 분리는 일상적으로 시행하지 않으나 유행성 질환이나 병원 내 발발(outbreak), 특히 신생아실 경우에는 동정이 필요하다.
- 아데노바이러스 혈청형의 식별은 형특이 항혈청을 사용하여 중화나 적혈구응집억제 검사로 가능하다.
- 장 아데노바이러스는 ELISA로 대변 검체를 직접 검사 시 탐지할 수 있다.

한/단일가닥,
양성가닥,
정이십면체형 또는
나선형, 외피 보유

Flaviviridae

Hepatitis C virus

일반적 특성

- 양성극성, 단일가닥, 비분절 RNA 유전체
- 외피보유, 정이십면체 뉴클레오캡시드
- 유전체 RNAs는 mRNA로서 역할하며, 감염성이 있음
- 비리온은 다른 효소를 포함하지 않음

발병기전/임상적 중요성

간염C(HCV) 바이러스는 전부터 비A간염, 비B간염, 수혈관련 간염의 일차적 원인이었다. HCV 바이러스의 혈액 검사는 몇 년 전부터 가능하게 되었고, 그래서 HCV 바이러스는 현재 수혈 관련 간염의 원인으로는 드문 편이다. 이 바이러스 무리들은 이질적이고, 여러 타입으로 나눌 수 있다. 혈액을 통한 전염으로는 수혈, 정맥 내 약물 사용, 그리고 신장 투석치료가 있다. 게다가, 성적 전염외에 수직 전파도 가능하다.

- **C형 간염(Hepatitis C)**

  HCV 증식은 간세포 및 단핵세포/단핵구(림프구, 대식세포)에서도 가능하다. 간세포의 파괴는 바이러스 증식으로 인한 직접적인 영향과 숙주의 면역반응, 모두에 의한 것이다. HCV의 대부분 감염은 무증상 감염이지만 감염된 사람의 25%는 황달을 동반한 급성간염으로 나타난다. 더 중요한 것은, 감염자의 상당한 비율이 만성 간염과 간경변으로 진행된다. 이들 중 몇몇은 첫 감염 후 수년 후에 간암(HCC)이 생긴다. HBV에 의한 만성 감염이 동반 시 더 중증에 빠진다.

치료와 예방

- **치료:** 알파 인터페론으로 만성 간염 환자 치료는 때때로 효과가 있으나, 대부분의 경우 오직 환자가 인터페론을 받고 있는 동안만 도움이 된다. HCV에 인한 만성 간염은 심한 간 손상이 오므로 간이식의 근거가 될 수 있다.
- **예방:** 현재 백신이나 예방약은 없다.

실험실 동정

- 재조합형 바이러스 단백질 조합과 반응하는 항체를 입증시 특이적 진단을 할 수 있다.
- 민감한 검사로는 바이러스 RNA를 탐지하는 것이며, 예로 역전사 HCV RNA를 중합효소 연쇄반응으로 증폭 시 가능하다.

두/이중가닥,
외피 보유

Hepadnaviridae

Hepatitis B virus

일반적 특성

- 환형의 DNA, 부분적으로 단일가닥, 부분적으로 이중가닥, 4개의 겹친 유전자를 가진 닫힌 비공유결합의 유전체
- 외피보유성, 정이십면체의 뉴클레오캡시드
- 비리온 안에 다기능의 역전사효소/DNA 중합효소 있음
- 바이러스의 항원: 캡시드 단백질(B형 간염 캡시드항원, HBcAg), 외피 단백질(B형 간염 표면항원, HBsAg), HBcAg의 변형(HBeAg)은 감염된 세포에 의해 분비됨

발병기전/임상적 중요성

전염성 B형 간염바이러스(HBV)는 감염된 개인의 몸 전체 체액에 존재한다. 따라서 혈액, 정액, 타액, 모유 등은 감염원이 된다. 미국에서 HBV는 정맥주사 약물사용에 의해서나 성관계에 의해 가장 많이 걸린다. 제3 세계나라의 가장 유행하는 지역에서 인구의 대다수가 만성감염된 엄마로부터 출산이나 혹은 감염된 형제자매(sibling)로 부터 감염된다.

간세포 파괴의 첫 번째 원인은 세포독성(CD8) T 림프구에 의한 세포매개성 면역 반응이다. 이것은 특히 감염된 간세포막에 노출된 뉴클레오캡시드 단백질 조각/단편(HBcAg, HBeAg)에 특이적인 반응을 보인다.

[Hepatitis **B** virus 다음 쪽에 계속]

치료와 예방

- **치료:** 일찬 선택 약은 여러 요인, 환자의 항원 및 항체 상태 등에 달려 있다. 인터페론과 페그인터페론, 라미부딘, 아데포비어, 엔테카비어, 테비부딘 및 테노포비어 등을 치료제로 선택할 수 있다.

실험실 동정

- 간염은 간기능 검사를 이용하여 확인된다.
- 바이러스의 항원과 항바이러스 항체는 혈청학적 기술인 ELISA 나 RIA를 이용하여 측정한다.
- HBsAg과 함께 IgM anti-HBc가 나오면, 이 마커들은 HBV 감염 이 있는 특이 지표이다.

Hepatitis B virus (계속)

발병기전/임상적 중요성	치료와 예방	실험실 동정
● 급성 간염 비록 환자들이 후에 증상을 나타내는 만성간질환으로 발전하더라도 HBV에 감염된 사람들의 약 2/3에서 일차감염은 증상이 없다. 급성 HBV에서 45~120일 잠복기를 거쳐, 전황달(prejaundice)이 며칠에서 일주일 동안 지속된다. 특징으로 가벼운 열, 권태감, 식욕감퇴, 근육통, 구역질이 생긴다. 급성, 황달성 기간은 1~2개월 정도 지속된다. 이 시기 동안에는 빌리루빈뇨증과 황달로 인해 명확히 소변이 짙어진다. 대개 간은 커지고 압통을 보인다. 급성시기에는 혈액에 많은 양의 바이러스성 항원, 핵산, 항바이러스성 항체들이 나타난다. 성인의 80~90%가 몇 개월의 회복기를 거쳐 완전히 회복된다. 급성 감염(무증상 감염)이 사라진 뒤, 성인의 2~10%와 영아의 80% 이상은 만성 감염이 된다. **● 전격성 간염(Fulminant hepatitis)** 급성 증상을 보이는 환자의 1~2%가 처음으로 급성 감염을 앓는 동안 간의 괴사가 훨씬 더 광범위하게 일어난다. 이는 고열, 복통, 신부전, 혼수상태, 발작을 동반하며 약 8% 정도 죽는다. **● 일차성 간세포 암종(Primary hepatocellular carcinomas, HCC)** HCC는 세계적으로 악성종양으로 인한 주요 사망원인 중 하나이다. HCC의 약 80%는 만성적인 HBV 감염자들에게 발생한다. 그러나 HBV 감염이 HCC와 관련된 기전은 명확하지 않다. 임상적으로 HCC 환자는 체중감소, 우상복부통, 열, 장출혈을 나타낸다.	**● 예방:** HBsAg을 표적으로 한 백신을 사용할 수 있다. 이 백신은 일상적인 영아 예방접종으로 권장되며 성인 의료종사자 및 고위험군등은 접종을 권장한다. B형간염 면역글로불린은 높은 역가의 항 HBs 항체를 가진 기증자의 피로 제조된다. 이 면역글로불린은 수동면역법으로 우연히 HBV에 노출된 사람 및/또는 HBV 양성인 엄마로부터 태어난 영아에 투여된다.	

두/이중가닥,
외피 보유

Herpesviridae

Epstein-Barr virus
Herpes simplex virus, type 1
Herpes simplex virus, type 2
Human cytomegalovirus
Human herpesvirus, type 8
Varicella-zoster virus

일반적 특성

- 선형의, 두 가닥의 DNA 유전체
- 핵 안에서 복제
- 외피는 항원성의 종 특이 당단백질을 포함
- 캡시드와 외피사이의 피막(integument)에는 많은 바이러스가 부호화한 효소와 전사인자가 있고, 이것들이 감염 주기를 개시한다.
- 모든 헤르페스바이러스는 일차 감염 후에, 잠복기에 접어들 수 있고 이후 나중에 다시 활성화 될 수 있다.

Epstein-Barr virus

발병기전/임상적 중요성

대부분의 EBV(엡스타인바바이러스) 전염은 바이러스가 있는 타액에 잦은 접촉으로 생긴다

EBV는 점막 상피에서 증식한다. 바이러스는 림프절로 퍼져, 그곳에서 B세포를 감염시킨다. 다음에 EBV는 혈액을 거쳐 다른 장기로 간다. 특히 간이나 비장을 공격한다. B세포 감염은 불현 감염으로, 이는 B세포를 증식시키며, 총 IgM, IgG, IgA가 비특이적으로 증가하게 된다.

- **감염성 단핵구증(Infectious mononucleosis, IM)**

  감염성 단핵구증을 특징으로 하는 '비정형 림파구증(atypical lymphocytosis)'은 감염된 B세포가 표현하는 EBV 항체에 대한 활동적인 세포독성 T세포 반응이 원인이다. 비정형의 IM 증후군은 4~7주의 잠복기를 지나 생기며, 인두염과 림프절병증, 그리고 열이 생긴다. 두통과 전신 쇠약감이 자주 먼저 오고 병이 생기는데, 몇 주간 지속될 수 있다. 건강한 EBV 보균자는 내내 증상없이 바이러스를 계속 배출하게 된다.

- **버킷림프종과 다른 종양질환과 관련**

  EBV 감염은 버킷림프종과 비인두암, 호지킨병과 관련이 있다. 이들 질병에서 EBV의 정확한 역할은 불분명하다.

치료와 예방

- **치료:** 아시클로비어(acyclovir)가 EBV의 증식을 억제하나, 항헤르페스 약물 어느 것도 EBV에 의한 IM의 진행이나 중증도를 좋은 쪽으로 바꾸지 못한다. 또한 EBV 관련 B세포 악성종양의 발현을 예방하지 못한다.
- **예방:** EBV 백신이나 예방약은 없다.

실험실 동정

- EBV와 관련된 단핵구증에 대한 고전적인 진단검사로는 이종친화항체를 탐지하는 것이며, 이 항체는 양이나 말 적혈구를 응집시킨다.
- 바이러스 단백에 대한 특이항체를 알 수 있는 면역형광반응이나 ELISA와 같은 혈청검사는 질병의 단계/시기를 평가할 때 사용된다.

Herpes simplex virus, type 1

발병기전/임상적 중요성

단순 헤르페스/포진 바이러스 제1형(herpes simplex virus type 1, HSV-1)은 비교적 빠른 세포파괴의 성장 주기를 지닌다. HSV-1은 구인두 감염 후에 삼차 신경절들에서 잠복기를 갖는다. HSV-1의 전염은 바이러스가 있는 분비물(일반적으로 타액), 혹은 점막의 병변과 직접 접촉했을 때 이뤄진다.

- **1차 HSV-1 감염**

  이 바이러스는 처음 침입한 곳의 점막표면 상피세포의 핵에서 증식한다. 구인두 지역에서 가장 흔하다. HSV-1에 감염된 수포와 얕은 궤양은 우선 구인두에 생긴다. 이는 인후통, 발열, 치은염, 식욕감퇴를 유발한다. 상체에 HSV-1 감염의 가장 흔한 증상은 어린아이들에게 **헤르페스잇몸구내염**, 성인에게는 **편도염**과 **인두염**이다. HSV-1에 의한 눈의 감염은 심한 **각막결막염**을 유발할 수 있다. [주: HSV-1에 의한 눈의 감염은 미국에서 각막실명을, 외상에 이어 두 번째로 흔하게 유발한다.] HSV-1 감염이 CNS로 퍼지면 치명적인 뇌염을 자주 일으킬 수 있다. 면역력이 있는 사람에서 HSV-1 감염은 퍼지지 않는데 이는 세포독성 T세포가 감염세포의 표면에서 HSV의 특이 항원을 인식하여 자손 바이러스를 만들기 전에 죽이기 때문이다.

- **잠복 HSV-1 감염**

  오랜 기간 잠복감염은 일반적으로 삼차신경절에 자리 잡는다. 이는 감염성 비리온이 감각뉴런에 침입하여 감염의 끝 부위인 삼차신경절에 도달하기 때문이다. 재발성 HSV-1감염은 증상이 없을 수 있으나, 분비물에 바이러스가 흘러나온다. 만약 증상이 나타나면 보통 입술주위에 **구순헤르페스**를 동반한다(**입술물집, cold sores/열성수포, fever blisters**을 형성).

치료와 예방

- **치료:** 헤르페스바이러스는 더 작은 유전체 크기의 바이러스보다 효소활성과 조절기능을 훨씬 더 부호화한다. 많은 이런 활성이 세포 효소의 기능을 배가한다. 그러나 이런 활성은 바이러스 특이성이 있어, 상대적으로 세포에 무독한 항바이러스제제의 좋은 표적이 된다. 아실클로구아노신(아시클로비어)는 HSV에 대한 선택적 효능을 보인다. 왜냐하면 HSV-부호화된 티미딘 카이네이즈(thymidine kinase)에 의해 초기에 인산화된 후에만 활성을 보이는 억제제로 기능하기 때문이다. 이 약은 잠복감염을 치료할 수는 없지만 감염을 최소화하거나 재발을 예방할 수 있다. 다른 HSV DNA 합성의 저해제로 팜시클로비어와 포스카넷, 국소 도포용 펜시클로비어가 있다.
- **예방:** 백신이나 예방약은 없다.

실험실 동정

- 수포 찰과표본, 체액 또는, 생식기 면봉채취 검체로 접종한 세포조직 배양은 며칠 만에 큰 세포병리학적 변화를 나타낸다. 각 사람별 감염된 세포는 바이러스 초기단백에 대한 항체로 면역형광이나 면역과산화효소검사를 사용하면 24시간 이내에 탐지할 수 있다.
- 바이러스의 DNA(PCR에 의해 증폭된)는 HSV 뇌염환자에서 CSF가 포함된 임상 검체에서 발견될 수 있다.

Herpes simplex virus, type 2

발병기전/임상적 중요성	치료와 예방	실험실 동정
단순헤르페스/포진 제2형(Herpes simplex virus type 2, HSV-2)은 상대적으로 빠른 세포파괴 성장주기를 가지고 있다. 대상포진-2는 엉치(sacral) 또는 허리신경절(lumbar ganglia) 안에 잠복한다. HSV-2 전염은 주로 성 접촉에 의해, 또는 산도를 통한 출생 시 신생아 감염으로 발생한다. ● **일차 HSV-2 감염(Primary HSV-2 infections)** 일차 생식관 병변은 HSV-1에 의한 구인두의 병변과 유사하다. 그러나 이들 감염된 환자의 대다수는 무증상이다. 증상이 있을 때, 국소 증상은 통증과 가려움증이고, 전신적 증상은 발열, 전신권태, 근육통으로 이 증상들은 일차 구강 감염에 나타나는 증상들보다 더 심할 수 있다. 여성의 외음부, 자궁경부, 질 또는 남성의 성기 위에 수포성궤양(vesiculoulcerative) 병변은 매우 아플 수 있다. 신생아 헤르페스는 출생 시 아기에 걸릴 수 있다. 만약 치료하지 않는다면, 파종성 감염으로 종종 중추신경계를 침범하여, 높은 사망률에 이른다. [주: <u>자궁내</u> 감염만은 드물다]. ● **잠복 HSV-2 감염(Latent HSV-2 infections)** HSV-2는 천골의 신경절 안에 잠복해 있다. HSV-2의 생식기의 감염의 재발(재활성화)은 자주 일어난다. 그리고 무증후성일 수 있다. 그러나 감염된 사람은 증상에 상관없이 재활성기에는 바이러스를 흘리고, 그 기간 동안에 성 파트너에게 바이러스를 전염시킬 수 있다.	● **치료:** HSV-1과 같다. ● **예방:** 백신이나 예방약은 없다. HSV 전염을 예방하려면 바이러스를 흘리는 병변과 접촉을 피하고, 안전한 성관계를 하도록 한다. 신생아 HSV는 제왕절개를 통한 분만으로 예방할 수 있다.	● HSV-1과 같다.

Human cytomegalovirus

발병기전/임상적 중요성	치료와 예방	실험실 동정
인체거대세포바이러스(HCMV)는 감염된 개인의 눈물, 소변, 타액, 정액, 질분비물 그리고 모유에 의해 전염된다. HCMV는 또한 태반을 통해 건너갈 수 있다. HCMV는 초기에 호흡기의 상피세포와 위장관 안에서 증식하고, 이후 바이러스 혈증과 신체의 모든 장기에 감염이 동반한다. 증상이 나타나는 경우에, 신장 세뇨관 상피, 간, 중추신경계뿐만 아니라 호흡기계와 위장관까지도 가장 흔하게 감염된다. HCMV는 비교적 느린 복제(순환)주기를 가지며, 일명 "cytomegalo-"라 하는 특징적인 다핵성의 거대세포를 이룬다. 주로 림프성 세망내피세포와 같은 비신경조직과 선조직에서 잠복하게 된다. ● **HCMV 전염성 단핵구증** 대부분의 HCMV 감염이 유년기에 일어나는 반면 성인에서 이차 감염은 단핵구 증후군을 일으키며, 이 증후군은 임상적으로 EBV가 원인인 증후군과 동일하다. HCMV에 의한 전염성 단핵구증(infectious mononucleosis, IM)은 약 8% 정도로 추산된다. HCMV IM의 구별될만한 주요 특성은 엡스타인바바이러스(EBV)에 의한 IM의 특징인 이종친화항체가 없다는 것이다. ● **세포거대봉입체병** HCMV는 가장 흔한 자궁내막 바이러스 감염이다. 임신기간에 처음으로 HCMV 감염을 경험한 여성에서 태어난 신생아에서, 35~50%는 감염되며, 이 중 10%는 증상이 있다. 10%에서의 중증도를 세포거대봉입체병이라 하며 신생아 사망에서 간, 비장, 조혈기관, 신경계 구성(청각소실과 정신지체가 흔함)에 이르기 까지 다양한 손상을 일으킨다.	● **치료:** HCMV 감염의 치료는 면역억제 환자가 우선시 된다. HCMV는 티미딘 활성효소를 필요로 하기 때문에 아시클로비어는 효과가 없다. 간시클로비어는 이식 환자와 에이즈 환자의 침습적 감염에서 사용된다. 시도포비어는 간시클로비어-저항성 돌연변이를 위해 사용한다. 포스카넷은 간시클로비어와 조합하여 사용하거나 저항성 돌연변이체가 나타났을 때 대체 치료제로 사용한다. ● **예방:** 이용 가능한 백신과 예방약은 없다.	● ELISA기법(효소면역측정법)을 사용한 혈청학적 진단으로 IgG 혈청전환 또는 HCMV 특이 IgM이 생성이 되면 재발성 감염으과 초도감염을 감별할 수 있다. ● 백혈구에서 바이러스 DNA나 단백질이 있는지, 그 양의 측정은 HCMV 감염의 침습성을 평가하기 위해서 사용된다. ● 소변 혹은 타액에 세포 밖에 있는 바이러스는 단지 증상없이 재발한 것으로 볼 수 있다.

[Human cytomegalovirus 다음 쪽에 계속]

Human cytomegalovirus (계속)

발병기전/임상적 중요성	치료와 예방	실험실 동정

- **면역억제된 이식환자의 HCMV 감염**

  이러한 환자는 위험요인이 복합적이다 : 1) HCMV가 이식된 조직에 있거나, 2) 바이러스가 수혈과 관련하여 백혈구로 옮겨질때 3) 내재성 잠복바이러스의 재활성화. 이로 인한 감염은 위장관 조직의 파괴, 간염, 폐렴의 원인이 될 수 있고, 폐렴은 골수이식 환자에서 죽음의 주요한 원인이 된다.

- **에이즈 환자의 HCMV 감염**

  침습성, HCMV 기회감염은 에이즈 환자에게서 흔하다. 이 감염으로 CD4+림프구의 수와 면역력이 감소하여 그 중요성은 증가하고 있다. 어떤 장기든 침범될 수 있으나, 폐렴과 HCMV 망막염으로 인한 실명은 특히 흔하다. 뇌염과 치매, 식도염, 장염, 그리고 위염도 아주 큰 문제이다.

Varicella-zoster virus

발병기전/임상적 중요성

수두-대상포진 바이러스(VZV)는 비교적 빠른 세포파괴 성장주기를 가지며, 감각신경절에 잠복한다.

수두-대상포진바이러스의 전파는 대개 호흡기비말을 통해 이뤄지며, 초기에는 호흡기 점막에 감염되며 국소 림프절로 옮겨간다. 림프절에서 자손바이러스는 혈류를 통해 두 번째 경로인 간과 비장으로 이동되며, 감염된 단핵구성 백혈구에 의해 전신으로 퍼진다.

- **수두 Varicella(“chickenpox”)**

  정상적으로 건강한 아이들의 경우 감염 시, 처음 증상은 열, 무기력, 두통, 복통을 동반한다. 이후 증상은 질병의 특징인 바이러스를 함유한 수포(“pox”)가 나타난다. 질병에 노출된 후 두피, 얼굴, 몸통에서 시작해 10~23일 동안 나타나며 심하게 가렵고, 팔다리(extremities) 및 구강, 접합부, 질의 점막(mucosus)으로 진행되어 나타난다. 감염된 사람은 수포가 나타나기 1~2일 전에 전염성이 있다. 수두는 어른, 면역력에 문제가 있는 환자에서 좀 더 심각한데, 이유는 폐렴이 급격히 진행하는 간부전, 수두성 뇌염을 일으킬 수 있는 가능성 때문이다. 임신동안 태아 감염은 흔하지 않으나, 다양한 성장기형을 일으킬 수 있다.

- **대상포진 Zoster(“shingles”)**

  초기감염은 잘 퍼지므로, 바이러스는 다양한 감각신경절에서 잠복하게 되며, 삼차신경절과 등배신경절에서 가장 흔하게 존재한다. 바이러스가 재활성화되면, 감각신경절에서 세포간에 바이러스의 많은 증가와 수평적 전파가 일어난다. 감각신경절을 바이러스가 파괴시 급성 대상포진과 연관된 통증이 생긴다. 대상포진 후 신경통과 비정상적인 감각현상은 몇 달간 오래 지속될 수 있다. 대상포진의 재발 가능성은 나이 증가 및 세포성 면역능력이 떨어지는 것과 관련성이 있다.

치료와 예방

- **수두의 치료:** 정상적인 어린이에서 수두는 치료를 요하지 않는다. 면역이 억제된 환자와 성인, 신생아에서 일차성 수두의 치료는 질병의 중증도에 의한다. 아시클로비어는 선택약물이다. 새로운 약물인 팸시클로비어와 발라시클로비어는 수두-대상포진 바이러스(VZV)에 매우 효과가 좋다.
- **대상포진의 치료:** 구강약 아시클로비어는 대상포진의 질병진행시기와 급성 통증을 감소시키나, 이후 수반되어 나타나는 대상포진 후 신경통에는 효과가 적거나 없다. 대상포진의 급성기 초기에 팸시클로비어를 투약하면 급성 통증과 병변이 소실되는 시간을 줄이고, 또한 대상포진 후 신경통의 지족기간을 줄여준다.
- **예방:** 약독화된 생백신이 정기적인 아동기 백신 중의 하나로 권장된다. 감염위험이 있는 면역성이 없는 성인에게도 권장된다. 조스타박스(Zostervax)는 고역가 수두백신으로 생 약독화 바이러스를 쓴다. 이 백신은 50세 이상의 어른에서 사용이 승인되었고, 대상포진 및 대상포진후신경통으로 인한 쇠약을 예방한다.

실험실 동정

- 수포액 검사물을 접종한 세포조직 배양은 며칠 이내에 심한 세포변성 변화를 보인다. 따라서 개별적으로 감염된 세포는 24시간 이내에 바이러스 초기 단백질에 대한 항체를 이용하여 면역형광이나 면역효소 염색하여 검사할 수 있다.
- 좀 더 빠른 진단은 VZV에 특이적인 DNA 탐색자로 제자리 부합화/교잡법(*in situ* hybridization)을 이용하거나 앞에서 언급한 염색법으로 수포의 구성물을 긁은 상피세포에 적용하여, 검사할 수 있다.

한/단일가닥,
음성가닥,
나선형,
외피 보유

Orthomyxoviridae

Influenza virus

일반적 특성

- 음성가닥 RNA 유전체
- 구형, 외피로 둘러싸인 다형성 바이러스
- RNA는 8개 조각으로 분절되어 있고, 각각은 단일 단백질에 대해 암호화함
- 비리온은 막성 단백질 스파이크 2가지 종류를 갖음: H단백질(헤마글루티닌)과 N단백질(뉴라민산 가수분해효소)
- 비리온은 RNA 폴리머라아제를 가지고 있음

발병기전/임상적 중요성

인플루엔자 바이러스는 호흡기의 비말에 의해 퍼지고 감염은 오직 호흡기도에서만 이루어진다. 드물게 바이러스혈증(viremia)을 일으키고 다른 기관계(organ system)로 퍼지기도 한다.

인플루엔자 바이러스는 내부 단백질에 의한 항원에 의해 A,B,C형으로 구분된다(의학적으로 A와 B형만 중요하다). A형의 바이러스는 바깥쪽 바이러스 단백질 H와 N에 대한 항체를 근거하여 아형으로 더 분류된다. 인플루엔자 바이러스는 특히 H와 N 단백질의 항원적 특성에 몇 년에 걸쳐 현저한 변화를 보인다. 이들 변이는 항원 대변이(antigenic shift)가 주 원인이다.

- **인플루엔자(the "flu")**

  인플루엔자 바이러스 입자를 흡입 시 호흡기의 상피세포는 숙주의 면역반응, 특히 세포독성T세포에 의해 파괴된다. 전형적으로 인플루엔자는 오한을 특징으로하는 급성기 증상을 시작으로 이후 고열, 근육통, 극심한 졸음을 동반한다. 인플루엔자는 4~5일 이내에 인플루엔자 질병 과정을 거치고 점진적으로 회복된다. 폐렴과 같은 가장 중요한 문제는 매우 어린 아이나 노인, 또는 만성적인 심폐질환, 혹은 면역결핍 환자에서 발생한다.

- **레이에 증후군**

  레이에 증후군은 바이러스에 감염된, 특히 수두와 인플루엔자에 걸린 어린이에서 흔하지 않은 심각한 합병증이다. 바이러스로 유발된 열을 내리는 데 사용하는 아스피린은 이러한 증후군의 발현에 원인이 될 수 있다. 그러므로 아세트아미노펜은 어린이에서 발열 원인을 잘 알 수 없을 때 권장된다.

치료와 예방

- **치료:** 아만타딘과 리만타딘은 인플루엔자 바이러스의 탈외피를 방지한다. 그들은 A타입 인플루엔자 바이러스 감염에 의한 지속시간과 감기증상의 심각한 정도를 감소시키나, 오직 감염 초기에만 효과가 있다. 인플루엔자바이러스는 지속적으로 이들 약제에 대해서 내성을 발달시킨다. 자나미비르와 오셀타미비르는 새로운 약물로 뉴라민산 가수분해효소–감염된 세포로부터 바이러스가 분비되는데 필요한 효소–를 억제한다.
- **예방:** 백신은 포르말린으로 불활성화한 인플루엔자 바이러스로 구성되어 사용된다. 그 해에 사람들 사이에서 출현한 인플루엔자바이러스의 특별아형을 함유하고 있는 백신은 매우 중요하다. 증상이 나타나기 전에, 아만타딘과 리만타딘은 질병을 방지하고 높은 위험군의 치료에 매우 유용하다. 생 약독화 인플루엔자 바이러스 백신이 비강 투여용으로 승인되었다.

실험실 동정

- HI(적혈구응집억제검사) 항체의 정량은 감시의 목적으로 사용될 수 있다.
- 호흡기도분비물에서 바이러스의 항원의 증명은 인플루엔자 감염의 진단에 매우 빠른 검사 방법이다.
- 역전사 중합효소반응으로 바이러스 RNA 탐지는 민감하고 특이적 검사다.

두/이중가닥,
외피 비보유

Papovaviridae

Papillomavirus

일반적 특성

- 이중가닥, 원형 DNA
- 외피 비보유, 정이십면체
- 현재까지 발견된 인간유두종바이러스는 70여 가지 이상

발병기전/임상적 중요성

인간유두종바이러스(HPV) 감염의 전파는 감염된 사람이나 오염된 표면의 직접적인 접촉에 의한다. 모든 인간유두종바이러스는 **상피 병변의 과증식**을 일으켜 피부(각질화)나 점막(비늘모양)상피에 감염된다. 조직특이성이 있는 HPV는 악성종양(malignancies)의 원인이 될 수 있는 다양한 잠재력(potential)이 있다. 1) 소수의 바이러스 종류는 **자궁경부암(cervical carcinoma)**과 같은 악성종양으로 진행하는 높은 위험성을 가진 병변을 만든다. 2) 다른 바이러스종류는 악성종양으로 진행하는 낮은 위험성을 가진 점막성 병변을 만드는데, 주로 예를 들면 **항문 성기 사마귀(anogenital wart, 뾰족콘딜로마; condyloma acuminatum**, 흔히 성병질환)와 **후두유두종(laryngeal papillomas**; 가장 흔한 후두의 양성상피세포종양)의 원인이 된다. 3) 사마귀(wart)의 확산을 조절하는 능력이 떨어지는 유전적 소인을 가진 사람들에서, 일부 바이러스종류는 재발하지는 않으나 몸의 많은 부분으로 번지는 다발성 피부 사마귀의 원인이 된다(**사마귀표피형성이상, epidermodysplasia verruciformis**). 이들 병변은 최초의 사마귀(wart)가 나타난 후 수년 후에 **편평세포암종**으로 높은 빈도로 발생한다. 4) 다른 바이러스 종류로 양성병변으로만 진행되는데, 예로 **흔한, 편평, 발바닥 사마귀(wart)**를 들 수 있다.

치료와 예방

- **치료:** 피부 사마귀는 일반적으로 외과적 제거나 액체질소, 조직사마귀 파멸, 레이저 증발 또는 항암 화학 요법을 이용한다. 구강으로 인터페론을 투여 시 후두 유두종 제거에 효과적이다. 생식기 사마귀에 직접 주사 시, 인터페론이 환자의 절반에만 효과를 보인다. 시도포비어(Cidofovir)는 또한 국소 도포에 효과적이다.
- **예방:** 고위험군 바이러스형에 감염을 예방하는 백신이 두 개 있다. 하나는 16, 18형 바이러스 캡시드로 만든 것이며, 다른 하나는 6, 11, 16 및 18형의 캡시드로 만든 것이다. 백신은 HPV연관 암 예방을 목적으로 젊은 여성과 남성에게 권장된다.

실험실 동정

- 피부 사마귀의 진단은 일반적으로 직접 눈으로 검진하는 게 제일 좋다.
- 인간유두종바이러스형을 결정히려면 바이러스 항원에 대한 면역효소 검사측정이나 PCR 증폭검사를 시행한다.
- 인간유두종바이러스는 실험실에서 배양할 수 없다.

한/단일가닥,
음성가닥,
나선형,
외피 보유

Paramyxoviridae

Measles virus

Mumps virus

Parainfluenza virus

Respiratory syncytial virus

일반적 특성

- 분절되지 않은 음성가닥 RNA
- 구형 모양, 외피 보유 바이러스
- 일부 바이러스는 비리온 안에 RNA 중합효소가 있음
- 외피에 수용체 매개 세포내이입(receptor-mediated endocytosis)보다는 융합과정을 통해 세포내로 바이러스가 침투하도록 돕는 F단백질이 있음

Measles virus

발병기전/임상적 중요성

홍역바이러스는 재채기나 기침에 의한 호흡기 비말에 의해 전염된다. 바이러스는 극도로 전염성이 높으며, 감염된 모든 사람은 임상적 질병상태로 발전된다.

- **홍역(Measles)**

  홍역바이러스는 초기에 호흡기 상피에서 복제되고 이후 다양한 림프양기관에서 증식한다. 전형적인 홍역은 전구증상으로 열과 상부의 호흡기 증상과 결막염으로 시작된다. 2-3일이 지난 뒤에는 코플릭반점이 입과 목에서 발견되고 반점성 발진이 전신에서 발견되며 시작은 머리에서 천천히 하지쪽으로 번져간다. 곧 발진이 발견된 후에 환자는 더 이상 전염성을 갖지 않는다. 발진이 발병하고 2주 이내에 발병하는 드문 합병증은 **감염후 뇌척수염(postinfectious encephalomyelitis)**, 자가면역질환이다. 특히 다른 병이나 굶주림에 의해 쇠약해진 아이들은 특히 감염되기 더 쉽다.

치료와 예방

- **치료:** 항바이러스약은 홍역에 유용하지 않다.
- **예방:** 약독화 생홍역백신이 이용되며, 대개 MMR백신의 형태로 투여한다.

실험실 동정

- 항바이러스 항체의 역가의 상승을 증명 시 홍역을 진단할 수 있다.

Mumps virus

발병기전/임상적 중요성	치료와 예방	실험실 동정
볼거리 바이러스는 호흡기 비말에 의해 퍼진다. ● **볼거리(Mumps)** 볼거리 바이러스 감염의 1/3이 무증상이지만, 전형적인 증상과 진단은 침샘의 감염과 부종을 주 증상으로 하며, 귀밑샘(parotid gland)에 주로 나타난다. 그러나 볼거리 바이러스가 혈류로 퍼지면 광범위하게 감염을 일으킨다. 침샘뿐만 아니라 췌장, 중추신경계, 고환에도 침범할 수 있다. 남성불임이 일어나기도 하는데, 고환의 양쪽 감염(고환염)에 의한다.	● **치료:** 볼거리에 대해 유용한 항바이러스제제가 없다. ● **예방:** 약독화 생백신이 유용하며, 대개 MMR 백신의 형태로 투여한다.	● 바이러스는 침, 혈액, 척수액, 오줌으로부터 발견되어 배양될 수 있다 ● 혈청학적 검사는 혈액에서 항바이러스성 항체를 탐지한다.

Parainfluenza virus

발병기전/임상적 중요성	치료와 예방	실험실 동정
임상적으로 중요한 4개의 인간파라인플루엔자 바이러스(hPIV)가 있으며 hPIV type 1~4이다. 인플루엔자의 증상과 비슷하고 인플루엔자 같이 나타나서 파라인플루엔자라고 불리며, 이 바이러스들은 적혈구응집(hemagglutinating), 뉴라민산 가수분해효소활동(neuraminidase activity)을 갖는다. [주: 인플루엔자와 다르게 이러한 활동들은 항원성 변화에 영향받지 않는다.] 파라인플루엔자 바이러스에 의한 감염은 호흡기 비말에 의해 전파되며, 호흡기도에 국한된다. ● **호흡기 기도 감염(Respiratory tract infections)** 파라인플루엔자 바이러스는 주로 유아와 어린이에서 크루프, 폐렴, 기관지염을 일으킨다. 이들 바이러스는 또한 모든 연령층의 "감기"의 원인이다.	● **치료:** 항바이러스제제는 이 감염 치료에는 권장되지 않는다. 증상은 필요시 치료할 수 있다. ● **예방:** 백신이나 예방약은 없다.	● 이 바이러스의 항체에 대한 혈청학적 검사는 파라인플루엔자 바이러스 감염의 진단에 도움을 줄 수 있다.

Respiratory syncytial virus

발병기전/임상적 중요성	치료와 예방	실험실 동정
세포융합바이러스(RSV)는 호흡기 비말이나 오염된 손에 의해 입이나 코를 통해 감염된다. 반복감염이 흔하다. ● **호흡기 기도 감염** RSV는 소아집단에서 주요 호흡기 기도 감염의 원인이며, 영아의 세기관지염의 가장 중요한 원인이다. 나이어린 어린이의 폐렴, 성인의 인플루엔자 유사 증후군, 노인의 폐렴을 동반한 중증의 세기관지염을 일으킬 수 있다. RSV는 전신적으로 퍼지지 않는다.	● **치료:** RSV 감염에 대한 유일한 특이 치료 방법은 분무기방식(aerosol)으로 리바비린(rivavirin)을 투여하는데, 효과는 중간 정도다. ● **예방:** 이용가능한 백신과 예방약은 없다. 사람들 사이에 감염전파는 손씻기와 RSV에 감염된 사람을 접촉을 피하면 조절할 수 있다.	● RSV 확진은 비인강 분비물에서 바이러스 배양 및 RT-PCR법이나, ELISA로 바이러스 항원을 탐지시 가능하다.

한/단일가닥,
양성가닥,
정이십면체형,
외피 비보유

Picornaviridae

Coxsakievirus
Hepatitis A virus
Polivirus

일반적 특성

- 양성가닥, 단일가닥, 분절되지 않은 RNA 유전체
- 외피 비보유, 정이십면체
- 유전자 RNA는 메신저 RNA로 기능하며, 감염성 있음
- 비리온은 어떤 효소도 없음

Coxsackievirus

발병기전/임상적 중요성

콕사키바이러스는 장내 바이러스속이다. 사람의 콕사키바이러스 감염은 오염된 음식이나 물의 섭취, 혹은 바이러스가 있는 분무를 흡입하여 일어난다. 이 바이러스는 위장의 낮은 pH에서 안정하며, 위장관에서 복제하며 변(항문-입 루트)을 통해 배출된다. 콕사키바이러스는 또한 입인두(oropharynx)에서 증식한다. 이 바이러스는 혈액을 타고 심장과 중추신경계를 포함한 말초조직으로 이동한다.

- **콕사키바이러스 감염**

  이 바이러스들은 상기도 감염, 수막염, 위장염, 포진성구협염(herpangina : 목구멍이 격렬히 부음), 늑막염(pleurisy), 심장막염(pericarditis), 심근염(myocarditis), 그리고 근염을 포함한 다양한 임상 증후군을 일으킨다.

치료와 예방

- **치료:** 현재는 콕사키바이러스 감염을 치료할 수 있는 항바이러스제나 백신은 없다.

실험실 동정

- 바이러스는 다양한 표적 기관이나 대변으로부터 분리 및 배양가능하다.
- 감염 여부는 항체 역가의 증가로 알 수 있다.

Hepatitis A virus

발병기전/임상적 중요성

A형 간염바이러스(HAV)는 간염바이러스속(*Hepatovirus* genus)에 속한다. 이 바이러스는 미국에서 바이러스 간염의 원인으로 가장 흔하다. 전염은 분변-구강 경로로 이루어지며, 바이러스는 변에서 흘러나온다. 예를 들어, 바이러스의 흔한 전염방식으로 오물에 오염된 물에서 잡은 패류를 날로 먹을 때 걸린다. 피를 통한 전염(HBV 전염과 유사한)은 드물다.

- **A형간염("감염성 간염")**

  HAV 감염은 특히 여름캠프와 같은 밀집된 숙박시설에 머무는 어린이에게서 가장 흔히 발생한다. 주로 증식하는 곳은 간세포이며, 간세포에 감염시 심한 세포손상을 일으키고, 간기능도 아주 나빠진다. HAV 환자의 예후는 일반적으로 양호하고, 지속적인 감염의 발전과 만성간염으로 진행은 드물다.

치료와 예방

- **치료:** 면역글로불린은 노출 후 예방제로 사용된다. 현재 HAV 감염치료를 할 수 있는 항바이러스약제는 없다.
- **예방:** 포름알데히드로 불활성화시킨 전체 바이러스(whole virus) 백신을 사용할 수 있다. 면역글로불린은 노출 후 예방제로 수년간 사용되어 왔다. HAV 감염을 예방하려면 음식과 물이 분변 오염되지 않도록 조치가 필요하다.

실험실 동정

- HAV는 조직배양에 잘 자라지 않는다.
- 감염 여부는 항체 역가의 증가로 알 수 있다.

Poliovirus

발병기전/임상적 중요성

폴리오바이러스는 엔테로바이러스(*Enterovirus*)속 중 하나이다. 폴리오바이러스는 오염된 음식이나 물을 섭취로 감염된다. 엔테로바이러스는 위장의 낮은 pH에 안정성이 있고, 소화기장관(GI tract)에서 증식하여, 대변으로 배출된다(항문-구강 경로). 구인두와 창자관 림프조직(interstinal tract lymphoid tissue)에서 증식한 후에, 폴리오바이러스는 혈류로 들어가서 중추신경계(CNS)로 퍼진다.

- **회색질 척수염(Polimyelitis)**

  폴리오바이러스감염의 가장 큰 특징은 무증상이다. 이완성 마비(flaccid paralysis)를 증상으로 폴리오바이러스에 감염된 사람에서 전형적으로 나타나는 증상은 **이완성 마비(flaccid paralysis)**이며, 가장 흔히 하지(lower limbs)에 침범한다. 이는 척수(spinal cord)의 전각(anterior horn)에서 하부운동신경(lower motor neurons)에서 바이러스가 복제되고, 파괴시키기 때문이다. **호흡기성 마비**(respiratory paralysis) 또한 발생하며, 뇌간(brainstem) 감염을 일으킨다.

치료와 예방

- **치료:** 폴리오바이러스 감염치료에 사용 가능한 항바이러스 제제는 없다.
- **예방:** 사(killed)폴리오백신(= Salk)은 이 주사용으로, 생약독화된 폴리오백신(= Sabin)은 구강으로 투여하며, 이런 백신으로 서구유럽, 일본, 미국산 야생형 폴리오바이러스를 제거한다. 미국에서 발생하는 몇 건의 사례는 다른 나라에서 유입에 의한 발생이거나, 전염성 형태로 되돌아가는 바이러스 백신 균주가 원래의 병원성 형태로 전환되어 발생한 것이다.

실험실 동정

- 폴리오바이러스는 대변이나 뇌척수액에서 분리되어 배양할 수 있다.
- 바이러스 감염의 증거는 항체 역가(antibody titer)의 상승을 증명해야 한다.

한/단일가닥, 양성가닥, 정이십면체형 또는 나선형, 외피 보유

Retroviridae

Human Immunodeficiency virus

일반적 특성

- 단일가닥, 양성극성, 선형 RNA; 비리온당 2개 복제 (diploid)
- 바이러스의 외피에 항원 병이를 보이는 당단백질이 있음
- 비리온은 역전사효소를 갖고 있음

발병기전/임상적 중요성

HIV는 종양을 일으키지 않는 레트로바이러스이다. 전염은 다음 3가지의 경로 중 하나로 된다: 1) 성접촉(정액과 질분비물 모두에 존재한다), 2) 수혈 및 혈액제제에 의해(전혈, 혈장, 혈액응고인자, 수혈에 의한 혈액의 세포분획), 3) 주산기시(태반을 거쳐, 산도를 통한 출산, 혹은 모유수유 시).

HIV세포 표면 특이 수용체는 CD4+ 분자이며, 이는 보조 T세포에 있다. HIV는 세포질막이 바이러스 외피와 합쳐지며 세포에 침입한다. 역전사는 세포질에서 일어나고, 바이러스 RNA 의존성 역전사효소로 처음 DNA-RNA 잡종 분자를 만들고, 이후 DNA의 2번째 가닥으로 대체될 때 원 RNA를 분해한다. 이로 생긴 이중나선 DNA의이 선형 분자꼴을 프로바이러스라 한다. 이것은 핵으로 들어가 바이러스 효소에 의해서 숙주의 염색체에 무작위로 삽입된다. 삽입된 DNA는 바이러스 단백질로 암호화할 수 있는 바이러스 mRNA로 변형, 포장되어, 자손 바이러스가 된다. 조립된 비리온은 원형질막을 통해 출아한다. 바이러스 생산이 계속되어 숙주세포는 끝내 죽는다.

- **HIV 감염**

  최초 감염된 지 몇 주 후에 감염자의 1/3~2/3에서 전염성 단핵증과 비슷한 증상을 보인다. 이 기간에 보조 T 세포에서 바이러스의 복제가 아주 활발하다. 림프절이 감염이 되며, 여기에서 증상이 없는 시기에 바이러스는 지속된다. 급성기의 바이러스혈증은 임상적으로 증상이 소실되거나 수개월에서 수년에 걸쳐 잠복하게 된다. 이 기간의 특징으로 림프절병증이 전신에 지속적으로 나타나며, 설사 및 체중감소가 나타난다.

- **에이즈(AIDS):**

  무증상 감염에서 에이즈로 이행은 진행성 임상적 질병이 계속 진행한 결과로 생긴다. 감염된 CD4+세포의 수가 줄고, 림프양기관에 있는 전구T 세포들은 감염되어 죽는다. 그래서 새 CD4+세포를 점차 만들지 못하게 된다. 단핵구/대식세포 계통의 세포도 또한 감염되고, 이 세포들이 바이러스를 뇌를 포함한 다른 장기로 옮긴다. CD4+세포수가 200/μl 이하가 되면, 증증의 기회성 감염이 자주 생기는데 이 증후군이 에이즈다.

치료와 예방

- **치료:** 바이러스 역전사 억제제로 뉴클레오시드와 비뉴클레오시드가 역전사 억제제가 있고, 이 약제는 HIV감염을 억제한다. 바이러스 단백분해효소 억제제는 자손 바이러스의 생산을 지연시킨다. 이런 약제를 병합투여시 내성 돌연변이주의 발현이 지연되며, 이런 이유로 3~4개의 약이 동시에 사용한다. 이것은 HAART(고활성 항레트로 바이러스 치료: highly active anti-retroviral therapy)라 한다.
- **예방:** 백신은 없다. 주산기 전염은(출산 전후의) 임산부에게 AZT(지도부딘: ziodovudine) 투여 후, 몇 주간 신생아에게도 투여하면 줄일 수 있다. 예방을 하려면 수혈 전에 혈액과 조직을 검사하며, 성관계 시 콘돔 사용과 의료인이 엄격히 일반 수칙을 엄수하면 가능하다.

실험실 동정

- 바이러스 RNA 또는 DNA 프로바이러스 증폭은 PCR 검사로 하며 혈액 또는 조직 검체에서 바이러스 탐지에 예민한 검사다.
- 공급된 혈액을 스크리닝할 목적으로 혈청내 p24(CA)항원에 대한 ELISA 검사는 항체검사보다 감염을 1주일 먼저 알아낼 수 있다.
- 감염자를 알아내기 위해 ELISA 검사는 혈청내 항체를 측정한다. 양성반응은 웨스턴블럿검사로 확인해야 된다.

한/단일가닥,
음성가닥,
나선형,
외피 보유

Rhabdoviridae

Rabies virus

일반적 특성

- 음성가닥, 단일가닥, 분절되지 않은 RNA 유전체
- 외피에 싸여 있는, 나선형의 뉴클레오캡시드
- 총알 모양의 바이러스
- 비리온은 RNA 의존 RNA 중합효소를 포함

발병기전/임상적 중요성

광견병 바이러스는 릿사바이러스(*Lyssavirus*)속 중 하나이다. 라쿤(미국너구리의 종류), 스컹크, 다람쥐, 여우, 박쥐와 같은 야생동물은 광견병 바이러스의 저장소가 된다. 개발도상국 나라에서는 사육되는 개와 고양이 또한 중요한 광견 바이러스 인자를 가지고 있다. 사람은 주로 동물에게 물려 감염되지만 한편으로는 비말(aerosol)로도 몇몇 감염이 일어나는데, 예를 들면 감염된 박쥐로부터 떨어지는 비말로 인한 감염의 경우이다.

●광견병

접종된 후, 바이러스는 국소적으로 복제되며, 한편으로는 말초신경의 축삭원형질(axoplasm)을 통해서 뇌로 가는데, 주로 뇌의 회백질에서 복제한다. 뇌에서 기인한 광견병 바이러스는 자율신경계를 따라 퍼져갈 수 있고, 폐, 신장, 부신수질, 타액선에 감염을 일으킨다. 잠복기간은 매우 다양하나 일반적으로 1~8주간 지속된다. 감염증상은 환각, 발작, 무기력, 정신이상, 마비, 혼수, 결국엔 뇌와 척수의 신경 퇴화를 동반한 뇌염으로 죽음에 이른다. 일단 증상이 시작되면, 죽음은 피할 수 없다. 전부는 아니나 많은 환자에서 전형적으로 공수병(hydrophobia)의 걸린 증상은 아파서 물을 삼킬 능력이 없어 물을 피한다.

치료와 예방

- **치료:** 일단 광견 바이러스가 침투해 각각의 임상 증상이 나타나면 효과적인 치료 방법은 없다.
- **예방:** 수의사와 같이 감염위험성이 높은 개인에게 사전노출 예방법(preexposure prophylaxis)으로 사백신을 주사한다. 미국에서 일반적으로 인간 이배체 세포백신(human diploid cell vaccine, HDCV)을 사용한다. 사후노출 예방법(postexposure prophylaxis)은 동물에 물렸거나 공수병에 걸린 의심된 감염동물에 노출된 후에 실행된다. 항광견병 면역글로불린과 HDCV로 능동면역으로 구성되어 있다.

실험실 동정

- 진단은 광견병 바이러스의 노출 병력과 광견병의 증상 및 징후에 의존한다. 그러나 신뢰할만한 노출 병력은 종종 얻을 수 없고 초기 임상 양상은 매우 다양하다. 그러므로 임상진단이 매우 어렵다.
- 사후 부검검사 시 특징은 세포질막 봉입체(네그리소체, Negri bodies)는 해마와 같은 뇌부위에서 발견될 수 있다.

한/단일가닥,
양성가닥,
정이십면체형 또는
나선형,
외피 보유

Togaviridae

Rubella virus

일반적 특성

- 양성가닥, 단일가닥, 분절되지 않은 RNA 유전체
- 외피 보유, 이십면체 뉴클레오캡시드
- 유전자 RNA는 메신저 RNA로서 기능하고, 감염성 있음
- 비리온은 아무 효소를 갖고 있지 않음

발병기전/임상적 중요성

풍진바이러스는 루비바이러스(*Rubivirus*)속에 속한다. 이 바이러스는 감염된 사람으로부터 호흡기 분비물을 통해 전파된다.

- **풍진(German measles)**

  이것은 경한 임상적 증후군이다[홍역바이러스가 원인이 되는 홍역(rubeola)과 혼동하지 말 것]. 풍진 감염은 전신적으로 퍼져 있는 반점상구진(maculopapular rash)과 후두골 림프절비대를 특징으로 한다. 대부분의 증례에서, 이들 증상은 거의 눈에 띄지 않고, 감염 시 증상이 없다.

- **선천적 풍진(Congenital rubella)**

  주요 임상 특징으로 임산부 여자의 바이러스에 감염이 되면, 태아에게 영향을 미칠 수 있으며, 특히 임신 초기 3개월에 크게 영향을 끼친다. 이러한 손상에는 선천성 심장질환, 백내장, 간염, 중추신경계와 연관된 비정상 증상들(지능 발달 지연, 운동발달 저하, 또는 난청)을 포함한다.

치료와 예방

- **치료:** 현재 사용되고 있는 항바이러스약은 없음.
- **예방:** 풍진감염에 의한 태아 손상은 정기적 아동기 백신접종에 포함된 약독화된 풍진 생백신을 사용하여 예방할 수 있다. 예방접종은 효과적이고, 부작용이 거의 없으며, 풍진감염에 대한 면역능력이 있는 가임기 여자인지 확인이 필요하다. 백신은 임신한 여성이나 어린 아기를 포함한 면역손상 환자에게 투여해선 안 된다.

실험실 동정

- 풍진감염의 진단은 항체 역가의 상승으로 알 수 있다.
- 항풍진 IgM 항체(anti-rubella IgM antibody)가 있는 임산부는 최근에 풍진바이러스에 노출되었음을 나타낸다.

질병요약

33

I. 개요

이 장에서는 다음과 같은 공통된 특성(전염 방식 또는 임상증후군)을 보이는 세균질병을 소개한다. 여기서의 요약은 미국 질병관리본부(CDC)가 감시하고있는 50개 이상의 통보가 가능한 감염질병(대부분 특정세균이 원인인)의 빈도를 근거로 보고된 질병발생빈도에 따라 기술하였다(그림 33.1). [주: 통보가 가능한 질병의 의미는 개별 환자에 대한 정기적으로 자주, 시기적절한 정보가 적절히 제공될 시 질병을 조절 및 예방에 필요한 대상 질병을 뜻한다.] 예로 CDC 보고서 자료에서 성병은 전염 방식이 성접촉이며 미국에서 가장 흔한 감염질병 중 하나이다. 그러나 이 장에서 다룬 어떤 질병은 CDC 보고서에 없는 경우도 있다. 이런 질병은 개별병원에서 감시가능하며 대부분 임상증상이 세균감염이 원인인 경우가 많다. 예로 병원에서는 병원 요로감염이나 인공호흡기 관련 폐렴을 추적할 수 있다.

II. 성병

클라미디아는 미국에서 가장 흔히 보고되는 감염병이며 발생빈도는 서서히 증가하는 추세다. 특히 젊은 여성이 주 감염자이다. 임질(gonorrhea)은 두 번째로 미국에서 두 번째로 보고되는 감염병이다. 질병 발생은 점차 감소하나 약제내성은 증가하고 있다. 다른 성병 원인균은 그림 33.2에 실려 있다.

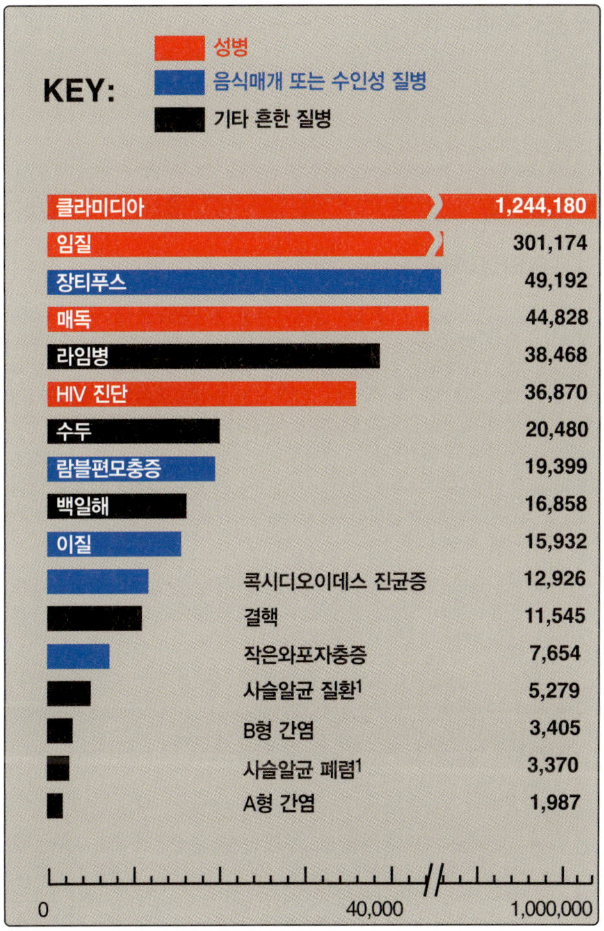

그림 33.1
2009년 미국에서 통보가 가능한 질병의 환자보고.
[1] 침습성 질병

성병

A 흔한 세균질병의 유병률

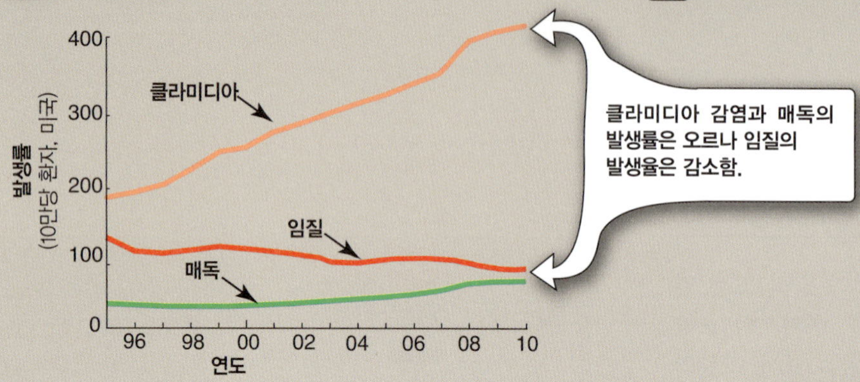

B 병원성 세균의 분류

그람음성 막대균

Neisseria gonorrhoeae
Haemophilus ducreyi

스피로헤타

Treponema pallidum

미코플라스마

Ureaplasma urealyticum

클라미디아

Chlamydia trachomatis

트라코마균

- 트라코마균은 미국에서 성병의 주요 원인균으로 남녀 모두 걸린다. 신체 접촉, 예로 출산이나 성교로 전염된다. 남성은 비임균성 요도염과 전립선염이나 직장에 감염을 일으킨다. 여성의 자궁경부감염을 일으켜, 골반내 염증으로 발전할 수 있다. 자주 또는 만성적으로 균에 노출 시 불임과 자궁외 임신을 일으킬 수 있다. 성병림프육아종은 균의 특정 혈청형이 림프절병증 및 성기와 주변 조직에 일으키는 병변이다.
- 트라코마균은 세포 안에만 살며, 기본소체는 부착소를 이용, 점막의 숙주 세포 수용체에 붙는다. 망상체는 포식세포 소낭에서 자라, 결국에 숙주세포를 죽인다.
- 트라코마균은 트라코마, 즉 실명에 이르는 만성 각결막염를 일으킨다. 전염은 신체나 오염원에 접촉 시 손에서 눈으로 옮기거나, 파리에 의해 생긴다.

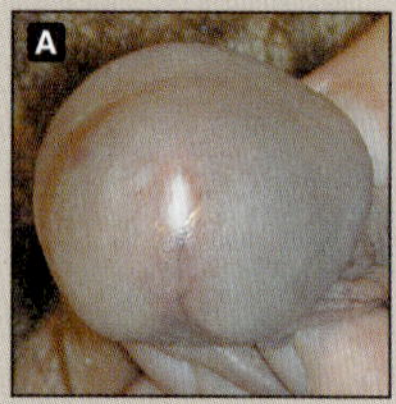
A 요도염

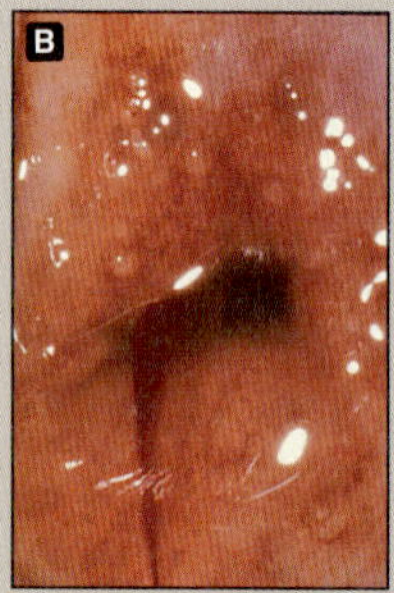
B 클라미디아 자궁경관염

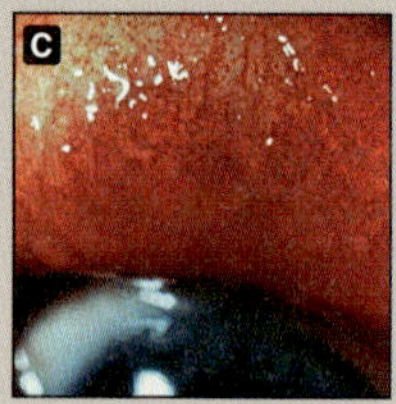
C 클라미디아 결막염

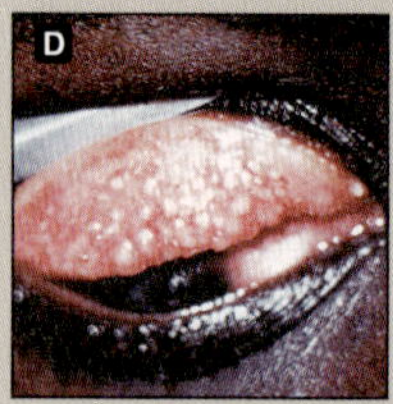
D 트라코마

임질균

- 임질균은 성병인 임질을 일으킨다. 남성의 증상은 요도염, 고름분비물 및 배뇨 시 통증 등이다. 여성에서 감염은 대게 내자궁경부 쪽이며 자주 화농성 질분비물을 낸다. 감염이 나팔관까지 진행되면 임균 자궁관염, 골반 염증 질환 및 섬유증이 생길 수 있다. 대부분 감염은 여성에서 증상이 없다. 임균은 혈류를 타고 퍼져, 특히 피부와 소수의 관절을 침범한다(관절-피부증후군).
- 이 균은 냉온과 탈수에 극도로 민감하다. 세균 단백질(섬모 및 외막 단백질)은 균이 숙주 상피와 점막 표면, 예로 요도, 직장, 자궁경부, 인두 및 결막 등에 잘 붙게 해 집락을 이뤄 감염을 일으킨다.

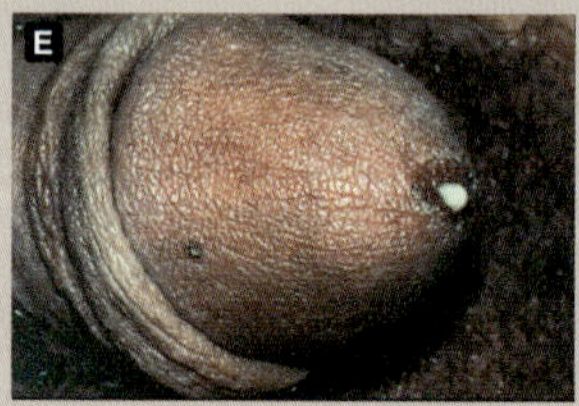
E 임균성 요도염

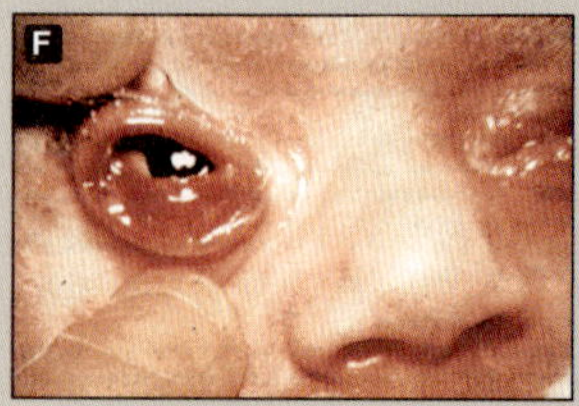
F 임균성 신생아 안염

세균

그림 33.2 (다음 쪽에 계속)
성병의 특징: 병원성 세균

성병

매독균

- 이 균은 매독을 일으킨다. 균은 일차적으로 성접촉으로 전파되며, 감염 병소는 주로 성기의 피부나 점막이다. 감염후 2~10주 내에 무통성, 굳은 궤양이 생긴다. 10주 이후에 이차 발진이 생기며 균이 전신적으로 퍼져, 매독성 간염, 수막염, 신장염 또는 맥락망막염이 생길 수 있다. 치료받지 않으면, 잠복기(무증상)를 거쳐 3기가 된다. 3기 매독의 특징은 신경계 퇴행성 변화, 심혈관 병변 및 간, 피부 및 뼈 등에 육아종 병변(고무종)이 생긴다.
- 균은 태반을 통해서 엄마에서 태아로 전파될 수 있고, 태아가 죽어 자연유산이 되거나 사산시킨다. 살아난 영아는 중추신경계 및 구조적 기형을 포함하는 선천적 매독 증상을 보인다.

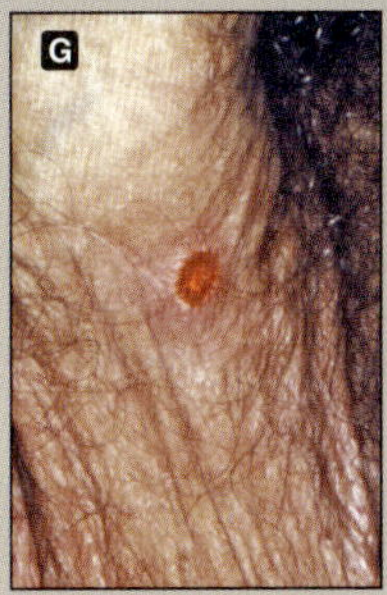

음경의 일차 매독 경성하감

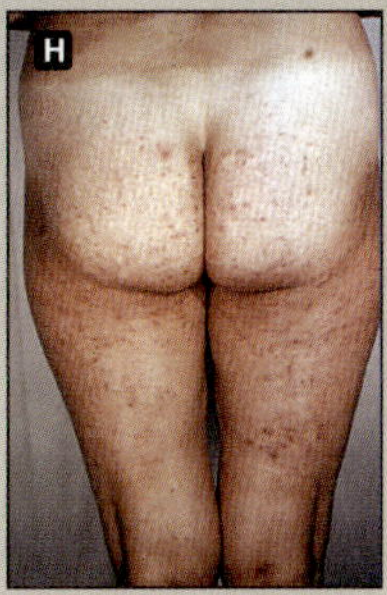

이차 매독

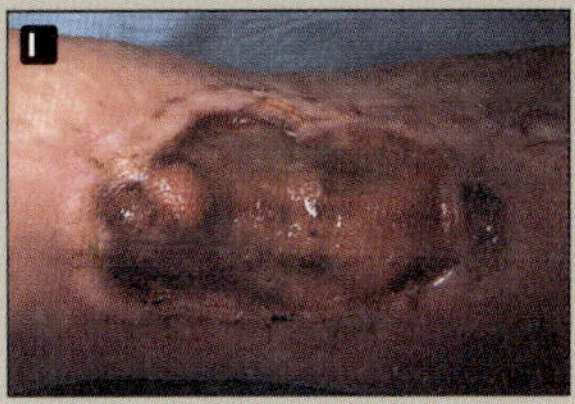

삼차 매독의 고무종

우레아플라스마 우레아리티쿰

- 이 균은 특히 남성에서 비임균성 요도염을 일으킨다. 성적으로 활발한 남성과 여성에서 이 균이 많이 발견된다.
- 여성에서 산후열 및 융모양막염을 일으킨다. 이 균은 자궁내막염 환자 및 조기 진통이나 저체중아 출산하는 여성의 질분비물애서 분리될 수 있다. 이 균은 이런 영아에 감염되어 하기도관과 중추신경계에서 염증을 동반 하거나 또는 동반 없이 분리된다.

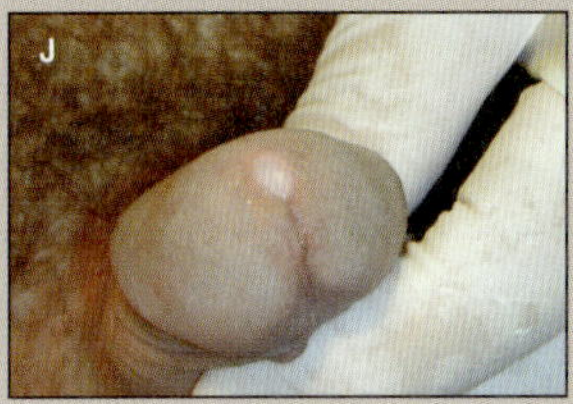

비임균성 요도염

연성하감균

- 이 균은 연성하감, 즉 성매개 궤양성 질환을 일으킨다. 연성하감은 미국에는 발생이 적지만 개발도상국에서는 국민 건강에 주요한 장애물이다. 연성하감균 감염시 통증성, 누더기 궤양이 성기에 생기며, 림프절병증도 생길 수 있다. 치료받지 않을 시, 가래톳(붓은, 통증성 림프절)으로 발전해, 고름이 생긴다.
- 개방성 성기궤양이 있으면 HIV 감염이 잘 된다.

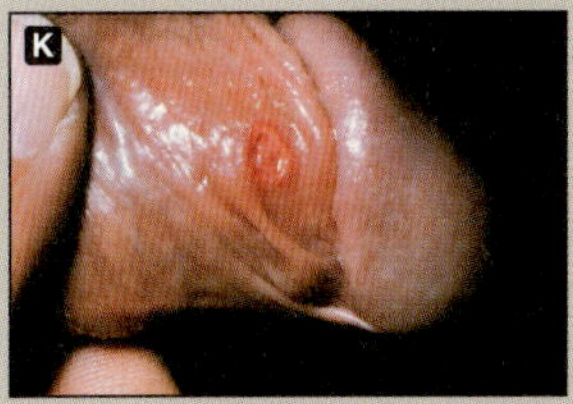

연성하감

세균

그림 33.2 (다음 쪽에 계속)
성병의 특징: 병원성 세균

성병

칸디다 알비칸스

- 이 균은 정상균무리인 효모균으로 피부, 입, 질 및 장에서 볼 수 있다. 또한 성교로 체내 유입될 수 있다. 이 균이 과증식하는 경우는 항생제 사용 시 세균무리가 죽어서이다. 질편모충이 자라는데 질내 산도가 6.0인데 반해, 이 균은 4.0의 정상 질 산도에서 자란다.
- **음문질 칸디다증**은 임상적으로 흔한 증후군으로 의원과 성병 클리닉에서 자주 볼 수 있다. 이 증후군은 가려움증과 작열통이 음부와 질에 나타나며, 무색의 끈적거리는 응괴 같은 분비물이 동반된다.

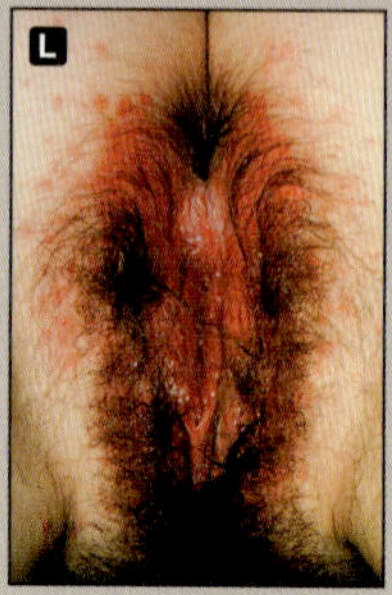

외음질 칸디다증

진균

질편모충

- 이 균은 질편모충증을 일으키며, 사람에서 가장 많은 비뇨생식기관의 원충류 감염체이다. 주로 성교로 전파되며, 여성에서 질, 음부 및 자궁경부의 점막조직에 염증을 일으키며, 노란 분비물을 많이 낸다. 드물게 요도, 전립선 및 정낭에 감염되어 무색 분비물을 낸다.
- 자라는데 최적 산도는 6.0으로 정상적인 질내 산도 약 4.0에서는 살지 못하며, 산도가 비정상적으로 알칼리화되면 감염이 잘 된다.

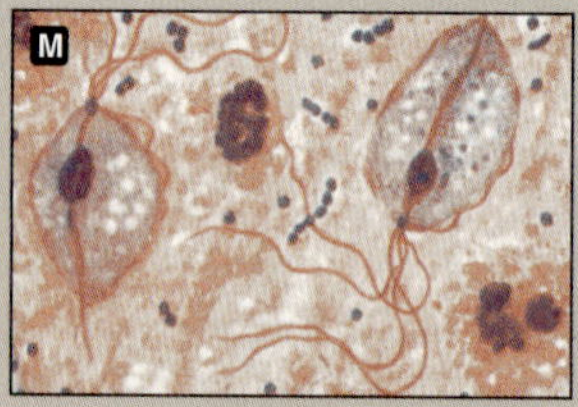

질편모충

프로토조아

A 흔한 바이러스 질환의 유병률

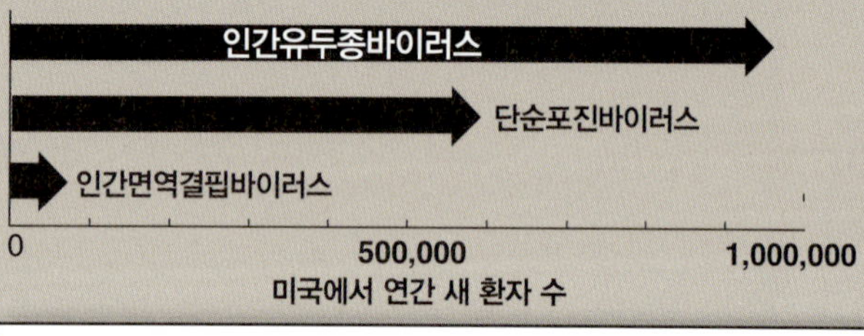

B 병원성 바이러스의 분류

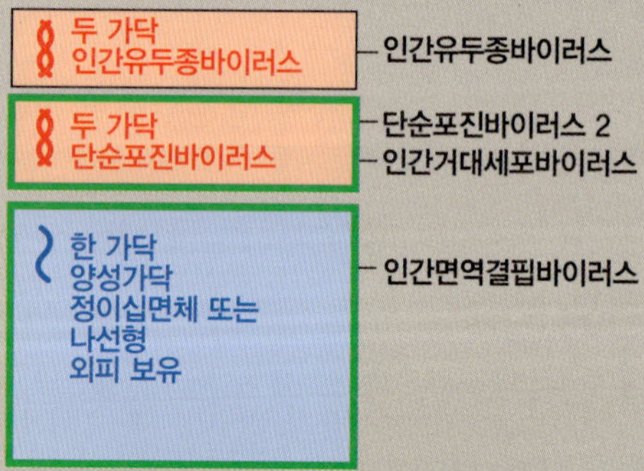

단순포진바이러스(HSV-2)

- 이 바이러스 전파는 성접촉이나 출산 시 감염으로 생긴다. 성접촉 감염 시 성기관에 병변이 생기고, 대개는 무증상이다. 증상이 있다면, 국소적 통증과 가려움증 및 전신적 증상으로는 발열, 권태 및 근육통이 생긴다. 수포성 궤양병변이 음부, 자궁경부 및 질에 생기며 아플 수 있다. 신생아 헤르페스는 출산 시 태아에 감염되어 일어난다. 치료받지 않을 시 파종성 감염이 되어 중추신경계로 자주 퍼져, 사망률이 높아진다.
- 이 바이러스는 비교적 빠른 세포살상 성장주기를 갖아 신경절에서 잠복한다. HSV-2 성기감염은 자주 재활성화되며, 흔히는 무증상이다. 감염자는 재활성기에 증상과는 무관하게 바이러스를 흘리며 성적 배우자에게 바이러스를 전파할 수 있다.

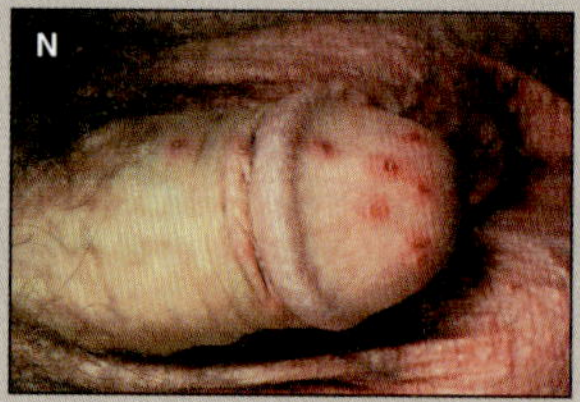

단순포진 병변

바이러스

그림 33.2 (다음 쪽에 계속)
성병의 특징: 진균, 원충, 바이러스

성병

바이러스

인간유두종바이러스(HPV)

- 특정 HPV 감염은 항문성기 사마귀(뾰족콘딜로마)를 일으킨다. 전파는 성접촉이나 출생 시 엄마에서 태아로 일어난다.
- 병변은 감염 후 4~6주째 외음부 주변, 자궁경부 및/또는 요도나 질내부에 생긴다. 어떤 HPV 감염은 양성이지만, 몇 개 바이러스 형은 여러 악성 종양, 즉 자궁경부암, 직장암, 음경암 및 입인두암의 발생과 관련된다.

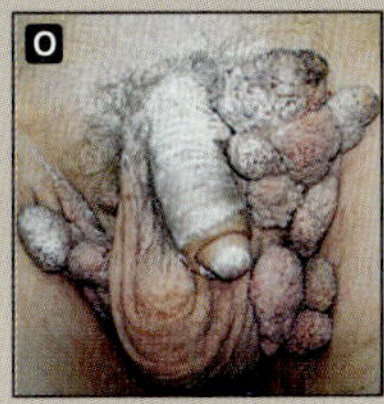

뾰족콘딜로마

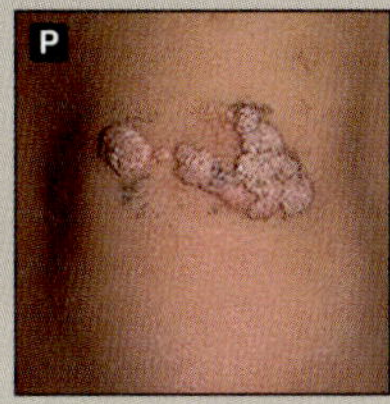

보통사마귀

인간거대세포바이러스(HCMV)

- HCMV는 사람에서 가장 흔한 자궁내 바이러스 감염을 일으킨다. 또한 신생아에서도 가장 흔한 바이러스 감염증이다. 전파는 감염자의 눈물, 소변, 침, 정액 이나 질 분비물 및 모유로 가능하다. 임신 중 첫 HCMV 감염이 된 산모에서 태어난 영아는 35~50%가 감염이 되며, 그 중 10%가 증상이 생긴다(거대세포봉입질환). 후자 질환의 증상으로는 간, 비장, 조혈기관 및 신경계 조직(난청과 정신박약의 흔한 원인)의 손상이나 태아의 사망을 들 수 있다. 침습성이며 기회적 HCMV 감염이 에이즈 환자에서 흔한다. 그런 환자는 이식 환자와 면역약화자에는 위험요인이다.
- HCMV는 초기 상피세포에서 증식하는데 주로 호흡기관 및 위장관 쪽이다. 이후 바이러스 혈증이 오고, 전신에 감염된다. 잠복은 비산경조직, 일차로 림프망상세포 및 선세포에 한다.

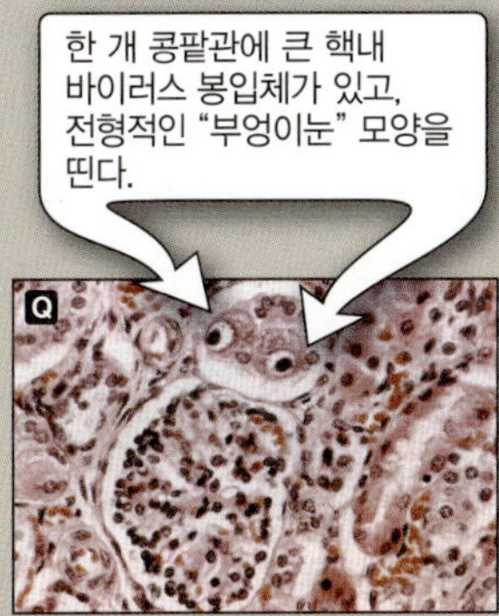

거대세포 바이러스 감염. 3달 된 남아의 부검에서 채취한 신장조직단편

에이즈의 기회감염

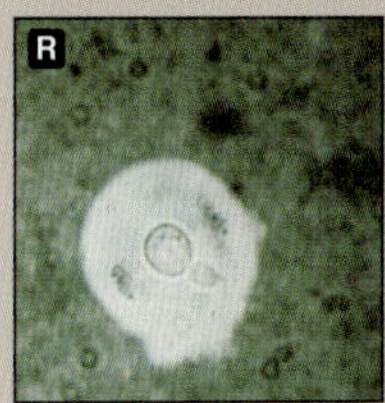

뇌척수액에 있는 크립토콕쿠스

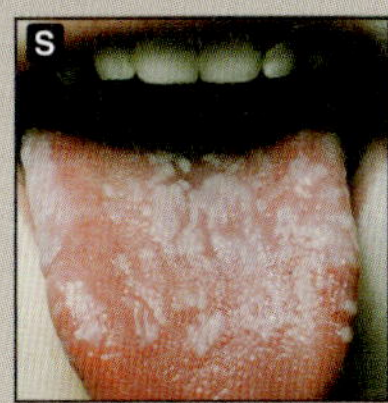

구강 아구창 또는 칸디다증

인간면역결핍바이러스(HIV)

- HIV는 CD4+ T세포, T 전구세포 및 단핵구/대식세포 계열 세포를 감염시켜, 면역결핍을 일으킨다. 감염은 세 가지 경로다: 1) 성적 접촉(바이러스는 정액과 질 분비물에 있다); 2) 혈액이나 혈액제제를 거쳐; 3) 출산전후(수직 감염). 감염된 후 몇 주 지나 감염성 단핵구증과 유사한 증상을 일으킬 수 있다. 급성기 바이러스혈증은 해소되고 임상적으로 무증상, 잠복기에 들어가는데, 여러 달에서 여러 해 걸린다. 무증상 감염이 에이즈로 진행하는 것은 진행성 임상질환이 연속되어 생긴 것이다. 감염된 단핵구/대식세포 계열은 바이러스를 뇌를 포함한 다른 기관에 나른다. 대개 우측 그림과 같은 기회감염으로 사망한다.
- HIV는 비암유발성 레트로바이러스로, 주로 보조 T세포의 표면 CD4 분자에 붙는다. HIV는 바이러스 외피와 원형질막과 융합하여 세포 내로 들어가며, 역전사를 한다. 결과적으로 두 가닥 DNA 분자가 만들어져 숙주 염색체내로 끼어 든다. 새끼 바이러스는 계속 만들어지며, 이 과정은 숙주세포를 죽이며 끝난다.

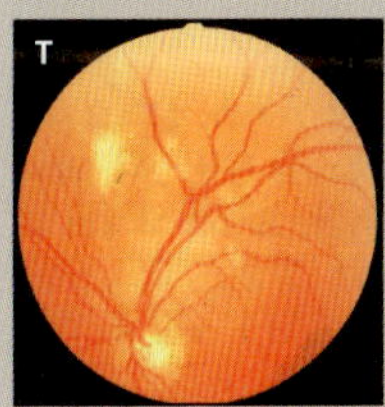

거대세포바이러스 망막염

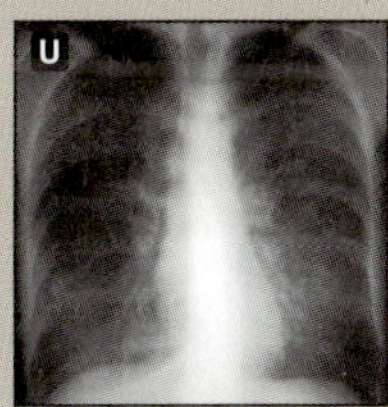

뉴모시스티스 폐렴

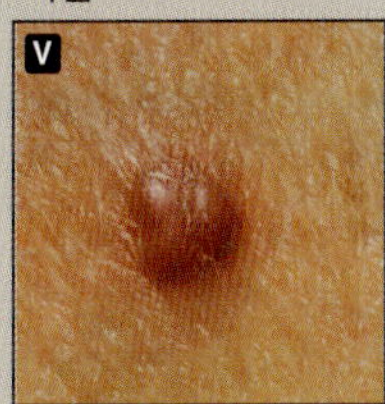

카포시 육종

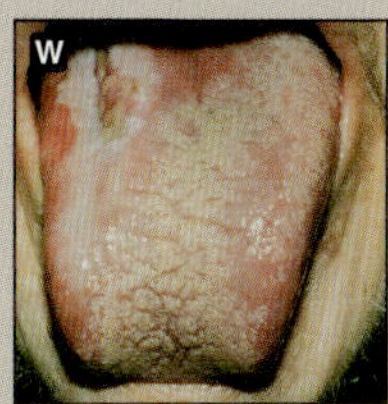

털백판증

그림 33.2

성병의 특징: 바이러스

음식매개 질환 (세균성)

A 어른에서 음식매개 질환의 흔한 원인균

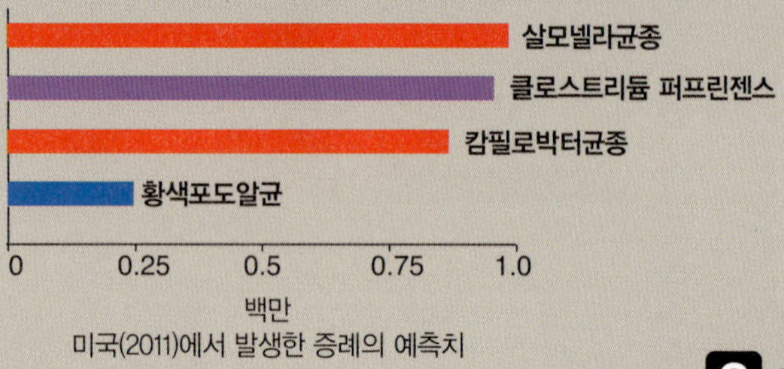

B 병원균의 분류

그람양성 알균

Staphylococcus aureus

그람음성 막대균

Escherichia coli
Campylobacter jejuni
Salmonella species
Shigella species
Vibrio cholerae

무산소균

Clostridium botulinum
Clostridium perfringens

C 흔한 증세

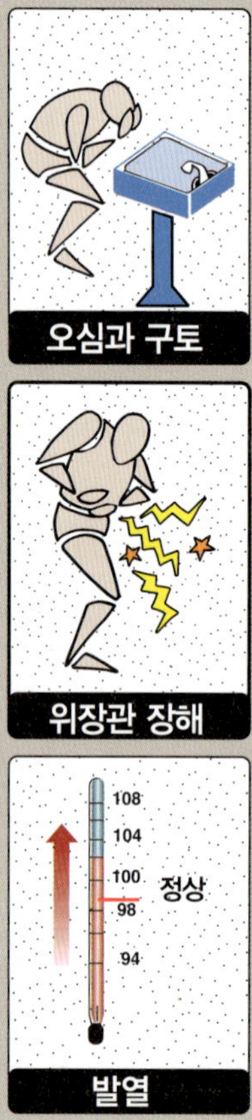

살모넬라균종

- 비장티프스성 살모넬라 할청형, 특히 엔테리티디스 등은 국소적 위장관염을 일으키며, 증상은 소장에서 증식하는 원인균 때문이다. 전파는 대개 음식, 특히 닭, 달걀 및 달걀 제품을 통해서다.
- 이 균들은 작동 단백을 주입시켜 세포에 침입하며 세포질로 들어간다. 이 균은 항생제 내성이 많아 적정 치료를 위해서 항생제 감수성 검사가 필요하다.

클로스트리듐종

- 클로스트리듐 퍼프린젠스는 미국에서 식중독의 주요 원인균이다. 임상증상이 생기려면 1억 마리 이상 균이 필요하다. 그러므로 이 균의 식중독은 포자/아포가 비활성화시키지 못한 채 조리한 뒤, 음식이 몇 시간 동안 방치되며 균의 아포가 균체로 전환되어 몇 번 증식하여 생긴다.
- 클로스트리듐 퍼프린젠스는 다양한 외독소, 장독소 및 질환 진행을 촉진시키는 가수분해효소를 분비한다. 클로스트리듐 식중독 시 증상은 오심, 복통, 설사가 오염된 음식을 먹은 후 8~18시간내 일어난다. 발열은 없고, 구토는 별로 없다. 경과는 저절로 나으며, 감염 1~2일 후 회복된다.
- 보툴리즘균은 보툴리즘을 일으킨다. 이 균의 신경독소는 이완마비를 일으킨다. 균 자체와 접촉이 필요치 않으며, 질환은 중독으로 생긴다.

공장캄필로박터

- 공장캄필로박터는 미국에서 음식매개 질환의 가장 흔한 원인균이다. 이 균은 여행자 설사 및 위맹장염을 일으킨다. 일차적으로 직접 접촉, 오염된 고기(특히 가금류), 또는 오염된 물공급으로 인한, 대변-경구경로로 사람에 전파된다.
- 이 균은 소장을 감염시켜, 공장, 회장 또는 대장에 궤양성, 염증성 병변을 일으킨다. 다른 한 편으로 건강한 사람에서, 전형적으로 1~7일 잠복기 후 급성 위장관염을 일으키며, 수일에서 수주간 진행되다 저절로 낫는다. 증상은 전신적(발열, 두통, 근육통)과 소장형(복통, 설사)으로 모두 올 수 있다. 소장형 증상은 혈변도 올 수 있다. 균혈증은 영아와 노인에서 가장 많이 생긴다.

황색포도알균

- 황색포도알균 위장염은 세균 내독소를 섭취하여 생긴다. 자리 음식 종사자들이 자주 오염되는데, 이런 음식들은 단백질이 풍부하고/또는 짜며(예로 에그 샐러드, 크림 패스트리, 또는 햄) 냉장이 제대로 안된 경향이 많다.
- 독소는 뇌에 구토 센터를 자극하는데 이는 상부 위장관의 신경 수용체에 붙어 생긴다. 오심, 구토 및 설사 같은 증상은 급성이며, 이 전에 짧은 잠복기(6시간 이내)가 있다. 대체로 저절로 낫는다.

그림 33.3 (다음 쪽에 계속)

세균성 식중독의 질병요약. 1은 다른 증상으로 두통과 근육통이 있다.

음식매개 질환 (세균성)

시겔라균종

- 시겔라균종은 시겔라증(세균성 이질)—어린이가 잘 걸리는 소장 질환—을 일으킨다. 이 균은 전형적으로 사람간 잔파되며, 원인으로 분변내 균에 오염된 음식이나 물이 주요 근원이다.
- 이 균은 대장 점막을 침입하여 파괴한다. 결과적으로 세균성 이질은 특징으로 피와 점액이 섞인 설사 및 복통이다. 대개 어린이, 노인 및 영양부족 시 가장 심하게 앓으며, 이질의 경우 심한 탈수에 빠져 가끔 사망 사례가 있다.

비브리오균종

- 콜레라균은 소장 감염인 콜레라를 일으키는 독소를 낸다. 콜레라 독소는 소장의 장관 내로 이온과 물을 배출한다. 수시간에서 수일에 걸친 잠복기를 지나, 대량 물설사(쌀뜨물 변)가 시작된다. 치료받지 않을 시, 심한 탈수로 저수분성 쇼크가 수시간에서 수일내 생길 수 있으며, 사망률이 50%에 이를 수 있다. 적절한 치료 시 사망률을 1% 이하로 줄일 수 있다.
- 전파는 일차적으로 음용수나 음식으로 생기며, 이것들은 불현성 환자를 포함한 감염자의 대변에 오염된 탓이다.
- 전세계에 콜레라는 3~500만이 걸리며, 2010년 한 해에 10만~13만이 사망하며, 주로 개발도상국에서 생긴다.

대장균

- 이 균은 대장의 정상균무리 중 하나이며, 병원성 바이러스형은 새로운 병원성/독성인자를 갖아 장관 안과 밖에서 모두 더 병원성을 나타낸다. 장잘환의 전파는 보통 대변-구강 경로이며, 오염된 음식(소고기와 저온살균 안된 우유 같은)과 물공급이 운반체다.
- 대장균의 장관 감염 시 여러 형이 밝혀졌다. 각각 병원성 기전이 다르다. 가장 중요한 것은 1) 장독소형(ETEC)—개발도상국에서 여행자 설사의 흔한 원인이며, ETEC는 소장에 집락을 이루어 장독소를 낸다. 이 독소들은 장점막세포에서 염소이온과 물을 오래 과배설시키며, 반면 나트륨의 재흡수를 억제한다. 결과적으로 아주 심한 물설사가 수일간 생긴다. 2) 장출혈형 (EHEC)은 대장 세포에 붙고, 거기서 EHEC균은 외독소(이질균/시가 유사 독소)를 내어 소융모를 파괴하여, 중증의 대량 피설사(출혈성 대장염)를 일으키며, 이 설사에는 점막 침입이나 염증이 없다. O135:H7형은 시가 유사독소를 내는 가장 흔한 대장균주이다.

그림 33.3 (계속)
세균성 식중독의 질병요약. [주: 적절한 수액과 전해질 보충 및 유지가 설사질병 치료의 핵심임을 나타낸다.]

III. 음식매개/식중독(세균성)

식중독은 균 또는 독소에 오염된 음식을 먹어 일어난다(그림 33.3). 식중독은 소풍, 학교 식당, 대형설비를 갖춘 곳에서 잘 일어난다. 대체로 이런 곳은 음식이 비냉동상태이거나 조리법이 불결하다. 식중독의 흔한 원인으로는 흔히 덜 익은 육류나 장기간 실온에서 방치된 유류제품 등을 섭취하는 데 있다. 식중독 환자에서 수분섭취는 탈수예방을 위해서 꼭 필요하다. 설사 환아인 경우 손실된 전해질을 빠진 만큼 보충해줄 수 있다. 고형음식은 설사가 멈출 때까지 주면 안 된다. 그리고 유제품도 설사를 악화시킬 수 있어 피해야 한다.

정맥내 수액공급은 수액을 마시지지 못하는(예로 구역질이나 구토로) 심한 설사환자에게 처방될 수 있다.

가장 흔한 형태의 식중독을 앓는 대부분 환자들은 며칠 내로 자연치유된다. 항생제 치료는 심한 질병의 경우 외에 처방하지 않는다. 영아와 노인들은 식중독에 가장 걸리기 쉽다. 미국에서는 매면 4천8백만명이 음식매개 위장관염에 걸려 127,000명이 입원하며 3,000명이 사망한다.

요로감염

A 요로감염의 흔한 병원균[1]

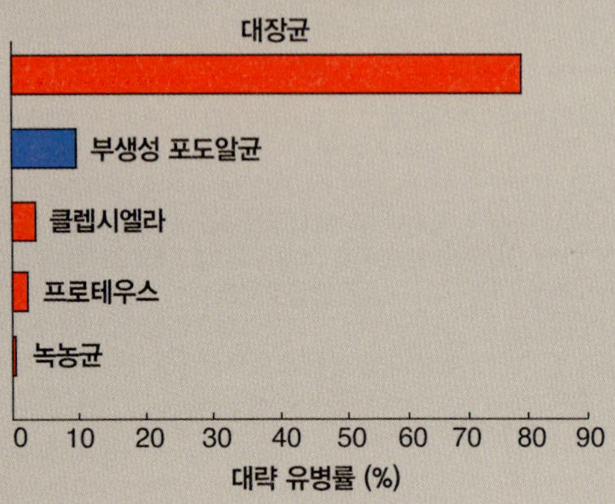

B 병원균의 분류

그람양성 알균

Staphylococcus saprophyticus

그람음성 막대균

Escherichia coli
Klebsiella species
Proteus species
Pseudomonas aeruginosa

대장균

- 이 균은 방광염과 신우신염을 포함한 요로 감염을 가장 잘 일으킨다. 여성은 특히 감염에 취약하다. 균은 자주 환자의 균무리에서 온다.
- 비합병성 방광염(가장 흔한 요로감염)은 요로병원성 대장균주가 일으키며, 특징으로 P 섬모(부착인자)를 갖고 있다. 합병성 요로감염(신우신염)은 요로 폐쇄 시 생기며, 비요로병원성 대장균주가 일으키기도 한다. 요로감염 시 항생제로 치료한다.

부생성 포도알균

- 이 균은 여성에서 방광염을 자주 일으키며, 이는 아마 이 균이 여성 질 균무리인 탓이다. 이 균은 대부분 항생제에 잘 듣고, 페니실린 G조차 듣는다. 다른 응고효소 음성 포도알균과 구별하려면 노보비오신에 자연 저항성를 본다.

C 흔한 증세

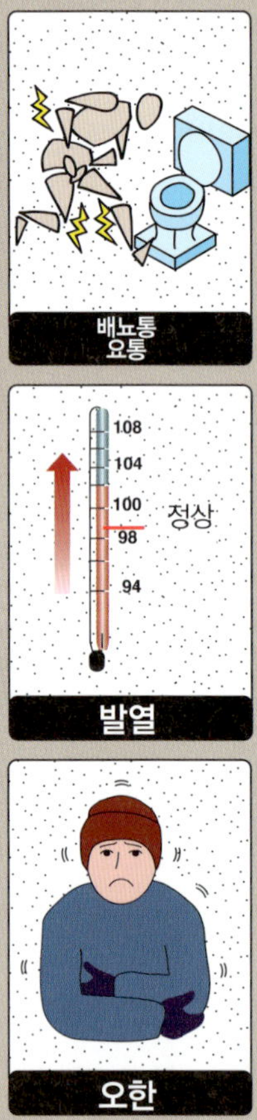

기타 장내세균

- 장내세균과의 다른 속, 가령 클렙시엘라, 엔테로박터, 프로테우스 및 세라티아들은 대장에 정상균무리이며, 기회 및 자주 병원감염을 일으키는 균도 포함된다. 이 균들은 자주 입원 환자에 집락을 이루는데, 특히 항생제 치료, 삽입성 도관 사용 또는 침습적 시술과 관련되며, 장외 감염을 일으킨다.
- 이 균들은 항생제 내성이 널리 퍼져 있어 적정 치료를 위해 항생제 감수성 검사가 필요하다.

녹농균

- 이 균은 중요한 기회 병원균이며, 요로감염, 특히 도관 시술, 기구시술, 수술 또는 신장이식, 또는 미리 항생제 투여받는 환자에서 병원 감염의 주요 원인균이다.
- 녹농균 질환은 균이 숙주 조직에 붙어 집락을 이루며 생긴다. 균 섬모는 부착하게 하며, 알기네이트 협막은 몸의 정상 제거 기전의 효과를 줄인다. 숙주조직 손상 시 균의 부착과 집락화가 잘 된다. 녹농균 감염은 전형적으로 방어기전이 손상된 환자에서 일어나므로, 대개 적극적인 항생제 치료가 필요하다.

그림 33.4
요로감염의 질병요약. [1]비합병성 방광염

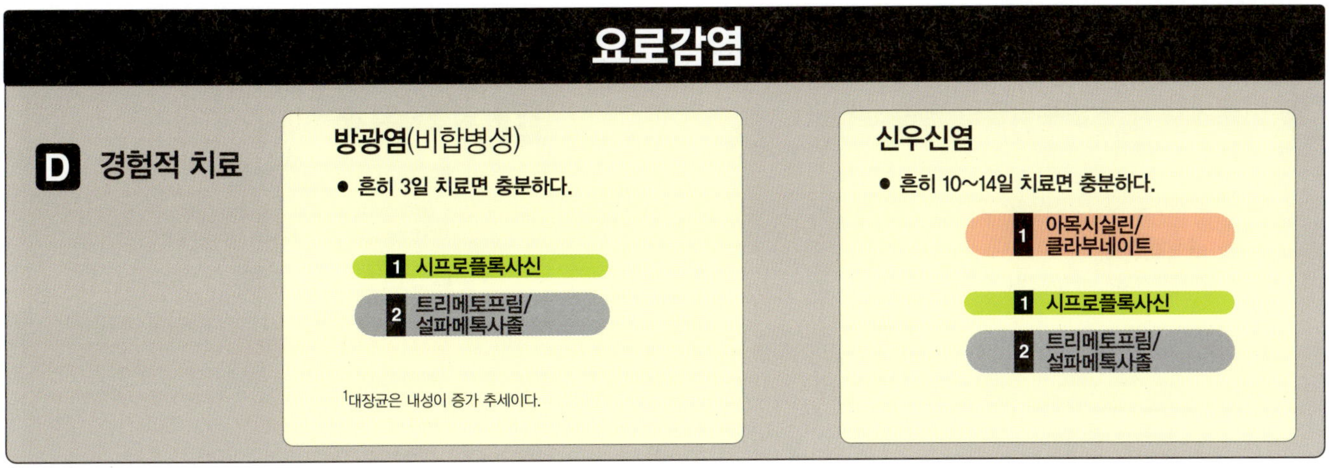

그림 33.4 (계속)
요로감염의 질병요약. 1은 일차 약임 2는 대체 약임

IV. 요로감염

요로감염(urinary tract infection, UTI)은 하부요로에 가장 흔히 발생하여 급성 방광염이나 요도감염, 방광염을 일으킨다. 또는 상부 요로에도 감염되어 급성 신장염이나 신우신염을 일으키나 하부 요로감염보다는 빈도가 덜하다. UTI란 감염의 위험도를 올리는 배후질병이 없고 합병증이 없는(예로 비뇨기계 폐쇄나 비뇨기계 기능이상) 경우를 말한다. 요로감염환자들은 비합병증성 방광염이 있으며, 이는 성적으로 활발한 여성에서 미국에서 가장 흔한 감염질병 중 하나이다.

대장균은 비합병증 방광염과 신우신염의 가장 많은 원인균이며(감염의 70~95%, 그림 33.4). 분변오염 시 대장균(변에서 보이는 가장 흔한 균 중의 하나임)과 같은 균이 요도로 침입하게 된다. 이런 세균들은 방광으로 이동하여(때로는 신장까지 침입) 감염증을 일으킨다. 요로감염은 여성에서 흔히 발생하는데 이는 해부학적으로 요도입구가 항문과 가깝고 요도길이가 짧아 방광으로 쉽게 균이 침투하기 때문이다.

부생성포도알균은 요로감염의 5~20%를 일으키며 대장균 다음가는 원인균이다. 부생성포도알균은 대장균보다 덜 흔한 균이지만 좀 더 심한 질병 양상을 보여 환자의 반수에서 상부 요로감염까지 일으킨다. 이런 환자들은 종종 재발한다.

무합병증성 요로감염 환자들은 배뇨통, 빈뇨, 치골통을 호소한다. 농뇨(백혈구가 나오는 소변)도 요로감염 시 흔히 본다. 발열이나 옆구리 통증시 신우신염을 의심하게 하는 소견이며 질염이나 위에 언급한 요도염을 의심할만한 증상이 보일 시 골반검사나 적절한 균배양검사를 해야 한다.

요로감염(방광염과 신우신염)의 위험도는 여러 요인들로 증가될 수 있다. 즉 성교, 특히 새 파트너와 성접촉이나 여성에서 피임기구와 질정제 병용 시 요로감염에 쉽게 걸린다.

||: 요로감염 원인균은 단정할 수 있어 통상적인 소변배양을 할 필요는 없다.

세균성 수막염

A 어른에서 세균성 수막염의 흔한 원인균 개요[1]

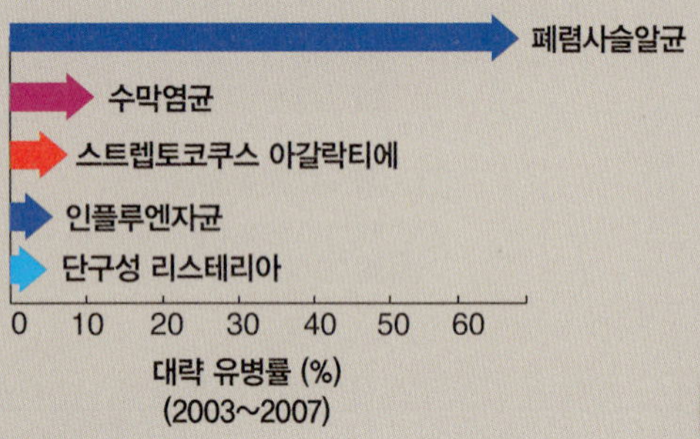

B 병원균의 분류

그람양성 알균

Streptococcus agalactiae
Streptococcus pneumoniae

그람양성 막대균

Listeria monocytogenes

그람음성 알균

Neisseria meningitidis

그람음성 막대균

Haemophilus influenzae

C 흔한 증세

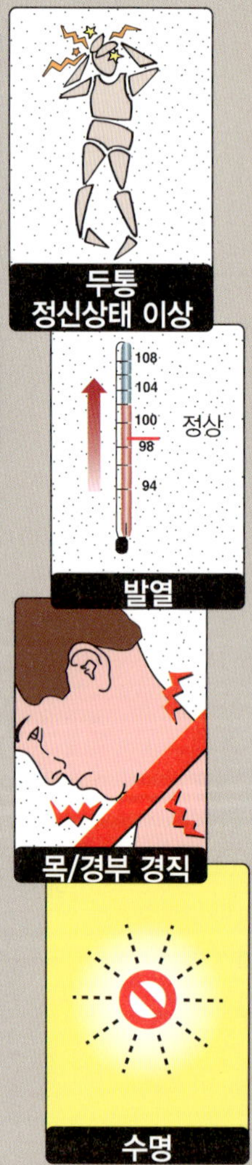

폐렴사슬알균

- 이 균은 수막염과 폐렴의 중요한 원인균이다. 많은 건강한 사람의 코인두에서 발견된다. 감염은 내인성(균에 저항성이 약한 보균자에서)이나 외인성(보균자의 기도에서 나온 비말)으로 온다.
- 이 균 감염 시 균혈증이 오고, 인체 여러 부위, 중추신경계 등을 포함하여 감염을 일으킨다. 이 수막염은 적절히 치료 시에도 사망률이 높다. 이 균은 어른에서 세균성 수막염의 가장 흔한 원인균이다.

수막염균

- 이 균은 수막염의 흔한 원인균이다. 비말로 전파되며, 섬모로 코인두 점막에 균이 붙는다.
- 이 균이 코인두의 상피세포층을 뚫고, 혈류에 들어가면, 빨리 증식하여 수막균혈증을 일으킨다. 균이 혈액-뇌 장벽을 지나 수막에 감염 시, 급성 염증반응이 생기며, 결과 화농성 수막염을 일으킨다. 초기에 발열과 권태는 빠르게 심한 두통과 경부강직, 구토 및 밝은 빛에 예민하는 증세로 발전한다. 혼수가 몇 시간 만에 올 수 있다. 이 균은 2~18세 연령층에 세균성 수막염의 가장 흔한 원인균이다.

인플루엔자균

- 이 균은 인간 상기도의 정상적 균무리다. 비말로 전파된다.
- 호흡기 점막에 붙고 집락을 이룬 후, 감염이 전신적으로 되어, 균은 혈류를 타고 중추신경계로 간다. 이 균은 특히 영아와 어린이의 세균성 수막염의 주요 원인균이다. 결합백신은 균의 협막 다당체형 b 항원으로 제조되며, 영아에 투여되어, 이 균에 의한 수막염 발생을 현저히 줄였다.

스트렙토코쿠스 아갈락티에/젖마름증 사슬알균

- 이 균은 신생아에서 수막염과 패혈증을 일으킨다. 여성 보균자의 생식관 및 남성 보균자의 요도 점막, 그리고 위장관에서(특히 직장) 정상적으로 발견된다. 전파는 출산시 되며, 어른에서 성접촉이다.
- 영아 감염은 산도 통과 시 생긴다. 이 균 감염은 신생아 수막염의 주요 원인이며, 사망률이 높다.

단구성 리스테리아

- 이 균 감염은 장년층, 임산부, 태아나 신생아와 면역약화자에서 가장 흔한다. 수막염으로 보통 오며, 이 감염은 산발적으로나 적은 유행병으로 올 수 있고, 음식으로 매개된다. 이때 균은 위장관을 거쳐 몸으로 들어간다.

그림 33.5 (다음 쪽에 계속)
세균성 뇌막염을 유발하는 세균들의 특징

[1]대장균은 신생아 뇌막염의 주요 원인균이며 바이러스 뇌막염은 세균성 뇌막염보다 흔하며 증상도 대개는 덜하다. 원인으로는 엔테로바이러스가 주 원인이며 단순포진바이러스도 가능하다.
[2]다른 증상으로 오한과 심부정맥이 있다.

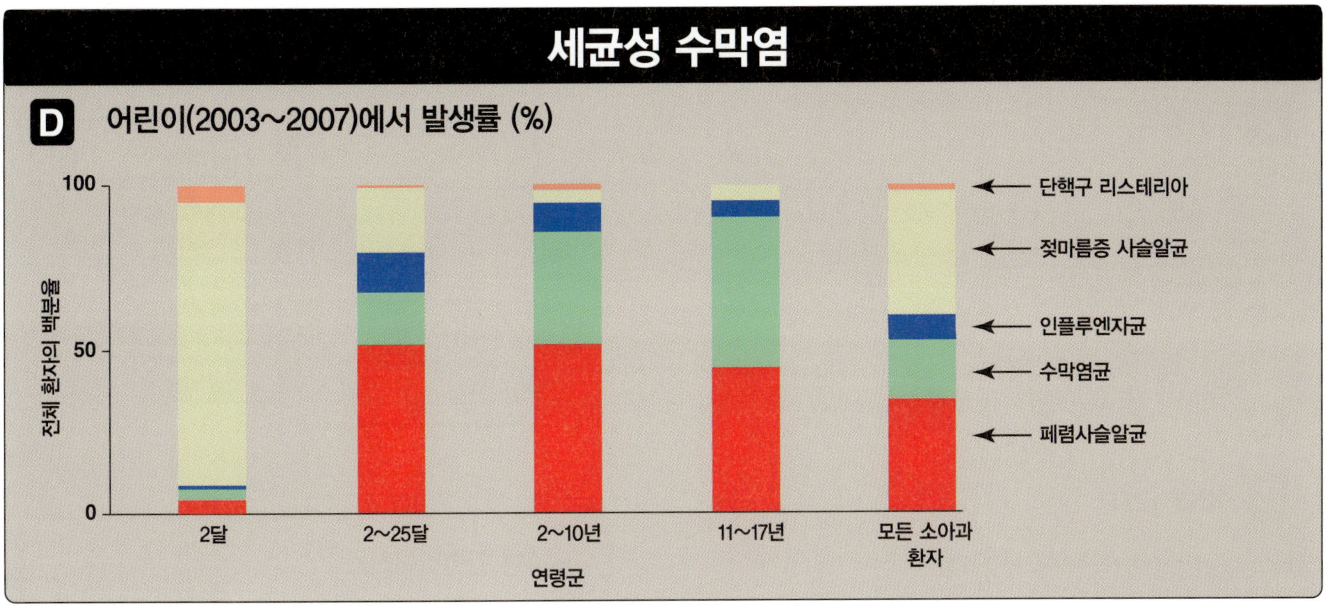

그림 33.5 (계속)
세균성 뇌막염을 유발하는 세균들의 특징

V. 뇌막염

세균성 뇌막염은 즉각적 진단, 치료를 요하는 응급질병이다. 치료하지 않을 시 100% 사망률을 보이며 최적의 치료 시에도 높은 사망률을 보인다.

거의 모든 지역사회형(community acquired) 뇌막염은 적어도 발령, 목의 경직, 정상과는 다른 의식상태 등 전형적인 세 가지 증상 중 적어도 하나를 보인다(그림 33.5). 이런 증상은 몇 시간에 걸쳐 일어나며 하루 내지 이틀에 걸쳐 일어나기도 한다. 그 밖에 구토, 오심, 명시장애, 의식혼란, 수면 등이 동반되기도 한다. 폐렴알균과 뇌수막염균은 세균성 뇌막염 환자의 80%의 원인균이다.

초기 혈액검사는 세균성 뇌막염 어른 환자에서 50~75%가 양성이다. 뇌척수액 검체는 세포 수와 그 분별검사, 당과 단백 농도 측정, 그람염색과 배양검사 등을 반드시 해야 한다. 세균성 뇌막염 시 뇌척수액 내에 당농도의 감소, 단백과 백혈구 수가 증가가 특징적인 검사소견이다. 환자에 따라 요추천자(lumbar punture)하기 전 미리 CT 사진을 찍기도 한다.

세균성 뇌막염의 치료 시 혈류-뇌 경계(blood-brain barrier)를 통과하여 뇌척수액에 이르는 살균성 항생제가 필요하다. 대부분 환자들은 혈관 내로 항생제 투여를 받는다. 먹는 항생제인 경우 혈관내 투여보다 용량과 조직내 약물 농도가 매우 낮아 사용 시 주의해야 한다. 항생제 치료는 요추천자 후 즉시 해야 하며 천자 전 신경계 촬영이 필요하면 치료를 먼저하고 촬영은 그 다음 한다. 항생제 치료 시기가 늦어지면 사망 또는 뇌손상의 위험이 높아진다.

대부분의 권위자들은 덱사메타존 같은 글루코코티코이드를 항생제 첫 번 투여 전 또는 같이 정맥 주사하길 권한다. 이는 감염균에 대한 염증반응으로 신경계가 손상되기 때문이다.

초기치료는 의사의 경험으로 결정되기도 하나, 원칙적으로 뇌척수액내 세균의 그람염색을 시행 시 혈관내 투여할 항생제 선택에 도움이 된다. 항생제 치료는 뇌척수액 배양과 시험관내 감수성 검사가 선행되고 이를 기초로 시행한다.

간염

A 새 감염

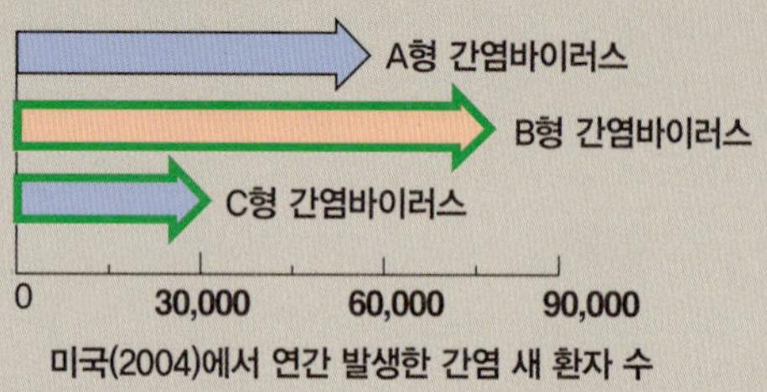

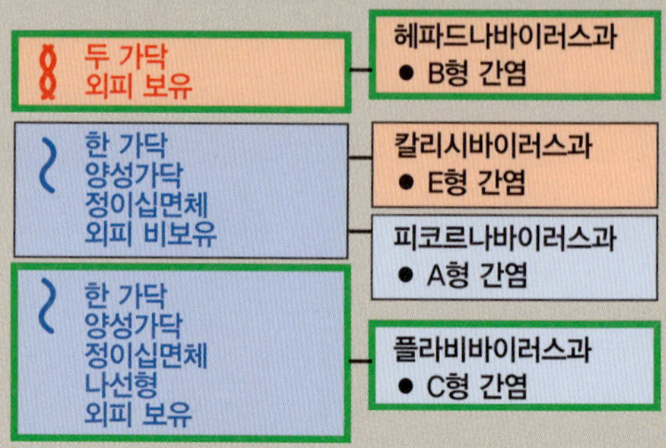

B 만성 감염

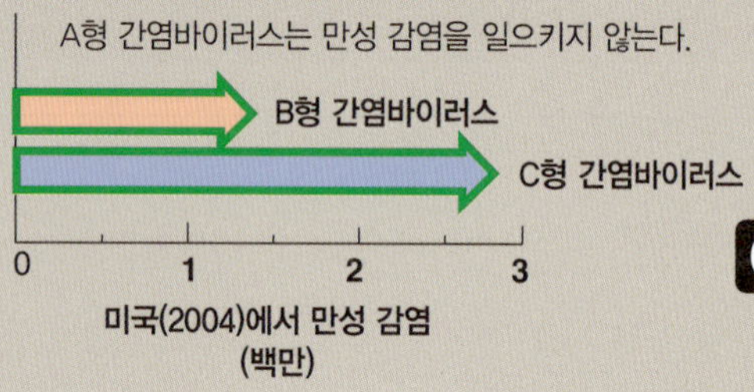

A형 간염바이러스

- HAV는 피코르나바이러스로, 선형, 한 가닥, 양성 RNA 유전체를 갖는다. 외피는 없다.
- 대변-구강 결로로 잔파된다. 주 복제 부위는 간세포이며, 감염 시 심한 세포병변이 와, 간기능이 크게 손상된다. HAV 환자의 예후는 대개 양호하며, 지속 감염과 만성 간염으로 진행은 흔치 않다.
- 감염을 예방하려면 위생조치가 필요하다. 면역글로불린은 다년간 주로 노출 후 예방치료로 사용되었다. 포르말린 비활성 전바이러스 백신도 사용된다.

B형 간염바이러스

- HBV는 간염바이러스이며, DNA 유전체를 지닌 유일한 인간 간염바이러스다. 특징으로 바이러스 DNA는 RNA 중간체를 거쳐 복제한다. HBV는 외피가 있다.
- 감염성 HBV가 감염자의 모든 체액, 피, 정액, 침과 모유 등에 있다. 미국에서 HBV는 성인에서 성교나 혈관 주사 사용으로 가장 많이 걸린다. 개발도상국에서는 일차적으로 엄마에서 영아로 전파된다.
- HBV의 간세포 파괴의 일차 원인은 세포독성 T 림프구가 감염된 세포막에 발현된 바이러스 HBc와 HBe 항원을 인지해 공격으로 인한 것이다. HBV 감염은 급성(미열, 권태 및 근육통이 오며, 이후 황달과 빌리루빈뇨가 나타난다. 간은 커지고 압통이 있다)이나 만성으로 올 수 있다. 만성 보균자는 무증상일 수 있으나, 증증 만성 간염으로 진행될 위험이 높고, 진행성 간손상에 이르고, 마침내 간경화 및/또는 간세포암이 된다.
- 유전공학적 세포에서 만든 고효능 백신이 사용되며, 어린이 일상 면역접종에 들어가 있다.

C 흔한 증세

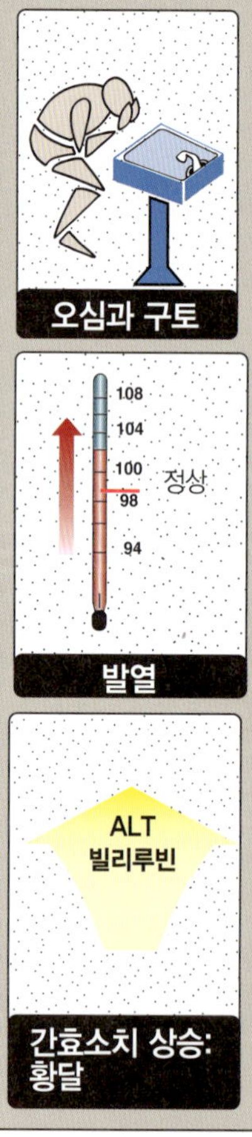

C형 간염바이러스

- HCV는 플라비바이러스과에 속하며, 선형, 한 가닥, 양성 RNA 유전체를 갖는다. 외피는 있다.
- HCV는 수혈후간염(비-A, 비-B)의 주요 원인이다. 혈관 주사 사용자 및 혈액투석환자가 감염의 고위험군이다. 바이러스 전파는 성접촉 및 엄마에서 영아로 이루어진다.
- HCV 복제는 간세포 및 단핵구에서 일어난다. 바이러스증식과 숙주 면역반응으로 간세포가 파괴된다. 대부분 감염은 불현성/무증상지만, 약 감염자의 25%는 황달이 오는 급성 간염이 겪는다. 감염 중 일부가 의학적으로 중요한데, 만성 감염과 경화로 진행되며, 이들 중 간세포암도 생긴다. HBV와 동시 감염은 위의 이런 증증으로 진행된 감염자에서 자주 보인다. 리바비린과 인터페론으로 병합치료 시 어른에서 감염 퇴치에 성공할 가능성이 인터페론 단독 투여보다 더 높다.

그림 33.6 (다음 쪽에 계속)
간염의 특징 [ALT= alanine aminotransferase]

간염

D형 간염바이러스

- HDV는본래 HBV와 동시감염될 때만 보인다. 즉, 감염성 HDV를 만드려면 보조바이러스로 HBV가 필요하다. HDV는 원형, 한 가닥, 음성 RNA 유전체 및 HBV에서 온 외피가 있다.
- 전파는 HBV와 같은 경로며, 병리학적으로 간손상이 다른 바이러스 간염 때와 본질적으로 같으나, HDV가 있으면 간손상이 더 넓고, 중히 나타난다. 감염에 특이 치료는 없다.

E형 간염바이러스[1]

- HEV는 칼리시바이러스로, 선형, 한가닥, 양성 RNA 유전체가 있고, 외피는 없다.
- HEV는 개발도상국에서 장전염,수인성 간염의 주요 원인이다. 청년에 호발하며, 임산부에서 특이 심해, 감염 시 사망할 수 있다.
- 감염에 특이 치료나 백신은 없다.

	약	백신
A형 간염바이러스	없음	사백신은 99% 방어 효과. 중화 항체는 3년 이상 지속.
B형 간염바이러스	라미부딘 알파-인터페론 아데포비어 엔테카비어	재조합 백신은 비감염성 아단위 백신. 백신 항원은 재조합 DNA 기술을 이용한 HBsAg임. 세 번 주사로 면역이 약 5~7년 지속됨.
C형 간염바이러스	알파-인터페론 리바브린	없음.

그림 33.6 (계속)

간염의 특징

[1]미국에서 보고된 E형 간염환자 수

VI. 간염

간염은 간의 염증반응으로, 이는 기생충, 세균, 바이러스(간염 A, B, 또는 C 그림 33.6)에 의해 일어나며 술, 약물 또는 독버섯 섭취로 생길 수 있다. 간염 A, B와 C는 임상적으로 가장 중요한 바이러스 간질병이다. A형 간염은 만성으로 진행하지 않는다. 감염 시 평생면역이 생긴다.

B형 간염에 걸릴 위험이 높은 경우는 1) 다양한 성적 배후자, 를 갖는 경우, 2) 남성 동성애자, 감염자와 성접촉, 3) 약물주사기 사용자, 4) 만성 감염자의 가족간 접촉을 들 수 있다. 만성 B형 간염으로 인한 사망은 만성 감염자의 15~25%에 달한다.

대부분 C형 간염은 불법적인 약물 사용이 원인이다. 수혈관련 증례는 혈액 제공자 스크리닝에 앞서 발생했다. 그러나 현재 발생률은 혈액의 2백만 수혈 단위 중 1% 이하이다. 수혈관련 발생은 C형 간염 환자의 50%는 만성간 질병으로 진행하고, 간경화나 간암 발생에 까지 이른다. C형 간염은 미국에서 간이식을 받는 첫째 원인이다.

지역사회형 폐렴[1]

A 흔한 병원균[2]

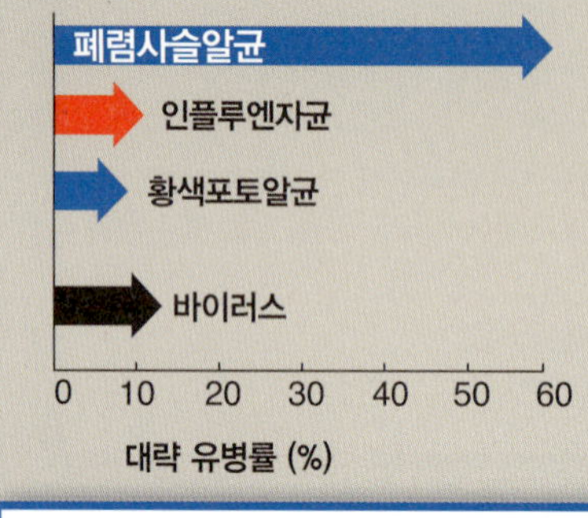

B 병원성 세균의 분류

그람양성 알균

Staphylococcus aureus
Streptococcus pneumoniae

그람음성 막대균

Haemophilus influenzae

한 가닥
음성가닥
나선형
외피 보유

Paramyxoviridae

- 인플루엔자 바이러스 A 및 B형
- 세포융합바이러스

폐렴사슬알균

- 이 균은 폐렴의 가장 흔한 원인균으로 장년에서, 방어기전이 약한 사람에서 사망의 주 원인이다.
- 많은 건강한 사람의 코인두에서 균이 발견되어, 감염은 내인성 또는 외인성(보균자의 코에서 나온 비말에 의해) 일 수 있다.
- 이미 바이러스 감염이 있을 시(예로, 인플루엔자 바이러스에) 기관지 분비물의 양과 점도가 늘어나며, 기관지 섬모 기능이 저하되어 환자는 폐렴사슬알균의 이차 감염에 취약하게 된다.

인플루엔자균

- 비말로 전파된다.
- 이 균은 특히 장년층과 면역약화자에서 폐렴을 일으킨다.
- 호흡기 점막에 붙고 집락을 이룬 후, 감염이 전신적으로 되어, 균은 혈류를 타고 중추신경계로 간다.

황색포도알균

- 이 균 감염은 혈관주사 사용자, 장년층, 최근 인플루엔자 바이러스에 감염자 및 낭성섬유증 환자에서 가장 흔한다.
- 직접 접촉으로 전파되며, 폐 감염 시 중증 괴사성 폐렴을 일으킨다. 세포벽 병원성 인자는 점막세포에 잘 붙게 한다.

C 흔한 증세

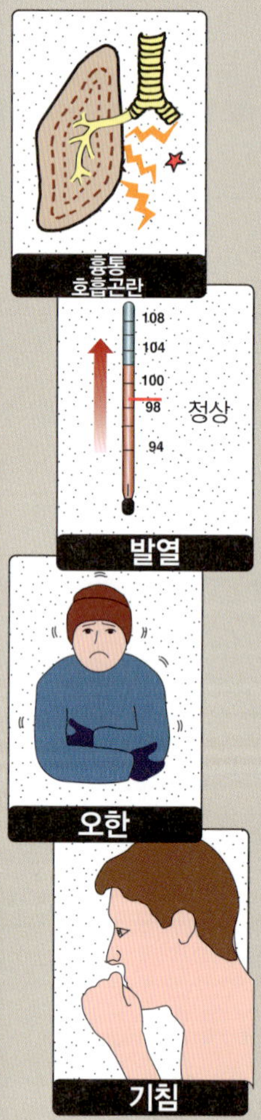

인플루엔자 바이러스 A형 및 B형

- 비말로 퍼지며, 호흡기로만 감염된다.
- 바이러스 입자를 흡입 시 감염된 상피세포는 세포독성 T세포가 죽인다.
- 인플루엔자 바이러스 감염에 걸린 후 폐렴이 오는데, 청년, 장년층, 만성 심폐 질환 환자 또는 면역결핍자가 대상이다. 폐렴은 인플루엔자 바이러스 또는 세균 이차 감염, 예로 폐렴사슬알균이 일으킬 수 있다.

파라인플루엔자 바이러스

- 인간 파라인플루엔자 바이러스 1~4형은 인플루엔자 유사 증상을 일으킨다.
- 호흡기 비말로 전파되며, 감염은 호흡기에 국한된다.
- 인간 파라인플루엔자 바이러스는 폐렴 외에 크룹와 세기관지염을 주로 영아와 어린이에서 일으킨다.

세포융합바이러스

- 전파는 호흡기 비말이나 오염된 손으로 바이러스를 코나 입에 옮겨 생긴다.
- 이 바이러스는 소아에서 주요 호흡기 바이러스 병원체로, 어린이에 폐렴을 일으키며, 노인에서 폐렴을 동반한 중증 기관지염을 일으킨다.

그림 33.7

지역사회형 폐렴의 특징

[1]질병을 "정형", "비정형"으로 나누며, "정형" 폐렴은 특징으로 오한, 화농성 객담 및 X 선 사진에서 비정상 소견을 나타내며 이는 신체증상과 일치한다. "비정형" 폐렴은 특징으로 천천히 오며 객담이 적고 X선 사진에서 신체증상에 비하여 더 큰 이상을 나타낸다.

[2]지역사회형 폐렴의 기타 원인균은 그림 33.8에 나타나 있다.

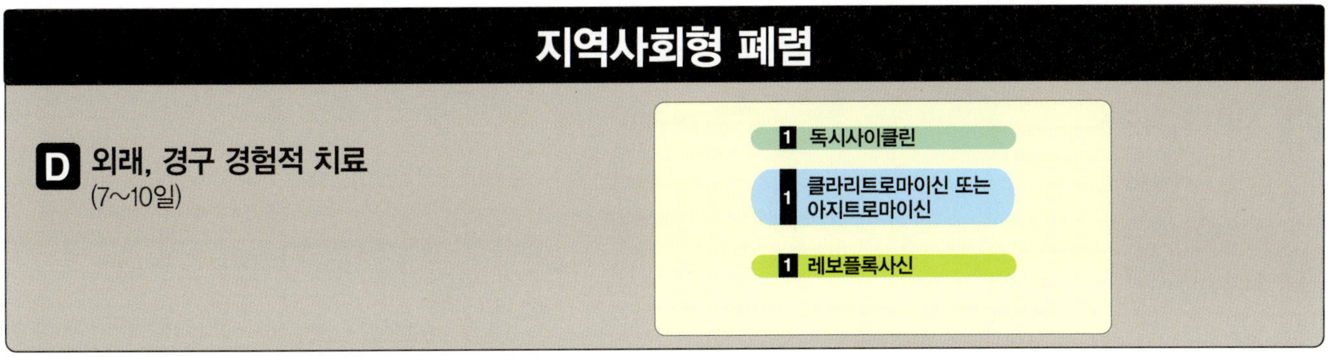

그림 33.7 (계속)
지역사회형 폐렴의 특징. 1은 일차 약임

VII. 지역사회형 폐렴

"지역사회형 폐렴"이란 병원 밖에서(또는 장기 요양시설) 건강한 사람에게서 발생한 폐렴을 뜻한다.

전형적인 지역사회형 폐렴은 대개 세균성(그림 37.7의 왼쪽 세로축)으로 가장 심하며 성인 폐렴의 가장 흔한 원인이다. 비정형 폐렴은 대체로 인플루엔자 바이러스, 미코플라스마, 클라미디아, 레지오넬라, 아데노바이러스 또는 미확인된 병원체가 원인이다. 주로 환자의 나이로 정형과 비정형 폐렴을 구분한다. 즉 젊은층은 비정형 폐렴에 걸리기 쉽고, 어린이와 노인층은 정형 폐렴에 잘 걸린다. 폐렴사슬알균은 지역사회형 세균성 폐렴의 가장 흔한 원인균이다.

호흡기 바이러스는 유아 폐염의 가장 흔한 원인이며 2-3세가 잘걸린다. 학동기 때는 폐렴미코플라스마가 폐렴의 더 흔한 원인이다.

미생물학적 검사의뢰는 대체로 외래에서 하지 않는다. 이유는 이 형의 폐렴환자는 가장 흔한 원인균으로 추정되는 상황하에서 경험적으로 미리 치료받기 때문이다. 일차선택약은 독시사이클린, 아지트로마이신 또는 레보플로사신이다.

사망할 위험이 있을시 외래에서 치료할지 또는 입원치료를 할지 신중히 결정해야 한다. 대체로 감염환자는 먹는 항생제로 외래에서 치료받는다. 만성 질병이 있거나, 심한 증상을 보일 시 환자는 입원하여 혈관내 항생제치료 및 산소치료를 받는다. 영아와 노인이 폐렴 치료를 위해 더 흔하게 입원한다. 이런 치료로 대부분 2주내 병세는 좋아진다. 노인이나 허약한 환자들은 치료에 잘 듣지 않아 호흡부전으로 사망할 수 있다.

폐렴백신은 폐렴사슬알균 감염을 막는다. Flu 백신은 인플루엔자 바이러스에 의해 발생한 폐렴 및 다른 감염을 막는다. 새로운 바이러스 종주(strain)에 대비하여 매년 투여받는다. Hib 백신은 인플루엔자균 b형에 의한 어린이 폐렴을 막는다.

"비정형" 폐렴[1]

A 흔한 병원균[2]

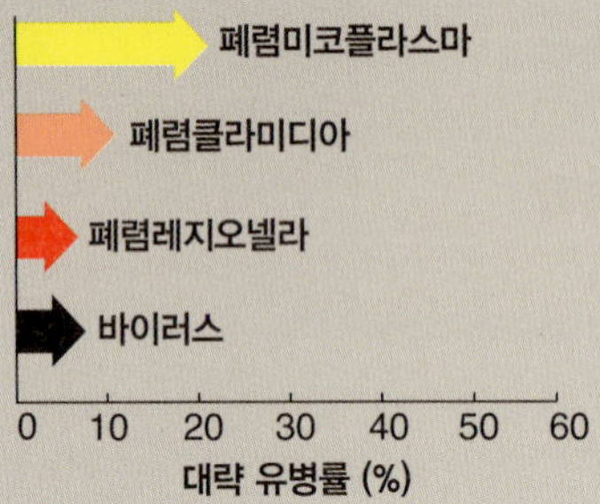

B 병원균 분류

그람음성 막대균
Legionella pneumophila

미코플라스마
Mycoplasma pneumoniae

클라미디아
Chlamydia pneumoniae

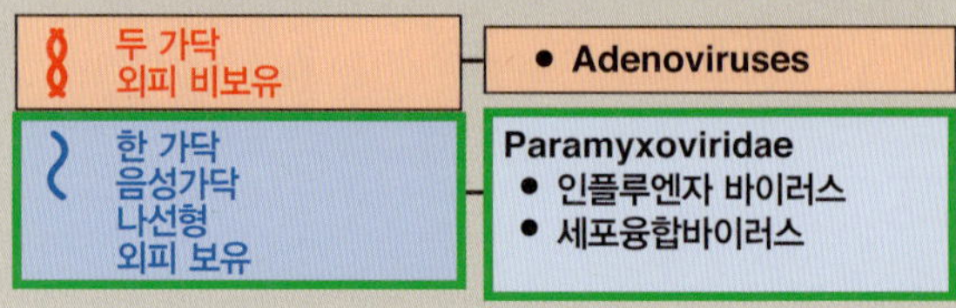

폐렴미코플라스마

- 이 균은 일차성/원발성 비정형 폐렴의 가장 흔한 원인균으로(환자가 병중에도 활동하므로 보행폐렴이라 함), 6~20세 연령층에 가장 발생률이 높다. 하기도 감염은 호흡기 비말로 전파된다.
- P1단백(세포부착소)은 균을 숙주 섬모가 많은 기관지 상피세포 표면에 밀착시켜 섬모 작동을 억제한다. 감염된 점막 일부가 벗겨져, 기관지 조직에 염증반응이 생긴다.

폐렴클라미디아

- 이 균은 세계적으로 비정형 폐렴 및 지역형 호흡기 감염, 가령 인두염, 후두염, 기관지염 등의 주요 원인이다. 사람끼리 전파는 일차적으로 분무화/에어로솔이다.
- 이 균은 절대 세포내 기생체로 세포부착소를 이용, 감수성 있는 숙주세포막 수용체에, 대개 원주나 이행상피에서 붙는다. 이 균은 포식세포 소낭에서 증식하여 숙주세포를 죽인다.

폐렴레지오넬라/레지오넬라균

- 폐렴레지오넬라/레지오넬라균은 재향군인병, 즉 다전신 증상을 동반한 비정형 폐렴을 일으킨다. 감염은 상업 용수조절계, 예로 에어컨디션에서 오염된 에어로솔을 흡입 시 생긴다. 사람끼리 전파되지 않는다.
- 이 균은 폐포에 단핵구-대식세포 계의 세포에서 증식하여, 괴사성, 다발성 폐렴을 일으킨다. 환경에서 균은 아메바에서 증식한다.

C 흔한 증세

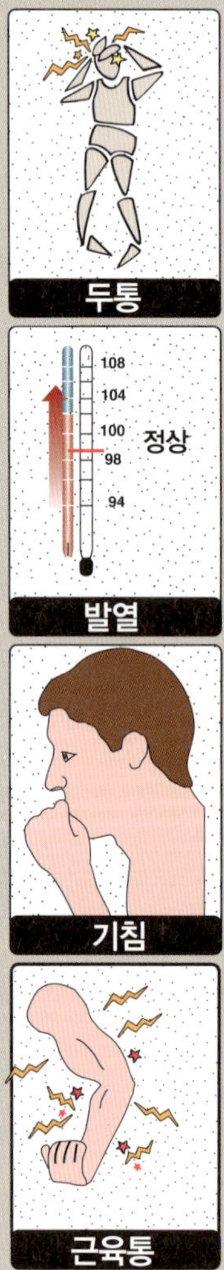

인플루엔자 바이러스

- 인플루엔자 유행병은 전 세계적으로 일어난다. 이 바이러스감염은 어른에서 바이러스 폐렴의 가장 중요한 원인이다. 호흡기 비말로 전파되며, 감염은 호흡기에 국한된다. 바이러스 혈증이나 다른 기관계로 전파는 잘 일어나지 않는다.
- 바이러스 입자를 흡입 시 감염된 섬모성 상피세포는 벗겨져, 호흡기를 기계적으로 정화할 수 없다. 이로 인해 이차 세균성 폐렴이 생긴다.

세포융합바이러스(RSV)

- 이 바이러스는 소아에서 주요 바이러스 호흡기 병원체이며, 한 살 이하의 영아 세기관지염과 폐렴의 가장 중요한 원인이다. 어린이에서 비정형 폐렴을, 어른에서는 인플루엔자 유사 증후군을, 장년층에서는 폐렴을 동반한 중증 세기관지염을 일으킨다. 전파는 호흡기 비말이나 오염된 손으로 바이러스를 코나 입에 옮겨 생긴다. 재감염이 흔하다.
- RSV 감염 시 폐포, 세기관지 및 기관지에서 상피세포를 괴사시킨다. 점액, 죽은 세포 및 피브린이 기도를 막는다.

아데노바이러스

- 이 바이러스는 특히 밀집한 환경에서, 예로 군대에서 하기도 감염을 일으킨다. 일반적으로 호흡기 비말로 전파되며, 감염된 영아는 열성 인두염으로 가장 많이 고생한다. 급성 호흡기 질환이 신병들에서 일차적으로 유행병으로 온다. 이런 호흡기 증후군은 진성 폐렴으로 진행할 수 있다.
- 바이러스는 상피세포에서 증식하며, 증식 감염으로 세포가 죽는다. 전신 감염은 드물다.

그림 33.8

비정형 폐렴의 특징

[1]"비정형" 폐렴은 특징으로 천천히 오며 객담이 적고 X선 사진에서 신체증상에 비하여 더 큰 이상을 나타낸다.

[2]기타 병원균으로 클라미디아 시타시, 폐포자충, 수두대상포진바이러스 및 파라인플루엔자바이러스 등이 있다.

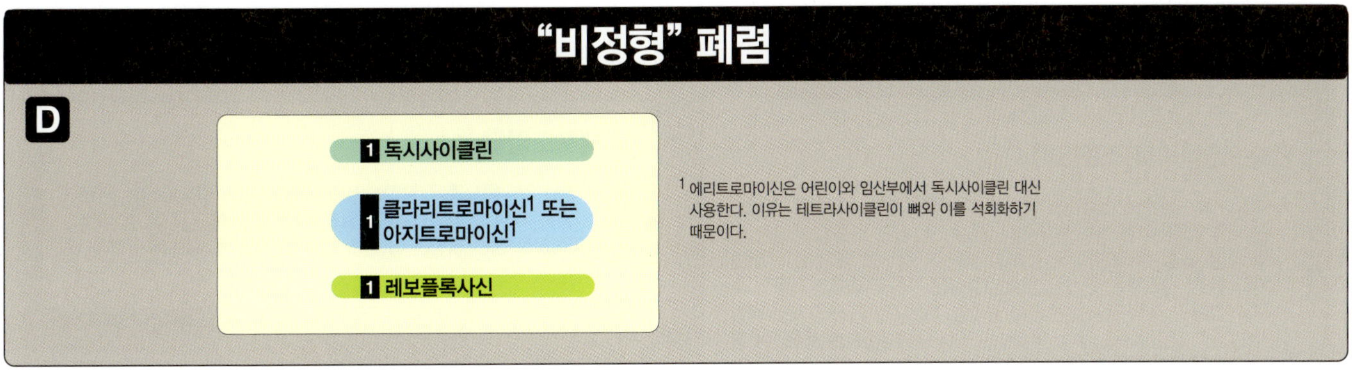

그림 33.8 (계속)
비정형 폐렴의 특징 1은 일차 약임

VIII. 비정형 폐렴

폐렴은 정형과 비정형으로 나눈다. "정형" 폐렴은 화농성 세균 즉 폐렴사슬알균이나 인플루엔자균이 원인이며 비정형 폐렴은 폐렴미코플라스마, 폐렴클라미디아, 폐렴레지오넬라/레지오넬라 뉴모필라가 원인이다(그림 33.8).

폐렴미코플라스마, 폐렴클라미디아로 인한 비정형 폐렴은 가벼운 증상으로 다른 형태의 폐렴이 초기에 중한 증상으로 빨리 진행되는 것과는 달리 서서히 온다. 반면 폐렴레지오넬라에 의한 폐렴은 특히 노인과 만성질병자 및 면역기능이 떨어진 환자에서 잘 생기며 사망률이 높다. 비정형 폐렴: 1) X선 가슴사진에서 비엽성, 군데군데 주위가 불명확한 병소 소견을 보임, 2) 그람염색이나 객담배양 시 원인균이 검출이 안됨

이런 다양한 원인균체 중에서 폐렴미코플라스마는 다른 단일균보다도 비정형 폐렴의 가장 흔한 원인이다.

미코플라스마 폐렴은 젊은층에 많으며 빈혈, 발진 및 신경증상 발현과 관련 있다.

클라미디아 폐렴은 대체로 경하며 사망률도 적다. 반면 레지오넬라균에 의한 비정형 폐렴은 2~6%를 차지하나 높은 사망률을 보인다.

노인, 흡연자, 만성질병자 및 면역기능이 떨어진 환자들은 비정형 폐렴에 걸릴 위험이 높다. 오염된 에어로졸 설비(감염된 공기청정기처럼)에 노출 시 레지오넬라에 의한 폐렴과 관련 있다.

비정형 폐렴환자는 대체로 외래에서 경험적인 항생제 치료를 받는다. 좀 더 심한 비정형 폐렴, 특히 레지오넬라 폐렴 의심시 혈관내 항생제 투여와 산소공급이 필요할 수 있다. 지역사회형 폐렴을 경험적으로 치료 시 비정형 세균을 치료함을 숙지해야 한다.

현재 비정형 폐렴을 예방할 확증된 방법은 없다. 백신은 아데노바이러스 감염을 예방하기 위해 군인 등에 투여된다.

눈병

단순포진바이러스(HSV)

- HSV 1 및 2형은 선진국에서 감염성 각막염의(각막 궤양으로 진행하는 각막 감염) 가장 흔한 원인이다. 증상으로 심한 안통을 동반한 눈의 충혈, 눈물, 시력감퇴 및 눈부심 등이다. 감염은 대개 한쪽 눈만 된다. HSV 각막염은 일차적/원발성(증상은 무증상에서 눈꺼풀의 수포와 잠재적 각막 궤양을 동반한 결막염으로 다양)이거나 재발(원발성보다 더 흔한)할 수 있다. 재발형은 특히 면역약화자에 오며, 이 경우 증상은 일반적으로 약한 자극감, 눈부심 등이다. [주: 결막은 얇고, 투명한 점막으로 눈꺼풀을 싸며, 안구의 흰자위를 덮는다. 바이러스 결막염은 선진국에서 세균성 결막염보다 흔하다.] 치료는 항헤르페스 제제, 트리플루리딘을 국소 도포한다.
- 다른 헤르페스바이러스들도 눈 감염을 일으킨다. 예로 거대세포 바이러스 감염은 에이즈 환자에서 특히 위험하다. 이는 치료받지 않으면(예로 간시클로비어나 포스카네트) 실명할 수 있어서이다. VZV도 에이즈 환자에서 급성 망막괴사를 일으켜 위험하다. 급성 망막괴사는 아시클로비어로 치료한다. VZV가 재활성화되면 대상포진을 일으켜 눈꺼풀이나 각막으로 퍼질 수 있다.

아데노바이러스

- 이 감염은 특히 어린이에서 급성 결막염의 흔한 원인이다. 감염은 어린이가 급성 열성 인두염을 앓고 있는 중에 생길 수 있다. 이 경우 증후군을 인두결막염이라 한다. 전파는 손, 오염된 안약이나 염소 소독이 덜 된 수영장에서 될 수 있다. 이 바이러스 결막염은 대개 치료 없이도 7~10일 후에 낫는다.
- 더 중증 감염은 유행성 각결막염으로 각막 상피에 통증성 궤양이 생긴다. 궤양은 수년 걸려 각막혼탁을 일으킨다. 이 병이 유행하는 원인 중 하나는 멸균이 제대로 안된 안과 기구 사용으로 전파되서이다. 항바이러스 약이 현재는 없다.

황색포도알균

- 몸의 정상균무리로 눈꺼풀과 각막의 주요 감염의 원인이다. 예로 눈꺼풀의 샘을 감염시켜 다래끼(눈의 가장자리에 통증성 충혈 종창)가 생긴다. 치료는 주기적으로 온찜질과 국소 항생제 안연고(예로 바시트라신연고)를 사용한다.

황색포도알균(계속)

- 이 균은 각막염으로 진행하는 만성 세균성 결막염의 중요한 원인이다. 균은 각막 상피에 열상을 일으키는 외상시에 각막에 침입한다. 결과적으로 생긴 궤양은 아프며, 항생제 안약으로 치료해야 한다.

임질균

- 이 균은 초급성 세균성 결막염, 즉 가장 심한 결막염의 가장 흔한 원인이다. 치료받지 않으면, 각막염 및 각막천공이 생긴다. 세프트리악손이 임균성 결막염 치료에 사용한다.
- 신생아안염(ON)은 신생아의 결막 염증을 이른다. 이는 임균에 감염된 산모의 산도를 태아가 지날때 옮는다. [주: 임균은 ON의 가장 중한 감염의 원인이다 비록 클라미디아가 가장 흔한 원인균이다.]

치료받지 않으면, 급성 결막염은 실명이나 안구파괴로 이어진다. 치료는 IV나 IM 세프트리악손을 쓴다.

트라코마균

- 트라코마균은 혈청형 A, B, Ba와 C는 만성 각결막염(트라코마)을 일으키며, 이는 자주 실명으로 이어진다. 트라코마는 북인도, 중동 및 북아프리카 풍토병지역에서 실명의 주원인이다. 전파는 개인간 접촉이며, 예로 비말로 눈에서 눈으로, 신체나 오염원에 접촉시 손에서 눈으로 옮기거나, 파리에 의해 생긴다. 수년간 지속적 또는 반복 감염으로 염증반응과 흉터가 동반되어 각막의 영구적 혼탁과 눈꺼풀의 비틀림을 일으킨다.
- 이 균 혈청형 D-K에 감염된 산모에서 태어난 영아의 50% 이상이 출산시 산도 통과시 안염에 걸린다. 가장 흔한 증세는 신생아의 봉입체 결막염이다. 이 급성 화농성 결막염(감염된 결막 상피세포에 봉입체가 보여 이름 지어짐)은 대개 영아 눈에 영구적인 손상없이 낫는다. 치료는 경구 에리트로마이신이다. 어떤 연령층이건 트라코마균 혈청형 D-K에 감염시 일시적인 화농성 봉입체 결막염을 일으킬 수 있다. 치료는 여러 광범위 항생제 중 적당한 것, 예로 아지트로마이신, 에리트로마이신 또는 테트라사이클린(8세 이상 환자에서)을 사용한다.

그림 33.9

안질을 일으키는 세균과 바이러스의 예들.

안질을 일으키는 기타 바이러스는 인플루엔자 바이러스 및 풍진바이러스며, 기타 세균으로는 폐렴사슬알균, 고름사슬알균, 헤모필루스균종, 녹농균, 매독균 및 결핵균이 있다.

IX. 눈의 질병

트라코마(trachoma)는 세계에서 가장 흔한 눈 감염병이다(그림 33.9). 개발도상국의 의사들은 이보다 다음 세 가지 눈병을 더 접하게 된다. 1) 즉 눈꼽이나 농이나 물 같은 분비물을 보이는 결막염(또는 pink eye), 2) 눈썹의 낭포 농양이나 3) 눈꺼풀의 염증(blepharitis) 등이다. 결막염은 원인이 세균감염인 경우는 적으나 흔히 항생제로 치료한다. 단순포진 각막염은 특징적인 증상에도 불구하고 결막염으로 오진할수 있다.

임균성 안질은 도포약으로 절대로 치료 안되며, 항상 정맥주사를 해야 한다. 임균성 자궁경관염을 있는 임산부에서 태어난 영아에 예방치료를 위해서, 또는 임균성 신생아 안질을 치료하려면, CDC는 IV나 IM 세프트리악손 투여만 권고한다. 이것은 엄마의 상태와 무관하게 신생아의 눈에 에리트로마이신로 예방치료하는 것과 별개다.

X. HIV의 기회감염

진행된 HIV 감염 환자는 면역계가 약화되어 "기회감염"으로 불리는 감염과 암에 잘 걸린다(그림 33.10). HIV 감염의 임상증상은 주로 기회감염으로 나타나며 암(정상적으로 면역계가 억제하는)도 발생한다. 정상인에서 드물게 보는 감염질병은 HIV 환자에게는 치명적이다.

기회감염은 전형적으로 HIV 감염의 병기별로 다르게 나타난다. 초기 HIV 감염 시 결핵, 말라리아, 세균성 폐렴, 대상포진, 포도알균성 피부 감염과 패혈증이 생길 수 있다. 이 질병들은 정상적인 면역기능을 갖춘 사람들에 오지만 HIV 2차 감염빈도가 높다.

HIV 질병이 장기간 지속될 시 면역계가 매우 약해져 기회감염, 즉 폐포자충, 톡소포자충, 크립토콕쿠스증 등이 발병하게 된다. 대부분 기회감염은 이 후반기에 발생하며 치명적이다.

고활성의 항레트로바이러스 치료제(HAART, p303) 개발로 HIV에 의한 사망률이 매우 감소하고 있다. HAART는 기회 감염 예방에 효과가 있어 모든 감염자에 처방되어야 한다.

그러나 특정 환자들은 복합치료제인 HAART를 복용할 수 없을 뿐 더러 이 제제가 치료효과가 없다. 그런 환자들은 기회감염에 대한 예방치료가 효과적이다. HAART로 기회감염 시 예방적 투여는 일생동안 지속할 필요는 없다. 특정 기회감염에 대한 예방치료는 HAART 투약을 받는 환자의 생존을 늘려준다.

항레트로바이러스 치료는 면역 기능을 회복시킨다. 기회감염에 대한 감수성 여부는 HAART를 투약받는 CD4양성 T 림프구 수가 정확한 지표다. 선투여를 중지시 치료는 단순화되며, 독성 및 약물 상호작용을 감소시키며, 환자 케어 비용도 주는 반면 항레트로바이러스 제제에 더 의존할 수 있게 된다.

HIV의 기회감염

A 세균

미코박테륨아비움 복합체/조류결핵균

- 미코박테륨아비움인트라셀룰라레복합체(MAC)는 항산막대균 복합체며, 새와 여러 포유동물에 감염된다. MAC은 도처에 있어, 사람은 쉽게 감염된다.
- 미국에서 이 균에 의한 파종성(속립성) 질환이 에이즈 환자에서 가장 흔한 세균성 감염을 일으키며, 중대한 이환율의 원인이다. 심한 폐질환으로 만성 기관지염과 폐렴이 있다. 경부 림프절염 , 만성 골수염과 신장 이나 피부 감염이 생길 수 있다. 임상 증세로는 대개 발열, 야간발한, 오한과 체중감소 등이다. HAART 치료를 받는 에이즈 환자에서 MAC에 의한 질환 환자는 급격히 줄고 있다.
- MAC에 의한 질환은 특히 화학치료에 불응한다. 많은 내성 변이주로 치료와 재감염을 예방하려면 2~4가지 약을 동시에 써야 한다. 재발이 흔하다.

피부감염(A)

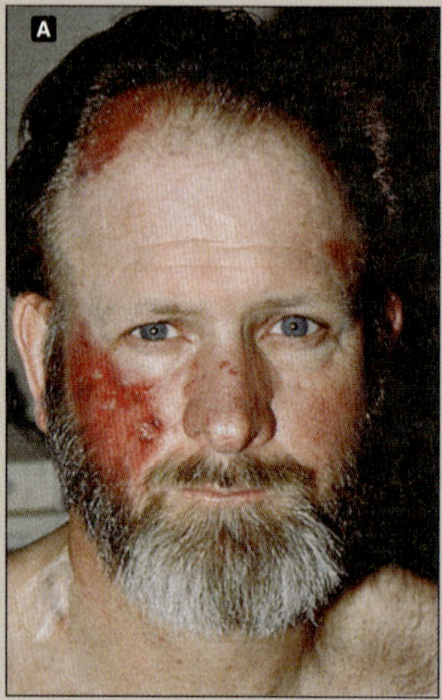

폐렴사슬알균

- 이 균(폐렴알균)은 그람음성, 비운동성, 외피가 있는 알균으로 쌍으로(쌍알균) 종종 보인다. 많은 건강인의 코인두에서 있을 수 있다. 전파는 내인성(균에 저항성이 약한 보균자에서)이나 외인성(보균자의 코에서 나온 비말에 의해)일 수 있다.
- 이 균은 HIV 양성 환자에서 가장 흔한 세균성 호흡기 병원체다. 균관련 독성인자인 자가용해소와 뉴모리신이 병원성을 일으킨다. 이 균은 급성 세균성 폐렴을 일으키며, 사망의 주요 원인이다. 균혈증/패혈증과 수막염을 일으키기도 한다.
- 페니실린 G 내성균주는 제3세대 세팔로스포린과 반코마이신에 듣는다.

폐렴사슬알균 폐렴(B)

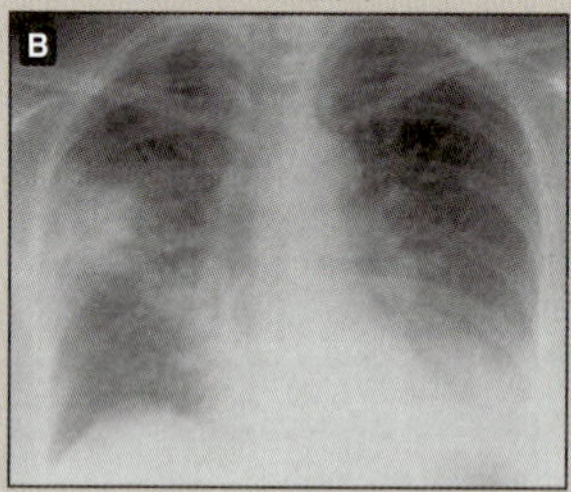

결핵(C)

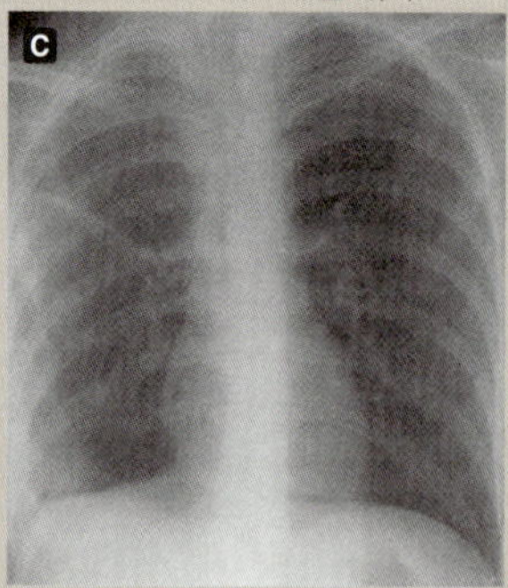

결핵균

- 한때 주로 노인 질환인 임상 결핵이 더 낮은 연령층(25~44세)과 어린이에서 더 걸린다. 미국에서 결핵의 증가는 에이즈 환자에서 미코박테리아 질환 유병률이 높고, 특히 동남아시아 이민자가 는 탓이다.
- 전파는 활동성 폐결핵 환자가 기침할 때 많은 균이 나와서 된다. 균은 건조에 저항성이 있어, 오랫동안 주변 환경에서 살 수 있다. 면역기능이 억제된 사람, 특히 HIV 양성자는 유독 감염에 취약하다.
- 일차 질환으로, 결핵균은 숙주세포, 가령 대식세포에서 살아남아 자라, 이 세포를 이용 균이 다른 조직에 퍼뜨린다. 증식성(육아성) 병변은 결절이라 하며, 몸의 여러 부위에 생길 수 있다. 에이즈 환자에서, 면역 약화로, 일차 감염이 진행되어 결절이 하나 이상 늘 수 있다. 결과, 조직파괴와 임상 질환, 예로 만성 간질폐렴, 결핵성 골수염이나 결핵성 수막염을 일으킨다. 활동성 결핵이 몸 전체에 퍼지면 이를 속립성(파종성) 결핵이라 한다. 기존 결절의 재활성화는 에이즈같은 면역상태가 약화 시 생긴다.
- 결핵균은 약제 내성균주가 많아, 균의 성장을 저지하려면 두 개 이상의 약을 쓴다. 주요 약제로는 이소니아지드, 에탐부톨, 피라지나마이드 및 리팜핀이다. BCG 항결핵 백신은 에이즈 환자나 면역약화자에 투여하면 안 된다. 백신은 생균이 있어, 때로는 병원성을 나타내기 때문이다.

그림 33.10 (다음 쪽에 계속)
HIV 감염환자에서 기회감염을 일으키는 병원균들
[주: 다른 기회감염세균으로 인플루엔자균(폐렴), 캄필로박터균종(설사), 시겔라균종(설사와 균혈증). HAART= Highly active antiviral therapy: 고활성 항바이러스치료]

HIV의 기회감염

A 세균 (계속)

살모넬라균종

- 살모넬라균은 편모가 있고, 운동성을 보이는 그람음성 막대균으로 통상, 사람과 다른 동물의 위장관내 있다. 사람에 전파는 대변-경구 경로(자주 음식이 매개체)가 가장 흔하며, 거북이 같은 애완동물로도 된다. 혈청형 쥐티브스균은 약제 내성균이 증가하여 특히 주의를 요한다.
- 이 균은 소장의 상피세포에 침입한다. 면역약화된 숙주에서 감염 시 전신적으로 퍼져, 다발성 병소를 만든다. HIV 감염자에서 고도 균혈증이 생길 수 있으며, 이때 살모넬라균은 원격 기관에 퍼지며, 노인에서는 기존의 죽상경화판에 퍼지기도 한다. 발열이 치료받지 않은 국소 셀모넬라균 감염 시 무한정 지속된다. 감염은 또한 중증 위장관염을 일으키며, 특징으로 오심, 구토와 설사가 나타난다.
- 면역약화 숙주에서 치료제는 전형적으로 시프로플록사신이다. 대체 약(약 내성에 따라)은 암피실린이나 트리메토프림-설파메톡사졸을 쓴다. 에이즈 환자에서 재발이 주요 문제거리라 수개월의 치료를 요한다.

← 살모넬라균종(D)

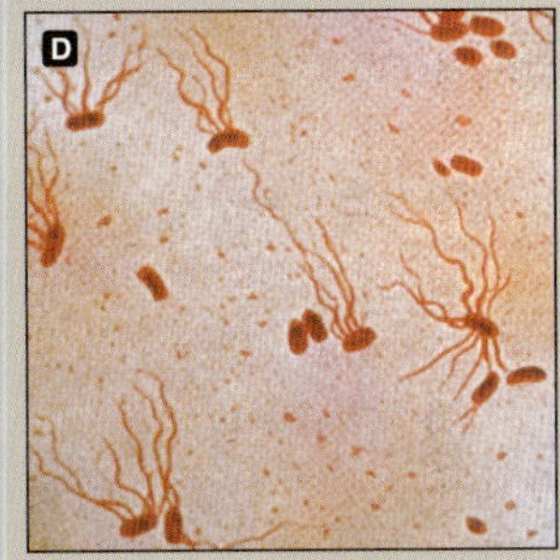

폐 히스토플라스마증(E) →

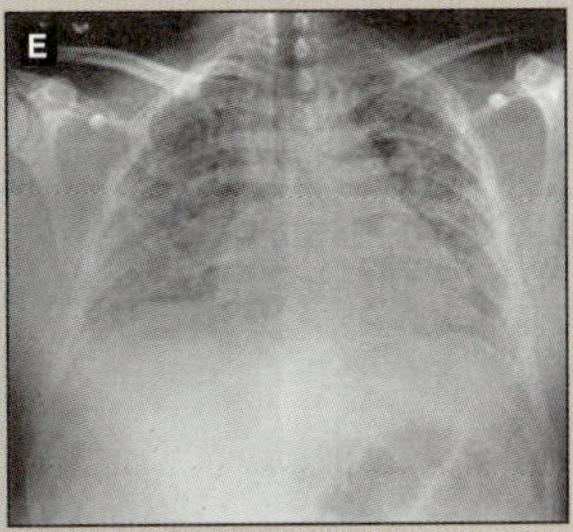

히스토플라스마 캡슐라툼

- 이 균은 흙 곰팡이로 전세계에 있지만, 미국 중앙 북부지역에 가장 호발한다. 균은 포자를 만들어 공기를 타고 폐에 들어가 효모 같은 세포로 발아한다. 이 효모세포들은 대식세포에 삼켜져, 그 안에서 증식한다.
- 건강인에서 폐 감염 시 급성일 수 있으나 저절로 낫는다. HIV 감염자에서 거의 모든 환자는 진단 당시 퍼져 있다. 이런 파종은 그물내피계 세포에 침투한 결과로, 이들 세포는 균을 세포내 기생하는 유일한 진균으로 인지한다. 파종성 히스토플리스마증은 발열, 체중 감소, 고혈압과 폐 손상을 일으킨다. 치료받지 않을 시, 호흡과 간부전에 빠질 수 있다.
- 감염 시 이트라코나졸로 치료하며, 대체약으로 암포테리신 B를 쓴다. HIV 양성 환자에서 질병의 재발을 막기 위하여 평생 치료관리가 필요하다.

크립토콕쿠스 네오포르만스

- 이 균은 효모로 세계 도처에 있고, 특히 새 배설물이 밴 흙에 많다. 포자는 사람들에 흡입된다.
- 건강인에서 크립토콕쿠스증은 보통 경한, 불현성 폐감염이다. 에이즈 환자에서 이 병은 진균 감염 중 두 번째 흔한 원인이며, 아마 가장 중증이다. 이 환자에서 감염은 자주 뇌와 수막으로 퍼져, 수막염을 일으킨다. 발현 증상은 발열, 두통과 권태감 등이다. 환자는 건망증과 졸음이 잦다.
- 크립토콕쿠스 수막염은 플로코나졸로 치료하며, 대체약으로 암포테리신 B를 쓴다. 이 치료는 질병의 재발을 막기 위하여 평생 관리가 필요하다.

B 진균

칸디다균종

- 칸디다 알비칸스 및 다른 칸디다균종은 정상균무리에 속하며, 피부, 입, 질과 장에 있다. 칸디다증은 HIV 양성자에서 가장 흔한 진균감염이다. 식도 칸디다증이 있으면 HIV 감염에서 에이즈로 이행한 전형적 특징이다.
- 칸디다증은 구강, 식도 또는 질 점막에 국한된다. 구강 칸디다증(아구창)은 융기된, 흰색판이 구강 점막, 혀나 잇몸에 생긴다. 판들은 합치고, 궤양화되며, 식도(전형적 에이즈의 지표)로 퍼질 수 있다. 질 칸디다증은 가려움과 작열통이 외음과 질에 나타나며, 끈적하거나 묽은 무색 분비물을 동반한다. 질 칸디다증은 자주 재발한다. 전신적 칸디다증은 드물다.
- 칸디다증은 플로코나졸이나 이트라코나졸로 치료한다. 그러나 아졸 내성 칸디다균종 때문에 대체약, 예로 암포테리신 B를 쓴다.

← 구강 칸디다증(F)

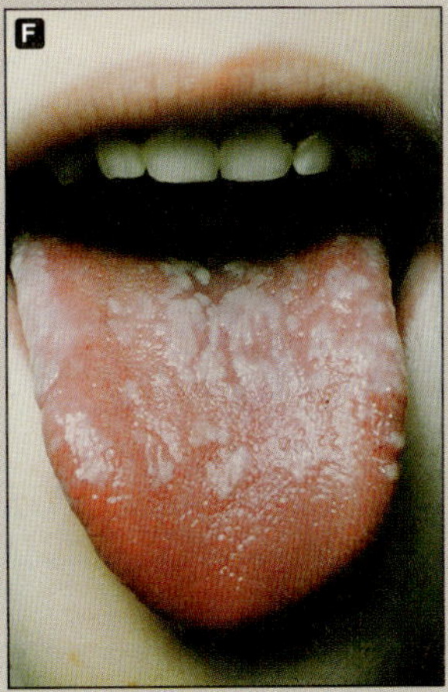

피부 크립토콕쿠스증(G)

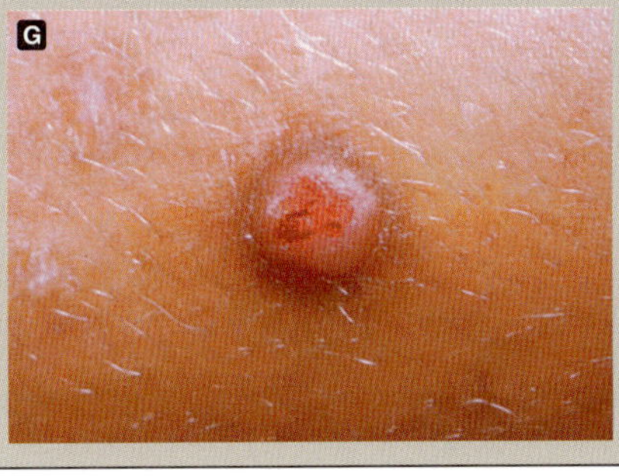

그림 33.10 (다음 쪽에 계속)

HIV 감염환자에서 기회감염을 일으키는 병원균들

[주: 다른 기회 진균감염으로 아스페르길루스증 및 콕시디오이디스 진균증 등이 있다.]

HIV의 기회감염

C 기타

사람폐포자충

- 이 진균은 단세포 진핵생물이며, 에이즈 환자에서 가장 흔한 기회 병원체이다.
- 이 진균은 자주 치명적인 뉴모시스티스 지로베시 폐렴(PJP)을 일으킨다. 면역억제제 및 에이즈가 창궐하기 전, PJP는 드물었다. 치료받지 않으면 거의 다 죽는다.
- HIV 감염 환자로 CD^{+} 세포/μl가 200개 이하 시 트리메토프림-설파메톡사졸로 예방치료를 권한다. 그러나 HAART 치료를 받는 HIV감염자는 PJP 발병이 의미 있게 준다.

작은 와포자충

- 이 충은 세포내 기생체로 하부 소장의 융모 상피세포내 산다. 감염의 근원은 가축의 변이며, 농장 폐수가 음용수의 작은 와포자충의 원인과 관련된다.
- 건강인에서 감염은 무증상이거나 경한 설사가 생길 수 있다. 이는 보통 자연치유된다. 그러나 에이즈 환자에서 이 병은 중증으로 치료불능일 수 있다. 작은 와포자충증은 설사를 일으키는데, 경한 정도에서 전격성, 지속성 콜레라 유사 질환에까지 다양하다. 환자는 오심, 구토 복통과 체중 감소를 겪는다.
- 에이즈 환자에서 이 질환의 어떤 유효한 치료도 입증된 바 없다. 단 파로모마이신은 약간 호전을 보였다.

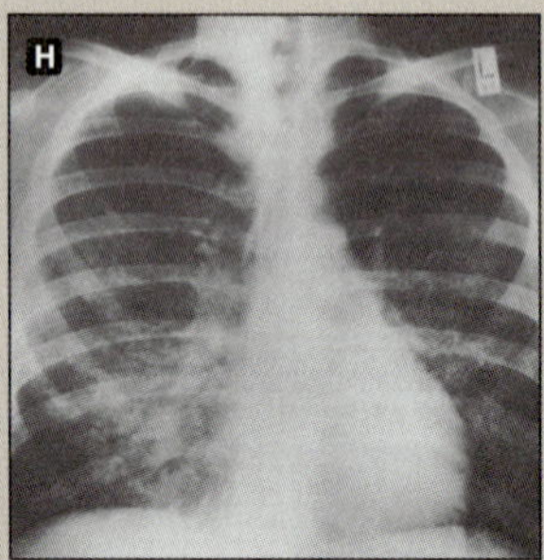

뉴모시스티스 폐렴

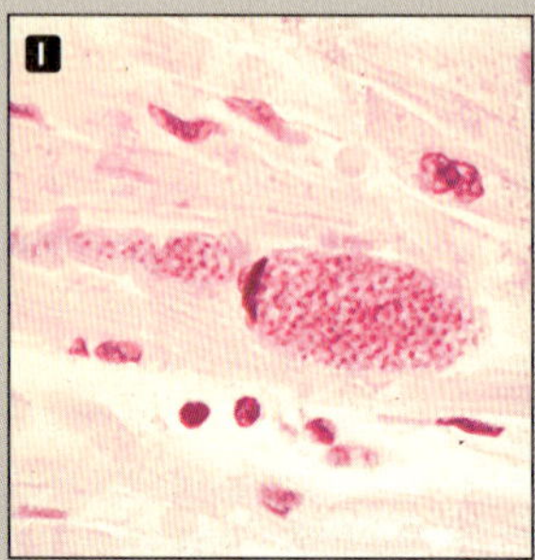

톡소포자충

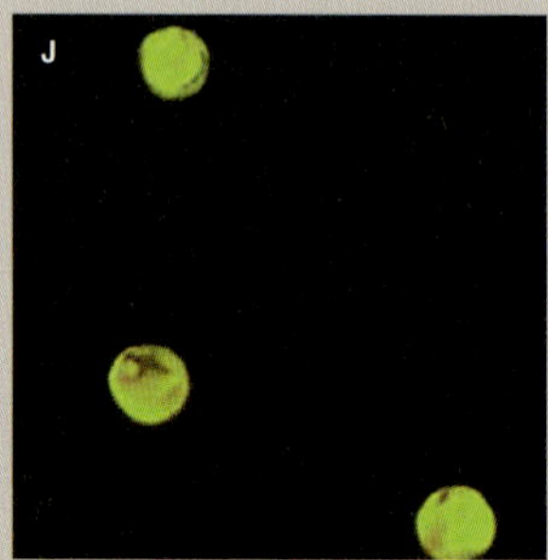

작은 와포자충종

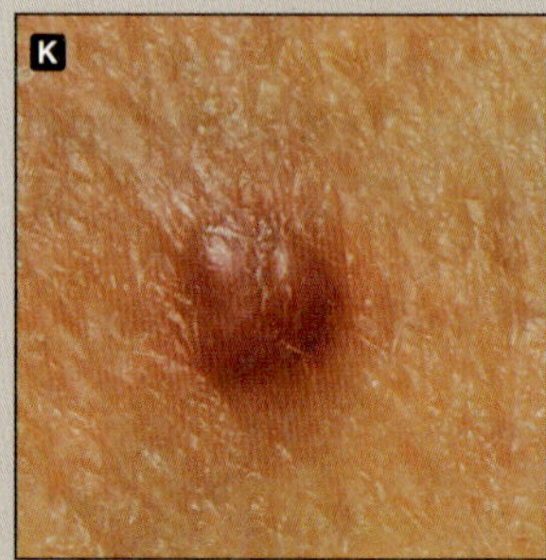

카포시 육종

D 기생충

톡소포자충

- 이 충은 포자충에 속하며, 세계 도처에 있으며, 모든 척추동물종에 감염된다. 종숙주는 고양이다. 전파는 고양이 변에 난포낭을 우연히 먹어서, 날것이나 조리 안된 고기를 먹어서, 감염된 엄마로 선천적으로, 또는 수혈로 된다. 빨리 자라는 톡소포자충은 분열소체로 조기에 급성 감염을 이룬다. 느리게 자라는 포자충은 근육과 뇌조직에서, 그리고 눈에서 낭을 만든다.
- 건강 자원자에 포자충을 감염 시 무증상이 흔하나, 에이즈 환자에서 국소적 뇌염의 가장 흔한 원인이다. 이들 환자에서 톡소포자충증은 새로 외인성 감염보다는 포낭에 있던 충이 재출현해서다. 뇌염의 임상 증세로 쇠약, 혼란, 발작 또는 혼수 등이 온다. 파종성 톡소포자충증은 심장, 골격근, 폐, 대장과 기타 장기에 퍼질 수 있다.
- 포자충 감염은 설파디아진과 피리메타민로 병용치료한다. 평생 이차 예방치료도 이 두 약제를 함께 쓴다.

E 바이러스

인간헤르페스바이러스 8형(HHV-8)

- HHV-8(전에 카포시 육종 연관 헤르페스바이러스로 알려짐)는 헤르페스바이러스과에 속하며, 외피와 두 가닥 DNA 유전체가 있다.
- 미국에서 HHV-8 항원에 대한 항체가 감염 위험군과 동일 집단에서 우선적으로 발견되어, 전파 경로가 성접촉으로 결론지었다. 주산기 전파의 빈도는 낮다.
- HHV-8는 카포시 육종(KS) 환자의 90% 이상에서 검출되나 비-KS에서 1% 이하로 검출된다. KS는 에이즈 환자에서 가장 흔한 암이나, HAART 치료를 받으면 HIV 감염 환자에서 본래 사라진다. HHV-8 감염자에 확증된 약제는 없다.

그림 33.10 (다음 쪽에 계속)
HIV 감염환자에서 기회감염을 일으키는 미생물들

HIV의 기회감염

E 바이러스 (계속)

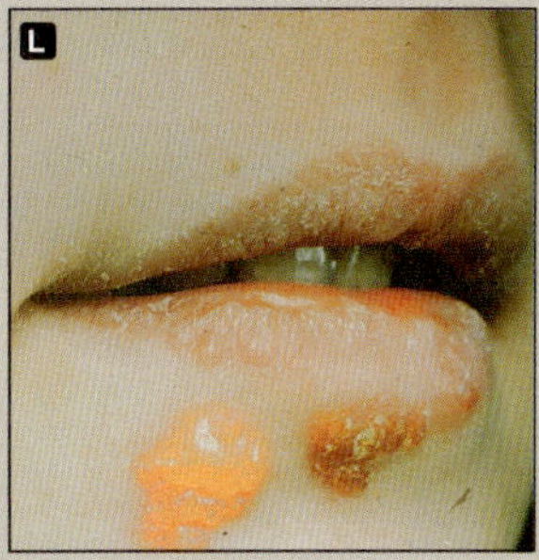

단순포진바이러스 감염

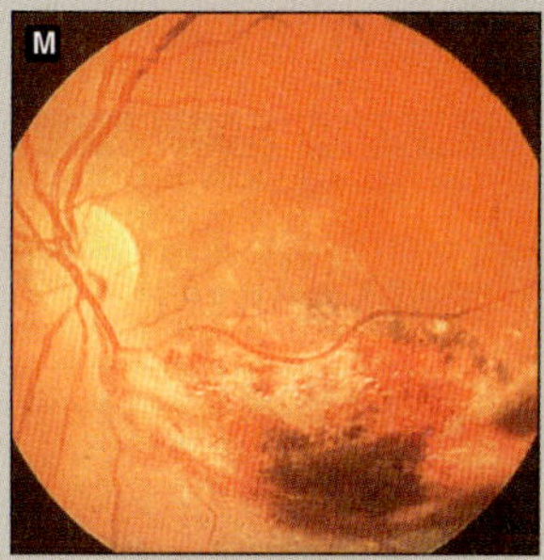

거대세포바이러스 망막염

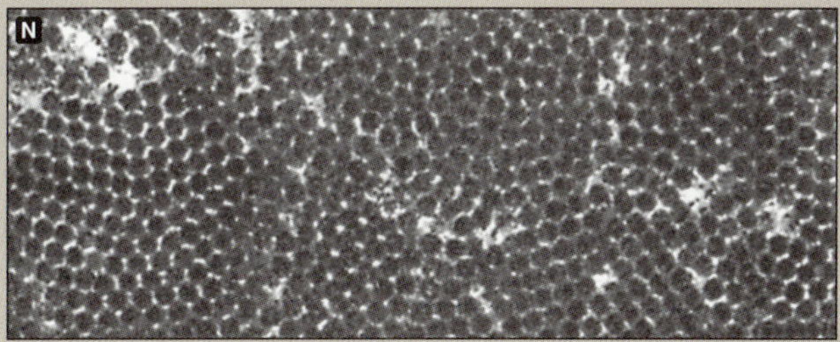

감염된 희소돌기아교세포 핵내 JC 바이러스 입자

단순포진바이러스(HSV)

- HSV 1과 2형은 헤르페스바이러스과에 속하며, 외피와 두 가닥 DNA 유전체가 있다. 최초 감염은 바이러스가 든 분비물, 또는 점막 표면에 병변과 직접 접촉으로 생긴다. 또한 출산 시 전파될 수 있다. HIV 감염 환자에서 HSV 동시 감염이 자주 생긴다. 아마 이는 전파 경로가 비슷해서이다.
- 바이러스의 최초 증식은 바이러스가 들어온 점막 표면의 상피세포에서이다. 면역약화자에서 바이러스는 증식하여 몸 여러 곳에 퍼지게 된다. 한편, 부위 신경절에서 평생 잠복 감염도 한다.
- 잠복 바이러스가 재활성화/재활동되면 에이즈 환자에서 침습성 HSV 감염이 되고, CD4+ 림프구 수가 감소 시 중요하다. 헤르페스성 궤양이 얼굴, 손이나 성기에 생기며, 구강 궤양도 생긴다. 성기 헤르페스의 재발은 HIV 감염자에서 가장 흔하고 심하다.
- 일차성 또는 재발성 헤르페스가 특히 잦거나 중증을 동반하면, 아시클로비어 나 대체약으로 팜시클로비어를 투여할 수 있다.

JC 바이러스(JCV)

- JCV는 파포바바이러스과에 속하며, 폴리오마바이러스과의 아과이다. 외피가 없고, 초나선, 두 가닥, 원형 DNA를 갖는다.
- HIV 감염자가 면역억제가 증가하면서, 이들의 5%는 진행성 다발성 백질뇌병증(PML)이 생긴다. 이 질환은 병변이 뇌의 백질에 국한되어 명명되었다. PML에서 재활동 HCV는 뇌의 희소돌기아교세포를 죽이며, 유수초세포는 수초를 유지 못해 탈수초된다. 언어와 정신장애가 초기에 빨리 오며, 마비와 감각 이상이 이어지고, 사망도 흔히 초기 증상후 3~6개월 내에 일어난다.
- 전파는 감염자의 상부 호흡기에 비말로 인하며, 감염자의 소변과 접촉으로도 가능하다. 바이러스는 상기도에서 신장으로 퍼진다. 신장에서 건강인의 요세관 상피세포에서 활동없이 지낼 수 있다.
- HAART와 시도포비어 병용치료가 PML 환자에서 최근 일부 효능을 보인다. 현재 실질적인, 예방수단은 없다, 이유는 JCV 감염은 거의 보편적이며, 무증상이고, PML은 면역억제자에서 잠복바이러스가 재활동하기 때문이다.

인간거대세포바이러스(HCMV)

- HCMV는 헤르페스바이러스과에 속하며 외피와 두 가닥 DNA 유전체가 있다. 최초 감염은 어린이 때 생긴다. 전파는 체액으로 , 예로 눈물, 소변, 침, 우유, 정액 및 질 분비물 등이며 또는 장기이식, 또는 수혈로 된다. HCMV는 태반을 통과할 수 있다. HIV 감염 환자가 HCMV 동시 감염은 흔한데, 아마 전파 경로가 비슷하기 때문이다.
- 바이러스의 최초 증식은 호흡기와 장관 상피세포에서 일어나며, 바이러스 혈증과 몸의 모든 장기, 즉 신장 세뇨관 상피, 간, CNS와 호흡기와 장관 등에 감염된다. 바이러스는 주로 단핵구와 대식세포에서 잠복한다.
- 잠복 바이러스가 재활성화/재활동되면 에이즈 환자에서 침습성 HCMV 감염이 되고, CD4+ 림프구 수가 감소 시 재활동이 증가한다. 어떤 기관계도 감염될 수 있으나, HCMV 맥락망막염에 의한 실명이 특히 CD4+ 림프구 수가 50/μl 이하인 에이즈 환자의 20% 이상에서 흔히 생긴다. 뇌염, 치매, 식도염, 소장대장염과 위염은 HCMV 감염 시 심각한 문제거리다. 이에 덧붙여 HCMV 동시감염 시 에이즈가 빨리 진행된다.. 부검 시 에이즈 환자의 90%가 HCMV에 감염되어 있다. 그러나 HCMV 맥락망막염의 발생률은 HAART로 치료 중인 HIV 감염자에서 의미있게 줄고 있다.
- 일차 예방치료와 에이즈 환자에서 HCMV 재발 방지를 위한 처방은 간시클로비어, 시도포비어 및/또는 포스카네트이다. 경구 발간시클로비어가 HCMV 맥락망막염 치료제로 허가되었다.

그림 33.10 (계속)
HIV 감염환자에서 기회감염을 일으키는 미생물들
[주: 다른 기회 바이러스 감염으로 대상포진 및 구강 모발성 백색판증이 있다.]

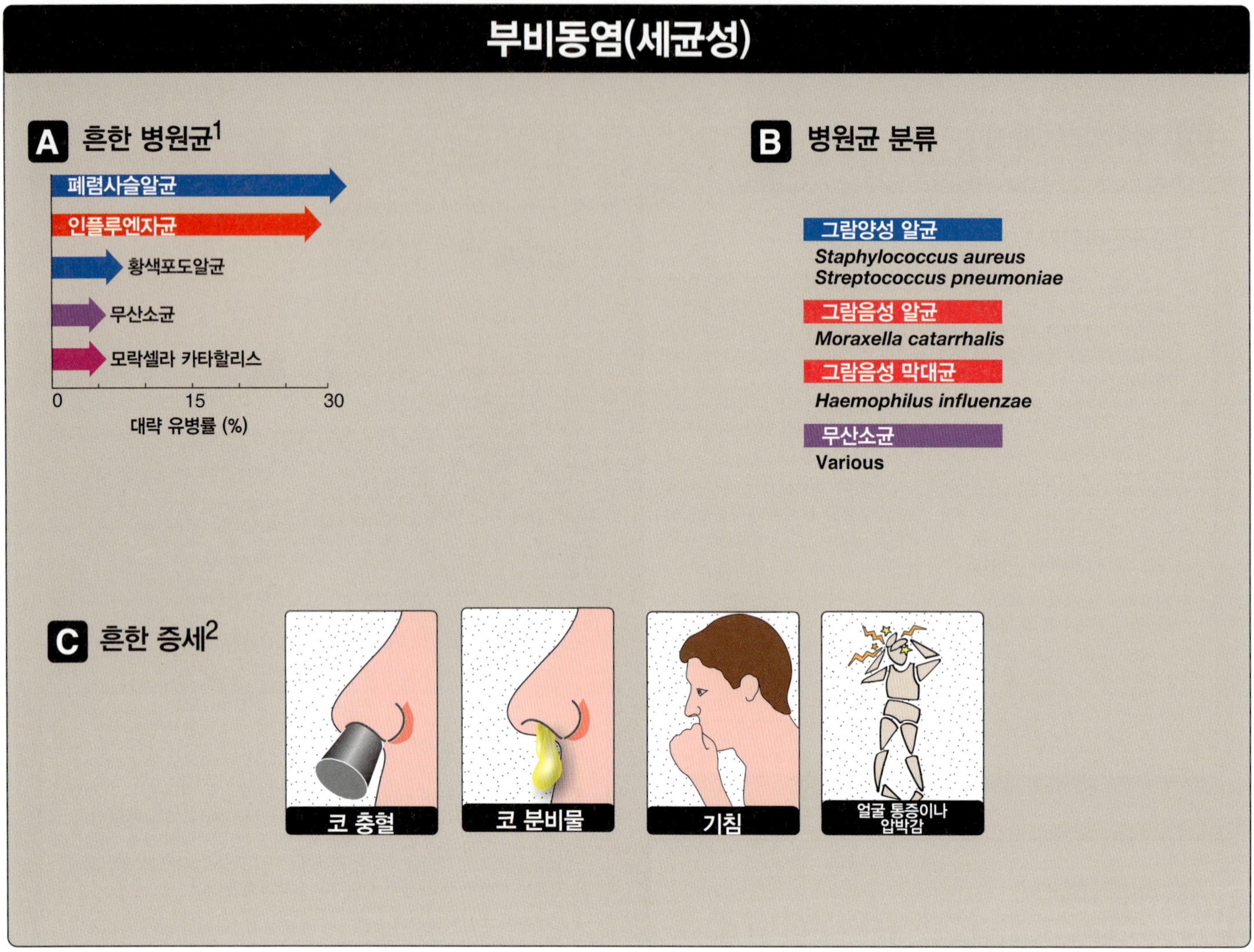

그림 33.11

세균성 부비동염의 특징

[1]전문가마다 항생제 처방기준이 매우 다르다.

[2]기타 증상으로 상악 치아이상, 후각감퇴, 두통, 발열(비급성), 구취, 피로 귀의 통증과 귀의 꽉찬 이물감 등이다.

X1. 세균성 부비동염(굴염, 동염)

급성 부비동염(sinusitis)은 부비동(paranasal sinus)의 감염을 말한다. 감기를 동반하는 바이러스 감염은 급성 부비동염의 가장 흔한 원인이다. 바이러스 감염은 급성 세균성 부비동염과 관련된 가장 흔한 선행 질병이다. 그렇지만 바이러스성 부비동염의 약 2%만이 급성 세균성 부비동염이 동반된다. 이런 급성 부비동염이 세균성인지 바이러스성인지 특이하고 예민한 증상과 징후는 없다. 세균성인 경우 대체로 치료없이 한 달 내에 환자의 75%가 낫는다.

그럼에도 불구하고 급성 세균성 부비동염을 방치시 두개강 및 안구합병증 외에 만성 부비동 질병으로 진행될 위험이 높다.

바이러스성 부비동염은 리노바이러스, 파라인플루엔자 및 인플루렌자 바이러스의 급성 호흡기 질병을 일으키는 기타 바이러스도 바이러스성 부비동염을 일으킬 수 있다.

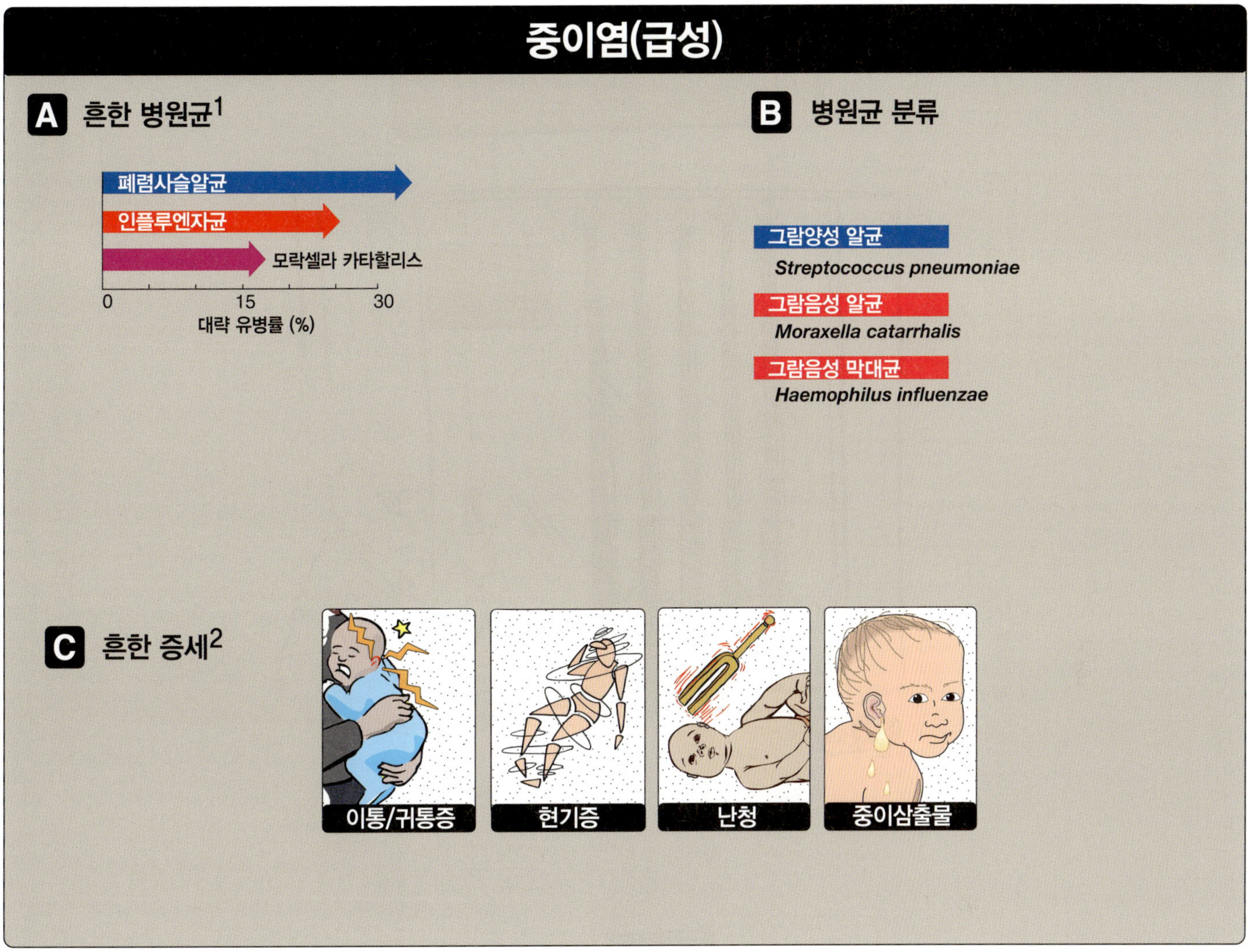

그림 33.12

급성 세균성 중이염의 특징

[1]기타 병원균으로 포도구균, A군의 연쇄상구균 및 녹농균이 있다.

[2]비특이 증상으로는 발열, 과민성, 두통, 무감동, 식욕부진, 구토 및 설사가 있다.

XII. 중이염

중이염은 소아과에서 가장 흔히 보는 질병 중 하나며 미국 내 소아과 항생제 처방의 3분의 1을 차지한다.

급성 중이염은 소아에서 흔히 급성 징후를 보이며 중이에 물이 고여 있는 소견이 특징이다. 물찬 현상은 급성으로 오면서 적절히 치료해도 수주에서 몇 달까지 지속된다. 물이 중이에 차면 청력에 일부 손상이 오며 이는 언어 발달 및 인지능력에 장애를 일으킬 수 있다.

중이염은 상부 호흡기 바이러스 감염이나 알러지가 온 후 자주 생기며 코, 코인두 및 귀인두관의 호흡기 점막에 충혈을 일으킨다. 구인구관에 점막의 충혈이 되면 중이의 점막에서 나오는 삼출액이 모여 코가 막히게 된다. 이런 삼출액은 빠져 나가지 못하여 중이강내 모이고 바이러스와 세균은 상기도에 서식하다 중이까지 와 이 부위를 곪게 하여 급성 중이염 증상을 보인다.

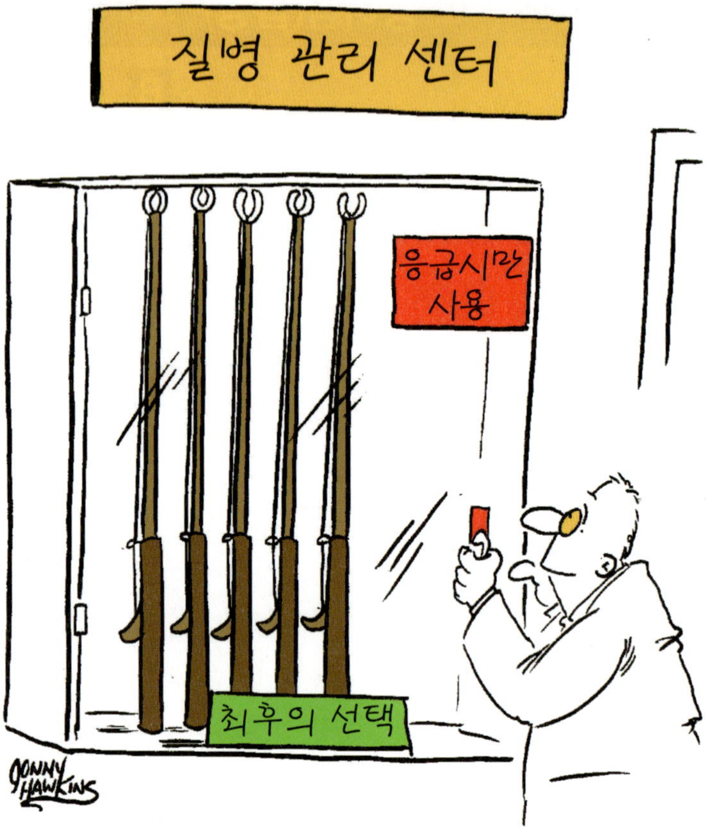

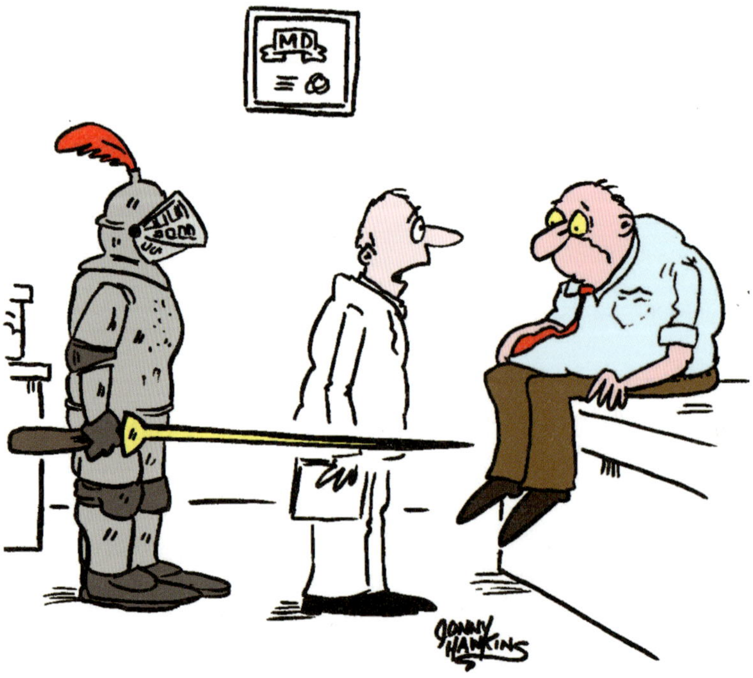

"종기치료차 전문의를 불렀습니다."

증례 연구

34

I. 개요

이 증례 연구는 1~31장에 이른 기초지식을 보완한다. 즉 임상 미생물학의 기본 원칙들을 되새기게 하며, 가령 그람염색과 효과적인 항생제 치료를 위한 환자의 병력 이해, 시험문제 및 임상에 필요한 개념을 이해하는 데 도움을 줄것이다. 대부분의 증례는 한 환자에서 얻은 임상 정보이며 몇 증례들은 여러 환자들의 전형적인 특징을 모아 구성하였다.

증례 1: 엄지 발가락이 괴사된 남자

63세된 남자 환자는 장기간의 당뇨로 여러 달 동안 왼쪽 엄지발가락의 궤양 치료로 입원 중 임상적으로 급격히 악화되어 의뢰받은 경우이다. 그림 34.1은 당뇨환자의 전형적인 궤양을 나타낸다.

궤양치료를 위한 약물요법(구강/먹는 항생제 치료)을 할 수 없어 무릎 아래로 왼쪽 다리를 잘랐다. 수술 후 첫째 날 38.3°C까지 열이 오르고 둘째 날은 의식이 혼란해지고 열이 40.7°C까지 올랐다. 절단 후 남은 다리는 주홍색으로 변하고 다리 가장 끝쪽에 괴사가 현저했다. 염발음(crepitus; 손가락으로 누를 시 가스가 밀리는 감각)이 무릎덮개 위로 만져졌다. 왼쪽 하지의 엑스선 촬영에서 연부조직에 가스가 보였으며 무릎 위를 지나 대퇴골 끝쪽까지 퍼져 있었다. 괴사조직 도말표본의 그람염색이 그림 34.2에 보인다.

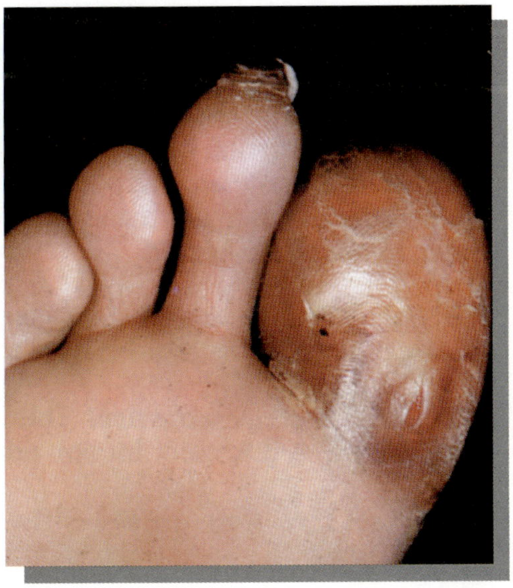

그림 34.1

엄지발가락의 천공성 궤양

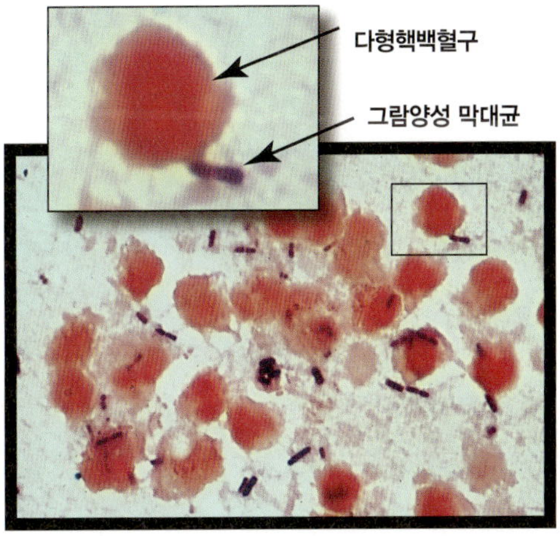

그림 34.2

염발음을 내는 심부 병소의 도말된 그람염색 소견. 많은 다형핵백혈구와 그람양성의 막대균이 보이며 드물게 그람음성 세균과 알균도 보인다.

34.1. 그람양성균의 모양에 따른 균의 동정 시 가장 가까운 것은?

A. 고름사슬알균
B. 대장균
C. 악티노마이시즈 이스라엘이
D. 클로스트리듐 퍼프린젠스
E. 황색포도알균

정답 = D(클로스트리듐 퍼프린젠스)로 다소 크며, 그람양성 막대균이다. A는 고름사슬알균으로 알균이므로 틀림. B는 대장균으로 그람음성 막대균으로 틀림. C(악티노마이시즈 이스라엘)는 그람양성 막대균이나 얇고, 가지친 모양이라 클로스트리듐과 구별된다. E는 포도알균으로 막대균이 아님.

이 환자는 수용성 페니실린 G 및 겐타마이신을 혈관내 대용량 투여받았으며 무릎 위까지 절단되었다. 한차례의 지독한 고열과 저혈압을 겪은 후 회복하게 되었다. 자른 괴사 심부조직 검체의 배양 시 클로스트리듐 퍼프린젠스와 녹농균이 자랐다. 병중에도 헤모글로빈 수치는 여러 번 측정했으나 떨어지지 않았다.

논의: 이 환자는 클로스트리듐 퍼프린젠스에 의한 가스괴저였다. 이는 당뇨의 가장 무서운 합병증의 하나로 하지절단후에 올 수 있다. 당뇨환자는 하지의 일부 또는 전부를 절단할 때가 종종 있다. 이는 혈관의 죽상경화증이 진행되어 하지로 피가 잘 순환하지 않기 때문이다. 이로 죽은, 또는 죽어가는 조직은 산소 분압이 낮아 무산소균이 잘 자라기 때문이다. 이 균은 항문주변에 집락을 형성/감염되어 하지로 잘 전파된다. 절단이 잘 안되면 남은 조직은 여전히 피가 잘 안돌아 산소 분압이 떨어지게 되며 무산소균이 잘자라는 환경이 된다. 클로스트리듐 퍼프린젠스가 만들은 대량의 가스들은 조직에서 흡수되지 않고 건막면(fascial plane)을 따라 퍼져 가스의 압력으로 건막이 분리된다. 따라서 가스는 병원성/독성 인자로 작용하여 균이 잘 퍼지게 한다.

왜 헤모글로빈 수치를 걱정하는가?

주치의가 환자의 헤모글로빈의 감소를 걱정하는 이유는 이 균의 또 다른 독성인자가 외독소인 알파독소로 레시틴나아제 활성이 있어, 혈류 내에 유입 시 적혈구막 내에 풍부한 레시틴을 표적으로 이를 분해하여 용혈시키기 때문이다. 이 균의 급성 감염으로 죽은 환자에서 적혈구의 파괴로 인한 빈혈이 치사의 원인이 될 수 있다.

상처에 녹농균이 존재하는 것을 어떻게 설명할 수 있는가?

수술에 앞서 외래에서 발가락 궤양을 내과적으로 치료 시 투여받은 항생제에서 녹농균이 적응하며, 살아남았을 것이다. 항생제 투여 시 피부와 장관내 정상 미생물균 무리에 크게 영향을 주어 내성이 적은 이들 균 대신 녹농균 같은 항생제 내성균이 들어선다. 혐기성 감염은 통성 혐기성균과 호기성 세균이 함께 원인이 되기도 한다.

증례 2: 성인 결막염

15세 된 소년이 4일간 지속된 왼쪽 눈의 통증과 충혈로 내원하였다. 아프기 전에는 건강했었으나 내원 4일 전에 결막쪽에 진득하고 노르스름한 분비물이 나와 안과를 찾아가 분비물을 배양검사와 동시에 토브라마이신이 포함된 안약을 처방받아 당일 사용하였다.

점막 안약을 사용 후 4일이 지나도 여전히 눈은 빨갛다(그림 34.3). 결막은 매우 부었고, 충혈되었으며, 치료 후 4일째, 증상이 약간 호전되었다. 내원 초 배양검사에서 포도당에서만 발효되는 그람음성 쌍알균이 자랐다.

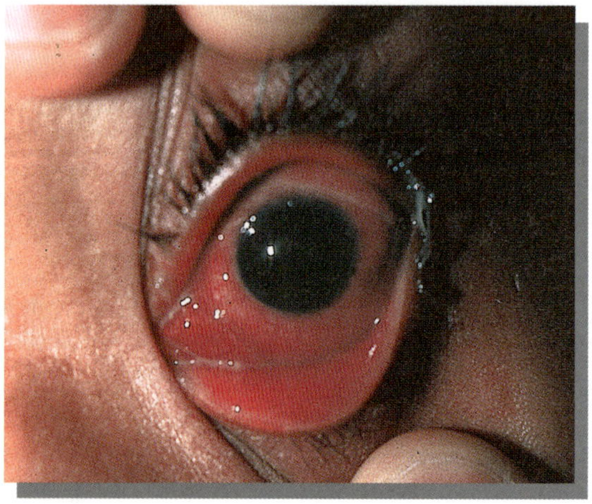

그림 34.3
환자의 충혈된 눈

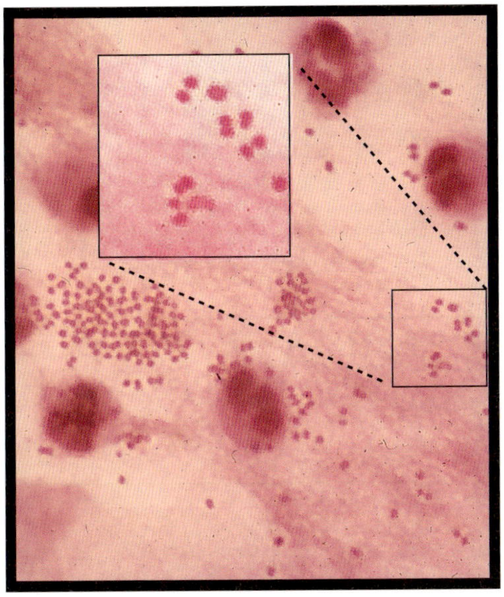

그림 34.4
환자의 분비물의 그람염색

환자의 분비물에서 배양한 균의 그람염색상을 그림 34.4에 나타나 있다. 많은 다형핵백혈구와 강낭콩 모양의 그람음성 쌍알균이 나란히 쌍을 이뤄 보인다.

34.2 균의 모양과 배양에서 자란 발효의 특성으로 보아 눈 감염의 원인균으로 가장 적합한 것은?

A. 대장균
B. 임질균
C. 뇌수막염균
D. 폐렴사슬알균
E. 황색포도알균

정답 = B(임질균). 그람음성 쌍알균으로서 유일한 포도당 발효균이기 때문이다. 이 균은 안구에 직접 감염되어 중증의 안구감염을 일으킨다. A(대장균)는 틀린 답이다. 이 균은 그람음성 막대균이다. C(뇌수막염균)는 그람음성 쌍알균이나 맥아당과 포도당을 발효하므로 맞지 않다. D(폐염균)는 그람양성 쌍알균으로 음성이 아니므로 맞지않다. E(포도알균) 역시 그람양성균이나 쌍으로 보이기보다 뭉쳐 보여 옳지 않다.

환자는 세프트리악손(ceftriaxone)으로 치료받았으며 눈은 빨리 나아졌다. 안과에 두 번째 방문 시 성기에 증상이 있는지 물어본 결과 안구증상 이전에 며칠간 성기에서 고름 같은 분비물이 있었다. 그러나 현재 성 접촉 상대가 유사한 질분비물을 보였는지 확인할 수 없었다.

34.3 이 균이 환자의 안구에 감염된 가장 가능한 경로는?

A. 변기를 만진 후 손을 닦지 않아
B. 성기를 만진 손을 닦지 않아
C. 여자친구에 빰에 키스 후
D. 공공 수영장을 이용 후
E. 얼굴을 닦기 위해 사용한 마른 면수건에 의해

정답 = B(환자의 성기). 임균은 남성에서 요도염을 가장 흔히 일으키며 아마도 이 경우엔 환자가 성기 분비물에 오염된 손으로 눈을 비벼 일어났을 것이다. A는 임질균은 무생물/기구에서 잘 자라지 않으므로 틀린 답이다. 비록 변기에서 임질균이 온 것으로 믿고 싶지만 가능성이 적다. C(여자친구의 빰에 키스 후). 얼굴의 피부는 임균에 감염이 잘 안되며, 감염되려면 일부러 병소를 직접 눈에 문질러야하므로 적절치 못한 답이다. D(공공 수영장을 이용 후) 역시 틀렸다. 물이 워낙 많아 균이 희석되고, 공공 수영장 물에는 염소나 항미생물제제로 소독하여 임질균이 자라기 어렵다. E 틀린 답으로 임균은 건조에 약하며 면은 지방이 있어 임균이 자라기 어렵다. 실제로 임균 배양을 위해서 면봉재료로 면을 사용하면 안된다. 임균은 외부환경에 노출 시 매우 약해 신속하게 환자 검체를 배양배지나 운반용 배지에 옮겨야 한다. 특히 눈에서 채취한 검체인 경우 더 그러하다. 이는 헤모필루스균같이 서서히 자라는 균인 경우 임균에 의한 결막염과 감별진단이 어렵기 때문이다.

논의: 이 환자는 성인형 임질성 결막염을 보였다. 성기 분비물에서 나온 임균은 손에 묻어 환자의 눈으로 옮았을 것이다. 신생아에서 임균성 눈질환은 활동성 임질을 앓는 산모의 자궁경부와 질에서 분만시 이환된다. 이 증후군을 "신생아 안염(opthalmia neomatorum)"이라 한다.

성인 임질성 각막염은 정말 중한 것인가? 이 질환을 치료하기 위하여 항생제 안약 사용 시 옳지 않은 점은?

임질균이 항생제내성을 나타내고, 안구내 깊이 침투할 수 있어, 임균성 결막염을 치료하기 위해 안약을 국소적으로 사용하는 것은 적절치 않으며 전신적인 치료, 즉 혈관내 또는 근육내 주사를 받아야 한다. 적절하게 치료가 안되면 균은 눈의 심부로 침입하여 안구를 파열시킨다.

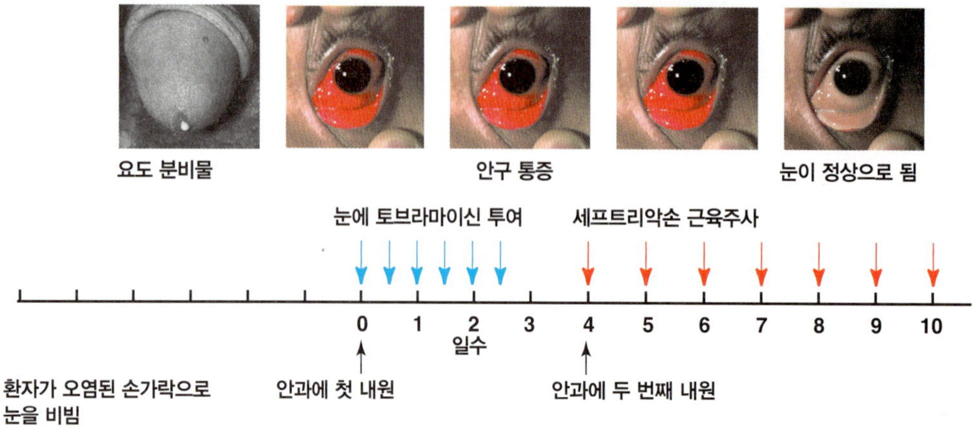

그림 34.5
증례의 요약

이런 안구감염을 예방할 수 있는 방법이 있는가?

환자의 요도염이 좀 더 일찍 치료되었다면 눈의 감염은 예방되었을 것이다. 이유는 손에 감염된 균이 퍼지지 않을 수 있기 때문이다. 반드시라고는 할수 없지만, 성기를 만진 후에 손을 잘 씻어야 손의 오염을 줄일 수 있는 점을 늘 주의해야 한다. 우리는 자주 손을 눈에 가져 가는데 손위생을 향상시키면 손에서 눈으로 퍼지는 감염을 차단할 수 있다. 마지막으로 성병의 전파를 예방하는 통상적인 수단(콘돔 같은 차단기구, 성접촉 빈도의 제한)으로도 소년이 걸릴 수 있는 위중한 안구 감염을 효과적으로 막을 수 있다. 그림 34.5는 이 병의 경과를 요약해주고 있다.

증례 3: 물집 안에 가스

60세 된 여자환자가 약 하루 동안 발열과 피부병소가 있어 내원하였다. 몇 년간 만성 활동성 간염으로 건강이 나빴으며 최근 간질환이 악화되어 프레드니손을 약 하루에 60 mg씩 복용하였다. 병원 입원 전에 발열과 오한이 있어 혈관내 항생제 투여를 받았다. 병원에 도착 시 오른쪽 무릎과 넓적다리에 통증을 호소하였다.

이학적 검사상 정신이 혼미하여 물음에 답하지 못하였고, 통증을 주어도 반응이 거의 없었다. 체온은 100°F였다. 이들 소견 외에 오른쪽 넓적다리와 종아리에 부종과 양쪽 대퇴부와 다리에 홍반이 두드러지게 보였다. 오른쪽 하지 쪽에서 무릎의 위, 아래에 걸쳐 자색반(피부 안쪽의 출혈, 그림 34.6)이 보였다. 이 부위에 큰 물집이 보였고, 빨간 액체로 차 있었다. 물집 맨 위쪽에 작은 공기방울이 떠다녔다(그림 34.7). 손은 제 자세를 거의 유지하지 못하였다(이는 혼미한 환자에서 손목을 약간 핀 상태에서 잡을 시 보이는 반응으로 대사성 뇌병증을 나타내는 퍼덕떨림(flapping tremor)이다.

자색반을 동반한 연조직염(cellulitis)과 체리 빛의 빨간 액체가 차 있는 물집과 가스가 있어 예비 진단은 클로스트리듐 퍼프린젠스에 의한 패혈증으로 내렸다. 향후의 치료는 고농도의 페니실린을 투여하기로 하였다. 물집에서 흡인한 액체의 그람염색 사진이 그림 34.8에 나와 있다.

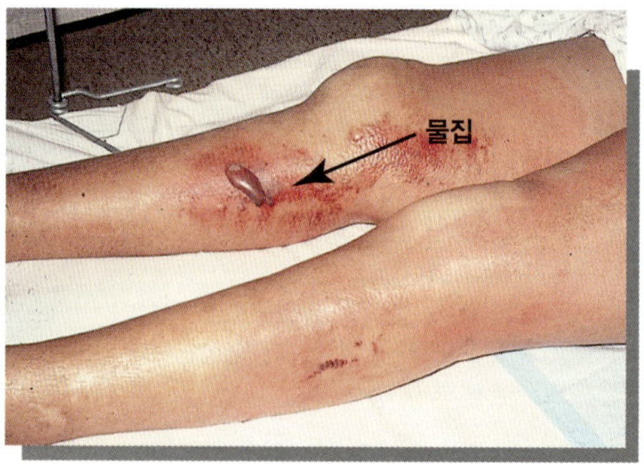

그림 34.6
넓적다리와 다리의 홍반과 우측 무릎 위, 아래에 걸쳐 자색반이 보임. 무릎 더 아래쪽에 물집이 보임.

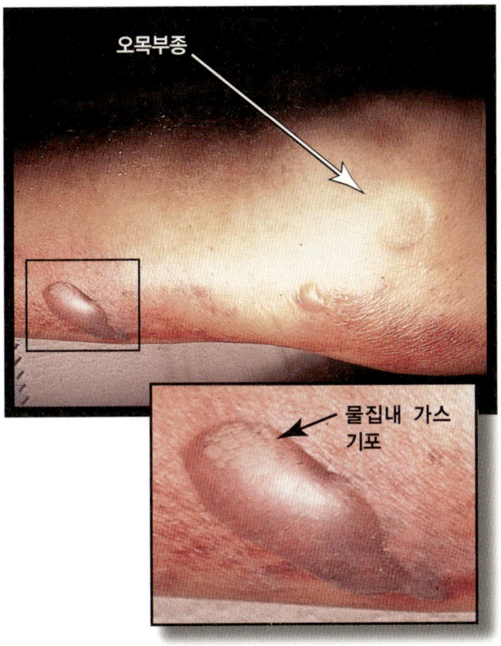

그림 34.7

그림 34.6의 병소 확대사진으로 기포가 있는 물질을 보여주며, 무릎 오른쪽 부위를 엄지로 누를 시 움푹 패이는 오목부종(pitting edema)이 보임.

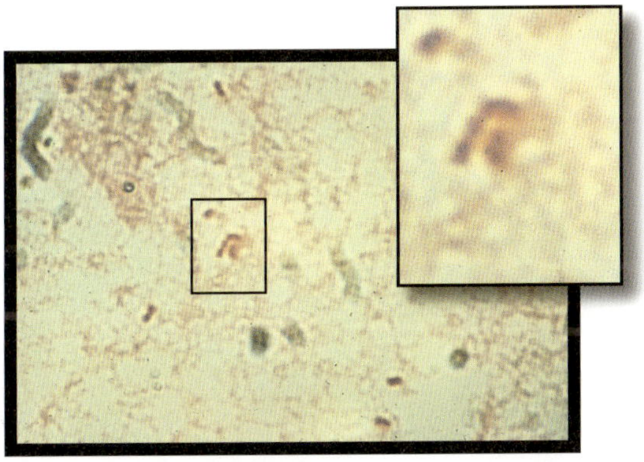

그림 34.8

물집의 그람염색 소견으로 그람음성 막대균처럼 보임. 작은 막대균 모양도 관찰됨.

34.4 그람염색에서 보이는 균으로 가장 적절한 것은?

A. 클로스트리듐 퍼프린젠스
B. 고름사슬알균
C. 대장균
D. 뇌수막염균
E. 치이즈 락트산간균

정답 = C(대장균)로, 나온 균 중 유일한 그람음성균이다. A(클로스트리듐 퍼프린젠스)는 가스 발생 감염 및 빨간 빛의 액체가 든 물질을 보이기도 한다. 그러나 그람양성 간균이다. 피부감염은 B(고름사슬알균)이 원인이며 D(수막염균)는 그람음성균으로 자반성 피부질환과 관련있다. 그러나 알균이며 막대균은 아니다. E(치이즈 락트산간균)는 그람양성 막대균으로 거의 침습성이 없다.

놀랍게도 이 환자는 클로스트리디움 감염이 없었다. 대장균만이 혈액배양에서 자랐으며 감수성 검사에서 암피실린과 겐타마이신에 듣는 것으로 나왔다. 그러나 이 정보는 48시간 이후에 나왔다. 환자는 암피실린, 클린다마이신과 겐타마이신으로 치료받았다. 그러나 대장균에 듣는 두 약제로 치료했지만, 최초 진료 후 아침에 환자는 간부전으로 사망하였다.

논의: 이 환자의 증례는 임상미생물학적으로 중요한 점을 보여준다. 첫째, 많은 균들이 비슷한 임상증례를 보이므로 치료에 앞서 철저하고 최대한 많은 미생물학 자료를 확보해야 한다. 예로 치료 전 배양이 정말 중요하다. 균을 동정하고, 항생제 감수성 검사로 사용할 항생제 요법의 효과를 예측할 수 있다. 대체 약은 어떤 이유로(가령 알레르기 반응으로) 바꿀 필요가 있다면 치료의 전체 과정이 끝나기 전에 한다.

그람염색이 일반적으로 중요하나 이 환자의 관리에 왜 특별히 중요한가?

그람염색은 초기에 시행할 검사로서 비록 임상적 병변과는 달리, 그람양성 혐기성균에 의한 발생이기보다는 그람음성균의 침입으로 판단할 수 있게 해, 환자를 본지 수분 내에 최적의 항생제를 선택할 수 있다. 둘째, 이 환자의 증례를 통해 모든 가스발생 감염은 침습성의 클로스트리아균들이 원인이 아니라는 점이다. 가스는 꽤 다양한 모양을 갖춘 미생물들이 대사과정을 거치며 만들어진다. 대장균이 만드는 가스는 클로스트리아균들이 내는 가스처럼 모이지 않는다. 이는 가스성분이 이산화탄소가 주 성분이고 만들자마자 대개 조직 내로 흡수되기 때문이다. 배양을 균을 동정하고 항생제 감수성 검사를 위해 필요하다. 마지막으로 신속하고 적절한 항생제 치료에도 불구하고 환자는 사망하였다. 물론 배양검사를 통해 항생제 감수성이 확인되었으나 이미 갖고 있던 간 질환이 심해진데다 패혈증까지와 간성 혼수로 인해 돌이킬 수 없는 지경에 이르렀다. 게다가 스테로이드 치료는 감염과 싸울 수 있는 면역능을 오히려 저하시켰을 것이다. 의사들은 환자의 사망에 매우 실망했지만 잘못된 항생제 선택과 부적절한 항생제 치료가 불충분해서 벌어진 증례가 아닌 점에 자신을 가져야 한다. 그람염색과 병소의 임상미생물학적으로 연관시켜 발병 초기에 항생제 제제를 잘 선택해야 한다. 그럼에도 불구하고 그람음성균이 내독소혈증으로 일으켜 환자를 빨리 사망에 이르게 할 수 있는 점에 주의하라.

증례 4: 발진을 보이는 남자 환자

25세 된 남자 환자가 약 하루 동안 숨이 차 내원하였다. 내원 3일 전 만해도 괜찮았다. 6월 중순경에 코를 훌쩍거리며, 콧물이 나오고 코가 막혀, 다음날 마른 기침을 하였다. 이어 얼굴에 홍색 반점이 보였고, 후안와통증(retro-orbital pain)과 부위에 열감을 호소했다. 하루 뒤에 발진이 더 생겨 팔과 몸통까지 퍼졌다. 숨이 차고 권태감이 심해져 입원하게 되었다.

진드기에 노출된 과거력은 없었다. 생후 석 달쯤 걸린 발진성 질환이 홍역이라고 환자의 어머니를 통해 들었다. 환자는 홍역 백신을 맞아본 적은 없었다.

34.5 진드기에 노출과 관련되어 감별할 진단은?

A. 뎅기열
B. 홍역
C. 풍진
D. 뇌수막염
E. 록키산 홍반열

정답 = E(록키산 홍반열). 항목 중 유일한 진드기성 전염질환이다. 환자의 발진을 보고 주치의는 록키산 홍반열을 떠올렸다. 6월에 발생하며 그때가 진드기가 미국의 여러 곳에서 활동하기 때문이다. (이 점을 상세히 아래에 설명함.) A(뎅기열)는 절지동물매개체가 전하지만 모기가 전하지, 진드기가 전하지 않는다. B(홍역), C(독일 홍반) 및 D(수막알균혈증)는 매개체 감염은 아니며 감염된 사람이 대기에 뿜는 감염체를 흡입하여 전염된다. 이는 좀 더 간단하며 직접적인 전파 양식이다.

진찰 시 체온은 37.8°C였고 맥박은 분당 84회였다. 호흡은 분당 22회로 약간 가빴다. [주: 정상인은 분당 14~18 사이이다. 분당 22회 숨쉬는 것은 진짜 일이다. 이는 환자를 보면 명확한데, 호흡이 "가팠기" 때문이다. 피부는 따스했고 건조했다. 얼굴 전체가 홍반이 돋았고(빨갛지만, 누르면 창백해짐), 몸통과 사지(그림 34.9)에 반구진 발진(편명한 점과 돋은 발진)과 등에는 등에는 큰 융합 홍반이 많이 보였다. 비슷한 병변이 손바닥에도 있었다. 목 림프절 및 빗장위 림프절이 작은 염주알처럼 만져졌다. [주: 엽총이란 용어는 림프절이 피부를 촉진시 만져지는 느낌을 묘사할 때 쓴다. 엽총림프절은 단단하고, 산탄총알처럼 동글다.] 결막은 충혈(혈관이 확장되어 아주 빨게짐)되었고, 이는 눈꺼풀 모서리를 따라 있었다. 볼점막에는 여러 개의 흰점이 돋았고, 소금입자 크기로, 아래 어금니 반대쪽에 생겼다. 가슴은 공명이 잘 되었고, 깨끗하였다. 나머지 진찰에서 특이소견은 없었다.

백혈구 수는 3100/μl(정상 하한치보다 낮음, 대부분 실험실에서는 4000/μl)로 70%의 다형핵백혈구, 22%의 띠중성구, 7%의 림프구, 1%의 단핵구로 구성되었다. [주: 이 결과는 바이러스 감염을 강력히 시사한다.] 동맥에 산소분압은 110 mm Hg(해수면에서 흡입 공기에 높은 산소분압에 비

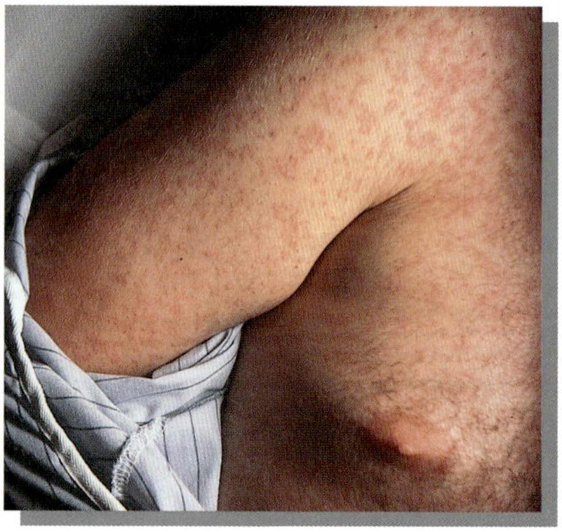

그림 34.9
여러부위에 걸쳐 홍반성 반구진 발진이 몸통과 사지에 생겼다. 얼굴에는 없으나 병소는 서로 합쳐 얼굴 전체가 홍반이 돋았고 등에는 큰 융합 홍반이 많이 생겼다.

해 비정상적으로 낮음)으로, 환자가 호흡한 공기 중에 산소는 24%였다. 가슴사진에서 양쪽 폐 하엽에 간질 침윤(실제 꽈리안에 병변은 없고 주로 허파꽈리 사이막을 침범함)이 있었다.

병력과 진찰을 토대로 홍역이 의심되어 홍역바이러스 항체가를 조사하여 다음 결과를 얻었다.

보체 결합	혈구응집 억제
입원 3일째	
<1:8	1:20
10일 뒤	
1:64	1:80

후향적 면역학적 진단을 하기 위해 급성 및 회복기 혈청을 이용, 적어도 항체가가 4배 이상 증가 시 임상적으로 홍역으로 단정지을 수 있다. 실제로 늦봄/초여름에 생기는 홍역은 록키산 홍반열, 엔테로바이러스 감염, 혹은 초기 수막알균혈증과는 다르다.

34.6 다음 중 주치의가 홍역을 의심할 수 있는 감별 진단적 근거로 볼수 없는 것은?

A. 발진이 퍼지는 양상
B. 볼점막에 흰점이 보임
C. 6월에 발병
D. 간질 폐염
E. 백혈구 수가 상대적으로 낮음

정답 = C(6월에 발병). 많은 매개체 감염과는 달리 미국에서 홍역은 쌀쌀한 날씨에 잘 생기며, 전형적으로 겨울에 생긴다. 6월에 홍역이 생길 수 있으나(여기서 환자는 6월에 걸렸다) 홍역을 가장 의심할 수 있는 근거로 보기는 어렵다. **A**(발진이 퍼지는 양상)는 전형적인 모습이며 발진은 피부에 돋아나는데 얼굴에서 몸통과 사지로 퍼지는 데 비하여 록키산 홍반열은 주변부(손물과 발목)에서 시작되어 몸 중심으로 퍼진다. **B**(볼점막에 흰점이 보임)는 코플릭반점은 점막 발진으로 홍역의 질병 특유 증상으로 여겨진다. **D**(간질 폐렴)는 비특이적이지만, 홍역에서 잘 생기며, 특징적으로 간질성 "거대세포" 폐렴을 일으키며, 산소가 허파꽈리막을 지나 폐실핏줄로 가지 못하게 한다. **E**(백혈구 수가 상대적으로 낮음)는 홍역을 포함하여 많은 바이러스질환에서 나타난다.

논의: 이 환자는 혈청학적으로 확진된 25세 홍역환자였다. 그는 학교 입학 시 법적으로 해야 하는 홍역 예방접종을 받지 못하였다. 영아기에 홍역에 걸렸다고 생각했기 때문이었다. 실제 석 달째 홍역에 걸렸는지는 확실히 알 수 없다. 그러나 걸리지 않았을 것이다. 그의 어머니 나이에 어른에서 홍역에 대한 면역률이 높아 어머니로부터 받은 특이 홍역바이러스 항체로 생후 몇 달간 홍역에 걸리지 않았을 것이다. 다른 한편으로 실제 그가 생후 석 달째 홍역에 걸렸다면 바이러스에 대한 항구적인 면역을 갖지 못했을 것이다. 이유는 어린 영아에서 면역계가 미성숙한 탓이다.

그렇지만 환자는 코플릭반점(그림 34.10)이 있었다. 발열과 함께 발진이 돋는 임상적 배경과 부합하여 코플릭반점은 홍역에 이환된 좋은 증거로 볼 수 있다. 혈청학적 증거도 확보되었다. 이유는 앓을 당시 그가 살던 주에서는 홍역 환경이 불안정했으며 주 보건국에서는 이 의심스런 발병이 홍역이라는 확고부동한 증거를 확보하려 했기 때문이다. 바이러스 배양도 할 수 있었으나, 편하고 경비가 적게 들어 혈청학적 증거를 얻어 병의 원인을 증명하려한 것이다. 이런 전략은 임상적 상황에서 발병의 원인이 바이러스임을 증명하기 위해 흔히 쓰는 것이다.

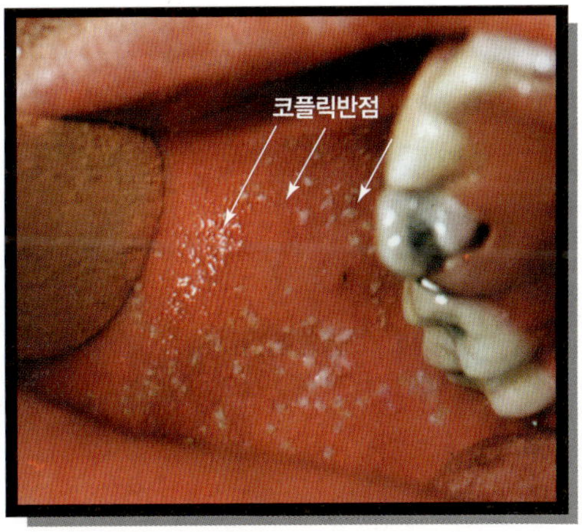

그림 34.10
코플릭반점

이 환자는 운좋게도 점차 나아져서 병원에서 퇴원하였다. 홍역에 걸린 많은 이들 특히 어른과 나이 어린 어린이들은 홍역을 심하게 앓게 되면 자주 폐렴이 심하고 갑작스레 앓게 되어 합병증이 오거나 중추신경계를 침범하는 장기간 후유증이 생기기도 한다.

증례 5: 기침하는 여자

39세 여자가 발열과 기침을 며칠간 앓다 내원하였다. 매일 녹색 가래와 함께 기침을 하였으며 가래에는 염증세포, 주로 다형핵백혈구가 있었고, 천식으로 생각되어 흡입 기관지 확장제로 치료하였다. 환자는 오랫동안 젖은 기침(가래가 나오는 기침)을 했고, 1976년도에 침습 검사로 기관지확장증(염증으로 기관지 벽이 영구적으로 늘어남)을 진단 받았다. 항생제 치료를 받았고 1982년에 이후 폐렴이 생길때까지 병원에 오지 않았다. 폐렴은 항생제 치료로 없어졌다.

1991년도에(현재 입원 2년 전) 다시 폐렴이 재발하였다. 가슴 CT를 포함하는 비침습성 검사에서 폐 왼쪽 아래엽과 혀부위에 기관지확장증이 확인되었다. 주치의는 이외에 폐 도처에 기관지확장증이 있다고 생각하였다. 항생제 치료로 폐렴이 사라졌으며, 입원 몇 달 전에 경구 2세대 세팔로스포린인 세파클로를 매 4주에 한 번씩 투약받았다. 이 약은 아스로마이신으로 바꿨다(에리스로마이신보다 좀 더 넓은 범위의 항균역을 갖는 마크롤라이드). 입원 직전에 열이 오르고 젖은 기침이 갑자기 생겨, 항생제 요법을 달리하였고 이번에는 트리메토프림-설파메톡사졸로 치료하였다. 증상은 악화되었고, 환자는 입원에 동의하였다. 먼지, 증기, 비듬 또는 독소에 노출된 적은 없었다. 앵무새가 유일한 집의 애완동물이었다.

34.7 애완동물은 때때로 주인에게 감염을 일으키는 중요한 병원소가 된다. 앵무새와 가장 관련이 높은 균은?

A. 파스퇴렐라 말토시다
B. 미코박테륨 마리눔
C. 프란시셀라 툴라렌시스
D. 클라미디아 시타시
E. 콕시엘라 부르네티

정답 = D(클라미디아 시타시)임. 이 균은 일상적 세균배지에서 자라지 않으며, 앵무과 새(앵무, 잉꼬)를 포함 많은 종류의 새와 아주 관련이 많으며 균명이 앵무새에서 비롯되었다. 새들은 병을 앓지는 않으나 사람에게 앵무새병을 옮길 수 있다. 답지의 다른 균들은 동물이나 환경과 관련있고 새들과는 관계없다. **A**(파스퇴렐라 말토시다)는 동물, 특히 고양이와 개의 입안에서 발견되며, 그람음성 막대균이다. **B**(미코박테륨 마리눔)는 항산균으로 외상으로 인한 상처에 감염되며 해수나 염도가 높은 물에 산다. **C**(프란시셀라 툴라렌시스)는 원래는 토끼 도살과 관련이 있다. 그러나 다른 포유동물로부터 감염될 수있다. **E**(콕시엘라 부르네티)는 리케차로 분류되며, Q열을 일으킨다. Q열은 가축에 노출된 다음 생길 수 있다(예로, 분만하는 양).

환자의 체온은 39.4°C였고, 정신은 또렷하였고 아파하지 않았다. 가슴검사에서 정상적으로 잘 공명되었고, 미만성의 거친 쌕쌕거리는 소리(음악적인 소리로 기관지가 수축시 나오며 이 소리로 천식을 진단하지는 못하나 천식에 잘 동반됨)를 들었다. 가벼운 손가락 곤봉증과 발가락 끝이 약간 망울처럼 부어 있었으며 이들 현상은 특히 폐에 병변이 있는 만성 질환자에서 보인다.

가슴사진에서 우하엽의 폐렴이 보였다. 뱉은 가래를 그람염색하니 실 같은, 가지친 그람양성 막대균이 많이 보였다(그림 34.11). 이 균들은 배양에서 자라지 않았다. 그러나 1991년도 가래에서는 이미 호기성 조건에서 자랐었다.

34.8 그람염색 시 이 균은 다음 어느 균속에 속하는가?

A. 칸디다
B. 노카르디아
C. 클로스트리듐
D. 방선균
E. 녹농균

정답 = B(노카르디아), D(방선균). 모두 그람양성의 실모양의 그람양성 막대균으로 가지를 많이 친 모양을 볼 수 있다. 이 균들이 가는 실같은 직경을 갖고 있어 직경이 훨씬 큰 **A**(칸디다)와 같은 진균속과는 구별된다. 칸디다균종의 여러 겹치는 거짓균사가 분지로 보일수 있으나 크기가 훨씬 커서 세균이 아니라 진균임을 밝히 확인할 수 있다. **C**(클로스트리듐)는 그람양성 막대균이나 가지를 치지 않으며, 크기는 노카르디아나 방선균보다 훨씬 더 크다. **E**(녹농균)는 여러 근거로 답이 아니다. 그 중 가장 중요한 근거는 녹농균이 그람음성이기 때문이다.

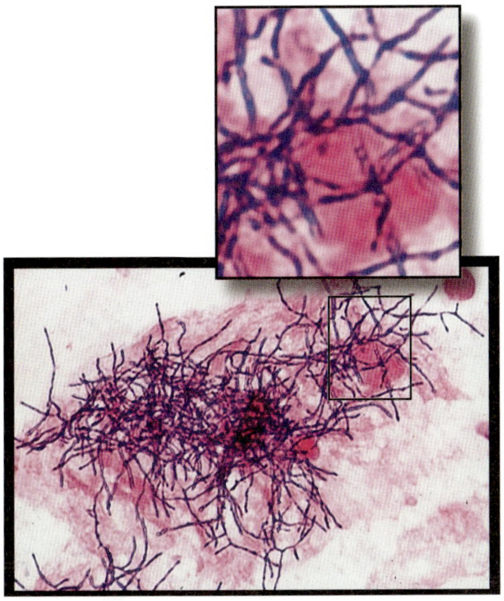

그림 34.11
객담의 그람염색에서 실모양의, 가지친 그람양성 막대균이 많이 보인다. 가는 굵기의 균사와 현저하게 가지 친 모양이 다른 균과 구별되는 중요한 모양상 특징이다.

환자에게 먼저 고농도의 트리메토프림-설파메톡사졸을 정맥 내로 투여하였다. 다음에는 경구로 투여했다. 열이 떨어지고 기침이 많이 나았기 때문이다. 곧이어 객담을 그람염색하니 실 같은 그람양성 막대균이 거의 없어졌다(1991년에 이미 노카르디아 아스테로이데스로 동정되었음).

논의: 노카르디아균은 아마 1991년에 폐에서 결코 없어진 것이 아니었으며 여전히 살아 있어 끝내는 증상과 폐렴의 방사선 증거를 드러낼 만큼 충분히 자랐다. 1991년 폐렴이 사라진 후 노카르디아균에 대한 치료가 없어 균이 자랐을 가능성이 높다. 기관지확장증으로 점액섬모 청소기전이 무력해져 정상적이라면 없는 균이 폐에서 계속 살게 된 것이다. 이 균은 이런 환경 하에서 끈질기게 살아 있으며 몇 년간 환자에 서식하게 되며, 이는 환자에는 증상을 없애며 균의 성장을 억제하는 약제를 주지만 여전히 남아 있게 된다.

환자 객담을 미생물검사실의 다른 검체와 다르게 다루는가?

배출된 가래에서 대개 무산소/혐기성균이 자라지 않는다. 이유는 가래가 오염되었기 때문이다. 즉 입에 혐기성균무리가 많아 폐에서 객담 수집용기로 옮기는 중에 일어난다. 폐질환의 원인으로 방선균 같은 혐기성균을 알려면 입을 통과하지 않고 얻은 검체가 필요하다. 이렇게 얻는 유일한 방법은 CT 스캔 도움 하에 바늘로 흉벽을 뚫어 병소에 이르는 것이다. 이 방법은 이 환자에서는 시행되지 않았다.

이 환자에서 폐렴 발병 중에 얻은 가래에서 실처럼 가지치는 그람양성 막대균이 자라지 않았다. 결코 혐기성 배양에서 자라지 않았으며 방선균이 혹 있더라도 자라지 않았을 것이다. 그러나 주치의는 노카르디아균이 원인이라 심증을 가졌다. 그 두 가지 이유로 1) 노카르디아가 이전에 가래에 있었고 2) 트리메토프림-설파메톡사졸에 잘 들었으며 이 약제는 방선균이라면 별 영향이 없었을 것이다. 유감스럽게도 노카르디아를 포함하여 이 질환을 일으키는 모든 균이 매번 배양이 잘되지는 않는다. 그러므로(예비진단에 빨리 이용할 수 있음) 그람염색이 미생물학을 임상적으로 적용하는데 보시다시피 아주 중요한 도구인 것이다.

증례 6: 손목이 부은 여자

25세 여자가 열흘간 왼쪽 손목이 붓고 통증이 있어 내원하였다. 이전엔 건강했으며, 입원 12일 전에 애완 고양이에게 왼손을 물렸다. 이틀 후에 왼손이 아프고, 빨개졌으며, 붓었다. 주치의는 경구 클로사실린(페니실린 유도체로 황색포도알균과 고름사슬알균등의 베타 락타메이스를 생산하는 균에 활성을 보임). 일시적으로 증상과 염증징후가 나아진후 바로 악화되어 입원 당시 손가락을 움크리거나 손목을 움직일 수 없었다. 게다 저녁에 열이 39°C까지 올랐다.

진찰 시 체온은 37.6°C였고 왼쪽 손목과 엄지두덩이에 홍반이 돋았고(빨갛지만, 누르면 빨간 곳이 하얗게 됨. 이는 피부 혈관이 확장되어서 생기며, 염증의 고전적인 징후이다. 손가락을 굽히거나 펴기가 매우 힘들었다. 손목을 펴고 굽힐 때 겨우 몇 도에 불과하였다. 환자의 손목과 손은 그림 34.12에 실려 있다.

백혈구 수는 13,000/μL로 미성숙 과립백혈구의 백분율이 현저히 증가하였다(급성 염증시 왼쪽 편향성을 보임). 손목관절액은 흡인 시 탁했고, 그람염색 시 셀 수 없을 정도로 많은 다형핵백혈구와 그람염색음성 막대균도 많이 보였다(그림 34.13).

손목관절액을 배양하여 파스퇴렐라 말토시다와 녹농균이 나왔다. 환자의 상처를 열어 손목의 죽은조직을 제거하였다. 손목 관절공간과 그 옆의 건, 곳곳에 손상이 보였다. 정맥 내로 페니실린 G(파스퇴렐라 말토시다를 잡기 위해)와 겐타마이신(녹농균을 잡기위해)을 투여했고, 물리치료도 강도 높게 병행한 결과 환자는 완전히 회복되어 손가락과 발가락을 구부리고 펼 수 있게 되었다.

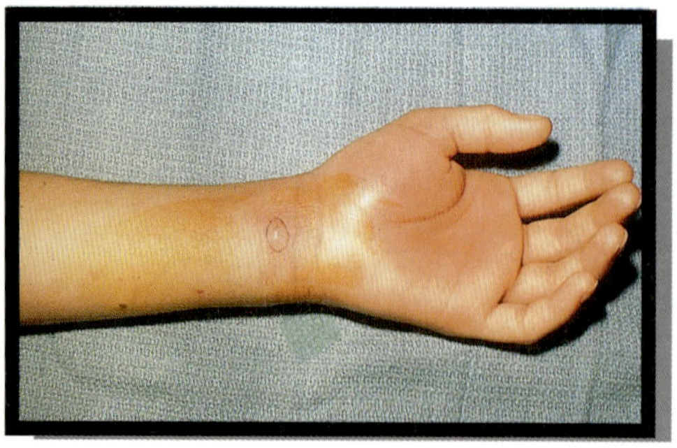

그림 34.12

엄지두덩이는 붓었고, 환자는 통증 탓에 최소한도로 손목과 손가락을 굽히거나, 펼 수만 있었다. 이 사진은 손목 앞쪽에 원으로 표시한 지점에서 손목관절액을 제거하기 전 찍은 것임.

34.9 다음 중 고양이가 문 상처와 가장 관련이 많은 그람음성 막대균은 ?

A. 파스퇴렐라 말토시다
B. 바르토넬라 헨셀라
C. 모닐리포르미스 사슬막대균
D. 고름사슬알균
E. 치이즈 락트산막대균

정답 = A(파스퇴렐라 말토시다). 그람음성 막대균으로 몇몇 동물중 특히 고양이, 또는 개의 입안에 흔히 보인다. 고양이 이빨이 아주 날카로와 물면서 문 부위에 엄청난 압력으로 구멍이 나면서 균이 조직으로 들어오게 된다. B(바르토넬라 헨셀라)도 틀림. 물론 고양이에 노출과 관련되며 그람음성균이긴 하다. 면역이 정상인 사람이서 주로 고양이의 발바닥에서 옮으며 일명, 고양이 긁힘병으로 이름대로, 고양이 교상이 아닌 긁힘으로 생긴다. C(모닐리포르미스 사슬막대균)도 그람음성 막대균으로 여러 모양이며, 옮는 가장 흔한 원인은 래트나 생쥐가 물거나 긁혀서이다. 이 균은 이들 설취류를 먹이로 하는 육식동물이 나르고, 전파하므로, 래트나 생쥐에 노출이 특징인 데 비하여 고양이가 입힌 상처와는 관련이 덜 된다. D(고름사슬알균)는 아주 간단한 이유로 답이 아니다. 즉 그람양성 알균이지, 그람음성 막대균이 아님. E(치이즈 락트산막대균)도 정답이 아님. 그람양성 막대균이며 그람음성이 아님.

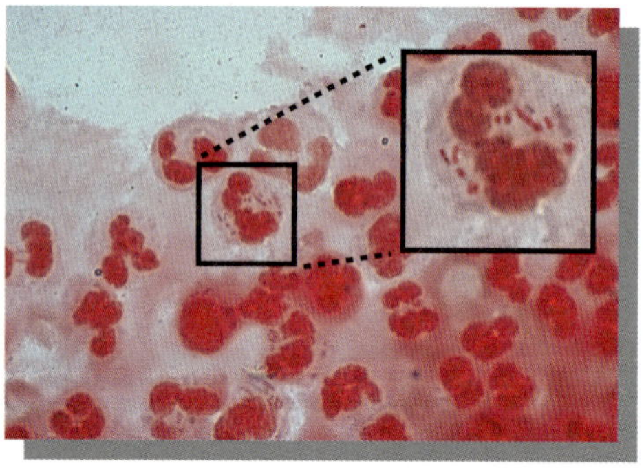

그림 34.13

손목관절내 액의 그람염색. 무수히 많은 다형핵백혈구와 많은 그람염색 음성 막대균이 보인다.

논의: 파스퇴렐라 말토시다는 동물, 특히 고양이가 물어 생긴 악성 감염의 원인균이다. 이 균은 흔히 문 상처와 가까운 골관절조직에 너끈히 침입할 수 있다. 신생아에서 고양이가 핥기만해도 감염이 심하게 올 수 있다. 이는 파스퇴렐라 말토시다균이 신생아에 옮을 시 면역계가 아직 미성숙하여 혈류로 침입할 수 있기 때문이다.

이 환자의 병력 중 어떤 점이 원인균을 의심할 수 있는, 가장 중요한 한 가지를 들면?

병력에서 가장 중요한 한 가지 단서는 고양이에 물린 후 감염이 시작된 것이다. 일차진료의사는 환자 치료시 피부위에 사는 세균(황색포도알균과 고름사슬알균)이 비합병성 피부 열상에 칩입한 것으로 단순히 생각하였다. 이 균과 동물을 임상적으로 연관 짓는 것은 중요하다. 이유는 이 균은 많은 항생제에 잘 안듣지만 아직은 페니실린 G에 잘 듣는다. 이 약은 보통은 대부분의 그람음성 막대균 감염의 치료제로 쓰지는 않는다.

증례 7: 안구내염 남자 환자

66세 된 비인슐린의존당뇨병 환자가 1주일 전부터 몸이 불편해 내원하였다. 내원 당시, 갑자기 몸이 떨리는 오한이 약 20분간에 걸쳐 있었고, 양쪽 넓적다리 안쪽으로 뻗치는 허리 통증이 동반되었다. 이런 증상이 이후 며칠간 몇 번씩 있었다. 오한이 생긴 후 약 이틀 후면 통증, 부종과 홍반(왼손의 염증반응의 하나로 표재 혈관이 확장되어 누르면 하얘지는 빨간 발진)이 생겼다. 다음날 오른눈에 시야를 가리는 검은 점이 생겼으며, 다음날 급속히 진행되어 오른쪽 눈이 완전히 보이지 않게 되었다. 그의 안과의사는 앞방고름(앞방에 고름이 참)을 발견하였고 겐타마이신(아미노글리코사이드 항생제) 80 mg, 메칠프레드니솔론(글루코코르티코이드 항염증제) 40 mg을 결막밑에 투여하였고, 겐타마이신 안약과 아트로핀(동공을 확대하기 위해 항콜린성제) 점안약을 사용하였다. 환자의 당뇨는 클로로프로마이드(술포닐우레아로 경구 저혈당제)와 식사요법으로 잘 조절되었다. 눈에 외상을 당한 적은 없었다.

등과 왼손에 통증이 다음날 악화되었고, 그 다음날엔 앞방고름이 심해져 안과의는 입원시켰다. 앞방은 혼탁했고(그림 34.14) 안압이 올라있었다.

진찰 시 체온은 36.6℃였고 맥박은 분당 90회로 규칙적이며, 혈압은 160/90이었다. 오른쪽 눈의 각막은 혼탁했으며, 눈 아래 반쪽에 심한 앞방고름이 있었다.

망막은 앞방고름에 가려 보이지 않았다. 왼쪽 손에는 홍반, 붓기, 온기 및 압통이 있었고 세 번째, 네 번째, 다섯 번째

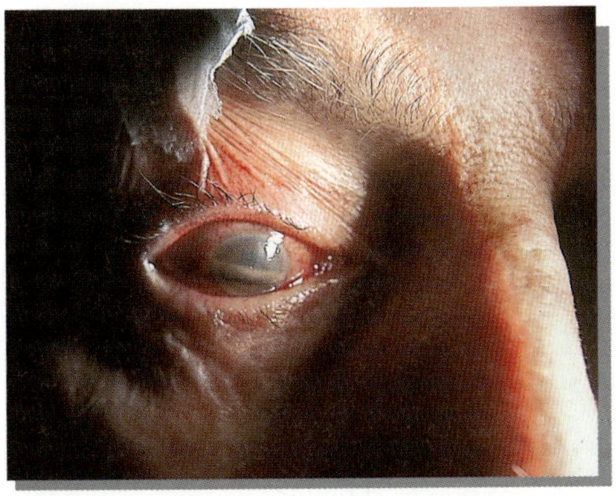

그림 34.14
입원 당시 환자의 오른쪽 눈. 각막은 탁했고 그 뒤 앞방에 백혈구(앞방고름)가 있었다.

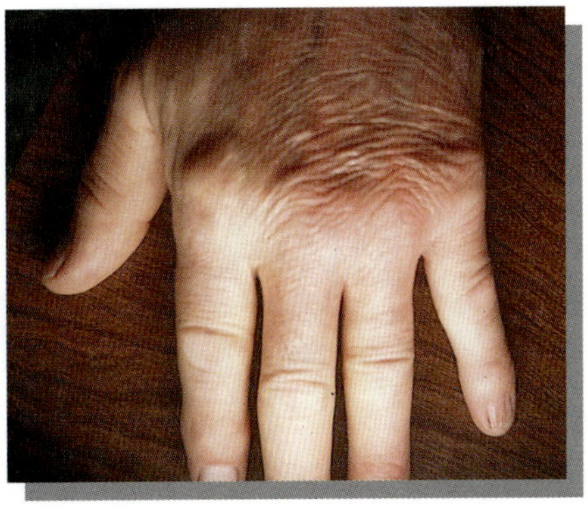

그림 34.15
입원 당시 환자의 왼쪽 손. 외측 세 개의 손허리손가락관절은 붓었고, 특히 네 번째 관절 위에 홍반이 보였다.

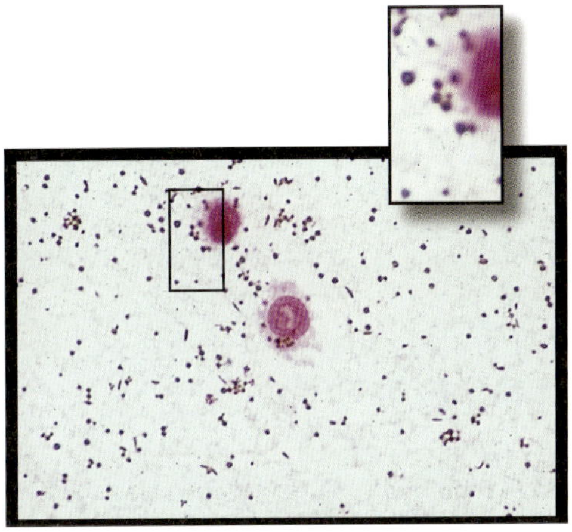

그림 34.16
입원 당시 뽑은 앞방수액의 그람염색. 다형핵백혈구와 그람양성 알균이 많이 보이고, 어떤 균들은 모양이 길쭉하게 보임

손허리손가락관절의 운동(그림 34.15) 범위가 줄어들었다. 왼쪽 정강이에 작은, 낫고 있는 열상이 보였다.

백혈구 수는 16,500/μl(정상은 5,000에서 10,000), 78%가 다형핵백혈구, 20%가 띠중성구, 2%가 림프구였다(미성숙 과립림프구쪽 왼쪽으로 이동 시 급성 염증 진행과 일치함). 오른쪽 눈의 앞방수액에서 뽑은 액을 그람염색한 바 다형핵백혈구와 그람양성 알균이 많이 보이고, 어떤 균들은 모양이 들쭉날쭉하였다(이는 겐타마이신의 부분적인 효능으로, 즉 균을 죽이지 않고 균에 해를 입힌 것으로 생각됨). 입원 당시 한 혈액배양에서 그람양성 알균이 긴 사슬모양(그림 34.17)으로 나왔고, 스트렙토코쿠스 아갈락티에로 동정되었다. 이 균은 앞방수액을 배양 시 자랐다.

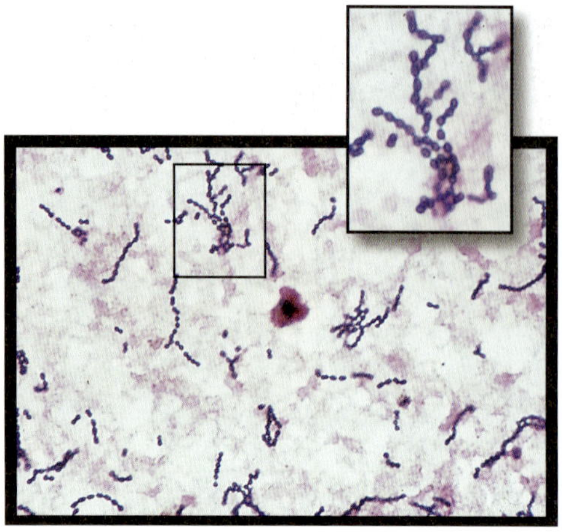

그림 34.17
혈액배양에서 자란 균의 그람염색. 그람양성 알균이 사슬지어 있으며, 이는 사슬알균종을 나타낸다.

34.10 스트렙토코쿠스 아갈락티에는 어느 란스필드군에 속하는가?

A. A군
B. B군
C. C군
D. D군
E. E군

정답 = B(B군). 스트렙토코쿠스 아갈락티에는 B군으로 다른 답은 틀림.

이 환자는 급격한 경과를 보였는데, 즉 눈이 아프면서 며칠간 염증이 오르다가 나아지기 시작했다(그림 34.18).

추후 검사에서 감염성 심내막염(심장판막의 감염)으로 세균이 자라 "증식물"을 만들고 터져 세균이 동맥을 타고 순환하게된다. 환자는 동맥 가지에 세균이 있는 증식물이 많이 있어 허리가 아팠고, 왼손에 급성 관절염과 눈에 바로 감염이 생겼던 것이다. 세균감염이 시작된 곳은 정강이의 찢긴 상처였을 것이다.

스트렙토코쿠스 아갈락티에가 이 환자의 감염 원인균을 알 수 있는 단서는?

첫째 단서는 이 환자 경우처럼, 자주 그람염색이다. 안구의 앞방/전방(anterior chamber)에 그람양성 알균이 있었고, 혈액배지에서 매우 긴사슬로 보였다. 건강한 사람과는 달리 당뇨환자는 피부, 특히 하지에 스트렙토코쿠스 아갈락티에를 많이 볼 수 있다. 당뇨환자는 국소 감염을 저지할 능력이 떨어져, 열상에 오염된 균이 혈류에 쉽게 들어가 심판막에 집락을 이루며, 끝동맥을 통해 순환(눈, 손, 척주)하여 조직에 균을 퍼트린다. 환자는 정맥내 액상 페니실린 G를 네 시간마다 400만 단위를 모두 6주간 치료받았고 마침내 회복되었다. 그러나 오른쪽 눈은 실명하였다.

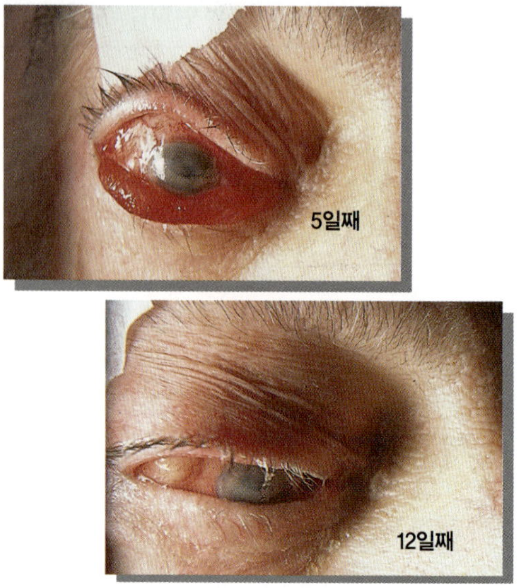

그림 34.18
위: 페니실린 G의 정맥내 주사 후 5일째 환자의 오른쪽 눈에 앞방고름과 심한 결막부종(결막이 부어 아래 눈꺼풀 위에 늘어져 있을 정도임)이 보임.
아래: 페니실린 G의 정맥내 주사 후 10일째 환자의 오른쪽 눈엔 결막부종이 없어졌으나 각막이 여전히 혼탁함.

증례 8: 발열과 하반신마비를 보인 남자

32세 된 남자로 1주간의 발열과 근육통을 주소로 내원하였다. 평소 건강했으나, 7월 말에 뉴저지 시골지역의 풀밭에 다녀왔다. 다녀온 지 이틀 후 설사, 발열, 권태와 발진이 생겼다. 이런 증상을 겪은 후 3일 뒤에 의사를 찾았다. 의사는 혈청 아미노전이효소 수치가 높아 간염에 걸렸다고 하였다. 설사는 그치고 이제는 두통이, 일차적으로 전두 및 이마눈확 및 눈뒤로 생겼다.

뉴저지 밖으로 여행한 적은 없었다. 주사약물 사용, 여러 성배우자, 혹은 동성간 성접촉을 한 적은 없었다.

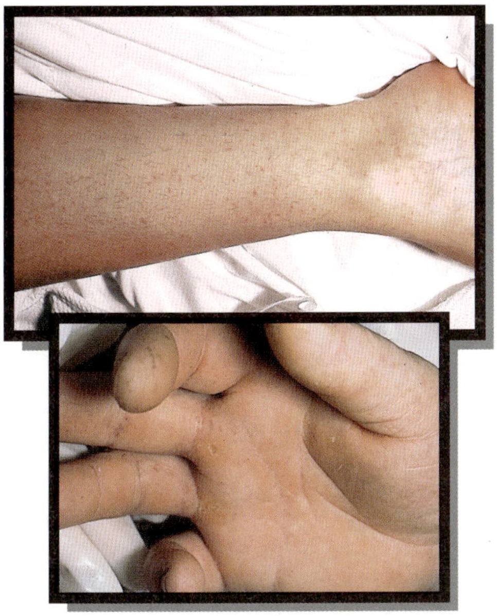

그림 34.19

위: 환자의 손목, 많은수의 작은, 피부출혈(점출혈)을 보임. 아래: 환자의 오른손으로 부종이 생겨 그림에서 처럼 손가락을 굽힐수 없다.

진찰 시 발육과 건강상태가 좋았으며 불편해보이지 않았다. 체온은 39.7°C였으며 맥막은 분당 120회이었다(열이 오르며 막동수가 빨라짐). 결막은 충혈되었고, 인두는 정상보다 약간 빨갰다. 광범위한, 융합 홍반성 반점이 등과 가슴에 생겼지만, 홍반을 누를 시 창백해졌으며, 주변(반점)의 피부의 높이까지 올라가지 않았다. 간은 약간 커졌으며, 전체 길이는 13 cm였다. 간의 모서리는 압통(누를 시 통증)이 있었다. 팔과 다리 근육도 약간 압통이 있었다. 많은 점출혈이 사지에 생겼고 그림 34.19에 실려 있다. 손은 부어서, 주먹을 쥘 수 없었다(그림 34.19 참조).

헤모글로빈은 13.4 g/dl(정상수치가 14로 약간 아래임)이며, 백혈구(WBC)수는 13,500/μl(정상은 5,000에서 10,000)으로 68%가 다형핵백혈구, 20%가 간상세포, 림프구는 7%, 단핵구가 5%이었다(백혈구 수가 올라가면서 차지하는 미성숙한 과립구의 백분율이 높으면 급속 염증반응을 나타낸다.) 혈소판 수는 91,000/μl(정상 140,000~400,000), 혈청 아스파르산 아미노전이효소(AST)는 273(정상은 40까지)이며 혈청 알라닌 아미노전이효소(ALT)는 198(정상 45까지)였다. [주: 비정상적인 전이효소수치는 곧 간의 염증반응을 드러낸다.] 가슴사진은 정상이었다. 병원에 내원시 한 혈액배양에서 균이 자라지 않았다.

질병이 발생한 계절과 여러 장기(피부, 근육, 간 및 소화관)을 침범한 사실을 근거로 주치의는 록키산 홍반열을 의심하여 독시사이클린(장시간 작용-테트라사이클린) 치료를 시작하였다. 치료한 지 하루째 하반신 마비와 의식이 혼돈상태였으나 물리치료를 하며 수주에 걸쳐 회복되었다. 독시사이클린은 모두 10일간 계속 투여하였다.

34.11 록키산 홍반열의 진단은 다음 중 어느 검사로 확인할 수 있는가?

A. 혈액 배양
B. 와일펠릭스(열성)검사
C. 리케차 리케치 항체
D. 리케치아 프로와제키이 항체
E. 장티푸스균

정답 = C(리케차 리케치). 이 균은 록키산 홍반열을 일으킨다. **A**(혈액 배양)는 틀림. 임상에서 리케차는 세포안에 있어 일상적인 액상 혈액 배양시 세포가 없어 세균이 자라지 못한다. 덧붙여, 실험실 사고로 리케차 배양이 비말화되면 치명적이므로, 대부분의 임상 실험실은 이 균을 배양하려 들지 않는다. **B**[와일펠릭스(열성)검사]는 프로테우스 OX-19와 OX-2 항원에 대한 항체로 특이성이 적어 다른 리케차균종의 항원과 교차반응을 일으킨다. 하여 B는 틀림. **D**(리케치아 프로와제키이 항체)는 틀림. 이유는 이 균은 유행성 티푸스의 원인균이지, 록키산 홍반열의 원인균은 아님. **E**(장티푸스균 항체)는 틀림. 장티푸스균은 장열의 원인균중 하나로 록키산 홍반열의 원인은 아님. 장티푸스 열이라는 이름이 티푸스를 일으키는 리케차 균종과 연관될 것으로 오인될 수 있으나, 이 둘은 구별되어야 한다.

리케차 리케치에 대한 보체 결합 항체가는 발병 10일째 1:32의 희석에서 양성이며, 3주 뒤에 1:128이었다. 특이항체가 4배수 오를 시 이 청년이 록키산 홍반열에 걸린 것을 확증한다.

논의: 환자의 병력 중 많은 부분이 전형적인 록키산 홍반열을 나타내며 매우 전형적이다. 한여름, 진드기가 극성일 때 걸렸고, 리케차 리케치의 매개체인 개진드기, 더마토센토 바리아비스(*Dermatocentor variabiis*)가 있는 지역의 풀밭에서 시간을 보냈다. 리케차 리케치균이 감염되는 세포는 혈관 내피세포이다. 그러므로 록키산 홍반열이 여러

기관(모두 피가 흐르는)에서 혈관이 새어 부종과 점출혈이 생긴다. 혈관 손상은 특정 면역 매개 기전과 함께 진행되어 파종성 혈관내 응고를 일으켜, 혈소판을 소모하여 이 환자에서처럼 혈소판 수치가 떨어진다. 어떤 조직도 감염될 수 있으나, 피부와 중추신경계가 리케차 리케치의 호발부위로 생각되며, 이로 균에 의한 발진과 사지마비를 이해할 수 있다.

이 환자가 항생제 치료를 받았는데도 치료 후 사지마비가 생겼나?

적절한 치료 후에 하반신 마비가 온 것은 특별히 언급할 만하다. 균이 혈관을 새게 하나 혈관염으로 혈관이 막힐 수 있다. 아마도 독시사이클린의 투여 이전에 척수 혈관이 감염이 진행되어 척수허혈(혈류장애)이 당연히 오며, 이로 척수상해 및 운동 신경세포의 사멸로 하반신 마비까지 오게 되었다. 록키산 홍반열은 이렇듯이 조직의 경색증을 일으키므로 경계해야 한다.

록키산 홍반열에 걸리면 확진 이전에 임상적으로 의심이 되면 초기 치료가 매우 중요하다. 치명적인 증례를 다룬 일련의 보고서에 의하면 증상 발현 후 적어도 5일 내에 치료해야 사망을 줄인다. 각 개인마다 증상이 비특이적이나, 다음과 같은 단서—즉 열성 다전신성 질환에 걸렸는데 록키산 홍반열 발생 지역에 진드기가 활동하는 시기에 걸렸다면—로 록키산 홍반열을 의심하고 치료를 서둘러야 한다.

증례 9: 발열 여성 환자

28세 된 여자 환자가 두 번째 아이를 출산한 다음날 열이 올라 내원하였다. 7년 전 인도에서 미국으로 이민 오기 전에 질병없이 늘 건강하였다. 약 4년 전 첫 임신하여 건강한 아이를 낳았고 이 아이 역시 둘째 아이 임신전까지 건강하였다. 두 번째 임신 9개월째 출산일이 다가와 진통이 와 내원하였다. 내진소견에서 양수가 태아분변(메코니윰)으로 오염되어 급히 응급 제왕절개술을 받으로 수술실로 갔다 [주: 메코님움은 태아분변으로 출산전 양수에 보일 시 태아가 몹시 스트레스를 받는 징후며 속히 출산해야 한다.] 마취하기도 전에 진통이 급속히 와서 건강한 여아를 순산(질식분만)하였다.

출산 후 첫날 38.8°C까지 열이 올라 매 6시간마다 500 mg 씩 암피실린을 복용하였다. 발열은 38.3°C에서 38.8°C로 최고로 올라 지속되었다. 환자는 경미한 두통이 있었고 아침마다 오한을 느꼈으며 이때가 열이 최고로 올랐던 것이다. [주: 이런 경우는 발열 환자에서는 드물다.]

자세히 병력을 조사한 결과 환자는 채식주의자로 내원 전 여러 번 식사를 하였고 그 중 한번은 멕시칸 풍의 치즈피자를 먹었다. 그녀의 3살 된 여아는 환자가 진통이 오기 2주 전 중이염을 앓았지만 비교적 괜찮아 엄마가 출산을 위해 내원 당시에도 집에 있었다.

출산 후 3일째 진찰 시 환자는 건강해보이며 아무런 통증이나 문제가 없어 보였다. 체온은 37.2°C였고 자궁은 출산 후 보이는 소견으로 약간 부어 보였고 산후 질분비물(출산 후 정상적으로 나타나는 핏기 있는 질분비물)은 양을 포함 정상 소견을 보였으며 악취도 없었다.

혈구검사 소견은 정상이었고 이는 가슴사진결과 정상 소견과 일치하였다. 발열을 보인 첫날 혈액 배양 시 그람양성 간균이 보였다(그림 34.20). 혈액 한천배지에 호기성 상태에서 계대 배양시 집락은 베타용혈을 나타내었으며 좀 더 계대배양하여 보니 운동성도 보였다.

34.12. 환자의 패혈증에 가장 적합한 원인균은 ?

A. 고름사슬알균
B. 대장균
C. 프로피오니박테륨 아크네
D. 클로스트리듐 퍼프린젠스
E. 단구성 리스테리아균

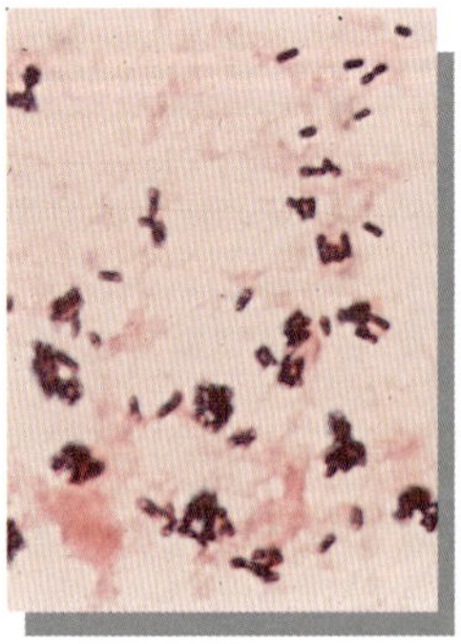

그림 34.20

검체를 혈액 배양하여 그람염색한 결과 그람양성 디프테리아균과 유사한 간균이었고 그중 다수는 서로 각을 이룬 형태로 보였다. 액상 혈약배지에 옮기며 묻은 적혈구 조각도 일부 보인다.

정답 = E(단구성 리스테리아균). 그람양성균으로 디프테리아 유사균으로 오판할 수 있다. 그러나 베타용혈성 및 운동성으로 구별된다. 반면 A. 고름사슬알균과 대장균은 산후 패혈증의 원인균이며 고름사슬알균은 그람양성알균이며 B(대장균)는 막대균이나 그람음성으로 오답이다. D(클로스트리듐 퍼프린젠스)는 그람양성 막대균으로 혐기성균이며 호기성 배양에서 자라지 못해 오답이다. 산후 질분비물에서 악취가 없다고 해서 혐기성 감염을 완전히 배제하지 못하지만 혐기성균일 가능성은 적다.

균을 배양 시 단구성 리스테리아균로 밝혀졌다. 암피실린은 계속 투여되었으나 정맥주사로 바꾸었고 용량도 6시간마다 3 g까지 올렸다. [주: 이는 혈중 농도를 올려 균이 약물에 감수성이 높아져 균혈증을 제거하기 위해서며 이는 구강복용으로는 이룰 수 없다] 열은 빨리 떨어져 이후 내내 건강하였다. 그러나 아이는 생후 이틀째 열이 올라, 인공호흡기를 달 정도로 위중하여 영아 중환자실로 옮겨 수일간 치료하였다. 혈액배양에서 동일한 그람양성 막대균이 나왔으며 항생제 투여 및 철저한 치료로 무사히 쾌차하였다.

논의: 환자는 출산 전후 리스테리아증에 걸렸다. 단구성 리스테리아균은 면역이 약화된 사람, 임산부 및 신생아에 감염되므로 특히 중요하다. 이 균이 엄마의 혈류로 침입한 경로는 생식관의 산후 질분비물 배양으로 드러났다. 아마 이 경로로 애기에 감염되었던 것 같다.

단구성 리스테리아균에 감염된 원인이 병력에서 어떤 단서가 있었는가?

단구성 리스테리아균은 식품매개 병원균이다. 가장 의심되는 경로는 환자가 먹은 피자의 치즈였다. 단구성 리스테리아균은 많은 여러 음식에 있으나, 그 중 유제품이 음식매개 리스테리아증의 으뜸 감염원이다. 다른 미생물과는 달리 냉장고 온도에서 자랄 수 있어, 냉장고에서 음식에 오염 시 고농도로 자랄 수 있다. 콜슬로같이 절인 음식과 생야채 제품에 이 균이 있을 수 있다. 이런 음식에 이 균이 한번 오염되면 냉장고는 이런 균 오염 예방에 적절치 않다. 이렇듯 관련이 많아 임산부, 특히 제3석달째 시기와 면역약화 개인에게 연한 치즈를 금하도록 권한다. 공생 디프테로이드균과 보기에 비슷해서 배양에서 단구성 리스테리아균을 놓치기 쉽다. 베타용혈과 섭씨 20~25도에서 특수 한천 시험관 배양에서 보이는 운동성 검사를 같이 하면 유사 비병원성균구별이 가능해 환자를 적절히 치료할수 있어, 임상검사실의 중요성을 일깨운다.

증례 10: 혼수상태 환자

52세 된 남자가 집에서 혼수상태로 발견되어 당일 내원하였다. 오랜 알코올중독의 병력이 있었고 발작증상이 있었다. 내원전 몇 시간 과음하였고 집에서 발견 당시 의식이 없었으며 지속적인 간질 발작이 동반되었다(그는 발작중간에 의식이 돌아오지 않았다). 응급실에서 체온은 105°F였고 목은 경직되었다. 흉부X선 사진에서 우측의 상부와 중간엽에 폐염이 의심되었다. 여전히 환자는 소리자극에 반응이 없는 혼수상태였다.

고열과 의식이 없어, 요부천자를 빨리 시행하여 뇌척수액 검사를 하였다. 색깔은 혼탁하였으며, 백혈구 수는 561개/μL였다. 이 중 98%는 다형핵백혈구였다. 단백 농도는 380 mg/dl, 포도당농도는 5 mg/dl 이었다. [주: 이는 급성 세균성 뇌막염의 전형적인 소견임.]

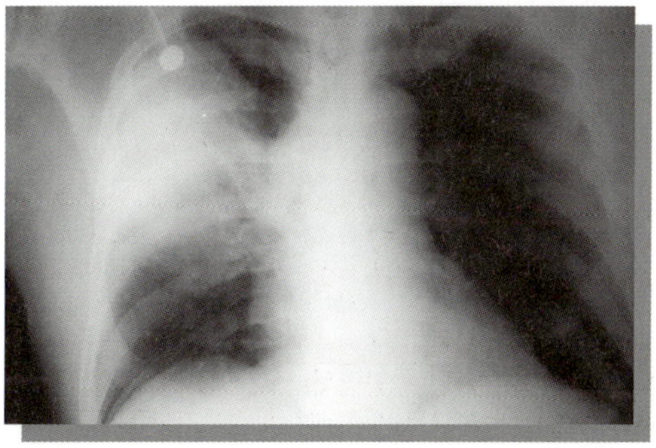

그림 34.21

가슴사진. 흰 곳은 "액체음영"을 나타내며" 검은 곳은 "공기음영"을 나타낸다. 중앙의 하얀그림자는 심장을 나타내며 왼쪽의 쐐기 모양은 우폐의 중간엽과 상부엽의 폐염병소를 나타낸다.

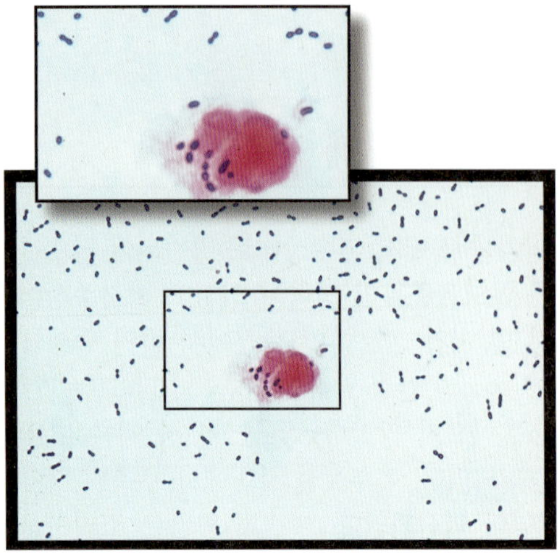

그림 34.22

뇌척수액의 침전물을 그람염색 시 한 개의 다형핵백혈구와 많은 수의 그람양성 알균이 쌍으로 보임.

34.13 다음 검사 중 환자의 세균성 감염을 의심할 수 있는 가장 빠른 정보를 제공하는 것은?

A. 혈액배양
B. 뇌척수액 배양
C. 뇌척수액 그람염색
D. 소변배양
E. 객담 그람염색

정답 = C(뇌척수액 그람염색). 그람염색이 균을 정확히 동정하지 못하나 형태와 대략의 임상적인 상황을 고려해볼 때 가능한 원인균 추정이 가능한다. 그람염색이 수분 정도 걸리므로 특정균에 대한 치료를 시행하는 시간을 줄일 수 있다. **A**(혈액배양)와 **B**(뇌척수 배양)는 모두 오답이다. 이유인즉, 세균집락이 배양상에 보이려면 시간이 걸리며, 비배양성 균을 추가로 확인하는데 좀 더 시간이 걸리기 때문이다. 또한 성장이 느린 균들은 집락관찰이 쉽지 않으며 동정에 오랜 시간이 걸린다. **D**는 오답이다. 이는 임상적으로 볼 때 감염부위가 비뇨기계이다. **E** 역시 틀린 답이다. 의식없는 환자에서 객담을 얻기가 어려우며 따라서 진단이 쓸데 없이 지연된다. 뇌수막감염을 의심하는 환자에서 감염경로와 상관없이 중추신경계와 관련된 진단을 먼저하는 것이 다른 일반적인 진단절차보다 중요하며 뇌척수액에는 정상균총이 없으므로 균이 검출 시 가장 진단에 특이적인 소견이 된다.

뇌척수액의 그람염색 시 적은 수의 다형핵백혈구와 많은 수의 그람양성 쌍알균이 보였다(그림 34.22). 가슴사진에서 우측 상부 및 중엽에 폐염소견을 보였다. 말초혈액내 백혈구수는 4700/ml이며(73%는 다형핵백혈구, 19%는 띠중성구였다). (이 정도의 감염으로도 환자는 감염균에 대하여 방어할 수 없음을 나타낸다.)

34.14 엽성 폐렴과 뇌척수액 내에 그람양성 쌍알균이 많은 소견을 보일 시 가장 의심되는 감염의 원인균은?

A. 뇌수막염균
B. 용혈성 포도알균(*Staphylococcus haemolyticus*)
C. 폐렴사슬알균
D. 단구성 리스테리아균
E. 크립토콕쿠스 네오포르만스

정답 = C(폐렴사슬알균). 그람양성이며 쌍으로 보이며 지역형 폐염의 악성원인균으로 특히 술중독환자에서 잘 감염된다. 특히 중추신경계를 잘 침입하여 뇌막염을 일으킨다. **A**(수막염균)는 어른 뇌막염의 주요 원인균이나 그람음성 쌍구균이므로 틀림. **B**(용혈성 포도알균)는 그람양성균이나 쌍알균이 아닌 뭉쳐 자라므로 아님. 또한 이 균은 폐염이나 뇌막염과 관련이 적으며, 혹 관련이 있다면 수술이나 외상이 먼저 선행되야함. **D**(단구성 리스테리아균)는 특히 과도한 음주자의 뇌막염에서 흔한 원인균이나 그람양성 막대균이므로 틀림. **E**(크립토콕쿠스 네오포르만스) 이름과는 달리 알균이나 진균이며 크다. [주: 크립토콕쿠스 네오포르만스는 그람염색에서 그람양성으로 보이나 폐렴과 뇌막염을 일으키며 세균으로 오인될 확률은 적다. 이는 세균보다 크기가 크고 모양에서 출아(budding) 소견을 볼 수 있다.]

페니실린은(적절히 치료 시 폐렴알균 감염의 일차선택약임) 매우 고농도로 요추천자하여 수분 내에 투여하였다. 환자는 의식을 다신 회복하지 못하였고 철저한 항경련제 치료를 하였지만 다음 이틀 동안 경언을 하였다. 심장박동이 느려졌고 혈압은 매우 낮았다. 소생술을 시도했으나 실패했고 환자는 입원 3일째 사망하였다.

알파 용혈성 그람양성 알균이 혈액과 뇌척수 배양에서 자랐으며 이는 뇌척수에 그람염색에서 관찰된 균과 같았다. 균은 폐렴 알균으로 동정되었다.

논의: 폐렴사슬알균은 성인에서 수막염을 자주 일으키며 폐를 거쳐 혈류로 들어간다. 신경계로부터 때로는 가장 집중적인 보조치료와 가장 빨리 항생제 치료에도 불구하고 이 균에 감염된 환자는 사망한다.

환자가 폐렴사슬알균 감염 시 치료가 잘 안됐던 불리한 점은 무엇인가?

이 환자는 불행하게도 과음으로 인해 골수가 기능이 감소하여 다핵 백혈구는 폐렴사슬알균을 제대로 삼키지 못하며 죽이지 못한다. 이렇게 뇌척수액에 다형핵백혈구 숫자가 상대적으로 적으면 뇌지주막하 공간에서 빨리 자라는 폐렴알균을 막을 수 없다. 대체로 수막염에서는 뇌척수액이 탁하다. 이는 액안에 다핵백혈구 수가 많기 때문이다. [주: 페니실린 내성 폐렴사슬알균은 매우 드물다. 요즘은 경험적으로 반코마이신을 쓴다.]

증례 11: 재귀열 환자

21세 된 남자 대학생이 몇 주간 간간이 열이 올라 내원하였다. 이전에 건강했으며 이스트코스트 대학에서 축구선수로 있었다. 학교를 마친 후 노스캐롤라이나의 군인기지에서 6주간 캠프를 하였다. 이때 여러 번 진드기에 물렸다. 그는 의사 도움없이 피부에 있는 여러 마리의 진드기를 들어냈다. 나머지 여름은 동부 위싱턴에 가족과 아이다호의 여름통나무집에서 지냈다. 서부에서 지낸 지 몇 주 후에 105°F까지 고열이 올랐고 두통, 근육통, 관절통, 오심 및 가끔씩 구토가 동반되었다. 5일 후에는 증상이 나아졌고 본인도 그렇게 느꼈다. 증상이 없어진 후 10일째 증상이 재발하였다. 그러나 덜 심했고 이틀가량 갔다. 2번째 열이 오른 지 10일째 다시 3번째 비슷한 증상이 나타났고 다시 이틀째 증상이 없어졌다.

여름이 끝나갈 쯤에 대학으로 돌아왔고, 마지막으로 열이 오른 지 2주지나 열이 다시 올랐지만 높지 않았고, 전신권태감을 보였다. 체온은 36.7°C였고, 맥박은 분당 72회이며 진찰 시 비장끝이 왼쪽 갈비모서리 밑 4 cm가량에서 깊이 숨을 들이 마실 때 만져졌다. 헤모글로빈 농도는 12.6 g/dl(정상하한)였고, 백혈구 수는 4500/μL로 정상이었다, 혈소판 수는 135,000/μL(정상하한, 140,000)이었다. 실험실 기사가 혈구계산을 위해 환자의 말초혈액 도말하던 중 우연히 다음과 같은 그림 34.23의 소견을 관찰하였다.

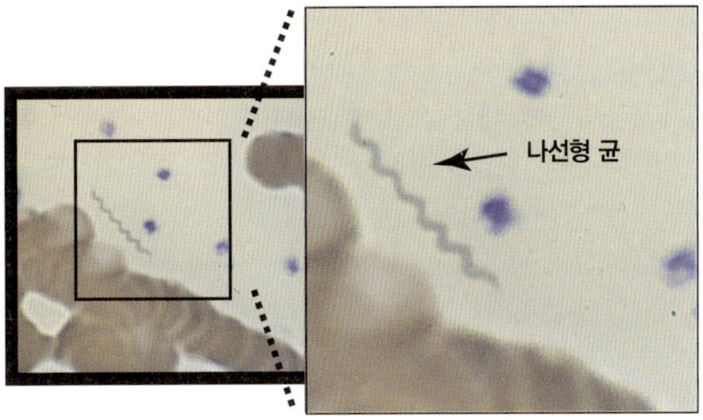

그림 34.23
환자의 말초혈액 도말을 라이트염색시 나선형 균이 순환 혈구세포 사이로 보임.

34.15 다음 진드기 매개감염중 그림 34.23에서 나타난 미생물의 모양과 일치하는 것은?

A. 록키산 홍반열(리케차 리케치)
B. 콜로라도진드기열
C. 에르리히증
D. 재귀열
E. 바베스열원충증

> **정답 = D**(재귀열)로 보렐리아속의 스피로헤타 균이 일으킨다. 이 균은 그람염색에서 보이지 않으며 환자의 피를 도말하여 라이트염색시 보일 수 있다. **A**(록키산 홍반열)는 보통 염색에서 보이지 않아 틀림. 또한 그림 34.23의 나선형 모양이 아님. **B**(콜로라도진드기열)는 오답임. 이유는 원인인 바이러스는 너무 작아 현미경에서 보이지 않음. **C**(에르리히증)는 스피로헤타가 원인이 아님. 순환백혈구에서 오디와 비슷한 모양으로 모룰라(상실배아)를 보인다. **E**(바베스열원충증)는 스피로헤타가 원인이 아님. 원충이 원인으로 말라리아 원충과 비슷한 모양이 말초혈액도말상에서 라이트염색 시 보일 수 있다.

환자는 독시사이클린 하루에 200 mg을 10일간 투여받았다. 독시사이클린을 첫 번째로 투여한 후 열과 오한이 심했지만 곧 나아졌고 완전히 회복되었다. 눈에 띄는 사실은 가족 여섯 모두 재귀열과 다른 비슷한 증상을 보였고 이들은 모두 아이다호 집에서 함께 머물렀었다.

논의: 이 청년은 전형적인 재귀열을 앓고 있었다. 이 질환은 이나 진드기가 전파하며 진드기가 풍토질환을 일으킨다. 재귀열에 원인균인 보렐리아 균종을 옮기는 진드기는 습한 곳과 좋아하고 고도 457~1829 m에서 자란다. 이

환자가 노스캐롤라이나에서 진드기에 물렸다고 했지만 아마 아이다오에서 재귀열에 걸렸을 것으로 생각된다. 이유는 가족들이 노스캐롤라이나가 아닌 아이다오 집에서 함께 있었고 비슷한 증상을 나타냈기 때문이다. 진드기 매개 질환은 대개 이 매개 질환보다 덜 심한데 이는 아마 보렐리아 간에 병원성을 나타나는데 있어 종에 차이 때문일 것이다. 재귀열 환자에 반수 이하에서 비장이 커져 있고 증상은 비특이적이다. 그러나 다른 진드기 매개 질환, 예로 말라리아와 바베스열원충증은 비특이적인 증상을 발열과 동반할 수 있다. 여러 진드기 매개 질환의 특징으로 말초혈액도말에서 균이 보일 수 있다. 이런 소견을 명심하면 환자의 말초혈액에서 관찰이 가능하다.

환자는 치료 전 나아진 것처럼 보이다, 독시사이클린으로 치료 후 왜 악화되었나?

초기치료와 함께 질병이 악화된 것은 재귀열(그리고 다른 몇 스피로헤타병)의 전형적인 모습이다. 스피로헤타균이 빨리 죽으면 내독소를 내고, 이와 함께 발열, 오한, 저혈압 및 백혈구 감소가 심하게 올 수 있다. 재귀열 원인균인 보렐리아균 감염 시 오는 이런 야리시-헤륵스하이머 반응은 치명적이며, 항생제를 처음 투여시 나타나므로 미리 예측해야 한다. 이 반응은 치료하지 않은 질환에서 보이는 과도한 발열반응과 임상적으로 비슷하다.

증례 12: 에콰도르에서 온 여자 기침 환자

23세된 여자로 왼쪽 가슴 앞뒤로 흉통을 한 달간 겪었다. 에콰도르 출신으로 미국에는 4년간 있었고 잘 지냈다. 미국에 오기 두 달 전에 하얀 젖은 가래를 뱉으며 아침에는 심해졌다. 숨이 차지 않았으며 가래 색깔에 특이한 점은 없었다. 객혈은 없었고 기침 시작 약 한 달이 지나 간헐적으로 왼쪽 가슴막(기침하거나 심호흡 시 더심해짐) 및 가슴통증을 보였다. 방문 40일째, 피로가 심해졌고 체중도 4.5kg나 빠졌지만 식욕은 줄지 않았다. 발열이나 야간 발한은 없었다.

주사약 치료도 받은 적 없었다. 두 명의 성배우자가 있었고 마지막 성교는 2년 전에 있었다.

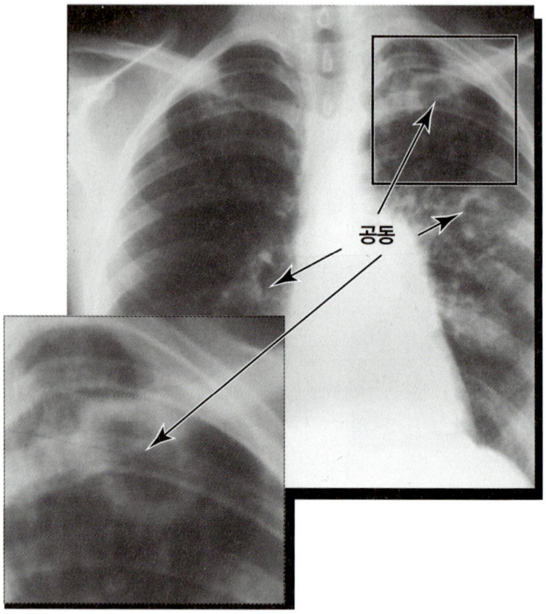

그림 34.24
가슴사진에서 양쪽 폐에 침윤물이 보였는데 좌상엽에 두 개의 공동과 아마 우측폐에 공동 같은 병변이 하나가 보였다.

진찰상 발육 및 영양상태가 좋았으며 체온은 36.7℃ 맥박은 분당 18회 혈압은 102/60이었다. 의미있는 림프절병증은 없었다. 가슴 청진에서 수포음이 양쪽 어깨위에 들렸으며 왼쪽이 컸다(아마 폐상엽에 꽈리에 물이 차서). 조상엽 부위에 타진 시 둔탁음이 났다. [주: 아마도 여기까지 꽈리에 물이 차 진찰 시 폐가 딱딱하게(경화) 여겨졌다).] 나머지 진찰소견은 특이점은 없었다. 환자의 가슴사진에서(그림 34.24) 양쪽 폐상엽에 침윤물이 보였는데 적어도 좌상엽에 2개의 공동과 우측폐에는 공동처럼 보이는 병변이 하나 보였다(화살).

34.16 남미에서 온 여자 환자가 젖은 기침과 체중이 감소한 과거력이 있고 가슴사진에서 공동 결핵 침윤물을 보일 때 주치의는 결핵을 의심할 수 있다. 활동성 폐결핵을 진단하기 위하여 가장 빨리 해야 될 가능한 조치는?

A. 투베르쿨린(PPD) 피부검사
B. 항산균(AFB) 검출을 위한 객담 배양
C. 객담 그람염색
D. 객담 항산염색
E. 중합효소연쇄반응(PCR)을 이용한 결핵균 객담 검사

정답 = D(객담 항산염색). 검사에 몇 분 걸리며, 임상소견과 부합시(이 환자에서는 명확하다) 활동성 결핵일 가능성이 높다. **A**(PPD 피부검사)는 옳지 않다. 투베르쿨린 양성은 결핵 감염을 나타내지만, 반드시 활동성을 뜻하지 않는다. **B**[항산균(AFB) 검출을 위한 객담배양]도 오답이다. 균 검출을 위한 배양에 걸리는 시간이 6~8주까지 걸린다. 배양으로 결핵 확진이 가능하며 균 분리로 항결핵제 감수성 검사도 할 수 있게 된다. 그러나 조기진단에 기여하지 못한다. **C**(객담 그람염색)도 틀리다. 결핵균(다른 항산균)들은 그람염색으로 보이지 않는다. **E**[중합효소연쇄반응(PCR)을 이용한 결핵균 객담 검사]는 몇 시간 걸리나 일반 지역사회에 임상병리실에서는 시행되지 않는다. 양성이면(아래처럼) 도움이 되나 현재도 뱉은 객담을 이 검사에 실제 적용하기 어렵다. 주치의는 항산염색과 배양을 위해 객담을 얻었다. 항산염색(그림 34.25)에서 많은 수의 항산균이 보였고, 결핵균의 전형적인 염주 모양을 띠었다.

이 환자 주치의는 AFB 염색과 배양 목적으로 객담을 받았다. AFB 염색(그림 34.25)시 많은 수의 AFB(항산균)가 있었고, 결핵의 전형적인 염주모양을 띠었다.

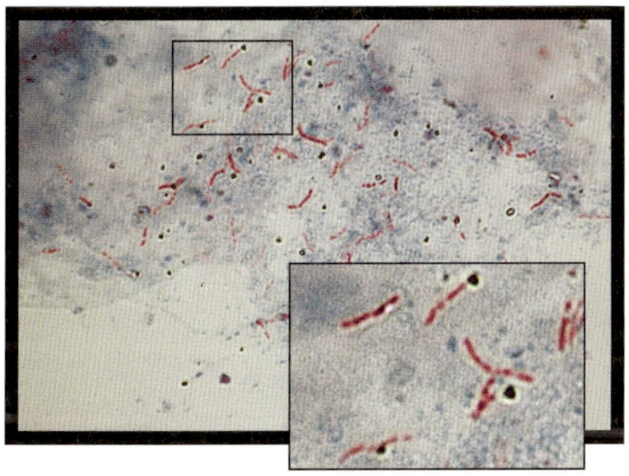

그림 34.25
항산염색에서 많은 항산균을 보이며 몇 개의 균은 염주 모양(확대도)이 특징적이다. 그러나 결핵을 확진할 수 없다.

34.17 항산균종을 배양하기 위한 고전적인 고형배지는:

A. 사브로 한천
B. 로벤슈타인-옌젠배지
C. 맥콩키 한천
D. 테이어 마틴 배지
E. 면양 한천

정답 = B(로벤슈타인-옌젠배지). 이는 결핵균 외에 항산균을 자라게하는 달걀이든 고형배지다. **A**(사브로 한천)는 항산균이 아닌 진균배양에 쓰인다. **C**(맥콩키 한천)은 그람음성 막대균 배양을 위한 선택 배지다. **D**(테이어 마틴 배지)는 초콜릿 한천배지로 특정 항생제가 있어 여러 균이 있는 곳, 예로 성기 분비물에서 얻은 검체에서 임질균이 선택적으로 배양된다. **E**(면양 한천)는 통상적인 세균 배지로 항산균이 자라지 못한다.

이 환자의 객담은 액체배지에 배양 시 활발하게 자라는 항산균이 있다면 형광을 내며, 9일 정도면 자라 검사가 가능하다. 배양에서 결핵균이 존재 시 DNA 탐색자로 확진이 가능하다. 이 균은 나중에 감수성 검사를 거쳐 결핵약에 잘 듣는 것으로 드러났다. 객담이 항산성염색 양성으로 근거로 이소니아지드, 리팜핀, 피라진아마이드와 에탐부톨로 치료하였다. 체중이 늘었고 치료 후 곧 기침이 그쳤다. 검사실 검사상 나중에 확진된 바로 사람면역결핍바이러스(HIV)에 동시감염은 없었다.

논의: 이 환자에서 폐결핵의 고전적인 증세를 볼 수 있다. 환자는 결핵이 만연한 곳에서 왔고, 체중감소, 적은 기침과 폐 공동 침윤물 등 결핵의 아주 큰 특징으로 보였다. [주: 발열과 야간 발한까지 보였으면, 고전적인 증세로 간주됐을 것이다.]

이 환자는 언제 어디서 결핵에 걸렸던 것인가?

미국에 들어온 후 결핵에 걸렸을 가능성도 있으나, 환자의 활동성 질환은 이미 몇 년 전에 걸린 결핵이 재발한 것으로 생각된다. 미국에서 활동성 결핵환자 연간 전체 수와 활동성 결핵의 새로 발생한 건수는 항상 낮다. 그러나 미국에서 2001년 이후 활동성 결핵의 반 이상이 해외 이주민이다. 환자가 오래 기침한 것은 결핵이 원인으로 환자의 출신국가에서 감염된 것으로 생각된다.

활동성 결핵과 면역억제 간에 연관이 있는가?

세포매개면역이 건실하면 결핵 감염을 저지하므로 아주 중요한다. HIV 감염으로 세포매개면역이 떨어진 환자에서 결핵은 자주 걸리는 감염 중 하나로 놀랄 일은 아니다. 활동성 결핵과 HIV 질환은 너무 연관이 많아 HIV 감염이 동시 감염된 것으로 의심하게 된 이유다. 그래서 환자에서 HIV 검사를 했다.

증례 13: 두통이 있는 여성 환자

68세 된 오른손잡이 여성이 약 1달 전에 시작된 두통을 주소로 내원하였다.

건강은 좋았고 내원 한 달 전에 급격하게 심한 두통과 어지러움(주변이 뱅뱅도는 감각)이 있었다. 이란 증상이 있은 뒤 바로 눈부심(실내광선에 눈이 부실 정도로 문의 불쾌감)이 있었다. 눈부심은 점점 심해져서 실내 크리스마스트리의 빛에도 선글라스를 써야 했다. 가족들에 의하면 그녀가 졸리워 했고 망각증이 있어 얼른 입원을 시켰다.

진찰 시 기면상태로 사람과 장소는 알아보지만 시간은 알지 못했다(그녀는 이름과 과거에 있던 곳을 알지만 성탄과 새해가 바로 지난 달과 해를 알지 못하였다). 체온은 37.2°C였다. 목을 앞으로 60도 이상 굽힐 시 약간 저항이 있었다. 폐의 양쪽 폐바닥에서 수포음(아래의 가슴 X선사진과 일치함)이 들렸다. 신경학검사에서 통증이 있었다. 이는 쭉 핀 다리가 45도 이상 올릴 시 생겼다(이는 수막에 적어도 중등도 염증이 있는 증거로 목을 굽힐 때 저항이 있음). 게다가 손을 뻗쳐 물건을 집을 때 계속 너무 뻗거나 물건을 지나쳤다(이는 소뇌 기능장애를 보는 지시검사임). 이 소견은 왼쪽이 오른쪽보다 더 심하였다.

머리를 전산화단층촬영 시 가벼운 소뇌 위축(나이와 연관된 수축)만이 보였다. 수막자극의 징후 때문에 입원 즉시 요추천자를 하였다.

말초백혈구 수는 11,800/μl(정상은 5,000과 10,000 사이)였고, 이 중 다형핵백혈구는 83%, 띠중성구는 9%, 림프구는 4%, 단핵구도 4%였다(미성숙한 과립백혈구의 증가는 환자 몸안 어디선가 급성 염증이 진행됨을 나타낸다). 가슴 X선에서 양쪽 폐하엽에 간질 침윤물이 전체적으로 보였다(즉 아주 작은 공기공간을 가르는 사이막에 물이 차오름).

요추천자 시 얻은 뇌척수액(CSF)은 맑고, 무색이며 전체 백혈구 수는 18/μl(정상은 4까지)며, 75%가 다형핵백혈구이며, 25%는 림프구였다(다형핵백혈구는 CSF 내에서 없는 것이 정상이다). CSF 당은 28 mg/dl 혈당은 119 mg/dl였다. [주: 혈당은 정상범위이나 CSF 당이 혈당의 절반 이하로 크게 감소하면 거미막밑공간에 균이 살아 있음을 나타냄.]

CSF 단백 농도는 58mg/dl(환자의 정상치 상한보다 약간 높음).

CSF 내 백혈구 수를 세었으나 실험기사가 백혈구와는 다른 구조물을 눈치챘다. CSF 검체를 원심분리하여 침전물을 인디아 잉크에 재부유했다. 현미경상에서 인디아 잉크 입자 틈에 두드러지게 보이는 구조물이 그림 34.26의 균이다.

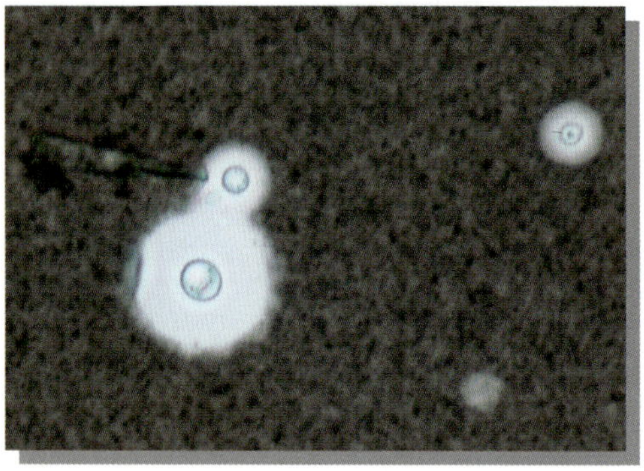

그림 34.26

뇌척수액의 인디아 잉크 세포와 투명대가 보여 큰세포와 이와 비슷한 세포가 구별된다. 이 과정은 발아이며 효모균의 특징이다. 세포주위의 투명대는 다당체 협막으로 인디아 잉크입자를 밀어낸다.

34.18 환자 수막염의 원인균으로 가장 적절한 것은?

A. 폐렴사슬알균
B. 칸디다 알비칸스
C. 히스토플리스마 캡슐라툼
D. 클로스트리듐 퍼프린젠스
E. 크립토콕쿠스 네오포르만스

정답 = E(크립토콕쿠스 네오포르만스)로 효모균이며 출아에 의해 증식하고 다당체 협막이 특징이다. 다당체 협막이 보이면 조기진단을 할 수 있고, 이는 뇌척수액 같은 임상검체의 현미경검사에서 가능하다. 협막은 그람음성으로 보일 수 있으나 효모 그 자체로는 그람양성이다. 그러나 인디아 잉크로 협막이 현미경상에서 구별이 된다. **A**(폐렴사슬알균)는 틀리다. 세균이며 효모보다 작고 출아를 하지 않는다. 또한 자손 균은 어미균과 크기가 같다. 일상적인 처리로 협막이 잘 안보인다. **B**(칸디다 알비칸스)는 효모균으로 출아를 하나 협막은 없다. **C** (*Histoplasma capsulatum*) is incorrect for the same reason—it does not display a polysaccharide capsule in clinical specimens. **D**(클로스트리듐 퍼프린젠스)도 틀림. 세균보다 크지만 효모보다는 작고 협막이 없으며 효모처럼 둥글지 않다.

CSF와 혈액에서 자란 균은 *C. neoformans*였다. 암포테리신 B를 혈관 및 측뇌실에 직접 투여하는 강력한 치료를 했지만, 환자는 경과가 나빠져, 치료 8일째에 사망하였다. 부검결과 *C. neoformans*에 의한 중증 뇌수막염으로 확인되었다.

C. neoformans 감염 시 환자의 후천면역 상태에 관하여 시사하는 바는 ?

논의: 이 균이 침습성을 보임은 세포면역이 저하되었음을 강력한 시사하며, 이 균이 환자에서 발견된 것은 주치의들이 과거에 악성 림프종을 앓았던 병력에 좀 더 주의를 환기시킨다. [주: 이 환자는 심한 세포면역부전의 원인으로 중요한 사람면역결핍바이러스가 알려지기 전 1980년대 초에 치료받았다. 게다가, 환자는 HIV 감염과 관련된 위험인자들은 전혀 없었다.] 크립토콕쿠스외에 부검에서 악성 림프종이 방광과 니팔관에만 국한되어 있었다.

여기서 림프종이 다른 암들처럼 생명장기를 해쳐, 환자가 사망한 것은 아니다. 림프종으로 세포면역이 매우 떨어져 환자가 감염에 더 이상 저항할수 없을 정도로 취약했다. 이 균은 흔히 중추신경계로 잘 들어간다. 두통, 눈부심과 어지러움같은 임상증상이 왔다면 이미 돌이킬 수 없는 지경이 되어 죽게 된다.

림프종과 감염 간의 연관성은 무엇인가?

이렇듯이 암으로 면역기능이 떨어지면 감염으로 죽는 것이 특징이다. 면역결손과 선행 질환을 연관시키면 문제될 감염을 예측할 수 있어, 미리 손을 써 예후가 좋아질 수 있다. 또는 이 환자처럼 기회감염이 있다면(면역약화 환자에서는 특히 잘 감염되는) 면역약화 질환이 개시되었음을 예고한다. 그러므로 꼭 명심할 것은 여러 감염의 원인균들과 관련하여 이와 일치하는 면역결핍을 알아두는 것이다.

증례 14: 이집트 태생의 남자 혈뇨

34세 된 남자가 평소 건강이 좋다가, 내원 몇 달 전에 맨눈 혈뇨를 보였다(실제로 본인이 눈으로 소변에서 피를 봄). 혈뇨 시 발열, 통증이나 배뇨 시 작열감, 소변의 절박감은 없었다. 체중감소도 없었다.

이집트 카이로 태생으로 유년시절 여름을 나일 삼각주에 할아버지 농장에서 보냈다. 그는 나일강에서 두 번 수영했다고 하였으며 마지막은 20대초에 했다. 이집트에서 대학을 마치고 군에 입대하였다. 그의 유일한 신체적 결함은 어릴 때부터 오른쪽 눈의 실명이고 원인은 부모도 몰랐다. 그는 미국에 온 지 10년이 지나 이집트로 돌아갔고, 이후 혈뇨가 생겼다. 컴퓨터 기사로 일하고 있었으며, 여가 활동 중이나, 업무 중에 독소에 노출된 적은 없었다.

진찰 시 실명한 오른쪽 눈이 빨갛고 혼탁했으나, 이를 빼고는 모두 정상이며, 헤모글로빈은 13.5 g/dl로 14의 정상치 하한보다 낮았다. 그 외 실험실 검사에서 모두 정상이었다.

혈뇨가 악성종양 때문에 온 것을 우려해 굴곡 방광경(방광 안을 직접 보는 검사)을 받았다. 방광 바닥에 덩어리가 보였고 생검 시 그림 34.27에서처럼 보였다.

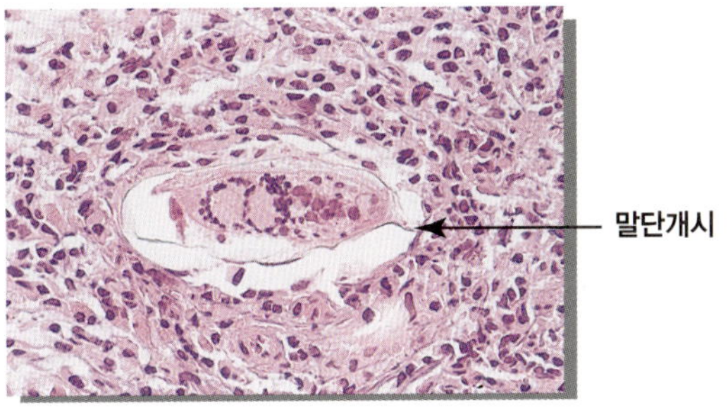

그림 34.27
방광의 생검 시 염증부위를 보이며, 여기에 말단가시가 있는 충란이 있음. 이는 곧 방광 주혈흡충을 나타냄.

34.19 아래 과거력 중 방광 주혈흡충증을 진단 시 가장 밀접하게 연관되는 것은?

A. 맨눈 혈뇨가 보임
B. 이집트 태생
C. 나일강에서 수영
D. 실명의 동반
E. 경한 빈혈(헤모글로빈 13.5 g/dl)

정답 = C(나일강에서 수영). 방광 주혈흡충은 생활사를 위해 특이 달팽이에 들어간다. 이 패류는 아프리카의 특정 담수에서만 살며 특히 나일강에 있다. A(맨눈 혈뇨)는 방광주혈흡충이 방광 정맥을 침입하여 생긴 증상으로,이 흡충은 정맥에서 알을 낳는다. 그러나 맨눈 혈뇨는 여러 경우에 올 수 있다. 그러므로 방광주혈흡충과 특별히 관련짓는다면 나일강에서 수영할 때 흡충의 달팽이 숙주에 노출이 답이다. B(이집트 태생)는 그 자체로 방광주혈흡충증을 의심할 수 없다. 이집트인이면서 특이 달팽이 매개체가 오염된 물에서 수영하지 않는디면 흡충에 감염될 위험은 없다. D(실명)는 담수와 관련된 또 다른 기생충 감염인 회선사상충증(강 실명증)으로 생길 수 있다. 원충인 회선사상충은 검은 파리가 물어 사람에게 전염된다. 이 파리는 아프리카의 특정한 강의 담수에 흔하다. E(빈혈)도 많은 질환의 진행 도중 생길 수 있으나 방광 주혈흡충을 진단할만한 근거가 되기는 모자르다.

나일강 계곡 출신으로 맨눈 혈뇨를 보이면 일단 방광 주혈흡충증을 생각해야 한다. 물론 환자의 과거력으로 다른 진단도 가능할 수 있다. 흡충의 생활주기를 볼 때 방광 주혈흡충증은 맞다. 감염된 사람은 필히 방광 주혈흡충 알을 소변으로 배출하고, 일단 배출된 충란은 꼬리유충, 즉 매우 운동성 큰 형태로 발육하며, 이 유충은 중간숙주인 달팽이에서 살림을 차린다. 달팽이에서 충란은 흡충섬모유충으로 변태하여 물에서 마음대로 다니다 물에서 수영하거나, 노닥이는 사람의 멀쩡한 피부를 뚫고 들어온다. 사람에서 일단 이 흡충이 성체로 자라면, 방광 주변의 방광 혈관총의 정맥으로 이동한다. 암컷은 알을 낳고 염증반응을 일으켜 출혈이 오면 맨눈 혈뇨로 나타나 비로소 감염자가 알게 된다. 이 알은 소변으로 다시 물에 배설되고 달팽이에 머무르게되고 이로 생활주기를 마친다.

환자는 프라지콴텔로 치료받았다. 이 약은 많은 윤충, 이중 방광 주혈흡충에 잘 듣는다. 혈뇨는 없어졌고, 방광경으로 다시 보니 감염이 완전히 사라졌다. 환자에게 이집트로 돌아가면 나일강에서 수영하지 않도록 주의를 주었다.

그 지역환경에서 서식하는 달팽이를 제거해서 이런 강물에 노출된 사람들이 감염되지 않도록 하는 것이 가능한가?

달팽이는 너무 많고, 널리 분포해 없애지 못한다. 만약 박멸한다면 이 풍토병이 생기는 생태계가 황폐해지고 물도 마시기 어려울 것이다. 때로는 위험이 따르는 행동을 자제할 필요가 있다. 더 어려운 점은 고위험도의 사람들에 행동의 변화를 주문하는 것이다.

증례 15: 피부변화를 동반한 다전신병

35세 된 남자로, 우측 서혜부 탈장 복원수술을 받으러 내원 15일 전에는 건강하였다. 내원 당시 우측 샅굴탈장 복원술을 받았고 이후 수술 5일 전까지 별일없었다, 5일째 열과 오한, 물설사가 하루에 5~6차례 있었다. 설사하면서 구역 및 구토가 났다. 복통은 없었다. 이런 위장관 증상이 며칠 갔고 무뇨증(신장에서 소변 배출이 완전히 억제됨)이 동반되었다. 전신에 홍색피부증이 생겨 며칠간 지속되었다. 그의 부인은 간호사로 남편이 다리 아래쪽에 점출혈(미소한 피내 출혈)을 관찰하였다. 이런 증상이 있었으나 의사에 가려하지 않았다.

열이 오른 지 일주일 후 헤르니아봉합술 상처를 여니 장액혈액성(피와 혈청이 섞임)액이 나오기 시작했다. 환자는 권태감을 계속 느꼈고, 입원 하루 전, 외과의사에게 가 경구 테트라사이클린(베타 락탐약에 심한 알레르기, 즉 두드러기의 병력이 있어서) 치료를 받기 시작했다. 그러나 증세가 워낙 심하고, 혈액검사의 이상소견으로 다음 날 입원하였다.

체온은 38.2°C였고, 맥박은 분당 90으로 규칙적이며, 혈압은 130/75였다. 헤르니아 봉합술 상처는 열려졌고, 압통이 있으며, 딱딱했고, 상처 가장자리는 홍반을 띠었다. 장액혈액성 액이 상처에서 새어 나왔다.

상처의 죽은 조직을 제거 후에 하루 클린다마이신과 토브라마이신을 치료 후 환자는 뚜렷하게 호전되어 기분이 좋아졌고, 걸맞게 체온도 정상으로 돌아왔다. 정맥 내로 클린다마이신을 모두 7일간 투여했고 다음 3일간 같은 약을 경구로 주었다. 입원 5일째 즉 열난 지 16일째 엄지손가락의 손바닥 쪽에 피부가 벗겨졌다. 이후에 다음 3일간 전신에 피부가 벗겨졌는데, 주로 손과 무릎에 생겼고 발에는 덜하였다(그림 34.28).

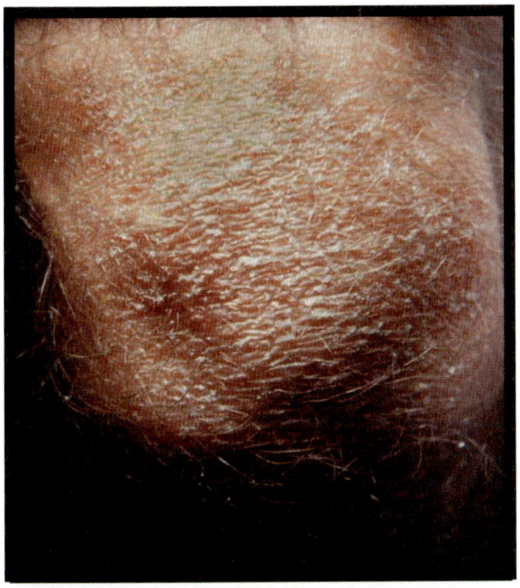

그림 34.28
피부의 박리(무릎)

34.20 혈액배양이 아닌 장액혈액 상처 배농에서 균이 자랐다. 아래 균들 중 임상적 및 실험실 소견과 가장 잘 부합하는 균은?

A. 대장균
B. 임질균
C. 녹농균
D. 황색포도알균
E. 클로스트리듐 퍼프린젠스

정답 = D(황색포도알균). 이 환자는 포도알균 독소충격증후군의 전형적인 소견을 보인다(아래 참조). A(대장균)가 이 질환을 일으켰다고 할만한 특이점은 없었고 오히려 대장균은 건강한 사람에서 피부상처 감염을 잘 일으키지 않는다. B(임질균)의 피부병변은 서로 분리된 고름물집이지, 박리(비늘벗음)는 아니다. 그리고 이 병변은 혈류를 통해 전파된 감염과 연관이 있으며, 흔히 혈액배양에서 양성으로 나온다. C(녹농균)도 틀림. 이유는 이균은 피부 박리와 관련이 없다. 녹농균을 의심할 수 있는 피부 병변은 괴저성 농창으로 괴사 부위가 있다. 반면 E(클로스트리듐 퍼프린젠스)는 피부에 병변을 보이나 가스 괴저이며 근육과 피부에 생긴다.

어떻게 황색포도알균이 다전신(멀티시스템) 질환을 일으키는가?

논의: 황색포도알균은 초항원인 발열 외독소를 많이 만든다. 이들 중에 독소충격증후군 독소-1(TSST-1)과 포도알균창자독소가 있다. 이 초항원들은 면역계를 통상적으로 활성화시키지 않고 특정 T세포를 강력하게 직접 자극하여 사이토카인을 많이 낸다. 결과적으로 내독소에 의한 쇼크와 유사한 쇼크 상태에 빠진다. 환자는 열이 오르고, 홍색피부증이 여러곳에 보이며 간, 혈액에 병변을 일으켜 아미노전이효소와 알칼리성 인산분해효소가 올라가며 빈혈이 오고 백혈구 수가 매우 올라가는데 이는 화농성 배농이 없는 상처의 염증과는 잘 맞지 않는 소견이다. 신장에도 병변을 일으켜 크레아티닌이 올라가며 이는 수분공급으로 교정되지 않는다. 이외에 설사와 정신상태 이상이 올 수 있다. 혈소판 수는 아마도 낮았었는데, 그때가 점출혈이 보였을 때다.이는 일시적인 혈액질환의 증거로 볼 수 있다. 상처에서 황색포도알균이 자리 잡았고 포도알균창자독소 B를 만든 것으로 드러났다.

독소충격증후군은 1980년 초에 악명을 떨쳤는데 이는 초흡수 탐폰 사용과 관련이 있었다. 그러나 이 질환의 첫 번째 보고는 어린이에서 포도알균 골수염이며, 초흡수 탐폰이 줄어들면서 비월경 포도알균 독소충격증후군이 월경용품과 관련된 경우보다 훨씬 더 많아졌다. 상처의 염증이 줄어든 것은 아마 TSST-1 때문으로 이 독소는 포식세포가 상처 쪽으로 오는 것을 막는다. 회복기 중에 피부의 박리는 포도알균 독소충격증후군의 특징이며 포도알균 TSS 확진에 도움이 된다. 좀 더 확실한 진단은 특이 균주의 생산독소를 입증하는 것이다.

증례 16: 남미에서 걸린 설사

18세 된 여자가 심한 설사를 앓은 지 7일 만에 내원하였다. 평소에 건강이 좋았고, 7년 전에 에콰도르에서 미국으로 이주했었다. 에콰도르 수도에서 대학을 다니러 모국으로 돌아갔다. 입학 약 2일 전쯤에 식당에서 식사하였다. 그녀와 같이 있던 사람들은 그녀와 똑같이 생선을 먹었지만 유독 그녀만 신선 야채를 먹었다.

이틀 뒤에 그녀는 심한 물설사를 했고 하루에도 몇 번 많은 변을 보았다. 이틀 후 그녀는 토하기 시작했다. 이 증세는 이후 며칠 후 미국으로 출발 전까지 지속되었다. 그녀는 자신의 변을 쌀뜨물로 묘사했다. 열이나 오한이 있지 않았다.

검사시 체온이 섭씨 36.9°C였고, 혈압은 88/50으로 낮았고, 맥박은 분당 72회였다. 피부는 마르고, 피부긴장도는 떨어졌다. 눈은 안와안에 움푹 들어가 있고, 구강 점막은 말랐다. 나머지 이학검사 소견은 정상 범위였다.

헤모글로빈은 15.8 g/dL(정상 12~18 g/dL), 백혈구 수는 16,300/mL(10,000까지 정상)이었다. 동맥혈 검사에서 산도는 7.32(정상은 7.4), PO_2 103 토르(정상), 그리고 PCO_2는 25.4(비정상적으로 낮음)이었다. 혈액 요소질소는 36 mg/dL, 혈청 크레아틴은 3.1 mg/dL(정상은 약 1.0)이었다. 정맥혈의 중탄산염 농도는 14 mEq/L(정상 22~28)이었다. 변을 라이트 염색시 백혈구는 안보였다. 변은 잠혈검사에서 음성이었다.

34.21 대변 배양에서 균이 나왔다. 이 질환의 가장 적합한 원인균으로 고려할만한 임상적, 실험실 자료는:

A. 대장균 O157:H7
B. 살모넬라균
C. 클로스트리듐 디피실
D. 시겔라 손네이
E. 콜레라균

정답 = E(콜레라균). 이 균은 독소를 만들어 병을 일으키며, 이온과 물을 장관내 로 배출한다. 이런 배출성, 비염증성 설사 시 대변 백혈구나 피가 특징적으로 보이지 않는다. A(대장균 O157:H7)는 출혈성 대장염을 일으키며, 이 환자에서 처럼 많은 변이 나온다. 그러나 이 감염증에 걸리면 대체로 혈변을 눈다. 병원소는 소고기이며 어류나 채소는 아니다. B(장티프스균)는 장열을 일으키며(이 환자는 열이 전혀 없음) 설사를 한다면 이전에 변비가 있다. 염증반응을 보여 변에 백혈구가 있다. C(클로스트리듐 디피실)는 항상은 아니나, 대체로 의료와 관련되어, 특히 항생제를 투여 중 질병을 일으킨다. 이와 관련있는 설사는 염증이 심해 변에 백혈구가 많이 보인다. D(시겔라 손네이)도 아주 심한 염증성 설사를 일으켜, 많은 변 백혈구와 더불어 고름이 현미경 없이도 변에 보일 수 있을 정도이다.

논의: 환자는 심하게 콜레라를 앓았다. 이 질환은 70여 년 동안 서반구에서 사라졌다가, 1990년대 초에 아시아에서 생선을 선적하면서 페루에 들어왔다. 이 지역에서는 안전하게 마실 물이 별로 없었던 이곳에 콜레라가 들어오면서, 몇 년 뒤에 남부, 중앙 아메리카 전역으로 퍼졌다.

환자는 실수로 콜레라에 걸렸나?

이 환자는 개발도상국에서 채소를 날것으로 먹음으로 음식 안전의 기본 수칙을 어겼다. [주: 콜레라균은 본래 물에 서식하며; 오염된 물을 그냥 마시면, 감염이 된다. 신선한 채소라도 오염된 물을 공급받았거나, 씻어, 사람이 먹게 되면 거의 감염에 걸리게 된다.] 콜레라는 독소매개 비염증성 진행을 하므로, 발열 같은 전신증상은 흔치 않다. 대변을 많이 누므로 수분손실을 맞추기가 어렵다. 이 환자에서는 탈수가 심하여 가벼운 신부전이 있었고, 크레아티닌은 3.1 mg/dL였다.

이 환자는 대산산증이 생겼다. 어떻게 일어났는가?

그녀의 산염기 평형도 영향을 받았으며, 이는 부분적으로 신부전이 원인이며, 이로 대사산증이 생겼다. 그러나 대사산증은 수소이온이 축적되어 생겼다기보다는 오히려 중탄산염이 손실이 원인으로 보인다. 변이 알카리성이며, 많이 오랫동안 설사를 이 환자처럼 하면 결과적으로 이 환자처럼 대사산증이 온다. 변으로 중탄산염이 대량 배출되면 중탄산염의 중화기능이 저하된다.

왜 귀찮게 변에서 백혈구를 관찰하는 현미경 검사 같은 간단한 것을 하는가?

설사를 나누는 여러 방법 중에서 임상적으로 유용한 것은 염증성 및 비염증성 설사로 나누는 것이다. 간단하며 값싼 선별검사로는 현미경으로 대변에 백혈구를 보는 것이다. 대변 백혈구가 있으면 설사는 염증성으로 보며, 없으면 비염증성으로 본다. 증례 논의에 5개의 예상 답 중 4개는 염증성 설사의 원인균이다. 대변 백혈구가 없다면 실제로 이들을 제외된다. 역학적인 배경, 많은 양의 물설사를 근거로 비염증성 설사를 좀 더 가깝게 진단할 수 있다. 이 환자의 사례를 통해 임상과 미생물학을 관련짓는데 병력이 얼마나 중요한지 알 수 있다.

환자는 독시사이클린 치료와 정맥 내로 수분 공급을 받았다. 빨리 나아 에콰도르의 대학으로 돌아갔다(안전한 음식 관리를 좀 더 익힌후).

그림 34.29는 콜레라에 걸린 아이를 나타냄.

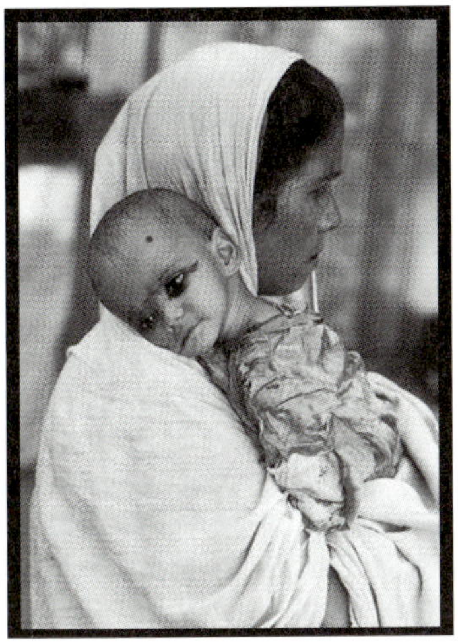

그림 34.29
콜레라의 특징인 심한 탈수를 보이는 어린이

증례 17: 통증성 발진

39세 된 남성이 발병 전까지는 건강하다 내원 일주일 전 3월 초에 왼쪽 두피와 앞이마에 타는 듯한(작열) 통증과 감각이상이 생겼다. 이틀 뒤 두피에 구진 여러 개가 생겼고 (그림 34.30) 다음 날, 두피에서 왼쪽 눈썹 위와 왼쪽 눈꺼풀까지 구진이 더 생겼다. 이 구진은 작은 물집으로 발전해 그 위에 딱지가 생겼다. 오래된 병소는 딱지가 생겼고, 새 구진이 같은 부위에 생겼다. 의사는 옻에 옮은 것으로 생각해 스테로이드 크림을 부위에 바르도록 했다. 이틀 뒤(발진 생긴지 5일째) 낫지 않아 감염 내과의에게 자문을 구했다.

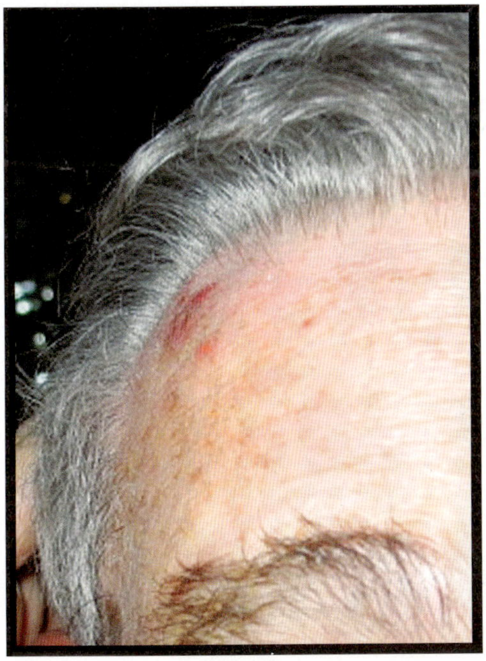

그림 34.30
39세 남자로 두피에 여러 개의 구진(융기된 부위)을 보임.

과거력상 발진이 생기기 전 수일 내로 식물과 접촉한 적이 없었다.

이학검사에서 체온이 98 , 맥박은 분당 88회, 규칙적 이었다. 여러 개의 홍반성 구진(빨갛지만, 누르면 하얗게 되는) 및 홍반성 구진바닥에 맑은 액체가 든 여러 개 수포군, 딱지있는 구진 등이 왼쪽 앞 두피, 앞이마 및 윗 눈썹까지 보였다. 여러 개 수포들 중앙이 약간 파였다(배꼽모양). 코끝은 병소가 없었다.

가족 중 12개월~5세 가량의 애들은 건강했다. 36세 된 부인과 애들은 남편이 발진이 생기기 수주 동안 건강했었다. 병소가 낫은 지 약 2주 지나 환자는 발진이 생긴 부위에 작열통이 생겼다.

34.22 환자의 원인 병원체로 가장 타당한 것은 ?

A. 홍역바이러스
B. 수두-대상포진바이러스
C. 클로스트리듐 퍼프린젠스
D. 고름사슬알균
E. 리케차 리케치

정답 = B(수두-대상포진바이러스).핵심은 발진이 발전되어 나타나는 양상과 부위다. A(홍역바이러스)는 명백히 발진을 일으키나 수포가 아니며, 환자의 발진보다 몸 전체에 나타난다. 홍역은 입안에 점막진이 특징이다. C(클로스트리듐 퍼프린젠스)는 수포를 일으키지만 크고 안에 핏빛 액체가 있다. 게다가 이 균이 전신에 퍼진 환자는 심하게 앓으며, 조기에 철저히 치료받지 않으면 빨리 상태가 나빠진다. D(고름사슬알균)은 수포가 생기는 피부 질환을 일으킨다. 대체로 맑은 액체가 있으며, 딱지질 수 있지만, 작은 소낭 형태로 보이지 않는다(아래 참조). E(리케차 리케치)는 특징적으로 피부 병변을 일으키나 구진에서 수포로 진행할 수 있다. 발진은 대체로 몸의 말초 부위에서 몸 중앙으로(구심성)으로 퍼지며, 자주 괴저 병변으로 진행된다. 이유는 균이 혈관벽에 침입하여 장기로 가는 피가 안가 괴사가 생기는 것이다.

논의: 실험실 검사로 확진을 할 수 있지만, 즉 창크표본(Tzanck preparation)에서처럼 터트린 수포바닥에서 긁어 현미경 검사를 하든지 또는 바이러스 배양도 가능하나, 환

자는 전형적인 대상포진의 증세다. 이 질환은 대상포진 바이러스가 뇌간과 척수의 감각성 신경절 세포에 잠복해 있다가 다시 깨어나 활동하기 때문이다.

발진의 분포가 대상포진을 임상적으로 진단하는 데 도움이 되는가?

발진은 피부절편(dermatome)이라 하는 신경의 뿌리가 이르는 지역에 활성화된 바이러스가 침입하여 생긴다. 이 환자는 제5차 신경의 첫 번째 분지가 병변이다. 환자의 발진은 전형적인 대상포진이다. 수두바이러스는 구진에서 맑은 액체가 든 수포를 일으키고, 수포의 위가 파인 특징을 보이며, 이는 대상포진과 단순헤르페스 바이러스 같은 헤르페스 바이러스과에서 공통적으로 나타난다. 액체는 탁해져, 결국에 수포 위가 터져 그 부위에 딱지가 생긴다. 대상포진의 가장 특징적 소견으로 특정 부위에 통증이 감각이상과 함께 또는 따로 오나 반드시 발진이 하루나 이틀 후에 확실히 생긴다. [주: 의사가 병력을 주의깊게 듣고, 통증이나 감각이상이 피부절편에 온다면, 환자에게 하루나 이틀 뒤 바로 그 부위에 발진이 돋을 것이라 말하는 것이 현명하다.] 이 환자 발진의 특징은 옻과 전혀 관련이 없다.

환자가 겪는 증상과 관련하여 예후는 어떠한지?

대상포진의 가장 최악의 경우 중 하나는 발진이 낫은 지 몇 주 지나 통증이 생겨 지속되기도 한다. 이를 대상포진후신경통이라 하며, 특히 노인에서 아주 심하게 생길 수 있다. 60세 이상 어른을 대상으로 심한 발진과 대상포진후신경통을 예방 또는 줄이려는 백신이 개발되었다. 현재 권장하기는 일생 중 한 번 맞으면 된다. 이 바이러스는 수두백신에 든 바이러스와 같지만 농도는 수두백신보다 15배 많다.

이 환자는 비교적 어린 나이에 대상포진이 생겨 지속적인 대상포진 후 신경통은 나타나지 않을 것이다. 실제 환자는 단 2주만 앓았다.

항바이러스제인 아시클로비어나 발라시클로비어를 전신적으로 투여 시 발진을 빨리 낫게 하고, 대상포진후신경통을 경하게 할 수 있다. 효과를 보려면, 발진 생긴 지 72시간내 투여해야 한다. 진단이 늦으면 항바이러스제 투여도 소용없다.

환자가 심한, 여러 부위에 대상포진 병변이 있고, 거기에 바이러스가 살아 있어 대상포진바이러스에 전혀 감염된 적이 없는 사람에게 옮을 수 있다. 결과적으로 수두가 생기며 이는 전에 바이러스에 감염된 적이 없는 사람에 감염시 생기는 임상증세다. 대상포진만이 과거에 수두에 걸렸던 사람에서 생긴다. 환자의 한 살된 아들은 수두백신을 맞지 않아 감염되기 쉽다. 그렇지만 비교적 잘 견뎌, 질병관리 및 예방본부와 국립보건원이 권장하는 백신 일정에 따라 아버지가 낫은 지 몇 달 지나 수두백신 첫 번 접종을 받았다.

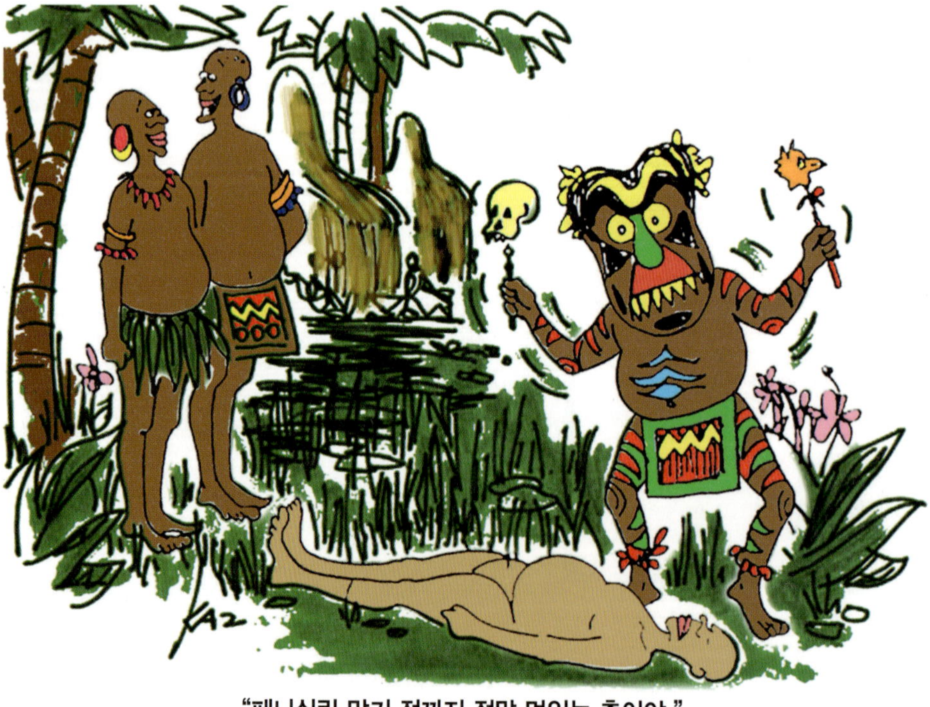

"페니실린 맞기 전까지 정말 멋있는 춤이야."

한글 찾아보기

ㄱ

ㅊ

ㅎ

기타

영문 찾아보기

A

B

C

D

E

F

G

H

I

J

K

L

M

N

O

Q

R

S

T